Hefte zur Unfallheilkunde
Beihefte zur Zeitschrift „Der Unfallchirurg"

Herausgegeben von:
J. Rehn, L. Schweiberer und H. Tscherne

200

5. Deutsch-Österreichisch-Schweizerische Unfalltagung in Berlin

18. bis 21. November 1987

51. Jahrestagung
der Deutschen Gesellschaft für Unfallheilkunde e.V.

23. Jahrestagung der Österreichischen Gesellschaft
für Unfallchirurgie

73. Jahresversammlung der Schweizerischen Gesellschaft
für Unfallmedizin und Berufskrankheiten

Präsidenten:

E. H. Kuner   F. Povacz   Ch.-A. Richon

Kongreßbericht zusammengestellt und redigiert
von A. Pannike

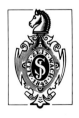

Springer-Verlag
Berlin Heidelberg New York
London Paris Tokyo

Reihenherausgeber
Prof. Dr. Jörg Rehn
Mauracher Straße 15, D-7809 Denzlingen

Prof. Dr. Leonhard Schweiberer
Direktor der Chirurgischen Universitätsklinik München-Innenstadt
Nußbaumstraße 20, D-8000 München 2

Prof. Dr. Harald Tscherne
Medizinische Hochschule, Unfallchirurgische Klinik
Konstanty-Gutschow-Straße 8, D-3000 Hannover 61

Deutsche Gesellschaft für Unfallheilkunde e.V.
Präsident: Prof. Dr. E.H. Kuner, Abt. Unfallchirurgie, Univ.-Klinik,
Hugstetter Straße 55, D-7800 Freiburg i.Br.
Generalsekretär: Prof. Dr. A. Pannike, Unfallchirurgische Klinik,
Klinikum der Johann-Wolfgang-Goethe-Universität, Theodor-Stern-Kai 7,
D-6000 Frankfurt/Main 70

Österreichische Gesellschaft für Unfallchirurgie
Präsident: Prim. Dr. F. Povacz, Unfallabteilung des A.ö. Krankenhauses der
Schwestern vom Heiligen Kreuz, Grieskirchner Straße 42, A-4600 Wels
Sekretär: Prim. Doz. Dr. H. Kuderna, Unfallkrankenhaus Meidling,
Kundratstraße 37, A-1120 Wien

Schweizerische Gesellschaft für Unfallmedizin und Berufskrankheiten
Präsident: Dr. Ch.-A. Richon, Chirurgisches Departement, Hopital régional,
CH-1950 Sion
Sekretäre: Prof. Dr. H. Schlegel, SUVA, Fluhmattstraße 1, CH-6002 Luzern
Dr. P. Corboud, Rue Vogt 3, CH-1700 Fribourg

Mit 179 Abbildungen

ISBN 3-540-50085-5 Springer-Verlag Berlin Heidelberg New York
ISBN 0-387-50085-5 Springer-Verlag New York Berlin Heidelberg

Dieses Werk ist urheberrechtlich geschützt. Die dadurch begründeten Rechte, insbesondere die der Übersetzung, des Nachdrucks, des Vortrags, der Entnahme von Abbildungen und Tabellen, der Funksendung, der Mikroverfilmung oder der Vervielfältigung auf anderen Wegen und der Speicherung in Datenverarbeitungsanlagen, bleiben, auch bei nur auszugsweiser Verwertung, vorbehalten. Eine Vervielfältigung dieses Werkes oder von Teilen dieses Werkes ist auch im Einzelfall nur in den Grenzen der gesetzlichen Bestimmungen des Urheberrechtsgesetzes der Bundesrepublik Deutschland vom 9. September 1965 in der Fassung vom 24. Juni 1985 zulässig. Sie ist grundsätzlich vergütungspflichtig. Zuwiderhandlungen unterliegen den Strafbestimmungen des Urheberrechtsgesetzes.

© Springer-Verlag Berlin Heidelberg 1988
Printed in Germany.

Die Wiedergabe von Gebrauchsnamen, Handelsnamen, Warenbezeichnungen usw. in diesem Buch berechtigt auch ohne besondere Kennzeichnung nicht zu der Annahme, daß solche Namen im Sinne der Warenzeichen- und Markenschutz-Gesetzgebung als frei zu betrachten wären und daher von jedermann benutzt werden dürften.

Produkthaftung: Für Angaben über Dosierungsanweisungen und Applikationsformen kann vom Verlag keine Gewähr übernommen werden. Derartige Angaben müssen vom jeweiligen Anwender im Einzelfall anhand anderer Literaturstellen auf ihre Richtigkeit überprüft werden.

Druck, Einband: Druckhaus Beltz, Hemsbach/Bergstr.
2124/3140-543210 – Gedruckt auf säurefreiem Papier

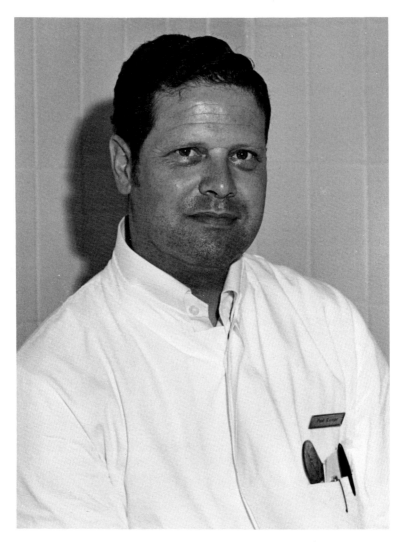

Professor Dr. E.H. Kuner

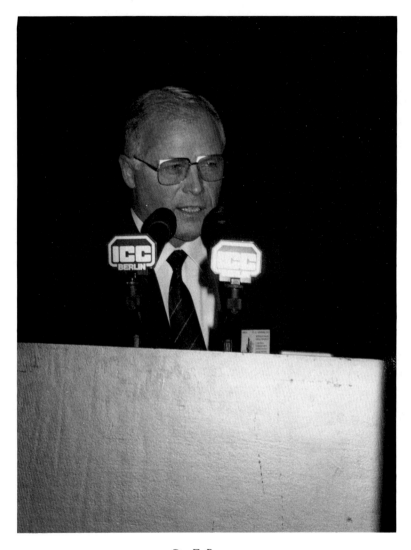

Dr. F. Povacz

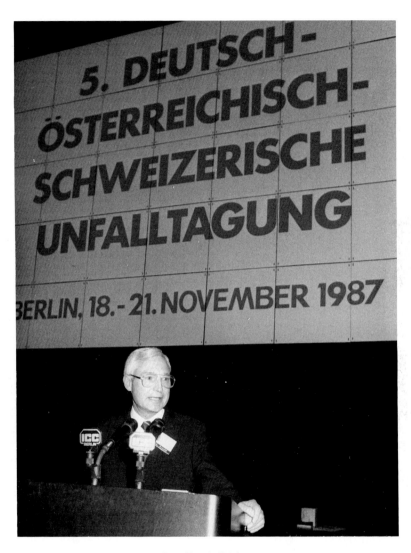

Dr. Ch.-A. Richon

Inhaltsverzeichnis

Eröffnung des Kongresses durch den Präsidenten der Deutschen Gesellschaft
für Unfallheilkunde 1987 1

Begrüßungsansprachen 7

Eröffnungsansprache (Präsident E.H. Kuner) 15

Wissenschaftspreis (Herbert-Lauterbach-Preis) und Ehrungen der Deutschen
Gesellschaft für Unfallheilkunde 26

Eröffnung der Erich Lexer (1867–1937) Gedächtnisausstellung (E.H. Kuner) 32

Festvortrag. Aufwand und Grenzen der Technik in der Medizin (E. Seidler) 35

I. Experimentelle Unfallchirurgie 1
(Diagnostik, Pathophysiologie, Weichteile und Gelenke) 45

Arthrosonographie zur objektiven Beurteilung des Lachman-Testes
(A. Schmid, F. Schmid und Th. Tiling) 45

Sonographische und pathologisch-anatomische Vergleichsuntersuchungen an
100 Leichenschultern (B.-D. Katthagen, F.J. Ludwig und M. Dieudonne) 46

Einsatz des Ultraschalls bei Schultereckgelenksprengungen (A. Schmid,
F. Schmid und Th. Tiling) 48

Knochenspanplastiken der Hüfte in der NMR-Tomographie (K. Wenda,
V. Karnosky und G. Ritter) 49

Neues Diagnosesystem zur Stabilitätsbeurteilung bei der Fixateur externe-
Anwendung (J. Piehler, F. Hüttig, J. Lang, G. Hofmann und J. Probst) 50

Metallartefaktunterdrückung in der CT: Erste Ergebnisse bei implantierten
Hüftkopfprothesen (D. Felsenberg, J. Riso, R. Sokiranski, M. Faensen,
W. Kalender und U. Gross) 51

Kompartmentdruckmessung mit der Hirndrucksonde (H.-P. Becker,
P.-M. Esch, H. Gerngroß und W. Hartel) 52

Entzündungsmediatoren in traumatisierten Kniegelenken: Untersuchungen
am Beispiel des Histamins (M. Ennis, V. Echtermeyer, J. Pöhlmann,
R. Sambale, M. Schnabel und W. Lorenz) 53

Die Vascularisation der Patella – Eine morphologische Untersuchung unter
Berücksichtigung funktioneller Gesichtspunkte, dargestellt mit der Plastinationsmethode (J. Graf, U. Schneider, E. Neusel und F.U. Niethard) 54

Experimentelle Untersuchungen zur Kältekonservierung allogener Haut
(A. Eder, R. Ascherl, K. Geißdörfer, J.W. Weidringer und G. Blümel) 55

Die Verlängerung von Blutgefäßen mit einem Gewebeexpander
(G.B. Stark, C. Hong, K. Narayanan und G.-D. Giebel) 55

Experimentelle Unfallchirurgie 2
(Operationstechniken, Weichteile) 57

Die CO_2-Laser-Osteotomie: Neue Erkenntnisse im Vergleich zur Säge-Osteotomie (F. Dinkelaker, R. Rahmanzadeh, C. Scholz, M. Grothus-Spork
und G. Müller) 57

Experimentelle Stabilitätsuntersuchung der Bohrdrahtosteosynthese am distalen
Radius mit Kirschner-Drähten, Polydioxanon (PDS)-Stiften und Polyglykolsäure
(PGA)-Stiften (R. Hoffmann, Ch. Krettek, N. Haas und H. Tscherne) 58

Überlegungen zur Veränderung der Blutversorgung des proximalen Femurs
und der Torsionstendenz des Marknagels in Abhängigkeit der gewählten
Marknageleintrittsstelle (K. Zuber, Ch. Kinast, S.M. Perren und R. Ganz) 58

Osteosynthese an der Wirbelsäule mit individuell gearbeiteter Platte aus
kohlenstoffaserverstärktem Polysulfon (O. Wörsdörfer, C. Burri und L. Claes) 59

Was leistet die Krallenplatte? – Ein Stabilitätsvergleich an der Leiche
(G. Berentey und A. Sarvary) 60

Vorstellung eines neuartigen Fixateur externe aus Verbundwerkstoffen
(Zellfixateur) (K.H. Müller und U. Witzel) 61

Fibulare Bandruptur, operative Versorgung mit PDS-Zuggurtung
(F. Stalling, P. Benecke, G. Hohlbach und F.W. Schildberg) 62

Wie beeinflußt die Peronaeus-Muskulatur die Aussagekraft gehaltener
Aufnahmen nach fibularer Bandverletzung? (G. Hohlbach, F. Stalling,
P. Benecke und F.W. Schildberg) 62

Die Durchblutung der Achillessehne – dargestellt mit der Plastinationsmethode
(U. Schneider, J. Graf und F.U. Niethard) 63

Experimentelle Ergebnisse der Pathomechanik von Arterienverletzungen bei
Frakturen und Luxationen (E. Scola, H. Zwipp und H. Alheid) 64

Zur Frage der Revascularisation eines freien Nerventransplantates. Eine
experimentelle Studie (G. Penkert und M. Samii) 65

Experimentelle Unfallchirurgie 3
(Knorpel-Knochen-Heilung) 67

Das Verhalten von autologem und homologem Epiphysenfugenknorpel
in einem experimentell gesetzten Epiphysenfugendefekt (M. Dallek,
K.H. Jungbluth und R.D. Rudolph) 67

Biomechanik des transplantierten Gelenkknorpels — Zwei-Jahres-Langzeit-
studie am Großtiermodell (H. Kiefer, L. Dürselen, L. Claes und
W. Mutschler) 68

Morphologische Untersuchungen am Gelenkknorpel der Kaninchenpatella
nach experimenteller Ischämie (E. Neusel, U. Freese, J. Graf und
F.U. Niethard) 69

Das viscoelastische Verhalten von Weichteilgeweben unter Einwirkung des
Tourniquets (U. Kroitzsch, E. Egkher, R. Freund, A. Schultz und B. Wielke) 71

Experimentelle Untersuchungen zur Bestimmung der Ansatzpunkte der
Kreuzbänder mittels der Finite-Elemente-Methode (M. Börner) 73

Hinterer Kreuzbandersatz — Makroradiographische und biomechanische
Untersuchung zur Einheilung eines Patellasehnentransplantates (PST)
(U. Bosch, W. Kasperczyk, H.-J. Oestern und H. Tscherne) 73

Die Überbrückung langstreckiger Tibiaschaftdefekte am Verriegelungsnagel
durch Spongiosaplastik. Eine tierexperimentelle Studie (U. Brunner, S. Keßler,
H. Mandelkow, S. Deiler und L. Schweiberer) 75

Die Füllung von Knochendefekten mit Kollagen I (M. Walter, U. Brenner,
W. Holzmüller und J.M. Müller) 76

Rekonstruktion großer Tibiaschaftdefekte durch ein vascularisiertes, längs-
gespaltenes corticospongiöses Fibulatransplantat mit vascularisiertem
Periostschlauch (W. Stock, R. Hierner und K. Wolf) 76

Experimentelle Unfallchirurgie 4
(Biomechanik) 78

Biomechanische Untersuchungen zum Stabilitätsverhalten von Fixateur
interne und Platten an der LWS (M. Blauth und N. Haas) 78

Experimentelle Studie zu Torsions- und Flexionsstabilität dorsaler, ventraler
und kombinierter bisegmentaler HWS-Spondylodesen (Chr. Ulrich, R. Kalff,
O. Wörsdörfer, L. Claes und H.-J. Wilke) 79

Biomechanik des Ringfixateurs (J.R. Rether und G. Giebel) 80

Optimierung der Tractopexie durch Spannungsmessungen am Tractus
iliotibialis (P. Lobenhoffer, C. Krettek, N. Haas und W. Müller) 81

Dreidimensionale biomechanische Analyse der elasto-hydrodynamischen
Beanspruchung des Hüftgelenkes zur kausalen Deutung der Arthrosen
(D. Schröder und H. Gall) 82

Isokinetische Belastungen des Glenohumeralgelenkes: EMG-synchrone
dynamometrische Untersuchungen (E. Wiedemann, P. Habermeyer,
C. Eggert und M. Knappe) 83

Biomechanische Untersuchungen zur proximalen Verriegelung des
Verriegelungsnagels (C. Kinast, K. Zuber, R. Frigg und S.M. Perren) 84

Experimentelle Unfallchirurgie 5
(Biomechanik II) 86

Die Bedeutung der Implantatcharakteristiken und Osteotomiecharakteristiken
für das Stabilitätsverhalten pertrochanterer Osteotomien (W. Friedl und
H. Krebs) 86

Stabilitätsverhalten am coxalen Femurende nach Montage und Entfernung
einer dynamischen Hüftschraube am nicht frakturierten Femur (F. Bonnaire
und E.H. Kuner) 87

Zur Druck- und Zugverteilung im Schenkelhalsbereich (H. Schmelzeisen
und J. Cordey) 89

Biomechanische und rechnerische Analysen konkurrierender Osteosyntheseverfahren für instabile pertrochantere Oberschenkelfrakturen (C. von
Hasselbach und U. Witzel) 89

Untersuchungen zur Stabilität eines neuartigen Klingenprofils der 130-Grad-
Winkelplatte (J. Degreif, G. Ritter, J. Rudigier und P. Gérard) 90

Die Aussagefähigkeit des CT mit Artefaktunterdrückung im Vergleich zum
Röntgen, der Mikroradiographie und der Histologie an autoptischen Femora
mit Endoprothesen 91

Experimentelle Unfallchirurgie 6
(Alloplastische Materialien, Biomechanik III) 92

Der vordere Kreuzbandersatz durch eine neuentwickelte alloplastische
Bandprothese aus Kevlar. – Erste tierexperimentelle Erkenntnisse am
Schafskniegelenk bezüglich der Verwendungsfähigkeit als Implantatwerkstoff
(K.K. Dittel, H. Planck, M. Dauner und I. Syre) 92

Die mechanischen und mikromorphologischen Eigenschaften der Implantat-
Knochen-Kontaktzone von Probekörpern aus kohlenstoffaserverstärktem
Epoxidharz (W. Siebels, R. Ascherl, M.L. Schmeller, A.J. Schiller, W. Scheer,
W. Heissler und G. Blümel) 93

Experimentelle Untersuchungen über kohlenstoffaserverstärkte Kunststoffe
in der Endoprothetik (R. Ascherl, K. Geißdörfer, M.-L. Schmeller, W. Siebels,
F. Lechner und G. Blümel) 94

Tierexperimentelle histologische Untersuchungen zur Gewebeverträglichkeit
des kohlenstoffaserverstärkten thermoplastischen Kunststoffes Polyethersulfon
(M.T.W. Grabowski, J. Heisel und H. Mittelmeier) 95

Tierexperimentelle Untersuchungen zum Einwachsverhalten von zementfreien
kohlenstoffaserverstärkten Triazinharz-Hüftprothesen (TCF) mit Hydroxylapatit-
Beschichtung (HA) (H. Mittelmeier, J. Heisel, W. Mittelmeier, E. Schmitt,
F.J. Esper und W. Gohl) 96

Der Einfluß des Markraumsperrers auf den intramedullären Druck während
Prothesenimplantationen (K. Wenda, W.-D. von Issendorff, J. Rudigier und
G. Ritter) 97

Analyse komplexer Relativbewegungen durch ein stereomathematisches
Verfahren am Beispiel der Symphyse (A. Meissner und R. Rahmanzadeh) 98

Die Vascularitätsanalyse, ein neues morphometrisches Verfahren zur Analyse
der Knochencorticalis (K. Wolf, W. Stock, J. Caro und R. Hierner) 100

Biomechanische Untersuchungen der Verbundosteosynthese mit dem Zickel-
Nagel und der Condylenplatte mit intramedullärer Platte (C. Kinast,
S. von Gumppenberg, K. Zuber, E. Schneider und R. Ganz) 101

Experimentelle Unfallchirurgie 7
(Pathophysiologie, Biomechanik IV) 103

Neue Aspekte zur Genese der Fettembolie bei Marknagelungen (K. Wenda,
W.-D. von Issendorff, H.-D. Strube und G. Ritter) 103

In vitro Modell zur Feststellung der "Knochengängigkeit" von Antibiotica
(F.P. Emmerich, Ch. Pessenlehner und G. Siegel) 104

Beeinträchtigung von Fragmentvitalität und Frakturheilung durch Implantate
im Tierexperiment (S.B. Kessler, H. Welter, H. Mandelkow und L. Schweiberer) ... 105

Einfluß von Phosphoenolpyruvat (PEP) auf den Kohlenhydratstoffwechsel
im Skeletmuskel während der Tourniquetischämie (M. Hörl, H.-P. Bruch,
B. Kirsch und H.A. Hendrich) 106

Untersuchungen zur Immunogenität allogener Bankspongiosa (J.L. Sypra,
H.E. Schratt, R. Ascherl, M. Schindele, G. Blümel, M.A. Scherer und
F. Lechner) 106

Biomechanische Analyse für die Ursache von Ermüdungsbrüchen am
Verriegelungsnagel (M. Börner) 107

Vergleichende Stabilitätsuntersuchungen zu verschiedenen intramedullären Osteosyntheseverfahren am distalen Femurschaft (C. Krettek, N. Haas und H. Tscherne) 108

Reißfestigkeit des Bandapparates der oberen Halswirbelsäule
(J. Dvorak, E. Schneider und B. Rahn) 109

Experimentelle Untersuchungen zur Bandstabilität des cranio-cervicalen Übergangs (A. Hummel und R. Plaue) 110

Vergleichende biomechanische Untersuchungen zur Flexions- und Torsionsstabilität verschiedener Spondylodesen bei hinterer Instabilität im Segment HWK 5/6 (R. Kalff, Ch. Ulrich, K. Roosen, L. Claes und H.-J. Wilke) 113

II. Eitrige Entzündungen anatomischer Gelenke und im Bereich von Kunstgelenken 115

Infektionsmodus und Pathophysiologie des primären und sekundären Pyarthros (H. Cotta und V. Ewerbeck) 115

Prophylaxe der Gelenkinfektion bei Operation, Punktion und Injektion aus der Sicht der Klinikhygiene (F. Daschner) 120

Immunologische und klimatechnische Möglichkeiten zur Prävention der Gelenkinfektion (A. Klammer und B.G. Weber) 125

Therapiekonzept bei akuter Infektion eines großen Gelenkes
(J. Poigenfürst und B. Zifko) 126

Die Bedeutung der Arthroskopie beim Pyarthros (A. Gächter) 132

Eitrige Entzündungen anatomischer Gelenke und im Bereich von Kunstgelenken – Therapiekonzept bei chronischer Gelenkinfektion
(H. Ecke) 136

Therapiekonzept bei der akuten Infektion kleiner Gelenke und der Hand
(B. Landleitner, J. Geldmacher und M. Flügel) 141

Eine Analyse von 198 Behandlungsergebnissen nach Gelenkinfektion
(A. Härle, W. Blauth, S. Sönnichsen und R. Hepp) 149

Behandlung von Gelenksteifen nach eitrigen Gelenkentzündungen
(W. Blauth) 157

Besonderheiten und diagnostische Maßnahmen beim Früh- und Spätinfekt im Bereich eines Kunstgelenkes (P. Kirschner) 170

Therapie der infizierten Hüft- und Knieendoprothesen (R. Babst, H. Jenny und E. Morscher) 175

Erfahrungsbericht und Behandlungsergebnisse nach Infektion im Bereich von Kunstgelenken (H.W. Buchholz) 185

Freie Themen zum Hauptthema II 193

Kunstgelenke 193

Infizierte Hüft TEP: Primärer Wechsel (Th. Fiechter und B.G. Weber) 193

Resektionszustand und Austauschoperation bei infizierter Totalendoprothese
des Hüftgelenkes – Möglichkeiten, Technik, Ergebnisse (F.-M. Gast und
F.-W. Hagena) 194

Der chronische Infekt am künstlichen Hüftgelenk – Infektsanierung durch
Muskelplastik (A. Betz, E. Kaiser, E. Sebisch und P. Habermeyer) 194

Technik und Ergebnisse des zweizeitigen TEP-Wechsels bei infizierten
Hüft-Endoprothesen (A. Härle und N. Johannleweling) 195

Früh- und Spätinfektion nach Hüftgelenks-Totalalloarthroplastik, Differential-
therapie: Spül-Saug-Drainage, Direktaustausch, Resektionshüfte (J. Heisel
und E. Schmitt) 196

Behandlung und mittelfristige Ergebnisse von infizierten Kniegelenkendoprothesen (G. von Foerster und C. Wessendorf) 197

Girdlestone-Hüfte nach infizierter Endoprothesenimplantation. Langzeitergebnisse und Leistungsfähigkeit des Eingriffes (U. Müller) 205

Hüftinfekt nach mehrmaligem Prothesenwechsel – Spätergebnisse der
Girdlestone-Hüfte (A. Ekkernkamp, K. Neumann und G. Muhr) 206

Die Girdlestone-Arthroplastik – eine risikoarme Alternative zum Prothesenaustausch bei infizierter TEP des Hüftgelenkes (K. Asmus und K. Klemm) 207

Der stabile und der instabile Girdlestone nach Hüft-Totalendoprothese –
Rückzugsmöglichkeiten nach TP-Infektion – Prothesenentfernung
(K.-G. Stühmer) 208

Die Arthrodese nach infizierter Kniegelenkendoprothese – Operationstechnik,
klinische Ergebnisse (R. Wolff, A. Eisenschenk und G. Friedebold) 209

Anatomische Gelenke 210

Behandlungsstrategien bei Verdacht und beim Nachweis einer Gelenkinfektion
nach intraartikulären Injektionen und Punktionen (A. Härle, H. Tscherne
und W. Weissauer) 210

Empfehlung zur Durchführung intraartikulärer Injektionen und Punktionen
(G. Rompe) 216

Ist die In^{111}-Leukocytenszintigraphie beweisend für das Vorliegen eines
periprothetischen Infektes nach Hüft-TEP? (K.W. Zilkens, E. Savvidis,
A. Wicke und U. Büll) 218

Die Wertigkeit der 111-Indium-Acetylaceton-Eigenleukocytenszintigraphie
bei der Diagnostik von Arthritiden und infizierten Endoprothesen
(H.-P. Kaps und K. Rohe) 220

Der Kniegelenkinfekt – ein chirurgischer Notfall (J. Passler, M. Fellinger
und W. Seggl) 221

Posttraumatische und postoperative Kniegelenkempyeme (B. Zifko,
E. Orthner und J. Poigenfürst) 222

Zur Behandlung der akuten Kniegelenkinfektion – Nachuntersuchungsergebnisse aus 12 Jahren (1975–1986) (H.U. Thürck, E.H. Kuner und
I. Lippe) 223

Vergleich der Behandlungsergebnisse von Knie- und Sprunggelenkempyemen
bei Anwendung der Saug/Spüldrainage oder nach Synovektomie und frühfunktioneller offener Behandlung (J. Eitenmüller, W. Neuberth, A. Dávid
und G. Muhr) 224

Infektionen großer Gelenke nach Injektionen bzw. Punktionen
(H. Rudolph, B. v. Fintel und E.-M. Weiler-Mithoff) 225

Arthroskopische Empyemtherapie am Knie und an der Hüfte
(H. Hempfling) 226

Synovektomie und frühzeitige passive Mobilisationsbehandlung als
wesentliche therapeutische Maßnahmen beim Kniegelenkempyem
(R. Ketterl, B. Stübinger, T. Beckurts und B. Claudi) 226

Spätergebnisse nach Synovektomie bei Knieinfekt (G. Giebel, H. Thermann
und H. Tscherne) 227

Remobilisierung postinfektiöser Knieankylosen (K. Neumann, A. Lies
und G. Muhr) 228

Die septische Arthrodese zur Behandlung von Gelenkempyemen an den
Fingergelenken (P. Reill) 229

Behandlungsergebnisse nach Fingergelenkempyemen (U.P. Schreinlechner,
A. Greslehner und K. Thaler) 229

Prinzipien bei der geschlossenen Behandlung in der septischen Schulter-
chirurgie (P. Habermeyer, U. Brunner, A. Betz und D. Wilker) 230

III. Die Osteosynthese mit dem Fixateur externe bei der frischen Fraktur 233

Histologie und Biomechanik der Frakturheilung unter den Bedingungen des
Fixateur externe (K.M. Stürmer) 233

Fixateur externe: Grundlagen, Systeme, Vor- und Nachteile (G. Hierholzer) 243

Indikation und Technik des Fixateur externe an der oberen Extremität
inklusive Überbrückung des Ellenbogengelenkes (K.P. Schmit-Neuerburg
und R. Letsch) 251

Indikationen und Technik des Fixateur externe am distalen Radius
(K.M. Pfeiffer und P. Regazzoni) 256

Die Osteosynthese mit dem Fixateur externe bei frischen Beckenringverletzungen (A. Rüter und W. Braun) 260

Die Osteosynthese mit dem Fixateur externe bei der frischen Fraktur:
Femur (V. Vécsei) 265

Indikation und Technik des Fixateur externe bei der Unterschenkelfraktur
(L. Gotzen und R. Schlenzka) 271

Die Osteosynthese mit dem Fixateur externe bei der frischen Fraktur:
Fußgelenk und Fuß (H.L. Lindenmaier und E.H. Kuner) 273

Der Wirbel-Fixateur externe (F. Magerl) 275

Improvisationen von Fixateur externe-Montagen (E. Frei) 279

Komplikationen und Verfahrenswechsel (G. Lob) 279

Spongiosaplastik oder Verfahrenswechsel (R. Szyszkowitz und M. Fellinger) 280

Freie Themen zum Hauptthema III 285

Die Stabilisierung der Unterschenkelbrüche mit dem Fixateur externe
(M. Cebulla, P. Konold, K. Frederking und A. Pannike) 285

Die Versorgung frischer Unterschenkelschaftfrakturen mittels Fixateur
externe-Systemen — nur eine temporäre Osteosyntheseform oder
vollwertiges Behandlungskonzept? (M. Fellinger und J. Passler) 286

Ergebnisse des Fixateur externe bei frischen offenen Unterschenkelfrakturen
(Gy. Kaplonyi, T. Farkas, A. Melly und L. Jangsár) 287

Kritische Analyse von 42 primär mit Fixateur externe behandelten
Unterschenkelfrakturen (F. Genelin, J. Obrist, A. Kröpf und A. Trost) 288

Die Versorgung der frischen Unterschenkelfraktur mit dem unilateralen
Klammerfixateur (C. Krettek, N. Haas und H. Tscherne) 289

Verfahrenstaktik bei Fixateur externe-Osteosynthese — Nachuntersuchungsergebnisse aus 5 Jahren (1982—1986) (H.U. Thürck, G. Siebler und
M. Henkes) 290

Prospektive Studie zur Primärversorgung der Tibiafraktur mit Weichteilschaden mittels unilateralem Fixateur externe und zusätzlicher
interfragmentärer Zugschraube (F. Neudeck, K.M. Stürmer und
K.P. Schmit-Neuerburg) 291

Fixateur externe bei Unterschenkelschaftfrakturen mit schwerem Weichteilschaden. Ein klinischer Vergleich von Montagen unterschiedlicher Rigidität (A. Dávid, J. Eitenmüller und G. Muhr) 292

Vorteile des unilateralen Rohrfixateur externe bei der Stabilisierung offener Unterschenkelfrakturen (P.-M. Hax, G. Hierholzer und R. Thermann) 293

Dynamisch-axiale Fixation als primär definitive Osteosynthese bei der Unterschenkelfraktur (D. Pennig, W. Klein, D. Baranowski und E. Brug) 294

Die Behandlung der offenen Oberschenkelschaftfraktur mit dem Fixateur externe (G. Blatter, G. Ruflin und B.G. Weber) 295

Verfahrenswechsel nach Fixateur externe – Osteosynthese bei geschlossenen und erst- und zweitgradig offenen Unterschenkelfrakturen (K. Weise und D. Höntzsch) 296

Gelenküberbrückender Fixateur externe am Kniegelenk bei offenen Frakturen (K. Walcher) 297

Ergebnisse der Minifixateur externe-Behandlung der distalen Radiusfrakturen (R. Nissen, D. Rose und H.-J. Egbers) 297

Die Fixateur externe-Osteosynthese bei handgelenknahen Kombinationsverletzungen (U. Heitemeyer und M. Schidelko) 298

Der Fixateur externe bei der Trümmerfraktur des distalen Radius – bereits ein Standardverfahren? (H. Frobenius und S. Polzer) 299

Die Therapie der Colles-Fraktur mit Fixateur externe (F.B. Sprenger, G. Sennwald und B.G. Weber) 300

Der Fixateur externe als ergänzende Therapie der distalen Radiusfraktur (M. Echterhoff, H. Prinz und O. Resch) 301

The Use of the External Minifixateur in the Complex Fractures of the Hand (G. Kohut, G. Jacquemoud and D. Della Santa) 302

Die geschlossene Stabilisierung von Fingerfrakturen mit dem Minifixateur externe unter besonderer Berücksichtigung der gelenknahen Frakturen (G. Asche) 302

Miniosteosynthese als Qualitätsverbesserung der äußeren Frakturfixierung (P. Stanković, H. Burchhardt, A. Böhme und W. Ohnesorge) 303

Osteosynthese des frischen Unterschenkelbruches mit Fixateur externe und Einzelzugschrauben – Simultan-Osteosynthese (J. Probst, G. Hofmann und Th. Fels) 304

Die AO-Platte als Fixateur externe (Chr. van der Werken, P.P. Beselaar und R. Marti) 305

Ein neuer unilateraler Fixateur externe mit integriertem Distraktions-Kontraktionsteil und universeller Reponierbarkeit (L. Claes, C. Burri und H. Gerngroß) 305

Klinische Ergebnisse bei einem neuen unilateralen Fixateur (H. Gerngroß, L. Claes und C. Burri) 306

Ringfixateur − Demonstration eines modifizierten Fixateur externe der AO (H.-B. Reith, W. Böddeker, Ch. Pelzer und W. Kozuschek) 308

Die Knochenheilung unter externer Fixation (R. Schlenzka und L. Gotzen) 309

Technik der Plattenosteosynthese nach der Externen Fixation mit dem Verlängerungsapparat (G. Zeiler und H. Wagner) 310

Die primäre Versorgung von offenen Frakturen bei Kindern und Jugendlichen mit dem Fixateur externe (R. Neugebauer, C. Burri, O. Wörsdörfer und C. Ulrich) 311

Die primäre Arthrodese nach Sprunggelenkfrakturen. Eine seltene Indikation (H. Winker und S. Weller) 312

Behandlung frischer Frakturen und Luxationen am Becken mit dem Fixateur externe (G. Hofmann) 312

Eine technische Variante des geschlossenen Fixateur externe am Becken − Zugang, Technik und Resultate (B. Jeanneret, G. Ruflin, G. Blatter und B.G. Weber) 313

IV. Organ- und funktionserhaltender Eingriff beim Abdominaltrauma 315

Historischer Überblick organerhaltender chirurgischer Techniken (L. Schweiberer und J.R. Izbicki) 315

Entstehungsmechanismen, Verletzungsmuster und allgemeine klinische Symptomatik beim schweren Abdominal-Trauma (W. Glinz) 325

Bildgebende Verfahren (W. Wenz, K.H. Hauenstein und W.-D. Reinbold) 336

Das Problem der Ischämie von Leber und Darm (Chr. Herfarth) 345

Blutstillung an parenchymatösen Organen (O. Trentz) 350

Einsatz der Ultraschall-"Skalpells" (W. Peitsch) 354

Leber und Gallengangsystem (A. Fritsch) 358

Organerhaltender Eingriff beim Abdominaltrauma: Milz (M. Dürig und F. Harder) 358

Organ- und funktionserhaltende Eingriffe bei Pankreasverletzungen (E.H. Farthmann, R. Kirchner, H. Keller, H.J. Mappes und A. Imdahl) 359

Die organerhaltende Therapie beim Nierentrauma (K. Bandhauer) 369

Diagnostik, Taktik und Technik bei der Behandlung von Darmverletzungen (G. Muhr und R. op den Winkel) 376

Freie Themen zum Hauptthema IV
(Leber, Milz) 380

Bedeutet die Splenektomie bei Polytrauma eine zusätzliche Gefahr?
(J.A. Sturm, H. Reilmann, H.-J. Oestern und H. Tscherne) 380

Nachuntersuchungsergebnisse nach milzerhaltenden Eingriffen (W. Vogt) 381

Autologe Milzreimplantation beim Menschen (R. Leemans, H.J. Klasen,
H. Beekhuis, F.J. v.d. Woude, T.H. The und M.J.H. Sloof) 381

Die Splenographie mit resorbierbaren Kunststoffnetzen zur Behandlung
von Milzverletzungen (E. Gross, F.W. Eigler und J. Erhar) 382

Splenorrhapie – Möglichkeiten zur orthotopen Milzerhaltung bei
drittgradigen Rupturen (S. Uranüs, L. Kronberger, J. Fruhwirth, D. Aktuna,
W. Kröll, R. Nicoletti und A. Berger) 383

Zur Problematik der Leberverletzungen nach stumpfem Bauchtrauma
(W. Ruf und Th. Lehnert) 384

Stumpfes Pankreastrauma: Langzeitergebnisse ohne Funktionseinbuße
(G.E. Wozasek, E. Wenzl, K.-D. Moser und J. Funovics) 385

Freie Themen zum Hauptthema IV
(Allgemeines, Niere) 387

Organerhaltende chirurgische Therapie von Verletzungen des Magen-Darm-
Traktes (O. Dapunt und P. Sungler) 387

Besonderheiten der Dünn- und Dickdarmverletzungen nach stumpfem
Bauchtrauma (R. Kirchner, B. Strittmatter und R. Häring jr.) 388

Verletzungen der parenchymatösen Organe des Bauchtraumas im Rahmen
des isolierten stumpfen Bauchtraumas und des Polytraumas (G.O. Hofmann,
T. Mittlmeier, G. Lob und B. Günther) 389

Diagnostische und therapeutische organerhaltende Maßnahmen beim
Nierentrauma – interdisziplinäres Vorgehen bei 196 Patienten
(Th. Zwergel, H. Seiler, V. Bühren und R. op den Winkel) 390

Organerhaltende Chirurgie beim Nierentrauma (P.G. Fabricius, R. Tauber,
S. Hofmann und E. Schmiedt) 390

Was leistet das alloplastische Vicrylnetz beim schweren Nierentrauma?
(A. Frankenschmidt) 391

Indikationen und Grenzen der konservativen und operativen Organerhaltung
beim Nierentrauma (K. Kärch, K. Klingler und W. Glinz) 392

Vorlesung 394

Der schwerverletzte Patient – Prioritäten und Management
(H. Tscherne, M.L. Nerlich und J.A. Sturm) 394

V. Calcaneusfraktur (Pro und Contra-Runde 411

Calcaneusfraktur – Anatomie, Pathogenese und Klassifikation der
Calcaneusfrakturen (E. Trojan) 411

Calcaneusfrakturen – die Technik der funktionellen Frakturenbehandlung
(V. Hendrich) 417

Technik der konservativen Behandlung von Fersenbeinbrüchen
(H. Kuderna) 420

Technik der Bohrdrahtosteosynthese (W.D. Schellmann) 426

Technik der stabilen Osteosynthese bei Calcaneusfrakturen (P. Regazzoni) 432

Pro-Anwalt konservative Therapie (G. Hörster) 439

Pro-Anwalt operative Therapie (Th. Rüedi und G.A. Melcher) 441

Freie Themen zum Hauptthema V: Operative Behandlung 444

Aktuelle Behandlungskonzepte zur Wiederherstellung des Weichteilmantels
bei Calcaneusfrakturen (H.U. Steinau, E. Biemer, L. Plaumann und B. Claudi) 444

Klinische und radiologische Nachuntersuchung von 149 Fersenbeinbrüchen
nach percutaner Aufrichtung und Fixation (O.J. Russe und F. Russe) 445

Kann die operative Therapie von Fersenbeinbrüchen Spätfolgen verhindern?
(W. Knopp, K. Neumann, P. Vogelheim und M. Kayser) 449

Ergebnisse der operativen Therapie bei intraarticulären Calcaneusfrakturen
(W. Mutschler, G. Bauer, C. Burri, Th. Heuchemer, G. Lob und
Th. Mittelmeier) 450

Fersenbeinbrüche im Trend der operativen Aufrichtung und funktionellen
Nachbehandlung (J.P. Ackermann und B. Jeanneret) 451

Aufrichtung von Fersenbeintrümmerbrüchen mit dem Fixateur externe.
Methode, Erfahrungen und Ergebnisse 1982 bis 1986 (H.P. Lutz,
M. Ohmer und P. Kirschner) 451

Zur operativen Behandlung des intraarticulären Fersenbeintrümmerbruches
(H. Zwipp, H. Tscherne und N. Wuelker) 452

Die percutane Bohrdrahtfixation in der Behandlung der Fersenbeinfraktur.
Indikation, Technik, Ergebnisse (J. Obrist, F. Genelin und A. Kröpf) 453

Offene Reposition und interne Stabilisierung von Calcaneusimpressionsfrakturen — Technik und Ergebnisse. (H. Geling, L. Gotzen und R. Schikore) 454

Unsere Verfahren zur Behandlung der Calcaneusfraktur und die Ergebnisse von 265 Fällen (M. Forgon und Gy. Zadravecz) 455

Gedeckte Repositon und Minimalosteosynthese als Mittelweg zwischen konservativer und operativer Therapie der Calcaneusfraktur (H. Etschmaier, E. Fabsits, R. Gasper und G. Korisek) 456

Die computertomographische Untersuchung der Calcaneusfraktur als Hilfe bei der Indikationsstellung (S. v. Gumppenberg, S. Feuerbach, B. Claudi und R.P. Jakob) 457

Die operative Behandlung von Fersenbeinfrakturen. Präoperative Diagnostik und postoperative Kontrolle im CT (B. Gay, M. Hörl und G. Schindler) 457

Technik und Ergebnisse von 53 operierten Calcaneusfrakturen (D. Wolter, A. Friedrich und Th. Bergeest) 458

Stabilisierung der Calcaneusfraktur durch percutane Bohrdrähte. Ein Vergleich zur konservativen Behandlung (J. Buch, W. Blauensteiner und H.M. Vischer) 459

Konservativ behandelte Fersenbeinbrüche und ihre Ergebnisse (W. Seggl, K. Stockenhuber, J. Passler und M. Fellinger) 460

Zur frühfunktionellen Therapie der Calcaneusfraktur (G. Ittner, R. Jaskulka, Ch. Rizzi und R. Schedl) 461

Die frühfunktionell konservative Behandlung von Fersenbeinfrakturen (H. Winkler, P. Hochstein und W. Arens) 463

Spätergebnisse nach konservativer Behandlung von Calcaneusfrakturen (R. Jaskulka, G. Ittner und Ch. Rizzi) 464

Erreicht die operative Behandlung mehr als die konservative Behandlung bei Fersenbeinfrakturen (F. Jostkleigrewe, E. Ludolph und G. Sochatzy) 465

Früharthrodese des hinteren unteren Sprunggelenkes nach Fersenbeinbrüchen (K.D. Moser, G.E. Wozasek, H. Haller, H. Wurdinger und H. Helm) 466

VI. Verletzungen des kindlichen Kniegelenkes 467

Funktionelle Anatomie des Kniegelenkes und der benachbarten Wachstumsfugen (A. Menschik) 467

Frakturen des distalen Femur (G. Siebler) 468

Frakturen des Tibiakopfes (E. Beck) 471

Die hohe metaphysäre Tibiafraktur (H. Rettig) 476

Verletzungen des kindlichen Kniegelenkes – Patellafrakturen- und
Luxationen (W. Hager) 481

Komplexe Kapselband-Verletzungen des kindlichen Kniegelenkes
(N. Haas, M. Blauth und P. Lobenhoffer) 484

Meniscusläsionen im Kindesalter (A. Schreiber, M. Rodriquez
und G.U. Exner) 488

Gefäßverletzungen beim kindlichen Knietrauma (V. Schlosser) 494

Zur Problematik der Drahtextension am distalen Femur, bzw. an
der proximalen Tibia (Ch. Brunner) 497

Freie Themen zum Hauptthema VI 499

Hämarthros des kindlichen Kniegelenkes – Indikation zur Arthroskopie?
(K.P. Benedetto, G. Sperner und W. Glötzer) 499

Die Arthroskopie nach kindlichen Kniegelenkverletzungen – ein hilfreiches
oder überflüssiges diagnostisches Verfahren? (J. Müller-Färber und
B. Wittner) 500

Die Versorgung der dislocierten Eminentiafrakturen bei Kindern und
Jugendlichen unter arthroskopischer Sicht (E. Lais, P. Hertel und
Y. Moazami Goudarzi) 501

Traumatischer Kniegelenkerguß beim Kinde – Bagatelle oder gravierender
Befund? (I. Scheuer, A. Lies und A. Ekkernkamp) 502

Zur Diagnose und Therapie chondraler und osteochondraler Frakturen des
kindlichen Kniegelenkes (A. Güßbacher, J. Graf und F.U. Niethard) 503

Refixation von osteochondrotischen Dissecaten und osteochondralen
Fragmenten mit reosierbarem Material unter Verlaufsbeobachtung mit
der Kernspintomographie (C. Lütten, W. Thomas und H. Lorenz) 504

Die Kniescheibenluxation – eine häufig übersehene Knieverletzung
im Kindesalter (E. Egkher, U. Kroitzsch und A. Schultz) 505

Operative Behandlung von Kniescheibenluxationen bei Kindern und
Jugendlichen (M. Wagner, O. Kwasny, W. Scharf und R. Schabus) 506

Verletzungsmuster von Kniegelenken im Kindesalter (A. Wentzensen) 507

Ausrisse der Eminentia intercondylica am wachsenden Skelet (M. Häring) 508

Ursache und Behandlung von Fehlwachstum nach traumatischer distaler
Femurepiphysenläsion (P.P. Besselaar und R. Marti) 509

Verletzungen im Bereich der proximalen Tibiaepiphyse (S. Kuner, G. Siebler und E.H. Kuner) 509

Posttraumatische Spätschäden nach Epiphysenverletzung des distalen Oberschenkelendes (H.-J. Schepp und J. Brudet) 510

Abrisse der Tibiaapophyse – seltene, aber typische Kniegelenkverletzungen im Jugendalter (Th. Sennerich und W. Kurock) 511

Verletzungen des Tibiaplateaus im Kindesalter (G.E. Wozasek, K.D. Moser und H. Haller) 512

Die proximale Tibiafraktur – bisher klinische und experimentelle Beobachtungen zur Entstehung des posttraumatischen Genu valgum (L. von Laer und P. Frey) 513

Genu recurvatum nach Epiphysenfugenverletzung: Korrektur durch Callusdistraktion (D. Pennig, E. Brug und D. Baranowski) 514

Rotationstraumen des Kniegelenkes im Kindesalter (H.R. Bloch, A. Ekkernkamp und K. Neumann) 514

Operative Behandlungsmöglichkeiten und –ergebnisse bei Kreuzbandverletzungen im Kindesalter (M. Blauth, P. Lobenhoffer und N. Haas) 515

Mittelfristige Ergebnisse nach kniebandrekonstruktiven Maßnahmen im Kindesalter (K. Kulich und V. Vécsei) 517

Vorlesung 518

Morbus Sudeck, gegenwärtiger Wissensstand – Diagnostik, Therapie und Prognose (G. Friedebold) 518

Freie Themen: Morbus Sudeck 531

Der Wert der Thermographie in der Diagnostik des Morbus Sudeck (G.C. Kaiser, P. Stanković und H. Burchardt) 531

Vorbeugen gegen die Dystrophie bei Handgelenkfrakturen (K.W. Zimmerman) 532

Zur Behandlung der Sudeckschen Dystrophie der oberen Extremität (P. Reill) 532

Transcutane und epidurale Stimulation zur Behandlung des Morbus Sudeck (A. Koulousakis) 533

Die transaxilläre Dekompression des Nervengefäßstranges und Sympathektomie, ein neues Behandlungsprinzip der therapieresistenten Sudeckschen Dystrophie. Zur Pathogenese des M. Sudeck (A. Wilhelm) 538

Vorlesung: Verbrennungen und Erfrierungen an Hand und Fuß 539

Erstbehandlung bei Verbrennungen und Erfrierungen an Hand und Fuß
(F. Povacz) 539

Sekundäre Maßnahmen bei Verbrennungen und Erfrierungen an Hand
und Fuß (G. Zellweger) 545

Freie Themen – Verbrennungen und Erfrierungen 549

Temporärer biologischer Hautersatz zur Behandlung ausgedehnter drittgradiger Verbrennungen (M. Walter und M.M. Feuchtwanger) 549

Erstmaßnahmen und sekundäre Maßnahmen bei Erfrierungen an Hand
und Fuß (P. Bernett und W. Hawe) 550

Körperkernerwärmung – Alternative zum amputationsträchtigen Gliedmaßenauftauen (R. Labitzke) 551

Die klinische Behandlung der örtlichen Erfrierung an Händen und Füßen
(G. Flora, M. San Nicolo und S. Weimann) 551

Cross-leg-flap versus free-flap nach Vorfußerfrierung beiderseits
(K. Exner, J. Nievergelt, G. Müller und G. Lemperle) 552

**Sondersitzung: Kuratorium "ZNS". Unfallverletzte mit Schäden des zentralen
Nervensystems e.V.** 554

Zusammenarbeit zwischen den Akutkliniken, den Rehabilitationseinrichtungen
und den Versicherungsträgern bei schweren Schädel-Hirn-Verletzungen
(W. Arens) 554

Computergestützte Therapie – Ein Fortschritt in der Behandlung schwer
schädelhirnverletzter Patienten (W. Gobiet) 554

Heutiger Stand der Rehabilitation schwerer Schädel-Hirn-Verletzungen aus
der Sicht Österreichs (E. Scherzer) 559

Heutiger Stand der Rehabilitation schwerer Schädel-Hirn-Verletzungen aus
der Sicht der Schweiz (C. Heinz) 562

Parallelveranstaltung: Aufklärungsprobelmatik beim schwerverletzten Patienten ... 567

Aufklärungsproblematik beim schwerverletzten Patienten (J. Probst) 567

Die juristischen Probleme der Aufklärung beim schwerverletzten Patienten
(K. Ulsenheimer) 570

Das Aufklärungsrisiko bei der Sofortversorgung aus unfallchirurgischer
Sicht (E. Ludolph) 577

Die Aufklärung des Schwerverletzten im Spannungsfeld der Indikation
(G. Muhr) 578

Parallelveranstaltung: EDV in der Klinik 581

Bundespflegesatzverordnung versus wissenschaftliche Dokumentation (unter besonderer Berücksichtigung unfallchirurgischer Dokumentationsinhalte)
(B. Graubner) 581

Dokumentation der Arbeitsgemeinschaft für Osteosynthesefragen – Wissenschaftliche Aspekte und Qualitätssicherung (P. Matter und R. Zehnder) 595

Unfallchirurgische Basisdokumentation mit CHIDOS (K. Miller
und M.A. Puchner) 596

Unfallchirurgische Basisdokumentation – Schwerpunkt: Organisation, Leistungsstatistik und Verschlüsselung (R. Schunck) 597

Praxisorientierte Anwendung des Dokumentationsprogrammes MEDDOK in der Unfallchirurgie (R.A. Eicher und K.P. Schmit-Neuerburg) 600

Erstellung, Dokumentation und Auswertung des Durchgangsarztes
mit BAIK (M. Börner) 600

Nutzen und Aufwand eines EDV-Systems in einer D-Arzt-Praxis
(H.-J. Lutz und M. Lehmann) 601

15 Jahre Textverarbeitung in der Durchgangsarztpraxis (W. Sedemund) 602

Möglichkeiten der dreidimensionalen Rekonstruktion zur Diagnostik komplizierter Frakturen (A. Wallin, S.J. Bresina, C. Kinast, E. Schneider
und S.M. Perren) 602

Graphische und mathematische Bestimmung des wahren Winkels bei Achsenfehlstellungen mit elektronischer Datenverarbeitung (H. Breitfuß,
H. Schneider und G. Muhr) 603

Medizinische Expertensysteme: Aufbau und Einsatzmöglichkeiten in der Unfallchirurgie (R. Klar) 604

Freie Themen zur Parallelveranstaltung: EDV in Klinik und Praxis 611

Ein universelles System zur digitalen Meßwertaufnahme und Analyse biomechanischer Labordaten (F. Gosse, C. Krettek und N. Haas) 611

EDV-gestützte Operationsdatei: Methodik und Anwendungsmöglichkeiten
(R. Schedl, A. Chrysopoulos und E. Petrik) 612

Computergestütztes OP-Protokoll – Patienten- und diagnosebezogene Datenerfassung für Praxis und Wissenschaft (S. Döhring, H. Hohenstatt,
C. Jantea, I. Glaser und K.-P. Schulitz) 613

Entwicklung und Einsatz eines personal-computer-gestützten Langzeitdokumentationssystems für Wirbelsäulenverletzungen (R. Sambale, M. Ennis und L. Gotzen) 615

3 Jahre Erfahrung mit universellem Patientenauswerteprogramm (W. Zechner, D. Partecke, R. Neumann und D. Buck-Gramcko) 616

EDV-Anwendung – Durchführung und Nutzen in einer Klinik für Unfallchirurgie (R. Brutscher und A. Rüter)............................ 617

Medizinische Dokumentation auf Mikrocomputer – Realität und Zukunft (M. Knopp, S. Polzer und H. Frobenius) 618

Rechnergestützte Klartextdokumentation in der Unfallchirurgie (V. Bühren, M. Potulski, H. Niemeyer und W. Mroszek) 619

Parallelveranstaltung: Die sogenannten "bioaktiven Werkstoffe" und nichtmetallische Implantate 620

Grundlegende Aspekte der Toleranz und Toleranztestung nichtmetallischer Werkstoffe (V. Geret, M. Tepic, R. Vogel und S.M. Perren)................. 620

Klebstoffe in der Knochenchirurgie (G. Giebel) 621

Bioresorbierbare Implantatwerkstoffe in der Osteosynthese (S.M. Perren) 624

Kohlenstoffimplantate in der Osteosynthese (L. Claes) 625

Plastikkompositstoffe in der Osteosynthese (E. Gautier und B.A. Rahn) 633

Knochenregeneration mit aufbereitetem synthetischen und nativem Ersatzmaterial (H. Mittelmeier) 634

Hydroxylapatit und Tri-Calciumphosphatwerkstoffe (R. Mathys sen., R. Mathys jun., W. Müller und H. Weigum) 644

Biodegradierbare Plattenmaterialien im Tierversuch (J. Eitenmüller).......... 648

Freie Themen zur Parallelveranstaltung: Die sogenannten "bioaktiven Werkstoffe" und nichtmetallischen Implantate 655

Tierexperimentelle Untersuchungen zur Knochenbildung im ersatzschwachen Lager mittels Injektionen von Hydroxylapatit-Granulat mit autologer Markbeimpfung (J. Heisel, W. Mittelmeier und H. Mittelmeier) 655

Ein neues anorganisches bovines Knochenersatzmaterial: Erste Untersuchungsergebnisse beim Tier und beim Menschen (H. Bereiter, A.H. Huggler, K. Kita, E.H. Kuner, M. Spector und W. Schlickewei) 656

Freisetzung von Prostaglandinen nach Implantation von Hydroxylapatit in das Rattenfemur (H.R. Wittenberg, J.M. Wittenberg, K.H. Müller und J.F. Osborn) 657

Experimentelle und erste klinische Erfahrungen mit synthetischen Calciumphosphaten als Knochenersatz (S. Decker und B. Decker) 658

Machen Glaskeramiken einen biologisch-technischen Verbund am belasteten Gelenkimplantat möglich? (G. Zeiler und W. Baur) 659

Augmentation von Spongiosaplastiken mit Knochenkeramiken. Klinische und histologische Befunde nach therapeutischer Anwendung (M. Roesgen, R. Theermann und G. Hierholzer) 660

Erfahrungen bei der Verwendung von Hydroxylapatit und Tricalciumphosphat (H.G.K. Schmidt, M. Neikes und F. Wittek) 661

Biologische Aktivität von Knochenersatzmitteln, Wunsch und Wahrheit (J.M. Rueger, H.R. Siebert und A. Pannike) 662

Entwicklungsstand und klinische Bedeutung von resorbierbaren Osteosynthesematerialien (K.E. Rehm) 663

Faserverstärkte Copolymere: Der BOP – ein resorbierbares Material für die intramedulläre Osteosynthese? (F. Hennig, R. Carbon und G. Delling) 664

Die Verwendung von BIOFIX C zur Stabilisierung von Innenknöchelfrakturen. Technik und Ergebnisse (M. Leixnering, K.L. Moser und J. Poigenfürst) 665

Polyhydroxybuttersäure – ein biodegenerables Osteosynthesematerial? (A. Herold, H.-P. Bruch, A. Weckbach, W. Romen und G. Schönfeld) 665

Erste Erfahrungen in der Verwendung von Platten und Schrauben aus Polylactid-L zur Behandlung von Sprunggelenkfrakturen (J. Eitenmüller, Th. Schmickal, K.L. Gerlach und G. Muhr) 667

Modelluntersuchungen zur Biokompatibilität von Kunststoffen in der experimentellen Knochenchirurgie (W. Kramer, W. Heller, L. Kistner und A. Elmouaaouy) 668

Freie Themen zu Osteosynthese und Operationstechniken 669

Die Versorgung von proximalen Tibia- und Tibiakopffrakturen sowie von subcapitalen Humerusfrakturen mit einer Spezialplatte (Ch. Eggers, D. Wolter und B. Reimann) 669

Linzer Knieorthese (K.D. Moser, H. Haller und W. Heindl) 670

Zur Schraubenosteosynthese von Schenkelhalsfrakturen unter Berücksichtigung der dynamischen Hüftschraube (Ch. Schulze und G. Siebler) 671

Erfahrungen mit der DCS bei proximalen Femurfrakturen
(G. Dedekoven, B. Claudi und B. Stübinger) 672

Die Periostzügelplastik, eine einfache und sichere Methode zur Behandlung
der chronischen fibularen Instabilität am oberen Sprunggelenk
(H.L. Lindenmaier, E.H. Kuner und K. Goetz) 673

Der Einfluß der Nahttechnik auf die Rekonstruktion des vorderen Kreuzbandes — experimentelle Untersuchung (D. Fischer, E. Kraus, W. Braun
und A. Rüter) 674

Freie Themen zum Schultergürtel 675

Stellenwert der Sonographie in der Schulterdiagnostik (R. Weinstabl,
N. Gritzmann und H. Hertz) 675

Möglichkeiten der Minimalosteosynthese bei Mehrsegmentfrakturen des
proximalen Humerus (H. Walz und G. Siebler) 676

Erfahrungen mit 194 operierten Rotatorenmanschettenrupturen
(A. Reichelt) 676

Die Behandlung der chronischen Instabilität am Schultergürtel mit der
Periostzügelplastik (H.L. Lindenmaier und E.H. Kuner) 677

Behandlung der Claviculafrakturen: eine prospektive Studie
(A.G.M. Hoofwijk und Chr. van der Werken) 679

Filmforum I 680

Anatomische Grenzen der Synovektomie an Fingergelenken
(W. Hintringer und M. Leixnering) 680

Optimierung der Spül-Saug-Drainage zur Behandlung des infizierten
Kniegelenkes (R. Nissen, D. Rose und E. Striepling) 680

Die gedeckte Spongiosaplastik bei intraarticulären Fersenbeinbrüchen
(H. Hackstock) 681

Technik und Ergebnisse nach modifizierter Palmerscher Aufrichtungsoperation von Fersenbeintrümmerbrüchen (W.D. Schellmann, H. Beck
und M. Börner) 681

Versorgung der Fersenbeinfraktur (Z. Záborsky) 681

Filmforum II 682

Die Behandlung von Beckenringfrakturen mit dem Fixateur externe
(H.-J. Ebgers, D. Havemann, R. Nissen und E. Striepling) 682

Der Wirbelsäulen-Fixateur externe (W. Dick) 682

Eine neue Technik zur arthroskopischen Reinsertion und Augmentation
des frisch gerissenen vorderen Kreuzbandes (H. Boszotta, R. Wendrinsky
und G. Sauer) 683

Die arthroskopische VK-Naht mit der Spreizankerkordel (A. Schmid,
F. Schmid und T. Tiling) 686

Wissenschaftliche Ausstellung 688

Luxationen der Handwurzelknochen: Diagnostik und Therapie
(U. Heitemeyer) 688

Ringfixateur externe – Demonstration eines modifizierten Fixateur
externe (H.B. Reith, W. Böddeker, Ch. Pelzer und W. Kozuschek) 688

Die dreidimensionale Rekonstruktion in Orthopädie und Traumatologie
(K.A. Milachowski, K.H. Englmeier, S.J. Pöppl und C.J. Wirth) 689

Zementfreie Hüftprothesen – eine vergleichende Spannungsanalyse
(M. Langhans, H. Ecke, D. Hofmann und M. Nietert) 690

Das iatrogene Kompartmentsyndrom – ein chirurgisches Handicap?
(V. Echtermeyer, R. Sambale, M. Ennis, J. Pöhlmann, H. Knaepler
und H. Zwipp) 690

Veränderungen der spezifischen Immunität nach ausgedehnter Mehrfach-
verletzung (E. Faist, A. Mewes, Th. Strasser, S. Alkan, A. Walz, W. Ertel,
B. Salem, G. Lob, E. Beck und P. Huber) 691

Der Einfluß von TCDO (Oxoferin) auf die Wundheilung im Tierexperiment
(A. Pachucki, S. Halm, S. Hafner und K. Geissdörfer) 691

Dreidimensionale Darstellung von Acetabulum- und Beckenfrakturen
(J.V. Wening, U. Tiede, K.H. Jungbluth und G. Witte) 696

Stereomathematisches Modell zur Analyse von Komplexbewegungen
(A. Meißner und R. Rahmanzadeh) 696

Fixateur externe-Stabilisation und frühzeitige Weichteildeckung bei
Unterschenkelfrakturen mit Weichteildefekten (K. Käch und J. Largiader) .. 697

Klinisch-experimentelle Studie zur Wertigkeit der transcutanen Elektrostimulation der Skeletmuskulatur (TMS) zur Prophylaxe der Muskelatrophie
(P. Münst, E.H. Kuner, M. Müller, A. Kiebele und Th. Roeren) 699

Gewinnung eines pastenförmigen autologen Transplantates mit der Hüftprothesenraffel (W. Dick, P. Regazzoni und B. Gerber) 700

Die Gentamycinkonzentrationen in Körperflüssigkeiten und Gewebe bei der Septopal-Anwendung (A. Härle, W. Ritzerfeld und F. Liewald) 701

Die ambulante chirurgische Therapie des Carpaltunnelsyndromes — Management und Ergebnisse (T. Lemke, M. König und L. Gotzen) 701

Standardisiertes Modell zur Untersuchung von Keramiken und sonstigen Stoffen im ersatzstarken Knochenlager beim Menschen (M. Roesgen) 702

Podographische Ganganalyse nach intraarticulärer Calcaneusfraktur (Th. Mittlmeier, G. Lob, W. Mutschler und G. Bauer) 703

Aufrichtung und Stabilisierung von Fersenbeinfrakturen mit Metallspongiosa und autologem Knochentransplantat (E.J. Henßge und G. Hohlbach) 703

Referentenverzeichnis

Ackermann, J.P., Dr.; Klinik für Orthop. Chirurgie, Kantonsspital, CH-9007 St. Gallen
Aktuna, D., Dr.; Univ.-Klinik für Chirurgie, Auenbruggerplatz 1, A-8036 Graz
Alheid, H., Dr.; Institut für Bodenforschung, Med. Hochschule Hannover, Konstanty-Gutschow-Straße 8, D-3000 Hannover 61
Alkan, S., Dr.; Chirurg. Klinik, Klinikum Großhadern, Marchioninistraße 15, D-8000 München 70
Arens, W., Dr.; BG-Unfallklinik, Ludwig-Guttmann-Straße 13, D-6700 Ludwigshafen/Rhein
Asche, G., Dr.; Handchirurg. Abteilung, Kreiskrankenhaus, D-7828 Freudenstadt
Ascherl, R., Dr.; Institut für Exp. Chirurgie, TU München, Ismaninger Straße 22, D-8000 München 80
Asmus, K., Dr.; BG-Unfallklinik, Friedeberger Landstraße 430, D-6000 Frankfurt/Main 60
Babst, R., Dr.; Orthopäd. Univ.-Klinik, Felix-Platter-Spital, CH-4055 Basel
Bandhauer, K., Prof. Dr.; Klinik für Urologie, Kantonsspital, CH-9007 St. Gallen
Baronowski, D., Dr.; Abt. für Unfall- und Handchirurgie, Chirurg. Univ.-Klinik, Westfäl. Wilhelms-Universität, Jungeblodtplatz 1, D-4400 Münster
Bauer, G., Dr.; Klinik für Unfallchirurgie, Hand-, Plastische und Wiederherstellungschirurgie, Universität Ulm, Steinhövelstraße 9, D-7900 Ulm
Baur, W., Dr.; Orthopädische Klinik Wichernhaus, Krankenhaus Rummelsberg, D-8501 Schwarzenbruck/Nürnberg
Beck, E., Prof. Dr.; Univ.-Klinik für Unfallchirurgie, Anichstraße 35, A-6020 Innsbruck
Beck, H., Prof. Dr.; Unfallchirurg. Abteilung, Chirurg. Univ.-Klinik, Maximiliansplatz 1, D-8520 Erlangen
Becker, H.P., Dr.; Chirurgische Abteilung, Bundeswehrkrankenhaus, Postfach 1220, D-7900 Ulm
Beckurts, T., Dr.; Chirurg. Klinik, TU München, Ismaninger Straße 22, D-8000 München 80
Beekhuis, H., Dr.; Chirurg. Univ.-Klinik, Abt. Traumatologie, Postfach 30001, NL-9700 RB Groningen
Beeselaar, P.P., Dr.; Orthopäd. Univ.-Klinik, AMC, Meibergdreef 9, NL-1105 Amsterdam-Zuidoost
Benecke, P., Dr., Klinik für Chirurgie, Universität Lübeck, Ratzeburger Allee 160, D-2400 Lübeck
Benedetto, K.-P., Univ.-Doz. Dr.; Univ.-Klinik für Unfallchirurgie, Anichstraße 35, A-6020 Innsbruck
Bereiter, H., Dr.; Orthopädische Abteilung, Rätisches Kantons- und Regionalspital, Loestraße 170, CH-7000 Chur
Berentey, G., Prof. Dr.; Semmelweis Universität für Med. Wissenschaften, Lehrstuhl für Traumatologie, H-1441 Budapest Pf 76
Bergest, Th., Dr., Abt. für Unfall-, Wiederherstellungs- und Handchirurgie, Allg. Krankenhaus St. Georg, Lohmühlenstraße 5, D-2000 Hamburg

Berger, A., Dr.; Univ.-Klinik für Chirurgie, Auenbruggerplatz 1, A-8036 Graz
Bernett, P., Prof. Dr.; Klinik und Poliklinik für Sportverletzungen, TU München, Ismaninger Straße 22, D-8000 München 80
Betz, A., Dr.; Chirurg. Klinik Innenstadt und Chirurg. Poliklinik, Ludwig-Maximilians-Universität, Nußbaumstraße 22, D-8000 München 80
Biemer, E., Prof. Dr.; Chirurg. Klinik, TU München, Ismaninger Str. 22, D-8000 München 90
Blatter, G., Dr.; Klinik für Orthopäd. Chirurgie, Kantonsspital, CH-9007 St. Gallen
Blauensteiner, W., Dr.; Unfallkrankenhaus Lorenz Böhler, Donaueschingenstraße 13, A-1210 Wien
Blauth, M., Dr.; Unfallchirurg. Klinik, Medizinische Hochschule Hannover, Konstanty-Gutschow-Straße 8, D-3000 Hannover 61
Blauth, W., Prof. Dr.; Orthopäd. Univ.-Klinik, Klaus-Groth-Platz 4, D-2300 Kiel
Bloch, H.R., Dr.; Chirurgische Univ.-Klinik, BG-Krankenanstalten "Bergmannsheil", Hunscheidtstraße 1, D-4630 Bochum
Blümel, G., Prof. Dr.; Institut für Exp. Chirurgie, TU München, Ismaninger Straße 22, D-8000 München 80
Böddeker, W., Dr.; Chirurg. Univ.-Klinik, Knappschafts-Krankenhaus, In der Schornau 23–25, D-4630 Bochum
Böhme, A., Dr.; Klinik und Poliklinik für Allgemeinchirurgie der Universität, Robert-Koch-Straße 40, D-3400 Göttingen
Börner, M., Dr.; BG-Unfallklinik, Friedberger Landstraße 430, D-6000 Frankfurt/Main 60
Bonnaire, F., Dr.; Abt. Unfallchirurgie, Chirurgische Univ.-Klinik, Hugstetter Straße 55, D-7800 Freiburg
Bosch, U., Dr.; Unfallchirurg. Klinik, Med. Hochschule Hannover, Konstanty-Gutschow-Straße 8, D-3000 Hannover 61
Boszotta, H., Dr.; Unfallchirurg. Abteilung, Krankenhaus der Barmherzigen Brüder, Esterhazystraße 26, A-7000 Eisenstadt
Braun, W., Dr.; Klinik für Unfall- und Wiederherstellungschirurgie, Zentralklinikum, Stenglinstraße 1, D-8900 Augsburg
Breitfuss, H., Dr.; BG-Krankenanstalten "Bergmannsheil" Bochum, Hunscheidtstraße 1, D-4630 Bochum
Brenner, U., Dr.; Chirurg. Univ.-Klinik, Abt. Unfallchirurgie, Joseph-Stelzmann-Straße 9, D-5000 Köln 41
Bresina, S.J., Dr.; M.E.M.-Institut für Biomechanik, Universität Bern, Murtenstraße 35, CH-3008 Bern
Bruch, H.-P., Dr.; Chirurg. Univ.-Klinik, Josef-Schneider-Straße 2, D-8700 Würzburg
Brudet, J., Dr.; Orthopäd. Univ.-Klinik, Paul-Meimberg-Straße 3, D-6300 Gießen
Brug, E., Prof. Dr.; Abt. für Unfall- und Handchirurgie, Chirurg. Univ.-Klinik, Westfäl. Wilhelms-Universität, Jungeblodtplatz 1, D-4400 Münster
Brunner, Ch., Dr.; Kinderchirurg. Klinik, Abt. für Kinderorthopädie, Ostschweizerisches Kinderspital, Claudiusstraße 6, CH-9006 St. Gallen
Brunner, U., Dr.; Chirurg. Klinik Innenstadt und Chirurg. Poliklinik, Ludwig-Maximilians-Universität, Nußbaumstraße 20, D-8000 München 2
Brutscher, R., Dr.; Klinik für Unfall- und Wiederherstellungschirurgie, Zentralklinikum, Stenglinstraße 2, D-8900 Augsburg
Buch, J., Dr.; Unfallkrankenhaus Lorenz Böhler, Donaueschingenstraße 13, A-1210 Wien
Buchholz, H.W.

Buchholz, H.W., Prof. Dr.; Endo-Klinik, Holstenstraße 2, D-2000 Hamburg 50
Buck-Gramcko, D., Prof. Dr.; BG-Unfallkrankenhaus, Abt. für Hand- und Plastische Chirurgie, Bergedorfer Straße 10, D-2000 Hamburg 80
Bühren, V., Dr.; Chirurg. Univ.-Klinik, D-6650 Homburg/Saar
Büll, U., Prof. Dr.; Abt. Orthopädie und Abt. Nuklearmedizin, RWTH Aachen, Pauwelstraße 1, D-5100 Aachen
Burchhardt, H., Dr.; Klinik und Poliklinik für Allgemeinchirurgie der Universität, Robert-Koch-Straße 40, D-3400 Göttingen
Burri, C., Prof. Dr.; Klinik für Unfallchirurgie, Hand-, Plastische und Wiederherstellungschirurgie, Universität Ulm, Steinhövelstraße 9, D-7900 Ulm
Carbon, R., Dr.; Abt. für Unfallchirurgie, Chirurg. Univ.-Klinik, Maximiliansplatz 1, D-8520 Erlangen
Caro, J., Dr.; Chirurg. Klinik Innenstadt und Chirurg. Poliklinik, Ludwig-Maximilians-Universität, Nußbaumstraße 20, D-8000 München 2
Cebulla, M., Dr.; Unfallchirurg. Klinik, Zentrum der Chirurgie, Klinikum der Johann-Wolfgang-Goethe-Universität, Theodor-Stern-Kai 7, D-6000 Frankfurt/Main 70
Chrysopoulos, A., Dr.; II. Chirurg. Univ.-Klinik für Unfallchirurgie, Spitalgasse 23, A-1090 Wien
Claes, L., Prof. Dr.; Labor für Exp. Traumatologie, Abt. Chirurgie III, Universität Ulm, Oberer Eselsberg 9, D-7900 Ulm
Claudi, B., Prof. Dr.; Chirurgische Klinik, TU München, Ismaninger Straße 22, D-8000 München 80
Cordey, J., Dr.; Labor für Exp. Chirurgie, CH-7270 Davos
Cotta, H., Prof. Dr.; Orthopäd. Univ.-Klinik, Schlierbacher Landstraße 200a, D-6900 Heidelberg
Dallek, M., Dr.; Abt. für Unfallchirurgie, Chirurg. Univ.-Klinik, Martinistraße 52, D-2000 Hamburg 20
Dapunt, O., Dr.; I. Chirurg. Abteilung, Landeskrankenanstalten, Müllner-Hauptstraße 48, A-5020 Salzburg
Daschner, F., Prof. Dr.; Abt. für Klinikhygiene, Univ.-Klinikum, Hugstetter Straße 55, D-7800 Freiburg
Dauner, M., Institut für Textil- und Verfahrenstechnik, D-7306 Denkendorf
Dávid, A., Dr.; Chirurg. Univ.-Klinik und Poliklinik, BG-Krankenanstalten "Bergmannsheil", Hunscheidtstraße 1, D-4630 Bochum
Decker, B., Dr.; Abt. für Zellbiologie und Elektronmikroskopie, Medizinische Hochschule Hannover, Konstanty-Gutschow-Straße 8, D-3000 Hannover 61
Decker, S., Prof. Dr.; Unfallchirurgische Klinik des Friederikenstiftes, Humboldtstraße 5, D-3000 Hannover
Dedekoven, G., Dr.; Chirurgische Klinik, TU München, Ismaninger Straße 22, D-8000 München 80
Degreif, J., Dr.; Klinik und Poliklinik für Unfallchirurgie, Univ.-Kliniken, Langenbeckstraße 1, D-6500 Mainz
Deiler, S., Dr.; Chirurg. Poliklinik Innenstadt und Chirurg. Poliklinik, Ludwig-Maximilians-Universität, Nußbaumstraße 20, D-8000 München 2
Della Santa, D., Dr., Hôpital Cantonal Universitaire, Unité de Chirurgie de la Main, CH-1221 Geneve 4

Delling, G., Dr.; Patholog. Institut, Universität Hamburg, D-2000 Hamburg-Eppendorf
Dick, W., Priv.-Doz. Dr.; Orthopäd. Klinik, Chirurg. Departement der Universität, CH-4012 Basel
Dieudonne, M., Dr.; Orthopäd. Univ.-Klinik, D-6650 Homburg/Saar
Dinkelaker, F., Dr.; Abt. für Unfall- und Wiederherstellungschirurgie, Klinikum Steglitz, FU Berlin, Hindenburgdamm 30, D-1000 Berlin 45
Dittel, K.K., Dr.; Chirurg. Klinik, Marienhospital, Böheimstraße 37, D-7000 Stuttgart
Döring, S., Dr. Orthopädische Klinik und Poliklinik der Universität Düsseldorf, D-4000 Düsseldorf
Düring, M., Dr.; Dept. Chirurgie, Allgemeinchirurg. Klinik der Universität, Kantonsspital, CH-4031 Basel
Dürselen, L., Dr.; Labor für Traumatologie, Abt. Chirurgie III, Universität Ulm, Oberer Eselsberg, D-7900 Ulm
Dvorak, J., Dr.; Neurolog. Abteilung, Klinik W. Schulthess, CH-8001 Zürich
Echterhoff, M., Dr.; Chirurg. Abteilung, St.-Barbara-Hospital, D-4390 Gladbeck
Echtermeyer, V., Dr.; Klinik für Unfallchirurgie, Philipps-Universität, Baldingerstraße, D-3550 Marburg
Ecke, H., Prof. Dr.; Unfallchirurgische Klinik, Justus-Liebig-Universität, Klinikstraße 29, D-6300 Gießen
Eder, A., Dr.; Institut für Exp. Chirurgie, TU München, Ismaninger Straße 22, D-8000 München 80
Egbers, H.-J., Dr.; Abt. Unfallchirurgie, Klinikum der Christian-Albrechts-Universitat, Arnold-Heller-Straße 7, D-2300 Kiel
Eggers, Ch., Dr.; Abt. für Unfall-, Wiederherstellung- und Handchirurgie, Allgem. Krankenhaus St. Georg, Lohmühlenstraße 5, D-2000 Hamburg
Eggert, C., Dr.; Chirurg. Klinik Innenstadt und Chirurg. Poliklinik, Ludwig-Maximilians-Universität, Nußbaumstraße 20, D-8000 München 2
Egkher, E., Dr.; II. Univ.-Klinik für Unfallchirurgie, Spitalgasse 23, A-1020 Wien
Eicher, R.A., Dr.; Abt. für Unfallchirurgie, Univ.-Klinikum der GHS, Hufelandstraße 55, D-4300 Essen
Eigler, F.W., Prof. Dr.; Abt. Allgemeine Chirurgie, Chirurg. Klinik und Poliklinik, Univ.-Klinikum GHS Esse, Hufelandstraße 55, D-4300 Essen
Eisenschenk, A., Dr.; Orthopäd. Klinik und Poliklinik, FU Berlin, Oskar-Helene-Heim, Clayallee 229, D-1000 Berlin 33
Eitenmüller, J., Priv.-Doz. Dr.; Chirurg. Klinik und Poliklinik BG-Krankenanstalten "Bergmannsheil Bochum" Hunscheidtstraße 1, D-4630 Bochum
Ekkernkamp, A., Dr.; Chirurg. Univ.-Klinik und Poliklinik, BG-Krankenanstalten "Bergmannsheil Bochum", Hunscheidtstraße 1, D-4630 Bochum
Elmouaaouy, A., Dr.; Abt. Allgemeinchirurgie mit Poliklinik, Chirurg. Univ.-Klinik, Calwer Straße 7, D-7400 Tübingen
Emmerich, F.P., Dr.; Krankenhaus Moabit, I. Chirurg. Abteilung, Turmstraße 21, D-1000 Berlin 21
Englmeier, K.-H., Dr.; MEDIS-gsf, D-8042 Neuherberg
Ennis, M., Dr.; Institut für Theoretische Chirurgie der Philipps-Universität, Baldingerstraße, D-3550 Marburg

Erhard, J., Dr.; Abt. Allgemeine Chirurgie, Chirurg. Klinik und Poliklinik, Univ.-Klinikum, GHS Essen, Hufelandstraße 55, D-4300 Essen
Esch, P.-M., Dr.; Chirurg. Abteilung, Bundeswehrkrankenhaus, Postfach 1220, D-7900 Ulm
Esper, F.J., Dr.; Robert-Bosch-GmbH, D-7000 Stuttgart
Etschmaier, H., Dr.; Unfallkrankenhaus, D-8775 Kalwang
Ewerbeck, V., Dr.; Orthopädische Univ.-Klinik, Schlierbacher Landstraße 200a, D-6900 Heidelberg
Exner, G.U., Dr.; Orthopäd. Univ.-Klinik Balgrist, Forchstraße 340, CH-8008 Zürich
Exner, K., Dr.; Klinik für Plastische- und Wiederherstellungschirurgie, St.-Markus-Krankenhaus, Wilhelm-Epstein Straße 2, D-6000 Frankfurt/Main 50
Fabricius, P.G., Dr.; Urologische Klinik und Poliklinik, Ludwig-Maximilians-Universität, Klinikum Großhadern, Marchioninistraße 15, D-8000 München 70
Fabsits, E., Dr.; Unfallkrankenhaus, D-8775 Kalwang
Faensen, M., Prof. Dr.; Klinik für Radiologie, Abt. Röntgendiagnostik, Klinikum Steglitz, FU Berlin, Hindenburgdamm 30, D-1000 Berlin 45
Faist, E., Dr.; Chirurgische Klinik, Klinikum Großhadern, Marchioninistraße 15, D-8000 München 70
Farkas, T., Dr.; Zentralinstitut für Sportmedizin, Alkotas u. 48, H-1123 Budapest
Farthmann, E.H. Prof. Dr.; Abt. Allg. Chirurgie mit Poliklinik, Chirurg. Univ.-Klinik, Hugstetter Straße 55, D-7800 Freiburg
Fellinger, M., Dr.; Dept. für Unfallchirurgie, Chirurg. Univ.-Klinik, Auenbruggerplatz 1, A-8036 Graz
Fels, Th., Dr.; BG-Unfallklinik, Prof.-Küntscher-Straße 8, D-8110 Murnau
Felsenberg, D., Dr.; Klinik für Radiologie, Abt. Röntgendiagnostik, Klinikum Steglitz, FU Berlin, Hindenburgdamm 30, D-1000 Berlin 45
Feuchtwanger, M.M., Dr.; Chirurgische Univ.-Klinik, Joseph-Stelzmann-Straße 9, D-5000 Köln 41
Feuerbach, S., Dr.; Chirurg. Klinik und Poliklinik, TU München, Ismaninger Straße 22, D-8000 München 80
Fiechter, Th., Dr.; Klinik für Orthopäd. Chirurgie, Kantonsspital, CH-9007 St. Gallen
Fintel, B. von, Dr.; II. Chirurgische Klinik für Unfall-, Wiederherstellungs-, Gefäß- und Plastische Chirurgie, Diakoniekrankenhaus, Elise-Averdieck-Straße 17, D-2720 Rotenburg/Wümme
Fischer, D., Dr.; Klinik für Unfall- und Wiederherstellungschirurgie, Zentralklinikum, Stenglinstraße 1, D-8900 Augsburg
Flora, G., Univ.-Prof. Dr.; Gefäßchirurg. Abteilung, I. Univ.-Klinik für Chirurgie, Anichstraße 35, A-6020 Innsbruck
Flügel, M., Dr.; Abt. für Handchirurgie und Plastische Chirurgie, Chirurg. Univ.-Klinik, Universität Erlangen-Nürnberg, Krankenhausstraße 12, D-8520 Erlangen
Foerster, G. von, Dr.; Endo-Klinik, Holstenstraße 2, D-2000 Hamburg 50
Forgon, M., Prof. Dr.; Unfallchirurg. Abteilung, Chirurg. Univ.-Klinik, Ifjusag utja 13, H-7643 Pecs
Frankenschmidt, A., Dr.; Urolog. Abteilung, Chirurg. Univ.-Klinik, Hugstetter Straße 55, D-7800 Freiburg
Frederking, K.; Unfallchirurgische Klinik, Zentrum für Chirurgie, Klinikum der Johann-Wolfgang-Goethe-Universität, Theodor-Stern-Kai 7, D-6000 Frankfurt/Main 70

Freese, U., Dr.; Orthopäd. Univ.-Klinik, Schlierbacher Landstraße 200a, D-6900 Heidelberg
Frei, E., Priv.-Doz. Dr.; Dept. Chirurgie, Univ.-Spital, Klinik für Unfallchirurgie, Rämistraße 100, CH-8091 Zürich
Freund, R., Dr.; II. Univ.-Klinik für Unfallchirurgie, Spitalgasse 23, A-1090 Wien
Frey, P., Dr.; Abt. Traumatologie, Kinderspital Basel, Römergasse 8, H-4005 Basel
Friedebold, G., Prof. Dr.; Orthopäd. Klinik und Poliklinik, FU Berlin, Oskar-Helene-Heim, Clayallee 229, D-1000 Berlin 33
Friedl, W., Dr.; Chirurg. Univ.-Klinik, Im Neuenheimer Feld 110, D-6900 Heidelberg
Friedrich, A., Dr.; Abt. für Unfall-, Wiederherstellung- und Handchirurgie, Allg. Krankenhaus St. Georg, Lohmühlenstraße 5, D-2000 Hamburg
Frigg, R., Dr.; Orthopäd. Univ.-Klinik, CH-Bern
Fritsch, A., Prof. Dr.; I. Chirurg. Univ.-Klinik, Allgem. Krankenhaus der Stadt Wien, Alser Straße 4, A-1090 Wien
Frobenius, H., Dr.; Chirurg. Univ.-Klinik, Im Neuenheimer Feld 110, D-6900 Heidelberg
Fruhwirth, J., Dr.; Univ.-Klinik für Chirurgie, Auenbruggerplatz 1, A-8036 Graz
Funcovicz, J., Dr.; I. Chirurg. Univ.-Klinik, Alser Straße 4, A-1090 Wien
Gächter, A., Priv.-Doz. Dr.; Orthopäd.-Traumatol. Abteilung, Orthopäd. Univ.-Klinik, Felix-Platter-Spital, CH-4031 Basel
Gall, F., Dr.; Chirurg. Univ.-Klinik, Arnold-Heller-Straße 7, D-2300 Kiel
Ganz, R., Prof. Dr.; Klinik und Poliklinik für Orthopädie und Chirurgie des Bewegungsapparates, Inselspital, CH-3010 Bern
Gasper, R., Dr.; Unfallkrankenhaus, A-8775 Kalwang
Gast, F.-M., Priv.-Doz. Dr.; Staatl. Orthopäd. Klinik und Chirurg. Klinik und Poliklinik, Ludwig-Maximilians-Universität, Klinikum Großhadern, Harlachinger Straße 51, D-8000 München 70
Gautier, E., Dr.; Labor für Experimentelle Chirurgie, Schweiz. Forschungsinstitut, CH-7270 Davos
Gay, B., Prof. Dr.; Abt. für Unfallchirurgie, Chirurg. Klinik, Juliusspital, Juliuspromenade 19, D-8700 Würzburg
Gehling, H., Dr.; Zentrum für Operative Medizin I, Klinik für Unfallchirurgie, Philipps-Universität, Baldingerstraße, D-3550 Marburg
Geisdörfer, K., Dr.; Institut für Exp. Chirurgie, TU München, Ismaninger Straße 22, D-8000 München 80
Geldmacher, J., Prof. Dr.; Abt. für Handchirurgie und Plastische Chirurgie, Chirurg. Klinik, Universität Erlangen-Nürnberg, Krankenhausstraße 12, D-8520 Erlangen
Genelin, F., Dr.; Arbeitsunfallkrankenhaus, Dr.-Franz-Rehrl-Platz 5, A-5020 Salzburg
Gérard, P., Dr.; Klinik und Poliklinik für Unfallchirurgie, Univ.-Kliniken, Langenbeckstraße 1, D-6500 Mainz
Gerber, B., Dr.; Allgemeinchirurg. Klinik und Orthopäd. Klinik, Chirurg. Departement, Universität Basel, CH-4012 Basel
Geret, V., Dr.; Laboratorium für Experimentelle Chirurgie, Schweizer. Forschungsinstitut, CH-7270 Davos
Gerlach, K.L., Dr.; Abt. für Mund-, Kiefer- und Gesichtschirurgie, Universität Köln, Joseph-Stelzmann-Straße, D-5000 Köln 41
Gerngroß, H., Dr.; Bundeswehrkrankenhaus, Oberer Eselberg 9, D-7900 Ulm

Giebel, G., Priv.-Doz. Dr.; Unfallchirurg. Klinik, Medizinische Hochschule Hannover, Konstanty-Gutschow-Straße 8, D-3000 Hannover 61

Giebel, G.D., Dr.; Chirurg. Univ.-Klinik, Sigmund-Freud-Straße 4, D-5300 Bonn

Glaser, J., Dr.; Nixdorf Computer AG, D-4790 Paderborn

Glinz, E.W., Prof. Dr.; Dept. Chirurgie, Klinik für Unfallchirurgie, Universitätsspital, Rämistraße 100, CH-8091 Zürich

Glötzer, W., Dr.; Univ.-Klinik für Unfallchirurgie, Anichstraße 35, A-6020 Innsbruck

Gobiet, W., Dr.; Neurolog. Klinik des Bundes Deutscher Hirnbeschädigter, Greitstraße 28, D-3253 Hessisch-Oldendorf

Goetz, K., Dr.; Abt. Unfallchirurgie, Chirurg. Univ.-Klinik, Hugstetter Straße 55, D-7800 Freiburg

Gohl, W., Dr.; Robert-Bosch-GmbH, D-7000 Stuttgart

Gosse, F., Dr.; Unfallchirurg. Klinik, Medizinische Hochschule Hannover, Konstanty-Gutschow-Straße 8, D-3000 Hannover 61

Gotzen, L., Prof. Dr.; Klinik für Unfallchirurgie der Philipps-Universität, Baldingerstraße, D-3550 Marburg

Grabowski, M.T.W., Dr.; Orthopäd. Univ.-Klinik, D-6650 Homburg/Saar

Graf, J., Dr.; Orthopäd. Univ.-Klinik, Schlierbacher Landstraße 200a, D-6900 Heidelberg

Graubner, R., Dr.; Abt. Med. Informatik, Georg-August-Universität, Robert-Koch-Straße 40, D-3400 Göttingen

Greslehner, A., Dr.; Unfallkrankenhaus Lorenz Böhler, Donaueschingenstraße 13, A-1200 Wien

Gritzmann, N., Dr.; Zentrales Institut für Röntgendiagnostik, A-1200 Wien

Gross, E., Prof. Dr.; Abt. Allgemeine Chirurgie, Chirurg. Klinik und Poliklinik, Univ.-Klinikum, GHS Essen, Hufelandstraße 55, D-4300 Essen

Gross, U., Dr.; Klinik für Radiologie, Abt. Röntgendiagnostik, Klinikum Steglitz, FU Berlin, Hindenburgdamm 30, D-1000 Berlin 45

Gross, U.M., Dr.; Institut für Pathologie, Klinikum Steglitz, FU Berlin, Hindenburgdamm 30, D-1000 Berlin 45

Grothus-Spork, M., Dr.; Fachgebiet biomed. Technik/Lasermedizin, Klinikum Steglitz, FU Berlin, Hindenburgdamm 30, D-1000 Berlin 45

Günther, B., Dr.; Chirurg. Klinik und Poliklinik, Ludwig-Maximilians-Universität, Klinikum Großhadern, Marchioninistraße 15, D-8000 München 70

Güßbacher, A., Dr.; Orthopädische Univ.-Klinik, Schlierbacher Landstraße 200a, D-6900 Heidelberg

Gumppenberg, S. von, Dr.; Chirurgische Klinik und Poliklinik, TU München, Ismaninger Straßee 22, D-8000 München 80

Haas, N., Prof. Dr.; Unfallchirurg. Klinik, Medizinische Hochschule Hannover, Konstanty-Gutschow-Straße 8, D-3000 Hannover 61

Habermeyer, P., Dr.; Chirurgische Klinik Innenstadt und Chirurgische Poliklinik, Ludwig-Maximilians-Universität, Nußbaumstraße 20, D-8000 München 2

Hackstock, H., Prim. Dr.; Unfallabteilung, Dr.-Hans-Hörler-Straße 13, A-3100 St. Pölten

Häring, M., Prof. Dr.; Abt. Unfall- und Wiederherstellungschirurgie, St. Raphaelsklinik, Klosterstraße 75, D-4400 Münster

Häring, R., Dr.; Abt. Allg. Chirurgie mit Poliklinik, Chirurgische Univ.-Klinik, Hugstetter Straße 55, D-7800 Freiburg

Härle, A., Prof. Dr.; Orthopäd. Univ.-Klinik und Poliklinik, Albert-Schweitzer-Straße 33, D-4400 Münster
Hafner, S., Priv.-Doz. Dr.; Institut für Exp. Chirurgie, TU München, D-8000 München
Hagena, F.-W., Dr.; Staatl. Orthopäd. Klinik, Chirurgische Klinik und Poliklinik, Ludwig-Maximilians-Universität, Klinikum Großhadern, Harlachinger Straße 51, D-8000 München 70
Hager, W., Dr., Unfallabteilung des Allg. Krankenhauses, Grieskirchner Straße 42, A-4600 Wels
Haller, H., Dr.; Unfallkrankenhaus Linz, Blumauerplatz 1, A-4020 Linz
Halm, S., Dr.; Institut für Exp. Chirurgie, TU München, D-8000 München
Harder, F., Prof. Dr.; Dept. Chirurgie, Allgemeinchirurg. Klinik, Universität Basel, Kantonsspital, CH-4031 Basel
Hartel, W., Dr.; Chirurg. Abteilung, Bundeswehrkrankenhaus, Postfach 1220, D-7900 Ulm
Hartenstein, W., Prof. Dr.; Chirurg. Abteilung, Bundeswehrkrankenhaus, Postfach 1220, D-7900 Ulm
Hasselbach, C. von, Dr.; Philippusstift, Hülsmannstraße 17, D-4300 Essen 11
Hauenstein, K.H., Dr.; Abt. Röntgendiagnostik, Radiolog. Univ.-Klinik, Hugstetter Straße 55, D-7800 Freiburg
Havemann, D., Prof. Dr.; Abt. Unfallchirurgie, Klinikum der Christian-Albrechts-Universität, Arnold-Heller-Straße 7, D-2300 Kiel
Hawe, W., Dr.; Klinik und Poliklinik für Sportverletzungen, TU München, Ismaninger Straße 22, D-8000 München 80
Hax, P.-M., Dr.; BG-Unfallklinik, Großenbaumer Allee 250, D-4100 Duisburg 28
Heindl, W., Dr.; Unfallkrankenhaus Linz, Blumauerplatz 1, A-4020 Linz
Heinz, C., Dr.; SUVA Rehabilitationsklinik, CH-5454 Bellikon
Heisel, J., Priv.-Doz. Dr.; Orthopäd. Univ.-Klinik, D-6650 Homburg/Saar
Heissler, W., Dr.; Institut für Exp. Chirurgie, TU München, Ismaninger Straße 22, D-8000 München 80
Heitemeyer, U., Dr.; BG-Unfallklinik, Großenbaumer Allee 250, D-4100 Duisburg
Heller, W., Prof. Dr.; Abt. Allg. Chirurgie mit Poliklinik, Chirurg. Univ.-Klinik, Calwer Straße 7, D-7400 Tübingen
Helm, H., Dr.; Unfallkrankenhaus Linz, Blumauerplatz 1, A-4020 Linz
Hempfling, H., Dr.; BG-Unfallklinik, Prof.-Küntscher-Straße 8, D-8110 Murnau
Hendrich, H.A., Dr.; Chirurg. Univ.-Klinik, Joseph-Schneider-Straße 2, D-8700 Würzburg
Hendrich, V., Priv.-Doz. Dr.; Unfallchirurg. Abteilung, Chirurg. Univ.-Klinik, Hugstetter Straße 55, D-7800 Freiburg
Henning, F., Dr.; Abt. für Unfallchirurgie, Chirurg. Univ.-Klinik, Maximiliansplatz 1, D-8520 Erlangen
Henkes, M., Dr.; Unfallchirurg. Abteilung, Chirurg. Univ.-Klinik, Hugstetter Straße 55, D-7800 Freiburg
Henrich, H.A., Dr.; Chirurg. Univ.-Klinik, Josef-Schneider-Straße 2, D-8700 Würzburg
Henßge, E.J., Prof. Dr.; Klinik für Orthopädie, Med. Universität, Ratzeburger Allee 160, D-2300 Lübeck
Hepp, R., Dr.; DRK-Klinik, D-7570 Baden-Baden
Herfarth, Chr., Prof. Dr.; Chirurgische Univ.-Klinik, Im Neuenheimer Feld 110, D-6900 Heidelberg

Herold, A., Dr.; Chirurg. Univ.-Klinik, D-8700 Würzburg
Hertel, P., Prof. Dr.; Abt. Unfallchirurgie, Univ.-Klinikum Rudolf Virchow, FU Berlin, Augustenburger Platz 1, D-1000 Berlin 65
Hertz, H., Dr.; I. Chirurg. Klinik für Unfallchirurgie, Alser Straße 4, A-1097 Wien
Heuchemer, Th., Dr.; Abt. Radiologie, Universität Ulm, Steinhövelstraße 9, D-7900 Ulm
Hierholzer, G., Prof. Dr.; BG-Unfallklinik, Großenbaumer Allee 250, D-4100 Duisburg 28
Hierner, R., Dr.; Chirurg. Klinik Innenstadt und Chirurg. Poliklinik, Ludwig-Maximilians-Universität, Nußbaumstraße 20, D-8000 München 2
Hintringer, W., Dr.; Unfallkrankenhaus Lorenz-Böhler, Donaueschingenstraße 13, A-1200 Wien
Hochstein, P., Dr.; BG-Unfallklinik, Ludwig-Guttmann-Straße 13, D-6700 Ludwigshafen
Höntzsch, D., Dr., BG-Unfallklinik, Rosenauer Weg 95, D-7400 Tübingen
Hörl, M., Priv.-Doz. Dr.; Chirurg. Univ.-Klinik, Josef-Schneider-Straße 2, D-8700 Würzburg
Hörster, G., Priv.-Doz. Dr.; Unfallchirurg. Klinik, Städt. Krankenanstalten, Postfach 7908, D-4800 Bielefeld
Hoffmann, R., Dr.; Unfallchirurg. Klinik, Medizinische Hochschule Hannover, Konstanty-Gutschow-Straße 8, D-3000 Hannover 61
Hofmann, D., Dr.; Klinik für Unfallchirurgie, Justus-Liebig-Universität, Klinikstraße 29, D-6300 Gießen
Hofmann, G., Dr.; BG-Unfallklinik, Prof.-Küntscher-Straße 8, D-8110 Murnau
Hofmann, G.O., Dr.; Chirurg. Klinik und Poliklinik, Ludwig-Maximilians-Universität, Klinikum Großhadern, Marchioninistraße 15, D-8000 München 70
Hofmann, S., Dr.; Urolog. Klinik und Poliklinik, Ludwig-Maximilians-Universität, Klinikum Großhadern, Marchioninistraße 15, D-8000 München 70
Hohenstatt, H., Dr.; Nixdorf Computer AG, D-4790 Paderborn
Hohlbach, G., Priv.-Doz. Dr., Klinik für Chirurgie, Universität Lübeck, Ratzeburger Allee 160, D-2300 Lübeck
Holzmüller, W., Dr.; Chirurg. Univ.-Klinik, Abt. Unfallchirurgie, Joseph-Stelzmann-Straße 2, D-5000 Köln 41
Hong, C., Dr.; Division of Plastic Surgery, University of Pittsburgh, USA
Hoofwijk, A.G.M., Dr.; St. Elisabeth Krankenhaus, Postfach 90151, NL-5000 LC Tilburg
Huber, P., Dr.; Chirurgische Klinik, Klinikum Großhadern, Marchioninistraße 15, D-8000 München 70
Hüttig, F., Dr.; BG-Unfallklinik, Prof.-Küntscher-Straße 8, D-8110 Murnau
Huggler, A.H., Prof. Dr.; Orthopäd. Abteilung, Rätisches Kantons- und Regionalspital, Loestraße 170, CH-7000 Chur
Hummel, A., Dr.; Unfallchirurg. Klinik, Klinikum Mannheim, Universität Heidelberg, Theodor-Kutzer-Ufer, D-6800 Mannheim
Imdahl, A., Dr.; Abt. Allg. Chirurgie mit Poliklinik, Chirurg. Univ.-Klinik, Hugstetter Straße 55, D-7800 Freiburg
Issendorff, W.-D. von, Dr.; Klinik und Poliklinik für Unfallchirurgie, Univ.-Kliniken, Langenbeckstraße 1, D-6500 Mainz
Ittner, G., Dr.; II. Univ.-Klinik für Unfallchirurgie, Spitalgasse 23, A-1090 Wien
Izbicki, J.R., Dr.; Chirurg. Klinik Innenstadt und Chirurg. Poliklinik, Ludwig-Maximilians-Universität, Nußbaumstraße 20, D-8000 München 2
Jacquemoud, G., Dr.; Hôpital Cantonal Universitaire, Unité de Chirurgie de la Main, CH-1211 Geneve 4

Jakob, R.P., Dr., Chirurg. Klinik und Poliklinik, TU München, Ismaningerstraße 22, D-8000 München 80
Jangsár, D., Dr.; Zentralinstitut für Sportmedizin, Alkotas u. 48, H-1123 Budapest
Jantea, C., Dr.; Orthopädische Klinik und Poliklinik der Universität Düsseldorf, D-4000 Düsseldorf
Jaskulka, R., Dr.; II. Univ.-Klinik für Unfallchirurgie, Spitalgasse 23, A-1090 Wien
Jeanneret, B., Dr.; Klinik für Orthopäd. Chirurgie, Kantonsspital, CH-9007 St. Gallen
Jenny, H., Dr.; Orthopäd. Univ.-Klinik, Felix-Platter-Spital, CH-4055 Basel
Johannleweling, N., Dr.; Klinik und Poliklinik für Allg. Orthopädie, Westf. Wilhelms-Universität, Albert-Schweitzer-Straße 33, D-4400 Münster
Jostkleigrewe, F., Dr.; BG-Unfallklinik, Großenbaumer Allee 250, D-4100 Duisburg 28
Jungbluth, K.H., Prof. Dr.; Unfallchirurgische Abteilung, Chirurg. Klinik und Poliklinik, Martinistraße 52, D-2000 Hamburg 20
Käch, K., Dr.; Klinik für Unfallchirurgie, Dept. Chirurgie, Univ.-Spital, Rämistraße 100, CH-8091 Zürich
Kaiser, E., Dr.; Anatom. Anstalt, Ludwig-Maximilians-Universität, Pettenkoferstraße 11, D-8000 München 2
Kaiser, G.C., Dr.; Univ.-Klinik, Robert-Koch-Straße 40, D-3400 Göttingen
Kalender, W., Dr.; Klinik für Radiologie, Abt. Röntgendiagnostik, Klinikum Steglitz, FU Berlin, Hindenburgdamm 30, D-1000 Berlin 45
Kalff, R., Dr.; Neurochirurg. Univ.-Klinik, Hufelandstraße 55, D-4300 Essen
Kaplonyi, G., Dr.; Zentralinstitut für Traumatologie, Mezo I u. 17, H-1081 Budapest
Kaps, H.-P., Priv.-Doz. Dr.; Orthopäd. Univ.-Klinik, Schlierbacher Landstraße 200a, D-6900 Heidelberg
Karnosky, V., Dr.; Klinik und Poliklinik für Unfallchirurgie, Univ.-Klinikum, Langenbeckstraße 1, D-6500 Mainz
Kasperczyk, W., Dr.; Unfallchirurgische Klinik, Med. Hochschule Hannover, Konstanty-Gutschow-Straße 8, D-3000 Hannover 61
Katthagen, B.-D., Priv.-Doz. Dr.; Orthop. Univ.-Klinik, D-6650 Homburg/Saar
Kayser, M., Dr.; Chirurg. Univ.-Klinik, BG-Krankenanstalten "Bergmannsheil Bochum", Hunscheidtstraße 1, D-4630 Bochum
Keller, H., Dr.; Abt. Allg. Chirurgie mit Poliklinik, Chirurgische Univ.-Klinik, Hugstetter Straße 55, D-7800 Freiburg
Kessler, S.B., Dr.; Chirurg. Klinik Innenstadt und Chirurg. Poliklinik, Ludwig-Maximilians-Universität, Nußbaumstraße 20, D-8000 München 2
Ketterl, R., Dr.; Chirurg. Klinik, TU München, Ismaninger Straße 22, D-8000 München 80
Kiebele, A., Dr.; Institut für Sportwissenschaften, Universität Freiburg, D-7800 Freiburg
Kiefer, H., Dr.; Labor für Traumatologie, Abt. Chirurgie III, Universität Ulm, Oberer Eselsberg 9, D-7900 Ulm
Kinast, C., Dr.; Klinik und Poliklinik für Orthopädie und Chirurgie des Bewegungsapparates, Inselspital, CH-3010 Bern
Kirchner, R., Prof. Dr.; Abt. Allg. Chirurgie mit Poliklinik, Chirurg. Univ.-Klinik, Hugstetter Straße 55, D-7800 Freiburg
Kirsch, B., Dr., Chirurgische Univ.-Klinik, Josef-Schneider-Straße 2, D-8700 Würzburg
Kirschner, P., Prof. Dr.; Abt. für Unfall- und Wiederherstellungschirurgie, St. Vincenz- und Elisabeth-Hospital, An der Goldgrube 11, D-6500 Mainz

Kistner, L., Dr.; Abt. Allgemeinchirurgie mit Poliklinik, Chirurg. Univ.-Klinik, Calwer Straße 7, D-7400 Tübingen

Kita, K., Dr.; Emory University, School of Medicine, Atlanta, GA, USA

Klammer, A., Dr.; Orthopädie am Rosenberg, Rorschacherstraße 150, CH-9006 St. Gallen

Klar, R., Prof. Dr.; Institut für Med. Informatik, Hermann-Herder-Straße, D-7800 Freiburg

Klasen, H.J., Dr.; Chirurg. Univ.-Klinik, Abt. Traumatologie, Postfach 30001, NL-9700 RB Groningen

Klein, W., Dr.; Abt. für Unfall- und Handchirurgie, Chirurg. Univ.-Klinik, Westfäl. Wilhelms-Universität, Jungeblodtplatz 1, D-4400 Münster

Klemm, K., Dr.; BG-Unfallklinik, Friedeberger Landstraße 430, D-6000 Frankfurt/Main 70

Klingler, K., Dr.; Klinik für Unfallchirurgie, Dept. Chirurgie, Univ.-Spital, Rämistraße 100, CH-8091 Zürich

Knaepler, H., Dr.; Philipps-Universität, Baldingerstraße, D-3550 Marburg

Knappe, M., Dr.; Chirurg. Klinik Innenstadt und Chirurg. Poliklinik, Ludwig-Maximilians-Universität, Nußbaumstraße 20, D-8000 München 2

Knopp, M., Dr.; Chirurg. Univ.-Klinik, Im Neuenheimer Feld 110, D-6900 Heidelberg

Knopp, W., Dr.; Chirurg. Univ.-Klinik, BG-Krankenanstalten "Bergmannsheil Bochum", Hunscheidtstraße 1, D-4630 Bochum

König, M., Dr.; Klinik für Unfallchirurgie, Philipps-Universität, Baldingerstraße, D-3550 Marburg

Kohut, G., Dr.; Hôpital Cantonal Universitaire, Unité de Chirurgie de la Main, CH-1211 Geneve 4

Konold, P., Dr.; Unfallchirurg. Klinik, Zentrum der Chirurgie, Klinikum der Johann-Wolfgang-Goethe-Universität, Theodor-Stern-Kai 7, D-6000 Frankfurt/Main 70

Korisek, G., Dr.; Unfallkrankenhaus, A-8775 Kalwang

Koulousakis, A., Dr.; Neurochir. Univ.-Klinik, Abt. für Stereotaxie, Joseph-Stelzmann-Straße 9, D-5000 Köln 41

Kozuscheck, W., Prof. Dr.; Chirurg. Univ.-Klinik, Knappschafts-Krankenhaus, In der Schornau 23–25, D-4630 Bochum

Kramer, W., Dr.; Abt. Allgemeinchirurgie mit Poliklinik, Chirurg. Univ.-Klinik, Calwer Straße 7, D-7400 Tübingen

Kraus, E., Dr.; Klinik für Unfall- und Wiederherstellungschirurgie, Zentralklinikum, Stenglinstraße 1, D-8900 Augsburg

Krebs, H., Prof. Dr.; Chirurg. Univ.-Klinik, Im Neuenheimer Feld 110, D-6900 Heidelberg

Krettek, Ch., Dr.; Unfallchirurg. Klinik, Medizinische Hochschule Hannover, Konstanty-Gutschow-Straße 8, D-3000 Hannover 61

Kröll, W., Dr.; Univ.-Klinik für Chirurgie, Auenbruggerplatz 1, A-8036 Graz

Kröpfl, A., Dr.; Arbeitsunfallkrankenhaus, Dr.-Franz-Rehrl-Platz 5, A-5020 Salzburg

Kroitzsch, U., Dr.; II. Univ.-Klinik für Unfallchirurgie, Kegelgasse 43/2, A-1030 Wien

Kronberger, L., Dr.; Univ.-Klinik für Chirurgie, Auenbruggerplatz 1, A-8036 Graz

Kuderna, H., Prim.-Doz. Dr.; Unfallkrankenhaus Meidling, Kundratstraße 37, A-1120 Wien

Kulich, K., Dr.; I. Chirurg. Abteilung, Wilhelminenhospital, Montleartstraße 37, A-1171 Wien

Kuner, E.H., Prof. Dr.; Unfallchirurgische Abteilung, Chirurg. Univ.-Klinik, Hugstetter Straße 55, D-7800 Freiburg

Kuner, S., cand. med.; Abt. Unfallchirurgie, Chirurg. Univ.-Klinik, Hugstetter Straße 55, D-7800 Freiburg

Kurock, W., Dr.; Klinik und Poliklinik für Unfallchirurgie, Univ.-Klinikum, Langenbeckstraße 1, D-6500 Mainz

Kwasny, O., Dr.; I. Univ.-Klinik für Unfallchirurgie, Alser Straße 4, A-1097 Wien

Labitzke, R., Prof. Dr.; Abt. für Chirurgie, Evangelisches Krankenhaus, Universität Witten/ Herdecke, Schützenstraße 9, D-5840 Schwerte

Laer, L. von, Priv.-Doz. Dr.; Abt. Traumatologie, Kinderspital Basel, Römergasse 8, CH-4005 Basel

Lais, E., Dr.; Abt. Unfallchirurgie, Univ.-Klinikum Rudolf Virchow, FU Berlin, Augustenburger Platz 1, D-1000 Berlin 65

Landsleitner, B., Priv.-Doz. Dr.; Abt. für Handchirurgie und Plastische Chirurgie, Chirurg. Klinik, Universität Erlangen-Nürnberg, Krankenhausstraße 12, D-8520 Erlangen

Lang, J., Dr.; BG-Unfallklinik, Prof.-Küntscher-Straße 8, D-8110 Murnau

Langhans, M., Dr.; Klinik für Unfallchirurgie, Justus-Liebig-Universität, Klinikstraße 29, D-6300 Gießen

Largiader, J., Prof. Dr.; Klinik für Unfallchirurgie, Dept. Chirurgie, Univ.-Spital, Rämistraße 100, CH-8091 Zürich

Lechner, F., Prof. Dr.; Kreiskrankenhaus, Auenstraße 6, D-8100 Garmisch Partenkirchen

Leemans, R., Dr.; Chirurg. Univ.-Klinik, Abt. Traumatologie, Postfach 30001, NL-9700 RB Groningen

Lehmann, M., Dr.; Tulpenstraße 26, D-8034 Germering

Lehnert, Th., Dr.; Chirurg. Univ.-Klinik, Im Neuenheimer Feld 110, D-6900 Heidelberg

Leixnering, M., Dr.; Unfallkrankenhaus Lorenz Böhler, Donaueschingenstraße 13, A-1200 Wien

Lemke, T., Dr.; Klinik für Unfallchirurgie, Philipps-Universität, Baldingerstraße, D-3550 Marburg/Lahn

Lemperle, G., Prof. Dr.; Klinik für Plastische- und Wiederherstellungschirurgie, St.-Markus-Krankenhaus, Wilhem-Epstein-Straße 2, D-6000 Frankfurt/Main 50

Letsch, R., Dr.; Abt. für Unfallchirurgie, Univ.-Klinikum, GHS Essen, Hufelandstraße 55, D-4300 Essen

Lies, A., Dr.; Chirurg. Univ.-Klinik, BG-Krankenanstalten "Bergmannsheil Bochum" Hunscheidtstraße 1, D-4630 Bochum

Liewald, F., Dr.; Orthopäd. Univ.-Klinik und Poliklinik, Albert-Schweitzer-Straße 33, D-4400 Münster

Lindenmaier, H.L., Prof. Dr.; Abt. Unfallchirurgie, Zentrum Chirurgie, Albert-Ludwigs-Universität, Hugstetter Straße 55, D-7800 Freiburg

Lippe, E., Dr.; Unfallchirurg. Abteilung. Chirurg. Univ.-Klinik, Hugstetter Straße 55, D-7800 Freiburg

Lob, G., Prof. Dr.; Abt. für Unfallchirurgie, Chirurg. Klinik und Poliklinik, Klinikum Großhadern, Postfach 701660, D-8000 München 70

Lobenhoffer, P., Dr.; Unfallchirurg. Klinik, Medizinische Hochschule Hannover, Konstanty-Gutschow-Straße 8, D-3000 Hannover 61

Lorenz, H., Dr.; I. Orthopäd. Abteilung, Allg. Krankenhaus Barmbeck, Rübenkamp 148, D-2000 Hamburg 60

Lorenz, W., Prof. Dr.; Institut für Theoretische Chirurgie, Philipps-Universität, Baldingerstraße, D-3550 Marburg

Ludolph, E., Dr.; BG-Unfallklinik, Großenbaumer Allee 250, D-4100 Duisburg 28

Ludwig, F.J., Dr.; Orthopäd. Univ.-Klinik, D-6650 Homburg/Saar
Lütten, C., Dr.; I. Orthopäd. Abteilung, Allg. Krankenhaus Barmbeck, Rübenkamp 148, D-2000 Hamburg 60
Lutz, H.-J., Dr.; Tulpenstraße 26, D-8034 Germering
Lutz, H.P., Dr.; Abt. für Unfall- und Wiederherstellungschirurgie, St. Vincenz- und Elisabeth-Hospital, An der Goldgrube 11, D-6500 Mainz
Magerl, F., Priv.-Doz. Dr.; Klinik für Orthopäd. Chirurgie, Kantonsspital, CH-9007 St. Gallen
Mandelkow, H., Dr.; Chirurgische Klinik Innenstadt und Chirurgische Poliklinik, Ludwig-Maximilians-Universität, Nußbaumstraße 20, D-8000 München 2
Mappes, H.J., Dr.; Abt. Allg. Chirurgie mit Poliklinik, Chirurg. Univ.-Klinik, Hugstetter Straße 55, D-7800 Freiburg
Marti, R., Prof. Dr.; Orthopäd. Univ.-Klinik, AMC, Meibergdreef 9, NL-1105 Amsterdam-Zuidoost
Mathys, R., jun.; Instrumentenfabrik Rob. Mathys Co., Abt. F/E+K, CH-2544 Bettlach
Mathys, R., sen.; Dr. h.c., Instrumentenfabrik Rob. Mathys Co., Abt. F/E+K, CH-2544 Bettlach
Matter, P., Prof. Dr.; Chirurg. Abteilung, Spital Davos, CH-7270 Davos-Platz
Meißner, A., Prof. Dr.; Abt. für Unfall- und Wiederherstellungschirurgie, Klinikum Steglitz, FU Berlin, Hindenburgdamm 30, D-1000 Berlin 45
Melcher, G.A., Dr.; Chirurg. Klinik, Rätisches Kantons- und Regionalspital, CH-7000 Chur
Melly, A., Dr.; Zentralinstitut für Sportmedizin, Alkotas u. 48, H-1123 Budapest
Menschik, A., Dr.; Unfallkrankenhaus Lorenz Böhler, Donaueschingenstraße 13, A-1200 Wien
Mewes, A., Dr.; Chirurg. Klinik, Klinikum Großhadern, Marchioninistraße 15, D-8000 München 70
Milachowski, K.A., Priv.-Doz. Dr.; Orthopäd. Klinik und Poliklinik, Klinikum Großhadern, Marchioninistraße 15, D-8000 München 70
Miller, K., Dr.; II. Chirurgie, Landeskrankenanstalten, A-5020 Salzburg
Mittelmeier, H. Prof. Dr.; Orthopäd. Univ.-Klinik, D-6650 Homburg/Saar
Mittelmeier, W., Dr.; Orthopäd. Univ.-Klinik, D-6650 Homburg/Saar
Mittlmeier, Th. Dr.; Chirurg. Klinik und Poliklinik, Universität München, Klinikum Großhadern, Marchioninistraße 15, D-8000 München 70
Moazami Goudarzi, Y., Dr.; Abt. Unfallchirurgie, Univ.-Klinikum Rudolf-Virchow, FU Berlin, Augustenburger Platz 1, D-1000 Berlin 65
Morscher, E., Prof. Dr. Orthopäd. Univ.-Klinik, Felix-Platter-Spital, CH-4055 Basel
Moser, K.-D., Dr.; Unfallkrankenhaus Linz, Blumauerplatz 1, A-4020 Linz
Moser, K.L., Dr.; Unfallkrankenhaus Lorenz Böhler, Donaueschingenstraße 13, A-1200 Wien
Mroszek, W., Dr.; Ingenieurbüro Dr. J. Rau, Altenkesseler Straße 17, D-6600 Saarbrücken
Müller, G., Dr.; Fachgebiet biomed. Technik/Lasermedizin, Klinikum Steglitz, FU Berlin, Hindenburgdamm 30, D-1000 Berlin 45
Müller, G., Dr.; Klinik für Plastische- und Wiederherstellungschirurgie, St. Markus-Krankenhaus, Wilhelm-Epstein-Straße 2, D-6000 Frankfurt/Main 50
Müller, J.M., Dr.; Chirurg. Univ.-Klinik, Abt. Unfallchirurgie, Josef-Stelzmann-Straße 9, D-5000 Berlin 41
Müller, K.H., Prof. Dr.; Klinik für Unfall- und Wiederherstellungschirurgie, Klinikum Barmen, Heusnerstraße 40, D-5600 Wuppertal 2

Müller, K.M., Dr.; Orthopädische Univ.-Klinik am St.-Josef-Hospital, Gudrunstraße 56, D-4630 Bochum
Müller, M., Dr.; Abt. Unfallchirurgie, Chirurg. Univ.-Klinik, Hugstetter Straße 55, D-7800 Freiburg
Müller, U., Dr.; Orthop. Klinik, Justus-Liebig-Universität, Paul-Meimberg-Straße 3, D-6300 Gießen
Müller, W., Dr.; Instrumentenfabrik Rob. Mathys, Abt. F/E+K, CH-2544 Bettlach
Müller, W., Priv.-Doz. Dr.; Kantonsspital Bruderholz, CH-Basel-Bruderholz
Müller-Färber, J., Prof. Dr.; Abt. für Unfall- und Wiederherstellungschirurgie, Kreiskrankenhaus, D-7920 Heidenheim
Münst, P. Dr.; Abt. Unfallchirurgie, Chirurg. Univ.-Klinik, Hugstetter Straße 55, D-7800 Freiburg
Muhr, G., Prof. Dr.; Chirurg. Univ.-Klinik und Poliklinik, BG-Krankenanstalten "Bergmannsheil Bochum", Hunscheidtstraße 1, D-4630 Bochum
Mutschler, W., Priv.-Doz. Dr.; Labor für Traumatologie, Abt. Chirurgie III, Universität Ulm, Oberer Eselsberg, D-7900 Ulm
Narayanan, K., Dr.; Division of Plastic Surgery, University of Pittsburgh, USA
Neikes, M., Dr.; Abt. für Unfall- und Wiederherstellungschirurgie, BG-Unfallkrankenhaus, Bergedorfer Straße 100, D-2000 Hamburg 80
Nerlich, M.L., Dr.; Unfallchirurg. Klinik, Medizinische Hochschule Hannover, Konstanty-Gutschow-Straße 8, D-3000 Hannover 61
Neuberth, W., Dr.; Chirurg. Klinik und Poliklinik, BG-Krankenanstalten "Bergmannsheil Bochum", Hunscheidtstraße 1, D-4630 Bochum
Neudeck, F., Dr.; Abt. für Unfallchirurgie, Univ.-Klinikum, GHS Essen, Hufelandstraße 55, D-4300 Essen
Neugebauer, R., Dr.; Abt. für Unfall-, Hand-, Plastische- und Wiederherstellungschirurgie, Universität Ulm, Steinhövelstraße 9, D-7900 Ulm
Neumann, K., Dr.; Chirurg. Univ.-Klinik und Poliklinik, BG-Krankenanstalten "Bergmannsheil Bochum", Hunscheidtstraße 1, D-4630 Bochum
Neumann, R., Dr.; Handchirurg. Abteilung im Krankenhaus Elisen, Hohe Weide 17, D-2000 Hamburg 50
Neusel, E., Dr.; Orthopäd. Univ.-Klinik, Schlierbacher Landstraße 200a, D-6900 Heidelberg
Nicoletti, R., Dr.; Univ.-Klinik für Chirurgie, Auenbruggerplatz 1, A-8036 Graz
Niemeyer, H., Dr.; Abt. Unfallchirurgie, Chirurg. Univ.-Klinik, D-6650 Homburg/Saar
Niessen, R., Dr.; Abt. Unfallchirurgie der Christian-Albrechts-Universität zu Kiel, Arnold-Heller-Straße 7, D-2300 Kiel 1
Nietert, M., Dr.; Klinik für Unfallchirurgie, Justus-Liebig-Universität, Klinikstraße 29, D-6300 Gießen
Niethard, F.U., Prof. Dr.; Orthopäd. Univ.-Klinik, Schlierbacher Landstraße 200a, D-6900 Heidelberg
Nievergelt, J., Dr.; Klinik für Plastische- und Wiederherstellungschirurgie, St. Markus-Krankenhaus, Wilhelm-Epstein-Straße 2, D-6000 Frankfurt/Main 50
Nissen, R., Dr.; Abt. Unfallchirurgie, Klinikum der Christian-Albrechts-Universität, Arnold-Heller-Straße 7, D-2300 Kiel
Obrist, J., Dr.; Arbeitsunfallkrankenhaus, Dr.-Franz-Rehrl-Straße 5, A-5020 Salzburg
Oestern, H.J., Dr.; Unfallchirurg. Abteilung, Allg. Krankenhaus, D-3100 Celle

Oestern, H.J. Prof. Dr., Allgemeines Krankenhaus, Siemensplatz 4, D-3100 Celle
Ohmer, M., Dr.; Abt. für Unfall- und Wiederherstellungschirurgie, St. Vincenz- und Elisabeth-Hospital, An der Goldgrube 11, D-6500 Mainz
Ohnesorge, W., Dr.; Klinik und Poliklinik für Allgemeinchirurgie, Robert-Koch-Straße 40, D-3400 Göttingen
Orthner, E., Dr.; I. Univ.-Klinik für Unfallchirurgie, Alserstraße 4, A-1090 Wien
Osborn, J.F., Dr.; Orthopäd. Univ.-Klinik am St. Josef-Hospital, Gudrunstraße 56, D-4630 Bochum
Pachucki, A., Dr.; Unfallkrankenhaus Meidling der AUVA, Kundratstraße 37, A-1130 Wien
Pannike, A., Prof. Dr.; Unfallchirurg. Klinik, Zentrum Chirurgie, Klinikum der Johann-Wolfgang-Goethe-Universität, Theodor-Stern-Kai 7, D-6000 Frankfurt/Main 70
Partecke, D., Dr; BG-Unfallkrankenhaus, Abt. Hand- und Plastische Chirurgie, Bergedorfer Straße 100, D-2000 Hamburg 80
Passler, J., Dr.; Dept. für Unfallchirurgie, Chirurg. Univ.-Klinik, Auenbruggerplatz 1, A-8036 Graz
Peitsch, W., Prof. Dr.; Klinik und Poliklinik für Allgemeinchirurgie, Robert-Koch-Straße 40, D-3400 Göttingen
Pelzer, Ch., Dr.; Chirurg. Univ.-Klinik, Knappschafts-Krankenhaus, In der Schornau 23–25, D-4630 Bochum
Penkert, G., Dr.; Neurochirurgische Klinik, Krankenhaus Nordtstadt, Haltehoffstraße 41, D-3000 Hannover
Pennig, D., Dr.; Abt. für Unfall- und Handchirurgie, Chirurgische Univ.-Klinik, Westfäl. Wilhelms-Universität, Jungeblodtplatz 1, D-4400 Münster
Perren, S.M., Prof. Dr.; M.E.M.-Institut für Biomechanik, Universität Bern, Murtenstraße 35, CH-3008 Bern
Pessenlehner, Ch., Dr.; Krankenhaus Mabit, I. Chirurg. Abteilung, Turmstraße 21, D-1000 Berlin 21
Petrik, E., Dr.; II. Univ.-Klinik für Unfallchirurgie, Spitalgasse 23, A-1090 Wien
Pfeiffer, K.M., Prof. Dr.; Dept. Chirurgie, Kantonsspital Basel, Spitalgasse 22, CH-4031 Basel
Piehler, J., Dr.; BG-Unfallklinik, Prof.-Küntscher-Straße 8, D-8110 Murnau
Planck, H., Dr.; Institut für Textil- und Verfahrenstechnik, D-7306 Denkendorf
Plaue, R., Prof. Dr.; Unfallchirurg. Klinik, Klinikum Mannheim, Universität Heidelberg, Theodor-Kutzer-Ufer, D-6800 Mannheim
Plaumann, L., Dr.; Chirurgische Klinik, TU München, Ismaninger Straße 22, D-8000 München 80
Pöhlmann, J., Dr.; Klinik für Unfallchirurgie, Philipps-Universität, Baldingerstraße, D-3550 Marburg
Pöppl, S.J., Dr.; MEDIS-gsf, D-8042 Neuherberg
Poigenfürst, J., Prof. Dr.; Unfallkrankenhaus Lorenz Böhler, Donaueschingenstraße 13, A-1200 Wien
Polzer, S., Dr.; Chirurg. Univ.-Klinik, Im Neuenheimer Feld 110, D-6900 Heidelberg
Potuaski, M., Dr.; Abt. Unfallchirurgie, Chirurg. Univ.-Klinik, D-6650 Homburg/Saar

Povacz, F., Prim. Dr.; Unfallabteilung, Allg. öffentl. Krankenhaus, Grieskirchner Straße 42, A-4600 Wels
Prinz, H., Dr.; Chirurg. Abteilung, St.-Barbara-Hospital, D-4390 Gladbeck
Probst, J., Prof. Dr.; BG-Unfallklinik, Prof.-Küntscher-Straße 8, D-8110 Murnau
Puchner, M.A., Dr.; II. Chirurgie, Landeskrankenanstalten, A-5020 Salzburg
Rahmanzadeh, R., Prof. Dr.; Abt. für Unfall- und Wiederherstellungschirurgie, Klinikum Steglitz, FU Berlin, Hindenburgdamm 30, D-1000 Berlin 45
Rahn, A., Dr.; Univ.-Klinik für Orthopäd. Chirurgie, Inselspital, CH-3010 Bern
Rahn, B., Dr.; Labor für exp. Chirurgie, Schweizer. Forschungsinstitut, CH-7270 Davos
Regazzoni, P., Priv.-Doz. Dr.; Dept. Chirurgie, Kantonsspital Basel, Spitalgasse 22, CH-4031 Basel
Rehm, K.E., Prof. Dr.; Unfallchirurg. Abteilung, Chirurg. Univ.-Klinik, Josef-Stelzmann-Straße 9, D-5000 Köln 41
Reichelt, A., Prof. Dr.; Abt. Orthopädie, Chirurg. Univ.-Klinik, Hugstetter Straße 55, D-7800 Freiburg
Reill, P., Dr.; Handchirurgische Abteilung, BG-Unfallklinik, Nordringstraße 95, D-7400 Tübingen
Reilmann, H. Dr.; Unfallchirurg. Klinik, Medizinische Hochschule Hannover, Konstanty-Gutschow-Straße 8, D-3000 Hannover 61
Reimann, B., Dr.; Abt. für Unfall-, Wiederherstellungs- und Handchirurgie, Allg. Krankenhaus St. Georg, Lohmühlenstraße 5, D-2000 Hamburg
Reinbold, W.-D., Dr.; Abt. Röntgendiagnostik, Radiolog. Univ.-Klinik, Hugstetter Straße 55, D-7800 Freiburg
Reith, H.-B., Dr.; Chirurg. Univ.-Klinik, Knappschafts-Krankenhaus, In der Schornau 23–25, D-4630 Bochum
Resch, O., Dr.; Chirurg. Abteilung, St.-Barabara-Hospital, D-4390 Gladbeck
Rether, J.R., Dr.; Unfallchirurg. Klinik, Medizinische Hochschule Hannover, Konstanty-Gutschow-Straße 8, D-3000 Hannover 61
Rettig, H., Prof. Dr.; Orthopäd. Klinik, Justus-Liebig-Universität, Paul-Meimberg-Straße 3, D-6300 Gießen
Riso, J., Dr.; Klinik für Radiologie, Abt. Röntgendiagnostik, Klinikum Steglitz, FU Berlin, Hindenburgdamm 30, D-1000 Berlin 45
Ritter, G., Prof. Dr.; Klinik und Poliklinik für Unfallchirurgie, Univ.-Kliniken, Langenbeckstraße 1, D-6500 Mainz
Ritzerfeld, W., Dr.; Orthopäd. Univ.-Klinik, Albert-Schweitzer-Straße 33, D-4400 Münster
Rizzi, Ch., Dr.; II. Univ.-Klinik für Unfallchirurgie, Spitalgasse 23, A-1090 Wien
Rodriguez, M., Dr.; Orthopäd. Univ.-Klinik Balgrist, Forchstraße 340, CH-3008 Zürich
Roeren, Th., Dr.; Abt. Röntgendiagnostik, Chirurg. Univ.-Klinik, Hugstetter Straße 55, D-7800 Freiburg
Roesgen, M., Dr.; BG-Unfallklinik, Großenbaumer Allee 250, D-4100 Duisburg 28
Rohe, K., Dr.; Orthopäd. Univ.-Klinik, Schlierbacher Landstraße 200a, D-6900 Heidelberg
Romen, W., Dr.; Abt. Pathologie, Caritas-Krankenhaus, D-6990 Bad Mergentheim
Rompe, G., Prof. Dr.; Orthopäd. Univ.-Klinik, Schlierbacher Landstraße 200a, D-6900 Heidelberg
Roosen, K., Dr.; Neurochirurg. Univ.-Klinik, Hufelandstraße 1, D-4300 Essen

Rose, D., Dr.; Abt. Unfallchirurgie, Klinikum der Christian-Albrechts-Universität, Arnold-Heller-Straße 7, D-2300 Kiel

Rudigier, J., Prof. Dr.; Klinik und Poliklinik für Unfallchirurgie, Univ.-Kliniken, Langenbeckstraße 1, D-6500 Mainz

Rudolph, H., Dr.; II. Chirurg. Klinik für Unfall-, Wiederherstellungs-, Gefäß- und Plastische Chirurgie, Diakoniekrankenhaus, Elise-Everdieck-Straße 17, D-2720 Rotenburg/Wümme

Rudolph, R.D., Dr.; Abt. für Unfallchirurgie, Chirurg. Univ.-Klinik, Martinistraße 52, D-2000 Hamburg 20

Rüedi, Th., Prof. Dr.; Chirurg. Klinik, Rätisches Kantons- und Regionalspital, CH-7000 Chur

Rueger, J.M., Dr.; Unfallchirurg. Klinik, Univ.-Klinikum, Zentrum der Chirurgie, Theodor-Stern-Kai 7, D-6000 Frankfurt/Main 70

Rüter, A., Prof. Dr.; Klinik für Unfall- und Wiederherstellungschirurgie, Postfach 101902, D-8900 Augsburg

Ruf, W., Dr.; Chirurg. Univ.-Klinik, Im Neuenheimer Feld 110, D-6900 Heidelberg

Ruflin, G., Dr.; Klinik für Orthopäd. Chirurgie, Kantonsspital, CH-9007 Basel

Russe, F., Dr.; Arbeitsunfallkrankenhaus, Kundratstraße 37, A-1120 Wien

Russe, O.J., Dr.; Arbeitsunfallkrankenhaus, Kundratstraße 37, A-1120 Wien

Salmen, B., Dr.; Chirurg. Klinik, Klinikum Großhadern, Marchioninistraße 15, D-8000 München 70

Sambale, R., Dr.; Klinik für Unfallchirurgie der Philipps-Universität, Baldingerstraße, D-3550 Marburg

Samii, M., Prof. Dr.; Neurochirurg. Klinik, Krankenhaus Nordstadt, Haltenhoffstraße 41, D-3000 Hannover

San Nicolo, M., Dr.; Gefäßchirurg. Abteilung, I. Univ.-Klinik für Chirurgie, Anichstraße 35, A-6020 Innsbruck

Sarvary, A., Dr.; Semmelweis Universität für Med. Wissenschaften, Lehrstuhl für Traumatologie, H-1441 Budapest Pf. 76

Sauer, G., Dr.; Unfallchirurg. Abteilung, Krankenhaus der Barmherzlichen Brüder, Esterhazystraße 26, D-7000 Eisenstadt

Savvidis, E., Dr.; Abt. Orthopädie und Abt. Nuklearmedizin, RWTH Aachen, Pauwelstraße 1, D-5100 Aachen

Schabus, R., Dr.; I. Univ.-Klinik für Unfallchirurgie, Alser Straße 4, A-1097 Wien

Scharf, W., Dr.; I. Univ.-Klinik für Unfallchirurgie, Alser Straße 4, A-1097 Wien

Schedl, R., Doz. Dr.; II. Univ.-Klinik für Unfallchirurgie, Spitalgasse 23, A-1090 Wien

Scheer, W., Dr.; Institut für Exp. Chirurgie, TU München, Ismaninger Straße 22, D-8000 München 80

Schellmann, W.D., Dr; Unfallchirurg. Klinik, Virchowstraße 8, D-3150 Peine

Schepp, H.-J., Dr.; Orthopäd. Univ.-Klinik, Paul-Meimberg-Straße 3, D-6300 Gießen

Scherer, M.A., Dr.; Kreiskrankenhaus, Auenstraße 6, D-8100 Garmisch-Partenkirchen

Scherzer, E., Univ.-Prof. Dr.; Rehabilitationszentrum Meidling der AUVA, Kundratstraße 37, A-1120 Wien

Scher, I., Priv.-Doz. Dr.; Unfallchirurg. Klinik, Kreiskrankenhaus, D-4900 Herford

Schidelko, M., Dr.; BG-Unfallklinik, Großenbaumer Allee 250, D-4100 Duisburg 28

Schikore, R., Dr.; Zentrum für Operative Medizin I, Klinik für Unfallchirurgie, Philipps-Universität, Baldingerstraße, D-3550 Marburg

Schildberg, F.W., Prof. Dr.; Klinik für Chirurgie, Universität Lübeck, Ratzeburger Allee 160, D-2400 Lübeck

Schiller, A.J., Dr.; Institut für Exp. Chirurgie, TU München, Ismaninger Straße 22, D-8000 München 80

Schindele, M., Dr.; Institut für Exp. Chirurgie, TU München, Ismaninger Straße 22, D-8000 München 80

Schindler, G., Dr.; Abt. für Unfallchirurgie, Chirurgische Klinik, Juliusspital, Juliuspromenade 19, D-8700 Würzburg

Schlenzka, R., Dr.; Klinik für Unfallchirurgie, Philipps-Universität, Baldingerstraße, D-3550 Marburg

Schlickewei, W., Dr.; Chirurg. Univ.-Klinik, Hugstetter Straße 55, D-7800 Freiburg

Schlosser, V., Prof. Dr.; Abt. für Herz- und Gefäßchirurgie, Chirurgische Univ.-Klinik, Hugstetter Straße 55, D-7800 Freiburg

Schmeller, M.L., Dr.; Institut für Exp. Chirurgie, TU München, Ismaninger Straße 22, D-8000 München 80

Schmelzeisen, H., Priv.-Doz. Dr.; Kreiskrankenhaus, Unfallchirurg. Klinik, D-7630 Lahr

Schmickal, Th., Dr.; Paracelsusklinik, D-5427 Bad Ems

Schmid, A., Dr.; Chirurg. Univ.-Klinik, Robert-Koch-Straße 40, D-3400 Göttingen

Schmid, F., Dr.; Chirurg. Univ.-Klinik, Robert-Koch-Straße 40, D-3400 Göttingen

Schmidt, H.G.K., Dr.; Abt. für Unfall- und Wiederherstellungschirurgie, BG-Unfallkrankenhaus, Bergedorfer Straße 10, D-2000 Hamburg 80

Schmiedt, E., Prof. Dr.; Urolog. Klinik und Poliklinik, Ludwig-Maximilians-Universität, Klinikum Großhadern, Marchioninistraße 15, D-8000 München 70

Schmit-Neuerberg, K.P., Prof. Dr.; Abt. für Unfallchirurgie, Univ.-Klinikum, GHS Essen, Hufelandstraße 55, D-4300 Essen

Schmitt, E., Dr.; Orthopäd. Univ.-Klinik, D-6650 Homburg/Saar

Schnabel, M., Dr.; Institut für Theoretische Chirurgie, Philipps-Universität, Baldingerstraße, D-3550 Marburg

Schneider, E., Dr.; M.E.M.-Institut für Biomechanik, Universität Bern, Murtenstraße 35, CH-3008 Bern

Schneider, H., Dr.; Lainzerstraße 167/1/1, A-1130 Wien

Schneider, U., Dr.; Orthopädische Univ.-Klinik, Schlierbacher Landstraße 200a, D-6900 Heidelberg

Schönefeld, G., Dr.; Fachhochschule Würzburg, Fachbereich Kunststofftechnik, D-8700 Würzburg

Scholz, C., Dr.; Fachgebiet biomed. Technik/Lasermedizin, Klinikum Steglitz, FU Berlin, Hindenburgdamm 30, D-1000 Berlin 45

Schratt, H.E., Dr.; Institut für Exp. Chirurgie, TU München, Ismaninger Straße 22, D-8000 München 80

Schreiber, A., Prof. Dr.; Orthopäd. Univ.-Klinik Balgrist, Forchstraße 340, CH-3008 Zürich

Schreinlechner, U.P., Dr.; Unfallkrankenhaus Lorenz Böhler, Donaueschingenstraße 13, A-1200 Wien

Schröder, D., Dr.; Chirurg. Univ.-Klinik, Arnold-Heller-Straße 7, D-2300 Kiel

Schulitz, K.-P., Prof. Dr.; Orthopäd. Univ.-Klinik und Poliklinik der Universität Düsseldorf, D-4000 Düsseldorf

Schultz, A., Dr.; I. Univ.-Klinik für Unfallchirurgie, Spitalgasse 23, A-1090 Wien

Schulz, B., Dr.; Abt. für Unfallchirurgie, Chirurg. Univ.-Klinik, Martinistraße 52, D-2000 Hamburg 20
Schulze, Ch., Dr.; Abt. Unfallchirurgie, Chirurg. Univ.-Klinik, Hugstetter Straße 55, D-7800 Freiburg
Schunck, R., Dr.; Chirurg. und Unfallabteilung, Krankenhaus Siloah, Wilferdingerstraße, D-7530 Pforzheim
Schweiberer, L., Prof. Dr.; Chirurg. Klinik Innenstadt und Chirurg. Poliklinik, Ludwig-Maximilians-Universität, Nußbaumstraße 20, D-8000 München 2
Scola, E., Dr.; Unfallchirurg. Klinik, Med. Hochschule Hannover, Konstanty-Gutschow-Straße 8, D-3000 Hannover 61
Sebisch, E., Dr.; Chirurg. Klinik und Chirurg. Poliklinik, Ludwig-Maximilians-Universität, Nußbaumstraße 20, D-8000 München 2
Sedemund, W., Dr.; Schmaler Stieg 7, D-2400 Lübeck 14
Seggl, W., Dr.; Dept. für Unfallchirurgie, Chirurg. Univ.-Klinik, Auenbruggerplatz 1, A-8036 Graz
Seidler, E., Prof. Dr.; Institut für Geschichte der Medizin, Stefan-Maier-Straße 26, D-7800 Freiburg
Seiler, H., Priv.-Doz. Dr.; Chirurg. Univ.-Klinik, D-6650 Homburg/Saar
Sennerich, Th., Dr.; Klinik und Poliklinik für Unfallchirurgie, Univ.-Klinikum, Langenbeckstraße 1, D-6500 Mainz
Sennwald, G., Dr.; Klinik für Orthopäd. Chirurgie, Kantonsspital, CH-9007 St. Gallen
Siebels, W., Dr.; Institut für Exp. Chirurgie, TU München, Ismaninger Straße 22, D-8000 München 80
Siebert, H.R., Prof. Dr.; Diakonie-Krankenhaus, Abt. für Hand-, Plastische und Wiederherstellungschirurgie, D-7110 Schwäbisch Hall
Siebler, G., Dr.; Unfallchirurgische Abteilung, Chirurg. Univ.-Klinik, Hugstetter Straße 55, D-7800 Freiburg
Siegel, G., Dr.; Institut für Physiologie, FU Berlin, Arnimallee 22, D-1000 Berlin 33
Slooff, M.J.H., Dr.; Chirurg. Univ.-Klinik, Abt. Traumatologie, Postfach 30001, NL-9700 RB Groningen
Sochatzy, G., Dr.; BG-Unfallklinik, Großenbaumer Allee 250, D-4100 Duisburg 28
Sönnichsen, S., Dr.; Orthopäd. Univ.-Klinik, Klaus-Groth-Platz 4, D-2300 Kiel
Sokiranski, R., Dr.; Klinik für Radiologie, Abt. Röntgendiagnostik, Klinikum Steglitz, FU Berlin, Hindenburgdamm 30, D-1000 Berlin 45
Spector, M., Dr.; Emory University School of Medicine, Atlanta, GA, USA
Sperner, G., Dr.; Univ.-Klinik für Unfallchirurgie, Anichstraße 35, A-6020 Innsbruck
Sprenger, F.B., Dr.; Klinik für Orthopäd. Chirurgie, Kantonsspital Basel, CH-9007 St. Gallen
Spyra, J.L., Dr.; Institut für Exp. Chirurgie, TU München, Ismaninger Straße 22, D-8000 München 80
Stalling, F., Dr.; Klinik für Chirurgie, Universität Lübeck, Ratzeburger Allee 160, D-2400 Lübeck
Stanković, P., Prof. Dr.; Klinik und Poliklinik für Allgemeinchirurgie, Universität Göttingen, Robert-Koch-Straße 40, D-3400 Göttingen
Stark, G.B., Dr.; Chirurg. Univ.-Klinik, Sigmund-Freud-Straße 25, D-5300 Bonn
Steinau, H.U., Priv.-Doz. Dr.; Chirurg. Klinik, TU München, Ismaninger Straße 22, D-8000 München 80

Stock, W., Dr.; Chirurg. Klinik Innenstadt und Chirurg. Poliklinik, Ludwig-Maximilians-Universität, Nußbaumstraße 20, D-8000 München 2

Stockenhuber, K., Dr.; Dept. für Unfallchirurgie, Chirurg. Univ.-Klinik, Auenbruggerplatz 1, A-8036 Graz

Strasser, Th. Dr.; Chirurg. Klinik, Klinikum Großhadern, Marchioninistraße 15, D-8000 München 70

Striepling, E., Dr.; Abt. Unfallchirurgie, Klinikum der Christian-Albrechts-Universität, Arnold-Heller-Straße 7, D-2300 Kiel

Schrittmacher, B., Dr.; Abt. Allg. Chirurgie mit Poliklinik, Chirurg. Univ.-Klinik, Hugstetter Straße 55, D-7800 Freiburg

Strube, H.-D., Prof. Dr.; Klinik und Poliklinik für Unfallchirurgie, Univ.-Kliniken, Langenbeckstraße 1, D-6500 Mainz

Stübinger, B., Dr.; Chirurg. Klinik, TU München, Ismaninger Straße 22, D-8000 München 80

Stühmer, K.-G., Orthopäd. Abteilung, St.-Elisabethen-Krankenhaus, D-7980 Ravensburg

Stürmer, K.M., Priv.-Doz. Dr.; Abt. für Unfallchirurgie, Univ.-Klinikum, GHS Essen, Hufelandstraße 55, D-4300 Essen

Sturm, J.A., Prof. Dr.; Unfallchirurgische Klinik, Medizinische Hochschule Hannover, Konstanty-Gutschow-Straße 8, D-3000 Hannover 61

Sungler, P., Dr.; I. Chirurg. Abteilung, Landeskrankenanstalten, Müllner-Hauptstraße 48, A-5020 Salzburg

Syre, I., Dr.; Institut für Textil- und Verfahrenstechnik, D-7306 Denkendorf

Szyszkowitz, R., Prof. Dr.; Dept. für Unfallchirurgie, Chirurg. Univ.-Klinik, Auenbruggerplatz 1, A-8036 Graz

Tauber, R., Dr.; Urolog. Klinik und Poliklinik, Ludwig-Maximilians-Universität, Klinikum Großhadern, Marchioninistraße 15, D-8000 München 70

Tepic, M., Dr.; Laboratorium für Exp. Chirurgie, Schweizer. Forschungsinstitut, CH-7270 Davos

Thaler, K., Dr.; Unfallkrankenhaus Lorenz Böhler, Donaueschingenstraße 13, A-1200 Wien

The, T.H., Dr.; Chirurg. Univ.-Klinik, Abt. Traumatologie, Postfach 30001, NL-9700 RB Groningen

Theerman, R., Dr.; BG-Unfallklinik, Großenbaumer Allee 250, D-4100 Duisburg 28

Thermann, H., Dr.; Unfallchirurg. Klinik, Medizinische Hochschule Hannover, Konstanty-Gutschow-Straße 8, D-3000 Hannover 61

Thomas, W., Prof. Dr.; I. Orthopäd. Abteilung. Allg. Krankenhaus Barmbeck, Rübenkamp 148, D-2000 Hamburg 60

Thürck, H.U., Dr.; Unfallchirurg. Abteilung, Chirurg. Univ.-Klinik, Hugstetter Straße 55, D-7800 Freiburg

Tiling, T., Dr.; Chirurg. Univ.-Klinik Köln-Merheim, Ostmerheimer Straße 200, D-5000 Köln

Trentz, O., Prof. Dr.; Abt. für Unfallchirurgie, Chirurg. Univ.-Klinik, D-6650 Homburg/Saar

Trojan, E., Prof. Dr.; I. Univ.-Klinik für Unfallchirurgie, Alser Straße 4, A-1090 Wien

Trost, A., Dr.; Arbeitsunfallkrankenhaus, Dr.-Franz-Rehrl-Platz 5, A-5020 Salzburg

Tscherne, H., Prof. Dr.; Unfallchirurg. Klinik, Med. Hochschule Hannover, Konstanty-Gutschow-Straße 8, D-3000 Hannover 61

Ulrich, Chr., Dr.; Labor für exp. Traumatologie, Abt. Chirurgie III, Universität Ulm, Oberer Eselsberg, D-7900 Ulm

Ulsenheimer, K., Prof. Dr.; Maximiliansplatz 12, D-8000 München 2
Uranüs, S., Dr.; Univ.-Klinik für Chirurgie, Auenbruggerplatz 1, A-8036 Graz
Vécsei, V., Prof. Dr.; I. Chirurg. Abteilung, Wilhelminenhospital, Montleartstraße 37, A-1171 Wien
Vischer, H.M., Dr.; Unfallkrankenhaus Lorenz Böhler, Donaueschingenstraße 13, A-1200 Wien
Vogel, R., Dr.; Laboratorium für Exp. Chirurgie, Schweizer. Forschungsinstitut, CH-7270 Davos
Vogelheim, P., Dr.; Chirurg. Univ.-Klinik, BG-Krankenanstalten "Bergmannsheil Bochum", Hunscheidtstraße 1, D-4630 Bochum
Vogt, W., Dr.; Unfallkrankenhaus Lorenz Böhler, Donaueschingenstraße 13, A-1200 Wien
Wagner, H. Prof. Dr.; Orthopäd. Klinik Wichernhaus, Krankenhaus Rummelsberg, D-8501 Schwarzenbruck/Nürnberg
Wagner, M., Doz. Dr.; I. Univ.-Klinik für Unfallchirurgie, Alser Straße 4, A-1097 Wien
Walcher, K., Prof. Dr.; Klinik für Unfall- und Wiederherstellungschirurgie, Klinikum Bayreuth, Preuschwitzer Straße 101, D-8580 Bayreuth
Wallin, A., Dr.; M.E.M.-Institut für Biomechanik, Universität Bern, Murtenstraße 35, CH-3008 Bern
Walter, M., Dr.; Chirurg. Univ.-Klinik, Abt. Unfallchirurgie, Joseph-Stelzmann-Straße 9, D-5000 Köln 41
Walz, A., Dr. Chirurgische Klinik, Klinikum Großhadern, Marchioninistraße 15, D-8000 München 70
Walz, H., Dr.; Abt. Unfallchirurgie, Chirurg. Univ.-Klinik, Hugstetter Straße 55, D-7800 Freiburg
Weber, B.G., Prof. Dr.; Klinik am Rosenberg, Rorschacherstraße 150, CH-9007 St. Gallen
Weckbach, A., Dr.; Chirurg. Univ.-Klinik, D-8700 Würzburg
Weidringer, J.W., Dr.; Institut für Exp. Chirurgie, TU München, Ismaninger Straße 22, D-8000 München 80
Weigum, H., Dr.; Instrumentenfabrik Rob. Mathys, Abt. F/E+K, CH-2544 Bettlach
Weiler-Mithoff, E.-M., Dr.; II. Chirurg. Klinik für Unfall-, Wiederherstellungs-, Gefäß- und Plastische Chirurgie, Diakoniekrankenhaus, Elise-Averdieck-Straße 17, D-2720 Rotenburg/Wümme
Weimann, S., Dr.; Gefäßchirurg. Abteilung, I. Univ.-Klinik für Chirurgie, Anichstraße 35, A-6020 Innsbruck
Weinstabl, R., Dr.; I. Univ.-Klinik für Unfallchirurgie, Alser Straße 4, A-1097 Wien
Weise, K., Dr.; BG-Unfallklinik, Rosenauer Weg, 95, D-7400 Tübingen
Weissauer, W., Prof. Dr., Obere Schmiedgasse 11, D-8500 Nürnberg
Weller, S., Prof. Dr.; BG-Unfallklinik, Rosenauer Weg, 95, D-7400 Tübingen
Welter, H., Dr.; Chirurg. Klinik Innenstadt und Chirurg. Poliklinik, Ludwig-Maximilians-Universität, Nußbaumstraße 20, D-8000 München 2
Wenda, K., Dr., Klinik und Poliklinik für Unfallchirurgie, Kliniken Mainz, Langenbeckstraße 1, D-6500 Mainz
Wendrinsky, R., Dr.; Unfallchirurg. Abteilung, Krankenhaus der Barmherzigen Brüder, Esterhazystraße 26, A-7000 Eisenstadt
Wening, J.V., Dr.; Unfallchirurg. Abteilung, Chirurg. Klinik und Poliklinik, Martinistraße 52, D-2000 Hamburg 20

Wentzensen, A., Priv.-Doz. Dr.; BG-Unfallklinik, Rosenauer Weg 95, D-7400 Tübingen
Wenz, W., Prof. Dr.; Abt. Röntgendiagnostik, Radiol. Univ.-Klinik, Hugstetter Straße 55, D-7800 Freiburg
Wenzl, E., Dr.; I. Chirurg. Univ.-Klinik, Alser Straße 4, A-1090 Wien
Werken, Ch. van der, Dr.; St. Elisabeth Krankenhaus, Postfach 90151, NL-5000 LC Tilburg
Wessendorf, C., Dr.; Endo-Klinik, Holstenstraße 2, D-2000 Hamburg 50
Wicke, A., Dr.; Abt. Orthopädie und Abt. Nuklearmedizin, RWTH Aachen, Pauwelstraße 1, D-5100 Aachen
Wiedemann, E., Dr.; Chirurgische Klinik Innenstadt und Chirurgische Poliklinik, Ludwig-Maximilians-Universität, Nußbaumstraße 20, D-8000 München 2
Wielke, B., Dr.; Institut für Festkörperphysik, Bolzmannsgasse 1, A-1090 Wien
Wilhelm, A., Prof. Dr.; Chirurg. Klinik, Städt. Krankenhaus, D-8750 Aschaffenburg
Wilke, H.-J., Dr.; Labor für Traumatologie, Abt. Chirurgie III, Universität Ulm, Oberer Eselsberg 9, D-7900 Ulm
Wilker, D., Dr.; Chirurg. Klinik Innenstadt und Chirurg. Poliklinik, Ludwig-Maximilians-Universität, Nußbaumstraße 20, D-8000 München 2
Winkel, R. op den, Dr.; Chirurg. Univ.-Klinik und Poliklinik, BG-Krankenanstalten "Bergmannsheil Bochum", Hunscheidtstraße 1, D-4630 Bochum
Winker, H., Dr.; BG-Unfallklinik, Rosenauer Weg 95, D-7400 Tübingen
Winkler, H., Dr.; BG-Unfallklinik, Ludwig-Guttmann-Straße 13, D-6700 Ludwigshafen
Wirth, C.J., Dr.; Orthopäd. Klinik und Poliklinik, Klinkum Großhadern, Marchioninistraße 15, D-8000 München 70
Wittek, F., Dr.; Abt. für Unfall- und Wiederherstellungschirurgie, BG-Unfallkrankenhaus, Bergedorfer Straße 100, D-2000 Hamburg 80
Wittenberg, H.R., Dr.; Orthopäd. Univ.-Klinik am St.-Josef-Hospital, Gudrunstraße 56, D-4630 Bochum
Wittenberg, J.M., Dr.; Orthopäd. Univ.-Klinik am St.-Josef-Hospital, Gudrunstraße 56, D-4630 Bochum
Wittner, B., Dr.; Abt. für Unfall- und Wiederherstellungschirurgie, Kreiskrankenhaus, D-7920 Heidenheim
Witzel, U., Dr.; Forschungsgruppe Biomechanik im Institut für Konstruktionstechnik, Ruhr Universität, D-4630 Bochum
Wörsdörfer, O., Priv.-Doz. Dr.; Abt. für Unfall- Hand-, Plastische- und Wiederherstellungschirurgie, Universität Ulm, Steinhövelstraße 9, D-7900 Ulm
Wolff, R., Priv.-Doz. Dr.; Orthopäd. Klinik und Poliklinik, FU Berlin, Oskar-Helene-Heim, Clayallee 229, D-1000 Berlin 33
Wolf, K., Dr.; Chirurg. Klinik Innenstadt und Chirurg. Poliklinik, Ludwig-Maximilians-Universität, Nußbaumstraße 20, D-8000 München 2
Wolter, D., Prof. Dr.; Abt. für Unfall-, Wiederherstellungs- und Handchirurgie, Allg. Krankenhaus St. Georg, Lohmühlenstraße 5, D-2000 Hamburg
Woude, G. van den, Dr.; Chirurg. Univ.-Klinik, Abt. Traumatologie, Postfach 30001, NL-9700 RB Groningen
Wozasek, G.E., Dr.; II. Univ.-Klinik für Unfallchirurgie, Spitalgasse 23, A-1090 Wien
Wuelker, N., Dr.; Unfallchirurg. Klinik, Medizinische Hochschule Hannover, Konstanty-Gutschow-Straße 8, D-3000 Hannover 61

Wurdinger, H., Dr.; Unfallkrankenhaus Linz, Blumauerplatz 1, A-4020 Linz

Záborszky, Z., Prof. Dr.; Traumatolog. Abteilung, Universität in Debrecen, Bartok Bela u. 4, H-4043 Debrecen

Zadrevecz, Gy., Dr.; Unfallchirurgische Abteilung, Chirurg. Univ.-Klinik, Ifjusag utja 13, H-7643 Pecs

Zechner, W., Dr.; Unfallkrankenhaus Meidling, Kundratstraße 37, A-1120 Wien

Zehnder, R., Dr.; Chirurg. Abteilung, Spital Davos, CH-7270 Davos-Platz

Zeiler, G., Priv.-Doz. Dr.; Orthopäd. Klinik Wichernhaus, Krankenhaus Rummelsberg, D-8501 Schwarzenbruck/Nürnberg

Zellweger, G., Priv.-Doz. Dr.; Dept. Chirurgie, Klinik für Wiederherstellungschirurgie, Univ.-Spital, Rämistraße 100, CH-8091 Zürich

Zifko, B., Dr.; Unfallkrankenhaus Lorenz Böhler, Donaueschingenstraße 13, A-1200 Wien

Zilkens, K.W., Dr.; Abt. Orthopädie und Abt. Nuklearmedizin, RWTH Aachen, Pauwelsstraße 1, D-5100 Aachen

Zimmerman, K.W., Dr.; Abt. Traumatologie, Chirurg. Univ.-Klinik, Postfach 30001, NL-9700 RB Groningen

Zuber, D., Dr.; M.E.M.-Institut für Biomechanik, Universität Bern, Murtenstraße 35, CH-3010 Bern

Zwergel, Th., Priv.-Doz. Dr.; Urolog. Univ.-Klinik, D-6650 Homburg/Saar

Zwipp, H., Priv.-Doz. Dr.; Unfallchirurg. Klinik, Medizinische Hochschule Hannover, Konstanty-Gutschow-Straße 8, D-3000 Hannover 61

Eröffnung des Kongresses durch den Präsidenten der Deutschen Gesellschaft für Unfallheilkunde 1987

Herr Staatssekretär Hasinger, verehrte Gäste und Freunde unserer Gesellschaften, verehrte Kolleginnen und Kollegen, meine Damen und Herren!

Mit der wunderschönen und beschwingten Symphonie von Wolfgang Amadeus Mozart, gespielt vom Radio Sinfonietta-Orchester Berlin, unter der Leitung von Herrn Wolfgang Fechner, sind wir auf die 5. internationale Unfalltagung eingestimmt. So möge auch der Verlauf dieser Tagung sein, die ich hiermit eröffne.

Der Umstand, daß der 5. Deutsch-Österreichisch-Schweizerische Unfallkongreß gerade in das Jubiläumsjahr der Stadt Berlin fällt, wird von uns allen, als eine sehr glückliche Fügung empfunden.

Berlin – die Stadt, von der große und nachhaltige Impulse für die Medizin ausgegangen sind, die Weltgeltung erlangten – nimmt heute dazu noch die Aufgabe wahr, Ort für Begegnungen vieler wissenschaftlicher Fachgesellschaften zu sein. Für unsere Gesellschaft ist sie seit 15 Jahren gleichsam unser Zuhause.

Und deshalb begrüße ich Sie, sehr geehrter Herr Staatssekretär Hasinger, besonders herzlich und freue mich, in Ihrer Person gleichzeitig einen Repräsentanten dieser Stadt und ihrer Bevölkerung in unserer Mitte zu wissen. Darf ich Sie bitten, den Herrn Regierenden Bürgermeister von Berlin zu grüßen und ihm unseren Dank zu übermitteln, daß er für diese Tagung die Schirmherrschaft übernommen hat und so seine Verbundenheit mit der Deutschen Gesellschaft für Unfallheilkunde und ihren heutigen Gästen zum Ausdruck bringt.

Voll Freude und sehr herzlich, begrüße ich alle Teilnehmer und Gäste dieses Kongresses aus Österreich, der Schweiz und der Bundesrepublik Deutschland, sowie die Präsidenten ihrer Gesellschaften – Herrn Primarius Dr. Fritz Povacz, Präsident der Österreichischen Gesellschaft für Unfallchirurgie und den Chef des chirurgischen Departementes, Herrn Dr. Charles-André Richon aus Sion, Präsident der Schweizerischen Gesellschaft für Unfallmedizin und Berufskrankheiten. Beiden möchte ich schon jetzt und von dieser Stelle aus für ihre kollegiale, konstruktive und freundliche Zusammenarbeit bei der Programmgestaltung und Kongreßplanung meinen herzlichsten Dank aussprechen. Ich heiße alle Gäste aus dem Ausland und dem Inland ganz herzlich willkommen.

Mein besonderer Gruß gilt unseren Ehrenmitgliedern und unseren korrespondierenden Mitgliedern, die ich namentlich begrüße:

Prof. Allgöwer, Basel; Prof. Baur, Luzern; Prof. Beck, Innsbruck, Prof. Böhler, Wien; Herrn Dassbach, Frankfurt; Herrn Dr. Dorka, Berlin; Prof. Friedebold, Berlin; Prof. Heim, Berlin; Priv.-Doz. Dr. Heim, Bern; Primarius Dr. Jahna, Wien-Meidling; Prof. Kempf, Straßburg; Primarius Kuderna, Wien; Prof. Perren, Davos; Prof. Poigenfürst, Wien; Prof. Rüedi, Chur; Prof. Schneider, Biel; Prof. Spann, München; Prof. Szyszkowitz, Graz; Prof. Trojan, Wien; Prof. Weller, Tübingen; Prof. Willenegger, Bern und Prof. Witt, Gmund. Ihnen allen ein herzliches Willkommen.

Wir bedauern außerordentlich, daß alle Bemühungen, unfallchirurgisch interessierte Kollegen aus dem anderen Teil dieser Stadt und unseres Landes hier zu haben, vergebens waren. Gerade zum jetzigen Zeitpunkt konnte Hoffnung bestehen, diesen Kongreß mit *allen* deutschsprachigen Kollegen hier in Berlin abhalten zu können. Diese Hoffnung muß ein weiteres Mal begraben werden. Unsere Enttäuschung ist auch deshalb so groß, weil Chirurgie keine Grenzen kennt und keine Grenzen kennen darf. Trotzdem lassen Sie uns von hier aus unsere Kollegen im anderen Teil Deutschlands herzlich grüßen und ihnen sagen, daß wir sie auf dieser Tagung sehr vermissen.

Ich begrüße sehr herzlich alle Persönlichkeiten aus Wissenschaft, Politik und dem öffentlichen Leben dieser Stadt und unseres Landes. Allen voran die Mitglieder der Medizinischen Fakultät der Freien Universität, die Mitglieder des Senats, sowie die Verantwortlichen der medizinischen Fach- und Standesverbände.

Es ist mir eine ganz besondere Freude, zahlreiche Präsidenten uns befreundeter wissenschaftlicher Gesellschaften begrüßen zu dürfen. Ihre Anwesenheit zeigt, wie wichtig heute eine enge und verständnisvolle Kooperation in vielerlei Hinsicht ist, ganz besonders aber kann sie als Stärke gewertet werden. So begrüße ich sehr herzlich, Herrn Prof. Dr. Schriefers, Präsident der Deutschen Gesellschaft für Chirurgie – unser Mutterfach –, Herrn Prof. Dr. Fries, Präsident der Deutschen Gesellschaft für Orthopädie und Traumatologie, Herrn Prof. Dr. Ungeheuer, Präsident der Deutschen Gesellschaft für Katastrophenmedizin, Herrn Prof. Dr. Pannike, Präsident der Deutschen Gesellschaft für Plastische und Wiederherstellungschirurgie, sowie aus den Niederlanden den Vorsitzenden der Vereinigung für Traumatologie Herrn Dr. Haarman. Ebenso begrüße ich den Vorsitzenden des Gerhard-Küntscher-Kreises Herrn Prof. Dr. Nonnemann, sowie Herrn Dr. Hempel vom Berufsverband der Deutschen Chirurgen und Herrn Dr. Holfelder vom Berufsverband der Fachärzte für Orthopädie.

Ganz herzlich begrüße ich Sie, sehr verehrte Frau Kohl, als die Präsidentin des Kuratoriums ZNS, sowie die Kuratoriumsmitglieder. Ich freue mich ganz besonders, daß auch in diesem Jahr eine wissenschaftliche Sitzung ZNS stattfindet, an der sich Kollegen aus Österreich und der Schweiz beteiligen werden. Ganz besonders freut es mich, daß Sie an der wissenschaftlichen Sitzung persönlich teilnehmen.

Es ist uns eine große Freude, Herrn Kollegen Vilmar regelmäßig bei unseren Tagungen zu wissen und ihn herzlich begrüßen zu können. Sie, Herr Kollege Vilmar, sind als Unfallchirurg und Mitglied unseres Präsidiums gleichsam auch unser oberster Arzt als Präsident der Bundesärztekammer und des Deutschen Ärztetages. Ich begrüße in Ihnen gleichzeitig den Präsidenten des ständigen Ausschusses der Europäischen Gemeinschaft. Ihr Rat ist uns in vielen Fragen sehr wertvoll. Ich freue mich, den Hauptgeschäftsführer des Hauptverbandes der gewerblichen Berufsgenossenschaften – Herrn Dipl.-Ing. Peter Buss, sowie Herrn Dr. Schönberger vom Landesverband Südwestdeutschland und die Direktoren der Landesverbände zu dieser Tagung begrüßen zu können. Ihre Anwesenheit zeigt die enge Verbundenheit der Berufsgenossenschaften, deren Ziel es ist, die Behandlung und die Rehabilitation Unfallverletzter immer weiter zu verbessern – ein Ziel, das sich mit dem unserer Gesellschaft deckt.

Schließlich begrüße ich die Damen und Herren von der Presse und den Medien. Ich bin sicher, daß Ihre Berichterstattung viel zum gegenseitigen Verständnis, aber auch zum Verstehen wichtiger medizinischer Fragen und Probleme in der Bevölkerung beitragen kann.

Schon jetzt danke ich allen, die diese 5. Deutsch-Österreichisch-Schweizerische Unfalltagung mittragen werden, sei es als Sitzungsleiter, als Referent, durch Posterausstellung oder aber durch Vorführung eines wissenschaftlichen Films.

Mein besonderer Dank gilt unserem Berliner Büro, Herrn Kollegen Dr. Dorka und Frau Vopel, ohne deren persönlichen Einsatz die Gestaltung und Wahrnehmung einer so großen Aufgabe für mich nicht möglich gewesen wäre. Ich danke ebenso herzlich allen meinen Freiburger Mitarbeitern, die mich in jeder Beziehung freundschaftlich und tatkräftig unterstützt haben.

Von dieser Stelle aus möchte ich mich auch bei all denen bedanken, die durch ihre Großzügigkeit bei der Gestaltung dieses Kongresses mitgeholfen und uns finanziell unterstützt haben. Es ist dies keine Selbstverständlichkeit. So vermerken wir dankbar die große Zahl der Firmen, die aus dem medizinisch-technischen, dem pharmazeutischen und aus dem Bereich der medizinischen Druckerzeugnisse eine Ausstellungsfläche von fast 1000 m^2 belegen. Dies gibt Gelegenheit, uns über Neuheiten aus erster Hand zu informieren. Ich bitte Sie, meine Damen und Herren, sehr um Ihren regen Besuch.

Zu den schönsten Augenblicken eines Chirurgen im Präsidentenamt gehört es, denen Dank abzustatten, deren ärztliches Vorbild, meisterliches Können und deren Führung und Hilfe den eigenen Weg in starkem Maße beeinflußt haben, einen Weg, der schließlich hierher geführt hat. So ist es für mich eine große Freude, Herrn Prof. Dr. Martin Allgöwer in unserer Mitte begrüßen zu dürfen, den Mann, der mich zur Traumatologie führte und mich den Umgang mit verletztem Gewebe lehrte. Ebenso herzlich freue ich mich, Herrn Prof. Robert Schneider hier begrüßen zu können, der mich in die große Hüftchirurgie einführte.

Im Nachruf gedenke ich meiner chirurgischen Lehrer Ewald Weissschedel und Hermann Krauss. Beide waren sie eng mit Berlin, der Charité und der Sauerbruch-Schule verbunden und haben diese an ihre Schüler in unterschiedlicher Gewichtung und mit eigener Prägung weitergegeben. Beide waren sie Vorbilder, zu denen die Patienten vertrauensvoll aufschauen konnten und deren natürliche Autorität im Können begründet war.

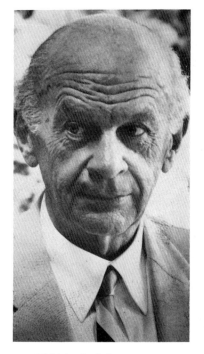 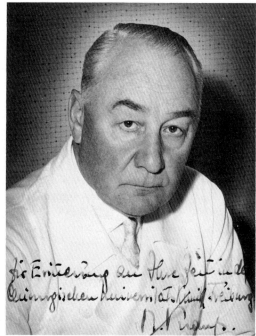

Ewald Weisschedel   *Hermann Krauss*

Für mich ist es eine ganz große Freude, heute Frau Margret Weisschedel aus Konstanz begrüßen zu dürfen. Ihre Anwesenheit und Anteilnahme am Werdegang eines einmal jungen Assistenten ihres Mannes, erfüllt mich mit Stolz und Dankbarkeit.

Zu den vornehmlichsten Ehrenpflichten eines Präsidenten gehört es, in dieser Feierstunde der Kolleginnen und Kollegen im stillen Gebet zu gedenken, die aus unserer Mitte und aus unseren drei wissenschaftlichen Gesellschaften im vergangenen Jahr abberufen wurden.

Darf ich Sie, meine sehr verehrten Damen und Herren bitten, sich zu Ehren unserer Toten von Ihren Plätzen zu erheben. –
Ich danke Ihnen.

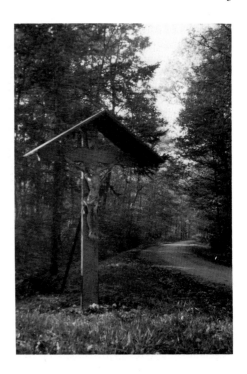

"Die Natur stirbt leichter und widerstandsloser als der Mensch, aber sie zieht den Menschen noch mit in die beklemmende Nacht und zwingt ihn zum Gedenken an seine Toten".

Walther Asal, Birkenfeld — Heinrich Dortmann, Neuwied
Heinrich Gabler, Stuttgart — Kurt Horsch, Straubenhardt
Manfred Hentschel, Aachen — Albrecht Kaiser, Duisburg
Wilhelm Küppermann, Dortmund — Gerd Peters, München
Wolfgang Pieper, Porto Ronco — Albert Ponsold, Münster
Gustav Schaaff, Neustadt — Joseph Winkler, Lünen

Franz Geissler, Wien — H.G. Steffen, Hagen-Haspe

Eduard Gfeller, Muri — Paul Martin, Lausanne

Max Oettle, Dietlikon

Lassen Sie mich bitte zum Schluß noch ein paar Worte zum wissenschaftlichen Programm unseres Kongresses sagen, das unter dem Motto steht: *Prophylaxe/Therapie-Konzepte/ Organ- und Funktionserhaltung.*

Es werden 8 wichtige Themenbereiche bearbeitet werden:

— Die eitrigen Entzündungen anatomischer Gelenke und im Bereich von Kunstgelenken,
— funktions- und organerhaltender Eingriff beim Abdominaltrauma,
— Osteosynthese der frischen Fraktur mit dem Fixateur externe,
— Verletzungen des kindlichen Kniegelenkes,
— Pro und Contra operative Behandlung des Fersenbeinbruches,
— EDV in Praxis und Klinik,
— sog. "bioaktive" Werkstoffe und nichtmetallische Implantate,
— Aufklärungsproblematik beim schwerverletzten Patienten.

Erstmals werden Vorlesungen über aktuelle Themen gehalten werden, so z.B. über Morbus Sudeck / Prioritäten und Management beim schwerverletzten Patienten / Verbrennungen und Erfrierungen an Hand und Fuß. Die Vorlesungen werden jeweils um 12.00 Uhr im Saal 2 beginnen. Zu dieser Zeit werden keine weiteren Veranstaltungen stattfinden.

Und schließlich möchte ich Sie auf den Festvortrag aufmerksam machen, den Herr Prof. Seidler aus Freiburg am Freitag, den 20. November um 17.30 Uhr hier im Saal 2 halten wird und zu dem ich Sie alle sehr herzlich einladen möchte. Das Thema lautet: *"Aufwand und Grenzen von Technik in der Medizin".* Ein Thema, von dem ich glaube, daß es uns alle angeht.

Im Anschluß an die heutige Vorlesung wird die Erich-Lexer-Gedächtnisausstellung eröffnet, die wir Herrn Kollegen Lob und der Fa. Ethicon verdanken. Ich darf ganz herzlich in unserer Mitte Frau Gunda Holzmeister, geb. Lexer, sowie Herrn E.W. Lexer begrüßen, die an der Eröffnung dieser Ausstellung teilnehmen werden.

Meine sehr verehrten Damen und Herren, es ist mein großer Wunsch, daß diese Tagung voller Harmonie, beschwingt und fröhlich verlaufen möge, so wie die Mozart'sche Musik in uns noch nachhallt. Der wissenschaftliche Teil möge von Sachlichkeit und hohem informativen Wert geprägt sein und es möge auch Zeit bleiben für persönliche Begegnungen mit unseren Freunden aus Österreich, der Schweiz, aus Frankreich, den Niederlanden und Ungarn und aus allen anderen Ländern, in denen Chirurgie, Unfallchirurgie und Orthopädie zum Wohle der Verletzten betrieben werden.

Begrüßungsansprachen

Dr. F. Povacz, Präsident der Österreichischen Gesellschaft für Unfallchirurgie

Als Präsident der Österreichischen Gesellschaft für Unfallchirurgie begrüße ich Sie sehr herzlich zu unserer 5. gemeinsamen Tagung.

Ich habe die Ansprachen der Präsidenten der ersten 4 Kongresse durchgesehen, um herauszufinden, welche Fragen die Unfallchirurgen in den letzten 15 Jahren bewegt haben. Das Hauptanliegen war immer die Bemühung um eine Verbesserung der Unfallheilbehandlung. Einmal durch Erweiterung und internationalen Austausch der Kenntnisse, zum andern durch strukturelle Veränderungen im Gesundheits- und Krankenhauswesen der einzelnen Länder um den Unfallverletzten eine optimale Behandlung zu sichern. Dies bedeutet Ausbildung von mehr Unfallchirurgen und Errichten von selbständigen Unfallkliniken bzw. Abteilungen.

Diesem Anliegen dienen neben den Zeitschriften, die sich ausschließlich mit unfallchirurgischen Themen befassen solche Kongresse, wie dieser, den wir heute eröffnen. Was die Struktur im Gesundheits- und Krankenhauswesen betrifft, hat sich in der abgelaufenen Zeit einiges verändert. Tscherne beklagte am Wiener Kongreß, daß im Jahre 1975 in der Bundesrepublik Deutschland nur 12% der Unfallpatienten in Unfallkliniken und -Abteilungen behandelt werden. Für Österreich kann ich Ihnen mitteilen, daß im Jahr 1984 für die 125 000 stationären Unfallpatienten 3 800 Betten in 7 Unfallkrankenhäusern und 40 selbständigen Unfallabteilungen zur Verfügung standen. Nachdem ein Bett etwa 30mal pro Jahr belegt werden kann, bedeutet dies, daß etwa 90% der Unfallpatienten in Spezialabteilungen behandelt wurden.

Auch die Zahl der Fachärzte für Unfallchirurgie ist ständig gestiegen, 1984 betrug sie 259. Daß dies in Österreich so ist, verdanken wir der glücklichen Verbindung zwischen der großen Persönlichkeit von Lorenz Böhler und der Allgemeinen Unfallversicherungsanstalt. Diese Zweckheirat hat beiden Partnern und dem gemeinsamen Anliegen hervorragend gedient. Und diese Ehe hält heute noch. Neben den 10 Krankenhäusern, die die AUVA betreibt und die sich ausschließlich Unfallverletzten widmen, hat sie auch Verträge mit dem Großteil der 40 Unfallabteilungen. Sie fördert diese durch Pflege des Kontaktes und jährliche Zuwendung beträchtlicher Geldmittel. Diese Verbundenheit wird auch durch die Anwesenheit des Generaldirektors der AUVA unterstrichen, den ich bei dieser Gelegenheit sehr herzlich willkommen heiße.

Ein zweites Anliegen, das immer wieder auftaucht, sind die Spannungen, die sich ergeben aus der Relativierung chirurgischer Tätigkeit im Rahmen einer gesamthaften, zum Teil übertrieben demokratisierten Sozialpolitik auf der einen Seite und den Erwartungen, die die Gesellschaft dem Chirurgen gegenüber hegt, auf der anderen Seite. Diese Erwartungen hat M.E. Müller am Berner Kongreß folgendermaßen aufgelistet: "technisches

Können, umfassendes Wissen, Selbstdisziplin, Selbstkritik, Zuverlässigkeit, Entscheidungskraft, Kaltblütigkeit, Einsatzbereitschaft, Optimismus und Menschlichkeit. Ist ein solcher Chirurg Chef, dann erwartet man von ihm noch Organisationstalent, Enthusiasmus, um die Mitarbeiter zu begeistern, Wissenschaftlichkeit und didaktische Fähigkeiten. Man müßte noch ergänzen, ein solcher Mensch braucht eine gute Konstitution und ein ständiges Konditionstraining.

Dieser Kollektivvorstellung können nur ausgeprägte Persönlichkeiten annäherungsweise gerecht werden. Der Chirurg ist damit notwendigerweise ein Individualist, der sich zunehmend "sozialpolitischen Notwendigkeiten" unterordnen muß. Schon M. Müller sprach in diesem Zusammenhang von einem Pessimusmus, der sich über die junge Chirurgengeneration ausbreitet. Dazu ist meiner Meinung nach kein Anlaß. Überall in der Welt beginnt ein Umdenken von totaler staatlicher Fürsorge zu mehr Eigenverantwortung.

Wir Chirurgen sind prädestiniert, an diesem Umdenkungsprozeß führend mitzuwirken.

Herrn Prof. Kuner und seinen Mitarbeitern möchte ich für die Mühen bei der Vorbereitung dieses Kongresses sehr herzlich danken. Nachdem meine Funktionsperiode 3 Jahre dauert, kann ich meinen Arbeitsaufwand zum Österreichischen Kongreß 1986 und diesen Kongreß sehr wohl vergleichen. Ich muß zugeben, Prof. Kuner hat mich sehr entlastet. Abschließend wünsche ich dem Kongreß einen guten, und erfolgreichen Verlauf.

Dr. Richon, Präsident der Schweizerischen Gesellschaft für Unfallmedizin und Berufskrankheiten

Lieber Herr gastgebender Präsident, Herr Staatsekretär,
meine sehr verehrten Damen und Herren!

Im Namen der Schweizerischen Gesellschaft für Unfallmedizin und Berufskrankheiten begrüße ich Sie sehr freundlich. Unsere kleine Gesellschaft, wohl die kleinste unter uns, mit ihren rund 400 Mitgliedern ist aber auch die Älteste, nicht nur die Älteste unter uns, sie ist auch die Älteste der in der Schweiz gegründeten Gesellschaften. Sie wurde 1912 geboren, kurz nach der Erscheinung des 1. Unfallversicherungsgesetzes des 13. Juni 1911. Sie feiert also dieses Jahr ihren 75. Geburtstag. Wir haben in der Schweiz keine Unfallchirurgen als Fächärzte, so vereinigt unsere Gesellschaft alle Ärzte, die sich mit dem Unfall im breitesten Sinne befassen, also die Chirurgen aller Spezialitäten, Orthopäden, aber auch Allgemeinpraktiker, Gerichtsmediziner, Arbeitsmediziner usw. Wir haben noch in unserer Gesellschaft seit dem Anfang die Versicherer und die Versicherungen mit ihren Juristen. Heute gehören zur Gesellschaft alle wichtigeren Privatversicherungen der Schweiz und auch selbstverständlich unsere Schweizer Unfallversicherungsanstalt mit ihren Ärzten und die Militärversicherung. So viel zur Vorstellung unserer kleinen Gesellschaft.

Nun möchte ich den deutschen Organisatoren im Namen unserer Referenten sehr herzlich danken für den großen, ja für den großzügigen Platz den sie unseren Referenten gelassen haben, sei es bei den Hauptreferaten, sei es bei den freien Mitteilungen und auch als Vorsitzende und zum Schluß möchte ich noch dem gastgebenden Präsidenten, also Dir, mein lieber Eugen, sehr herzlich danken für die ganze Last der Organisation des Kongresses, die Du, würde ich sagen, fast allein auf Deinen Schultern getragen hast. Vor einem Jahr hat mir hier anläßlich des gleichen Kongresses Herr Povacz gesagt: "Wir kommen das nächste Jahr billig durch". Dank Dir sind wir tatsächlich billig durchgekommen.

Meine Damen und Herren, ich wünsche Ihnen, ja ich wünsche uns allen vor allem eine sehr schöne und eine sehr frohe, fröhliche Tagung.
Ich danke Ihnen.

Präsident Kuner

Ich darf meinen beiden Konpräsidenten für ihre Grußworte sehr herzlich danken und ich darf nun Herrn Staatsekretär Hasinger um sein Grußwort bitten.

Staatssekretär Hasinger

Herr Präsident, meine sehr verehrten Damen, meine Herren!

Es ist mir eine große Freude, eine Ehre, Sie hier bei diesem bedeutenden Kongreß im Namen des Senats in Berlin begrüßen zu dürfen. Der regierende Bürgermeister, Herr E. Diepgen, hat mich gestern eigens nochmal angerufen, um Ihnen, Herr Präsident Prof. Kuner, seine ganz persönlichen Grüße und Wünsche zu übermitteln. Er bedauert es sehr, daß er im Trubel aller dieser Festlichkeiten nicht selbst bei Ihnen sein kann und ist um so glücklicher, daß er die Schirmherrschaft über diese Tagung hat übernehmen können. Ich grüße auch im Namen des Gesundheitssenators dieser Stadt, Herrn U. Fink, der Sie heute Abend, wenn ich es richtig erinnere, in einem zwangslosen Rahmen persönlich begrüßen wird.

Der Unfall ist das Geschehen, das auf dramatischste Weise den Menschen und hier meist den gesunden Menschen mit dem medizinischen Vorsorgungssystem konfrontiert. Wir Laien werden also in dieser Situation am stärksten und am unvorbereitetsten mit den Rettungssystemen und dem Krankenhaus in Verbindung gebracht; und deshalb ist es nicht verwunderlich, daß das Rettungswesen und die Unfallversorgung immer wieder im Mittelpunkt des öffentlichen Interesses stehen und meist auch als Gradmesser für die Qualität und die Funktionsfähigkeit der Krankenversorgung insgesamt genommen werden. Es ist auch der Bereich, in dem wissenschaftliche Forschung und medizinisches Versorgungssystem und Gesundheitspolitik immer wieder aufeinander reagieren müssen, um Veränderungen und Verbesserungen gemeinsam in die Praxis umsetzen zu können. Ich habe diese Erfahrung hier in Berlin machen können, denn wir haben uns im Vorfeld der Verabschiedung des Berliner Krankenhausplans, wir haben, man mag es begrüßen oder nicht, im Krankenhauswesen eine sehr starke staatliche Planung, ausführlich und sorgfältig mit der Frage beschäftigt, wie die Unfallversorgung in dieser Stadt verbessert werden kann. Wir haben niedergelegt, und dies wird in wenigen Jahren verwirklicht sein, daß kein Krankenhaus mehr als Unfallkrankenhaus akzeptiert wird, das nicht über eine unfallchirurgische Abteilung oder wenigstens eine selbständige unfallchirurgische Funktionseinheit verfügt. Damit sind wir hier in Berlin zwar noch nicht so weit, wie das gerade Herr Dr. Povacz für Österreich mitgeteilt hat, aber wir hoffen, Österreich dann in ein paar Jahren eingeholt zu haben. Wir beabsichtigen in Berlin ein spezielles Zentrum für die Behandlung von Brandverletzungen einzurichten. Früher wurden in dieser Stadt Verletzte mit Verbrennungen oder Verbrühungen in verschiedenen Krankenhäusern behandelt, so daß sich eine einschlägige Erfahrung und ein spezielles Training des Personals nicht ausreichend entwickeln konnte. Dieses neue Zentrum für Schwerbrandverletzte im Städtischen Krankenhaus am Urban wird ein Teil einer Abteilung für Plastische Chirurgie betrieben, so daß der fachliche Hintergrund für eine angemessene Weiterbehandlung durch eine kompetente chirurgische Behandlung der Brandverletzten gewährleistet ist. Auch dem Rettungswesen haben wir hier in Berlin in den letzten Jahren vermehrte Aufmerksamkeit gewidmet.

Wir konnten die Zahl der Notarztwagen steigern und neben diesem bodengebundenen Rettungssystem haben wir, als neueste Errungenschaft in dieser Stadt, nun auch einen Rettungshubschrauber. Dies ist nicht ganz einfach zu verwirklichen gewesen, weil die Lufthoheit für Berlin bei den Alliierten liegt. Wir haben mit der Installierung dieses Hubschraubers, der am Universitätsklinikum Steglitz stationiert ist und seine ersten Flüge bereits hinter sich hat, die Hoffnung verbunden, daß dieses Rettungssystem auch vermehrt den Unfallverletzten helfen wird, die in der Vergangenheit noch zu häufig ohne präklinische ärztliche Versorgung direkt in die Krankenhäuser transportiert worden sind. Sie selbst, meine Damen und Herren, wissen am besten, daß durch eine gute präklinische Versorgung eine bessere klinische Behandlung und eine schnellere Rehabilitation möglich ist. Natürlich kommt es letztlich bei jeder Verbesserung darauf an, daß in der Klinik selbst mit Kompetenz und Einsatz die Behandlung des Verletzten in die Hand genommen wird. Anhand Ihres beeindruckenden Tagungsprogramms habe ich gesehen, welch eine Breite der angewendeten Techniken und Methoden, welch eine ständige Erneuerung und Verbesserung auf diesem Gebiet betrieben wird. Ihr Fachgebiet ist eine Disziplin, in der Medizintechnik unersetzlich ist. Kein Mensch wird in das oberflächliche antimedizintechnische Gerede einstimmen, wenn er in der Situation ist, nach einem Unfall von dieser Technik zu profitieren. Nirgendwo ist Medizintechnik, so möchte ich es einmal sagen, so unumstritten wie gerade in Ihrem Fachgebiet. Dazu aber muß handwerkliches Können, fachliches Wissen und menschliches Verständnis hinzukommen, damit der plötzlich aus dem normalen Leben herausgerissene Unfallpatient gerettet und geheilt werden kann. Wir hier in Berlin sind froh und stolz, daß Sie, die Sie sich als 3 bedeutende Fachgesellschaften im deutschsprachigen Raum alle 4 Jahre zu diesem großen Kongreß zusammentun und damit sicher in einer Breite und Tiefe bedeutende Veranstaltungen anbieten können, wie dies sonst vielleicht nicht der Fall sein könnte, daß Sie Berlin wiederum zum Veranstaltungsort gewählt haben. Wir haben mit großer Freude die warmherzigen Worte von Ihnen, Herr Prof. Kuner, gehört, daß Sie sich hier in Berlin wie zu Hause fühlen. Wir hoffen, daß Sie im Nachklang der 750-Jahr-Feiern einiges Schöne auch in diesen Tagen erleben können und hoffen, daß dieses Zuhausefühlen, von dem Sie sprachen, auch bei diesem Kongreß anhält. Wir heißen Sie sehr sehr herzlich willkommen in dieser Stadt.

Präsident Kuner

Vielen herzlichen Dank, Herr Staatssekretär Hasinger, für Ihre freundlichen Worte der Begrüßung und auch für Ihre Ausführungen, die Sie über die Struktur gemacht haben, die wir ja bereits vor 2 Jahren von Herrn Senator Fink hören durften und vor allem auch für Ihre Bemerkungen, daß Sie der Österreichischen Gesellschaft für Unfallchirurgie und den Österreichern in dieser Richtung sehr dicht auf die Fersen rücken wollen, dichter wahrscheinlich noch als wir im Bundesgebiet dies können; aber wir werden diese Anstrengung ebenfalls übernehmen.

Vielen Dank für Ihre Worte.

Ich darf nun Herrn Dr. Vilmar, Präsident der Bundesärztekammer zu seinem Grußwort bitten.

Dr. Vilmar, Präsident der Bundesärztekammer

Meine Herren Präsidenten, Herr Staatsekretär Hasinger, meine sehr verehrten Damen, meine Herren, liebe Kolleginnen und Kollegen!

Der 5. Deutsch-Österreichischen-Schweizerischen Unfalltagung überbringe ich die besten Grüße der Bundesärztekammer und wünsche diesem internationalen Kongreß einen guten Verlauf.
Er ist Ausdruck einer erfolgreichen Zusammenarbeit zwischen den wissenschaftlichen Gesellschaften unserer Länder, die darüberhinaus aber auch in anderen Bereichen Zusammenarbeit pflegen, seit nahezu drei Jahrzehnten werden regelmäßige Konsultativtagungen der Ärzteorganisationen unserer Länder abgehalten, um Probleme gemeinsam zu besprechen, Entwicklungen gemeinsam zu erörtern, die in unseren Ländern im erstaunlichen Gleichmaß verlaufen. Und viele Probleme sind Staaten und Grenzen überschreitende Probleme. Wissenschaft sollte keine Grenzen kennen; daß sie dennoch vorhanden sind, sehen wir bei dieser Tagung hier in Berlin in eindrucksvoller und schmerzlicher Weise. Wir müssen uns dennoch bemühen, Grenzen zu überwinden, denn die Probleme, die uns bedrohenden Probleme, halten sich auch nicht an die Grenzen. Ich erinnere an Umweltfragen, an Fragen der Katastrophenmedizin, aber auch an Positives, wie z. B. an Fragen der Qualitätssicherung. Die Medizin hat eine stürmische, geradezu faszinierende Entwicklung hinter sich. Eine Fülle von technischen Möglichkeiten hat gerade die Unfallheilkunde auch im entscheidenden Maße verändert, die im übrigen immer Prävention, Diagnostik, Therapie und Rehabilitation zu ihren integralen Bestandteilen gezählt hat; einschließlich des Rettungswesens. Dies alles hat in der Unfallheilkunde, aber überhaupt auch sonst in der Medizin, das Leistungsspektrum nicht nur in quantitativer sondern vor allem in qualitativer Hinsicht entscheidend verändert und erweitert. Die Öffentlichkeit nimmt meist die Erfolge geradezu als selbstverständlich hin und erörtert dann um so vehementer die damit verbundenen Kosten. Dabei wird vergessen, daß durch eine weit wirksamere Therapie als das früher möglich war vielen Menschen ein vorzeitiger Tod erspart bleibt, das drückt sich aus in einer Zunahme der Lebenserwartung, seit 1970 nochmal um mehr als 3 Jahre, das drückt sich aus in der stark zunehmenden Zahl der Rentner, das drückt sich aber auch darin aus, daß gerade in der Krankenversicherung der Rentner erhebliche Probleme bestehen und die aktiven Beitragszahler der gesetzlichen Krankenversicherung heute 2/5 ihrer Zahlungen für die Sicherstellung der Krankenkassenversorgung der Rentner aufbringen müssen, Anfang der 90er Jahre wird dieser Anteil auf 60% steigen. Ich sage dies nicht, um Rentner auszugrenzen, im Gegenteil, sie müssen innerhalb der Solidargemeinschaft bleiben, wir müssen alles tun, um auch die Finanzierung der Versorgung der Rentner zu sichern. Ich sage dies um der Kostenklarheit willen, denn diese Dinge werden heute vielfach verschleiert, oder muß man jetzt zeitgemäßer von einer Sozialkostenvermummung sprechen. Eine klare Analyse ist aber die wichtigste Voraussetzung für die Strukturreform im Gesundheitswesen, die die Regierung gerade jetzt anstrebt. Diese ist nicht zu bewältigen mit Schuldzuweisungen an Leistungsanbieter, wie es dann immer heißt, und auch nicht durch Schuldzuweisungen der Leistungserbringer untereinander: "Schlagzeile: Das Krankenhaus ist der teuerste Sektor" und auch nicht durch Schuldzuweisungen an die Selbstverwaltung. Wir müssen uns um Analysen bemühen; und dazu ist auch die Wissenschaft aufgerufen,

denn es gilt wesentlich mehr als dies in der Vergangenheit der Fall war, daß medizinische Orientierungsdaten in die politischen Entscheidungsprozesse eingebracht werden müssen. Wir haben dies seit 1977 immer wieder auch in der "konzertierten Aktion" im Gesundheitswesen gefordert, damit sich eben Gesundheitspolitik nicht ausschließlich an der Kostendämpfung orientiert, was nicht Bestandteil der Gesundheitspolitik sein kann. Durch das Sachverständigengutachten der konzertierten Aktion ist, was ich sehr begrüße, im erstaunlichen Maße ein erheblicher Datenmangel nachgewiesen worden. Wir sind, glaube ich, alle aufgerufen, uns in den verschiedenen Bereichen der Medizin darum zu bemühen, diesen Datenmangel ausgleichen, zu helfen. Dabei geht es nicht um die Erfassung von Daten, um medizinisch wissenschaftliche Methoden plausibel darzustellen, sondern um die Daten, die gesammelt und für die politische Entscheidung benötigt werden, die Aussagen darüber erlauben, wie sich bestimmte Neuerungen in der Medizin bei der Breitenanwendung auswirken. Und ich meine, daß das ein Gebiet ist, das bislang vernachlässigt worden ist. Dabei müssen auch medizinspezifische Parameter vielleicht überhaupt erst entwickelt werden, weil viele der heute herangezogenen Parameter einfach nicht aussagekräftig sind, um Entscheidungen treffen und Prioritäten richtig setzen zu können. Wir müssen allerdings als Ärzte auch immer wieder darauf hinweisen, daß es in der Medizin keinen, wie das die Ökonomen immer möchten, erfolgsorientierten Finanzmitteleinsatz geben kann. Es gibt auch keine Kostennutzenanalysen in betriebswirtschaftlichem Sinne. Wir alle wissen, daß trotz aller Bemühungen ein Erfolg häufig nicht zu erringen ist, dies wohl auch deshalb weil Leben, menschliches Leben, endlich bleibt. Wir müssen uns aber darum bemühen, daß diese wichtigen naturgegebenen Voraussetzungen bei der Strukturreform berücksichtigt werden und auch nicht im Strudel des der Gesellschaft derzeit festzustellenden Wertewandels untergehen. Die frühere Wissenschafts- und Technikgläubigkeit, die Verschwendungsmentalität, die Defensivmedizin und das Check-up-Denken wandeln sich jetzt geradezu zu einer Technikfeindlichkeit. Ich bin Ihnen, Herr Staatssekretär Hasinger, außerordentlich dankbar, daß Sie hier klare Worte zum Nutzen der Technik gesagt haben. Ich halte es geradezu für inhuman, wenn man die heutigen technischen Möglichkeiten nicht mehr zum Nutzen der Menschen einsetzt und dieses einfach als Maschinenmedizin verteufelt. Ebenso wie es inhuman ist, wenn die Fortschritte der Pharmazeutischen Industrie dadurch verteufelt werden, daß man deren Produkte einfach als chemische Keule bezeichnet und das Heil in natürlichen sanften Methoden sucht, die völlig unbewiesen sind und deshalb gerade keine Alternative sein können.

Ein Wertewandel ist aber häufig auch festzustellen in der Einstellung zum Leben generell, sowohl am Anfang des Lebens bei der "in vitro" Fertilisation und der Embryonenschutzgesetzgebung ebenso wie dem § 218, e, und es ist bedrückend zu hören, wenn heute wegen der Kosten gesagt wird, das letzte Jahr vor dem Tode sei das Teuerste, hier könne man doch eigentlich einsparen und man solle doch überlegen, ob nicht eine aktive Sterbehilfe wieder ermöglicht werden könne.

Meine sehr verehrten Damen, meine Herren, die 39. Generalversammlung des Weltärztebundes hat sich jetzt Anfang Oktober in Madrid eingehend mit diesen Fragen beschäftigt und einstimmig eine Deklaration verabschiedet, daß die absichtliche Herbeiführung des Todes eines Menschen, auch auf dessen Wunsch hin, unethisch ist. Der ständige Ausschuß der Ärzte der EG wird sich gerade in dieser Woche in Berlin auch mit diesen Themen befassen. Wir alle sind aufgerufen, hier auch den Anfängen zu wehren, gerade in Deutschland wo wir Erfahrungen, bittere Erfahrungen, darüber sammeln mußten, wohin es führt, wenn Menschen sich erdreisten festzustellen, welches Lebens lebensunwert ist. Und ich vermisse eigentlich immer den energischen Protest all derer, die sich gerade in diesen Wochen und Monaten wieder so lautstark um die Vergangenheitsbewältigung bemühen. Bei diesen Entwicklungen hört man nichts. Meines Erachtens muß gerade aus der Vergangenheitsbewältigung die Lehre gezogen werden, daß dieses nie und nimmer geschehen darf, sonst werden wir die Probleme der Zukunft nicht bewältigen können.

In diesem Sinne glaube ich, geht auch das Kongreßleitthema "Prophylaxe, Therapiekonzept, Organ- und Funktionserhaltung" weit über den eigentlichen Kongreß hinaus. Es kann als Überschrift für unsere Arbeit, auch für die Arbeit in unserer Strukturreform im Gesundheitswesen gewählt werden. Wir alle müssen uns mit Festigkeit und Überzeugungskraft gegenüber unbegründeten Heilslehren und Intoleranz zur Wehr setzen. Wir sollten uns auch den Blick nicht verstellen lassen durch Schaumberge und Sprechblasen. Wir müssen erkennen, daß Medizin keine apolitische Wissenschaft ist, sondern daß Ärzte die Aufgabe haben, auch im Interesse der Patienten, ihre ärztlichen Argumente in die politischen Entscheidungsprozesse mit einzubringen. Unsere Argumentation muß dabei geprägt sein von der Ehrfurcht vor dem Leben und dieser Ehrfurcht vor dem Leben gilt auch die Arbeit dieses Kongresses, dem ich einen guten Verlauf wünsche.

Danke schön.

Eröffnungsansprache

Präsident E. H. Kuner

Sehr verehrte Gäste und Freunde unserer Gesellschaften, verehrte Kolleginnen und Kollegen, meine Damen und Herren!

Zum fünften Mal schließen sich die wissenschaftlichen Gesellschaften aus der Bundesrepublik Deutschland, aus Österreich und der Schweiz zu einem gemeinsamen Kongreß zusammen, der sich mit Unfallheilkunde, Unfallchirurgie, Unfallmedizin und Berufskrankheiten befaßt. Die etwas unterschiedliche Bezeichnung der Gesellschaften läßt zwar eine gewisse Pointierung erkennen, im Grunde aber weist sie auf die gemeinsamen und umfangreichen Aufgaben hin, die in der Unfallforschung, der Diagnostik und Therapie von Verletzungen liegen, sowie in der Rehabilitation. Darüber hinaus aber gehört auch das Nachdenken über sinnvolle Maßnahmen zur Prävention – zur eigentlichen Unfallverhütung – zum Aufgabenbereich der Gesellschaften. Veranstaltungen dieser Art und in der seit 1972 geschlossenen Folge stellen im Leben und Wirken dieser Gesellschaften wichtige Ereignisse dar. Das Verlangen der wissenschaftlich und klinisch tätigen Ärzte, die sich mit dem Unfall unter den verschiedensten Aspekten beschäftigen, nach einem gemeinsamen Gedankenaustausch über die Landesgrenzen hinweg, ist ein alter Wunsch, der bereits vor fast 100 Jahren (1994) Unfallärzte aus Deutschland, Österreich und der Schweiz anläßlich der 66. Versammlung Deutscher Naturforscher und Ärzte in Wien zusammenführte.

Ziele solcher Vereinigungen waren und sind, Erkenntnisse von Forschern und Forschergruppen interessierten Kollegen zu vermitteln, sie zu diskutieren, Kritik und Anregung entgegen zu nehmen, Geselligkeit und kollegialen Umgang miteinander zu pflegen und Freundschaften zu schließen.

Als vor 15 Jahren die erste gemeinsame Deutsch-Österreichisch-Schweizerische Unfalltagung in Bern mit den Präsidenten Georg Maurer, Jörg Böhler und Maurice Müller begann, begrüßte der Gastgeber Maurice Müller die Teilnehmer als Freunde und setzte damit ein Zeichen, das verstanden wurde und zu einer ganz wesentlichen Vertiefung persönlicher Beziehungen unfallchirurgisch tätiger Ärzte untereinander und speziell auch der Fachgesellschaften führte. Heute zeichnen sich diese gewachsenen Verbindungen durch gegenseitige Mitgliedschaften und Kongreßbesuche, durch gemeinsam erarbeitete Therapiekonzepte, Behandlungsstrategien und Operationstechniken aus, die allgemein anerkannt sind.

Im vergangen Jahr konnte die Deutsche Gesellschaft für Unfallheilkunde ihr 50. Kongreßjubiläum hier in Berlin, dem ständigen Tagungssitz unserer Gesellschaft, festlich begehen. Dies war berechtigter Anlaß, einmal auch auf die großen Anstrengungen und beachtlichen Erfolge hinzuweisen wie beispielsweise die Primärversorgung verletzter Patienten sowie auf das hervorragend funktionierende Rettungswesen (Notarztdienst, Rettungshubschrauber usw.). Dies wird so auch in den Medizinempfehlungen für 1986 vom

Wissenschaftsrat gesehen. Es kann jedoch kein Zweifel bestehen, daß diese Leistungen erst mit der Schaffung von Lehrstühlen an Universitätskliniken und der Einrichtung selbständiger Unfallchirurgischer Abteilungen an größeren Krankenanstalten möglich wurden. Gerade aus Anlaß dieser gemeinsamen Tagung darf darauf hingewiesen werden, daß diese fortschrittliche Entwicklung ein Grundanliegen von Lorenz Böhler war, das in Österreich mit der Schaffung der Unfallkrankenhäuser vorbildlich realisiert ist.

Zu den eingangs genannten Zielen wissenschaftlicher Vereinigungen, die sich mit Unfallchirurgie beschäftigen, fügte Maurice Müller damals noch ein weiteres hinzu, nämlich die gegenseitige Schulung. Gerade die in der Schweiz ins Leben gerufene Arbeitsgemeinschaft für Osteosynthesefragen (AO) verfolgt den Schulungsgedanken von Anfang an als eine ihrer wesentlichsten Aufgaben. Er hat sich nicht nur in den deutschsprachigen Ländern, sondern in Europa und darüber hinaus als ein sehr segensreiches Element erwiesen. Nur dadurch war es möglich, in so kurzer Zeit und in der beachtlichen Breite diesen hohen Behandlungsstandard zu erreichen.

Neben reinen fachspezifischen Fragen gibt es heute, bei unserer fünften gemeinsamen Tagung eine ganze Reihe aktueller Themen, welche uns Ärzte in den verschiedenen Ländern gleichermaßen betreffen und angehen. Ich nenne nur die offenen Fragen der Weiterbildung in der Unfallchirurgie, die Arbeitslosigkeit junger Ärzte, das Pflichtjahr, die Erschwerung experimenteller und klinischer Forschung, die Diskriminierung des Tierexperimentes ganz allgemein, die Bedeutung der Triage in der Katastrophenmedizin, die unverständlicherweise in unserem Land meist von nicht chirurgisch tätigen Medizinern in Frage gestellt wird. Ich denke auch an die Fortschritte der Gentechnologie, wobei insbesondere das Gebiet der Onkologie als Hoffnungsträger gelten kann.

Auf der anderen Seite sind Eingriffe in die menschliche Keimbahn möglich geworden. Eine solche Entwicklung muß uns mit großer Sorge erfüllen. Uns Ärzte beschäftigen auch die Fragen der In-vitro-Fertilisation, die Fragen im Zusammenhang mit der Forschung an menschlichen Embryonen. Auch die Diskussion um das Sterben – aktive und passive Sterbehilfe – dringt tief in das ärztliche Gewissen. Die große Zahl der jährlich vorgenommenen Schwangerschaftsabbrüche berühren die ärztliche Sittlichkeit sehr eng, weil gerade hier Aufklärung und Eintreten für eine präventive Medizin mit Sicherheit viele Probleme gar nicht erst entstehen ließe.

Es sind der Umgang mit Leben, die erkennbaren Tendenzen angemaßter Fremdbestimmung und Fremdverfügung, die gerade dem unfallchirurgisch tätigen Arzt zu schaffen machen müssen. Am Beispiel der Unfallchirurgie nämlich wird die ganze Tragweite des Dilemmas sichtbar, weil der Arzt hier seinen ganzen persönlichen Einsatz und all sein Können aufbieten und mit allen zu Gebote stehenden chirurgischen und medizinischen Möglichkeiten *für* die Erhaltung des Lebens, für die Wiederherstellung von Anatomie und Funktion im wahrsten Sinne des Wortes kämpft, selbst wenn er zu diesem frühen Zeitpunkt keineswegs weiß oder sicher sein kann, diesen Kampf in jedem Fall auch gewinnen zu können.

Der Unfallchirurg bejaht deshalb die Gesinnung, wie sie der hippokratische Eid in so einfacher wie umfassender Formulierung zum Ausdruck bringt ohne jede Einschränkung. Unsere Patienten können sich blind darauf verlassen.

Franz Büchner bringt dies in seiner so denkwürdigen Rede, die er in der Zeit des Nationalsozialismus – am 18. November 1941 (auf den Tag genau vor 46 Jahren) – in der Aula der Albert-Ludwigs-Universität zu Freiburg gehalten hat auf den Punkt, indem er sagt:

"Der einzige Herr, dem der Arzt zu dienen hat, ist das Leben". Und an anderer Stelle heißt es: *"Die menschliche Gesellschaft hat dem Arzt das Amt zugewiesen, allem bedrohten Leben, wenn möglich Heiler, wenn nicht möglich Zuflucht zu sein".* Daß diese Einstellung Dreh- und Angelpunkt in der Beziehung Arzt–Patient ist, wird von K. H. Bauer (1952) so zum Ausdruck gebracht: *"Übersehen wir nicht: Nur das hippokratische Bild des helfenden Arztes entspricht auch heute noch dem Bedürfnis des menschlichen Herzens! Aber wer noch ein Ideal sein eigen nennt, muß auch dafür kämpfen".*

Lassen Sie mich auf ein anderes Thema näher eingehen, das sehr eng mit dem Schutz des Lebens zusammenhängt und zu dem wir Unfallchirurgen einmal Stellung beziehen müssen. Es ist ein Problem, dem wir offenbar ohne eigene Einflußnahme oder eine Lösungsmöglichkeit gegenüber stehen, obwohl gerade wir uns in der Unfallchirurgie tagtäglich damit befassen müssen und jeder hier im Saal ohne eigenes Zutun unvermittelt auf das Stärkste davon betroffen werden kann. Ich meine das Unfallgeschehen auf unseren Straßen, das wie es scheint, in letzter Zeit zu eskalieren droht. In diesem Zusammenhang drängt sich geradezu und unausweichlich die Frage nach der Prävention – der Verhütung und Verhinderung von Unfällen – auf.

Die große Zahl der jährlichen Verkehrsopfer ist uns allen bekannt. Die Aktion "Fragen zur Gesundheit" hat bei einer 1980 ausgewerteten Umfrage ergeben, daß sich 12% der Bevölkerung als unfallverletzt bezeichnen. Die Folgen sind für den Betroffenen, seine Familie und die Gesellschaft oftmals schwerwiegend und weitreichend. Gar nicht so selten sind sie unkorrigierbar. Sie betreffen den menschlich-persönlichen, den sozialen und den volkswirtschaftlichen Bereich. Der tägliche Umgang mit Unfallopfern, die fast intime Kenntnis vom Unfallhergang verpflichten den Arzt, seine Stimme zu erheben und alle verantwortlichen Institutionen und Verbände, aber besonders die Politiker eindringlich aufzufordern, sich noch stärker für eine wirksame Unfallverhütung einzusetzen.

Die Meldung eines Verkehrsunfalles im halbstündlichen Verkehrsfunk gehört heute zu den Nachrichten, die bei uns weder ein Bedauern noch eine Anteilnahme für die Unfallopfer auslösen. Vielmehr ist die Gewöhnung daran soweit fortgeschritten, daß eher Ärger und Unmut aufkommen, weil möglicherweise die eigene Fortbewegung beeinträchtigt werden könnte. Es ist dies ein Phänomen, über das wir alle nachdenken sollten.

"Würde in einem Staat mit 50 Millionen Einwohnern plötzlich eine Krankheit ausbrechen, die täglich 1000 Kranke und 35 Tote fordert, die Welt hielte den Atem an, alles riefe nach Hilfe. Aber daß es z.B. in Westdeutschland täglich 1000 Verletzte und 35 Tote durch Verkehrsunfälle gibt, darüber regt sich kaum jemand mehr auf, weil es buchstäblich etwas Alltägliches geworden ist."

Diese Feststellung traf K. H. Bauer, der Mitbegründer der Verkehrsmedizin und Ehrenmitglied unserer Gesellschaft bereits 1957!

Noch 1980 wurden in der Bundesrepublik Deutschland 13 000 Menschen im Straßenverkehr getötet und 380 000 verletzt. Rechnet man die Zahl der Getöteten aus 10 Jahren zusammen, so wäre eine Stadt wie Freiburg völlig ausgestorben und menschenleer. Eine erschütternde Vorstellung. Nach 1980 wurde für Pkw-Unfälle eine fallende Tendenz erkennbar. Dagegen aber stieg die Zahl der tödlichen Zweiradunfälle um 33% und die der dabei schwerverletzten Personen gar um 43%.

Wertvolle Hinweise auf die Entwicklung des Unfallgeschehens verdanken wir der Unfallforschung, wie sie beispielhaft die Unfallchirurgische Klinik der Medizinischen Hochschule Hannover zusammen mit der Technischen Universität hier in Berlin seit 1973 durchführt. In einer Arbeit wiesen Tscherne und Mitarbeiter 1978 im Zusammenhang mit dem Rückgang tödlicher Pkw-Unfälle und Verringerung der Zahl Schwerverletzter auf folgende Ursachen hin:

— Verkehrserziehung in den Schulen,
— Punktesystem für Mehrfachtäter (01.05.1974),
— Herabsetzung der Alkohol-Promille-Grenze auf 0,8‰ (1974),
— Anlegepflicht von Sicherheitsgurten (01.01.1976),
— Verbot für Kinder auf Frontsitzen (01.01.1976),
— Entschärfung des Pkw-Innenraumes durch Polsterung,
— nachgiebige Lenksysteme,
— Tempo 100 km/h auf Landstraßen,
— Richtgeschwindigkeit 130 km/h auf Autobahnen,
— Partnerschaftliches Verhalten.

Durch die Einführung eines Bußgeldes für nicht angeschnallte Personen in einem Pkw am 01.08.1984 konnte die Zahl der Toten noch weiter gesenkt werden. Einen guten Überblick dazu vermitteln die Zahlen von 1983 mit 11 732 Getöteten, 1984 mit 10 199 und 1985 mit 8400.

Diese positive Entwicklung auf unseren Straßen hielt leider nicht lange an. In diesem Sommer berichtete ein deutsches Nachrichtenmagazin unter der Überschrift: *"Da verstümmelt sich eine Generation"* über steigende Unfallzahlen. Vor allem werden *Temporausch, riskante Folgeabstände der Fahrzeuge auch bei sehr hohen Geschwindigkeiten sowie Zunahme einer aggressiven Fahrweise ohne Rücksicht auf Verluste* genannt.

Die Zahlen aus der Unfallchirurgie der Chirurgischen Universitätsklinik Freiburg für 1986 sprechen ebenfalls eine deutliche Sprache, dies insbesondere im Hinblick auf die Zweiradunfalle. Von 3 927 stationär behandelten Unfallpatienten hatten 402 — also rund 10% — einen Zweiradunfall erlitten. Speziell bei den Motorradfahrern liegt der Altersgipfel in der Gruppe der 18 bis 25jährigen. In *einem* Jahr kamen 8 Amputationsverletzungen und 30 schwere Schädel-Hirn-Traumen mit bleibenden Schäden zur Behandlung, ganz zu schweigen von den schweren inneren Verletzungen, den breit offenen Frakturen und den zerstörten Gelenken.

Zählen Sie, meine verehrten Kolleginnen und Kollegen, Ihre eigenen Fälle dazu, dann ergibt sich eine verheerende Jahresbilanz.

Es ist keine Frage, daß einem Teil der Verkehrsteilnehmer die Fahrform des *"Thrill"*, dem *"Prickeln"* beim Schnellfahren mit Anstieg von Puls und Blutdruck zum Verhängnis wird. Der bewußte Verzicht auf Sicherheit spielt insofern eine Rolle, als er das volle Auskosten eines derartigen Grenzerlebnisses erst ermöglicht. Nur so wird verständlich, was in unserer Gesellschaft momentan Konjunktur hat, nämlich sich freiwillig Gefahren auszusetzen, um darin ein neues Erlebnisgefühl zu empfinden oder besser — zu konsumieren. Auslebenstendenzen werden von der Industrie zu Werbezwecken genutzt, indem die sportliche, kraftbetonte Seite eines Fahrzeugs besonders herausgestellt wird. Damit soll individueller Überlegenheitsgewinn suggeriert werden. Eine solche Einstellung behindert eine realistische Grundhaltung zu Automobil und Motorrad ganz erheblich. Im Gegenteil. Es treten Symptome in den Vordergrund, die nicht mehr zweckrational bestimmt sind, sondern mit *"Siegen-wollen, Sich-durchsetzen und mit Lustgewinn"* befrachtet sind.

In diesen Zusammenhang paßt nahtlos auch der in vielen Situationen heute fälschlich benutzte Begriff der *Selbstverwirklichung,* der von der Philosophie her ja für die Gestaltung des eigenen Daseins gemäß den eigenen, natürlichen Anlagen steht. Selbstverwirklichung kann gar nicht mehr dem eigentlichen Sinn entsprechen, wenn dabei die Freiheit des anderen beeinträchtigt bzw. verletzt wird. Für eine bestimmte Gruppe von Verkehrsteilnehmern aber scheint schnelles und rücksichtsloses Fahren offensichtlich die Züge einer falschen Selbstverwirklichung zu tragen. Sie huldigt einem extremen Individualismus, der nur als rücksichtsloser Egoismus bezeichnet werden kann.

Auch Schlagworte wie *"Freie Fahrt für freie Bürger"* sind nicht hilfreich. Schlimm sind auch Aufkleber an Fahrzeugen wie: *"Tempo 200 sind genug".* Der arroganteste Spruch jedoch lautet: *"Mein Auto fährt auch ohne Wald".* Solche Sprüche sind in ihrer Arroganz, ihrem hervorquellenden Egoismus und in ihrer Dummheit nicht mehr zu überbieten.

Dieser Zeiterscheinung steht der größte Teil unserer Bevölkerung sprachlos gegenüber. Parallel dazu glaubt man, eine Teilnahmslosigkeit zu erkennen oder gar die Umkehrung hin zur Lust am Zuschauen bei Unfällen mit gleichzeitiger Behinderung für Hilfe und Bergung. Für dieses Phänomen unmenschlichen Verhaltens fehlt jede Erklärung.

Der Verlust des Gefühls der Zusammengehörigkeit, des Gemeinschaftsinnes zur spontanen aktiven Hilfeleistung − *denn es könnte mir ja das gleiche passieren* −, scheint der Flucht in rein passives Beobachten gewichen zu sein. Denn, wozu eigentlich besitzen wir in der Bundesrepublik Deutschland ein engmaschiges und teueres Netz einer professionellen Rettung, das in der ganzen Welt Beachtung findet! − *Sie werden schon gleich kommen − sie die Rettungswagen oder besser noch der Rettungshubschrauber mit Notarzt und Rettungssanitätern. In den Unfallkliniken wird man alles schon wieder richten und in Ordnung bringen. Schließlich bin ich gut versichert. Ich habe Anspruch!* Diese Mentalität einer ausgesprochenen Erwartungshaltung kommt ja auch nicht ganz von ungefähr. In der Deklaration der Menschenrechte (1948) ist ausdrücklich auch das *Recht auf Gesundheit* verbrieft. Dies scheint eine weitere Quelle für einen völlig unbegründeten Optimismus zu sein. Maurice Müller sagte dazu in seiner Eröffnungsrede 1972: *"Als Ärzte können wir kaum glauben, daß der Gesetzgeber dabei die Gesundheit im engeren Sinne meint. Denn körperliche und geistige Gesundheit bleiben ein Geschenk Gottes, ein Geschenk, das jeder zeitlebens hüten muß und für das er täglich etwas zu tun hat. Wer soll für die geistig und körperlich behinderten Wesen verantwortlich gemacht werden? Und sicherlich werden nur die wenigsten von uns als gesunder Mensch diese Erde verlassen. Wo bleibt da das Recht auf Gesundheit?"*

Wir kehren zurück zum Unfallgeschehen auf Deutschlands Straßen, an dem eine Entwicklung erkennbar wird, die Angst und Sorge bereitet. Wir stellen fest, daß Unfallhäufigkeit und Verletzungsschwere wieder zugenommen haben. Trotz der großen Erfolge der Unfall- und Wiederherstellungschirurgie wird es "Defektheilungen", Invalidität, sozialen Abstieg, Verlust des Arbeitsplatzes, seelische und materielle Not bei vielen Unfallopfern geben.

Wir fragen, was wird getan? Was kann getan werden, um die Zahl der schweren Unfälle zu reduzieren und den Verletzungsgrad zu minimieren.

In der Festschrift zum 100jährigen Jubiläum der gesetzlichen Unfallversicherung vor zwei Jahren sind die imponierenden Leistungen und Erfolge der gewerblichen Berufsgenossenschaften aufgelistet, von denen m. E. die wichtigsten auf die Forschung und die Unfallverhütung entfallen. Mehr als ein Viertel dieser Schrift befaßt sich mit Unfallverhütung. Dabei rückt die Generalklausel von 1963 ganz in den Mittelpunkt. Sie besagt, daß *die Verhütung von Unfällen mit allen geeigneten Mitteln betrieben werden muß*". Diese entschiedene Willensbekundung von 1963 wurde rasch und wirkungsvoll mit speziellen Maßnahmen zur Arbeitssicherheit unterlegt und durch regelmäßige Kontrollen überprüft. Diese haben entscheidend den kaum mehr zu überbietenden hohen Standard der Sicherheit am Arbeitsplatz begründet.

Warum, so muß gefragt werden, soll dieses für den Straßenverkehr nicht auch möglich sein?

Es soll besonders betont werden, daß die Arbeit der Deutschen Verkehrswacht und vor allem auch die Forschungsarbeiten der Automobilindustrie beispielsweise zur Verletzungskinematik und zu den Belastungsgrenzen des menschlichen Körpers mit Umsetzung der Ergebnisse in den Serienbau von Fahrzeugen bereits zu Teilerfolgen geführt haben. Auf der Suche nach Lösungsmöglichkeiten sind zunächst Feststellungen zu treffen, wie sie der Verkehrsexperte Professor Danner (1983) in seinem Buch *"Gurt oder Tod"* aufgrund der Auswertung von Verkehrsunfalldaten aufzeigt:

— *etwa ein Drittel der Auto-(und Motorrad-)fahrer kennt
die Gefahren auf den Straßen überhaupt nicht,*
— *ein weiteres Drittel kennt zwar die Gefahren, es erkennt
die Gefahr jedoch nicht im richtigen Moment,*
— *das letzte Drittel schließlich umfaßt Auto-(und Motorrad-)fahrer,
welche die Fahren kennen, diese auch erkennen,
dann aber nicht die richtige Reaktion einleiten.*

Diese Erkenntnisse führen Max Danner zu der Einschätzung, daß auf unseren Straßen *reine Amateure und keine Profis* am Steuerrad bzw. am Lenker sitzen. So läßt sich auch mühelos die Verteilung der Unfallursache auf die verschiedenen Bereiche eines Regelkreises erklären:

Mensch – Fahrzeug – Straße – Umwelt!

Danach entfallen auf den Menschen als dem schwächsten Glied in dieser Kette mehr als 90% der Verursachung von Unfällen; auf die Straße und die Umwelt zusammen knapp 8% und auf das Fahrzeug selbst noch ganze 2%.

Die Schwachstelle also ist in über 90% der Unfälle der Mensch selbst. Dieses ist eine wichtige Erkenntnis, die schon wesentlich früher zu Konsequenzen hätte führen müssen. Man muß sich wirklich fragen, warum es reinen Amateuren in unserem Land erlaubt ist, tonnenschwere Fahrzeuge mit Insassen und bei so großer Verkehrsdichte auf jede beliebig mögliche Geschwindigkeit beschleunigen zu dürfen. Es muß endlich auch Schluß gemacht werden mit der Verharmlosung und bewußt falschen Interpretation der Zahlen aus dem statistischen Bundesamt in Wiesbaden z. B. durch verkehrspolitische Sprecher. Nur ein Beispiel: Anfang September wurden die Zahlen für das erste Halbjahr 1987 veröffentlicht. Danach wurden 3 535 Menschen im Straßenverkehr getötet und fast 200 000 (192 347) verletzt. Daß die Zahlen im Vergleich zum Vorjahr etwas günstiger liegen wurde offiziell mit den Schlecht-Wetter-Monaten *Januar* und *Juni* begründet. Die Gesamtzahl der Unfälle aber ist im genannten Zeitraum fast auf 1 Million (970000) — also um 5,3% — angestiegen. Die für die Medien bestimmte Schlußfolgerung lautet: Raserei und Rowdytum auf unseren Straßen entsprechen nicht der Wirklichkeit, obwohl bekannt war, daß Anzeigen wegen Nötigung im gleichen Zeitraum um das Doppelte zugenommen hatten und als Hauptunfallursache *nichtangepaßte Geschwindigkeit und zu geringer Sicherheitsabstand* genannt wurden.

Es müssen Überlegungen in allen denkbaren Richtungen angestellt werden, aus denen taugliche Lösungen erwartet werden können. Es darf dabei keine Maßnahme, auch wenn sie unpopulär wäre, tabu sein.

Am Anfang hat die intensive Ausbildung der Führerscheinanwärter zu stehen unter Einschluß der Gefahrenlehre, die Prüfungsgegenstand sein muß. Der Führerschein auf Probe ist eingeführt. Die Medien sind aufgerufen, immer wieder und stärker als bisher über das Unfallgeschehen zu berichten und Hinweise zur Fahrsicherheit zu geben. Über verbesserte und moderne Verkehrsüberwachung aus der Luft wurde kürzlich aus Baden-Württemberg und aus Bayern berichtet. So wird es möglich sein, gefährliches und rücksichtsloses Fahrverhalten einzelner besser zu erkennen und Raser wie Rowdys zur Rechenschaft zu ziehen.

Auch die Ausschöpfung moderner elektronischer Techniken in den Fahrzeugen können den Fahrer stärler entlasten und evtl. die Fahrsicherheit erhöhen. Schließlich muß dann auch dem Amateurstatus des Verkehrsteilnehmers Rechnung getragen werden, indem die zulässige Höchstgeschwindigkeit auf Autobahnen festgesetzt wird. Der hessische Wirtschaftsminister hat vor kurzem eine konkrete Zahl genannt, die sich an den Nachbarländern orientiert.

Es müßte uns in der Bundesrepublik Deutschland schon lange zu denken geben, warum wir in ganz Europa das einzige Land ohne Tempolimit auf den Autobahnen sind und wir offensichtlich weder durch das Sterben des Waldes noch und vor allem durch das der Menschen zu beeindrucken sind. Obwohl wir von den USA fast alles übernehmen, wird kein Gedanke daran verschwendet, daß es dort bereits seit 1972 ein recht drastisches Tempolimit (ca. 90 km/h) gibt, das akzeptiert wird. Wir verbuchen hier zwar zu Recht, daß dank der hervorragend funktionierenden Rettungskette heute von 100 Unfallverletzten immerhin 80 lebend eine Klinik erreichen. Eine Zahl, die 1959 noch bei 45 Verletzten lag. Vergessen oder verdrängt wird jedoch die Tatsache, daß in vielen Fällen wohl das Leben zu retten war, eine Wiederherstellung bis hin zur vollen Funktionstüchtigkeit dagegen nicht die Regel ist. Die zerstörende Gewalt ist eben doch ungeheuerlich groß und brutal.

Anläßlich des SICOT-Kongresses 1987 in München sagte Professor Webb vom Queen's Medical Center in Nottingham/England im Rahmen eines Panels über Polytrauma und Verletzungsschwere sinngemäß: *Es ist eine Ungeheuerlichkeit, ja ein Skandal, daß es auf deutschen Autobahnen erlaubt ist mit Geschwindigkeiten von 200 km/h und mehr zu rasen. In England hat die Regierung die Häufigkeit dieser schweren Verletzungen durch Gesetze deutlich reduziert.*

Diese Aussage vor einem großen internationalen Publikum sachkundiger Unfallärzte hat mich sehr betroffen und nachdenklich gemacht. Ich bin mir jedoch sicher, daß es eine ganze Reihe einflußreicher Personen gibt, die an der Wirksamkeit einer Geschwindigkeitsbegrenzung zweifeln. Aber gerade sie müssen sich fragen lassen, welche stichhaltigen

Argumente sie *dagegen* vortragen können. Es stimmt einfach nicht, daß alle Langzeituntersuchungen auf bestimmten Autobahnabschnitten für die Beibehaltung der jetzigen Regelung und für eine pathologische Sorglosigkeit sprechen. Allein die Vernunft und die langjährige Erfahrung aller anderen europäischen Länder gebieten ein sinnvolles Tempolimit.

Wir Ärzte sind deshalb aufgerufen, unser Wissen um das Unfallgeschehen und um die menschlichen Schicksale der Unfallopfer an die Politiker heranzutragen. Prophylaxe zu betreiben oder zumindest zu bewirken, daß sie betrieben wird, gehört zu den vornehmsten Aufgaben des Arztes. Dies gilt in besonderen Maße dann, wenn er von der Tauglichkeit eines Instrumentes überzeugt ist, mit dem viele Menschenleben oder auch nur ein einziges vor allzu großer Beschädigung bewahrt werden könnte.

Leonhard Bernstein sagte einmal: wir müssen schnell lernen, solches Wissen, mit dem wir etwas beherrschen können, zu nutzen, und zwar mit der Geschwindigkeit von Protonen und Neutronen. Ich habe eingangs gesagt, daß wir zum Unfallgeschehen und zur Unfallverhütung Stellung beziehen müssen. Jetzt bitte ich Sie, Einfluß zu nehmen, wo immer Ihnen dies möglich ist.

Prim. Dr. Povacz

Bevor wir jetzt den letzten, den angenehmen Teil der Eröffnung, beginnen, möchte ich Herrn Prof. Kuner sehr herzlich für diese Worte danken.

Es ist der Ernst der Situation angesprochen worden in rein sachlicher Weise und es herrscht auch jetzt eine gewisse ernste Stimmung. Die möchte ich als Österreicher etwas auflockern, indem ich den zweiten Teil, die Ehrung verdienter Mitglieder, mit einer Scherzfrage eröffne.

Es lautet eine Scherzfrage: Was ist der Unterschied zwischen einem ordentlichen und einem außerordentlichen Professor? Die Scherzantwort lautet: Der ordentliche Professor hat nie etwas Außerordentliches geleistet und der außerordentliche Professor hat nie etwas Ordentliches geleistet.

Ich möchte mit der Ehrung der beiden Herren, die die Österreichische Gesellschaft heute zu korrespondierenden Mitgliedern ernennt das Gegenteil beweisen.

Ich bitte Herrn Prof. Ruedi und Herrn Prof. Schweiberer zu mir auf das Podium.

Zunächst zu Herrn Prof. Ruedi. Die Österreichische Gesellschaft für Unfallchirurgie hat einstimmig beschlossen, Sie zu ihrem korrepondierenden Mitglied zu ernennen.

Herr Prof. Ruedi wurde am Weihnachtstag 1935 geboren. Es haben sich seine Eltern damit sozusagen das schönste Weihnachtsgeschenk gemacht, wie sich das im Laufe des Lebens herausgestellt hat und sie waren sich dessen auch bewußt und haben ihm eine entsprechende Ausbildung zuteil werden lassen. Er hat nicht nur in der Schweiz studiert am Gymnasium, sondern war auch schon in den Vereinigten Staaten. 1955 hat er in Chur maturiert und hat anschließend Medizin in Genf, Zürich, in Wien und in Paris studiert. Das Staatsexamen hat er 1961 in Zürich abgelegt. Dann war er 2 Jahre Assistenzarzt am Kreisspital in Büllach; und hierauf ist er nach Amerika gegangen als Research fellow an das Columbia Presbiterian Hospital. Von 1965–1967 war er Assistent an der Chirurgischen Klinik im Kantonsspital Chur, dann ist er mit Professor Allgöwer nach Basel übersiedelt;

war dort ab 1969 Oberarzt und hat sich 1974 habilitiert mit dem Thema "Titan und Stahl in der Knochenchirurgie". Er erhielt dafür auch den Jahrespreis der Arbeitsgemeinschaft für Osteosynthesefragen. 1975 wurde er zum leitenden Arzt und Chefarztstellvertreter am Department für Chirurgie in Basel Land ernannt. 1979 wurde er als Chef in die Chirurgische Klinik im Kantonsspital Chur berufen, 1983 außerordentlicher Professor für Chirurgie an der Universität Basel, bereits 1985 Ehrenmitglied der Eastern Orthopaedic Association und korrespondierendes Mitglied der Deutschen Gesellschaft für Unfallheilkunde. Er überblickt insgesamt 170 Publikationen und 350 Vorträge, und hat eine Reihe von Buchbeiträgen sowie 1983 den Buchatlas, "Operative Zugangswege der Osteosynthese", den viele von Ihnen kennen werden, vorgelegt. Er ist Mitherausgeber des Lehrbuches für Allgemeine Chirurgie von Breitner in der 5. Auflage. Herr Prof. Ruedi, ich gratuliere Ihnen zu diesen medizinischen Leistungen und rechne es uns als eine Ehre an, daß wir Sie als korrespondierendes Mitglied in unsere Gesellschaft aufnehmen können.

Eine ganz besondere Freude ist es mir, daß Herr Prof. Schweiberer während meiner Präsidentschaft als korrespondierendes Mitglied in diese Gesellschaft aufgenommen wird. Das ist eine Sache, die längst fällig war. Es hat sich scheinbar verzögert, weil er uns einmal alle in große Bestürzung versetzt hat. Und zwar wie er seine Untersuchungen über die Durchblutung des langen Röhrenknochens gebracht hat, hat er dies in Salzburg vorgetragen. Da hatte man zunächst den Eindruck, daß was wir bisher Jahre gemacht haben, das Aufbohren das ist ja ganz was Schlechtes. Da haben wir alle zurückgezogen. Da hat es eine Diskussion gegeben, wir Bohren ein bißchen auf, einige haben gesagt, wir Bohren ja gar nicht voll auf. Entgegen allen Erfahrungen die wir hatten, da sind wir alle etwas verwirrt geworden. Aber das hat sich in der Zwischenzeit gelegt, wir Bohren weiter auf und wir haben gesehen, daß die Ergebnisse gut sind.

Herr Prof. Schweiberer, als Präsident habe ich die Möglichkeit Ihre Leistungen auf dem Gebiet der Chirurgie und speziell auf dem Gebiet der Unfallchirurgie dieser Festversammlung bekannt zu machen.

Herr Prof. Schweiberer ist uns Österreichern insofern auch sehr nahe, weil er ein Bayer ist. Er ist 1930 in Degerndorf am Inn geboren, er ist dort in die Volksschule gegangen und hat dann in Rosenheim das Gymnasium besucht. Er hat 1951 maturiert und dann in München Medizin studiert. 1956 Promotion, 1957/58 Assistent am Pathologischen Institut in München-Schwabing. 1959/60 internistische Ausbildung an der 2. Universitätsklinik München und im Kreiskrankenhaus Schongau. 1960 Assistent an der Chirurgischen Klinik Homburg/Saar unter Prof. Lüdecke. 1965 Facharzt für Chirurgie, ein Jahr darauf Oberarzt der Klinik. 1968 Habilitation für das Fach Chirurgie. 1970 Langenbeck-Preis. 1971 Wahl in das Präsidium der Deutschen Gesellschaft für Chirurgie. 1972 Ernennung zum Professor und zum Direktor der Klinik in Homburg/Saar.

Das ist kurz sein Werdegang. Er ist verheiratet und hat 3 Kinder, eine seiner Töchter ist Deutsche Meisterin in Karate.

Aber was mich an ihm besonders beeindruckt hat sind nicht nur die Leistungen, die er erbracht hat, sondern wie ich an einem Besuch in seiner Klinik gesehen habe, die lockere Stimmung die dort herrschte. Trotz des immensen Arbeitspensums das jeder einzelne dort hat, war das ein gemütliches und gutes Beisammensein. Ich möchte nur einen einzigen Fall erwähnen, den ich dort gesehen habe. Als ich hingekommen bin lag dort auf der Abteilung ein Patient, der hatte auf der rechten Seite einen offenen Oberschenkelbruch mit Gefäßdurchtrennung, auf der linken Seite eine traumatische Amputation am Oberschenkel mit einem schweren Pilon-tibiale im Amputat. Es wurde in einer Sitzung der li. Oberschenkel versorgt, das Pilon-tibiale versorgt und replantiert. Und wie ich hingekommen bin nach einigen Wochen waren beide Beine in Ordnung und ausgezeichnet durchblutet. Das kann nur jemand ermessen, der solche Verletzungen gesehen hat, welche Arbeit, Organisation und welches Können hinter einer solchen Leistung stehen. Das hat auch dazu geführt, daß er 1976 zum Geschäftsführenden Direktor der Chirurgischen Klinik ernannt wurde, 1981 wurde er an die Universität München berufen, 1982 hat er dort auch die Chirurgische Poliklinik übernommen. Seine klinische Tätigkeit umfaßt die allgemeine Chirurgie des Abdomens, des Thorax, der endokrinen Organe und natürlich die Unfallchirurgie. Schwerpunkt seiner wissenschaftlichen Tätigkeit sind die Extremitäten, die Körperhöhlentraumatologie, das Polytrauma, die experimentelle Knochentransplantation und die Mikrovaskularisation des Knochens. Er ist leitend beteiligt gewesen an Forschungsprogrammen, z. B. über Biopolymere und Biomechanik von Bindegewebssystemen und ganz besonders hervorzuheben der Stiftung Volkswagenwerk über Mikrochirurgie. Und was dort auf dieser Abteilung geleistet wurde das grenzt auch wieder ans Wunderbare. Ich habe dort gesehen, daß Mikrochirurgen eine sehr schwere Replantation durchgeführt hatten, während dieser Operation ist eine Milzruptur eingeliefert worden, die Leute haben die Operation unterbrochen, haben die Milz versorgt und dann wurde wieder weiteroperiert; und zwar ohne viel Krampf.

Vorlesungen führt er seit 1965 durch. Er war auch in der Ärztekammer des Saarlandes tätig und ist im wissenschaftlichen Beirat der Bundesärztekammer. Er ist Mitherausgeber der Breitnerschen Operationslehre, Redakteur in einigen Zeitschriften, wie wir alle wissen.

Ich möchte noch dazu sagen, daß neben diesen fachlichen Dingen mich ganz besonders auch die menschliche Qualität beeindruckt hat. Als ich eine Woche in Homburg war hat er mich dreimal zu sich eingeladen, und wir sind jedesmal zu Fuß von der Klinik in die Wohnung gegangen, haben dort gegessen und sind zu Fuß wieder zurückgegangen. Dies war eine sehr gute Möglichkeit mich dabei über das Geschehen in der Klinik zu informieren und auch fachliche Gespräche zu führen. Ich habe so etwas weder vorher noch nachher erlebt.

Prof. Schweiberer pflegt schon seit langem sehr enge Kontakte zu den Österreichischen Unfallchirurgen und deswegen rechnen wir es uns selbst als eine hohe Ehre an, daß wir ihn in unserer Gesellschaft als korrespondierendes Mitglied aufnehmen können.

Ich möchte Ihnen, Herr Prof. Schweiberer, persönlich sehr herzlich gratulieren.

Prof. Schweiberer

Sehr geehrter Herr Präsident, lieber Herr Povacz, meine Damen und Herren!

Wir haben soeben abgesprochen, daß ich auch im Namen von Herrn Ruedi für diese Ehrung danke. Ich will Ihre Zeit nicht lange in Anspruch nehmen, möchte aber doch soviel sagen; daß wir beide sehr stolz sind korrespondierende Mitglieder der Österreichischen Gesellschaft für Unfallchirurgie zu sein, deren Begründer Lorenz Böhler war, der größte und bedeutendste Unfallchirurg der neuen Zeit. Der Vater der modernen Unfallchirurgie, dessen Schüler sein Werk in hervorragender Weise weiterentwickelt haben. Unsere Kontakte, die der Deutschen und Schweizer Kollegen, reichen weit zurück in die 60er Jahre, wo wir mit großem Engagement und großem Interesse die straff organisierten Kongresse in Salzburg besuchten. Aber auch die Besuche an den Österreichischen Unfallkrankenhäusern waren für uns Leitschnur unseres unfallchirurgischen Handelns. Ich möchte dafür allen Kollegen aus Österreich sehr herzlich danken, ganz besonders auch Herrn Prof. Jörg Böhler, an dessen Haus ich oft sein konnte. Es ist mir, und ich schließe meinen Freund Thomas Ruedi mit ein, es ist uns eine Ehre korrespondierende Mitglieder Ihrer Gesellschaft zu sein.

Wir bedanken uns für diese Ehrung.

Dr. Ch. Richon

Meine Damen und Herren,

die Schweizerische Gesellschaft für Unfallmedizin und Berufskrankheiten hat anläßlich ihrer letzten Generalversammlung Herrn Priv.-Doz. Urs Heim aus Bern als Ehrenmitglied einstimmig gewählt. Ich brauche Ihnen Urs Heim nicht vorzustellen, nicht nur weil er vor 4 Jahren in Lausanne als Schweizer Präsident das Alphorn geblasen hat, sondern er ist durch seine Arbeiten gut bekannt, er ist gegenwärtig, dank der AO, in ganz Europa ein Vertreter unserer Schweizer Chirurgie. Er ist in der Schweiz bei jedem Fortbildungskurs, bei jedem Kongreß ein sehr aktiver Teilnehmer, als Organisator oder als Referent bei der Schweizerischen Gesellschaft für Chirurgie, sei es bei der AO oder auch bei der Schweizerischen Sektion des International College of Surgeons.

Lieber Urs, ich bin sehr froh, Dir hier Dein Diplom übergeben zu können.

Priv.-Doz. Dr. Urs Heim

Sehr verehrte Damen, sehr geehrte Herren,

Sie sehen, in der Schweiz ist alles etwas kleiner.

Es ist fast etwas Ordentliches was ich bekomme, auch wenn es mit einer ordentlichen oder außerordentlichen Professur nichts zu tun hat.

Wissenschaftspreis (Herbert-Lauterbach-Preis) und Ehrungen der Deutschen Gesellschaft für Unfallheilkunde

Die schönste und ehrenvollste Aufgabe eines jeden Präsidenten ist es, im Rahmen der feierlichen Kongreßeröffnung Persönlichkeiten ehren oder für hervorragende wissenschaftliche Leistungen auszeichnen bzw. eine solche Auszeichnung ankündigen zu dürfen.

Aus Anlaß des 100jährigen Bestehens der gesetzlichen Unfallversicherung im Jahre 1985 hat der Mitgliederverband der Vereinigung Berufsgenossenschaftlicher Kliniken einen Preis für besondere wissenschaftliche Leistungen auf dem Gebiet der Unfallmedizin beschlossen und mit 10 000,– DM dotiert. Erstmals wurde er im vergangenen Jahr anläßlich unserer 50. Jahrestagung vergeben.

Nun noch ein Wort zum Stifter dieses Preises. In der Vereinigung Berufsgenossenschaftlicher Kliniken sind 7 Unfallkliniken, eine Klinik für Berufskrankheiten und zwei Unfallbehandlungsstellen zusammengeschlossen. Die im Jahre 1968 unter dem Namen "Arbeitsgemeinschaft der Träger Berufsgenossenschaftlicher Rehabilitationseinrichtungen" ("Arge Reha") gegründete Vereinigung will nach ihrer Satzung auch zur Förderung der wissenschaftlichen Arbeit auf dem Gebiet der Unfallmedizin und der Rehabilitation beitragen.

Da der langjährige Hauptgeschäftsführer des Hauptverbandes der gewerblichen Berufsgenossenschaften – Dr. Herbert Lauterbach – zugleich Ehrenmitglied der Deutschen Gesellschaft für Unfallheilkunde war und hierin die enge Verbundenheit der Gesellschaft mit den Berufsgenossenschaften zum Ausdruck kommt, lag es nahe, diesen Preis nach ihm zu benennen.

Ich darf nun Herrn Böhmer, den ehrenamtlichen Arbeitgebervertreter und Vorsitzenden der oben genannten Institution bitten, die Verleihung des Wissenschaftspreises vorzunehmen.

Herr Böhmer

Herr Präsident, meine Damen und Herren!

Im Namen der Mitgliederversammlung der Vereinigung Berufsgenossenschaftlicher Kliniken verleihe ich den diesjährigen Herbert-Lauterbach-Preis an Herrn Priv.-Doz. Dr. med. Volker Hendrich, Oberarzt der Chirurgischen Universitätsklinik, Abt. Unfallchirurgie, Freiburg/Breisgau für seine Arbeit

> *"Kontaktflächen und Druckverteilung am oberen Sprunggelenk unter besonderer Berücksichtigung des Volkmannschen Dreiecks".*

Die Arbeit von Herrn Dr. Hendrich demonstriert anhand von Untersuchungen der mechanischen Druckbelastung und deren Verteilung auf die verschiedenen Gelenkregionen klinische Erfahrungen und unterstreicht hierdurch die biomechanische Bedeutung der Kantenfragmente. Sie stellt somit einen sehr interessanten und wichtigen Beitrag zum Thema *"Posttraumatische Gelenkschädigungen am oberen Sprunggelenk"* dar.

Herr Dr. Hendrich, ich darf Ihnen die Urkunde übergeben und darf Ihnen gleichzeitig meinen herzlichen Glückwunsch aussprechen.

Priv.-Doz. Dr. Hendrich

Meine Damen und Herren,

Sie sehen vor sich einen glücklichen Menschen, der sich bedanken möchte. Ich möchte mich bedanken bei den Berufsgenossenschaften und bei den Chirurgen, die meine Arbeit für preiswürdig hielten. Ich möchte mich auch bedanken bei meinem Chef für die stete Unterstützung der Arbeit und den nötigen Freiraum, den er mir gewährt hat.

Ich möchte mich an dieser Stelle aber auch bei den Kollegen unserer kleinen Arbeitsgruppe "Druckmeßfolien" bedanken, die mit mir zusammen arbeiteten und möchte hierbei besonders den Namen meines Freundes und Kollegen Karl-Heinz Wittmer nennen.

Vielen Dank.

Präsident Kuner

Meine sehr verehrten Damen und Herren,

Sie sehen auch in mir einen glücklichen Menschen. Ich freue mich, lieber Herr Hendrich, ganz besonders, daß dieser Preis in diesem Jahr an Sie vergeben wurde, für eine Leistung die Sie erbracht haben neben Ihrer ausgedehnten klinischen Tätigkeit. Ich beglückwünsche Sie und Ihre Mitarbeiter dazu ganz herzlich.

Nun darf ich zum Schluß im Namen der Deutschen Gesellschaft für Unfallheilkunde ausländische und inländische Persönlichkeiten ehren und auszeichnen, die sich um die Unfallchirurgie große Verdienste erworben haben. Ich tue dies mit ganz besonderer Freude, weil alle zu Ehrenden meine ganze Hochschätzung besitzen.

Herr Prof. Dr. Ivan Kempf aus Straßburg wird von der Deutschen Gesellschaft für Unfallheilkunde zu ihrem korrespondierenden Mitglied ernannt. Er hat durch neue Operationsverfahren und durch die Weitergabe seines Wissens über die Landesgrenzen hinweg, die Unfallchirurgie in besonderem Maße gefördert.

Cher collègue et confrère Professeur Kempf,
nous sommes personellement liés par un bon voisinage, constructif et amical, que nous avons conservé pour le bien-être de nos malades communs. Nous allons ensemble entretenir cette formidable cooperation.

Ich darf die Urkunde verlesen:

*"Die Deutsche Gesellschaft für Unfallheilkunde ernennt
Herrn Professor Dr. med. Ivan Kempf
Direktor der Orthopäd. Traumatol. Klinik Illkirchen-Graffenstaden,
Frankreich, in Anerkennung
seiner außerordentlichen Verdienste um die Unfallheilkunde
zu ihrem korrespondierenden Mitglied.*

Frankfurt a. M., den 3. Juli 1987

Der Generalsekretär   Der Präsident

Prof. Kempf

Als Franzose und ehemaliger Präsident der Französischen Gesellschaft für Orthopädie und Traumatologie, als Elsässer und als Straßburger, empfinde ich diese Ehrung besonders tief. Die Geschichte hat uns lange Zeit getrennt und wir als Grenzländer haben besonders darunter gelitten. Es ist nun unsere Pflicht, und Prof. Kuner ist ja auch ein Grenzländer, obwohl Freiburg ein bißchen weiter von der Grenze entfernt liegt als Straßburg, es ist unsere Pflicht nunmehr Brücken zu bauen und ich habe mich schon seit längerer Zeit mit Prof. Kuner gemeinsam darum bemüht. Ich denke auch an unsere Frankfurter Freunde. So ist für mich diese Ehrung vielmehr eine ernste Verpflichtung in dieser Richtung weiter zu arbeiten. Ich danke Ihnen.

Präsident Kuner

Ich darf zu mir bitten Herrn Primarius Dr. Heinrich Jahna und Herrn Professor Dr. Robert Schneider.

Mit der Verleihung der Ehrenmitgliedschaft an *Herrn Primarius a.D. Dr. Heinrich Jahna aus Wien* ehrt die Deutsche Gesellschaft für Unfallheilkunde einen Mann, der durch die konsequente Anwendung und Verfeinerung der konservativen Knochenbruchbehandlung Vorbildliches für die Unfallchirurgie geleistet hat. Herr Kollege Jahna war und ist auch heute noch ein begehrter Referent mit großem didaktischen Geschick.

Die Urkunde lautet:

*"Die Deutsche Gesellschaft für Unfallheilkunde ernennt
Herrn Primarius Dr. med. Heinrich Jahna
ehem. Chefarzt des Arbeitsunfallkrankenhauses
Wien-Meidling, Österreich, in Anerkennung
seiner außerordentlichen Verdienste um die Unfallheilkunde
zu Ihrem Ehrenmitglied.*

Frankfurt a. M., den 3. Juli 1987

Der Generalsekretär   Der Präsident

Primarius Dr. H. Jahna

Herr Präsident, ich darf für diese große Ehre herzlich danken und vielleicht eine Minirückschau halten, wie es sich für einen alten Mann geziemt.

Die erste praktische Erfahrung mit meinem verehrten Lehrer Prof. Böhler habe ich in russischer Gefangenschaft gemacht, als ein Gefangener eines Tages die beiden Böhlerbände brachte, die er zufällig an der Universität gefunden hatte, wie halt Kriegsgefangene solche Sachen finden. Es waren uns diese beiden Bände dann ein wertvoller Hinweis, Unfälle in einfacher Weise zu behandeln. Vor allem auch die Ausführungen, das Material betreffend, waren für uns äußerst wertvoll. Ein Schlüsselerlebnis war dann nach meiner Rückkehr der Auftrag von Prof. Böhler alle konservativ behandelten Unterschenkelbrüche der Jahre 1925 bis 1950 nachzuuntersuchen. Die Ergebnisse waren so gut und die Komplikationen so gering, daß dies mich für später geprägt hat. Ich habe dann immer wieder versucht in großen Nachuntersuchungsserien auch die Grenzen der konservativen Behandlung zu erkennen und ich verdanke es schließlich Herrn Trojan, der mir den Tip gegeben hat, diese Erfahrungen in einem Buch niederzulegen. Ich glaube, daß die Unfallchirurgie weiter in die Zukunft schreiten wird auf einem kräftigen operativen Bein und, wie ich hoffe, auf einem nicht zu atrophischen konservativen Bein. Ich danke herzlich.

Präsident Kuner

Prof. Dr. Rober Schneider aus Biel ist seit 1982 korrespondierendes Mitglied unserer Gesellschaft. Er wird heute erneut geehrt für seine großen und kritischen Leistungen zur Förderung und Entwicklung der Unfallchirurgie. Seinem Buch *"Die Totalendoprothese der Hüfte"* hat er einen bezeichnenden Satz von Nikolaus Cybinski vorangestellt: Er lautet: "Werden wir je so klug sein, den Schaden zu beheben, durch den wir es wurden?" Und Robert Schneider fährt fort: "Wir neigen zur Anmaßung, "ja" zu sagen".

Daß gerade ich meinem Freund und Lehrer der Hüftchirurgie diese Auszeichnung übergeben darf, erfüllt mich mit großer Freude, Stolz und Dankbarkeit.

Die Urkunde lautet:

"Die Deutsche Gesellschaft für Unfallheilkunde ernennt
Herrn Professor Dr. med. Robert Schneider
ehem. Chefarzt des Bezirksspitals Grosshöchstetten, Schweiz,
in Anerkennung seiner außerordentlichen Verdienste um
die Unfallheilkunde zu ihrem Ehrenmitglied.

Frankfurt a. M., den 3. Juli 1987

Der Generalsekretär   Der Präsident

Prof. Dr. R. Schneider

Herr Präsident, mein lieber Freund Eugen Kuner, meine sehr verehrten Damen und Herren!

Ich bin sehr beeindruckt und dankbar für diese Ehrung. Lassen Sie mich aus Dankbarkeit einen Mann ehren, von dem ich glaube, daß er in Deutschland zu sehr in Vergessenheit geraten ist. Es geht um einen deutschen Pionier der Osteosynthese, um Fritz König. Ich bin in der glücklichen Lage, wir sind ja eine Arbeitsgemeinschaft, durch meinen Freund Willenegger im Besitz des Nachdrucks handschriftlicher biographischer Aufzeichnungen von Fritz König zu sein, die Willenegger von der Witwe König treuhänderisch bekommen hatte. Ich glaube, es ziemt sich, daß eine breitere Öffentlichkeit und gerade auch die Jungen davon erfahren. Die geistige Vaterschaft für die Osteosynthese kommt in Deutschland Fritz König zu. Nach Berlin, Altona, Marburg war er ab 1918 Ordinarius in Würzburg. Geboren ist er 1866 und gestorben 1955. Gestatten Sie mir aus seinen unveröffentlichten Erinnerungen einige bemerkenswerte Stellen wiederzugeben. Dieses Vermächtnis stammt aus den letzten Lebensjahren.

Die ersten Plattenosteosynthesen machte er zeitgleich mit dem Belgier Lambotte in den ersten Jahren dieses Jahrhunderts. Im Kapitel Knochenbruchbehandlung spricht er wörtlich vom "Kampf um die Einführung der operativen Chirurgie geschlossener Knochenbrüche". Unter Führung von Ernst von Bergmann war es verpönt eine geschlossene Fraktur in eine sogenannte komplizierte Fraktur zu verwandeln. Das Infektrisiko schien zu groß. König erarbeitete aber auch die noch heute gültigen Indikationen für das operative Vorgehen. Alles hängt ja von der Indikation ab; das Widerherstellen der Pflegefähigkeit beim Polytrauma, die operative Versorgung der Gelenkfrakturen und der Pseudarthrosen. König empfahl die Osteosynthese eine Woche nach dem Unfall, d.h. zu einem Zeitpunkt bereits vorhandener Revaskularisation und besserer Infektabwehr.

Er empfahl das Periost im Zusammenhang mit der Fraktur sorgfältig abzulösen und dann fest über dem Metall zu vernähen. "Bei der Plattenosteosynthese müssen sehr feste Schrauben beide Corticales erfassen, keine Schraube darf sich in der Nähe des Frakturspaltes befinden. Der Eingriff muß aber sehr behutsam vorgenommen werden. Die Osteosynthese muß stabil sein. Jegliches Wackeln führt zum Mißerfolg. Dauerkontrollen sind nötig. Dauereinheilungen großer Platten hat König bis zu 16 Jahren nachbeobachtet, wie er sagt "ohne jegliche Schädigung des Knochens". Er schreibt "im Bewußtsein solcher Ergebnisse hatte ich nur ein Lächeln für die mikroskopischen Beweise des Versagens, kein Interesse auch für die Kritiken der Chirurgen, die es eben nicht konnten". Magnus, der in Marburg bei König habilitiert hatte, gehörte zum Leidwesen Königs zu den schroffen Gegnern und war überzeugt, daß jedes in den Knochen versenkte Metallstück schädlich sei. 1963 hat sein Nachfolger, Bürkle de la Camp, gesagt: "Der Anblick von Platten und Schrauben im Röntgenbild erweckt unseren Widerspruch". Andererseits sagte er, also auch Bürkle de la Camp, unter dem Eindruck des Davoser AO-Kurses von 1963: "Osteosynthese ja, wenn man's kann". Deshalb wird auch für die weiteren Generationen Schulung und Forschung vordringlich sein. Das ist die Existenzberechtigung der AO, deren posthumes Ehrenmitglied Fritz König sein sollte. Danke.

Präsident Kuner

Zur Verleihung der Johann-Friedrich-Dieffenbach-Büste darf ich Herrn *Professor Dr. Günther Friedebold aus Berlin* zu mir bitten. Die Deutsche Gesellschaft für Unfallheilkunde würdigt mit dieser ehrenvollen Auszeichnung die großen wissenschaftlichen Verdienste um die Unfallheilkunde und um unsere Gesellschaft, deren Präsident er 1973 war. Professor Friedebold ist seit 1984 Ehrenmitglied der Gesellschaft. Es sind aber nicht nur die wissenschaftlichen Verdienste, die zu würdigen sind, es ist vor allem auch die Ausstrahlung einer Persönlichkeit, die ganz entscheidend zum gegenseitigen Verständnis benachbarter Fachgesellschaften beigetragen hat. Für mich ist dies eine ganze besondere Freude, weil die Ehrung einem Freund zuteil wird, den ich sehr schätze.

Ich darf die Urkunde verlesen:

"Die Deutsche Gesellschaft für Unfallheilkunde e.V. verleiht
aus Anlaß ihrer 51. Jahrestagung am 18. November 1987 in Berlin
auf einstimmigen Beschluß des Präsidiums
Herrn Professor Dr. med. Günther Friedebold
Direktor der Orthopädischen Klinik der Freien Universität Berlin
im Oskar-Helene-Heim, in dankbarer Würdigung seiner
außerordentlichen Verdienste um die Unfallheilkunde
die Johann-Friedrich-Dieffenbach-Büste

Frankfurt a. M., den 3. Juli 1987

Der Generalsekretär   Der Präsident

Prof. Dr. G. Friedebold

Lieber Präsident, in der vorigen Woche jährte sich zum 140. Mal der Todestag von Dieffenbach. Er starb bei einer Tätigkeit, die zu seinen liebsten gehörte, und die immer auch zu meinen liebsten gehört hat, nämlich mitten in der Vorlesung. Mir wird dieses Schicksal nicht zugedacht sein, da ich ja im nächsten Jahr emeritiert werde.

Dieffenbach war in Berlin so populär, daß die Bevölkerung Berlins einen feinen Vers auf ihn geschmiedet hat. "Dies ist der Doktor Dieffenbach, der Doktor der Doktoren, er schneidet Arme und Beine ab, macht neue Nas und Ohren". Ich habe mir überlegt welche Beziehung ich dazu habe, nachdem der Orthopäde ja keine Nasen und Ohren macht und nachdem wir als Replantationszentrum in Berlin eher geeignet sind Arme und Beine wieder anzunähen. Es gibt aber eine Beziehung, eine ganz einfache, eine ganz schlichte. Und das ist die Liebe zu Berlin. Zu dieser Stadt in der ich seit 41 Jahren meinen Beruf ausübe. Allein das schon wird ein Grund sein, diese Büste hoch in Ehren zu halten.

Vielen Dank.

Eröffnung der Erich Lexer (1867–1937) Gedächtnisausstellung

E.H. Kuner

Der Meister unseres Faches zu gedenken, sie zu ehren und ihr Andenken in Erinnerung zu behalten, ist Pflicht und Dankbarkeit der Nachfolgenden gleichermaßen. Der schönste Anlaß heute ist die 5. internationale Unfalltagung, die wir hier in Berlin gemeinsam mit unseren Österreichischen und Schweizerischen Kollegen ausrichten.

Im Falle Erich Lexers ergibt sich dazu noch eine glänzende Konstellation und Verbindung zwischen den Universitätsstädten Freiburg und Berlin, dem Geburts- und Sterbeort und umgekehrt dem Ort seiner hervorragenden klinischen und chirurgischen Ausbildung und dem Ort, an dem seine Lehr- und Forschertätigkeit voll zum Tragen kam und die mit dem Wort "brillant" nur unvollständig beschrieben ist.

Ich bitte um Nachsicht, wenn ich in dieser Stunde die Zugehörigkeit von Erich Lexer zur Freiburger Medizinischen Fakultät besonders hervorhebe, aber ich tue dies als Mitglied der Freiburger Fakultät mit etwas Stolz im Herzen.

Freiburg, obwohl dort nur geboren, wird von Erich Lexer als seine "Vaterstadt" bezeichnet. In dieser Stadt hatte er von 1919 bis 1928 den Chirurgischen Lehrstuhl inne. Er selbst wohnte in der Wintererstraße in prächtiger Umgebung und über der Stadt.

Ich möchte Ihnen kurz einige Passagen aus dem Protokoll der Fakultätssitzung vom 27.05.1919 vorlesen, als die Berufungskommission, bestehend aus den Professoren de la Camp / Hahn / Opitz, man beachte die Größe der Kommission(!), über die Nachfolge von Paul Kraske ihren Bericht vorlegte. Die Fakultät beschloß einstimmig folgende Liste der Badischen Regierung vorzulegen: primo loco: Lexer/Jena, sekundo loco: Perthes/Tübingen, tertio et aequo loco: Guleke/Marburg und Schmieden/Halle.

In der Begründung heißt es über Lexer: " . . . . 1867 in Freiburg geboren, aus der Bergmannschen Schule hervorgegangen, gilt er heute unbestritten als einer der ersten Chirurgen Deutschlands. Diesen Ruf verdankt er seiner Lehrbegabung. Er gilt als eine sehr energische und zielbewußte Persönlichkeit, die da und dort durch ihr kräftiges Auftreten einmal anstößt, aber stets bemüht ist, die Sache über die Person zu stellen und daher auf die Dauer sich überall die Wertschätzung der Studenten, des Publikums und gleichgesinnter Kollegen in weitem Maße zu erwerben gewußt hat." Und weiter heißt es: " . . . Seine wissenschaftlichen Arbeiten zeichnen sich durch Vielfältigkeit, Schärfe des Urteils und Gründlichkeit aus. Sie werden getragen durch eine große Erfahrung und einen sicheren Blick für das Wesentliche." Es folgt dann die Aufzählung seiner Veröffentlichungen usw.

Dann folgt ein wichtiger Absatz: " . . . Bei einem Manne, der die 50 bereits überschritten hat – Lexer war gerade 52 Jahre alt – wird mitunter befürchtet, daß er in seiner Tatkraft und wissenschaftlichen Produktion bald nachlassen könne. Die Fakultät ist nach eingehender Prüfung dieser Frage zu der Überzeugung gekommen, daß dies bei Lexer aller menschlicher Voraussicht nach nicht zutreffen wird. Ein im Druck befindliches Werk über Wiederherstellungschirurgie zeigt, daß Lexer auf der vollen Höhe seiner technischen Fertigkeiten, Erfahrung und seines wissenschaftlichen Könnens steht. Wie aber ausgeführt wurde, bedarf Freiburg gerade im gegenwärtigen Moment zur Bewältigung des großen Krankenmaterials, das sich nach Friedensschluß voraussichtlich noch durch Zustrom aus dem Elsaß vermehren wird, einer Persönlichkeit von gereifter Erfahrung, so daß wir gerade in diesem Falle an dem Lebensalter durchaus keinen Anstoß nehmen zu müssen glauben, sondern im Gegenteil die Befriedigung unserer Ansprüche in erster Linie bei einer Person von vorgerücktem Alter gewährleistet sehen."

Meine sehr verehrten Damen und Herren, mit diesem Auszug aus dem Fakultätsprotokoll, das uns schon soviel über Erich Lexer verrät, eröffne ich diese Gedächtnisausstellung und darf in unserer Mitte ganz herzlich Frau Gunda Holzmeister, geb. Lexer und Herrn E.W. Lexer begrüßen. Herzlich willkommen heiße ich Sie alle, besonders aber Herrn Professor Lob als Initianten und Gründer dieser Ausstellung sowie Herrn Bergner und Herrn Karsten von der Firma Ethicon, die diese erst ermöglicht haben. Dafür danken wir ihnen sehr herzlich.

Besonders begrüßen möchte ich Herrn Professor Dr. A.N. Witt, der im Chirurgischen Forum 1987 die Bedeutung Lexers für die Chirurgie in einmaliger und eindringlicher Form dargestellt hat. — Schließlich überbringe ich die Grüße von Dr. Walter Büssem, einem Schüler Lexers, der 1928 mit ihm von Freiburg nach München ging und der heute wieder in Freiburg lebt. Er bedauert sehr, heute nicht hier sein zu können.

Festvortrag

Aufwand und Grenzen von Technik in der Medizin

E. Seidler

Institut für Geschichte der Medizin (Direktor: Prof. Dr. med. E. Seidler), Stefan-Meier-Straße 26, D-7800 Freiburg

In der eindringlichen Eröffnungsansprache zu Beginn dieses Kongresses hat E.H. Kuner als Präsident zwei bemerkenswerte Positionen bezogen, an die ich eingangs erinnern möchte. Er hat erstens – offenbar ganz bewußt und konkret – den fachspezifischen Rahmen der Unfallheilkunde und der Unfallchirurgie verlassen und hat jene "offenen Fragen der ärztlichen Sittlichkeit" angesprochen, die der gegenwärtigen Ärztegeneration – welcher Spezialisierung auch immer – durch den Fortschritt in Wissen und Können inzwischen zugewachsen sind. Es war dies kein rhetorisches Zugeständnis an den Zeitgeist oder die Öffentlichkeit, wenn er als Unfallchirurg auch auf solche Herausforderungen hingewiesen hat, die scheinbar sein Fach nicht betreffen: die Gentechnologie, die Forschung an Embryonen, die Verfügbarkeit von Leben und Sterben.

Zum zweiten hat Kuner – nunmehr abgeleitet aus der umschriebenen Aufgabe des unfallchirurgisch tätigen Arztes – "die ganze Tragweite des Dilemmas" aufgezeigt, die in der immer komplexeren Aufgabe beschlossen liegt, mit "Leben" umzugehen. Angesichts der zu Gebote stehenden chirurgischen und medizinischen Möglichkeiten, angesichts der Notwendigkeit, daß der Unfallchirurg "mit seinem ganzen persönlichen Einsatz und all seinem Können ... für die Erhaltung des Lebens ... im wahrsten Sinne des Wortes kämpft", konzentriert sich für ihn der Umgang mit Leben auf eine Frage der Gesinnung. Es ist daher eine Frage der medizinischen und der sozialen Ethik, wenn Kuner für sein engeres Fachgebiet die ebenso folgerichtige wie folgenreiche Schlußfolgerung zieht, durch ein Tempolimit das Leben auf unseren Straßen zu schützen, d.h. den präventiven Lebensschutz in den Vordergrund zu stellen, und die Gefahren im Vorfeld, auch und gerade im Vorfeld des Arztes zu bekämpfen. Er hat damit an den uralten ärztlichen Auftrag gerührt, den Gesunden zu führen und nicht erst den Kranken zu heilen, und er hat sich weiterhin zu der ebenso prinzipiellen Position bekannt, daß Ärzte Krankheiten nur dann rationell heilen können, wenn sie ihre Ursachen beseitigen können, selbst wenn diese im außermedizinischen Bereich erkannt und aufgesucht werden müssen. Er hat schließlich damit, das sei nicht verschwiegen, das ebenso alte fundamentalethische Paradoxon nicht gescheut, wonach der Arzt von Berufswegen verpflichtet ist, sich seine Einkommensquelle zu verstopfen, indem er die Menschen gesund erhält.

Ich möchte mit meinem Beitrag versuchen, an diese Gedanken anzuknüpfen. Viele von Ihnen werden sich daran erinnern, daß vor zwei Jahren auf diesem Kongreß der Kölner Internist Rudolf Groß auf die Spannung zwischen Ethik und Technik im ärztlichen Beruf hingewiesen hat und vor Ihnen 10 Gebote für eine praktische ärztliche Ethik entwarf. Wenn ich nunmehr nochmals beauftragt bin, über Aufwand und Grenzen von Technik in der Medizin zu sprechen, dann soll damit bewußt eine Verstärkung der Sensibilisierung für diese Problematik beabsichtigt sein. Das Verhältnis von Medizin und Technik hat sich im Klinikalltag und in der ärztlichen Praxis zu einem Brennpunkt ethischer Probleme weiterentwickelt; dies wird sich beim Fortschreiten der apparativen Heilkunde unausweichlich vertiefen und zunehmend ambivalenten Charakter annehmen. Wir müssen uns daher nicht nur um bessere Werkzeuge, sondern auch um bessere Denkzeuge bemühen. Ich möchte im Folgenden daher zunächst zwei theoretische Schritte versuchen, und danach das Problem an einem konkreten Fall diskutieren.

I. Lassen Sie uns als erstes einen Blick auf den gedanklichen Standort von Technik im gegenwärtigen medizinischen Denken werfen, ohne dessen Präzisierung keine Grenzziehung vorgenommen werden kann. Mit dem Begriff "Iatrotechnik" bezeichnet die gegenwärtige Wissenschaftstheorie eine nach der Denk- und Arbeitsweise der Technik denkende und vorgehende Medizin, wobei Technik hier die Anwendung von physikalisch-chemischen Verfahren zur Verwirklichung praktischer Zielsetzungen bedeutet. Zugrunde liegt ein Organismusbild nach naturwissenschaftlichem Muster, das um die 40er Jahre des vorherigen Jahrhunderts entstanden ist, zusammen mit einer neuen Vorstellung über die Art und Weise, wie eine ebenfalls neue Medizin nach Art von Naturwissenschaft und Technik aussehen müsse. In diesem Zusammenhang entwickelte sich das therapeutische Ideal, krankhafte Vorgänge nach dem Modell von Physik und Chemie durch gezielte Einwirkungen in einer gewünschten Richtung zuverlässig zu korrigieren. Krankheitsherde oder Störungsquellen seien gezielt und unmittelbar zu beseitigen, wobei die iatrotechnische Medizin ein grundsätzlich aktives Eingreifen in die organismischen Zusammenhänge anstrebt. Das Substrat soll beeinflußt, verändert, korrigiert werden. Dabei wurde zunächst weniger die Reaktivität des Organismus in Rechnung gestellt als die Zielsetzung, einen festliegenden Kausalnexus von außen direkt in der gewünschten Richtung zu verändern, ebenso wie es der Techniker macht, der einen Apparat oder eine Uhr repariert. Die Wiedereinführung des Experimentes in die Physiologie, ferner die Bemühung, die Organe immer besser auf ihren feineren Bau zu untersuchen, beförderten wesentlich den Sieg dieser iatrotechnischen Denkweise und ihre zugrundeliegende Überzeugung, daß die Lebensvorgänge gesetzlich ablaufen, d.h. daß sie unter gleichen Bedingungen einen gleichartigen Verlauf nehmen.

Dieses neue Organismusbild ist bei den Theoretikern um 1860 bereits voll entwickelt: Der Organismus wird zum gesetzlich arbeitenden determinierten, kausalgesetzlich funktionierenden physikalisch-chemischen System erklärt.

Die Klinik hat sich gegenüber dieser Denkweise lange reserviert verhalten; erst gegen Ende des 19. Jahrhundert drang sie in die Praxis ein, hat dann aber im wesentlichen neue Einsichten in die Verursachung von Krankheiten gebracht. Die von den Physiologen begonnene konsequente Zerlegung der Organleistungen in ihre Betriebsstücke begann sich um die Jahrhundertwende diagnostisch und therapeutisch auszuzahlen, so daß der Internist Bernhard Naunyn 1902 sagen konnte: "Dies miteinander Arbeiten der Heilkunde und der technischen Industrien ist nicht nur bestimmend für das Aussehen unserer modernen Krankenhäuser, es wird zu gutem Teil bestimmend für die moderne Gestaltung der medizinischen Praxis überhaupt." Schließlich war es dann auch offenbar die Technik, die ein uraltes ärztliches Ideal zu verwirklichen schien, nämlich die Therapie gezielt gegen die

Quellen der Krankheit zu richten. Da nunmehr vielfach das krankhafte Geschehen in seinem Ablauf und seiner Quelle wohlbekannt schien und über die Wege und Mechanismen der Eingriffe Klarheit herrschte, bestimmt die iatrotechnische Idee tendenziell seit Beginn unseres Jahrhunderts weite Teile des medizinischen Denkens bis in unsere Zeit. Das Komplexe zerlegen, die Teile identifizieren, ihre Größenordnung messen, die Bedingungen des Zustandekommens organischer Defekte ermitteln durch Experiment und Isolierung aus dem Gesamtzusammenhang, gezielte Wege der Beeinflussung krankhafter Vorgänge eröffnen und letztlich die Lebensvorgänge lenken und reparieren – dies war es, was Virchow meinte, wenn er 1893 sagte "so sind wir, um das stolze Wort zu gebrauchen . . . in das naturwissenschaftliche Zeitalter eingetreten".

Man muß sich dieses zugrundeliegende Gesamtkonzept von Technologie in der Medizin mitsamt seinen Grenzüberschreitungen und Ideologien vergegenwärtigen, wenn man den ambivalenten Charakter des iatrotechnischen Gedankens begreifen will, wie er sich auch in den Hochzeiten der technischen Innovationen immer eingestellt hat. Gerade dann, wenn die Frage nach dem Preis auftauchte, der dafür zu zahlen ist – wobei mit Preis nicht in vorderster Linie das Geld, sondern die Summe des ungeheuren Einsatzes an Kraft, Ideen, Erfindungsreichtum, an spezialisierter Kompetenz, an Institutionen und Investitionen, an menschlicher Kraft und Vermögen, aber auch an Angst und Verzweiflung gemeint ist.

Mit den beiden letzten Kategorien sei bereits aufgezeigt, daß sich der Umgang mit der Technik in der Medizin seine Grenzen selbst gesetzt hat. Unter dem Aspekt der Iatrotechnik haben die vergangenen 150 Jahre naturwissenschaftlich betriebener Medizin eine erstaunliche Liste von Erfolgen hervorgebracht, ebenso wie sie auch das Bild der Welt und der Menschen in der Welt völlig verwandelt haben. Gerade deshalb aber hat sich umso schärfer gezeigt, wo die Grenzen liegen, wo sich die Erkenntnis durchsetzen mußte, daß mit den Methoden technologischer Reduktion nicht die ganze Wirklichkeit begriffen werden kann. Jeder Patient und jeder Arzt weiß, daß Begriffe wie Not, Leid, Schmerz, Liebe, Sinn, Hoffnung ebenso erfahrbar zur Wirklichkeit gehören wie Laborbefunde und Maschinendaten. Sie kommen aber in einem naturwissenschaftlichen Theoriengefüge, und sei es noch so vollkommen, nicht vor.

Es ist daher kein Wunder, daß der Bedarf nach einer Schulung der Fähigkeiten, mit diesen anthropologischen Herausforderungen im medizinischen Alltag umzugehen, immer drängender wird und daß die Diskussion um ethische Probleme inzwischen weltweit solche Dimensionen angenommen hat, daß man schon wieder versucht ist, ihr in den Arm zu fallen. Dies vor allem deshalb, weil keineswegs Konsens darüber besteht, was damit gemeint ist, und weil Schlagworte wie Bioethik, Medizinethik, ärztliche Ethik, Sollensethik, Verhaltensethik, Situationsethik die Dringlichkeiten eher verstellen als klären. In unserem Lande ist die Diskussion – aus Gründen unserer jüngsten Geschichte – vergleichsweise spät in Gang gekommen; wir werden aber immer drängender gefragt, nach welchen Wertvorstellungen wir Lösungen überhaupt suchen und wie wir damit umgehen, angesichts aller Unauflöslichkeiten, wie Herr Kuner in seiner Eingangsrede angesprochen hat, vom Embryonenverbrauch bis zur Triage.

II. Wenn wir jetzt zweitens den gedanklichen Standort von Ethik in der Medizin aufsuchen, dann haben wir in unserem Freiburger Arbeitskreis hierzu ein einfaches, aus der klinischen Situation abgeleitetes Modell vorgeschlagen, das ich Ihnen vorstellen möchte, ehe ich unser Thema an einem konkreten Fall festmachen werde.

Ethik in der Medizin trägt nach unserer Auffassung primär keinen normativen, sondern Herausforderungscharakter. Wenn ein Mensch in seiner Not, in seinem Schmerz und unwissend über das, was ihm zugestoßen ist, zu einem anderen Menschen kommt, der nach Ausbildung und Status Hilfe verspricht und repräsentiert, dann entsteht das, was Viktor v. Weizsäcker die "Grundfigur von Not und Hilfe" genannt hat. Der Betroffene gibt seinen Körper preis, seine Intimität, seine Hilflosigkeit und Hinfälligkeit, und er gibt eine Vertrauensvorgabe in die Situation hinein; dafür muß er aber verlangen dürfen, daß der Helfer sein Tun in sachlicher und sittlicher Hinsicht rechtfertigen kann. Sachlich im Hinblick auf den Standard seiner Ausbildung, sittlich im Hinblick auf die Erwartungen seines Patienten und der Gemeinschaft. Diese Erwartungen liegen wiederum in der Situation begründet: der Patient muß darauf vertrauen dürfen, daß man sein Leben schützt, daß man seinen Willen respektiert, daß man ihm mit der Therapie mehr nützt als schadet, daß man die Würde seiner Person achtet und daß man als Helfer seinerseits vertrauenswürdig ist. Diese fünf Kategorien ließen sich unschwer einer Analyse aller verfügbaren Selbstverpflichtungen, Eide und Deklarationen entnehmen, die sich die Ärzte zu allen Zeiten und in allen Kulturen, nicht nur in der hippokratischen Tradition, gegeben haben. Wir müssen daraus schließen, darin das Grundmuster jener Grundfigur von Not und Hilfe in der Begegnung von Patient und Arzt zu erkennen, und damit auch die grundsätzlichen ethischen Herausforderungen vor uns zu haben.

Da Auseinandersetzungen um Grenzfragen in der Medizin am intensivsten casuistisch vermittelt werden können, schildere ich nun einen Fall, von dem ich glaube, daß wir daran sowohl das bisher Gesagte, als auch die Frage nach dem Sinn von Aufwand und Grenzen in der Medizin festmachen können. Viele Kollegen haben mir darüber hinaus bestätigt, daß im Prinzip ein solcher Fall täglich im Bereich der Möglichkeit liegt.

III. Eine 24jährige Patientin wird – zunächst ohne genaue Kenntnis der traumatischen Ursache – in komatösem Zustand mit einer sich rasch entwickelnden Ateminsuffizienz eingeliefert, die eine sofortige maschinelle Beatmung und Intensivbetreuung notwendig macht. Die computertomographische Untersuchung des Schädels ergab den Befund einer Hirnstammblutung mit Ventrikeleinbruch; das neurochirurgische Konsilium mußte feststellen, daß ein operatives Vorgehen nicht möglich ist. Die nachfolgenden neurologischen Kontrollen zeigten inzwischen alle Kriterien eines Hirntodes; die Regulationen waren zu Beginn der Intensivbehandlung gestört, der Kreislauf hatte sich jedoch rasch stabilisiert.

Bei der Patientin bestand eine intakte Schwangerschaft der 18. Woche; mehrfache Untersuchungen durch den konsiliarischen Geburtshelfer ergaben den Befund eines nicht geschädigten, normal sich entwickelnden Fötus. Der Ehemann der Frau trug an die Klinik die Forderung heran, die vitalen Funktionen der Mutter solange zu erhalten, bis das Kind durch Kaiserschnitt entbunden werden könne. Dies hätte nach Lage der Dinge noch etwa zweieinhalb bis drei Monate gedauert.

Das behandelnde Ärzteteam konsultierte eine regional zuständige Ethik-Kommission und formulierte hierzu folgende drei Fragen:

1. Ist es überhaupt erlaubt, die lebenserhaltenden Maßnahmen bei der Mutter einzustellen, solange eine intakte Schwangerschaft in diesem Stadium besteht?
2. Muß der Wunsch des Ehepartners für uns verpflichtend sein, die Vitalfunktionen der Mutter um jeden Preis für die nächsten drei Monate zu erhalten? Dies würde bedeuten:

maximaler technischer Einsatz auf einer Intensivstation mit Beatmung, kreislaufstabilisierenden Medikamenten, evtl. Antibiotica, Antiarrhythmica usw.
3. Die Patientin wäre als Organspenderin geeignet . . ., ist es richtig, daß das Leben des Kindes als "höheres Rechtsgut" eine Organentnahme prinzipiell verbietet?

Ein Blick in die Literatur zeigte, daß einige gleichsinnige Fälle bereits publiziert waren, daß man aber prinzipiell eine unbekannte Zahl von unfallgeschädigten Frauen annehmen muß, die entweder sterben, bevor die Schwangerschaft entdeckt wird oder die trotz erkannter Schwangerschaft nicht mehr intensiv behandelt werden. Amerikanische Autoren berichteten, daß vor allem zwischen der 24. und 27. Schwangerschaftswoche rasch bis auf über 75% steigende Chancen bestehen, durch lebenserhaltende Maßnahmen die Schwangerschaft zu erhalten und voranschreiten zu lassen, bis der Entschluß zur Sectio gefaßt werden kann. Sie berichteten aber auch über eine sofort nach der Publikation der ersten Fälle 1982 einsetzende Diskussion umfassender medizinischer, ethischer, rechtlicher und philosophischer Zusammenhänge; sie gingen noch weit über den Fragenkatalog hinaus, die der behandelnde Kollege in unserem Falle an die Ethikkommission herantrug. Lassen Sie mich im Folgenden vor dem Hintergrund meines Themas einige wesentliche Überlegungen vortragen, die sich in unserem Falle ergaben; ich möchte sie bewußt an den oben angeführten fünf basisethischen Leitlinien entlang diskutieren.

Im Hinblick auf die Erhaltung von Leben war im vorliegenden Falle den Ärzten gleichzeitig ungeborenes, als auch sterbendes, bzw. "klinisch totes Leben" anvertraut. Bereits dabei wird klar, wie schwierig schon begrifflich die Situation zu fassen ist; vor dem Hintergrund der dortigen besonderen rechtlichen Situation wurde z.B. in den USA überlegt, ob es sich bei einer solchen intensivbehandelten Mutter bis zur Entbindung um eine somatisch-lebende, terminal-kranke, sterbende oder tote Person handelt. In unserem Rechtssinne ist der Hirntote tot; mit dem Hirntod enden grundsätzlich das Recht wie die Pflicht zu weiterer Intensivbehandlung. Aus der Fallübernahme ergibt sich jedoch andererseits sowohl arztrechtlich als auch ethisch eine Lebenserhaltungspflicht, die im vorliegenden Falle auf das ungeborene Leben übergeht. Möglicherweise, so wurde argumentiert, würde sich der Arzt bei Abbruch der Intensivbehandlung einer Abtreibung nach § 218 StGB schuldig machen. Die prinzipielle Schutzpflicht des Arztes gegenüber dem Leben muß allerdings bedenken, daß "Leben" keine gegebene und feststehende Größe ist, sondern lediglich ein Erfahrungsbegriff. Alle Aussagen über "Leben" sind Setzungen bzw. beschreiben Teilaspekte, ob es sich um biologische Merkmale, philosophische und theologische Deutungen oder ethische Überlegungen handelt. In jedem Falle wird dem Leben der Charakter eines Wertes zuerkannt; die Begründungen entsprechen dem zugrundeliegenden Menschenbild. Nicht von ungefähr ist die Diskussion offen (und wird es auch bleiben), ob Leben grundsätzlich unverletzbar und schützenswert ist (absoluter Lebenswert, sanctity of life) oder ob es nur schützenswert ist, insofern es Sinn und Nutzen für die Gemeinschaft und/oder zur Selbstverwirklichung hat (relativer Lebenswert, quality of life). In dieser, nicht nur der rechtlichen Herausforderung standen die Ärzte im vorliegenden Fall; bereits jetzt zeigt sich, daß die Jurisdiktion klinische Grenzfragen nicht aus dem Dilemma der Gewissensunsicherheit befreien kann.

Dies wird auch bei der zweiten ethischen Grundforderung deutlich, die den Willen des Patienten in den Vordergrund stellt. Die betroffene Mutter hatte sich dazu nicht mehr äußern können, der Vater als Garant des Nasciturus hat die Forderung an die Medizin gestellt, die Mutter bis zur Lebensfähigkeit des Kindes weiterzubeatmen. Wiederum das Arztrecht hat klargestellt, daß dem Wunsch des Vaters gar kein Eigengewicht zukommt, da dem Ungeborenen gegenüber prinzipiell Lebenserhaltungspflicht besteht, also die ärztliche Indikation zur Hilfe in jedem Fall gegeben ist. Die Ärzte hätten also auch handeln müssen, wenn der Wunsch des Vaters nicht bestanden hätte, solange der gesunde Zustand des Kindes die Indikation vorgibt. Da ein extracorporales Dasein in der 18. Schwangerschaftswoche problematisch bzw. noch nicht realisierbar ist, war es in der Tat medizinisch indiziert, den mütterlichen Körper funktionsfähig zu erhalten.

Unser drittes ethisches Grundelement, dem Patienten — jetzt also dem ungeborenen Kind — nicht zu schaden, stellte das betroffene therapeutische Team vor eine Aufgabe, die nicht nur alle Aspekte der technischen intensivmedizinischen Maximalbehandlung ansprach, sondern darüber hinaus und sehr hart das Problem des Aufwandes innerhalb des Versorgungssystems deutlich werden ließ. Das Kind war nicht nur gefährdet durch vielfache, für die Regulation des mütterlichen Körpers notwendige, placentargängige Medikationen, sondern auch durch den Ausfall wichtiger Kommunikationselemente zwischen Mutter und Kind, die aus der Sicht der pränatalen Psychologie für das Gedeihen eines werdenden Kindes vonnöten sind. Es tauchten daher Überlegungen auf, mit einem großen Einsatz an Helfern z.B. durch Massage der Bauchdecken, wiederholtes Sprechen und Abspielen von Musik eine solche Kommunikation zu simulieren; es war auffällig, daß sich hiergegen am intensivsten Widerstand erhob, vor allem seitens des Pflegepersonals. Unübersehbar schlug hier das fünfte Element unserer ethischen Leitlinien durch, indem dies als nicht mehr mit der Würde der ja klinisch toten Mutter vereinbar angesehen wurde, die ohnehin als eine Art technisch funktionsfähig erhaltener "Brutschrank" eher Scheu erregen mußte, als daß ihr eine als irgendwie beteiligt empfundene Rolle im ganzen Geschehen zugesprochen wurde. Ebenso deutlich war aber auch gerade hierbei die Verzweiflung über die schiere Unmöglichkeit, all diesen Aufwand organisatorisch auf einer normalen Intensivstation leisten zu sollen.

Schließlich war die geforderte eigene Vertrauenswürdigkeit der entscheidenden und handelnden Ärzte auf eine harte Probe gestellt. Wenn wir oben gefordert haben, daß sich der Arzt in sachlicher und sittlicher Hinsicht rechtfertigen können muß, dann heißt dies nichts anderes, als der alten Formel vom "besten Wissen und Gewissen" zu genügen. Beides gehört untrennbar zusammen, weil auch das beste Wissen nicht dazu angetan ist, Regeln vorzugeben, die jede Eventualität eines Falles abdecken und die Notwendigkeit und die Not einer je individuellen Entscheidung aufheben. Ich will Ihnen die Erleichterung aller Beteiligten — wohl mit Ausnahme des Vaters — nicht verhehlen, als nach 12 Tagen der Körper der Mutter den Belastungen der Intensivtherapie nicht mehr standhielt und nach mehrmaligem Lungenödem und einer nachfolgenden beidseitigen Pneumonie im septischen Schock endgültig versagte. Damit hatte sich auch die Frage der Organspende erledigt; ich habe sie nicht weiter angesprochen, da in der Tat das "höhere Rechtsgut" des Kindes eine solche Überlegung verbat.

Die Herausforderungen, in der aber alle gestanden hatten, und damit der Grund, weswegen ich mein Thema an diesem Fall zu exemplifizieren versuchte, sollen abschließend noch einmal auf das Problem von Aufwand und Grenzen der Technik in der Medizin konzentriert werden.

Unzweifelhaft ist das ganze Geschehen eine Folge der technischen Möglichkeiten unserer aktuellen Heilkunde; dies betrifft nicht nur den reflektorischen Anschluß der sterbenden Mutter an ein maschinelles Lebenserhaltungssystem, sondern auch den Anspruch des Vaters auf das Lebensrecht seines noch ungeborenen Kindes. Wie sehr sich der Glaube an die Machbarkeit im iatrotechnischen Bereich bereits gesellschaftlich internalisiert hat, erkennen inzwischen alle involvierten medizinischen Disziplinen, z. Zt. neben der Intensivmedizin am ehesten die Kollegen, die in der bereits so genannten "Reproduktionsmedizin" tätig sind, also da, wo sich Gesundheits- und Wohlstandsideal in der Forderung an die Heilkunde treffen, für nur noch gesunde Kinder in geringer Anzahl zu sorgen. Dies tangiert auch den vorliegenden Fall; es ist nicht überliefert, wie der Vater — der ja ein gesundes Kind erhoffte — den Hinweis auf mögliche Schädigungen am Kind beantwortet hat.

Unausgesprochen, aber unübersehbar stand über dem ganzen Geschehen die Frage, ob das Sterben von Mutter und Kind das geringere Übel gegenüber dem ungeheuren Aufwand an Behandlung und Belastung darstellt, den dieser "technical exchange of Life for Death" mit sich bringt. Es ist müßig, über die ethische Zuverlässigkeit dieser Frage zu spekulieren; die nahezu anthropomorphe Präsenz der Maschine, der unausweichliche endgültige Tod der Mutter, der unsichere Ausgang der kindlichen Entwicklung im Hinblick auf seine Lebensqualität, die Abhängigkeit des gesamten Geschehens von moralischen, psychologischen und nicht zuletzt ökonomischen Belastbarkeiten können als Parameter der Betroffenheit aller Beteiligten nur angedeutet werden. Eine der problematischsten Fragen in der Medizin ist die, ob sich ein solcher Aufwand und Einsatz überhaupt "lohne"; man beginnt ihn — nach einigen Jahrzehnten historisch bedingter Zurückhaltung in unserem Lande wieder zunehmend und schonungslos zu hören. Weil dies so ist, und weil der Begriff "lohnen" logisch verknüpft ist mit dem Bezug "für wen", seien hieran einige letzte Gedanken geknüpft.

IV. Bereits vor zehn Jahren, am Beginn der aktuellen ethischen Diskussion in der Medizin, wurde es als eine der Tragödien der modernen Medizin bezeichnet, daß die Ärzte nunmehr außerordentliche Möglichkeiten zur Lebensrettung haben, daß aber die ökonomische, personelle und affektive Fähigkeit der Gesellschaft dazu quersteht. Das Argument, die Gelder von Rüstung und Autobahnbau in das Gesundheitswesen zu übertragen, sei — so argumentierte man — zwar verlockend, aber naiv, weil zwar vielleicht damit Prioritäten gesetzt werden könnten, das Problem der Verteilung jedoch bestehen bliebe. Dies gilt nicht nur für alle Arten der Lebensrettung und für die wachsende Zahl der transplantablen Organe und Gewebe, sondern ebenso auch für die Chemotherapie in der Onkologie, für Bluterbehandlungen, Herzchirurgie, selbst für den notwendigen Aufwand für psychiatrische Patienten. Man kann Geld unzweifelhaft für alle diese Dinge finden, aber selbst wenn es gefunden wird, bleibt der Wettstreit an Zeit, Talent und Aufmerksamkeit unausbleiblich, auf welche Weise und wohin gezielt diese Summen ausgegeben werden.

Technologie, medizinische Forschung und medizinische Praxis — darüber sind sich inzwischen alle Kommentatoren einig — werden immer an ihre ökonomischen Grenzen stossen; je apparativer der Fortschritt sein wird, umso eher wird es mit im Wortsinne tödlicher Sicherheit immer zuwenig Apparate geben. Damit wächst — vor allem weltweit gesehen — der unabänderlich gegebene Zwang zur Selektion. Wie soll entschieden werden, wer es am nötigsten hat oder es "wert" ist, einem Gerät zugeteilt zu werden; diese Frage hat sehr schnell an die alte, in der Realität so unendlich schwere Verpflichtung des Arztes geführt, daß es nicht seines Amtes ist, den jeweiligen sozialen Lebens- oder Überlebenswert eines anderen Menschen überhaupt in Betracht zu ziehen. Da wir darüber hinaus zunehmend erkennen, daß die technologischen Daten medizinischer Auswahlkriterien uns nur bedingt dabei helfen, ist nicht zu übersehen, daß wir auch damit zu einer maskierten Bewertung menschlichen Lebens herausgefordert sind.

Ich habe eingangs betont, daß die erfahrbare Wirklichkeit von Not, Leid, Schmerz und Krise auch in einem noch so vollkommen naturwissenschaftlichen Theoriengefüge nicht vorkommt. Daher ist auch die Frage nach dem Aufwand von Technik in der Medizin nur unter dem Aspekt zu diskutieren, daß die Zukunft der Medizin nur partiell im technischen Bereich liegen kann. Die Forderung, die Medizin solle menschlicher, nicht technischer werden, kommt nicht von ungefähr – wenn aber auch dies kein Schlagwort bleiben soll, dann muß uns daran gelegen sein, alle Beteiligten fähiger zu machen, mit den Herausforderungen umzugehen, mit denen uns die Technik in der Medizin täglich konfrontiert. Allen gesetzlichen oder sonstwie verbindlichen Regelungen von außen ist gemeinsam, daß damit die persönliche Verantwortungsbetroffenheit Gefahr läuft zu sinken. Die Sorge um den Kranken, die Fähigkeit, Lebens- und Überlebenszustände von immer größerer Kompliziertheit zu akzeptieren und zu ertragen, ist daher längst nicht mehr eine Reihe wiederherstellender Techniken, sondern eine konkrete Philosophie der ärztlichen Verantwortung, die nicht delegierbar ist.

E. H. Kuner hat am Ende seiner Eingangsrede ganz konkrete Forderungen im Hinblick auf die Aktivierung von Gemeinsinn zur Gefahrenprävention formuliert. Lassen Sie mich eine weitere hinzufügen, wenngleich sie einen langen und schweren Weg markiert. Angesichts der medizinhistorisch erstmaligen Machtfülle, Verführung und Betroffenheit durch die technologische Medizin muß die Forderung an alle Verantwortlichen in Aus-, Weiter- und Fortbildung gehen, alle Heilberufe, insonderheit den wissenschaftlich handelnden Arzt, für diese Probleme auf neue Weise lernfähig, erfahrungsfähig und gewissensfähig zu machen. Die meisten ethischen Herausforderungen sind in der medizinischen Praxis nicht durch vorgebbare Regeln, sondern nur durch persönlich bekennende Entscheidungen zu bewältigen. Hierzu müssen in Zukunft vom Handelnden in bisher ungekanntem Maße Fähigkeiten erwartet werden, seine Entscheidungen nicht nur zu treffen, sondern auch zu verantworten und zu ertragen. Dies ist weder von einem Fakultätsethiker, noch von einer Ethikkommission zu leisten, die ist auch nicht in Gegenstandskatalogen faßbar und ankreuzbar, dies geht alle an. Was wir hierzu brauchen, ist die Rückgewinnung von Raum, Zeit und Freiheit in allen Ausbildungsbereichen und allen Fächern, um uns selbst und unseren Schülern die Herausforderungen unserer Zeit erfahrbar und anschaubar zu machen. Unser Ausbildungs- und Gesundheitssystem hat in den letzten 15 Jahren alles getan, um uns die Möglichkeiten hierzu zu verbauen; es ist hohe Zeit, dies fundamental zu ändern – nicht durch Novellierungen im gegebenen System und vom grünen Tisch, sondern orientiert am immer komplexer werdenden Alltag in der realen Medizin.

Literatur

Dillon P et al. (1982) Life Support and Maternal Brain Death During Pregnancy. JAMA 248:1089–1091

Gross R (1986) Die Spannung zwischen Ethik und Technik im ärztlichen Beruf. In: Hefte Unfallheilkd, 49. Jahrestagung der Dtsch Ges f Unfallheilkd, Heft 181. Springer, Berlin Heidelberg New York Tokyo, S 29–36

Illhardt FJ (1985) Medizinische Ethik. Ein Arbeitsbuch. Springer, Berlin Heidelberg New York Tokyo

Keyserlingk E (1982) The Unborn Child's Right to Prenatal Care. Health Law in Canada, Vol 3, No 1
Kuner EH (1988) Eröffnungsansprache zur 5. Deutsch-Österreichisch-Schweizerischen Unfalltagung in Berlin 18.–21. November 1987. In: Hefte Unfallheilkd, Heft 200. Springer, Berlin Heidelberg New York Tokyo
Rothschuh KE (1978) Konzepte der Medizin in Vergangenheit und Gegenwart. Hippokrates, Stuttgart
Siegler M, Wikler D (1982) Brain Death and Live Birth. JAMA 248:1101–1102
Veatch RM (1982) Maternal Brain Death: An Ethicist's Thoughts. JAMA: 1102–1103

I. Experimentelle Unfallchirurgie 1
(Diagnostik, Pathophysiologie, Weichteile und Gelenke)

Arthrosonographie zur objektiven Beurteilung des Lachman-Testes

A. Schmid, F. Schmid und Th. Thilling

Chirurgische Univ.-Klinik (Leiter: Prof. Dr. H.J. Peiper), Robert-Koch-Straße 40, D-3400 Göttingen

Problematik

Der positive Lachman-Test ist zwar beweisend für den Funktionsverlust des vorderen Kreuzbandes. Der Test liefert aber nur qualitative, schlecht reproduzierbare Ergebnisse.

Zielfrage

Im Rahmen einer Pilotstudie versuchten wir zu messen, ob der Lachman-Test mit Hilfe einer Ultraschalluntersuchung zu quantitativen, reproduzierbaren Daten führt.

Untersuchungsgut

Geprüft wurden 60 intakte Kniegelenke von 30 Testpersonen. Untersucht wurden 10 Patienten mit arthroskopisch gesicherter unilateraler frischer VK-Ruptur und intaktem contralateralem Kniegelenk. In der dritten Gruppe waren Patienten, bei denen vor mehr als 2 1/2 Jahren eine VK-Naht oder VK-Rekonstruktion durchgeführt worden war.

Geräte

Verwendet wurde ein 8 cm langer 5 MHz Linear-Schallkopf. Die Dokumentation erfolgte mit einem Videorecorder mit Bandsuchlauf, so daß die maximale Verschiebung unter Streß zu messen war. Ein von uns entwickeltes Haltegerät gab eine Beugestellung des Kniegelenks von $20°$ vor und hielt den Schallkopf während des Testmanövers lateral an die Kniescheibe.

Methode

Beobachtungseinheit war die Verschiebung des Schallreflexes des lateralen Schienbeinkopfes gegenüber dem Reflex der lateralen Femurcondyle beim Lachmann-Test unter sagittaler Schallrichtung. Meßwert war der Auslenkwinkel, definiert als Differenzbetrag des Winkels zwischen Schallwelleneingangsebene und Schienbeinkopfabflachung bei Ausgangsposition und maximaler Lachman-Streßbelastung.

Ergebnisse

Die VK intakten Kniegelenke zeigten im Durchschnitt einen Auslenkwinkel von 9,9°. Die frisch verletzten Kniegelenke wiesen einen Auslenkwinkel von 20,7° auf. Je nach Stabilisierungseffekt lagen die operierten Kniegelenke im Bereich der intakten bis in den Bereich der frisch verletzten Kniegelenke.

Qualitätskontrolle

Durch einen Einfach-Blindansatz konnte eine hohe Sensibilität und Spezifität des Testes nachgewiesen werden. Eine falsch-positive oder falsch negative Testentscheidung trat nicht auf.

Klinische Relevanz

Bei klinisch schwer zu untersuchenden Kniegelenken mit umfangreichem Weichteilmantel, Schwellung und Erguß liefert der Test aufgrund der guten Vorlaufstrecke eine exakte Aussage über die Verschieblichkeit des Schienbeinkopfes bei intaktem oder verletztem VK im Seitenvergleich. Zwischenzeitlich ist die Registrierung der Streßlast möglich, so daß VK-Nahtmethoden und bandplastische Maßnahmen effektiv kontrolliert werden können.

Sonographische und pathologisch-anatomische Vergleichsuntersuchungen an 100 Leichenschultern

B.-D. Katthagen, F.J. Ludwig und M. Dieudonne

Orthopädische Universitätsklinik (Direktor: Prof. Dr. med. H. Mittelmeier), D-6650 Homburg/Saar

Das Schultergelenk ist für die Sonographie besonders geeignet. Die degenerativen pathologischen Prozesse sind hier meist nicht durch eine Arthrose gekennzeichnet, sondern betreffen die *sehnigen Strukturen einschließlich der Gelenkkapsel*.

Um für die klinische Diagnostik eine zuverlässige Basis zu haben, wurden vergleichende sonographisch-anatomische bzw. -pathologische, histologische und makroskopisch-pathologische Untersuchungen durchgeführt. Außerdem wurden die besten technischen Voraussetzungen ermittelt.

Material und Methode

Mit Hilfe eines 7,5 Mhz-Linearschallkopfes mit Wasservorlauf (Sonoline-SL, Siemens Ultraschallgerät) wurden *100 Leichenschultern* systematisch sonographisch untersucht. Zunächst wurde die sonographische Anatomie ermittelt bzw. überprüft (durch Nadelmarkierung unter Sonokontrolle mit anschließender Präparation).

Die Dokumentation erfolgte in drei Längs- und Querschnitten sowie gesonderten Längsschnitten der Biceps- und Infraspinatussehne. *Nach* der Sonographie wurden die Befunde durch Autopsie (makroskopisch und histologisch) überprüft. Durch entsprechende Präparationstechnik mit Kunststoffeinbettung und den sonographischen entsprechenden histologischen Schnitten gelingt eine direkte Gegenüberstellung. Die Bedeutung der Veränderungen der Echogenität und Form zur Erkennung der pathologischen Prozesse wird geprüft.

Ergebnisse (hier ist nur eine kleine Auswahl möglich)

Die durchschnittliche *Dicke* der makroskopisch gesunden *Bicepssehne* beträgt 3,6 mm (s = 0,6), der *Supraspinatussehne* 4,2 mm (s = 0,6). Weder zwischen Männern und Frauen, noch zwischen rechts und links besteht ein signifikanter Unterschied in der Sehnendicke (t-Test). Die gesunde Sehne hat eine Echogenität von e = +1 oder e = +2; im Alter kann sie auf e = 0 vermindert sein. (*Klassifikation der Echogenität* im Vergleich zum M. deltoideus: e = 0 entspricht gleich viel Echos wie im M. deltoideus; + bedeutet mehr Echos, − weniger als im M. deltoideus; 1 bedeutet etwas, 2 bedeutet viel mehr bzw. weniger Echos. Semiquantitativ).

Echoverlust besteht oft bei Degeneration, Echozunahme bei Kalk und Regeneration.

Pathologische *Veränderungen der Bicepssehne* wurden makroskopisch 10mal, sonographisch 7mal gefunden. Die Deckfaserplatte über dem Sulcus erschwert hier die Beurteilung. Makroskopisch auffällige *Veränderungen der Rotatorenmanschette* wurden 53 von 64mal sonographisch erkannt, *Knochenarrosionen* 41 von 41mal.

Literatur

Katthagen B-D (1988) Schultersonographie, Grundlagen, Anatomie, Technik und Pathologisch-anatomische Korrelation. Thieme, Stuttgart (im Druck)

Einsatz des Ultraschalls bei Schultereckgelenksprengungen

A. Schmid, F. Schmid und Th. Thiling

Chirurgische Univ.-Klinik (Direktor: Prof. Dr. med. H.J. Peiper), Robert-Koch-Straße 40, D-3400 Göttingen

Problematik

Die Befundsicherung und Dokumentation der Schultereckgelenksläsion war bisher auf die Röntgenuntersuchung angewiesen. Nur die Röntgenaufnahme beider Schultereckgelenke im a.p.-Strahlengang unter Zugbelastung beider Arme mit zurückgenommenen Schultern bei aufrecht sitzendem Patienten ermöglichte eine Differenzierung zwischen Subluxation (Tossy II-Läsion) und Luxation im Acromioclaviculargelenk (Tossy III-Läsion).

Fragestellung

Bei Mehrfachverletzten, die dieser Röntgendiagnostik nicht unterzogen werden konnten, setzten wir mehrmals erfolgreich die Sonographie zur Abklärung einer Schultereckgelenksläsion ein. Dies war Anlaß, die Ultraschalluntersuchung des Schultereckgelenkes in einer Pilotstudie auf ihre Treffsicherheit hin zu untersuchen.

Untersuchungsgut

Untersucht wurden 10 Testpersonen mit intakten AC-Gelenken und 22 Patienten mit unilateraler Tossy-Läsion III präoperativ.

Geräte

Benutzt wurde ein 8 cm langer Linear-Schallkopf mit 5 MHz. Die Untersuchungen wurden mit einem Videorecorder aufgezeichnet.

Methode

Der Schallkopf wurde auf die Partie des M. supraspinatus aufgelegt und das AC-Gelenk tangential angeschnallt.

Meßdaten

Bei direkter Manipulation der Clavicula waren als qualitative Meßdaten bei gesprengtem AC-Gelenk die Stufenbildung in der Gelenkhöhe, die vermehrte Beweglichkeit der Clavicula und hypodense Zonen durch Hämatombildung zu gewinnen.

Ergebnisse

Aufgrund dieser Meßdaten war jedes verletzte AC-Gelenk durch die Ultraschalldiagnostik eindeutig als verletzt erkannt worden. Die hohe Sensibilität und Spezifität ließen sich durch einen Einfach-Blindansatz nachweisen.

Schlußfolgerung

In der vorliegenden Studie konnte die hohe Treffsicherheit der Ultraschalluntersuchung bei Schultereckgelenkläsionen nachgewiesen werden.

Klinische Relevanz

Gerade bei Patienten, bei denen die Diagnose einer AC-Gelenkläsion nicht klinisch gestellt werden kann, versagt meist auch die Röntgendiagnostik: Bei nicht kooperationsfähigen Patienten (Schädel-Hirn-Trauma), bei Frakturen an einem Arm, bei massiver lokaler Schwellung (Gurttrauma) und bei Schwangeren. Hier leistet die Ultraschalluntersuchung einen wertvollen Beitrag zur Abklärung des AC-Gelenkes.

Knochenspanplastiken der Hüfte in der NMR-Tomographie

K. Wenda, V. Karnosky und G. Ritter

Klinik und Poliklinik für Unfallchirurgie (Leiter: Prof. Dr. G. Ritter), Universitätsklinikum Mainz, Langenbeckstraße 1, D-6500 Mainz 1

In der Hüftgelenksendoprothetik bieten Knochenspanplastiken die Möglichkeit, das destruierte Pfannenlager zu rekonstruieren. Dabei kommen große autologe und homologe Knochenspäne aus resezierten Hüftköpfen zur Anwendung. Seit Einführung der Kernspintomographie steht eine neue Methode zur Beurteilung von Knochenprozessen zur Verfügung, die insbesondere im Bereich des Hüftkopfes eine hohe Sensitivität aufweist.

Eine Untersuchung von großen in toto transplantierten Knochenspänen aus resezierten Hüftköpfen bot sich an und wurde bei zehn Patienten durchgeführt. Die Signalintensität der autologen Späne entsprach bei den 3-Wochen-Kontrollen der der gesunden Gegenseite, die der homologen Späne dem Signal einer Knochennekrose. Nach sechs Monaten hatte die Signalintensität der homologen Späne bereits deutlich zugenommen, nach zwei Jahren bestanden annähernd gleiche Signalintensitäten wie bei den autologen Spänen.

Die kernspintomographischen Verlaufskontrollen stehen im Einklang mit bekannten tierexperimentellen Befunden, die ein Überleben der Zellen autologer und ein Absterben der Zellen homologer Transplantate nachweisen und belegen, daß große Knochenspäne in einem besonders bei Wechseloperationen häufig nur ersatzschwachen Lager nach ein bis zwei Jahren vollständig einheilen.

Neues Diagnosesystem zur Stabilitätsbeurteilung bei der Fixateur externe-Anwendung

J. Piehler, F. Hüttig, J. Lang, G. Hofmann und J. Probst

BG-Unfallklinik Murnau (Direktor: Prof. Dr. med. J. Probst), Prof. Küntscher-Straße 8, D-8110 Murnau

Die übliche Beurteilung der Frakturheilung beruht überwiegend auf morphologischen Kriterien, die radiologisch gewonnen werden. Die damit verbundenen Probleme sind bekannt. Im Rahmen experimenteller Forschung am Skeletsystem wurden mit Computerunterstützung umfangreiche biomechanische Untersuchungen durchgeführt; für die hieraus abgeleiteten Erkenntnisse haben wir den neuen Begriff "Computergestützte Osso-Metrie" (COM) gewählt. Die computergestützte Osso-Metrie bildet die Grundlage für das computergesteuerte Diagnoseverfahren Typ 310.

Problemstellung

Während der Ausreifung des Reparaturgewebes ändern sich die mechanischen Eigenschaften am Frakturort kontinuierlich. Wird die Fraktur durch einen Fixateur externe (FE) gehalten, so bestimmen zusätzlich die mechanischen Kenndaten des FE-Typs und der FE-Montage die physikalischen Bedingungen am Frakturort. Umgekehrt nehmen die mechanischen Eigenschaften des Frakturortes als solche unter bestimmten Umständen Einfluß auf das montierte FE-System. Die Verlaufskontrolle durch die Röntgenbildserie ermöglicht im klinischen Alltag durch die kontinuierliche Darstellung der kristallinen Komponente der Umbauvorgänge im Frakturbereich eine Sammlung morphologischer Kriterien, mit deren Hilfe ein erfahrener Operateur — abhängig von der Densität — eine erst im weiteren Verlauf zunehmende Gewißheit über die jeweilige Stabilität im Frakturbereich gewinnt. Aussagen über die notwendige FE-Stabilität und über Wechselwirkungen zwischen FE und Gliedmaße sowie zwischen FE und Fraktur gestattet das Röntgenbild nicht, ebensowenig Aussagen über den absoluten Stabilitätszustand am Frakturort.

Problemlösung

Das vorgestellte computergesteuerte Diagnoseverfahren Typ 310 ermöglicht bei FE-Fixation der Fraktur unabhängig von dem FE-Typ bzw. von der FE-Montage die unmittelbar postoperative, kontinuierliche, absolute Stabilitätskontrolle am Frakturort und im gesamten

FE-Bereich sowie die Kontrolle von Wechselwirkungen zwischen fortlaufender Frakturheilung und FE-System.

Zusätzlich macht das computergesteuerte Diagnoseverfahren Typ 310 auch Mikrofrakturen, Refrakturen, Heilungsverzögerungen und Pseudarthrosen bereits während ihrer Entstehung nachweisbar.

Ferner sind mechanisch bedeutsame FE-Montageprobleme und Defekte am FE-System selbst sowie Lockerungen der Schanzschen Schrauben oder der Steinmann-Nägel im knöchernen Kontaktbereich sofort erkennbar.

Das computergesteuerte Diagnoseverfahren Typ 310 arbeitet mit sehr hoher Genauigkeit und stetiger Reproduzierbarkeit, wobei die Stabilitätsinformationen sofort zur Verfügung stehen. Damit kann das computergesteuerte Diagnoseverfahren Typ 310, das bereits über mehrere Monate unfallchirurgisch angewandt wurde, den tatsächlichen Verlauf und den klinischen Abschluß des Knochenheilungsprozesses unahängig von der radiologischen Morphologie erkennbar machen.

Das computergesteuerte Diagnoseverfahren Typ 310 ermöglicht — vermutlich erstmals — eine objektive Kontrolle jener biophysikalischen Bedingungen, unter denen die regelrechte Knochenbruchheilung beim FE-Einsatz abläuft. Dies schließt ein, daß Störungen des Knochenheilungsprozesses erheblich schneller als bisher erkennbar werden.

Metallartefaktunterdrückung in der CT: Erste Ergebnisse bei implantierten Hüftkopfprothesen

D. Felsenberg, J. Riso, R. Sokiranski, M. Faensen, W. Kalender und U. Gross

Klinik für Radiologie, Abt. Röntgendiagnostik (Direktor: Prof. Dr. K.-J. Wolf), Klinikum Steglitz der Freien Universität Berlin, Hindenburgdamm 30, D-1000 Berlin 45

Metallimplantate, wie Endoprothesen, Osteosynthesematerial, Gefäßclips sowie metallene Zahnfüllungen führen im CT-Bild zu Artefakten, die die Bildinformation erheblich reduzieren. Die Artefakte werden in erster Linie durch fehlende Projektionsdaten bei der Bildrekonstruktion hervorgerufen. Diese entstehen durch die starke Röntgenstrahlschwächung des Metalls. In zweiter Linie entstehen die Artefakte durch Partialvolumeneffekte und Streuung.

Die Artefaktreduzierung kann durch Neuberechnung der Projektionen mit Hilfe iterativer oder arithmetischer Rekonstruktionstechniken erfolgen. Diese führen zu den besten Bildergebnissen. Das Problem bei diesen Verfahren ist aber, daß die Rechenzeiten bis zu mehreren Stunden betragen. Für die klinische Routine sind daher einfachere und schnellere Lösungen vorzuziehen.

In unserer Klinik findet ein relativ einfaches interaktives Artefaktunterdrückungsprogramm auf der Basis der linearen Interpolation (LI) Verwendung. Im Prinzip werden bei diesem postprocessing Verfahren die fehlenden Projektionsdaten durch LI eingefügt. Diese wird zwischen den am nahesten gelegenen Punkten links und rechts des Implantates vorgenommen, die als Punkte außerhalb des Implantates angenommen werden. Gleichzeitig wird eine Rauschunterdrückung durchgeführt. Die Rechenzeit beträgt 30–45 s; die gesamte Bildrekonstruktion eines artefaktarmen Bildes ca. 120 s.

Am Beispiel von 11 autoptisch entnommenen Femora mit einzementierter Endoprothese werden die Möglichkeiten des Verfahrens dargestellt. Die wichtige Knochenzementgrenze sowie spongiöse Umbauprozesse im Femur können nahezu artefaktfrei dargestellt werden. Damit ist die postoperative Kontrolle des Prothesensitzes routinemäßig möglich (Endoprothesenscreening).

Weiterhin wird dargestellt, daß Titanprothesen mit einfacher Querschnittsgeometrie von vorneherein kaum Artefakte im CT-Bild bilden. Unter Verwendung von Titanlegierungen können somit auch zementfreie Prothesen im CT auf Lockerungszeichen kontrolliert werden.

Kompartmentdruckmessung mit der Hirndrucksonde

H.-P. Becker, P.-M. Esch, H. Gerngroß und W. Hartel

Chirurgische Abteilung Bundeswehrkrankenhaus (Leiter: Prof. Dr. med. W. Hartel), Postfach 1220, D-7900 Ulm

Die bisher zur Kompartmentdruckmessung vorgestellten Systeme basieren im wesentlichen darauf, die gefährdeten Kompartments mit Kanülen zu punktieren und über ein Infusionssystem Flüssigkeit einzubringen. Der dazu aufgewendete Druck wird dem aktuellen Kompartmentdruck gleichgesetzt und entweder an einem Manometer oder einer Wassersäule abgelesen. Wir konnten zeigen, daß eine herkömmliche Hirndrucksonde ebenfalls für Kompartmentdruckmessungen geeignet ist. Der im Sondenkopf liegende Dehnungs-Meßstreifen wird durch den Gewebedruck in einen Hohlraum hineingedrückt. Entsprechend der Längung des Dehnungsmeßstreifens wird ein elektrisches Signal erzeugt, das den Kompartmentdruck an einem Meßgerät ablesen läßt.

Nach Vorversuchen mit einer normalen Hirndrucksonde verwendeten wir eine sogenannte Mikrotipsonde der Fa. Gaeltec mit Kopfdurchmesser 1,8 mm, die über eine Braunüle bequem subfascial eingebracht werden konnte. An 27 Patienten, die in unserem Haus zur Meniscusoperation anstanden, wurde die Mikrotipsonde im Tibialis-Anterior-Kompartment implantiert. Dabei ergab sich ein Ruhedruck von 6 mmHg. Nach Anlage der Blutsperre stieg der Druck im Mittel um 2 mmHg. Nach Abschluß der Operation wurde ein elastischer Verband angelegt, der je nach Stärke der Wicklung den Druck ansteigen ließ. Wir verzeichneten im Mittel einen Druckanstieg von 4 mmHg. Nach Freigabe des Blutstroms kam es mit zeitlicher Verzögerung zum neuerlichen Druckanstieg von 2 mmHg. Um zu überprüfen, inwieweit das System zur Langzeitmessung geeignet ist, wurde bei 10 Patienten der Kompartmentdruck postoperativ mittels Meßgerät und einem angeschlossenen Schreiber aufgezeichnet.

Dabei kam es in den ersten 6 h zu einem Druckabfall von 14 mmHg auf 9 mmHg. Dieses Niveau hielt sich über den Rest des Beobachtungszeitraums, sieht man von schmerzhaften Muskelkontrationen ab. Nach Abnahme der elastischen Wicklung fiel der Druck auf den Ausgangswert 6 mmHg.

In einer zweiten Versuchsreihe wurde der Kompartmentdruck vergleichend mit einer Mikrotipsonde, mit dem S.T.I.C.-Katheter und mit dem Perfocan-KS-System gemessen. Im wesentlichen wurden dabei übereinstimmende Werte erzielt. Die Handhabung und Plazierung der Mikrotipsonde ließ jedoch einige Vorteile gegenüber den anderen beiden Systemen erkennen. Insbesondere erschien die Implantation und die Eichung der Drucksonde unkomplizierter.

Entzündungsmediatoren in traumatisierten Kniegelenken: Untersuchungen am Beispiel des Histamins

Madeleine Ennis[1], V. Echtermeyer[2], J. Pöhlmann[2], R. Sambale[2], M. Schnabel[1] und W. Lorenz[1]

[1] Institut für Theoretische Chirurgie (Leiter: Prof. Dr. W. Lorenz) und
[2] Klinik für Unfallchirurgie der Philipps-Universität Marburg (Leiter: Prof. Dr. med. L. Gotzen), Baldingerstraße, D-3550 Marburg

Histamin ist einer der wesentlichen endogenen Mediatoren der aseptischen Entzündungsreaktion im menschlichen Gewebe und wird in Mastzellen (Gewebe) und basophilen Granulocyten (Blut) gespeichert. Bisher ist nicht bekannt, ob ein erhöhter Histamingehalt auch in Gelenkergüssen posttraumatischer Genese vorliegt.

In einer prospektiven klinischen Studie wurde der Histamingehalt von Kniegelenkspunktaten (n = 71) untersucht. Um Artefakte zu vermeiden, wurden die Punktate mit Hilfe von Li-Heparin Monovetten entnommen und sofort in einem eiskalten Wasserbad gründlich gekühlt. Histamin wurde nach der kombinierten Methode von Lorenz und Mitarb. mit Hilfe eines Technicon Autoanalyzers bestimmt.

Das gesamte Histamin in Synovialflüssigkeit betrug 3,4 ng/ml (Median) mit einem Bereich von 0,93–26,34 ng/ml. Der Medianwert des freien Histamins (Histamin im Überstand nach Zentrifugation) betrug 1,8 ng/ml (Bereich 0,47–11,80 ng/ml). Das freie Histamin war in 76% der Proben höher als der normale Plasmahistaminspiegel (< 1 ng/ml).

Es wurde gezeigt, daß der Entzündungsmediator Histamin in traumatisierten Kniegelenken vorhanden ist. Solche erhöhten Werte lassen eine wesentliche Beteiligung von Histamin am posttraumatischen Entzündungsgeschehen vermuten.

Das Histamin kann verschiedene Reaktionen hervorrufen u. A.: Schwellung, Schmerzen, Beeinflussung von der Immunregulation. Die Kenntnis der Entzündungsmediatoren ist die Voraussetzung für differenzierte therapeutische Eingriffsmöglichkeiten, um die hierdurch drohende zusätzliche Schädigung von Gelenkstrukturen zu verhindern. Es ist zu überprüfen, ob posttraumatische Gelenksergüsse mit H_1- und H_2-Rezeptorantagonisten beeinflußbar sind.

Die Vascularisation der Patella — Eine morphologische Untersuchung unter Berücksichtigung funktioneller Gesichtspunkte, dargestellt mit der Plastinationsmethode

J. Graf, U. Schneider, E. Neusel und F.U. Niethard

Orthopädische Universitätsklinik (Direktor: Prof. Dr. med. H. Cotta), Schlierbacher Landstraße 200, D-6900 Heidelberg

Die Vascularisation der Patella wurde in bisherigen Untersuchungen ausschließlich in Streckstellung untersucht. Ob und wie die Gefäßversorgung durch Änderung der Gelenkstellung beeinflußt wird, ist bisher an der Patella des Menschen ungeklärt.

Bezüglich der Krankheitsbilder Chondropathia patellae, bzw. Chondromalacia patellae gibt es Hinweise auf eine Ursache im vaskulären Bereich. Vor allem auch die typische Schmerzsymptomatik bei Kniebeugung veranlaßte uns, dieses Problem experimentell genauer zu untersuchen.

Mit der neuen Methode der Plastination ist es erstmals möglich, die Durchblutung auch im mikroskopischen Bereich, sowie unter verschiedenen funktionellen Bedingungen, an Leichenknien exakt und reproduzierbar zu beurteilen. Die Methode der Scheibenplastination wird genau beschrieben. Die so gewonnenen Präparate an insgesamt 12 Leichenknien wurden anschließend morphometrisch ausgewertet.

Dabei zeigt sich, daß es bei Beugung zu einem "venösen pooling" kommt, deren Größe abhängig ist von der Lokalisation der Gefäßzuflüsse.

Nach unserer Meinung kommt es durch die bei Beugung bestehende Weichteilkompression zu einem Abdrücken der Gefäße, besonders im venösen Schenkel. Dadurch kommt es durch das venöse pooling zu einer Erhöhung des intraossären Druckes.

Da, wie aus Literaturangaben bereits bekannt, bei der Chondropathia patellae bereits in Streckstellung eine Erhöhung des intraossären Druckes sowie ein venöses pooling bestehen, kommt es nach unseren Untersuchungen zu einer Addition, bzw. Potenzierung dieses Phänomens.

Zur Zeit an der Orthopädischen Universitätsklinik Heidelberg laufende Untersuchungen über die intraossären Druckverhältnisse in der Patella in Abhängigkeit von der Funktion, bestätigen dieses Modell.

Wir sind deswegen der Meinung, daß die Ursache des typischerweise bei Beugung vorhandenen Schmerzes bei der Chondropathia patellae vasculär bedingt ist und nicht mechanisch.

Experimentelle Untersuchungen zur Kältekonservierung allogener Haut

A. Eder, R. Ascherl, K. Geißdörfer, H.W. Weidringer und G. Blümel

Institut für Experimentelle Chirurgie der Technischen Universität (Leiter: Prof. Dr. G. Blümel), Ismaninger Straße 22, D-8000 München 80

Zur temporären und definitiven Deckung großer Hautdefekte gewinnt die allogene Transplantation (Tx) kältekonservierter Haut zunehmend an Bedeutung. Da kaum einheitliche Richtlinien zur Kältekonservierung existieren, wurden verschiedene Konservierungsmethoden am Rattenmodell (Wistar, CHBB-Thom) untersucht. Die Haut wurde bei -70°C bzw. -196°C für 4 und 12 Wochen mit und ohne Dimethylsulfoxid (DMSO) als Gefrierschutz in Folien gelagert.

In Allgemeinnarkose (Carfentanyl-Etomidate) wurde an der Ratte eine definierte drittgradige Verbrennung gesetzt, 24 h später unter Ketamin-Xylazin-Narkose die Verbrennungsnekrose excidiert und der Defekt mit der wie oben beschrieben, gelagerten Haut (als Mesh-Graft) gedeckt. 14 d nach Operation wird das Tx histologisch, mikroangiographisch und planimetrisch untersucht. Als Vitalitätskriterium diente neben der experimentellen Transplantation auch die Anzüchtung der gelagerten Haut in der Gewebekultur.

Nach unseren Ergebnissen erscheint eine Lagerung bei -70°C unter Zugabe des Kryoprotektivums sowohl für die Konservierung über 4 als auch 12 Wochen am geeignetsten. Alle konservierten Tx konnten erfolgreich in der Gewebekultur angezüchtet werden, wobei sich bei längerer Lagerungszeit eine längere Latenzzeit bis zum Auswachsen von Zellen ergab.

Die Verlängerung von Blutgefäßen mit einem Gewebeexpander

G.B. Stark[1], C. Hong[2], K. Narayanan[2] und G.-D. Giebel[1]

[1] Chirurgische Universitätsklinik Bonn (Direktor: Prof. Dr. Dr. F. Stelzner), D-5300 Bonn-Venusberg
[2] Division of Plastic Surgery, University of Pittsburgh/USA

Die Gewebeexpansion durch subcutane Silikon-Ballons wird klinisch derzeit lediglich zur Hautvermehrung angewandt. Hierbei kommt es zu einer Proliferation der Epidermis, nicht nur zu einer mechanischen Dehnung. Dabei werden auch Hautgefäße mitexpandiert, ohne daß es zu einer Verminderung der Hautdurchblutung kommt.

Um das Verhalten von Blutgefäßen auf kontinuierlichen mechanischen Zug und die mögliche Anwendung der Gewebeexpansion auf axiale Blutgefäße zu untersuchen, wurden bei 40 Ratten 20 ml-Silikon-Gewebeexpander unter die Adductoren des Oberschenkels implantiert. Somit wurden die Arteria und Vena saphena nach anteromedial verdrängt und gedehnt. Über einen durchschnittlichen Zeitraum von 10 Tagen (1–21 Tage) wurden die Expander mit 30 ml Kochsalzlösung transcutan gefüllt.

Ergebnisse

Durchgängigkeitstests bei allen und Xeroangiogramme bei fünf Tieren ergaben offene Gefäße bei 83% der Tiere. Die Messungen zuvor markierter Gefäßabschnitte ergaben eine maximale Längenzunahme von 140% (Mittelwert 84 ± 47%). Die größte Elongationsgeschwindigkeit ohne Auftreten einer Thrombose betrug 45% pro Tag. Bis zu einer Geschwindigkeit von 10% pro Tag trat nie eine Thrombosierung auf.

Histologische Querschnitte aller komplikationslos expandierten Gefäße ergab lediglich sporadisch subendotheliale Proliferationen und eine intakte Intima bei insgesamt normaler Gefäßwandarchitektur.

Bei fünf Tieren wurden die elongierte Arterie und Vene sowie die Kontrollgefäße der Gegenseite durchtrennt und mikrochirurgisch reanastomosiert. Die Durchgängigkeitsrate war für beide Gruppen identisch 90% (Thrombose einer expandierten Arterie und einer Kontrollvene).

Schlußfolgerungen

Gewebeexpansion führt zu einem raschen Gewinn an Gefäßlänge, wobei die Histologie eine Nettozunahme an cellulärer Substanz annehmen läßt. Die Erfolgsrate mikrovasculärer Anastomosen elongierter Gefäße gleicht jener von Kontrollgefäßen. Die aufgezeigte Verlängerungsgeschwindigkeit läßt die bei der Ilizarov-Osteotomie angestrebte Mitexpansion der medullären Blutversorgung theoretisch möglich erscheinen. Die Gewebeexpansion eröffnet möglicherweise eine Möglichkeit zum autologen Gefäßersatz und zur Verlängerung des Gefäßstiels von Gewebelappen.

Literatur

Stark GB, Hong C, Futrell JW (1987) Rapid elongation of arteries and veins in rats with a tissue expander. Plast Reconstr Surg 80 (A):570–578

Experimentelle Unfallchirurgie 2
(Operationstechniken, Weichteile)

Die CO_2-Laser-Osteotomie: Neue Erkenntnisse im Vergleich zur Säge-Osteotomie

F. Dinkelaker[1], R. Rahmanzadeh[1], C. Scholz[2], M. Grothus-Spork[2] und G. Müller[2]

[1] Abt. für Unfall- und Wiederherstellungschirurgie (Leiter: Prof. Dr. med. R. Rahmanzadeh),
[2] Fachgebiet biomedizinische Technik/Lasermedizin der Freien Universität Berlin, Klinikum Steglitz der FU, Hindenburgdamm 30, D-1000 Berlin 45

Bis heute ist die Durchführung nicht gradliniger Osteotomien durch die mangelnde Manipulierbarkeit der zur Verfügung stehenden Sägesysteme erschwert. Die Anwendung eines CO_2-Lasergerätes mit den Vorteilen des berührungsfreien Schneidens, der geringeren mechanischen Traumatisierung und freien Schnittführung und des geringeren Blutverlustes, stellt theoretisch eine Verbesserung dar.

In Zusammenarbeit mit dem Fachgebiet biomedizinische Technik/Lasermedizin am Klinikum Steglitz der FU haben wir seit 1986 in-vitro-Untersuchungen an frischen humanen Leichenknochen durchgeführt, wobei unterschiedliche Parameter wie Leistungsdichte, Brennweite, Betriebsart, Schnittgeschwindigkeit und Spülsysteme verwendet wurden. Dabei konnte gezeigt werden, daß eine mechanische Führung des Laserstrahls unerläßlich ist und daß die Verwendung eines Gasstrahlspülsystems eine Verringerung der Schnittspaltbreite mit sich bringt. In der Verwendung eines supergepulsten Lasergerätes sahen wir keine Vorteile.

In einer weiteren Untersuchungsreihe führten wir bei 18 Kaninchen partielle Längsosteotomien am Radius beidseits durch, links mit dem CO_2-Lasergerät, rechts mit der oszillierenden Säge. Die Tiere wurden nach 1, 4, 8 und 12 Wochen getötet. Zuvor wurden bis zu 4 Intravitalfärbungen durchgeführt.

Die Ergebnisse bestätigen die aus der Literatur bekannte initial verzögerte Knochenheilung nach Laser-Osteotomie. Auffallend war, daß in dieser Gruppe eine teilweise überschießende Callusbildung endostal und periostal stattgefunden hatte, die nie aus dem Schnittspalt selbst stammte.

Dies kann nur Folge der thermischen Schädigung sein. Eine Verringerung dieser Schädigung könnte durch eine höhere Schnittgeschwindigkeit und durch Verschiebung der Wellenlänge des Laserlichtes von 10,6 auf 9,6 Mikrometer erreicht werden.

Experimentelle Stabilitätsuntersuchung der Bohrdrahtosteosynthese am distalen Radius mit Kirschner-Drähten, Polydioxanon (PDS)-Stiften und Polyglykolsäure (PGA)-Stiften

R. Hoffmann, Ch. Krettek, N. Haas und H. Tscherne

Unfallchirurgische Klinik der Medizin. Hochschule Hannover (Direktor: Prof. Dr. med. H. Tscherne), Konstanty-Gutschow-Straße 8, D-3000 Hannover 61

Die percutane Bohrdrahtosteosynthese bietet bei der instabilen distalen Radiusfraktur eine effektive Möglichkeit der zusätzlichen Frakturstabilisierung, beinhaltet jedoch bei Behandlungsabschluß eine Metallentfernung. In einem Frakturmodell an 12 frischen Leichenradien in 2 Serien mit distaler Schrägosteotomie und dorsalem Spongiosakeildefekt wurden daher die Einsatzmöglichkeiten von percutan anwendbaren resorbierbaren Polydioxanon (PDS)- und Polyglykolsäure (PGA)-Stiften biomechanisch überprüft. Die Osteosynthesen wurden in typischer Weise durchgeführt und in Strecksehnenzugrichtung mit 10 N belastet. Die Wegverkürzung wurde registriert und der prozentuale Stabilisierungsgrad errechnet (100% = intakter Knochen). Er lag im Mittel bei 95% – 5 KD, 1,3 mm / 90% – 3 KD 1,6 mm / 96% – 3 KD 2,0 mm / 36% – 5 PDS-Stifte 1,3 mm / 82% – 3 PGA-Stifte 2,0 mm.

Die percutane K-Drahtosteosynthese der distalen Radiusfraktur bietet demnach relativ unabhängig von der Knochenqualität einen sehr guten Stabilisierungseffekt bei einfacher Handhabbarkeit. Die entsprechende Osteosynthese mit PDS-Pins ist hingegen relativ aufwendig bei insgesamt unsicherem Stabilisierungseffekt. Ein klinischer Einsatz der Polyglykolsäure (PGA)-Stifte zur Stabilisierung des typischen Speichenbruches erscheint demgegenüber angesichts der guten experimentellen Daten möglich, wobei eine Materialentfernung auf Grund der biodegradablen Eigenschaften des Materials entfällt.

Überlegungen zur Veränderung der Blutversorgung des proximalen Femurs und der Torsionstendenz des Marknagels in Abhängigkeit der gewählten Marknageleintrittsstelle

K. Zuber[1], Ch. Kinast[2], S.M. Perren[1] und R. Ganz[2]

[1] M.E.M.-Institut für Biomechanik der Universität Bern (Leiter: Prof. Dr. S.M. Perren), Murtenstraße 35, CH-3008 Bern
[2] Klinik und Poliklinik für Orthopädie und Chirurgie des Bewegungsapparates (Direktor: Prof. Dr. med. R. Ganz), Inselspital, CH-3010 Bern

In Zusammenhang mit einer allzu medialen Insertionsstelle des Femurmarknagels sind avaskuläre Femurkopfnekrosen beobachtet worden. Experimentell sind die Spannungsverhältnisse im proximalen Femur in Abhängigkeit von der Lokalisation der Insertion beschrieben worden. Ziel der vorliegenden Arbeit ist es, eine gefäßschonende und mechanisch spannungsarme Eintrittsstelle für das anatomisch normale Femur zu definieren. Bei der Bestimmung der anatomischen Krümmung des Femurmarkkanals bei 100 Leichenfemora konnte radiologisch und durch retrogrades Auscurettieren der Markhöhle entsprechend ihrem Krümmungsradius die Fossa trochanterica als physiologische Eintrittsstelle festgelegt werden. Es würde aber die Insertionsstelle des M. obturatorius externus und proximal die des M. piriformis verletzt. Dies führt zu einer Läsion des Ramus ascendens der A. circumflexa femoris medialis, der unmittelbar cranial die dorsolateralen retinaculären Arterien abgibt. Dies kann bei unvollständigem extra- und intraarticulärem Collateralkreislauf die Gefahr einer AFKN bedeuten, da letztere rund 3/5 des tragenden Femurkopfes versorgen. Die Implantation von 52 Marknägeln dorsolateral im Trochanter major unter Schonung der Fossa trochanterica erwies sich als problemlos unter Inkaufnahme einer geringen Innenrotationstendenz bei ausgeprägter Antekurvation des Femurs.

Osteosynthese an der Wirbelsäule mit individuell gearbeiteter Platte aus kohlenstoffaserverstärktem Polysulfon

O. Wörsdörfer, C. Burri und L. Claes

Klinik für Unfallchirurgie, Hand-, Plastische und Wiederherstellungschirurgie (Direktor: Prof. Dr. med. C. Burri), Universität Ulm, Steinhövelstraße 9, D-7900 Ulm

Trotz der zunehmenden Verdrängung der Plattenosteosynthese an der Wirbelsäule zu Gunsten der "Fixateur interne-Systeme" hat diese weiterhin ihre Berechtigung in der Stabilisierung über mehrere Segmente, zur Stabilisierung bei Tumoren und Metastasen dieses Skeletabschnittes, insbesondere im Bereiche der mittleren und oberen BWS. Die konventionellen metallischen Platten erlauben aufgrund der vorgegebenen Länge und des vorgegebenen Lochabstandes nicht immer die anatomisch erforderliche Anpassung. Die Implantate können demnach intakte Bewegungssegmente überragen und zu Irritationsphänomenen der Gelenke führen, die vorgegebenen Schraubenpositionen können eine ungünstige Verankerung im Wirbelkörper sowie die Gefahr der Perforation der Bogenwurzel mit Verletzung der Nervenwurzel hervorrufen. Bei der Stabilisierung der Wirbelsäule nach Resektion von Tumoren und Metastasen erlauben die metallischen Implantate, wenn sie voluminös sind, weder eine postoperative radiologische und computertomographische Nachkontrolle noch eine homogene, eventuell erforderliche Bestrahlung des resezierten Wirbelabschnittes.

Um diese Nachteile zu umgehen, haben wir eine kohlenstoffaserverstärkte Polysulfon-Platte entwickelt, welche sich intraoperativ individuell zuschneiden läßt und auch individuell die Verankerungslöcher gebohrt werden können. Die CF-PSU-Platte ermöglicht aufgrund ihrer geringen Dichte eine abdeckungsfreie postoperative Röntgen- und CT-Untersuchung, sowie auch eine abdeckungsfreie Bestrahlungstherapie.

Mechanische Eigenschaften

Die Biegesteifigkeit liegt um ca. 150% höher als jene einer konventionellen schmalen DC-Platte. Die Streckgrenze liegt um den Faktor 2,5 höher als bei der schmalen DC-Platte.

Klinische Erprobung

Bei 7 Patienten — 3 Tumoren, 4 Frakturen — wurde eine Osteosynthese der Wirbelsäule mittels CF-PSU-Platten durchgeführt. Die bekannten Nachteile der konventionellen Metallplattenosteosynthese ließen sich damit umgehen. Komplikationen oder Implantatversagen sind nicht beobachtet worden.

Die Verformung der Platte ist mittels eines thermoplastischen Verfahrens möglich. Hierzu ist eine thermische Formenpresse in Erprobung.

Was leistet die Krallenplatte? — Ein Stabilitätsvergleich an der Leiche

G. Berentey und A. Sarvary

Semmelweis Universität für Medizinische Wissenschaften, Lehrstuhl für Traumatologie (Direktor: Prof. Dr. med. G. Berentey), H-1441 Budapest PF 76

Es wurde in zwei Versuchsserien — je fünf Kadaver — eine Gegenüberstellung von Krallenplatten und Drittelrohrplatten durch rechts-links Operationen ermöglicht und ihre Stabilisierungswirkungen geprüft.

Durch Dauerrotation wurden die Montagen einer Wechselbelastung ausgesetzt.

Im Endergebnis schnitt die Krallenplatte gegenüber der Drittelrohrplatte mit distal nur einer Schraube 25mal besser ab, und gegenüber der Drittelrohrplatte mit distal zwei Schrauben 10mal besser ab.

Theoretische Erklärung der Ergebnisse: Die Krallen einer Krallenplatte wirken als Keile, die auf Wechselbeanspruchung viel günstiger reagieren, als Schrauben, welche nach einmaligem Ausreißen keine stabilisierende Wirkung mehr haben können.

Die Untersuchungsergebnisse rechtfertigen und unterstützen die Anwendung der Krallenplatte zur Neutralisation und/oder Abstützung bei gelenknahen Frakturen.

Vorstellung eines neuartigen Fixateur externe aus Verbundwerkstoffen (Zellfixateur)

K.H. Müller[1] und U. Witzel[2]

[1] Klinik für Unfall- und Wiederherstellungschirurgie, Klinikum Barmen der Stadt Wuppertal (Direktor: Prof. Dr. med. K.H. Müller), Heusnerstraße 40, D-5600 Wuppertal 2
[2] Forschungsgruppe Biomechanik im Institut für Konstruktionstechnik, Ruhr Universität Bochum, D-4630 Bochum

Auftrag eines mehrjährigen Forschungsauftrages war es, für Katastrophenfälle, bei Mehrfachverletzungen, aber auch für die Definitivversorgung isolierter Frakturen einen bedarfsgerechten und leicht montierbaren Fixateur externe zu entwickeln, der ohne aufwendige Zusatzinstrumente applizierbar ist. Weitere Forderungen waren Durchlässigkeit für Röntgenstrahlen, geringes Gewicht und kostengünstige Herstellung in hoher Stückzahl. Zur Serienreife wurde eine neuartige Universal-Klemmbacke entwickelt. Diese als Zelle bezeichnete Klemmbacke besteht aus einem faserverstärkten Thermoplast. Jeder Grundkörper einer Zelle nimmt in axialer Richtung 2 Kohlefaserstäbe auf, die individuell zugeschnitten werden können. Der Grundkörper besteht darüber hinaus zur Aufnahme der Schanzschen Schraube aus einem Knebel mit Gewindeschaft, der dazu passenden Mutterscheibe und einer Schwenkscheibe. Diese Zellenteile bestehen aus dem gleichen Verbundwerkstoff und werden im Spritzgußverfahren hergestellt. Der Knebel ist hohl und nimmt die nur zu verwendenden Schanzschen Schrauben zentral auf. Durch die Schwenkscheibe ist jede Schanzsche Schraube in einem kugelförmigen Sektor von 40° manipulierbar. Dies ermöglicht die achsengerechte Reposition auch *nach* bereits – entsprechend der Weichteilsituation – primär eingebrachten Schanzschen Schrauben. Die zentrale Öffnung der Knebel dient gleichzeitig als Bohrführung. Die 2 parallel verlaufenden Kohlefaserstäbe *und* die Schanzsche Schraube werden durch das Zellenelement *gleichzeitig* mit Hilfe einer Klemmung durch *manuellen* Knebelzug aufgrund der Verformung und Reibung der Kunstfaserwerkstoffe stabil fixiert. Metallische Schrauben für die Klemmung oder entsprechende Werkzeuge entfallen. Ein gesicherter "Press fit" zwischen Knebel und der metallischen Schanzschen Schraube ist mittels eines speziellen Oberflächenprofils gesichert. Bei ossärer Abstützung zweier Schienbeinfragmente ist die unilaterale Montage aus 4 Zellenelementen für Schanzsche Schrauben und 2 Kohlefaserstäben belastbar stabil. Mit dem Zellenfixateur können neben unilateralen Montagen auch räumliche schalenförmige Anordnungen montiert werden. Dabei werden die Zellen in Mehrfachreihen wabenartig durch gekürzte Kohlefaserstäbe miteinander verknüpft. Das System ist bei Bedarf mit dem AO-Fixateur externe kompatibel. Die Zellenelemente werden sofort gebrauchsfähig verpackt und sterilisiert geliefert. Sie sind entsprechend ihrem Werkstoff und ihrer Spritzgußherstellung als Einmalartikel vorgesehen. In einer ersten klinischen Prüfung wurden 11 Tibiafrakturen und eine Femurfraktur bei entsprechender Fixateur-externe-Indikation mit Hilfe dieses neuartigen unilateralen Fixateur externe aus Polymerwerkstoff erfolgreich behandelt.

Fibulare Bandruptur, operative Versorgung mit PDS-Zuggurtung

F. Stalling, P. Benecke, G. Hohlbach und F.W. Schildberg

Klinik für Chirurgie der Universität Lübeck (Direktor: Prof. Dr. med. F.W. Schildberg), Ratzeburger Allee 160, D-2400 Lübeck

Operativ versorgte fibulo-talare Bandrupturen benötigen bis zur Heilung während der Nachbehandlungsphase eine äußere Streßprotektion. Wir haben die Möglichkeit einer temporären "inneren Streßprotektion" (PDS-Zuggurtung mit PDS-Bändern nach Bandnaht) untersucht.

Es wurden 81 Patienten mit gesicherter fibulo-talarer Bandruptur operiert; davon konnten 76 nach 5,3 Monaten nachuntersucht werden. Zusätzlich zur Bandnaht wurde über einen v-förmig gebohrten Knochenkanal parallel zu den genähten Bändern ein 3 mm breites PDS-Band eingezogen. Die Nachbehandlung erfolgte gipsfrei mit sofortiger Aufnahme der Bewegungsübungen im oberen Sprunggelenk und voller Belastung bei sicheren Weichteilverhältnissen.

Die zur Nachuntersuchung durchgeführten radiologischen Streßaufnahmen zeigten in 100% eine seitengleiche Taluskippung der Gelenke und in 99% einen seitengleichen Talusvorschub. Extension und Flexion waren in 92% im Bereich der Norm, 76% aller Patienten waren nach 6 Wochen wieder arbeitsfähig. Häufiges Umknicken trat postoperativ bei einem Patienten auf.

Die temporäre fibulo-talare "innere Streßprotektion" mit PDS-Band führt zu einem gleich guten Ergebnis wie andere operative Verfahren und hat den Vorteil der gipsfreien Nachbehandlung, der frühzeitigen Bewegungsfreiheit, Belastbarkeit und Wiedererlangung der Arbeits- und Sportfähigkeit.

Wie beeinflußt die Peronaeus-Muskulatur die Aussagekraft gehaltener Aufnahmen nach fibularer Bandverletzung?

G. Hohlbach, F. Stalling, P. Benecke und F.W. Schildberg

Klinik für Chirurgie (Direktor: Prof. Dr. med. F.W. Schildberg), Medizinische Universität Lübeck, Ratzeburger Allee 160, D-2400 Lübeck

Fragestellung

Eine fibulare Bandruptur kann auch mit standardisierten, gehaltenen Aufnahmen radiologisch nicht immer mit Sicherheit nachgewiesen werden. Ursache ist möglicherweise die musculäre Kompensation der dislocierenden Kraft in der Streßradiographie durch die Peronaeus-Muskulatur.

Methodik und Ergebnisse

An 9 anatomischen Präparaten wurde das Ligamentum fibulo-talare anterius durchtrennt und gehaltene Röntgenaufnahmen mit einer Streßbelastung von 20 kp für den Talusvorschub und 15 kp für die Taluskippung im Scheuba-Gerät durchgeführt. Anschließend wurden die gleichen Messungen an der Peronaeus-Muskulatur von 5–20 kp vorgenommen und die Verminderung der pathologischen Dislocierbarkeit als Delta-Wert vom Ausgangswert genommen (Tabelle 1).

Tabelle 1

Verminderung	Talusvorschub	Taluskippung
Gegenzug an Peronaeus	x ± SD (mm)	x ± SD (Grad)
5 kp	0,8 ± 0,97	0,5 ± 1,11
10 kp	3,8 ± 1,46	0,8 ± 1,21
15 kp	5,0 ± 0,81	2,0 ± 1,67
20 kp	4,9 ± 0,9	0,5 ± 3,20

Schlußfolgerung

Die pathologische Dislocierbarkeit des Talus nach fibularer Bandverletzung ist durch den Gegenzug der Peronaeus-Sehne beeinflußbar; der Talusvorschub wird dabei selbst bei geringeren Zugkräften deutlicher beeinflußt als die Taluskippung. Die Taluskippung eignet sich deshalb besser zum Nachweis der fibularen Bandruptur, da sie durch schmerzbedingte musculäre Gegenkräfte weniger stark beeinflußt wird als der Talusvorschub.

Die Durchblutung der Achillessehne – dargestellt mit der Plastinationsmethode

U. Schneider, J. Graf und F.U. Niethard

Orthopädische Universitätsklinik (Direktor: Prof. Dr. med. H. Cotta), Schlierbacher Landstraße 200a, D-6900 Heidelberg

Achillessehnenrupturen sind häufig, besonders unter sporttreibenden Menschen. Die Ursache ist bisher unbekannt, der "Riß der gesunden Sehne" ist umstritten. Die Mehrzahl der Autoren geht davon aus, daß ein degenerativer Prozeß dem akuten Ereignis vorausgeht. Dabei wird die Ischämie der Sehne nach wiederholten Mikrotraumen und dadurch bedingter Verschlechterung der Zirkulation diskutiert. Mit der neuen Methode der Plastination, die eine exakte Beurteilung auch im mikroskopischen Bereich zuläßt, wurden 12 Achillessehnen von Leichen untersucht.

Unsere Ergebnisse zeigen, daß das Gefäßsystem aus einem extra- und intratendinösen Anteil besteht, wobei das peritendinöse Gewebe eine relativ gute Blutversorgung aufweist. Dieses Gefäßsystem ist flächendeckend und spinnennetzartig aufgebaut und setzt sich in den Netzen des Perimysiums und des Periostes des Fersenbeins fort. Im Gegensatz zu anderen Untersuchungen haben wir festgestellt, daß dieses Gefäßnetz des Paratenons eine wesentliche Rolle spielt bei der Ausbildung des achillessehneneigenen Gefäßnetzes. So finden sich sowohl im proximalen und distalen, als auch im mittleren Anteil Querverbindungen zur eigentlichen Sehne. Dabei ist besonders im mittleren Anteil die Blutgefäßversorgung sehr spärlich und wir konnten die Untersuchungen des Anatomen Lang bestätigen, der auf einer Strecke von ca. 3–5 cm oberhalb des Tuber calcanei eine Benachteiligung in der arteriellen Versorgung fand. Hier reißt auch nach klinischen Untersuchungen die Sehne am häufigsten. Ob letztendlich ein Zusammenhang zwischen der schlechten Blutgefäßversorgung und dem der häufigsten Rupturen besteht ist ungeklärt.

Eine Kommunikation zwischen dem Gefäßsystem der Achillessehne und dem des Calcaneus konnte nirgends beobachtet werden, vielmehr scheint hier eine anatomisch vorgegebene Barriere zu bestehen.

Zusammenfassend zeigen unsere Ergebnisse, daß insbesondere eine exakte Rekonstruktion des extratendinösen Gefäßnetzes die wesentliche Voraussetzung für die Heilung und die vollständige Wiederherstellung der Funktion der Achillessehne darstellt.

Experimentelle Ergebnisse zur Pathomechanik von Arterienverletzungen bei Frakturen und Luxationen

E. Scola[1], H. Zwipp[1] und H. Alheid[2]

[1] Unfallchirurgische Klinik (Direktor: Prof. Dr. med. H. Tscherne), Medizinische Hochschule Hannover
[2] Institut für Bodenforschung Hannover, Medizinische Hochscule Hannover, Konstanty-Gutschow-Straße 8, D-3000 Hannover 61

Den pathomechanischen Vorgängen bei traumatischen Gefäßverletzungen wird in der Literatur kaum Beachtung geschenkt. Genaue Kenntnisse darüber sind aber Voraussetzung für eine richtige Beurteilung und erfolgreiche Rekonstruktion.

230 klinische Fälle von Gefäßverletzungen bei Frakturen und Luxationen sowie 71 experimentelle Ergebnisse wurden analysiert. Es wurden 71 Segmente der humanen A. poplitea bzw. A. femoralis unter standardisierten Bedingungen durch Längsüberdehnung bzw. Dehnung über Kante mit verschiedenen Geschwindigkeiten ($v = 0,3/3,3$ bis 33 cm/s) rupturiert und untersucht; zusätzliche Pendelschlagversuche mit unterschiedlicher Vordehnung.

Ergebnisse

Die aufgewendete Kraft und die prozentuale Dehnung bis zur kompletten Ruptur war sehr unterschiedlich (5,5–39,5 N, 33–210%). Es lag stets eine zirkuläre Ruptur vor, wobei die Läsion in der Intima beginnt und sich nach außen fortsetzt. Die Elastizität der Adventitia ist wesentlich höher als die der Media. Aufgrund der Scherengitterstruktur der Adventitia wird bei kompletter Ruptur ein Sanduhrphänomen hervorgerufen, das die offenen Gefäßenden zusammenzieht. Es kommt zu einer weitstreckigen Abscherung der Adventitia von der Media. Eine isolierte Intimaläsion konnte nicht reproduziert werden, stets fand sich eine Intima-Media-Läsion. Gegenüber plötzlich einwirkenden Kräften (Pendel) ist die Gefäßwand wesentlich empfindlicher. Eine sog. "Intimaeinrollung" wurde nie beobachtet. Die Auswertung der klinischen Daten ergab, daß die Gefäßläsion stets da auftrat, wo sich die einwirkende Kraft konzentrierte:

1. Anheftung am Knochen,
2. abgehende Gefäßäste,
3. Knochenkanten.

Zusammenfassung

Ein traumatischer Gefäßverschluß durch isolierte Intimaläsion ist unwahrscheinlich. Vielmehr handelt es sich um eine zirkuläre Intima-Media-Läsion durch Überdehnung. Dabei wird das Lumen durch ein "Mädchenfänger"-Prinzip der Adventitia verschlossen, nicht durch Intimaeinrollung. Als therapeutische Konsequenz ergibt sich allein schon durch die beobachtete Abscherung der Media und der Adventitia die Notwendigkeit einer großzügigen Anfrischung der Gefäßenden und Verwendung eines Veneninterponates.

Zur Frage der Revascularisation eines freien Nerventransplantates. Eine experimentelle Studie

G. Penkert und M. Samii

Neurochirurgische Klinik (Direktor: Prof. Dr. med. M. Samii), Krankenhaus Nordstadt, Haltenhoffstraße 41, D-3000 Hannover 1

An 40 Nn. ischiadici des Kaninchens wurden Nerventransplantationen unter verschiedenen Bedingungen vorgenommen. Innerhalb des 2. bis 6. postoperativen Tages wurde mittels eines mikroangiographischen Verfahrens der Vorgang der Revascularisation, sowohl von den beiden Nervenstümpfen als auch vom Transplantatbett her, verfolgt. Nach kurzer Einführung zur Frage der Nerventransplantaternährung werden die Ergebnisse dieser experimentellen Studie berichtet.

Dabei kann bewiesen werden, daß die Länge des Nervendefektes und des zur Überbrückung nötigen Transplantates für dessen Ernährung bedeutungslos ist: Die erste Mikrogefäßeinsprossung aus dem Transplantatbett ist schon am 3. postoperativen Tag nachzuweisen, am 4. postoperativen Tag beginnt eine Hyperämie im Transplantat, welche über den 6. postoperativen Tag hinaus anhält. Nach Einhüllung des Transplantates in eine Dialysemembran hingegen vollzieht sich die Revascularisation über das longitudinale Gefäßsystem nur langsam und spärlich, während eine Gefäßeinsprossung aus der Umgebung verhindert ist. So läßt sich das Überwiegen der Revascularisation aus dem Empfängerbett gegenüber der Revascularisation über die Anastomosenstelle beweisen und damit gleichzeitig Unabhängigkeit von der Transplantatlänge. In Nebenversuchen wird darüber hinaus die mechanische Barrierewirkung des Fibrinklebers für eine optimale frühe Revascularisation gezeigt.

Experimentelle Unfallchirurgie 3
(Knorpel-Knochen-Heilung)

Das Verhalten von autologem und homologem Epiphysenfugenknorpel in einem experimentell gesetzten Epiphysenfugendefekt

M. Dallek, K.H. Jungbluth, B. Schulz und R.D. Rudolph

Abt. für Unfallchirurgie (Direktor: Prof. Dr. med. K.H. Jungbluth), Chirurgische Universitätsklinik Eppendorf, Martinistraße 52, D-2000 Hamburg 20

Transepiphysär durch die distale Femurepiphysenfuge eingebrachte Bohrlochdefekte von 2 mm Durchmesser heilen in der Regel durch eine epimethaphysäre Knochenbrücke aus.

Um die Verknöcherung des Defektes zu verhindern, haben wir in einem Tierversuch bei 5 Wochen alten Kaninchen autologen wie homologen Rippenknorpel in die experimentell gesetzten Defekte eingebracht, die eine knöcherne Spangenbildung zwischen Epiphyse und Metaphyse weitgehend verhindern konnten.

In der gleichen Versuchsanordnung wurde autologer wie homologer Epiphysenfugenknorpel von der Ulna in die Defekte eingebracht. Nach einer Versuchsdauer von 4–16 Wochen war der autologe Epiphysenfugenknorpel zu 80–90% in der Lage, den knorpeligen Defekt in der Fuge annähernd anatomisch korrekt zu reparieren. 80–90% des homologen Epiphysenfugenknorpels ging während des Versuchszeitraumes völlig zugrunde und konnte die epimethaphysäre knöcherne Spangenbildung nicht verhindern.

Offenbar gibt es zwischen dem Rippen- und Epiphysenfugenknorpelkollagen unterschiedliche Antigen-Antikörperstrukturen, die zu einer fast völligen Zerstörung des homologen Epiphysenfugenknorpels geführt haben. Für den therapeutischen Einsatz scheidet somit homologer Epiphysenfugenknorpel aus, es sei denn, der gezielte Einsatz von Pharmaka kann die Abstoßungsreaktion unterdrücken. Diese Fragestellung muß durch weitere Experimente geklärt werden.

Biomechanik des transplantierten Gelenkknorpels – Zwei-Jahres-Langzeitstudie am Großtiermodell

H. Kiefer, L. Dürselen, L. Claes und W. Mutschler

Labor für experimentelle Traumatologie der Abt. Chirurgie III (Leiter: Prof. Dr. L. Claes), Universität Ulm, Oberer Eselsberg, D-7900 Ulm

In letzter Zeit wurde über gute morphologische Ergebnisse experimenteller Gelenkknorpeltransplantationen berichtet. Empfindlichster Parameter für die Leistungsfähigkeit hyalinen Knorpels ist jedoch sein biomechanisches Verhalten. Eine erste biomechanische und morphologische Kurzzeituntersuchung transplantierten Stückknorpels war sehr ermutigend. In der vorliegenden Studie wurden die biomechanischen Eigenschaften unter Langzeitbedingungen analysiert.

Material und Methoden

Aus den rechten Femurcondylen von 32 Schafen wurden je vier 7 mm große runde Knorpelstückchen mit anhängender dünner Knochenschuppe ausgestanzt und durch frisch entnommene Auto- oder Allotransplantate ersetzt. Eine Achillessehnentenotomie verhinderte eine anfängliche Vollbelastung und war spontan innerhalb 5 Wochen geheilt. Nach zweijähriger Weidehaltung der Schafe wurden die explantierten Femurcondylen mit einem statischen und dynamischen Eindrücktest einer physiologischen Belastung unterzogen. Aus den gemessenen (zeitabhängigen) Eindrücktiefen und den photographisch ermittelten Knorpeldicken konnten 4 verschiedene Modulen zur Charakterisierung der elastischen (Kompressions- und Restkraftmodul) und viscösen Eigenschaften (Schub- und Kriechmodul) berechnet werden. Der Knorpel der linken Kniegelenke diente als Kontrolle. Eine Varianzanalyse sicherte die Ergebnisse statistisch ab.

Ergebnisse

Makroskopisch waren 95% aller Transplantate en niveau eingeheilt und zeigen eine glatte Oberfläche. Verglichen mit der Spenderposition nahmen Knorpeldicke und die 4 Modulen für die Autotransplantate nicht signifikant um 5 bis 15% ab. Die die Allotransplantate stiegen bei einem Dickenverlust von 20% Kompressions- und Schubmodul um 15 bis 25% an. Bezogen auf die Empfängerposition waren alle Modulen für die allogenen Proben um 4 bis 13% erniedrigt, während sie bei den Autotransplantaten um bis zu 6% erhöht wurden.

Diskussion

Die Analyse der Ergebnisse zeigt, daß dickere Proben dünner wurden ($p < 0,05$), wenn sie in ein dünnes Lager transplantiert wurden. Im umgekehrten Fall kam es zu einer nicht signifikanten Dickenzunahme. Autogene Knorpelproben weisen nach 24 Monaten keine wesentlichen biomechanischen Veränderungen auf. Allotransplantate erfahren einen höheren Dickenverlust, während sich ihre Schub- und Kompressionsmodulnüberproportional vergrößern. Dies bedeutet, daß Allotransplantate — besonders diejenigen aus dickeren Spenderlagern — dünner, aber härter werden. Insgesamt liegt die Abnahme der Belastbarkeit des frisch allogen transplantierten Gelenkknorpels nach 2 Jahren unter 20%.

Morphologische Untersuchungen am Gelenkknorpel der Kaninchenpatella nach experimenteller Ischämie

E. Neusel, U. Freese, J. Graf und F.U. Niethard

Orthopädische Universitäts-Klinik (Direktor: Prof. Dr. med. H. Cotta), Schlierbacher Landstraße 200a, D-6900 Heidelberg

Die Ernährung des hyalinen Gelenkknorpels ist noch immer nicht geklärt, insbesondere noch nicht die Rolle des subchondralen Bereiches bei der Arthroseentstehung. Entsprechend den drei Hauptstrukturen der Gelenke werden als Orte der initialen Veränderung bei Arthrosis deformans die Synovialis, der Gelenkknorpel und der subchondrale Knochen diskutiert. Aus der Klinik (Patellafrakturen, osteochondrale Frakturen und andere) bestehen jedoch Hinweise auf einen Zusammenhang zwischen degenerativen Veränderungen des hyalinen Gelenkknorpels und der Ernährung aus dem subchondralen Raum.

Um tierexperimentell diese Beobachtungen genau zu untersuchen, führten wir bei 40 Kaninchen eine Ischämie der Kaninchenpatella für genau definierte Zeiträume (2 Wochen, 6 Wochen, 3 Monate und 6 Monate) durch. Als morphologische Untersuchung dienten uns bisher die Histologie und die Rasterelektronenmikroskopie. Morphologische Veränderungen sind ab der 6. Woche zu beobachten mit Knochenmarksnekrosen, Fissurbildung in der Basalschicht des Knorpels und einer deutlichen Verbreiterung der Tidemark. Deutliche regressive Veränderungen sind ab dem 3. Monat zu erkennen mit einem Verschwinden der Tidemark, einer Knorpelzelldegeneration (Klasterbildung) sowie beginnender Pannusbildung (Abb. 1). Diese degenerativen Veränderungen schreiten bei den 6-Monatstieren fort (Abb. 2).

Unsere klinischen Erfahrungen und die durch die Tierexperimente gewonnenen Ergebnisse deuten darauf hin, daß der subchondrale Raum eine bedeutende Rolle bei der Entstehung von degenerativen Veränderungen des hyalinen Gelenkknorpels spielt. Weitere Aufschlüsse erhoffen wir uns durch die Durchführung der Transmissionselektronenmikroskopie und der Plastinationsmethode.

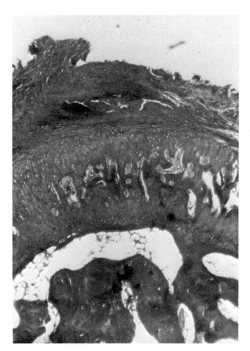

Abb. 1. Deutliche regressive Veränderungen 3 Monate nach experimenteller Ischämie der Kaninchenpatella. Es zeigt sich eine Korpelzelldegeneration und Gefäßeinsprossung in die Knorpelschicht, Verschwinden der Tidemark und Pannusbildung (AZAN-Färbung, Vergrößerung 50 x)

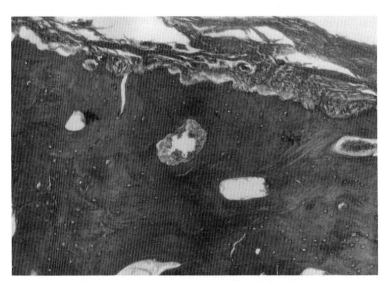

Abb. 2. Fortschreiten der regressiven Veränderungen bei den 6-Monatstieren: Die hyaline Knorpelschicht ist verschwunden, das Pannusgewebe liegt direkt auf der subchondralen Knochenplatte auf (AZAN-Färbung, Vergrößerung 125 x)

Das viscoelastische Verhalten von Weichteilgeweben unter Einwirkung des Tourniquets

U. Kroitzsch[1], E. Egkher[1], R. Freund[1], A. Schultz[1] und B. Wielke[2]

[1] II. Universitäts-Klinik für Unfallchirurgie Wien (Direktor: Prof. Dr. med. P. Fasol), Spitalgasse 23, A-1090 Wien
[2] Institut für Festkörperphysik, Bolzmanngasse 1, A-1090 Wien

Einleitung

Um ein blutfreies Operieren bei Extremitäteneingriffen zu ermöglichen wird in der Regel ein pneumatischer Tourniquet angelegt. Die in der Literatur am häufigsten angeführten, durch die Blutsperre bedingten Schäden sind einerseits die direkte Druckschädigung des unter der Manschette liegenden Gewebes, andererseits der durch lange Ischämiezeit verursachte reversible oder irreversible Schaden am Muskel und Nervengewebe als Folge der Gewebshypoxie. Nach Öffnung der Blutsperre kann es durch die Einschwemmung von Metaboliten aus den destruierten Weichteilen besonders beim polytraumatisierten Patienten zur Schädigung anderer Organe (Niere, Lunge) kommen. Zur Minimierung der Risiken haben wir eine prozessorgesteuerte Tourniquetmanschette mit dem Bestreben konstruiert, den Manschettendruck so nieder wie möglich über dem jeweiligen systolischen Blutdruck anzusetzen und nachzuregeln. Dieses Gerät besteht aus einem zentralen Kleincomputer, dem zu Operationsbeginn Daten des Patienten wie Alter, Extremitätenumfang als Parameter zur Errechnung des erforderlichen Ausgangsdruckes über dem systolischen RR über die Tastatur eingegeben werden. Zur Erfassung des aktuellen Druckes wird dem Patienten ein oscillometrisches Meßgerät angelegt, welches den Blutdruck bestimmt und digital an den Rechner weitergibt. Dieser regelt den Druck der Sperrmanschette über Ventile solcherart, daß er den Idealwert knapp über dem systolischen RR erreicht.

Material und Methode

In Voruntersuchungen haben wir die Abhängigkeit der erforderlichen Druckdifferenz zwischen dem Manschettendruck und dem systolischen RR untersucht. Diese ist stark vom Gewebsturgor abhängig, weniger jedoch vom Extremitätendurchmesser und dem Patientenalter. Es fiel auf, daß unmittelbar zu Operationsbeginn ein wesentlich höherer Insufflationsdruck der Sperrmanschette zur Unterbrechung der Zirkulation (ca. 11 kPa über dem systolischen RR) erforderlich ist. Mit Fortschreiten der Operationszeit ist zur Aufrechterhaltung der Blutsperre beim kreislaufstabilen Patienten oft nur noch eine Druckdifferenz von ca. 1,3 kPa erforderlich. Wir führten diese Tatsache auf das viscoelastische Verhalten des Gewebes zurück. Durch den Manschettendruck kommt es zum Auspressen von Flüssigkeit aus dem Gewebe unter dem Cuff und dadurch zum Ansteigen des Druckes in der Tiefe der Weichteile unter der Manschette. Zur quantitativen Erfassung haben wir den Flüssigkeitsverlust im Gewebe unter der Blutsperrmanschette in Abhängigkeit vom Manschettendruck und der Anlegezeit ermittelt. Das Volumen der durch die Manschette ausgepreßten Flüssigkeit entspricht der Zunahme des Luftvolumens in der Sperrmanschette. Die Veränderungen des Luftvolumens in der Manschette wurden bei einem definierten und konstanten Manschettendruck von 40 kPa gemessen. Wir haben dazu folgende Meßeinrichtung verwendet: Die Luftmenge in der Blutsperrmanschette wurde zu bestimmten Zeitpunkten der Operation in ein Meßrohr abgelassen. Dieses wurde zuvor mit Wasser gefüllt und an die Manschette über einen Dreiwegehahn angeschlossen. Die Ventile an beiden Enden des Meßrohres wurden geöffnet und sodann der Dreiweghahn an der Manschette so umgelegt, daß die Manschettenluft in das Meßrohr entwich. Der Auslaßpunkt des Meßrohres lag bei diesen Versuchen stets 65 cm unter dem Wasserspiegel im Rohr zu Versuchsbeginn. Die so ermittelten Werte entsprechen den tatsächlichen Volumina in der Manschette nach Umrechnung über das Gesetz für ideale Gase ($V \times P = t$) annäherungsweise. Bei Operationen in Allgemeinnarkose unter Tourniquet wurden die Gasvolumina in der Manschette bei einem konstanten Manschettendruck von 40 kPa unmittelbar zu Beginn sowie nach bestimmten Zeitabständen ermittelt. Wir haben diese Messungen an 6 Patienten unterschiedlichen Alters (21 bis 55, im Mittel 36) an jeweils einer Extremität vorgenommen.

Ergebnisse

Die Leermessungen der Manschette zeigten nur eine geringe Volumenzunahme während der Messungen um starre Rohre. Die Volumenzunahme war linear und betrug zwischen 7,5% und 8,9% des Ausgangsvolumens pro Stunde. Bei den Messungen am lebenden Objekt hingegen zeigten sich deutlich andere Ergebnisse: Hier kam es zu einer starken Zunahme des Gasvolumens in den ersten 20 min und später zu einer Abflachung der Kurven, die dann fast denen der Leerwerte entsprach. Im Durchschnitt der Meßwerte wurden in den ersten 20 min 72,5% des Zuwachses an Luftvolumen registriert. Die Kurven zeigten einen parabolischen Verlauf. Erwartungsgemäß zeigten die Kurven von Oberschenkeltourniquets zumeist eine höhere Anstiegssteilheit der Kurven zu Beginn der Operation, die einer grösseren Zunahme an Gasvolumen entspricht, als die der Oberarme. Der Einfluß des Alters der Patienten auf das Kurvenbild war bei diesen Messungen gering (Abb. 1).

Diskussion

Die gewonnenen Erkenntnisse führten zu einer Modifikation des Programmes unseres Steuercomputers, der nun zu Beginn eine höhere Druckdifferenz zwischen dem systo-

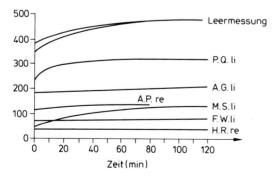

Abb. 1

lischen Blutdruck und dem Manschettendruck aufbaut (10 bis 12 kPA, je nach dem Extremitätenumfang) und diese nach 20 min stufenweise auf ca. ein Drittel reduziert. Im Dauerbetrieb könnte die Druckdifferenz auf Werte von 1,4 bis 2,7 kPa beim jungen Menschen abgesenkt werden, ohne die Suffizienz der Blutsperre zu gefährden. Durch Anwendung dieses Gerätes glauben wir, das Risiko einer direkten Weichteilschädigung unter der Manschette, besonders bei Operationen mit langen Ischämiezeiten, zu vermindern.

Experimentelle Untersuchungen zur Bestimmung der Ansatzpunkte der Kreuzbänder mittels der Finite-Elemente-Methode

M. Börner

BG-Unfallklinik (Direktor: Prof. Dr. med. H. Contzen), Friedberger Landstraße 430, D-6000 Frankfurt 60

(Manuskript nicht eingegangen)

Hinterer Kreuzbandersatz – Makroradiographische und biomechanische Untersuchung zur Einheilung eines Patellasehnentransplantates (PST)

U. Bosch[1], W. Kasperczyk[1], H.-J. Oestern[2] und H. Tscherne[1]

[1] Unfallchirurgische Klinik, Medizinische Hochschule Hannover (Direktor: Prof. Dr. med. H. Tscherne), Konstanty-Gutschow-Straße 8, D-3000 Hannover 61
[2] Unfallchirurgische Abteilung, Allgemeines Krankenhaus (Chefarzt: Prof. Dr. med. H.-J. Oestern), D-3100 Celle

Das Problem eines jeden biologischen Kreuzbandersatzes ist initial die sichere intraoperative Transplantatfixierung und danach die Einheilung und der Umbau des Transplantates. In einem standardisierten Tierversuch mit frühfunktioneller Nachbehandlung wurde folgenden Fragen nachgegangen: Wie und über welchen Zeitraum heilen die knöchernen Fixpunkte des Transplantates in Femur und Tibia ein? Wo ist bei biomechanischer Testung die Schwachstelle lokalisiert?

Material und Methodik

Bei 26 Schafen erfolgte nach Resektion des hinteren Kreuzbandes die Fixierung eines freien PST femoral und tibial über Mersilenefäden und Schrauben. Durchgeführt wurde keine besondere Nachbehandlung. Nach 6, 8, 12 und 16 Wochen wurden je 2 Tiere getötet und Serienschnitte von Femur und Tibia makroradiographiert. Die biomechanische Testung erfolgte unmittelbar postoperativ und 8 bzw. 16 Wochen postoperativ.

Ergebnisse

Eine Teil- bzw. Vollbelastung war nach 2 bzw. 4–6 Wochen festzustellen. Die Beweglichkeit der operierten Kniegelenke war bei Abtötung: Streckung $32^\circ \pm 2,77^\circ$; Beugung $142^\circ \pm 5,7^\circ$. Klinisch waren die Kniegelenke mit Ausnahme einer ++hinteren Instabilität alle stabil.

Makroradiographie

Nach 6 Wochen ossäre Fixierung zwischen Knochenblock und Bohrkanal. Nach 8, 12, 16 Wochen sichere knöcherne Einheilung femoral; tibial nur bei korrekter Lage im Corticalis- bzw. Spongiosabereich.

Biomechanik

Relative Reißfestigkeit im Vergleich zur Gegenseite: unmittelbar postoperativ: 14% ± 3,8%; 8 Wochen postoperativ; 22% ± 7,6%; 16 Wochen postoperativ: 39% ± 7,9%.

Schlußfolgerung

Makroradiographisch und biomechanisch sind die Knochenblöcke des freien PST nach 6–8 Wochen bei freier Gelenkbeweglichkeit und klinischer Stabilität an der initial gewählten Lokalisation eingeheilt. Der limitierende Faktor in der frühfunktionellen Nachbehandlung ist nach 8 Wochen das durch Gefügelockerung gekennzeichnete Transplantat.

Die Überbrückung langstreckiger Tibiaschaftdefekte am Verriegelungsnagel durch Spongiosaplastik. Eine tierexperimentelle Studie

U. Brunner, S. Keßler, H. Mandelkow, S. Deiler und L. Schweiberer

Chirurgische Klinik Innenstadt und Chirurgische Poliklinik der Ludwig-Maximilians-Universität München (Direktor: Prof. Dr. L. Schweiberer), Nußbaumstraße 20, D-8000 München 2

Die Rekonstruktion langer Schaftdefekte von Röhrenknochen ist in der Diskussion. Die Überbrückung mit einem Verriegelungsnagel (VN) und offener Spongiosaplastik wäre patientenfreundlich, führt durch Verminderung des zu transplantierenden Querschnitts zur Spongiosaeinsparung und bietet durch primäre Induktion eines knöchernen Rohres biomechanische Vorteile.

An 15 ausgewachsenen Merinoschafen wurden offene Tibiaschaftdefekte (Länge 7,5 cm) gesetzt. Nach Stabilisierung durch VN lagerten wir zirkulär Eigenspongiosa bzw. tiefgefrorene allogene Spongiosa an. Die Tiere überlebten 4 (Gruppe A), 8 (Gruppe B), 12 (Gruppe C) bzw. 20 Wochen (Gruppe D). Gruppe A bis C umfaßte 4 Tiere, je 2 mit Eigenspongiosa und je 2 mit Fremdspongiosa Anlagerung, Gruppe D nur 2 Tiere mit Eigenspongiosa-Transplantationen. Ein Kontrolltier ohne Transplantation überlebte 4 Wochen. Zur Auswertung diente die polychrome Sequenzmarkierung, die perifinale Gefäßfüllung (Biodur E-20), Röntgen, Mikroradiographie sowie Histologie.

Quer- und Längsschnitte zeigen reichlich Gefäßbüschel, die aus dem Weichgewebsmantel zur Nagelhöhle ziehen. Der VN ist von einem Gefäßring umgeben, die Markhöhle wird ebenfalls vom Defekt aus revascularisiert. Die Vascularisation ist zu jedem Zeitpunkt reichlich.

Röntgenologisch besteht nach 4 Wochen kein Unterschied zwischen Eigenspongiosa und Fremdspongiosa. Während nach 8 und 12 Wochen bei Eigenspongiosa im Defekt zunehmend Knochenbildung eintritt, wird bei Fremdspongiosa das Transplantat resorbiert. Nach 20 Wochen Eigenspongiosa ist der Defekt vollständig knöchern überbaut. Mikroradiographisch imponiert ein geschlossener Knochenring mit zentralen Resorptionslacunen und peripher lamellärem Umbau. Bei erhaltener Vitalität des Fragmentendes besteht ein fließender Übergang zwischen ortsständigem Callus und induziertem Knochen.

Mikroradiographisch und fluorescenzmikroskopisch wird die zunehmende Resorption von Fremdspongiosa bestätigt, während bei Eigenspongiosa reichlich Knochen induziert wird. Die Resorption der Fremdspongiosa ist unseres Erachtens am ehesten auf die mechanische Unruhe im Defekt zurückzuführen.

Die Füllung von Knochendefekten mit Kollagen I

M. Walter, U. Brenner, W. Holzmüller und J.M. Müller

Chirurgische Universitäts-Klinik Köln, Abt. Unfallchirurgie (Leiter: Prof. Dr. med. K.E. Rehm), Josef-Stelzmann-Straße 9, D-5000 Köln 41

In der Vergangenheit wurden die verschiedensten Materialien zur Füllung von Knochendefekten untersucht, die – mit Ausnahme der autogenen Spongiosa – letztlich jedoch insbesondere durch ihre fehlende osteoinduktive Potenz enttäuschten. Da Kollagen mit 89,2% der organischen Matrix den größten Anteil der weichen Knochenbestandteile liefert und eine Einlagerung von Kalksalz nur in Anwesenheit periodisch geeordneter Kollagenfibrillen erfolgt, haben wir an 20 Ziegen beiderlei Geschlechts den Verlauf der Ossifikation nach Implantation bovinen Kollagen I untersucht.

Hierbei konnte im Verlauf von 2–12 Wochen sowohl radiologisch als auch lichtmikroskopisch und fluorescenzhistologisch eine desmale und enchondrale Ossifikation nachgewiesen werden, während die unbehandelten Kontroll-Defekte nicht knöchern durchbaut wurden.

Welche Faktoren die Osteoblasten zur enchondralen bzw. desmalen Ossifikation veranlaßten, konnte nicht geklärt werden. Letztlich entsteht jedoch eine knöcherne Defektüberbrückung, die alle Stufen der Knochenbruchheilung durchläuft.

Damit ist nach unserer Auffassung das von uns untersuchte Material zur Füllung knöcherner Defekte geeignet.

Durch Einführung eines weiteren Präparationsschrittes kann das in engmaschiger Form vorliegende Kollagen in eine aufgelockertere Struktur überführt werden, die eine rasche Defektüberbrückung erwarten läßt.

Rekonstruktion großer Tibiaschaftdefekte durch ein vascularisiertes, längsgespaltenes corticospongiöses Fibulatransplantat mit vascularisiertem Periostschlauch

W. Stock, R. Hierner und K. Wolf

Chirurgische Klinik Innenstadt und Chirurgische Poliklinik der LMU München (Direktor: Prof. Dr. L. Schweiberer), Nußbaumstraße 20, D-8000 München 2

Mit dem Ziel den ursprünglichen tibialen Durchmesser zu rekonstruieren und eine schnelle und sichere Einheilung und Belastbarkeit zu erreichen, vereinigten und modifizierten wir zwei klinisch erfolgreiche mikrochirurgische Techniken. Das Prinzip der vascularisierten, längsgespaltenen aufgeklappten, corticospongiösen Fibula mit einem vascularisierten Periostlappen, vereinigt die Erfahrungen des freien vascularisierten Periostlappentransfers.

Die Kombination der beiden Techniken gelingt durch die Längsspaltung des vascularisierten Fibulatransponates, welches an der Tibiahinterfläche — dem Ort der größten biomechanischen Beanspruchung — fixiert wird. Die Circumferenz wird durch den vascularisierten Periostschlauch vervollständigt. Eine Knochenröhre wird durch eine primär osteo-periostale Röhre gleichen Durchmessers ersetzt. Wir führten eine tierexperimentelle Studie an sieben Pavianen durch, wobei zwei Tiere nach 16 Wochen, 3 Tiere nach 21 Wochen und 2 Affen (als Langzeitversuch) nach 64 Wochen ausgewertet wurden. Die Paviane wurden klinisch, radiologisch (Röntgenverlaufskontrolle, DSA) und histologisch (Standardhistologie, polychrome Sequenzmarkierung, Morphometrie) untersucht und bewertet. Die Röntgenverlaufskontrolle zeigte nach der 4. Woche eine beginnende Knochenbildung im Defekt, nach der 12. Woche war dieser vollkommen (mit bioptisch nachgewiesenem Geflechtknochen) überbrückt. In der 16. Woche kam es zur Organisation des neugebildeten Knochens und zur Ausbildung einer Markhöhle. Die histologische Untersuchung ergab, erstens eine sekundäre Ossifikation im Bereich der vascularisierten Fibulahälfte und zweitens eine primäre Ossifikation im Bereich des vascularisierten Periostlappens, die größtenteils durch sekundäre Ossifikation ersetzt worden war. Der Vergleich der Querschnittsflächen von rechter rekonstruierter und linker Kontrollseite zeigte, daß der ursprüngliche Durchmesser der Tibia sogar übertroffen wurde. Die Auswertung der Fluorochrommarkierung zeigte eine homologe Ablagerung aller vier Farbstoffe in beiden Fibulahälften und dem Knochen unterhalb des Periostlappens (Beweis für die ununterbrochene Vascularität). Die morphometrische Auswertung ergab, daß sich die Strukturvariablen der Vascularität in der rekonstruierten Röhre an den Werten der gesunden Tibia orientierte. In allen Fällen wurde der Tibiadefekt überbrückt. In 5 von 7 Fällen gelang es eine der ursprünglichen Tibiaröhre ähnlichen Knochenröhre zu rekonstruieren. In zwei Fällen konnte keine tibiaentsprechende Knochenröhre aufgebaut werden. Beim ersten Versuchstier wurde nur eine Fibulahälfte vascularisiert transplantiert und der Periostschlauch bei einem Materialbruch in der dritten postoperativen Woche zerstört. Beim dritten Versuchstier wurde der Periostschlauch nicht fixiert, er obliterierte sekundär und wurde bindegewebig umgewandelt. Durch die neue Technik ist es möglich eine Knochenröhre mit gleichem Durchmesser "organähnlich" schnell und sicher zu rekonstruieren.

Die Kombination der beiden Techniken führt nach unseren Ergebnissen zu einer Potenzierung der Knochenbildung beider vascularisierter Transplantate. Die Vascularität der Transplantate ist ein entscheidender Faktor für den Erfolg der Technik.

Experimentelle Unfallchirurgie 4
(Biomechanik I)

Biomechanische Untersuchungen zum Stabilitätsverhalten von Fixateur interne und Platten an der LWS

M. Blauth und N. Haas

Unfallchirurgische Klinik der Medizinischen Hochschule Hannover (Direktor: Prof. Dr. med. H. Tscherne), Konstanty-Gutschow-Straße 8, D-3000 Hannover 61

Einleitung und Fragestellung

Biomechanische Untersuchungen an Wirbelsäulenpräparaten sind bis heute die beste Möglichkeit, Daten zum Last-Deformationsverhalten intakter und frakturierter Segmente zu erhalten. Mit einem einfachen Versuchsaufbau sollten die zur Zeit gebräuchlichsten Verfahren zur Stabilisierung frischer Frakturen der Lendenwirbelsäule, die Spondylodese mit dem Fixateur interne und mit der Kerbenplatte verglichen werden. Aus den gewonnenen Erfahrungen wurde eine neue Prüfmaschine entwickelt, deren Vorzüge am Schluß kurz vorgestellt werden.

Material und Methoden

Je 6 Wirbelsäulenabschnitte von T11–L4 wurden kurz nach dem Tode des Verstorbenen mit einem Durchschnittsalter von 47 Jahren entnommen. Die Segmente wurden von Muskeln befreit und in Zement eingegossen. Dann wurden sie exzentrisch über einen Hebelarm von 150 mm mit konstanter Geschwindigkeit belastet. Die zunehmende Biegung wurde mechanisch durch einen Wegaufnehmer am anderen Ende des Hebelarmes erfaßt. Die Rotation wurde mit einem Spindelmotor erzeugt und über eine Kraftmeßdose am oberen Ende des Versuchsaufbaus erfaßt. Die Wegänderung wurde in Winkelgraden gemessen. Alle Präparate wurden jeweils intakt sowie mit Defekt in L2 und Instrumentation gemessen.

Ergebnisse

In allen Bewegungsrichtungen gab es bei den intakten Präparaten große Unterschiede, die Streuung war jedoch in der Fixateur- und der Plattengruppe etwa gleich. Die mittlere Steifigkeit war bei der Seitbiegung am geringsten, gefolgt von der Flexion und der Extension, bei der die höchsten Werte gefunden wurden. Die Auslenkung intakter Segmente in verschiedenen Ebenen setzten wir gleich 100 und verglichen sie mit Präparaten mit Wirbelkörperdefekt und Instrumentation. Dabei zeigte sich bei der Ventralflexion mit dem Fixateur ein Zuwachs auf 226, mit der Platte auf 193. Bei der Seitneigung wurden mit 202 und 205 übereinstimmende Werte erzielt. Das gilt auch für die Rotation mit 134 für den Fixateur und 139 für die Platten sowie für die Dorsalextension mit 119 zu 123. Vorteile für den Fixateur ergaben sich also nur bei der Vorneigung. Das könnte möglicherweise mit der besseren Winkelstabilität des Fixateurs zusammenhängen.

Als wesentliche Nachteile unseres Versuchsaufbaus sehen wir an, daß kein reines Moment in definierter Richtung um eine definierte Achse eingeleitet werden konnte und die axiale Kraft während des Versuchsaufbaus nicht konstant war. In einer neuen Maschine können durch Verwendung eines Hebelarmpaares reine Momente appliziert werden, die der einwirkenden Kraft durch konstante Hebelarmlänge direkt proportional ist. Außerdem kann die axiale Kraft unabhängig vom Biegemoment eingeleitet werden. Damit ist eine gute Grundlage für neue Untersuchungen unter standardisierten Bedingungen gegeben.

Experimentelle Studie zu Torsions- und Flexionsstabilität dorsaler, ventraler und kombinierter bisegmentaler HWS-Spondylodesen

Chr. Ulrich, R. Kalff, O. Wörsdörfer, L. Claes und H.-J. Wilke

Labor für experimentelle Traumatologie der Abteilung Chirurgie III (Leiter: Prof. Dr. L. Claes), Universität Ulm, Oberer Eselsberg 9, D-7900 Ulm

Die Frage der Sekundärinstabilität nach Laminektomien an der HWS wird nach wie vor kontrovers diskutiert, da lediglich klinisch-empirische Beobachtungen vorliegen. Ebenso existieren keine experimentellen Daten zur Primärstabilität bisegmentaler dorsaler, ventraler und kombinierter Fixationsverfahren an der HWS. Wir haben daher in 10 frische humane Bewegungssegmente C4–6 über einen cranialen Zug an C 4 bis $F_{max} = 50$ N eine Flexionsbewegung eingeleitet und über definierte Meßpunkte an C4 und C5 den Kippwinkel a bestimmt. Die Torsionsstabilität wurde in einer speziell konstruierten Maschine bis $MR_{max} = 3$ Nm geprüft und als Stabilitätsparameter der Torsionswinkel φ zwischen den eingespannten Wirbelkörpern definiert. Nach Prüfung der Biege- und Torsionsstabilität des intakten Präparates komplette Laminektomie von C5 mit Durchtrennung der Gelenkligamente und erneute Messung. Diese Instabilität wurde nacheinander mit der ventralen Doppel-H-Platte (AO), der dorsalen 2-Loch-Hakenplatte (AO), der sublaminären Drahtcerclage und den kombinierten Verfahren stabilisiert.

Dabei fand sich an der *uninstrumentierten* Halswirbelsäule zunächst unter Flexionsbelastung im Nativpräparat ein Kippwinkel von $a = 2{,}15 \pm 0{,}92°$ und nach Laminektomie ein Kippwinkel von $a = 2{,}07 \pm 0{,}90°$. Diese scheinbare Stabilitätszunahme hat meßtechnische Ursachen, da nach Durchtrennung des Ligamentum flavum die Last direkt auf das Lig. long. post. aufgebracht wurde: Die Steifigkeit der Präparate blieb mit 1,75 ±

1,01 Nm/grad identisch. Unter Torsionsbelastung hingegen fiel die Präparatestabilität nach Laminektomie deutlich ab: Während sich im Nativpräparat ein Torsionswinkel φ von 7,55° ± 1,61 zeigte, betrug dieser am laminektomierten Präparat 11,57° ± 1,87 und die Torsionssteifigkeit fiel von 1,2 ± 0,5 Nm/grad auf 0,6 ± 0,4 Nm/grad. Am *instrumentierten* Präparat wurden sowohl für F_{max} also auch für MR_{max} die niedrigsten Werte (a = 0,5° ± 0,21 bzw. φ = 4,78° ± 1,09) bei der Kombination dorsaler Hakenplatte/ventrale H-Platte gefunden; die ventrale Plattenspondylodese (a = 2,61° ± 0,97 bzw. φ 10,43° ± 1,83) war in ihrer Stabilität der dorsalen 2-Loch-Hakenplattenspondylodese (a = 1,01° ± 0,34 bzw. φ = 6,72° ± 1,84) deutlich unterlegen. Die alleinige sublaminäre Drahtcerclage erzielte zwar eine ausreichende Flexionsstabilität (a = 1,42° ± 0,63), erbrachte aber nur einen geringen Stabilitätsgewinn unter Torsionsbelastung (φ = 10,32° ± 0,85). In ihrer Kombination mit der vorderen H-Plattenspondylodese erreichte sie zwar einen niedrigen Kippwinkel (a = 0,56° ± 0,21); einer Torsionsbelastung setzt jedoch auch diese Kombination nur wenig Widerstand entgegen (φ = 8,31° ± 1,28).

Aus den experimentellen Ergebnissen haben wir folgende vorläufige Schlußfolgerungen gezogen:

1. Nach Laminektomie sinkt bei unveränderter Flexionsstabilität lediglich die Torsionsstabilität.
2. Spätinstabilitäten nach Laminektomie scheinen ihre Ursache darin zu haben, daß der Discus ungeschützt Torsionskräften ausgesetzt ist.
3. Obwohl das kombinierte Verfahren ventrale Doppel-H-Platte/dorsales 2-Loch-Hakenplättchen die höchste Stabilität sowohl gegenüber Flexions- als auch Torsionsmomenten aufweist, erzielt schon die dorsale Hakenplattenspondylodese allein eine zuverlässige Stabilität, die deutlich über der des Nativpräparates liegt.
4. Die alleinige sublaminäre Drahtcerclage erscheint aufgrund ihres geringen Widerstandes gegenüber Torsionsmomenten als unsicher und kann demnach auch in ihrer Kombination mit der vorderen H-Plattenspondylodese für eine zuverlässige Fixation ohne äußere Ruhigstellung nicht empfohlen werden.

Biomechanik des Ringfixateurs

J.R. Rether und G. Giebel

Unfallchirurgische Klinik der Medizinischen Hochschule Hannover (Direktor: Prof. Dr. med. H. Tscherne), Konstanty-Gutschow-Straße 8, D-3000 Hannover 61

Die Steifigkeit des Ringfixateurs nach Ilizarov wurde an isolierten frischen Leichentibiae unter verschiedenen Montagebedingungen gemessen. Hierzu wurde eine kurze Schrägfraktur im mittleren Schaftdrittel mittels des Ringfixateurs jeweils unter interfragmentärer Kompression (500 N), Neutralposition (5 N) und interfragmentärer Diastase (10 mm) stabilisiert. Diese Montagen wurden einer axialen Belastung von 200 N ausgesetzt und die Verformung mittels eines neuartigen laseroptischen Meßverfahrens (Speckle-Photographie) berührungslos gemessen. Zum Vergleich diente die Verformung der intakten Tibia unter entsprechender Belastung.

Dabei fand sich bei den Montagen unter interfragmentärer Kompression bzw. Neutralposition eine weitgehend ähnliche Verformung wie beim intakten Knochen, insbesondere ohne nennenswerte Scherbewegungen im Frakturbereich. Die Montage mit interfragmentärer Diastase verformt sich im Sinne einer axialen Stauchung ebenfalls ohne wesentliche Horizontalbewegung der Fragmente im Frakturbereich.

Unsere Messungen lassen den Schluß zu, daß mittels des Ringfixateurs am Unterschenkel bei interfragmentärer Abstützung eine sehr rigide Frakturfixation möglich ist.

Fehlende interfragmentäre Abstützung führt unter axialer Belastung zu einer reinen interfragmentären Stauchung ohne Scherbewegungen, wie sie als Reiz zur Stimulation der Callusbildung durchaus erwünscht sein kann.

Der Ringfixateur bietet somit die Möglichkeit einer dynamischen Fixation, die unter bestimmten Konstellationen die ideale Fixationsform darstellen dürfte.

Optimierung der Tractopexie durch Spannungsmessungen am Tractus iliotibialis

P. Lobenhoffer[1], C. Krettek[1], N. Haas[1] und W. Müller[2]

[1] Unfallchirurgische Klinik der Medizinischen Hochschule Hannover (Direktor: Prof. Dr. med. H. Tscherne), Konstanty-Gutschow-Straße 8, D-3000 Hannover 61
[2] Kantonsspital Bruderholz (Chefarzt: PD Dr. med. W. Müller), CH-Basel-Bruderholz

Ausgangspunkt unserer Untersuchung war die Frage, ob die Tractopexie im Rahmen der Chirurgie des vorderen Kreuzbandes eine sinnvolle Maßnahme ist und wie sie am besten durchgeführt wird. Wir überprüften zunächst die Funktion der physiologischen Tractusfixierungen an das distale Femur. An 10 Präparaten wurden die Tractusansätze ausgemeißelt, angeschlungen und über transossäre Kanäle mit Kraftaufnehmern verbunden. Bei Extension/Flexion zeigt der ventral gelegene Ansatz nur eine geringe Spannungsänderung, der dorsale septumnahe Ansatz spannt sich dagegen in Strecknähe massiv an. Er ist somit an der Kniestabilisierung in Extension beteiligt. Wir überprüften nun den Effekt verschiedener üblicher Tractopexien. Hierzu wurde das vordere Kreuzband mit einem Miniatur-Hall-Effekt-Wegaufnehmer versehen, der Dehnungsänderungen registrierte. Bei exzentrischer Quadricepsbelastung über den Streckapparat zwischen 0 und 90 Grad zeigten sowohl die Tractopexie mit Schrauben n. Müller wie die Tractopexie n. Andrews als auch die Fixierung der tiefen Tractusschicht n. Müller und Jacob eine Reduktion der Kreuzbanddehnung um 12–15% in Extension. Bei Durchführung eines Lachman-Tests mit 100 N reduzierten alle Tractopexien die Kreuzbanddehnung signifikant zwischen 40 und 55%.

Fazit

Die Tractopexie ist eine sinnvolle Zusatzmaßnahme zum Schutz des operierten vorderen Kreuzbandes. Die Schraubenfixierung wirkt statisch und weist eine Lockerungsgefahr auf. Bei der Andrews-Methode gelingt es nicht immer, einen straffen Tractus am Femur zu halten. Die Fixierung der tiefen Tractusschicht ist ebenso effektiv und bei hinreichender Gewebequalität für ein zweischichtiges Spalten zu bevorzugen. Der dorsale Tractuszügel ist entscheidend für die extensionsnahe Stabilisierung.

Dreidimensionale biomechanische Analyse der elasto-hydrodynamischen Beanspruchung des Hüftgelenkes zur kausalen Deutung der Arthrosen

D. Schröder und H. Gall

Chirurgische Universitätsklinik (Direktor: Prof. Dr. med. H. Hamelmann), Arnold-Heller-Straße 7, D-2300 Kiel

Bei der kausalen Deutung der Pathogenese der Coxarthrosen wird als initiale Ursache der Knorpelabnutzung die schädliche Wirkung von Spitzenbelastungen zugrundegelegt. Der Entstehungsort unverträglicher Beanspruchungszustände kann nicht aus reaktiven morphologischen Veränderungen am Gelenk abgeleitet werden. Auch die retrospektiven Analysen mechanischer Ursachen am Einbeinstandmodell nach Pauwels sind nicht geeignet den Ursprungskreis biomechanischer Normabweichungen im Gelenksystem zu erfassen. Zur Aufklärung dazu notwendiger Erkenntnisse sollten die nachstehende *Frage- und Aufgabenstellungen* beitragen:

1. Welche Verteilung der Beanspruchung des Knorpels ergibt sich aus der räumlichen statischen Belastung des Hüftgelenkes im Einbeinstand?
2. Welche hydrodynamische Bedeutung ergibt sich aus der Beachtung der rheologischen Eigenschaften der Synovialflüssigkeit bezüglich der Verteilung des Druckspannungszustandes.

Methoden

Anhand der theoretischen Belastungsanalyse, der Finiten-Element-Methode (FEM), wurde an einem räumlichen Becken-Hüftmodell der statische Spannungs- und Verformungszustand berechnet und visuell dargestellt. In Analogie der für geschmierte Lager geltenden physikalischen Beziehungen, wurde das hydrodynamische Prinzip im Gelenkspalt analytisch berechnet.

Ergebnisse

Die Verteilung der Druckspannungen über der Knorpelfläche ist nahezu unabhängig von der Lage der resultierenden Gelenkkraft. Die maximale Druckspannung tritt auch – wie bisher festgestellt – in der Nähe des Pfannenrandes auf. Ihre Lage wird aber von der Verformungssteifigkeit der räumlichen Skelet-Geometrie sowie insbesondere dem elastischen Verformungsverhalten der Knorpelsubstanz bestimmt. Demnach wird die nur in geringem Ausmaß mögliche Veränderung der Wirkungsrichtung der resultierenden Gelenkkraft auf die statisch ermittelte Verteilung des Beanspruchungszustandes von untergeordnetem Einfluß sein. Eine damit übereinstimmende Druckspannungsverteilung ergibt sich aus dem hydrodynamischen Druckprofil der Synovia. Sie ist von der Viscosität der Synovialflüssigkeit abhängig. Danach verändert sich der senkrecht (normal) auf den Knorpel einwirkende Druckspannungszustand *umgekehrt proportional zur Quadratwurzel ihrer Viscosität*. Mit dem Anstieg der Druckspannungen ist gleichzeitig eine Verkleinerung ihrer Ausbreitungsfläche über dem Knorpel verbunden. Bei Arthrosen und Arthritiden besteht eine gegenüber der Norm deutliche Verminderung der Viscosität. Die dadurch nach genannter Beziehung hervorgerufene Erhöhung des Druckspannungszustandes kann aus biomechanischer Sicht als *Initialläsion* der *frühen* Verschleißerscheinungen des Knorpels angesehen werden.

Schlußfolgerung

Aus den beschriebenen Zusammenhängen können neue diagnostische Ansätze abgeleitet werden, die insbesondere für die schicksalhaft ablaufende Arthrose eine *frühzeitigere* Erkennung ermöglichen sollten als es bisher der Fall war. Die gute Übereinstimmung, der mit zwei unterschiedlichen Ansätzen erhaltenen Aussagen über die *Verteilung des Beanspruchungszustandes* im Hüftgelenk, weist nicht zuletzt auch auf die Notwendigkeit räumlicher Beanspruchungsanalysen hin.

Isokinetische Belastungen des Glenohumeralgelenkes: EMG-synchrone dynamometrische Untersuchungen

E. Wiedemann, P. Habermeyer, C. Eggert und M. Knappe

Chirurgische Klinik und Poliklinik Innenstadt der Universität München (Direktor: Prof. Dr. med. L. Schweiberer), Nußbaumstraße 20, D-8000 München 2

Durch experimentelle Untersuchungen von vier ausgewählten Muskeln während Abduktion, Flexion und Rotation der Schulter an 10 Probandinnen wurde mit der Methode der intramusculären Elektromyographie die Funktion der Rotatorenmanschette untersucht. Das typische Aktivitätsverhalten der Mm. supraspinatus, infraspinatus, subscapularis und biceps wurde bestimmt.

Die synchron erfolgten Drehmomentmessungen am Dynamometer Cybex II erlauben unter isokinetischer Belastung eine annähernde Kraftbestimmung einzelner Muskeln. Die Gravitationskraft ist kompensierbar, Beschleunigungskräfte treten nicht auf.

Der Supraspinatus erreichte ein mittleres Aktivitätsmaximum von 58% zwischen 60 und 96° Abduktion. Wie der Deltoideus kann er alleine eine vollständige Abduktion bewirken. Bei 84° Abduktion und 60°/s Geschwindigkeit ergibt sich – ein Kräftegleichgewicht angenommen – eine maximale Kraftentfaltung von 820 N in beiden Muskeln.

Der lange Bicepskopf entwickelte während der frühen Flexionsphase und während der späten Abduktionsphase maximale Aktivitäten von 50 bzw. 56%. Seine durch den Humeruskopf umgelenkte Sehne wirkt bis 90° Abduktion gelenkzentrierend.

Der Infraspinatus und der Subscapularis wurden als kräftigste Muskeln der Rotatorenmanschette bestätigt. Ihre maximalen Aktivitäten traten bei der Außen- bzw. Innenrotation auf. Der jeweils antagonistische Muskel war dabei inaktiv. Ein Zusammenspiel beider Muskeln ergab sich während der mittleren Abduktionsphase.

Biomechanische Untersuchungen zur proximalen Verriegelung des Verriegelungsnagels

C. Kinast, K. Zuber, R. Frigg und S. Perren

Orthopädische Universitätsklinik Bern (Direktor: Prof. Dr. med. R. Ganz) und MEM-Institut für Biomechanik (Leiter: Prof. Dr. med. S.M. Perren), CH-3010 Bern

Die Behandlung von diaphysären Femurfrakturen mit fehlender ossärer Abstützung mit einem Marknagel wird ermöglicht durch das Einbringen von proximalen und distalen Verriegelungsschrauben. Die konventionellen Verriegelungsnägel für das Femur besitzen eine schräg zur Nagelrichtung verlaufende proximale Verriegelungsschraube was zusammen mit der Retrokurvation des Nagels zur Notwendigkeit eines rechten und linken Nagels führt. Es wurde deshalb ein Nagel mit einer quer verlaufenden proximalen Verriegelungsschraube entwickelt. Diese quere Schaftschraube mit einem vergleichsweise geringen Durchmesser wird im corticalen Knochen verankert. Es wurde deshalb eine Studie durchgeführt, die die Biegefestigkeit der queren Schaftschraube mit der konventionellen Schraube vergleicht.

Methode

Femurpaare ohne Osteoporose wurden jeweils auf der einen Seite mit einem Verriegelungsnagel mit schräger Gewindeschraube (Kerndurchmesser 4,5 mm) und auf der Gegenseite mit dem Nagel mit querer Schaftschraube (Schaftdurchmesser 4,5 mm, Gewindekern 3,0 mm) versehen. In Testserie I (n = 7) wurde eine diaphysäre Defektsituation simuliert, in Testserie II (n = 7) eine subtrochantere. Distal wurde der Nagel fixiert. Proximal wurde mit Hilfe einer neu entwickelten Halterung gleichzeitig auf den Femurkopf gedrückt und am Trochanter gezogen, wodurch der proximale Nagel einer den physiologischen Verhältnissen ähnlichen Belastung ausgesetzt wurde. Die Versuchsanordnung wurde in Schritten von 250 N zunehmend belastet. Gemessen wurde die Schraubenbiegung nach jeder Belastungsstufe. Die maximale Last ohne permanente Schraubendeformation wurde zum Vergleich der Biegefestigkeit herangezogen.

Resultate

In Testserie I wies in 7 paarigen Tests die quere proximale Verriegelungsschraube eine höhere Biegefestigkeit (4500 N) gegenüber der schrägen proximalen Verriegelungsschraube (3000 N) auf ($p \leq 0{,}02$). In Testserie II konnte kein signifikanter Unterschied festgestellt werden. Die plastische Schraubendeformation trat in der diaphysären Fraktursituation für Hüftkopfbelastungen oberhalb des dreifachen Körpergewichts auf, in der subtrochanteren Serie im Bereich der Einbeinstandbelastung.

Diskussion

Die quere Schaftschraube des neuen Nagels verbiegt unter experimentellen Bedingungen nicht mehr als die schräge Schraube des konventionellen Nagels. Nur in sehr vereinzelten Fällen kam es beim konventionellen Verriegelungsnagel im langjährigen klinischen Einsatz zu proximalen Schraubenbrüchen. In Anbetracht dieser klinischen und experimentellen Erfahrungen ist ein Versagen der proximalen Verriegelung des neuen Verriegelungsnagels auf Grund eines Schraubenbruches wenig wahrscheinlich.

Experimentelle Unfallchirurgie 5
(Biomechanik II)

Die Bedeutung der Implantatcharakteristiken und Osteotomiecharakteristiken für das Stabilitätsverhalten petrochanterer Osteotomien

W. Friedl und H. Krebs

Chirurgische Univ.-Klinik Heidelberg (Direktor: Prof. Dr. Ch. Herfarth), Abt. 2.1.1, Im Neuenheimer Feld 110, D-6900 Heidelberg

Durch Nachahmung der postoperativen physiologischen Belastung wurde die Wertigkeit einzelner Osteosyntheseverfahren bei verschiedenen Formen petrochanterer Femurosteotomien untersucht. Es sollte dadurch eine experimentelle Grundlage für die Indikation zu einzelnen Osteosyntheseverfahren bei verschiedenen Frakturformen und für die postoperative Nachbehandlung bei gegebenem Osteosyntheseverfahren erarbeitet werden.

270 Leichenfemora von über 60 Jahre alten Verstorbenen wurden untersucht. Neben Kontrollfemora wurden flache pertrochantere Femurosteotomien, steile pertrochantere Osteotomien, pertrochantere Osteotomien mit begrenztem Calcardefekt, pertrochantere Osteotomien mit ausgedehntem Calcardefekt, Valgisationsosteotomie und pertrochantere Reversedosteotomie ohne und mit Umstellungsosteotomie untersucht. Als Implantate getestet wurden die 130°-Platte, 145°-Platte, Condylenplatte, Ender-Nagelung, Teubner-Platte, 135°- und 150° DHS, Orthofix-Monofixateur. Es wurden bis zu 4000 Wechseldruckbelastungen und falls dabei keine Instabilität auftrat eine Maximalbelastung bis zum Bruch durchgeführt.

Ergebnisse und Schlußfolgerungen

1. Bei flacher pertrochanterer Osteotomie ermöglichen alle getesteten Implantate mit Ausnahme der Condylenplattenosteosynthese eine primäre Vollbelastung. Das günstigste Stabilitätsverhalten nach flacher pertrochanterer Osteotomie zeigte die Teubner-Platte.
2. Bei steiler pertrochanterer Osteotomie kommt es zu einer Verminderung der maximalen Belastbarkeit und signifikanten Erhöhung der Zahl der Wechseldruckbelastungsinstabilitäten. Die höchste maximale Belastbarkeit bei steiler pertrochanterer Osteotomie zeigte ebenfalls die Teubner-Plattenosteosynthese.
3. Bei Vorliegen eines partiellen Calcardefektes kommt es zu einer weiteren Stabilitätsminderung im Vergleich zur steilen pertrochanteren Osteotomie. Die günstigste Belastbarkeit weist die 135° DHS Osteosynthese auf.

4. Bei Vorliegen eines kompletten Calcardefektes ermöglicht die Teubner-Plattenosteosynthese eine in jedem Fall ausreichende Belastbarkeit. Bei starker Einstauchung besteht dabei jedoch eine hohe Gefahr der Hüftkopfperforation.
5. Durch Valgisationsosteotomie und 135° DHS Osteosynthese ist in jedem Fall eine Belastbarkeit, die der der Kontrollfemora entspricht, erreichbar.
6. Pertrochantere Reversed-Osteotomien weisen das ungünstigste Stabilitätsverhalten auf. Kein Osteosyntheseverfahren ermöglichte in jedem Einzelfall eine Belastbarkeit entsprechend einer primären Vollbelastung.
7. Durch eine L-Umstellungsosteotomie bei pertrochanteren Reversed-Osteotomien kann eine Erhöhung der Belastbarkeit erreicht werden. Kein Osteosyntheseverfahren ermöglicht jedoch in jedem Einzelfall eine ausreichend hohe Stabilität für eine primäre Vollbelastung.

Stabilitätsverhalten am coxalen Femurende nach Montage und Entfernung einer dynamischen Hüftschraube am nicht frakturierten Femur

F. Bonnaire und E.H. Kuner

Abt. Unfallchirurgie, Chirurgische Univ.-Klinik (Direktor: Prof. Dr. med. E.H. Kuner), Hugstetterstraße 55, D-7800 Freiburg

Problemstellung

Nach guten Erfahrungen mit der DHS bei medialen, lateralen oder pertrochanteren Frakturen des hüftnahen Femurendes beim jungen Patienten sind mittlerweile Metallentfernungen immer häufiger. Die entfernte DHS hinterläßt einen großen, runden Corticalisdefekt am lateralen proximalen Femurende. Ziel unserer Untersuchung war festzustellen, wie groß die Stabilitätsminderung des Knochens nach vorgenommener Metallentfernung einer DHS ist.

Methode

20 früh postmortal entnommene Femora wurden zunächst mittels Computerdensitometrie erfaßt, dann wurde in typischer Weise eine 135°-DHS an jeweils 1 Femur vom Paar montiert. Anschließend wurden Dehnungsmeßstreifen an definierten Stellen des coxalen Femurendes in der Frontalebene an beiden Präparaten angebracht. Die Präparate unverändertes Femur, Femur mit DHS und Femur ohne DHS wurden unter standardisierten Belastungsbedingungen in 10°-Adduktion, Einbeinstand und Zweibeinstand axial belastet. Dabei wurde das Verformungsverhalten bis zum Bruch beobachtet.

Ergebnis

10^0-Adduktion mit Axialbelastung des Schenkelhalses: Die DHS-Montage stabilisiert im wesentlichen am lateralen Femur unterhalb des Schraubenaustrittskanals, wo die Stauchung auf 1/3 reduziert wird. Nach Entfernung der Schraube ändert sich dieses Verhalten nicht, das Femur wird insgesamt steifer. Abhängig von der Dichte werden Druckbelastungen zwischen 370 und 650 kp an allen 3 Präparaten toleriert. Alle Brüche treten medial subcapital auf.

Unter *Einbeinstandbedingungen* sind an der lateralen proximalen Femurcorticalis Zugkräfte wirksam mit entsprechenden Dehnungen, welche durch DHS-Montage weitgehend aufgefangen werden. Nach Metallentfernung tritt unter zunehmender Belastung regelmäßig ein Bruch im Schraubenkanal auf bei Absolutwerten von 400 kp, während das unveränderte Femur unter dieser Belastung 1200–1300 kp Belastung toleriert. Am Verformungsverhalten ist diese Schwächung nicht zu erkennen.

Unter *Zweibeinstandbedingungen* stabilisiert die DHS im wesentlichen den Schenkelhals, indem die Dehnung cranial und die Stauchung caudal um jeweils die Hälfte reduziert wird. Unter zunehmender Belastung tritt der Bruch nach Metallentfernung der DHS im Schraubenkanal auf, bei Absolutwerten um 270 kp, während das unveränderte Femur zwischen 500 und 600 kp Belastung toleriert.

Wurde unter den Belastungsbedingungen eine mediale, steilverlaufende Schenkelhalsfraktur im Einbeinstand provoziert, war die DHS in der Lage, ein Gewicht zwischen 200 und 240 kp mit reversibler Deformierung aufzunehmen.

Schlußfolgerung

Nach Metallentfernung einer DHS tritt abhängig von der Belastungssituation eine wesentliche Destabilisierung des Knochens am coxalen Femurende auf. Der Knochen ändert durch die Manipulation sein Verformungsverhalten vom viscoelastischen Gewebe zum rein elastischen, spröden Gewebe. Die gewonnenen Ergebnisse veranlassen uns zu einer homologen Spongiosaplastik anläßlich der Metallentfernung, größere Belastungen sollten für etwa 6 Monate vermieden werden.

Zur Druck- und Zugverteilung im Schenkelhalsbereich

H. Schmelzeisen[1] und J. Cordey[2]

[1] Kreiskrankenhaus, Unfallchir. Klinik (Chefarzt: Dr. med. H. Schmelzeisen), D-7630 Lahr
[2] Labor für experimentelle Chirurgie (Leiter: Prof. Dr. med. S.M. Perren), CH-7270 Davos

Spannungsänderungen hinsichtlich der Zug- und Druckverteilung im Schenkelhalsbereich in der monopodalen Standphase werden nach Pauwels durch Krafteinleitung über das Rotationszentrum des Hüftkopfes bestimmt, wodurch lineare Veränderungen von Zug- und Druckverteilungen entstehen. Folgt man den aus der Physik bekannten Regeln der Festigkeitslehre, so spielt die Formgebung des Werkstückes die wesentliche Rolle bei auftretenden Belastungen. Den beiden Radien am Adamschen Bogen und in der Fossa intertrochanterica folgend, müßten die auftretenden Kräfte eine paraboloide Form ergeben mit entgegengesetzter Ausrichtung hinsichtlich Zug und Druck.

Diese Kräfteverteilung ließ sich experimentell mit Dehnungsmeßstreifen um den Schenkelhals und Krafteinleitung über den Hüftkopf nicht beweisen. Zwar ergibt sich eindeutig keine lineare Verteilung des Kraftflusses, aber die nach den Gesetzen der Physik zu erwartende paraboloide Kurve konnte ebenfalls nicht registriert werden. Der Knochen folgt in seinen physikalischen Eigenschaften nicht einem homogenen Körper, er ist durch die Ausrichtung der Knochenbälkchenstruktur adaptiert. Dadurch entsteht im Zugbereich zur Fossa intertrochanterica eine paraboloide Kurve die sich beinahe umgekehrt zur physikalisch zu erwartenden Kurve verhält. Zum Adamschen Bogen, also im Druckbereich mit kräftigeren Knochenbälkchenstrukturen wird eine mehr lineare Beziehung gemessen.

Biomechanische und rechnerische Analysen konkurrierender Osteosyntheseverfahren für instabile pertrochantere Oberschenkelfrakturen

C. von Hasselbach[1] und U. Witzel[2]

[1] Philippusstift Essen Borbeck (Chefarzt: Dr. med. A. Spickermann), Hülsmannstraße 17, D-4300 Essen 11
[2] Forschungsgruppe Biomechanik im Institut für Konstruktionstechnik (Direktor: Prof. Dr. ing. F. Jarchow), Ruhr-Universität, D-4630 Bochum

Als typische Fraktur in der 8. und 9. Lebensdekade ist die instabile pertrochantere Oberschenkelfraktur des Typs Evans II–IV mit einer hohen Mortalitätsrate belastet. Diese wird in der Literatur bei konservativer Behandlung mit 40% und bei operativer Behandlung mit 22% angegeben. Die primär belastungsstabile Osteosynthese ist daher als Voraussetzung für ein operatives Vorgehen zu fordern. Die intramedullären Verfahren (Ender-Nagelung, Y-Nagelung nach Küntscher) sind entweder nicht belastungsstabil oder durch erhebliche Fehlstellungen, vor allem Außenrotation und Verkürzung, kompromittiert.

Von den extramedullären Verfahren werden in der Literatur vier Osteosynthesen als primär belastungsstabil angegeben:

1. die Teubner-Platte,
2. die Kompressionslaschengleitschraube,
3. die 130°-AO-Winkelplatte mit einer Trochanterzuggurtungsplatte sowie
4. die Schenkelhalszuggurtungsplatte (SHZ-Platte).

Diese Montagen wurden an Leichen- und Kunstknochen bis zum Zusammenbruch der Osteosynthesen belastet und ihre Stabilität gemessen.

Im Vergleich zur Bruchfestigkeit eines intakten Femur, das unter identischen Versuchsbedingungen in der Prüfmaschine erst bei 11 500 N frakturierte, bieten alle getesteten Osteosynthesen nur eine geringe Stabilität. Lediglich die SHZ-Platte erreichte innerhalb tolerabler Verformungsgrenzen einen Wert von 2 100 N, also etwa dreifaches Körpergewicht. Diese Befunde wurden auch durch umfangreiche konstruktionsabhängige Festigkeitsberechnungen bestätigt. Bei einer angenommenen Last von 2 100 N verblieb lediglich die SHZ-Platte und die Teubner-Platte unterhalb der kritischen Grenze $\triangle z$, das heißt einer plastischen Materialverformung von 45%. Die klinische Relevanz dieser experimentellen und theoretischen Untersuchungen erweist sich an einer signifikanten Senkung der Klinikletalität bei den bislang 67 mit einer SHZ-Platte versorgten Patienten. Die Klinikletalität konnte gegenüber herkömmlichen Verfahren von 12,5 auf 5,9% gesenkt werden.

Untersuchungen zur Stabilität eines neuartigen Klingenprofils der 130-Grad-Winkelplatte

J. Degreif, G. Ritter, J. Rudigier und P. Gerard

Klinik und Poliklinik für Unfallchirurgie der Universitätskliniken (Leiter: Prof. Dr. med. G. Ritter), Langenbeckstraße 1, D-6500 Mainz

Bei den meisten Osteosyntheseverfahren zur Behandlung von hüftgelenksnahen Oberschenkelfrakturen wird das Metall über eine laterale Knochenfensterung in den Schenkelhals eingebracht. Dadurch kommt es in Abhängigkeit von der Größe und dem Format dieses Knochenfensters zur Schwächung des Femurs in diesem Bereich und nicht selten auch in der postoperativen Phase zu Abrißfrakturen des Trochanter major. Eine 130-Grad-Winkelplatte mit neuartigem Profil könnte über ein Knochenfenster mit Längsformat eingebracht werden und damit die laterale Femurcorticalis nachweisbar weniger schwächen.

Die Tragfähigkeit dieses neuen Klingenprofils wurde mit der 130-Grad-Winkelplatte der AO verglichen, indem sieben Femurpaare pertrochanter osteotomiert und diese Osteotomien jeweils auf einer Seite mit der AO-Winkelplatte und auf der Gegenseite mit der Winkelplatte mit neuartigem Profil osteosynthetisch versorgt wurden. Mit einer Materialprüfmaschine wurden diese Osteosynthesen im Seitenvergleich auf die Druckbelastbarkeit hin untersucht.

Die Ergebnisse zeigen, daß die Osteosynthese mit dem neuartigen Profil eine gleichgroße Druckbelastbarkeit, wie die konventionelle Osteosynthese mit der AO-Winkelplatte aufweist, bei einer nachweislich geringeren Schwächung der lateralen Femurcorticalis.

Die Aussagefähigkeit des CT mit Artefaktunterdrückung im Vergleich zum Röntgen, der Mikroradiographie und der Histologie an autoptischen Femora mit Endoprothesen

M. Faensen[1], U.M. Gross[2] und D. Feisenberg[3]

[1] Abteilung für Unfall- und Wiederherstellungschirurgie (Direktor: Prof. Dr. med. R. Rahmanzadeh)
[2] Institut für Pathologie (Direktor: Prof. Dr. med. H. Stein),
[3] Klinik für Radiologie (Direktor: Prof. Dr. med. K.-J. Wolf), Klinikum Steglitz der FU Berlin, Hindenburgdamm 30, D-1000 Berlin 45

Der Wert der CT wird besonders am Bewegungsapparat durch Artefaktbildung bei Metallimplantaten gemindert.

Versuche, die Artefakte zu unterdrücken, gehen auf Hinderling 1978 zurück, wobei spezielle Scanner mit langen Rechenzeiten befriedigende Ergebnisse zeigten.

Mit dem einfacheren Algorithmus der linearen Interpolation mit Rechenzeiten von nur 30–40 s und einem handelsüblichen Scanner wurden an Leichenpräparaten CT-Bilder mit Mikroradiographien und histologischen Bildern verglichen. Es konnte festgestellt werden, daß bei Stahlprothesen ein Saum von 1–2 mm bleibt, der nicht beurteilt werden kann. Die Zement-Knochengrenze ist aber gut darstellbar. Bei Titanprothesen mit annähernd quadratischem oder rundem Querschnitt sind die Artefakte so gering, daß eine Reduktion eher nachteilig ist. Bei unregelmäßigen oder sehr längsgerichteten Querschnitten entstehen aber auch bei Titan Artefakte, die sich befriedigend unterdrücken lassen. Diese Störungen bestehen auch bei Titanprothesen mit strukturierten Oberflächen. Die Artefaktunterdrückung ermöglicht so die Beurteilung der Zement-Knochengrenze, der Zementverteilung, der Titan-Knochengrenze, des Prothesensitzes und die Osteodensitometrie. Von einer weiterentwickelten Software sind weitere Verbesserungen zu erwarten.

Experimentelle Unfallchirurgie 6
(Alloplastische Materialien, Biomechanik III)

Der vordere Kreuzbandersatz durch eine neuentwickelte alloplastische Bandprothese aus Kevlar. – Erste tierexperimentelle Ergebnisse am Schafskniegelenk bezüglich der Verwendungsfähigkeit als Implantatwerkstoff

K.K. Dittel[1], H. Planck[2], M. Dauner[2] und I. Syre[2]

[1] Chirurgische Klinik, Marienhospital (Direktor: Prof. Dr. med. E. Kraft), Böheimstraße 37, D-7000 Stuttgart 1
[2] Institut für Textil- und Verfahrenstechnik, Denkendorf

Trotz umfangreicher wissenschaftlicher Betätigung existiert bis heute keine idealer Implantatwerkstoff zum Ersatz ligamentärer Bandstrukturen am Kniegelenk. Die Paraamidfaser Kevlar 29 (aromatisches Polyamid) wurde 1965 in den Laboratorien von Du Pont entwickelt. Kevlar besitzt unter allen handelsüblichen Textilien eine der höchsten Zugfestigkeiten und vereinigt in sich eine ungewöhnliche Kombination von vorteilhaften Eigenschaften, wie die geringe Bruchdehnung, hohe Stabilität und fehlende Korrosion, die ein breites Spektrum industrieller Anwendungsmöglichkeiten eröffnet haben. Unter dem Gesichtspunkt dieser Vorgaben erfolgte die Neuentwicklung einer geflochtenen Schlauchprothese aus Kevlar, die im Rahmen der tierexperimentellen Studie auf ihre Verwendungsfähigkeit untersucht wurde. Über den strukturellen Aufbau von Kevlarfasern sind bisher nur wenige Details veröffentlicht worden. Die Faserstärke des Filamentmaterials beträgt 12 µm. In der Prothesenstruktur sind 18 000 Einzelfilamente verarbeitet, mit einem Flechtwinkel von 60°, die der Prothese eine Reißfestigkeit von 3500 N bei einer Bruchdehnung von 9% verleihen.

Bei 48 erwachsenen weiblichen Merinolandschafen erfolgte der Ersatz des rechten vorderen Kreuzbandes durch eine 6 mm breite alloplastische Bandprothese aus Kevlar 29, die anatomisch implantiert wurde. Nach Ablauf von jeweils 3 Monaten wurde 1/4 der Gelenke im Vergleich zur Gegenseite unter radiologischen, makroanatomischen, histologischen und biomechanischen Gesichtspunkten bezüglich Gelenkstabilität, Verschleißbeständigkeit, Knochenverankerung und Gewebeverträglichkeit untersucht.

Für die Auswertung standen 40 Kniegelenke zur Verfügung. In 8 Fällen war es zu einer Auslockerung der Prothese, in weiteren 8 Fällen zu einer Teilruptur am femoralen Bohrkanalende gekommen. Die postoperative Bewegungseinschränkung lag im Mittel zwischen 10° und 40°. Makroskopisch fand sich nach 6 Monaten eine weitgehende Synovialisierung der Prothese, nach 12 Monaten lag eine komplette Einscheidung des Implantates vor. Histologisch fanden sich Abriebpartikel im Bereich der intraarticulären Bohrkanalenden. Doppelbrechendes Material war in den der Prothese direkt anliegenden Gewebestrukturen und auch in bindegewebigen Einwucherungen im Implantat selbst nachweisbar. Die Inkorporation der Kevlarprothese im Bereich der knöchernen Verlaufsstrecken zeigte in

Abhängigkeit von der Zeitdauer der Implantation eine deutliche Zunahme mit Abnahme der Bindegewebsschichten zwischen Textilband und lamellärem Knochen. Nach 12 Monaten war das Knochenwachstum allerdings immer noch auf die Peripherie und den Rand der Prothesen begrenzt. Eine vollständige knöcherne Integration der Prothese fand nicht statt. Die Lymphknoten wiesen keinerlei Abriebpartikel, weder im inguinalen, noch im parahilären Bereich auf. Die Ausreißkräfte nahmen im Beobachtungszeitraum von einem Mittelwert von 270 ± 70 N nach 6 Monaten auf einen Mittelwert von 520 ± 140 N nach 12 Monaten zu.

Die Paraamidfaserprothese erscheint geeignet, auch nach einer Implantationszeit von 1 Jahr eine hinreichende Stabilität für einen physiologischen Bewegungsablauf zu gewährleisten. Operationstechnische Versager ließen sich durch induzierende komplikationsträchtige Faktoren erklären, die einerseits in osteoprosebedingtem Abbau, andererseits in osteophytären Neoplasien zu finden waren. Die tierexperimentell gewonnenen Ergebnisse können auch in Bezug auf die erfolgreichen Implantationen bei 24 Tieren ($\hat{=}$ 60% der verwertbaren Befunde) nicht kritiklos auf klinische Belange übertragen werden, wenngleich das technische Procedere bei gegenseitiger Anpassung von Prothese und Implantationstechnik praktikabel erscheint.

Die mechanischen und mikromorphologischen Eigenschaften der Implantat-Knochen-Kontaktzone von Probekörpern aus kohlenstoffaserverstärktem Epoxidharz

W. Siebels, R. Ascherl, M.L. Schmeller, A.J. Schiller, W. Scheer, W. Heissler und G. Blümel

Institut für Experimentelle Chirurgie der TU München (Leiter: Prof. Dr. med. G. Blümel), Ismaninger Straße 22, D-8000 München 80

Kohlenstoffaserverstärkte Kunststoffe in der Endoprothetik vermeiden Nachteile der metallischen Werkstoffe wie den Metallionenaustritt besonders bei oberflächenvergrößerten Schaftprothesenkonzepten und die Schädigung des Grundwerkstoffs durch Oberflächenstrukturierungen und Beschichtungen. Der untersuchte kohlenstoffaserverstärkte Kunststoff (CFK) besteht aus C-Fasern in einer Epoxidharzmatrix (Polyphenolglycidylether gehärtet mit 4,4'-Diamino-diphenylsulfon). Als Pfannenwerkstoff lassen Simulatoruntersuchungen im Kontakt mit Aluminiumoxidkeramik ähnlich gute tribologische Eigenschaften (besonders Verschleiß) wie $Al_2O_3-Al_2O_3$ erwarten, ohne die Stoßempfindlichkeit der Keramik aufzuweisen. Als Schaftimplantat muß der Verbundwerkstoff durch seine Materialeigenschaften einen tragfähigen Knochenkontakt ermöglichen, um bei zementfreier Implantation einen günstigen Kraftfluß auf den Knochen zu gewährleisten. Zur Überprüfung dieser Eigenschaften wurden rautenförmig-profilierte zylindrische Probekörper (Durchmesser 5 mm) aus kohlenstoffaserverstärktem Epoxidharz quer zur Femurachse beidseitig in die Condylen von 8 Neuseelandkaninchen implantiert. Um sowohl biomechanische als auch mikromorphologische Parameter am selben Präparat untersuchen zu können, wurden die explantierten Femora in 1 und 3 mm starke Scheiben geschnitten und push-out-Tests sowie unentkalkte Kunststoffeinbettungen vorgenommen. Die Ausdrückversuche gegen eine Matrize ergaben Scherfestigkeiten der Implantat-Knochen-Grenze von 1.8 ± 1.1 MPa (4 Wochen postoperativ, 8 Femora) und 2.6 ± 1.5 MPa (16 Wochen postoperativ, 7 Femora) mit einem statistisch signifikanten ($p < 0.05$) Unterschied bezüglich der Implantationsdauer.

Histologisch wiesen die unbelasteten Probekörper direkten Kontakt zum umgebenden Knochen auf, wobei die Gesamtaktivität des Knochenumbaus in der 4. Woche stärker war, als in der 16. Woche. Direkt am Implantat ist dabei eine zunehmende Verdichtung der Knochensubstanz erkennbar. Ein inniger Kontakt zum Knochen wird besonders mit freiliegenden Kohlenstoffasern erreicht, Harzsubstanz an der Implantatoberfläche bedingt geringeren Knochenanbau. Für Zonen an denen eine optimale knöcherne Verankerung erzielt werden soll, ist daher auf möglichst harzfreie Oberflächen zu achten.

Experimentelle Untersuchungen über kohlenstoffaserverstärkte Kunststoffe in der Endoprothetik*

R. Ascherl[1], K. Geißdörfer[1], M.-L. Schmeller[1], W. Siebels[1], F. Lechner[2] und G. Blümel[1]

[1] Institut für Experimentelle Chirurgie der Technischen Universität München (Leiter: Prof. Dr. med. G. Blümel), Ismaninger Straße 22, D-8000 München 80
[2] Kreiskrankenhaus (Chefarzt: Prof. Dr. med. F. Lechner), Auenstraße 6, D-8100 Garmisch-Partenkirchen

Sowohl aufgrund ihrer günstigen biomechanischen Eigenschaften als auch hinsichtlich ihrer Tribologie gelten Kohlenstoffaserverbundwerkstoffe (CFK) als besonders zukunftsträchtige Implantatmaterialien.

In vorbereitenden Untersuchungen an erwachsenen männlichen Wistar-Ratten (CHBB: Thom) wurden abriebgroße Stäube beider Werkstoffkomponenten (Epoxidharz, Kohlenstoffaser) intraarticulär, intramedullär und intraperitoneal in allgemeiner Kurznarkose (Ketamin-Xylazin) implantiert.

Im Vergleich zu verschiedenen Keramiken ergibt sich keine erhöhte Toxizität, der Abstransport aus den Gelenken sowie dem Cavum medullare von Röhrenknochen erfolgt hämatogen und lymphogen.

Auffällig erscheint die bereits am Ort der Implantation erfolgte Phagocytose und der Weitertransport in Makrophagen.

Im Rahmen eines Gebrauchstestes wurde an 12 erwachsenen Bastardhunden (25 bis 30 kg KG) ein alloplastischer Ersatz des linken Hüftgelenkes mit einer für diese Species

* Mit Unterstützung durch das BMFT

entwickelten Pfanne aus CFK (Kopf: Al_2O_3, Schaft: Schmiedelegierung, zementiert) in allgemeiner Intubationsnarkose (Atropin-Azaperon, Etomidate, N_2O-O_2) durchgeführt. Nach 6 Monaten und 18 Monaten wurden bislang insgesamt 6 Tiere geopfert, der Gebrauchstest ist für 5 Jahre vorgesehen. Die histologischen und mikroradiologischen Untersuchungen an entkalkten und nicht entkalkten Schnitten sowie die röntgenologischen Verlaufskontrollen ergeben ein jeweils günstiges Einheilen des CFK-Implantates. Unseren bisherigen Beobachtungen nach scheinen vor allen Dingen freie Kohlenstoffasern an der Implantatoberfläche (Mikroporosität) für das besonders gute knöcherne Einheilen verantwortlich.

Dieses neue Material und sein Abrieb müssen als ausgesprochen verträglich angesehen werden. Die bisherigen experimentellen Ergebnisse rechtfertigen einen ersten klinischen Einsatz.

Tierexperimentelle histologische Untersuchungen zur Gewebeverträglichkeit des kohlenstoffaserverstärkten thermoplastischen Kunststoffes Polyethersulfon

M.T.W. Grabowski, J. Heisel und H. Mittelmeier

Orthop. Universitätsklinik (Direktor: Prof. Dr. med. H. Mittelmeier), D-6650 Homburg/Saar

Im Hinblick auf die Entwicklung einer sogenannten elastischen Osteosyntheseplatte wurde von J. Stange in Zusammenarbeit mit der BASF ein thermoplastischer Verbundwerkstoff aus Polyethersulfon (Ultrason E) mit 20% Kohlenstoffaserbeimischung entwickelt, der bei der biomechanischen Testung bezüglich Zug- und Dauerschwingfestigkeit sowie Biegesteifigkeit und Elastizitätsverhalten günstige praktikable Eigenschaften zeigte (J. Stange u. H. Mittelmeier). Ziel der vorliegenden tierexperimentellen Studie war es, die Bioverträglichkeit dieses neuen Kunststoffes zu prüfen.

Bei 10 Kaninchen wurden zunächst im Bereich der Oberschenkelmuskulatur kleine Kunststoffplatteile implantiert. Darüberhinaus wurde ein mikroskopisch feines Pulver des Polyethersulfons (Korngröße 100–200 μm) nach Gassterilisation im Bereich der distalen kontralateralen Femurmetaphyse der Kaninchen in einen 3,2 mm großen, kreisrunden Bohrlochdefekt eingefüllt ("Lochtest"). In postoperativen Zeitabständen von 1, 5, 8 und schließlich 16 Wochen erfolgte die feingewebliche Aufarbeitung des Muskel- und Knochengewebes aus der Umgebung der Implantationsstellen. Zusätzlich wurde das Pulver nach Suspension in physiologischer Kochsalzlösung bei 10 Wistar-Ratten intraperitoneal injiziert. Nach 2, 5, 8, 11 und 40 Wochen wurden die inneren Organe der Tiere (Leber, Milz, Nieren, Lunge, Peritoneum und peritoneale Lymphknoten) histologisch untersucht.

Bei der mikroskopischen Aufarbeitung der *Oberschenkelweichteilpräparate* ergab sich lediglich eine geringfügige unspezifische Granulationsbildung und Fremdkörperreaktion mit einzelnen Makrophagen sowie eine bindegewebige Einscheidung des implantierten

Kunststoffes. Die teilweise vorliegenden degenerativ veränderten Muskelbündel waren auf intraoperative Weichteiltraumatisierung zurückzuführen. Toxische Einwirkungen des untersuchten Biomaterials wurden nicht festgestellt, ebenso keine ektope Knochenbildung. Nach Transplantation des feinkörnigen Pulvers in den gesetzten Femurknochendefekt wurden makroskopisch keine wesentlichen Auffälligkeiten festgestellt. Die histologische Untersuchung erbrachte auch hier nur vereinzelt Makrophagenbildung, jedoch keine schwerwiegende Fremdkörperabwehrreaktion. Die vom Rande des Knochendefekts einsetzende Knochenneubildung wurde durch das implantierte Material nicht negativ beeinflußt. Die kohlefaserverstärkten Polyethersulfonpartikel waren von zellreichem Knochengewebe umscheidet, ohne daß eine größere bindegewebige Abgrenzung nachweisbar war. Toxische Gewebereaktionen wurden nicht ausgelöst. Nach *intraperitonealer Injektion* der Kochsalzsuspension von kohlenstoffaserverstärktem Polyethersulfonpulver wurden im Bereich des untersuchten Peritoneums eingelagerte Kunststoffpartikel vorgefunden, die jedoch keine wesentliche entzündliche Reizreaktion auslösten. Die untersuchten inneren Organe sowie die peritonealen Lymphknoten waren völlig unauffällig. Die Ergebnisse unserer tierexperimetell-histologischen Studie an Kaninchen und Ratten belegen die *gute Bioverträglichkeit des untersuchten thermoplastischen Kunststoffes Polyethersulfon mit zusätzlicher Kohlenstoffaserverstärkung*. Seine Verwendung als Biomaterial, etwa im Hinblick auf Herstellung elastischer Osteosyntheseplatten, erscheint unter Berücksichtigung dieser vielversprechenden Untersuchungen dankbar.

Tierexperimentelle Untersuchungen zum Einwachsverhalten von zementfreien kohlenstoffaserverstärkten Triazinharz-Hüftprothesen (TCF) mit Hydroxylapatit-Beschichtung (HA)

H. Mittelmeier[1], J. Heisel[1], W. Mittelmeier[1], E. Schmitt[1], F.J. Esper[2] und W. Gohl[2]

[1] Orthopädische Universitätsklinik (Direktor: Prof. Dr. med. H, Mittelmeier), D-6650 Homburg/Saar
[2] Robert-Bosch GmbH, D-7000 Stuttgart

Die in der Endoprothetik bislang verwendeten Biomaterialen weisen gegenüber dem Knochengewebe einesteils zu hohe Steifigkeit auf (Metalle, Keramiken) oder aber zu starke Verformbarkeit (PE; PMMA; Polyacetal u.a.). In den letzten Jahren wird zunehmend versucht, *"echte Isoelastizität"* herzustellen, was uns lediglich durch faserverstärkte Polymer-Verbundwerkstoffe möglich erscheint. Der von der Firma Bosch entwickelte kohlenstofffaserverstärkte Triazin-Werkstoff TCF (Resiform) erlaubt, isoelastische Verhältnisse herzustellen, besitzt jedoch darüberhinaus *hervorragende Gleiteigenschaften* und *hohe Abriebfestigkeit* – ähnlich der Aluminiumoxydkeramik.

Über die ersten *tierexperimentellen Untersuchungen* mit unbeschichteten TCF-Schraubpfannen und Femur-Verankerungsstielen wurde bereits berichtet, ebenso über *erste Human-*

anwendungen (H. Mittelmeier et al.: Forschungsbericht 1986). Trotz sehr guter Gewebeverträglichkeit und weitgehender Isoelastizität ergaben sich jedoch bei den Hundeversuchen immer noch bindegewebige Abgrenzungssäume.

Bei *Bioaktivierung der Verankerungsflächen* durch Imprägnation von HA-Pulver ergab sich dagegen eine vielfach *membranfreie Anpassung des Knochengewebes* an die Implantatoberflächen der Pfanne.

In neueren Untersuchungen über die Verwendung dieses Werkstoffes als *Femur-Verankerungsstiele* mit zusätzlicher HA-Beschichtung zeigte sich — im deutlichen Unterschied zu den unbeschichteten Stielen — bei 7 Hunden mit einer Standzeit zwischen 0,5 und 8,5 Monaten röntgenologisch gleichfalls eine unmittelbare Integration in das spongiöse Knochengewebe der Femora bei weitgehender *Vermeidung von "stress protection"-Atrophie der Corticalis*. Die histologischen unentkalkten Knochenschliffe (10 bis 50 µm; Toluidin blau-Färbung) zeigten *regelmäßig das unmittelbare Anwachsen des Knochengewebes* an die Beschichtung der Prothesenoberfläche mit Ausbildung einer typischen Kraftaufnahmezone und eines anschließenden Verbindungsnetzes zur Corticalis, sowohl im proximalen, als auch intermediären und distalen Stielabschnitt und ohne Spongiosierung der Corticalis. Dabei wurde keine Fremdkörper-Abwehrreaktion beobachtet.

Insgesamt ergibt sich somit für den neuen Werkstoff TCF mit bioaktivierter Verankerungsfläche eine *hervorragende Bioverträglichkeit und ubiquitäre "Anwachskinetik"*. Eine Anwendung im Humanbereich erscheint deshalb ausssichtsreich. Eine seit 1985 laufende *klinische Prüfung* von nunmehr fast hundert TCF-Pfannen-Implantationen verläuft bislang zufriedenstellend. Die Anwendung von Femurverankerungsstielen ist alsbald vorgesehen.

Literatur

Esper FJ, Gohl W, Harms J, Mittelmeier H (1986) Resiform TCF — eine neuer Werkstoff für Endoprothesen. In: Bosch, Technische Berichte 8:132—140

Der Einfluß des Markraumsperrers auf den intramedullären Druck während Prothesenimplantationen

K. Wenda, W.-D. v. Issendorff, J. Rudigier und G. Ritter

Klinik und Poliklinik für Unfallchirurgie (Direktor: Prof. Dr. med. G. Ritter), Universitätsklinikum Mainz, Langenbeckstraße 1, D-6500 Mainz 1

Kreislaufkomplikationen bei der Implantation von Totalendoprothesen sind bekannt. Nachdem ein pharmakologischer Effekt von in die Zirkulation gelangendem Methylmethacrylat-monomer durch Bestimmung der Pharmakokinetik und Korrelation der Blutkonzentrationen mit der Änderung des Blut- und des Pulmonalisdruckes ausgeschlossen werden konnte, wurden der intrafemorale Druck und die Kreislaufparameter während 60 Prothesenimplantationen mit standardviscösem Knochenzement (Refobacin-Palacos) aufgezeichnet. In der ersten Serie wurde ein distales, 4.5 mm-Bohrloch zur Markraumentlastung angelegt und der Zement ohne Markraumsperrer appliziert. In dieser Technik kam es bei der Insertion der Prothese in allen Fällen zu intrafemoralen Drucksteigerungen über 1000 mmHg ($\bar{x}$ = 1160). Der arterielle Blutdruck fiel und der pulmonale arterielle Druck stieg signifikant. In einer zweiten Serie wurde jeweils ein Markraumsperrer appliziert. Zuvor wurde ein Bohrloch distal davon angelegt, da bereits das Einbringen eines gut sitzenden Markraumsperrers zu erheblicher Kompression des Markrauminhaltes mit Druckspitzen über 1000 mmHg führt. Außerdem dient es der Druckentlastung in den Fällen, in denen ein nicht gut sitzender Markraumsperrer während der Insertion der Prothese nach distal disloziert. Die Zementfüllung erfolgte mit einer Spritze mit aufgesetztem Plastikrohr von distal nach proximal, um eine Kompression und Embolie der in der vorbereiteten Markhöhle vorhandenen Luft zu vermeiden. Der Druck in der mit Markinhalt gefüllten Markhöhle wurde durch den Sperrer um den Faktor zehn gesenkt ($\bar{x}$ = 140 mmHg gegenüber $\bar{x}$ = 1160 mmHg). Proximal des Sperrers wurden Druckmaxima von im Mittel 1820 mmHg gemessen. Während der intrafemorale Druck ohne Sperrer innerhalb von 30 s auf den Normalwert zurückfällt, bleibt er mit Sperrer während der gesamten Aushärtungsphase erhöht. Bei der Aufzeichnung und statischen Auswertung des Verlaufes des arteriellen Blutdruckes (mit Markraumsperrer, n = 30) konnte keinerlei Abfall mehr nachgewiesen werden. Die Untersuchungen belegen, daß nur die Druckerhöhungen im markgefüllten Bereich distal der Prothesenspitze zu kardiozirkulatorischen Beeinträchtigungen führen. Deshalb sollte eine Markraumsperre auch bei Anwendung von standardviscösem Zement in jedem Fall durchgeführt werden.

Analyse komplexer Relativbewegungen durch ein stereomathematisches Verfahren am Beispiel der Symphyse

A. Meissner und R. Rahmanzadeh

Abt. für Unfall- und Wiederherstellungschirurgie (Direktor: Prof. Dr. med. R. Rahmanzadeh), Klinikum Steglitz, Hindenburgdamm 30, D-1000 Berlin 45

Zur Klärung der Biomechanik der gesprengten Symphyse führten wir Simulationsversuche an Leichen durch. Dabei mußten zur genauen Analyse Komplexbewegungen qualitativ und quantitativ in ihre Einzelkomponenten zerlegt werden. Zu diesem Zweck am technisch einfachsten und fehlerärmsten erwies sich eine reine Abstandmessung zwischen gut definierten Punkten. Deshalb entwickelten wir ein Doppelwürfelmodell, das definiert cranial auf die Schambeinäste aufgebracht wurde. Mit den Schambeinästen bewegten sich die Würfel gegeneinander. Durch die Bestimmung von insgesamt 7 Abständen korrespondierender Würfeleckpunkte war die Relativposition beider Würfel definiert. Aus diesen Abstandmessungen wurden die Einzelkomponenten der Komplexbewegung in die drei Raumrichtungen und die Drehungen um die drei Raumachsen errechnet. Die Raumrichtungen beziehen sich auf die Achsen des Beckenringes, d.h. x bedeutet die Distraktion in der Symphyse, y die Abweichung in Richtung der senkrechten Beckenringachse, also unter Berücksichtigung des Beckenneigungswinkels zur tatsächlichen Raumsenkrechten und z die sagittale Senkrechte auf y.

Die Raumkoordinaten eines Punktes (z.B. x) lassen sich errechnen im Tetraeder aus halber Würfelfläche und einem Eckpunkt der korrespondierenden Würfelfläche unter Anwendung der Volumenberechnung über Grundfläche und Höhe, über die Volumenberechnung allein über die Tetraederkanten mittels einer Matrizenrechnung, über den Satz des Pythagoras, die Flächenberechnung im Dreieck über die Höhe und über die Heronische Formel. Dabei ergibt sich für

$$x_c = \frac{6}{r^2} \sqrt{\frac{1}{288} \cdot 2r^2 [4a^2r^2 - (c^2 - b^2 - r^2)^2 - (a^2 - b^2 + r^2)^2]}$$

Ähnlich lassen sich die anderen Raumkoordinaten errechnen. Hierbei soll darauf hingewiesen werden, daß durch die häufig gegenläufigen Rechenarten (Addition/Subtraktion, Multiplikation/Division, Quadrieren/Quadratwurzelziehen immer der gleichen Größen) die Fehlerfortpflanzung wegen partiell gegenseitiger Aufhebung relativ gering ist. (Die exakte mathematische Ableitung wird im Rahmen der Posterausstellung präsentiert.)

Die Raumkoordinaten der Symphysenmittelpunkte ergeben die ausgesuchte Relativverschiebung der Schaumbeinäste in xyz-Richtung ohne Drehkomponenten. Aus den Koordinaten der Scheitelpunkte der zur Ellipse idealisierten Symphyse lassen sich leicht über einfache Winkelfunktionen die Drehungen errechnen.

So zeigt sich, daß an der gesprengten Symphyse eine deutliche Klaffung von durchschnittlich 14 mm auftritt und nur geringere Verschiebungen in y- (3,4 mm) und z- (1,8 mm)-Richtung. Um die y-Achse tritt eine Drehung von 4° auf, was einer Drehung beider Beckenhälften um ein "Scharniergelenk" in der ISG entspricht. Um die x- und z-Achse sind die Drehungen zu vernachlässigen ($< 1^o$).

Die Vascularitätsanalyse, ein neues morphometrisches Verfahren zur Analyse der Knochencorticalis

K. Wolf, W. Stock, J. Caro und R. Hierner

Chirurgische Klinik Innenstadt und Chirurgische Poliklinik der Ludwig-Maximilians-Universität München (Direktor: Prof. Dr. med. L. Schweiberer), Nußbaumstraße 20, D-8000 München

Die Vascularitätsanalyse objektiviert die Aussagen über das Gefäßnetz der Knochencorticalis. Die Gefäßmorphologie läßt sich in Zahlenwerten der Strukturvariablen bestimmen. Die Vascularitätsanalyse ist überall im Experiment einsetzbar, wo Knochenwachstum vorhanden ist, gleichgültig ob Geflechtknochen oder lamellärer Knochen, bei AO-Osteosythesematerial oder in Grenzzonen der Frakturheilung. Die computergestützte Analyse wurde an einem Pavianmodell angewendet. Die Röhrenrekonstruktion eines segmentalen Tibia-Schaftdefektes mit Hilfe einer vascularisierten, corticospongiösen, aufgeklappten Fibula und einem vascularisierten Periostlappen bot eine Vielzahl von Meßarealen. Nach Eitel et al. (1986) ist die Vascularität als isomorpher Parameter der Mikrozirkulation zu definieren. Wir modifizierten diese Definition und bestimmten die Strukturvariablen der Vascularität:

1. Länge und Winkel des Hauptrichtungsvektors (Richtungsrose),
2. Gefäßdichte in mm Gefäßstrecke pro mm^3 Knochengewebe,
3. Vernetzungsgrad in Verzweigungen pro mm^3 Knochengewebe und
4. Vascularitätsquotient in Verzweigungen pro mm Gefäßstrecke.

Zur Datenerfassung wurde am Mikroskop eine Zeicheneinrichtung verwendet, welche die Bewegungen eines Abtast-Cursors auf einer Digitizer-Meßplatte in das Sehfeld einspiegelte. Die Meßplatte war mit einem Personalcomputer verbunden und gab im On-line-Verfahren die Daten in den Festplattenspeicher des Computers.

1. Richtung: Die rekonstruierte Röhre und die kontralaterale Kontrollseite wiesen eine Symmetrie auf. In den zusammengehörigen Schnitten war eine regelmäßige Abweichung der Richtungsvektoren nach ventral (am vorderen Corticalisring) und nach dorsal (am hinteren Corticalisring) vorhanden.

2. Gefäßdichte: Die normale Tibia besaß im dorsalen und medialen Anteil ihre größte Gefäßdichte (8–10 mm Gefäßstrecke pro mm^3 Corticalis). In der Fibula befand sich in 1 mm^3 Corticalisgewebe eine Gefäßstrecke von 4–6 mm. Die Gefäßdichte erhöhte sich in einer transponierten Fibula nach 5 Monaten auf 8 mm pro 1 mm^3 Knochengewebe. Im dorsalen Abschnitt der rekonstruierten Röhre erreichte die Gefäßdichte einen Durchschnittswert von 17 mm pro 1 mm^3 Geflechtknochen.

3. Vernetzungsgrad: Der Vernetzungsgrad erzielte im medialen und dorsalen Anteil der normalen Tibia seine höchsten Durchschnittswerte zwischen 18 und 24 Vernetzungen pro mm^3 Corticalisgewebe. Im neugebildeten Geflechtknochen war der Vernetzungsgrad wesentlich höher und erreichte seine höchsten Durchschnittswerte an der Randzone des corticospongiösen Transponats und im dorsalen Anteil der rekonstruierten Röhre (58 Vernetzungen pro mm³ Knochengewebe). Der Vernetzungsgrad der vascularisierten Fibula verdreifachte sich.

4. Vascularitätsquotient: Der Vascularitätsquotient erreichte seine höchsten Werte auf der Kontrollseite im medialen und dorsalen Abschnitt (2 bis 3 Vernetzungen pro 1 mm Gefäßstrecke). Die höchsten Werte im Geflechtknochen wiesen die dorsalen Areale und die Randzonen des corticospongiösen Transponats auf. Im transponierten Lamellenknochen nahm der Vascularitätsquotient im Vergleich zur gesunden Kontrollseite zu.

Biomechanische Untersuchungen der Verbundosteosynthese mit dem Zickel-Nagel und der Condylenplatte mit intramedullärer Platte

C. Kinast, S. v. Gumppenberg, K. Zuber, E. Schneider und R. Ganz

Orthopädische Universitätsklinik Bern (Direktor. Prof. Dr. med. R. Ganz) und MEM-Institut für Biomechanik (Leiter: Prof. Dr. med. S.M. Perren) CH-3010 Bern

Knochenmetastasen, die zu pathologischen Frakturen im Bereich des proximalen Femurs führen, bedürfen der chirurgischen Therapie und der postoperativen Strahlentherapie. In Abhängigkeit von der Lokalisation und Ausdehnung der Metastase wird die operative Stabilisierung oder der prothetische Ersatz des proximalen Femurs vorgenommen. Ziel der Behandlung ist es, die frühe postoperative Mobilisierung unter Vollbelastung zu erreichen. Eine biomechanische Untersuchung sollte die Belastbarkeit zweier Methoden der Verbundosteosynthese (VBOS) — mit Condylenplatte, Knochenzement (PMMA) und intramedullärer DCP (VBOS-KP), — mit Zickel Nail und PMMA (VBOS-ZN) — vergleichen und abklären, ob die sofortige Vollbelastung zulässig ist.

Methode

Die Testeinrichtung erlaubte eine Annäherung an die physiologischen Druck-Zug Verhältnisse im Bereich des proximalen Femurs. Distal wurde das Femur mit PMMA in einem Winkel von 25° fixiert, proximal wurde der Femurkopf belastet und gleichzeitig am Trochanter major gezogen. Das Druck-Zug Verhältnis entsprach dabei einem Verhältnis von 3 : 2. Gemessen wurde die Deformation des Femurs in Abhängigkeit von der Femurkopfbelastung. Nach Messung der Ausgangssteifigkeit der verwendeten Leichen-Femur-Paare (n = 6) wurde die VBOS-KP (Condylenplatte 70 7L mit schmaler 7L DCP) und VBOS-ZN (Zickel Nail 11 mm) wechselseitig links oder rechts vorgenommen. Ein standardisierter medial liegender Knochendefekt wurde mit PMMA gefüllt und die laterale Corticalis osteotomiert. Die Femora mit VBOS wurden dann bis zum Bruch belastet.

Resultate

Die Steifigkeit der intakten Femora der VBOS-KP (3100 N/mm) unterschied sich nicht signifikant von denen der VBOS-ZN (3200 N/mm). Die Steifigkeit der VBOS-KP betrug 1400 ± 260 N/mm, die der VBOS-ZN 950 ± 250 N/mm. Die relative Steifigkeit [Steifigkeit der VBOS / Steifigkeit des intakten Femurs (%)] war bei 6 paarigen Versuchen für die VBOS-KP (30–52%) höher als die VBOS-ZN (17–41%) ($p < 0.03$). Die Bruchlast betrug bei der VBOS-KP (4900 ± 1500 N) bei der VBOS-ZN (2700 ± 800 N) und lag bei allen Versuchen mit der VBOS-KP oberhalb des 3fachen Körpergewichtes.

Diskussion

Die Verbundosteosynthese mit Condylenplatte und intramedullärer Platte weist in Bezug auf Steifigkeit und Bruchlast keine Nachteile gegenüber der Verbundosteosynthese mit dem Zickel-Nagel auf. Die VBOS-KP erlaubt die Vollbelastung bei langsamem Gehen. Wann immer die Verbundosteosynthese möglich ist, bevorzugen wir diese gegenüber der Versorgung mit einer Tumorprothese, da das natürliche Gelenk erhalten bleibt und die Funktion der Hüfte mit den physiologischen Muskelansätzen bewahrt wird.

Experimentelle Unfallchirurgie 7
(Pathophysiologie, Biomechanik IV)

Neue Aspekte zur Genese der Fettembolie bei Marknagelungen

K. Wenda, W.-D. v. Issendorff, H.-D. Strube und G. Ritter

Klinik und Poliklinik für Unfallchirurgie (Direktor: Prof. Dr. med. G. Ritter), Universitätsklinikum Mainz, Langenbeckstraße 1, D-6500 Mainz

Pulmonale Komplikationen bis hin zu seltenen Todesfällen nach Marknagelosteosynthesen am Oberschenkel sind bekannt. Ecke (1985) fand in einer Sammelstudie der AO bei 1257 Marknagelungen isolierter Femurfrakturen in 4% der Fälle schwere pulmonale Komplikationen. Die Genese der Beeinträchtigung der Lungenfunktion war bisher unbekannt. In den vorliegenden Untersuchungen wurde der Druck in der Femurmarkhöhle während zwanzig Marknagelungen aufgezeichnet. Während aller Bohrungen kam es zu erheblichen Drucksteigerungen ($\bar{x}$ = 570 mg). Besonders bei den ersten Bohrungen, wenn die Markhöhle noch vollständig mit Markrauminhalt gefüllt ist und bei den letzten Bohrungen, wenn der Bohrer die Corticalis erfaßt und das vermehrt anfallende Bohrmehl zu einer Abdichtung um den Bohrer herum führt, wurden beim Vorschieben der Bohrwelle bei neun Operationen Druckmaxima über 1000 mmHg registriert. Je proximaler die Fraktur, desto höher war der Druck im distalen Fragment. Die Einschwemmung von Knochenmarksubstanz in die venöse Strombahn infolge hohen intramedullären Druckes ist bei der Implantation von Hüftprothesen nachgewiesen. Zur Überprüfung der Vermutung, daß es auch bei Marknagelungen zur Einschwemmung von Knochenmarksubstanz kommt, wurde bei zehn Marknagelosteosynthesen eine transösophageale Echokardiographie durchgeführt. Ein spezielles Endoskop mit einem Ultraschallkopf wird dabei so im Ösophagus plaziert, daß das sonographische Bild des rechten Vorhofes während der gesamten Operation per Videofilm aufgezeichnet werden kann. Während aller Aufbohrvorgänge konnten sonographische Echos im normalerweise kontrastfreien rechten Vorhof und in einigen Fällen mehrere Zentimeter lange Markembolien nachgewiesen werden. Gegenwärtig wird die Effektivität eines supracondylären 4,5 mm-Bohrloches zur Begrenzung des intrafemoralen Druckes und zur Verminderung der Einschwemmung von Knochenmarksubstanz überprüft. Besonders bei der zunehmend Verbreitung findenden Verriegelungsnagelung von proximalen Frakturen erscheint eine Druckentlastung der Markhöhle wichtig, da der Markrauminhalt in einem langen, distalen Fragment durch den stempelartig wirkenden Bohrer zusammengepreßt wird.

In vitro Modell zur Feststellung der "Knochengängigkeit" von Antibiotica

F.P. Emmerich[1], Ch. Pessenlehner[1] und G. Siegel[2]

[1] Krankenhaus Moabit, I. Chirurgische Abteilung (Chefarzt: Prof. Dr. med. E. Kraas), Turmstraße 21, D-1000 Berlin 21
[2] Institut für Physiologie der Freien Universität Berlin (Direktor: Prof. Dr. med. P. Gaehtgens), Arnimallee 22, D-1000 Berlin 33

Die Aufnahmekinetik von ^{14}C-Benzylpenicillin und ^{60}CoEDTA in corticale Bohrzylinder vom menschlichen Femur wurde durch Äquilibrierung in Krebslösung bis zu 48 h verfolgt. Die Influxkurven zeigen, daß der Verteilungsraum für Benzylpenicillin (3,3 mMol/l) um 2,7% über dem des bewährten Extracellulärraummarkers CoEDTA mit 14,6% liegt (Tabelle 1). Wird ^{14}C-Benzylpenicillin ohne inaktiven Zusatz im Inkubationsmedium (0,7 μMol/l) verwendet, so ist der Penicillinraum sogar um 5,6% größer als der CoEDTA-Raum. Offenbar tritt Penicillin in Wechselwirkung mit der Knochenmatrix und wird dort teilweise gebunden.

Tabelle 1. Amplituden (A) und Ratenkonstanten (b) aus Influxkinetiken, die mit radioaktivem CoEDTA oder Penicillin gemessen wurden. Die Amplituden A_1 und A_2 sowie die Ratenkonstanten b_1 und b_2 wurden durch Angleichung einer doppelt-exponentiellen Funktion an die experimentell ermittelten Influxkurven von corticalem Knochen gewonnen

	Amplitude (%)			Ratenkonstante (min^{-1})	
	A_1	A_2	ΣA	b_1	b_2
^{60}CoEDTA	5,1	9,5	14,6	0,2579	0,0010
Penicillin (3,3 mMol/l)	10,2	7,1	17,3	0,2139	0,0011
Penicillin (0,7 μMol/l)	11,5	8,7	20,2	0,2249	0,0013

Die Influxkinetik wurde mit Hilfe eines seriellen Dreiphasenmodells untersucht, Amplituden und Ratenkonstanten wurden ermittelt und der wechselseitige Stoffaustausch der Kompartimente Bad, Extracellulärraum (A_1) und Knochenmatrix (A_2) bestimmt. CoEDTA verteilt sich hauptsächlich im Kompartiment A_2 ($A_1/A_2 = 0,5$), Penicillin vor allem im Kompartiment A_1 ($A_1/A_2 = 1,4$). Möglicherweise lassen sich durch Anwendung dieses Modells unterschiedliche "Lösungsräume" für verschiedene Antibiotica bestimmen, die einen Hinweis auf die aktuelle, wirksame Antibioticakonzentration im Knochen liefern könnten.

Die Penetrationsgeschwindigkeit in corticalen, nichtdurchbluteten Knochen könnte als Maß für die präoperative Antibiotica-Behandlungszeit genommen werden. Angenäherte Aussagen lassen sich auch über die Möglichkeit einer Aufladung und die Abgabegeschwindigkeit für transplantierte Knochen machen.

Beeinträchtigung von Fragmentvitalität und Frakturheilung durch Implantate im Tierexperiment

S.B. Kessler, H. Welter, H. Mandelkow und L. Schweiberer

Chirurgische Klinik Innenstadt und Chirurgische Poliklinik der Ludwig-Maximilians-Universität München (Direktor: Prof. Dr. L. Schweiberer), Nußbaumstraße 20, D-8000 München 2

In der operativen Behandlung von Schaftfrakturen der unteren Extremität stehen heute die Fixation durch Platte und die durch Mark- bzw. Verriegelungsnagelung (VN) bis zum gewissen Grade alternativ gegenüber. Als Beitrag zur Klärung, welches Verfahren hinsichtlich der Fragmentvitalität und der Frakturheilung die günstigsten Voraussetzungen bietet, haben wir erstmals im Experiment Drehkeilfrakturen gesetzt und deren Heilung untersucht.

20 Schafstibiae wurden teils durch VN, teils durch Platte versorgt. Die Tiere haben 8 Wochen überlebt. Analysiert wurden der knöcherne Durchbau, die Vascularisation und die Umbautätigkeit. Wir erhielten 12 auswertbare Präparate.

Die Zirkulation der Markhöhle und der Fragmente wird einerseits im Rahmen des Frakturgeschehens geschädigt. Mit dem Einbringen der Implantate wird die Zirkulation zusätzlich beeinträchtigt: bei der Platte an der Periostalseite, beim Nagel an der Medullarseite. Dort, wo die Durchblutung ausgefallen ist, gehen die Osteocyten zugrunde, d.h. der Knochen wird nekrotisch. Von totem Knochen geht kein Beitrag zur Frakturüberbrückung aus. Solange im Querschnitt Schichten der Knochenwand noch durchblutet sind, ist die Konsolidierung jedoch nicht wesentlich behindert.

Dagegen erfolgt keine primäre Überbrückung, wenn sich der Perfusionsausfall auf die Corticalis in der gesamten Breite erstreckt, wie es nach offener Nagelung, besonders aber nach Plattenanlage vorkommt. Die Überbrückung durch Faserknochen kann verzögert erfolgen, wenn die Gefäße die Möglichkeit haben, an den geschädigten Knochen heranzuwachsen. Dies ist bei fugenlosem Fragmentkontakt und schlüssiger Implantatanlage nicht möglich. Ein osteoklastischer Knochenabbau der Kontaktzone kann die Voraussetzungen zur Revascularisation und zur Knochenapposition schaffen. Dieser kann jedoch mehrere Wochen in Anspruch nehmen. Es ist dabei zu beachten, daß der Knochen nur begrenzte Zeit zu revascularisieren ist.

Insofern stellt die fugenlose Reposition, wie sie bei der Plattenfixation angestrebt wird, bei avitalen Fragmentenden eine gravierende Behinderung der Revascularisation und der Frakturheilung dar. Die intramedulläre Fixation bietet bessere Bedingungen zur Vascularisation und zur Frakturheilung.

Einfluß von Phosphoenolpyruvat (PEP) auf den Kohlenhydratstoffwechsel im Skeletmuskel während der Tourniquetischämie

M. Hörl, H.-P. Bruch, B. Kirsch und H.A. Henrich

Chirurgische Universitätsklinik Würzburg (Direktor: Prof. Dr. med. E. Kern), Josef-Schneider Straße 2, D-8700 Würzburg

Das Tourniquet-Syndrom ist durch eine Muskelzellschädigung und ein postischämisches Ödem gekennzeichnet. Phosphoenolpyruvat ist ein niedermolekulares, energiereiches Phosphat, das bei vielen Phosphorylierungen als Phosphat-Donator dienen kann. Nach einer 2stündigen Tourniquet-Ischämie an den Hinterläufen von 18 Bastardhunden wurde stromkonstant mit 1 mMol/l PEP-Lösung und 10 µMol/l ATP perfundiert. Muskelbiopsien wurden vor Anlegen des Tourniquets, 1 min und 1, 3 und 6 h nach Öffnen des Tourniquets entnommen. Es wurden 3 Gruppen gebildet: ohne Perfusion (I), mit Ringerlösung (II), mit PEP (III).

Die Glykogenspiegel fielen in Gruppe I von 38,7 ± 13,5 µg/mg Protein vor Tourniquet-Ischämie auf 20,3 ± 9,5 µg/mg Protein 1 h nach Freigabe der Strombahn. Dagegen stieg das Muskelglykogen in Gruppe III von 38,8 ± 4,8 µg/mg Protein nach Beendigung der Tourniquet-Ischämie auf 40,2 ± 16,2 µg/mg Protein (1 min) bzw. 43,7 ± 12,9 µg/mg Protein (1 h) an. 3 h nach Beginn der Rezirkulation waren die Glykogenspiegel mit 30,6 ± 10,6 µg/mg Protein noch deutlich erhöht. Die Glucosekonzentration im Skeletmuskel lag vor der Tourniquet-Ischämie bei 9,2 ± 2,0 (I) und 9,0 ± 1,5 µg/mg Protein (III). Nach Freigabe der Strombahn stiegen die Glucosespiegel in Gruppe III an: 14,4 ± 1,9 (1 h), 16,1 ± 2,2 µg/mg Protein (3 h). Die Lactatkonzentrationen stiegen unmittelbar nach Freigabe der Strombahn an: in Gruppe I von 194,9 ± 83,6 vs 326,5 ± 63,6 nMol/mg Protein und in Gruppe III von 276,6 ± 61,4 vs 485,4 ± 98,1 nMol/mg Protein. Die Lactatspiegel von Gruppe I waren nach Freigabe der Strombahn mit denen in Gruppe II und III vergleichbar. Die Aktivitäten von Phosphorylase a waren in der Postischämiephase deutlich niedriger. Es ergab sich kein signifikanter Unterschied zwischen den 3 Gruppen.

Untersuchungen zur Immunogenität allogener Bankspongiosa

J.L. Spyra[1], H.E. Schratt[1], R. Ascherl[1], M. Schindele[1], G. Blümel[1], M.A. Scherer[2] und F. Lechner[2]

[1] Institut für Experimentelle Chirurgie der Technischen Universität München (Leiter: Prof. Dr. G. Blümel), Ismaninger Straße 22, D-8000 München 80
[2] Kreiskrankenhaus (Chefarzt: Prof. Dr. F. Lechner), Auenstraße 6, D-8100 Garmisch-Partenkirchen

Angesichts breiter klinischer Anwendung allogener Bankspongiosa bleibt die Frage nach der Immunogenität kältekonservierten Knochens offen und nicht abschließend beantwortet.

40 Patienten (m: 14, w: 26, ⌀-Alter: 66 Jahre) nach Spongiosatransplantation (Hüftprothesenwechsel, n = 32; bzw. posttraumatische Zustände, n = 8) wurden untersucht. Die Referenzgruppe bildeten 11 Patienten nach Prothesenwechsel ohne Transplantat (Tx). Der Beobachtungszeitraum betrug je nach Klinikaufenthalt bis zu 8 Wochen. Bei 15 Tx-Empfängern erfolgte 40 Wochen nach Operation eine Nachuntersuchung. Neben der üblichen klinischen Diagnostik wurden immunologische Untersuchungen durchgeführt: Parameter der zellvermittelten Immunreaktion war die Leukocyten-Migrations-Inhibition, humorale Antikörper wurden mittels Capillarpräzipitation nachgewiesen. Ferner erfolgte eine Bestimmung der Serumimmunglobuline.

Die celluläre Immunreaktion setzte bei nahezu allen Patienten ab der zweiten Woche postoperativ ein und erreichte ihr Maximum in der 6. Woche postoperativ. Bei 21 Patienten ließen sich präzipitierende Antikörper nachweisen. Die Untersuchung der Immunglobuline erbrachte deutlich über dem Normwert liegende IgA-Werte. Bei der Nachuntersuchung 40 Wochen postoperativ zeigte sich in 80% ein zufriedenstellendes radiologisches und klinisches Ergebnis. Zu diesem Zeitpunkt war keine Immunreaktion mehr nachzuweisen. Die Referenzgruppe bot zu keinem Zeitpunkt das Bild einer ablaufenden Immunreaktion. Blutgruppengleiche Tx zeigten einen Trend zu schwächerer Immunreaktion und etwas bessere Einheilung.

Diese Ergebnisse deuten darauf hin, daß allogene Bankspongiosa immunogen bleibt und Immunreaktionen hervorrufen kann. Außerdem empfiehlt sich bei Knochentransplantationen die Berücksichtigung der Blutgruppe, nicht nur wegen einer Tendenz zur besseren Einheilung, sondern vor allem, um Schäden insofern zu vermeiden, als durch Knochen-Tx — wie Literaturberichte zeigen (Johnson 1985) — eine Rhesus-Sensibilisierung erfolgen kann.

Biomechanische Analyse für die Ursache von Ermüdungsbrüchen am Verriegelungsnagel

M. Börner

Berufsgenossenschaftliche Unfallklinik (Direktor: Prof. Dr. med. H. Contzen), Friedberger Landstraße 430, D-6000 Frankfurt 60

(Manuskript nicht eingegangen)

Vergleichende Stabilitätsuntersuchungen zu verschiedenen intramedullären Osteosyntheseverfahren am distalen Femurschaft

C. Krettek, N. Haas und H. Tscherne

Unfallchirurgische Klinik der Medizinischen Hochschule Hannover (Direktor: Prof. Dr. med. H. Tscherne), Konstanty-Gutschow-Straße 8, D-3000 Hannover 61

Das Femur ist in den einzelnen Abschnitten durch stark wechselnde Form und Stabilität gekennzeichnet. Diese Eigenschaften begrenzen die Anwendbarkeit des herkömmlichen Marknagels auf bestimmte Bruchformen und -lokalisationen. Mit Hilfe des Verriegelungsnagels wurde die Indikationsbreite am Femur erheblich erweitert auf Frakturen außerhalb der Diaphysenenge sowie Defekt- und Trümmerbrüche. Die Problematik der distalen Verriegelung ist bis heute nicht ganz optimal gelöst, so daß andere Wege zur Erweiterung der "Nagelindikation" über das mittlere Schaftdrittel hinaus beschritten wurden. Einer dieser Wege war die Entwicklung von Implantaten, bei denen die distale Verriegelung von innen über einen Spreizmechanismus erfolgt. Diese Implantate unterscheiden sich zum Teil erheblich in Konstruktion, Osteosynthesetechnik und Stabilität. Ihr Vorteil ist der meist einfach zu handhabende distale Verriegelungsmechanismus. Ziel der Untersuchung war es, die biomechanischen Eigenschaften dieser Systeme unter vergleichbaren Bedingungen in vitro zu untersuchen, wobei insgesamt 6 Implantate getestet wurden, und zwar der Verriegelungsmarknagel der Fa. Howmedica, der Verriegelungsmarknagel der Fa. Orthopedia und der AO-Universalmarknagel der Fa. Synthes. Daneben wurden Implantate mit Spreizmechanismus getestet, und zwar der Brooker-Wills Nagel, ein Krallennagel auf Basis des AO-Universalnagels und ein in unserer Klinik entwickelter Spreiznagel.

Es wurden kältekonservierte, menschliche Femora von männlichen und weiblichen Leichen verwendet. Die Schaftlänge betrug 420 mm, die Querosteotomie erfolgte an der distalen Drittelgrenze, also 140 mm oberhalb der Condylenebene. Vor axialer Belastung wurde eine Defektstrecke von 20 mm reseziert. Anhand der Biege-, Torsions- und axialen Stabilität der isolierten Präparate wurde eine homogene Verteilung auf 6 Versuchsgruppen an Hand eines Stabilitätskoeffizienten vorgenommen. Diese Aufteilung der Knochenpräparate in 6 verschiedene Versuchsgruppen mit vergleichbaren mechanischen Eigenschaften wurde mit Hilfe der Ionenabsorptionsmethode überprüft. Der mittlere Mineralgehalt lag in der Höhe der Osteotomie zwischen 0.75 und 0.8 g/cm^2 Querschnittsfläche. Die Mineralgehaltunterschiede in den 6 verschiedenen Knochengruppen waren statistisch nicht signifikant ($p < 0.05$).

Bei den Stabilitätsuntersuchungen zeigte sich, daß alle untersuchten Implantate mit Spreizmechanismus im verwendeten Knochenmodell zufriedenstellende Ergebnisse bezüglich der Biegestabilität gewährleisten. Die schraubenverriegelten Systeme sind bei axialer Belastung jedoch überlegen, so daß ihnen bei Defektsituationen der Vorzug gegeben werden sollte.

Reißfestigkeit des Bandapparates der oberen Halswirbelsäule

J. Dvorak[1], E. Schneider[2] und B. Rahn[3]

[1] Neurologische Abteilung, Klinik W. Schulthess (Leitender Arzt: Dr. med. J. Dvorak), CH-8001 Zürich
[2] MEM-Institut für Biomechanik (Direktor: Prof. Dr. med. S.M. Perren), Universität Bern, CH-3008 Bern
[3] Labor für experimentelle Chirurgie, Schweiz, Forschungsinstitut (Leiter: Prof. Dr. med. S.M. Perren), CH-7270 Davos

Die wichtigsten bewegungslimitierenden Bandstrukturen der oberen HWS sind die Ligg. alaria und das Lig. transversum atlantis. Die Ligg. alaria limitieren vor allem die axiale Rotation sowie die Seitneigung, das Lig. transversum atlantis hingegen die Flexionsbewegung des Atlas gegenüber dem Axis. 27 Frischpräparate der oberen HWS wurden im Hinblick auf die makroskopische Anatomie, die Histologie untersucht. Bei 7 Präparaten wurde eine mechanische Testung der Ligg. alaria und des transversum vorgenommen. Bei 12 Präparaten wurde eine funktionscomputertomographische Studie vor und nach Durchtrennung des Lig. alare durchgeführt.

Sowohl die Ligg. alaria wie auch das Lig. transversum bestehen aus kollagenen Fasern. Nur in den Randstrukturen sind einzelne elastische Fasern anzutreffen. Bei der in vitro mechanischen Testung konnte eine Reißfestigkeit bei axialem Zug der Ligg. alaria von durchschnittlich 200 N und beim Lig. transversum von 350 N gefunden werden. Gestützt auf die Ausmessung der Rotationsausschläge anhand der funktionscomputertomographischen Röntgenbilder konnte bei intakten Präparaten eine Rotation zwischen Occiput und Atlas von 4,4° nach rechts und 5,9° nach links und zwischen Atlas und Axis 31,4° nach rechts und 33° nach links gemessen werden. Nach Durchtrennung des linken Lig. alare nahm die Rotation nach rechts um 5° zu im Segment Occiput/Atlas, und um 5,8° im Segment Atlas/Axis nach rechts. Die Linksrotation nach Durchtrennung des linken Lig. alare blieb weitgehend unverändert. Ob die Zunahme um ein Drittel der ursprünglichen axialen Rotation im Bereich der oberen HWS von klinischer Relevanz ist, läßt sich anhand der experimentellen Arbeiten nicht abschließend beantworten.

Experimentelle Untersuchungen zur Bandstabilität des craniocervicalen Übergangs*

A. Hummel und R. Plaue

Unfallchirurgische Klinik im Klinikum Mannheim der Universität Heidelberg (Direktor: Prof. Dr. med. R. Plaue), Theodor-Kutzer-Ufer, D-6800 Mannheim

Verletzungen des Hals-Kopf-Übergangs betreffen in der Regel die atlanto-axiale Ebene. Läsionen der atlanto-occipitalen Gelenke sind dagegen ausgesprochene Raritäten. Sie werden deshalb nicht immer erkannt und leider auch selten überlebt. In der Weltliteratur sind 19 Überlebensfälle beschrieben. In unserer eigenen Klinik haben wir inzwischen 5 atlanto-occipitale Rupturen behandelt, von denen eine nach operativer Stabilisierung überlebt wurde. Uns interessierte, welche Bänder hier für die Stabilität verantwortlich sind und welcher Belastung sie standhalten (Abb. 1).

Die Gelenkflächen der Hinterhauptcondylen und beider Massae laterales haben unterschiedliche Krümmungsradien. Es handelt sich um Gelenke vom sog. "Ball-in-Socket"-Typ.

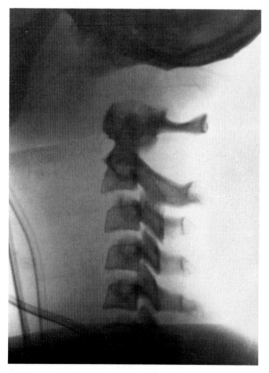

Abb. 1. Fatale atlanto-occipitale Ruptur bei einem 13jährigen Mädchen. Distraktion und Dislokation des Kopfes nach vorn. Überlebenszeit: 8 h

---

* Die Untersuchungen wurden durch freundliche Unterstützung der BASF Ludwigshafen ermöglicht.

Diese Gelenkeigenart ist bei Kindern besonder stark ausgeprägt. Die kindlichen Hinterhauptcondylen ruhen nahezu auf einem Planum ohne ausreichende knöcherne Führung. Die Gelenkkapsel ist zudem weiträumig angelegt und bis auf die etwas kräftigeren ventralen Anteile schlaff ausgebildet. Die Stabilität der atlanto-occipitalen Verbindung wird im wesentlichen durch Bänder gewährleistet, die in der Verlängerung der Wirbelkörperreihe bzw. des vorderen und hinteren Längsbandes gelegen sind. Der Atlasbogen ist mit dem Hinterhaupt nur durch lockere Membranen verbunden, welche für die Stabilität unbedeutend sind.

Als Ausgangsmaterial für unsere Untersuchungen dienten Leichenpräparate aus den obersten drei Halswirbelkörpern und einem Teil der Schädelbasis mit dem Foramen occipitale magnum. Alle Bandverbindungen und Gelenkkapseln wurden bei der Präparation sorgfältig geschont. Zunächst wurden in einem ersten Untersuchungsteil künstliche Verletzungen gesetzt, indem einzelne oder mehrere Bandstrukturen gezielt durchtrennt wurden. Insgesamt wurden 17 denkbare Verletzungsmuster simuliert.

Die so hergestellten Verletzungspräparate wurden unter manueller Dislokation durchleuchtet. Erkennbare Lockerungen der atlanto-occipitalen Gelenke wurden durch gehaltene Aufnahmen dokumentiert und vermessen.

Nach Durchtrennung des kräftigen monosegmentalen Ligamentum atlanto-occipitale läßt sich unter axialem Zug bereits ein Abheben der Hinterhauptcondylen von 2–3 mm nachweisen. Nach zusätzlicher antero-lateraler Dissektion der Gelenkkapseln verstärkt sich die Dislokation auf etwa 4 mm.

Die Longitudinalfasern des Kreuzbandes, die Ligamenta alaria und die Membrana tectoria bilden den hinteren Bandkomplex, der vom Hinterhaupt zum 2. Halswirbelkörper zieht und keine Verbindung mit dem Atlas aufnimmt. Während die Ligamenta alaria von der Schädelbasis her zugänglich sind und isoliert durchtrennt werden können, lassen sich die Längsfasern des Kreuzbandes nur zusammen mit der darüber liegenden Membrana tectoria durchschneiden.

Die alleinige Durchtrennung der Ligamenta alaria führt nicht zu einer meßbaren Instabilität. Hinteres Längsband und Membrana tectoria reichen also aus, die Gelenkstellung zu sichern. Umgekehrt schützen auch die intakten Ligamenta alaria das Gelenk vor einer Dislokation, wenn hinteres Längsband und Membrana tectoria durchtrennt werden.

Erst die kombinierte Verletzung eines oder beider Ligamenta alaria und des hinteren Längsbandes mit Membrana tectoria führt zur Dislokation. Die Durchtrennung eines Ligamentum alarium und der hinteren Bandstrukturen bewirkt eine einseitige Rotationsinstabilität. Die Opferung beider Ligamenta alaria und der hinteren Bandstrukturen hat eine Subluxation der Condylen nach ventral zur Folge. Stärker als diese Parallelverschiebung nach vorn ist jedoch die hintere Aufklappung der atlanto-occipitalen Verbindung. Das intakte Ligamentum atlanto-occipitale wird dabei zum vorderen Drehpunkt.

Natürlich sagen die Dislokationsmöglichkeiten nach Durchtrennung einzelner Bandstrukturen noch nichts über deren schützende Funktion aus. Es war also nötig, die Reißfestigkeit der Bandverbindungen zu überprüfen. Wir wählten ein Versuchsmodell, das unter quasi statischen Bedingungen, nämlich mit einer Verformungsgeschwindigkeit von 10 mm/min arbeitet. Für die Festigkeitsprüfungen wurden alle Leichenpräparate in Kunstharz eingebettet, wobei zuvor Schädelbasis sowie 2. und 3. Halswirbelkörper mit Kirschner-Drähten armiert wurden, um die Verankerung zu verbessern.

Es kamen ausschließlich Scherversuche in einer Richtung zur Anwendung: der Kopf wurde gegenüber dem Achsenorgan nach vorn bewegt. Maßgeblich für die Auswahl dieser Belastungsform waren neben eigenen klinischen Beobachtungen Mitteilungen aus der Literatur. Zumindest bei den Überlebensfällen sind immer wieder Subluxationen des Kopfes nach vorn beobachtet worden, so daß Rückschlüsse auf einen entsprechenden Verletzungsmechanismus nahelagen.

Aus früheren experimentellen Untersuchungen war uns bekannt, daß die Scherbelastung des Hals-Kopf-Übergangs in der Regel zu Densfrakturen führt. Um dies zu vermeiden, wurden Atlas- und Axisbögen beiderseits mit Drahtcerclagen verbunden. Leider kam es dennoch nicht, wie erhofft, zu atlanto-occipitalen Rupturen. Vielmehr brachen in den ersten fünf Versuchen stets die Atlasbögen. Da offenbar die synergistische Festigkeit der Bandstrukturen die Bruchlast des Dens wie auch des Atlasbogens übersteigt, wurden in den folgenden Versuchen nur noch einzelne Bandgruppen getestet.

Die Festigkeitsprüfungen gliedern sich in zwei Versuchsserien. Einmal wurden die hinteren Bandstrukturen (Membrana tectoria, Längsfasern des Kreuzbandes, Ligamenta alaria und dorso-mediale Kapselanteile) durchtrennt. Geprüft wurden also nur die stehengebliebenen antero-lateralen Kapselanteile und das Ligamentum atlanto-occipitale. Acht einwandfrei verlaufene Versuche wurden ausgewertet. Die Reißfestigkeit lag bei Männern eindeutig höher als bei Frauen. Im Durchschnitt betrug die Reißfestigkeit der vorderen Bandgruppe 730 Netwon (Tabelle 1).

In der zweiten Versuchsreihe wurden das vordere Längsband und die antero-lateralen Kapselanteile durchtrennt. Unsere für die Scherversuche entwickelte Vorrichtung erlaubte keine Kippung des Präparates, wohl aber eine Rotation. Nur in einem Falle beobachteten wir eine symmetrische Bandzerreißung mit Beteiligung beider Gelenke. In sieben Fällen war eine asymmetrische Ruptur festzustellen. Es war zur einseitigen Zerreißung eines Ligamentum alarium und der gleichseitigen Gelenkkapsel gekommen. Das Präparat drehte sich jeweils um den nicht verletzten kontralateralen Bandkomplex, was zu einer erheblichen Dislokation mit völliger Verlegung des Spinalkanals führte. An allen sieben Präparaten ergab die nachträgliche anatomische Aufbereitung außer der einseitigen Ruptur des Ligamentum alarium stets eine vollständige Zerreißung des hinteren Längsbandes und eine subtotale Ruptur der Membrana tectoria (Tabelle 2).

Tabelle 1. Reißfestigkeit der vorderen Bandstrukturen (Lig. atlanto-occipitale und antero-laterale Gelenkkapsel) im Scherversuch

Präparat	Geschlecht	Alter	Reißlast
V 3	männlich	46	1100 N
V 5	männlich	53	870 N
V 6	männlich	58	490 N
V 10	männlich	59	930 N
V 1	weiblich	55	440 N
V 4	weiblich	60	350 N
V 9	weiblich	49	720 N
V 11	weiblich	44	270 N

Tabelle 2. Reißfestigkeit der hinteren Bandstrukturen (Ligg. alaria, Kreuzband, Membrana tectoria und dorso-mediale Gelenkkapsel) im Scherversuch

Präparat	Geschlecht	Alter	Reißlast
H 1	männlich	32	1510 N
H 4	männlich	56	1600 N
H 5	männlich	42	1020 N
H 11	männlich	50	980 N
H 2	weiblich	58	860 N
H 8	weiblich	60	1140 N
H 9	weiblich	52	1030 N
H 13	weiblich	60	780 N

Zusammenfassend sind folgende Ergebnisse als wesentlich hervorzuheben:

— Eine isolierte Ruptur des Ligamentum atlanto-occipitale hat keine wesentliche Instabilität zur Folge.
— Eine klinisch relevante Instabilität setzt mindestens die Ruptur des hinteren Längsbandes, der Membrana tectoria und eines Ligamentum alarium voraus.
— Einseitige Gelenkluxationen im Sinne der Rotationsinstabilität sind möglich.
— Die Reißfestigkeit des hinteren Bandapparates ist fast doppelt so hoch wie die des vorderen.

Vergleichende biomechanische Untersuchungen zur Flexions- und Torsionsstabilität verschiedener Spondylodesen bei hinterer Instabilität im Segment HWK 5/6

R. Kalff[1], Ch. Ulrich[2], K. Roosen[1], L. Claes[2] und H.-J. Wilke[2]

[1] Neurochirurgische Universitätsklinik (Leiter: Prof. Dr. W. Grote), Hufelandstraße, D-4300 Essen
[2] Labor für Experimentelle Traumatologie, Chirurgie III (Leiter: Prof. Dr. L. Claes), D-7900 Ulm

Nach Präparation des Segmentes HWK 5/6 unter Erhalt sämtlicher disco-ligamentärer Strukturen wurde eine dorsale Instabilität durch Zerstörung der hinteren Bänder geschaffen. In einer Materialprüfmaschine wurde ein Biegemoment von maximal 1,8 Nm in das Segment eingeleitet und mittels induktiver Wegaufnehmer der Kippwinkel a sowie die Translation gemessen.

Folgende Spondylodeseverfahren wurden durchgeführt und miteinander bezüglich ihrer primären Stabilität verglichen:

1. dorsale Kompressionsklammer (Federspannung 50–200 N),
2. dorsales Hakenplättchen,
3. dorsale interlaminäre Drahtcerclage,
4. ventrale H-Platte,
5. ventrale H-Platte und dorsale Drahtcerclage,
6. ventrale H-Platte und dorsales Hakenplättchen.

In einer Rotationsmaschine wurden die gleichen Spondylodeseverfahren bis zu einem Drehmoment von 3 Nm belastet. Als Parameter für die Stabilität diente der Drehwinkel φ zwischen beiden Wirbelkörpern. Bei der hinteren Instabilität zeigen sowohl die Kompressionsklammer als auch die Hakenplättchen eine gute Flexions- und Rotationsstabilität. Die Drahcerclage garantiert keine Primärstabilität, ebenso die ventrale Plattenspondylodese nicht. Die kombinierte ventrale Plattenspondylodese und dorsalen Hakenplättchen sind primär stabil. Die Kombination ventrale Platte und dorsale Drahtcerclage ist nicht belastungsstabil.

Wie die Ergebnisse zeigen, erfordert eine alleinige hintere Instabilität lediglich eine dorsale Stabilisierung. Hier stehen uns mit der Kompressionsklammer und den Hakenplättchen geeignete Verfahren zur Verfügung, wobei die Kompressionsklammer als dynamisches System den Vorteil bietet, sich auch postoperativ veränderten Spannungen anzupassen. Die Drahcerclage ist ohne externe Fixierung der Halswirbelsäule als Spondylodeseverfahren nicht mehr indiziert.

II. Eitrige Entzündungen anatomischer Gelenke und im Bereich von Kunstgelenken

Infektionsmodus und Pathophysiologie des primären und sekundären Pyarthros

H. Cotta und V. Ewerbeck

Stiftung Orthopädische Universitäts-Klinik Heidelberg (Direktor: Prof. Dr. H. Cotta), Schlierbacher Landstraße 200a, D-6900 Heidelberg 1

Die eitrige Infektion großer Gelenke hat zwar durch die Einführung der Antibiotica ihre lebensbedrohende Eigenschaft verloren — so haben wir heute nicht mehr mit einer Mortalität von über 70%, wie im Jahre 1871 zu rechnen. Nach wie vor jedoch ist ein Gelenksempyem eine schwere Erkrankung, die nicht nur der Funktion eines Gelenkes, sondern der gesamten Extremität schweren Schaden zufügen kann. Die fibröse Steife oder die Arthrodese stehen vielfach am Ende eines häufig sehr langen Leidensweges und werden schließlich vom betroffenen Patienten als eine Art Erlösung empfunden.

Viele offene Fragen in der Behandlung der bakteriellen Arthritiden sind Anlaß genug, sich Gedanken über Infektionsmodus und Pathophysiologie des primären und sekundären Pyarthros zu machen.

Was verstehen wir unter einem primären Pyarthros? Es handelt sich um eine eitrige Gelenkinfektion, die durch direktes Einbringen von Bakterien in die Gelenkhöhle entsteht. Drei Wege sind möglich:

1. Durch intraarticuläre Injektionen oder Punktionen,
2. durch operative Eingriffe,
3. durch gelenkeröffnende Verletzungen.

Letztere — die penetrierende Verletzung — tritt im Vergleich zu den beiden Erstgenannten quantitativ als infektauslösendes Moment eher in den Hintergrund. Retrospektive Untersuchungen unseres Krankengutes und aus mehreren anderen Behandlungszentren weisen eindeutig darauf hin. Der primäre Pyarthros ist mit anderen Worten vielfach direkte Folge eines ärztlichen Eingriffes.

Demgegenüber erfolgt beim sekundären Pyarthros eine "indirekte" Keimbesiedelung der Gelenkhöhle, die ebenfalls auf drei Wegen möglich ist:

Die Keimverschleppung vom stets vorhandenen extraarticulären Infektionsherd kann hämatogen, lymphogen oder — bei einer paraarticulären Entzündung — auf dem Wege der Durchwanderung erfolgen. Die Diagnose eines sekundären Pyarthros macht die Suche nach dem Primärherd notwendig. Eine Sonderstellung nimmt hier die Osteomyelitis ein, da sie sowohl durch hämatogene Keimaussaat als auch auf dem Wege des direkten Infekteinbruches von epi-metaphysär zu einem Gelenkempyem führen kann.

Der klinische Verlauf ist abhängig von der Virulenz der Erreger und von der Abwehrreaktion des Organismus. Dies gilt sowohl für die primäre als auch für die sekundäre Infektion.

Was geschieht nun bei einem Spontanverlauf in einem eitrig infizierten Gelenk? Was fürchten wir? Warum besteht Behandlungszwang? Erster Ort des entzündlichen Geschehens ist immer die synoviale Kapsel, da nur sie als einziger, gut vascularisierter Bestandteil des Gelenkbinnenraumes zu einer schnellen Reaktion in der Lage ist. Ausgehend von dort kommt es zu einem Gelenkempyem und im weiteren Verlauf zu einem Übergreifen des Infektes auf Knorpel und subchondralen Knochen. Die Folge ist eine Panarthritis. Resultat ist entweder die fibröse Gelenksteife oder die Ankylose, wie sie am Handgelenk eines 50jährigen Patienten nach Staphylokokken-Arthritis eintrat (Abb. 1).

Das instabile Gelenk und die schwere Arthrose sind eher noch günstige Resultate eines wie auch immer gearteten therapeutischen Eingreifens, jedoch keine Endzustände nach Spontanverläufen.

Welches sind nun die pathologischen Mechanismen, die zur Gelenkentzündung führen?

Tierexperimentell konnte gezeigt werden, daß bereits 15 min nach intraarticulärer Injektion von Staphylokokken eine Phagocytose der Bakterien durch die Synovialzellen nachweisbar ist und bereits zu diesem frühen Zeitpunkt die Zahl der Lysosomen deutlich ansteigt. Nach 2–4 h erscheinen polymorphkernige Leukocyten in der synovialen Deckschicht und im subsynovialen Gewebe. Bereits nach 24 h treten Nekrosen auf. Die Schichtdicke der synovialen Zellen, die im gesunden Gelenk nur wenige Reihen beträgt, steigt bei protra-

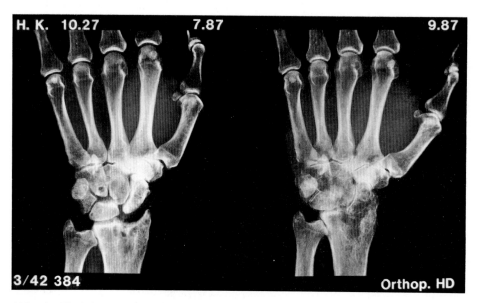

Abb. 1. 50jähriger Patient, Staphylokokken-Arthritis des Handgelenkes. Ohne adäquate Therapie vollständiger Zusammenbruch des Radio-carpalgelenkes sowie der Handwurzelreihe mit beginnender Ankylosierung innerhalb von 2 Monaten

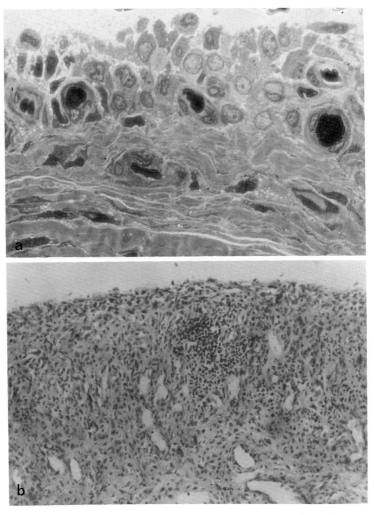

Abb. 2. a Histologischer Schnitt durch die gesunde synoviale Kapsel: Die Schichtdicke der Synovialzellen beträgt nur wenige Zellreihen. **b** Histologisches Schnittbild chronisch entzündlich veränderter Synovialis: Vermehrung der Schichtdicke der Synovialzellen um ein Vielfaches, deutliche leukocytäre Infiltration

hierten Entzündungen auf ein Vielfaches an (Abb. 2a, b). Für den Verlauf der Entzündung ist von großer Bedeutung das Ansteigen der Lysosomenzahl, wobei enzymatische Prozesse eine entscheidende Rolle spielen. Die Folge sind Nekrosen der Gelenkkapsel und Zerstörung des Gelenkknorpels.

Die Ernährung des bradytrophen Gelenkknorpels hängt im wesentlichen von der Sekretion und Resorption regelrecht zusammengesetzter Synovialflüssigkeit durch die synoviale Kapsel ab. Die Synovialflüssigkeit ist ein Plasma-Dialysat, welches vor Erreichen der Gelenkhöhle eine Doppelbarriere — die Capillarwand und die synoviale Matrix — passieren muß.

Diese Doppelmembran erklärt die unterschiedliche Zusammensetzung zwischen Plasma und Synovia, insbesondere bezüglich der Proteine.

Die Hyaluronsäure ist ein Produkt der aktiven Sekretion der Synovialzellen, Glucose passiert die Barriere ungehindert. Bei den wenigen cellulären Komponenten handelt es sich überwiegend um Lymphocyten und nicht um segmentkernige Granulocyten. Gerinnungsfaktoren sind kein Bestandteil der physiologischen Synovia.

Im Gegensatz dazu weist das Gelenkpunktat bei septischer Arthritis eine Zellzahl von meist über 20.00/ml auf. Der Glucosegehalt ist in erster Linie wegen gesteigerter Utilisation stark erniedrigt und die LDH infolge des intraarticulären Zellzerfalls erhöht. Als Folge der gestörten Membranbarriere gelangen vermehrt Proteine und — für den Verlauf von großer Bedeutung — Gerinnungsfaktoren in den Gelenkbinnenraum.

Bei Infektverdacht sollte vom Punktat ein Ausstrichpräparat hergestellt werden, da anhand der Zelldifferenzierung zwischen einem Pyarthros und einem nicht infektbedingten Reizerguß unterschieden werden kann. In etwa 30% der Fälle gelingt ein direkter mikroskopischer Bakteriennachweis.

Über die Synovialitis mit pathologisch zusammengesetzter Synovialflüssigkeit wird der Weg zur Zerstörung des Knorpels und damit des Gelenkes offensichtlich. Auf der einen Seite führen die lysosomalen Enzyme aus den Synovialzellen und den Granulocyten direkt zur Knorpelzerstörung. Auf der anderen Seite lagern sich die durch die gestörte Capillarpermeabilität ins Gelenk gelangten Gerinnungssubstanzen der Synovialis und dem Knorpel auf und behindern so den Synovialstoffwechsel und die Knorpelnutrition. Chondrocytennekrosen können bereits nach 24 h nachgewiesen werden. Makroskopisch erkennbare Rißbildungen in der Knorpeloberfläche treten in der 3. Krankheitswoche auf, und es besteht dann die Gefahr des Übergreifens der Infektion auf den subchondralen Knochen.

Dieses Stadium muß sich zunächst röntgenologisch nicht so dramatisch darstellen. Die Skeletszintigraphie demonstriert eindrucksvoll das Ausmaß der Infektion, das durch rechtzeitiges therapeutisches Eingreifen hätte verhindert werden können (Abb. 3a, b).

In diesem Zusammenhang soll auf den Gelenkinfekt im Kindesalter besonders hingewiesen werden. Im Gegensatz zum Erwachsenen liegt beim Kind meist ein sekundärer Pyarthros vor. Die unterschiedliche Gefäßversorgung der gelenknahen knöchernen Strukturen erklärt die differenten Infektwege. Etwa bis zum 18. Lebensmonat werden Metaphyse und Epiphyse durch ein gemeinsames Gefäßsystem versorgt. Der bei der hämatogenen Osteomyelitis metaphysär lokalisierte Infekt kann wegen der noch nicht wirksamen epimetaphysären Barriere der Epiphysenfuge, die beim Kind jenseits des 18. Lebensmonates vorhanden ist, leicht ins Gelenk einbrechen. So ist das Gelenkempyem des Säuglings nicht selten zurückzuführen auf eine Osteomyelitis eines gelenknahen Knochens. Eine weitere Besonderheit dieser Altersstufe ist die Neigung zu polytopem Befall. Eine Folge der immunologischen Unreife der kleinen Patienten. Dieses gilt in besonderem Maße für Frühgeborene.

Welche Konsequenzen ergeben sich nun für den Kliniker aus der Kenntnis des Infektionsmodus und der Pathophysiologie des Gelenkinfektes?

Es klingt banal, aber die erste und wichtigste Konsequenz ist die Prophylaxe. Intraarticuläre Injektionen haben unter strengsten aseptischen Kautelen zu erfolgen. So lange

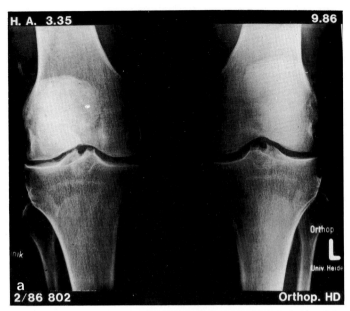

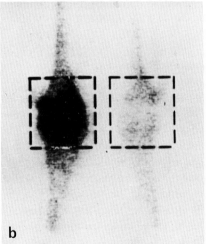

Abb. 3. a 51jähriger Patient, protrahierte Staphylokokkeninfektion des rechten Kniegelenkes. Wenig ausgeprägtes röntgenologisches Korrelat.
b Gleicher Patient, lokales Knochenszintigramm beider Kniegelenke: Massive Mehranreicherung des Radionuklides unter Einschuß der gelenkbildenden knöchernen Strukturen. Diagnose: Osteoarthritis

in Broschüren zur Einweisung in die intraarticuläre Injektionstechnik Bilder erscheinen, auf denen Injektionen ganz offensichtlich ohne jeden hygienischen Schutz durchgeführt werden, besteht wenig Aussicht, solche Disziplinlosigkeiten in der Praxis in den Griff zu bekommen.

Es ist ferner unsere feste Überzeugung, daß postoperative Wundinfekte nach aseptischen Operationen in der überwiegenden Zahl Folge von zu langer Operationsdauer und gewebetraumatisierender Operationstechnik sind. Eine Senkung der Infektrate ist unseres Erachtens eher durch Verbesserung der Operationstechniken als durch Forderungen nach ultrasterilen Operationsboxen zu erzielen.

Ist der Verdacht eines Gelenkinfektes vorhanden, so heißt die zweite Konsequenz kompromißlose Frühdiagnostik und konsequente Frühtherapie. Nur die frühe Unterbrechung der gelenkzerstörenden "Kaskade" kann die wichtige Funktion eines Gelenkes retten. Das bedeutet in aller Regel eine frühzeitige Arthrotomie. Die Details sind Thema der folgenden Vorträge.

Die Kenntnis dessen *was* geschieht und *warum* es geschieht, bestimmt das zielgerichtete Handeln. Es sollte uns so möglich sein, Resultate dieser Arbeit als Folgen aseptischer Gelenkeingriffe zu vermeiden. Funktion und Ästhetik sind eine untrennbare Einheit, die die Lebensqualität unserer Patienten mitbestimmen.

Prophylaxe der Gelenkinfektion bei Operation, Punktion und Injektion aus der Sicht der Klinikhygiene

F. Daschner

Universitätsklinikum Freiburg, Abteilung für Klinikhygiene (Leiter: Prof. Dr. med. F. Daschner), Hugstetter Straße 55, D-7800 Freiburg

Einleitung

Die Angaben in der Literatur über die Häufigkeit von infektiösen Komplikationen nach Gelenkinjektionen schwankt zwischen 1 : 21060 und 1 : 34000. Über die Häufigkeit von Infektionen nach Gelenkpunktionen ohne Injektionen sind mir keine Zahlen bekannt, der Unterschied zu den Gelenkinjektionen dürfte jedoch nicht wesentlich sein. Bei operativen Eingriffen an Gelenken, vor allem bei Fremdkörperimplantation, ist die Infektionsrate um mehrere Zehnerpotenzen höher, nämlich um 1%. Aus der Sicht des Krankenhaushygienikers ist jedoch auch bei operativen Eingriffen an Gelenken eine Infektionsrate erreicht worden, die auch in den nächsten Jahren oder Jahrzehnten kaum noch wesentlich zu verringern sein dürfte. Prospektive, randomisierte Studien zum Nachweis der Effektivität einzelner Infektionskontrollmaßnahmen erfordern jetzt schon einige tausend Patienten in jeder Gruppe und sind somit nur noch multizentrisch national oder international durchzuführen. Ähnliche Studien bei Gelenkpunktionen oder Gelenkinjektionen wären schier endlos und erforderten zehntausende von Patienten in jeder Gruppe. Der Erfolg einer Einzelmaßnahme ist wissenschaftlich kaum mehr nachweisbar. Die Rechtsprechung muß sich somit im Fall einer juristischen Auseinandersetzung darauf zurückziehen, ob die Maßnahmen eingehalten wurden, die dem gegenwärtigen Stand der Krankenhaushygiene, den Empfehlungen von Spezialisten oder von Fachgesellschaften entsprachen. Bei juristischen Auseinandersetzungen könnte aber auch die Frage aufgeworfen werden, ob die Gelenkpunktion, vor allem aber die Gelenkinjektion, im Einzelfall medizinisch überhaupt indiziert war und ob nicht durch die fehlende Indikation der Patient einem – wenn auch noch so geringen – Infektionsrisiko mit zum Teil fatalen Folgen ausgesetzt wurde. Wenn man in einer Feldstudie über intraarticuläre Injektionen liest, daß 960 Orthopäden und Rheumatologen aus Schweden, der Schweiz und der Bundesrepublik Deutschland in einem Monat 105 304 Gelenkinjektionen durchgeführt haben, manche Ärzte sogar mehrere hundert pro Monat, teilweise noch bei 99jährigen, aber auch bei 3jährigen Patienten, und 31 Gelenkinjektionen bei Kindern bis zum Alter von 10 Jahren dokumentiert wurden, ist sicher die Frage erlaubt, ob wirklich alle Gelenkinjektionen medizinisch indiziert sind. Mir als Fachfremden ist diese Frage nur erlaubt, weil sie auch schon von Fachspezialisten gestellt wurde und sicher in Zukunft auch häufiger von Juristen gestellt werden wird. 205 Ärzte in Deutschland, Schweden und der Schweiz, das waren 21,4% des befragten Kollektivs, berichteten über insgesamt 318 Infektionen; drei Ärzte hatten je fünf, je ein Arzt sogar sieben bzw. 10 infektiöse Komplikationen [1].

Prophylaxe der Gelenkinfektion

Die wichtigsten Hygienemaßnahmen bei Gelenkpunktion und Gelenkinjektion sind in Tabelle 1 zusammengefaßt. Die wichtigste und effektivste Maßnahme ist sicher die Vermeidung unnötiger Punktionen. Wenn die Haut infiziert oder ekzematös verändert ist, sollte nur in wirklich unvermeidlichen Fällen punktiert oder injiziert werden. Die Aufforderung, während der Punktion den Mund zu halten, klingt zwar etwas sehr erzieherisch, ist jedoch eine der wichtigsten Maßnahmen. Bereits 1941 haben Hirschfeld und Laube gezeigt, daß zur Reduktion einer aerogenen Keimstreuung das Unterlassen des Sprechens wirksamer ist als das Tragen eines Mund-Nasen-Schutzes [5]. Heeg und Bernau haben 1987 erneut bestätigt, daß durch Sprechen mit Maske höhere Keimzahlen abgegeben werden als bei Schweigen ohne Maske (Tabelle 2). Eine Rasur wird nicht empfohlen, Ärzte, welche sich durch die Haare gestört fühlen, die übrigens die Infektionsrate nicht erhöhen, sollten eine Schere oder elektrische Haarschneidemaschine benützen. Bei Benützung einer Enthaarungscreme besteht die Gefahr von Hautunverträglichkeiten. Unbedingt notwendig ist eine hygienische Händedesinfektion von Arzt und Personal von mindestens 30 s Dauer. Es gibt sicher Ärzte, die ein Gelenk punktieren können, ohne nach der Hautdesinfektion erneut zu palpieren oder die Haut zu berühren. Das Tragen von wenigstens einem sterilen Latex-Handschuh (aus Umweltschutzgründen nicht PVC) wird empfohlen, wenn, beispielsweise die Nadel bei Spritzenwechsel fixiert werden muß. Weiße Schutzkleidung ist obli-

Tabelle 1. Wichtigste Hygienemaßnahmen bei Gelenkpunktion/-Injektion

---
Keine unnötigen Punktionen!
Keine Punktion, wenn Haut infiziert, Ekzem, etc.
Mund halten!
Rasieren nein! Schere/Haarschneidemaschine, Enthaarungscreme?
Hygienische Händedesinfektion (Arzt und Personal!)
Sterile Latexhandschuhe bei Hautnähe (z.B. Fixierung der Nadel bei Spritzenwechsel)

Weiße Schutzkleidung
Mundschutz bei Infekt
60 s Hautdesinfektion
Im OP: Kittel, Mundschutz, Haube

Tabelle 2. Abgabe von Mikroorganismen während des Sprechens (Heeg/Bergau 1987)

Maßnahmen		Mittlere Anzahl sedimentierender Keime/ 100 cm² in einer Entfernung von	
		50 cm	25 cm
Sprechen ohne Maske	(n = 20)	0,67	2,67
Sprechen mit Maske	(n = 20)	0,25	0,17
Schweigen ohne Maske (Kontrolle)	(n = 20)	0,17	0,08

gatorisch, ein Mund-Nasen-Schutz nur bei Infekt der oberen Luftwege. Im OP sind Kittel, Mundschutz und Haube obligatorisch. Die Einwirkungsdauer bei Hautdesinfektionen beträgt 60 s, obwohl bereits bei kürzeren Einwirkungszeiten die Keimzahl der Haut deutlich reduziert wird (Tabelle 3). Zwischen Spraydesinfektion und Stieltupferdesinfektion besteht kein signifikanter Unterschied (Tabelle 4). Durch Wischdesinfektion mit einem Alkoholpräparat werden jedoch nach 10 bzw. 30 s Einwirkungszeit jeweils höhere Keimzahlen entfernt als durch Spraydesinfektion. PVP-Jodlösung ist etwas geringer wirksam als 70%iger Isopropylalkohol (Tabelle 5). Empfehlenswert ist die Verwendung einer alkoholischen PVP-Jodlösung.

An dieser Stelle muß ausdrücklich hervorgehoben und nachdrücklich betont werden, daß auch durch sorgfältigste Hautdesinfektion und Beachtung aller Hygienemaßnahmen es niemals möglich sein wird, das Infektionsrisiko bei Gelenkpunktion oder Injektion auszuschließen, da es sich niemals vermeiden lassen wird, daß Hautstanzzylinder in das Gelenk

Tabelle 3. Einfluß der Einwirkzeit auf die Keimzahlreduktion bei der Hautdesinfektion (Heeg 1986)

Verfahren		Einwirkzeit s	Mittlerer Reduktionsfaktor (lg)
Spraydesinfektion		2 x 120	1,92
Alkoholpräparat	(n = 22)	60	1,78
Spraydesinfektion		30	1,54
Alkoholpräparat	(n = 15)	10	1,63
Wischdesinfektion		30	2,25
Alkoholpräparat	(n = 22)	10	2,17

Tabelle 4. Keimreduktion durch Desinfektion der Haut am Kniegelenk: Vergleich von Spray- und Stieltupferdesinfektion (Bernau et al. 1985)

	Mittlerer Reduktionsfaktor (lg)
Spraydesinfektion	2,14 ± 0,58
Stieltupferdesinfektion	2,56 ± 1,20

Einwirkzeit: 2 x 120 s; n = 10

Tabelle 5. Wirksamkeitsvergleich von Isopropanol und PVP Jod-Lösung zur Hautdesinfektion (Heeg 1986)

Einwirkzeit (s)	Mittlerer Reduktionsfaktor (lg)	
	Isopropanol 70%	PVP-Jod-Lösung
30	2,51	2,02
60	2,61	2,04
60	2,34	
120		2,08

eingebracht werden oder die Nadel an einem Haarbalg entlangstreift, der in der Tiefe bakteriell kontaminiert ist. Hautdesinfektion kann immer nur die oberflächlichen Hautkeime entfernen [2–4].

Prophylaxe im OP

Von den zahlreichen Infektionskontrollmaßnahmen möchte ich nur einige herausgreifen. Rasieren am Abend vor dem operativen Eingriff ist ein Kunstfehler. Verbände mit desinfizierenden Lösungen um Extremitäten oder Gelenke bis zum operativen Eingriff sind unnötig. Es ist noch nie gezeigt worden, daß durch derartige Verbände die Hautkeimzahl mehr reduziert wird als durch die fünfminütige präoperative Hautdesinfektion. Eine einmalige präoperative Antibioticadosis, am besten ein Basiscephalosporin (nicht Breitspektrumpenicilline, keine fixen Penicillinkombinationen, keine Cephalosporine der neueren Generation) senken die postoperative Wundinfektionsrate signifikant. Bei mehrstündigen operativen Eingriffen kann intraoperativ eine zweite Dosis appliziert werden. Postoperative Antibiotica-Prophylaxe ist unnötig, sondern erhöht im Gegenteil Toxizität, Kosten und Resistenzentwicklung. Auch Laminar-Air-Flow-Systeme senken die postoperative Wundinfektionsrate (Tabelle 6). Die beste Senkung der postoperativen Wundinfektionsrate wird durch Laminar-Air-Flow-Systeme, präoperative Antibiotica-Prophylaxe und Atemluftabsaugung erreicht. Das wichtigste Erregerreservoir für postoperative Staphylokokken-Wundinfektionen sind die Haut des Patienten und der Nasen-Rachen-Raum des Operationsteams (Tabelle 7). Die Luft spielt demgegenüber eine wesentlich geringere Rolle. Bisher

Tabelle 6. Tiefe Wundinfektionen (%) nach Implantation von künstlichen Knie- und Hüftgelenken (nach D.M. Lidwell et al. 1982)

Maßnahmen	% Wundinfektionen
Keine Maßnahme	3,4
Laminar Airflow	1,7
Antibioticaprophylaxe	0,85
Laminar Airflow + Antibiotica	0,42
Laminar Airflow + Körperabsaugung	0,75
Laminar Airflow + Korperabsaugung + Antibiotica	0,2

Tabelle 7. Infektionsquellen postoperativer Staphylococcus-aureus-Wundinfektionen (Bengtsson St. et al. 1979; J Hyg 83:41)

76 operative Staphylococcus-aureus-Wundinfektionen	
42% endogen	(körpereigene Flora des Patienten)
58% exogen	(Übertragung aus der Umgebung des Patienten)
Davon:	40% aus dem Nasen-Rachen-Raum von Operationspersonal
	11% Nasen-Rachen-Raum + Luft
	11% nur Luft

Insgesamt nur 13% aller Staphylokokken-Wundinfektionen aus der Luft des Operationssaales

Tabelle 8. Wundinfektionen in der Orthopädie (aseptische Eingriffe ohne Fremdkörperimplantationen) 1.1.1986–4.9.1987

	n	Anzahl der Infektionen	Infektionsrate (%)	Erreger
Mit Incisionsfolie	375	4	1,06	Staph. aureus (3)
Ohne Incisionsfolie	402	3	0,7	Staph. aureus (2) Coag. neg. Staph. (1)

konnte noch nicht gezeigt werden, daß Einweg-OP-Wäsche im Vergleich zu Tuchabdeckung die postoperative Wundinfektionsrate senkt, das gleiche gilt für Plastikincisionsfolien (Tabelle 8). Andererseits ist jedoch gezeigt worden, daß prospektive Erfassung von postoperativen Wundinfektionen die Wundinfektionsrate senkt, weil dadurch das Infektionsbewußtsein der Operateure gesteigert wird (Tabelle 9). Eine der wichtigsten Hygienemaßnahmen in chirurgischen, vor allem aber orthopädischen und traumatologischen Abteilungen ist die prospektive Erfassung von postoperativen frühen bzw. späten Wundinfektionen nach ausgewählten aseptischen Eingriffen. Liegt die Wundinfektionsrate um 1%, ist der hygienische Zustand dieser Abteilung optimal! Liegt die Rate über 2%, sollten Analysen der Ursachen und entsprechende Maßnahmen eingeleitet werden. Die Erfassung postoperativer Wundinfektionen wird allein schon aus juristischen Gründen empfohlen, da es dann im Einzelfall wesentlich schwieriger wird, dem Operateur Hygienefehler nachzuweisen, wenn

Tabelle 9. Bericht über Wundinfektionen reduziert Häufigkeit (%) (P. Cruse 1970)

Krankenhaus A		Krankenhaus B	
Keine Analyse	Analyse	Keine Analyse	Analyse
n = 1 500	n = 1 447 OP	1 743	1 939
8,4	3,7!	5,7	3,3

er belegen kann, daß er über Monate bzw. Jahre hinweg bei der Summe aller seiner Patienten optimale Wundinfektionsraten erreicht hat.

Literatur

1. Bernau A, Köpcke W (1987) Feldstudie intraartikuläre Injektionen. Resultate – Praxis – Konsequenzen. Orthop Praxis 5:364
2. Bernau A, Cornelius CP, Dauber W, Dietrich GM, Heeg P (1985) Hautstanzzylinder bei Gelenkpunktionen. Orthop Praxis 5:359
3. Bernau A, Heeg P (1985) Aspekte der Infektionsprophylaxe bei Vorbereitung intraartikulärer Injektionen und Punktionen. Med Orthop Technik 105:72
4. Heeg P (1986) Untersuchung zur Standardisierung der Hautdesinfektion. Hyg Med 11: 422
5. Hirschfeld JW, Laube PJ (1941) Surgical masks. An experimental study. Surgery 9:720

Immunologische und klimatechnische Möglichkeiten zur Prävention der Gelenkinfektion

A. Klammer und B.G. Weber

Orthopädie am Rosenberg (Leiter: Prof. Dr. B.G. Weber), Rorschacherstraße 150, CH-9006 St. Gallen

In den Jahren 1968–1975 war am Kantonsspital St. Gallen ein breit angelegter Versuch zur aktiven Immunisierung von T.E.P.-Patienten gegen Staphylokokken-Infektionen durchgeführt worden. Vorausgehende Tierversuche, sowie auch regelmäßige Kontrollen der Antitoxintiter bei geimpften Patienten zeigten einen deutlichen Anstieg des Staphylokokkenantitoxins innerhalb von 2 Wochen nach 6 Immunisierungen mit steigender Dosis in dreitägigen Abständen. Der relativ rasch absinkende Antitoxintiter innerhalb von 4 bis 5 Monaten verlangte allerdings bei einer Operation zu einem späteren Zeitpunkt eine Injection de rappel, welche erwiesenermaßen einen deutlichen "Booster-Effekt" auslöste. Die Nachkontrolle von 1 234 Totalprothesen deckte 44 Infektionen auf. Daß in 35 von 38 Fällen Staphylokokken die verursachenden Keime waren (in 6 Fällen konnte keine Keime gezüchtet werden), zeigte deutlich die Häufigkeit von Albus und Aureus-Staphylokokken. Die Abklärung der Immunitätslage ergab, daß neben mangelhaft oder nicht geimpften Patienten immerhin 9 Infektionen nach korrekter Impfung aufgetreten waren.

Eine wesentliche weitere Reduzierung der Infektionen war in der Statistik erst nach Einführung der modernen Klimatechnik, gepaart mit neuer (gegenüber konventioneller) Asepsis möglich. Laminar-air-flow mit Trennwandsystem bzw. Ultrasterilboxe reduzierten den Luftkeimgehalt pro Kubikmeter Luft im Operationsgebiet auf 0 bis 10 bzw. 0 bis 1 gegenüber 1000 bis 4000 Keime pro Kubikmeter Luft im konventionell belüfteten Operationssaal.

Die Klimatechnik allein muß aber mit "neuem aseptischem Verhalten" im Operationssaal gepaart werden, d. h.: Reduktion der Personen im Primärluftbereich, Operieren mit Helm und Atemluftabsaugsystem, striktes Anwenden von Plastikfolien im Wundbereich, absolut wasserdichte Abdecktücher für den Patienten und entsprechende Materialien bei den OP-Mänteln, Einnähen von betadinegetränkten Tüchern in die Subcutis gegen Staphylococcus-epidermidis-Infektionen aus den Schweißdrüsen der Haut, sowie strikte Arbeitsdisziplin (wenig Sprechen, Vermeiden unnötiger Bewegungen) des Operationsteams.

Die Summe dieser Maßnahmen entspannt vom Zeitdruck des "Schnell Operieren-müssens" und vermittelt entspannte Ruhe für sorgfältige und gewebeschonende Operationstechnik.

Therapiekonzept bei akuter Infektion eines großen Gelenkes

J. Poigenfürst und B. Zifko

Unfallkrankenhaus Lorenz Böhler der AUVA (Direktor: Prof. Dr. J. Poigenfürst), Donaueschingenstraße 13, A-1200 Wien

Die Zusammenfassung einiger Gelenke nach dem Kriterium der Größe in eine Gruppe täuscht eine nicht existierende therapeutische Einheitlichkeit vor. Allein Häufigkeit und Ätiologie von Infektionen zeigen die Differenzen. In einem unfallchirurgischen Krankengut beobachtet man Infektionen der Hüfte oder des oberen Sprunggelenkes fast nur nach Operationen, ganz selten nach offenen Verletzungen. Infektionen des Kniegelenkes entstehen sowohl posttraumatisch als auch postoperativ mit gleicher Häufigkeit. Infekte von Schulter und Ellbogen sind unabhängig von ihrer Ursache Raritäten. Empyeme nach Punktionen oder Injektionen fehlen in unserem Krankengut fast ganz. Diese ätiologischen Differenzen schaffen bei jedem Gelenk jeweils andere Ausgangssituationen für Diagnose und Therapie. Daher kann die Darstellung eines "Therapiekonzeptes" für akute Infektionen "großer Gelenke" nur die heute geltenden Prinzipien als den anzustrebenden Weg zur funktionellen Wiederherstellung skizzieren. Diese Möglichkeit einer restitutio ad integrum hat sich jedoch erst in den letzten 15 Jahren abgezeichnet.

Noch vor 30 Jahren galt die Erhaltung des Lebens und der Extremität unter weitgehender Opferung der Gelenksfunktion als Erfolg. So schreibt Lorenz Böhler in der Ausgabe von 1957 immer noch: "Das Wichtigste bei der Behandlung eines jeden infizierten Schultergelenkschusses ist die Entspannung bei frischen Entzündungen und die breite Freilegung von Eiterherden bei älteren Entzündungen durch entsprechende Einschnitte, um dem Eiter guten Abfluß zu verschaffen und die darauffolgende ununterbrochene Ruhigstellung." [2]. Für ihn war der Gelenkschuß das Synonym für Infektion und dementsprechend wurden diese Vorschriften auch bei jeder Gelenkinfektion ohne Rücksicht auf ihre Ursache befolgt.

Seine Einstellung wurde gerechtfertigt durch eine Publikation von Vidal, der unter 433 Kniegelenkschüssen in 57% Infektionen des Gelenkes von verschiedener Schwere beobachtete [7]. Die Methode von Willems [8], der im Jahre 1919 nach breiter Freilegung des infizierten Gelenkes bei offener Wundbehandlung sofortige ununterbrochene aktive Bewegungen forderte, hat trotz der hervorragenden Ergebnisse keine Nachahmer gefunden. Erst 1972 haben Ballard et al. über ihre "funktionelle Behandlung der eitrigen Arthritis des Erwachsenenkniegelenkes" berichtet und ihre Ergebnisse 1975 auf publiziert [1]. Ihr Behandlungsprinzip lautete:

Synovialektomie und Spülung,
offene Wundbehandlung,
gepolsterter, saugfähiger Verband.

Die funktionelle Behandlung bestand in aktiv-assistierten Bewegungsübungen im Stehen und Gehen, mit denen 12 h nach der Operation begonnen wurde.

Wenn die Beugefähigkeit nach einer Woche 70° noch nicht erreicht hatte, wurde eine Mobilisation in Narkose durchgeführt.

Antibiotica wurden mit breitem Spektrum systemisch für 48 h verabreicht, dann wurde die Therapie je nach Keimempfindlichkeit auf orale Antibiotica umgestellt.

Die Ergebnisse zeigt Tabelle 1. Nach Ballards Klassifizierung (Tabelle 2) war auch ein beträchtlicher funktioneller Verlust noch tolerabel.

1973 veröffentlichten Tscherne und Trentz ihr Behandlungsprinzip [6]. Es lautete:

Synovialektomie,
offene Spülsaugdrainage,
Ruhigstellung,
Antibiotica lokal und allgemein.

Die Ergebnisse dieses Therapiekonzeptes hat Giebel 1981 [3] am Beispiel des Kniegelenksempyems dargestellt (Tabelle 3). Die Resultate zeigen in einem Fünftel der Fälle "mäßige" Einschränkung des Gehvermögens und in etwa 10% eine Bewegungseinschränkung mit Beugefähigkeit von weniger als 90°.

Ein völlig neuer Weg wurde von Salter et al. [4] mit dem Prinzip der kontinuierlichen passiven Bewegung vorgeschlagen. Salter selbst hatte zur Zeit der Mitteilung der Ergebnisse

Tabelle 1. Funktionelle Behandlung der eitrigen Arthritis des Erwachsenen-Kniegelenkes. Ballard et al. 1975 (1972)

Gesamtergebnisse

Ergebnise	Gruppe I Hämatogen	Gruppe II Postoperativ	Gruppe III Posttraumatisch	Gesamt	Prozent
Gut	6	3	7	16	47
Mäßig	1	5	6	12	35
Schlecht	0	0	6	6	18
Gesamt	7	8	19	34	100

Tabelle 2. Klassifikation der Ergebnisse nach Ballard et al.

"Gut":	asymptomatisch Beweglichkeit > 90° keine Behinderung
"Mäßig": oder oder	geringe Schmerzen Beweglichkeit 30–90° geringe Behinderung beides

Tabelle 3. Die Frühsynovialektomie beim Kniegelenksempyem zur Vermeidung der Gelenksteife (Giebel et al. 1981)

Nachuntersuchungsergebnisse. N = 20 Kniegelenke bei 19 Patienten

Gehvermögen	14mal uneingeschränkt 4mal mäßig eingeschränkt 1mal bettlägerig wegen Grundkrankheit (infizierte Nierentransplantation)
Radiologisch	3mal beginnende Arthrose (u. Gelenksfraktur)

seiner Experimente am Kaninchen noch wenig praktische Erfahrung mit der Anwendung am Menschen. Zifko [9] hat 1984 über die Ergebnisse dieser funktionellen Knieempyembehandlung im Unfallkrankenhaus Lorenz Böhler berichtet, wo das Prinzip der kontinuierlichen passiven Bewegung seit 1982 angewendet wird.

Heute überblicken wir 34 Patienten mit akuten Kniegelenksinfektionen aus den Jahren 1973 bis 1987. Es handelte sich immer um Verletzungs- oder Operationsfolgen. Die Patienten verteilen sich auf 2 Gruppen (Tabelle 4).

Gruppe 1: 17 Kniegelenksempyeme von 1973 bis 1981. Sie wurden in klassischer Weise mit breiter Kniegelenkseröffnung, Ausspülung des Eiters, Entfernung von Nekrosen und Sequestern, Spülsaugdrainage und Ruhigstellung im Beckenbeingipsverband oder Fixateur externe bis zur Ausheilung des Infektes behandelt. Die Ruhigstellung des Kniegelenkes erfolgte durchschnittlich für 6 Wochen in Streckstellung.

Gruppe 2: 17 Kniegelenksempyeme aus den Jahren 1982 bis 1987. Bei ihnen wurde die frühfunktionelle Behandlung mit möglichst umfassender Synovialektomie und Spülsaugdrainage durchgeführt. Die Wunde wurde genäht und unmittelbar nach der Operation mit der ununterbrochenen passiven Bewegung des Kniegelenkes auf der Motorschiene bis zur Drainentfernung begonnen. Dann wurde das Gelenk in der anschließenden Mobilisierungsphase zusätzlich zur aktiven Kniegymnastik noch stundenweise täglich auf der Motorschiene passiv bewegt.

Der Vergleich der Ergebnisse (Tabelle 5) beweist die Überlegenheit der funktionellen Methode. Bei 16 von 17 Patienten wurde eine aktive Beugefähigkeit von mindestens 90° erreicht, davon 3mal sogar völlig freie Beweglichkeit. Auffallend ist allerdings das relativ häufig Vorkommen eines Streckdefizites. Dieses erklärt sich vermutlich aus der Einstellung

Tabelle 4. Funktionelle Knieempyemtherapie

	Fixation 1973–1981		Synovialektomie Motorschiene 1982–1987	
Anzahl	n = 17		n = 17	
Geschlecht	15 2		14 3	
Alter	φ 28a		φ 37a	
	12–71a		6–91a	

Ursache:

Injektion/Punktion	–		–	
Trauma/Operation	17		17	
	Menschenbiß	2	Wunde	3
	Wunde	6	Infiziertes Hämatom nach	
	Fahrradsturz	1	gedeckter Teilruptur des	
	Motorradsturz	1	M. rect. fem.	1
	Kniebandoperation	2	Patellazuggurtungen	2
	Operation einer Osteo-		Schienbeinkopfosteo-	
	chondr. dissec.	1	synthesen	3
	US-Marknagelentfernung	1	Kniebandoperationen	3
	Schienbeinkopfosteosynthese	1	Operation einer Bakercyste	1
	perfor. Schienbeinkopf-		Patellagleitlagerbruch	
	bohrdraht	1	bei Knieendoprothese	1
	chronische Osteitis tibiae	1	Empyem nach Stachel-	
			drahtverletzung	1
			Chron. Osteitis patellae	1
			Chron. Osteitis tibiae	1
Antibiotica/				
parenteral	17		17	
Bakterien	Staph. aureus	7	Staph. aureus	9
	Staph. epidermidis	1	Staph. epidermidis	2
	Streptokokken	2	Streptokokken	2
	Klebsiellen	1	Escherichia coli/	
	steril[a]	6	Proteus vulgaris	1
			Enterobakter agglomerans	1
			Proteus mirabilis	1
			steril[a]	1

([a] Kein Test auf Anaerobier durchgeführt)

der Bewegungsschiene. Wie Abb. 1 zeigt, ist das Kniegelenk bei $0°$-Stellung des Apparates nicht voll gestreckt. Es ist daher notwendig, die Schiene so zu adaptieren, daß eine volle passive Streckung erfolgt. Zusätzlich werden die Patienten jetzt dazu angehalten, in der letzten Streckungsphase durch aktive Quadricepsanspannung eine Überstreckung herbeizuführen. Diese Übung verbessert nicht nur die Streckfähigkeit sondern intensiviert auch

Tabelle 5. Funktionelle Knieempyemtherapie

	Fixation 1973–1981	Synovialektomie Motorschiene 1982–1987
Spüldrainagedauer	ϕ 10 Tage (5 Tage–4 Wochen)	ϕ 9 Tage (5–12 Tage)
Saugdrainage	ϕ 10 Tage	ϕ 15 Tage
Spülmenge täglich	Umsatzbilanzen nicht vorhanden	3000–7000 ml
Septische Rezidiveingriffe	5	1
Amputationen	–	–
Ankylose	2	1
Beweglichkeit frei	3	5
Streckdefizit: $0°$	11	5
Streckdefizit: $-10°$	1	7
Beugung: $-90°$	3	–
über $90°$	5	6
über $120°$	4	5

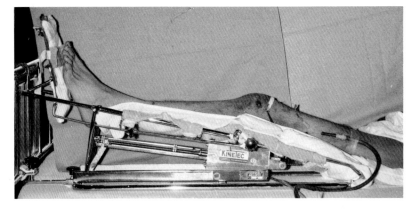

Abb. 1. "Volle" Streckung eines Kniegelenkes mit Drainage nach Operation eines Empyems auf der Kinetec-Schiene. Während die Schiene voll gestreckt ist, zeigt das Kniegelenk noch eine Beugung von $15°$

die Synovialpumpe zur besseren Verteilung der Spülflüssigkeit bzw. zur Erhöhung des Drainageeffektes (Abb. 2), eine Beobachtung die auch Willems [8] bereits erwähnt hat.

Auf Grund der derzeitigen Ergebnisse kann folgendes Therapiekonzept bei akuter Infektion eines großen Gelenkes empfohlen werden:

Möglichst umfassende Synovialektomie,
geschlossene Spülsaugdrainage,
sofort anschließende kontinuierliche passive Bewegung auf der Motorschiene, wenn von Seiten einer Osteosynthese oder einer Bandoperation genügende Stabilität gegeben ist.

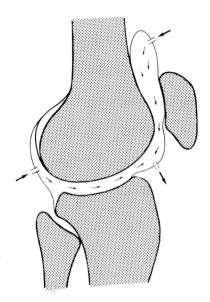

Abb. 2. Darstellung des Flüssigkeits- und Sekretflusses im Kniegelenk. Bei Anspannung des Quadriceps in voller Streckung werden die Recessus ausgepreßt [2]

Die antibiotische Therapie wird systemisch intraoperativ mit Natrium-Penicillin G und penicillinasefestem Penicillin begonnen.
Sobald die Keimempfindlichkeit bekannt ist, wird auf orale Behandlung umgestellt. Die Antibiotica werden abgesetzt, wenn der klinische Befund und die Blutsenkungsreaktion die Beherrschung des Infektes erkennen lassen.

Voraussetzung für den Erfolg sind rasche Diagnose und dringliche Operation. Ein posttraumatischer oder postoperativ eingetretener Gelenkinfekt sollte das chronische Stadium nicht erreichen.
 Ziel der Therapie ist die volle Wiederherstellung der Funktion. Dieses Ziel kann heute erreicht werden.

Literatur

1. Ballard A et al. (1975) The Functional Treatment of Pyogenic Arthritis of the Adult Knee. J Bone Joint Surg (Am) 57:1119–1123
2. Böhler L (1957) Die Technik der Knochenbruchbehandlung. 12. u. 13. Aufl. Maudrich, Wien
3. Giebel G, Muhr G, Tscherne H (1973) Die Frühsynovektomie beim Kniegelenkempyem zur Vermeidung der Gelenksteife. Hefte Unfallheilkd, Heft 153. Springer, Berlin Heidelberg New York, S 446–448
4. Salter R (1981) The protective effect of continuous passive motion on living articular cartilage in acute septic arthritis. An experimental investigation on the rabbit. Chir Orthop 159:223
5. Schwarz N (1982) Behandlung und Ergebnisse der akuten bakteriellen Entzündung großer Gelenke. Unfallchir 8:236–241

6. Tscherne H, Trentz O (1973) Gelenkinfektionen nach perforierenden Wunden, Punktionen und Infektionen. Langenbecks Arch Chir 334:511–527
7. Vidal J (1941) Kniegelenkschüsse. (Erfahrungen aus dem spanischen Bürgerkrieg 1936–1939). Arch Orthop Chir 41, 4. Heft
8. Willems C (1919) Treatment of purulent arthritis by wide arthrotomoy followed by immediate active mobilization. Surg Gyn Obstet 28:546–554
9. Zifko B (1984) Die funktionelle Knieempyembehandlung. Unfallheilkunde 87:479–487

Die Bedeutung der Arthroskopie beim Pyarthros

A. Gächter

Orthopädische Universitäts-Klinik (Direktor: Prof. Dr. E. Morscher) – Orthop.-traumatol. Abteilung (Leitender Arzt: PD Dr. A. Gächter), Felix-Platter-Spital, CH-4031 Basel

Eine alte Regel aus der Kriegschirurgie besagt, daß sich ein Gelenk am besten selber gegen einen Infekt verteidigen kann. Daher soll bekanntlich eine offene Gelenkverletzung sobald als möglich wieder verschlossen werden! Dieses Vorgehen steht ganz im Gegensatz zu extraarticulären Verletzungen.

Auch heute wird für das infizierte Gelenk immer noch die Frühsynovektomie mit anschliessender Drainage empfohlen. Die arthroskopische Spülungsbehandlung ist aber zweifelsohne schonender und gibt dem Gelenk auch die Möglichkeit der "Selbstverteidigung".

Wir haben in der Zeitperiode von 1978 bis 1986 61 Gelenksinfekte mit arthroskopischen Spülungen behandelt. Seit der letzten Spülung sind jeweils mindestens 18 Monate vergangen. Es wurden 4 Schultergelenke, 1 Hüftgelenk, 3 obere Sprunggelenke und 53 Kniegelenke auf diese Weise therapiert.

Die Diagnostik des Gelenkinfektes ist nicht immer einfach. Es müssen häufig verschiedene Parameter hinzugezogen werden. Von 61 Patienten konnten wir lediglich in 44 Fällen einen Keimnachweis durchführen. Anaerobier konnten wir nie dokumentieren. Bei 4 Patienten lag eine positive Blutkultur vor (Tabelle 1).

Tabelle 1. Keimspektrum

Staph. aureus	25
Staph. albus	6
Staph. epidermidis	3
Streptokokken	3
Proteus	2
Pseudomonas	2
Citrobacter	1
Salmonella Dublin	1
E. coli	1

Tabelle 2. Risikofaktoren (n = 61)

Immunsuppression	2
Heroin	2
Kristallsynovitis	6
Psoriasis	2
Diabetes	1
PcP	2
Totalprothese	6

Bei der Zusammenstellung der gefundenen Keime fällt auf, daß immerhin 2 Proteus- und 2 Pseudomonas-Infekte behandelt werden mußten. Bei diesem Patientenkollektiv befand sich eine größere Anzahl von haematogenen Infekten und diverse Patienten aus Risikogruppen (Tabelle 2).

Risikofaktoren waren Immunsuppression in zwei Fällen und Drogenabusus ebenfalls in zwei Fällen. Auffallend hoch war auch die Anzahl von Patienten mit Kristallsynovitis (Gicht oder Chondrocalcinose). Unter den 61 Patienten fand sich lediglich ein Diabetiker. Sechs Patienten wiesen einen Infekt nach Totalprothesenimplantation auf.

Bei 24 Gelenkinfekten genügte eine einzige arthroskopische Spülung. 16mal war eine zweimalige und 14mal eine dreimalige Spülung notwendig. Mit 1 bis 3 arthroskopischen Spülungen konnte in der Regel der Infekt beherrscht werden (Abb. 1).

Zur Technik

Die meisten Spülungen wurden in Lokalanästhesie vorgenommen. Bei sehr starker Schmerzhaftigkeit wurden intravenöse Schmerzmittel zugesetzt oder eine Allgemeinnarkose angewendet. Bei der zweiten und dritten Spülung wurde fast durchweg die Lokalanästhesie

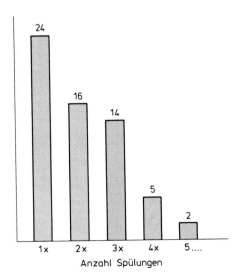

Abb. 1

eingesetzt. Nach der Anästhesie des Stichkanals wurde der flüssige Gelenkinhalt zuerst abgelassen und erst anschließend die intraarticuläre Oberflächenanästhesie vorgenommen. Erst dann wird die gezielte Spülung der einzelnen Gelenkkompartimente durchgeführt. Es ist wichtig darauf hinzuweisen, daß bei der Spülung der gesamte Durchmesser der Troikart-Hülse verwendet werden soll. Die Optik selbst muß also beim Spülvorgang zurückgezogen werden. Bei ausgedehnten fibrinösen Verklebungen lohnt sich der Einsatz eines motorisch betriebenen Shavers.

Je nach klinischem Verlauf werden die arthroskopischen Spülungen in Abständen von 2–3 Tagen wiederholt. Wichtig ist die gleichzeitige Anwendung von systemischen Antibiotica während 2 bis 3 Tagen intravenös und anschließend oral. Die Antibioticabehandlung muß solange weitergeführt werden, bis die Senkungsreaktion sich normalisiert hat. In der Regel sind zwei bis drei Monate Antibioticabehandlung erforderlich. Bei jeder arthroskopischen Spülung wird das Gelenkpunktat untersucht und zwar Gramfärbung und als Verlaufsparameter sehr wichtig die Zellzahl. Dann natürlich Bakteriologie und Resistenz, zudem sollen auch die spezifischen Infekte nicht vergessen werden.

Der Gelenkinfekt kann arthroskopisch in *verschiedene Stadien* unterteilt werden.

Beim *ersten Stadium* ist der Erguß trüb-serös, es liegt eine Synovitis vor, eventuell können petechiale Veränderungen festgestellt werden.

Im *zweiten Stadium* liegt eitriger Erguß vor. Unter Kohlesäuregasmedium können die verbliebenen Eiterseen gut beobachtet werden. Die Synovialis ist verdickt und es kommt zudem noch zu fibrösen Exsudationen.

Das *dritte Stadium* weist erhebliche Synovialisverdickungen auf und Abkammerungen. Das Bild gleicht einem Badeschwamm.

Beim Knie z.B. ist in diesem Stadium der obere Recessus erheblich verdickt und bei der Punktion ist die Ausbeute sehr enttäuschend. Ein Großteil der Verdickung ist nicht durch Flüssigkeitsansammlungen bewirkt, sondern durch die massive Aufquellung der Synovialismembran.

Die Membran kann ohne weitere 3–5 cm dick werden. In diesem Stadium ist die arthroskopische Spülung in der Regel nicht mehr angezeigt, oder es muß ein motorischer Shaver eingesetzt werden.

Das *vierte Stadium* ist bereits radiologisch sichtbar. Es liegen Osteolysen vor und der Knorpel wird durch Synovialiswucherungen unterminiert.

Die Indikation für Arthroskopische Spülung sind die Gelenkinfekte Stadium 1 und 2 und die Infekte nach Totalprothesenimplantationen, sofern das Prothesenlager selber noch nicht infiziert ist. Im dritten Stadium ist die Synovektomie meist kaum zu umgehen.

Gleichzeitig mit der arthroskopischen Spülung werden systemische Antibiotica verabreicht und zwar resistenzgerecht. Als Spüllösungen werden Ringerlactat oder Ringeracetat empfohlen. Antibioticazusätze sind wegen der zu erwartenden ph-Verschiebungen und den möglichen Beeinträchtigungen des Knorpelüberzuges sehr umstritten. Auf keinen Fall sollen im Gelenk Desinfektionslösungen angewendet werden, weder prophylaktisch noch therapeutisch. Eine Ausnahme hierzu bilden die Totalprothesen. Desinfektionslösungen sind knorpeltoxisch. Die Knorpelschäden werden aber häufig erst mehrere Monate später sichtbar.

Als Beispiel für solche Desinfektionslösungen, die intraarticulär nicht verwendet werden sollten, die folgende Aufstellung:

Betadine,
Beta-Isodona,
Braunol 2000,
Lavasept (GX),
Taurolin.

Hier möchten wir einen jungen Patienten anführen, bei dem eine Desinfektionslösung prophylaktisch am Kniegelenk angewendet worden war. Acht Monate später ließ sich der Knorpel wie ein Handschuh von der Unterlage abziehen. Drei Jahre später waren bereits radiologisch sichtbare degenerative Veränderungen nachweisbar. Arthroskopisch immer noch abnormer Knorpel und Entzündung.

Obwohl bei unseren Patienten mit der arthroskopischen Spülungsbehandlung über 88% kuriert werden konnten, so gibt es doch Versager auch mit dieser Methode (Tabelle 3).

Insgesamt mußten wir 3mal trotzdem eine Synovektomie vornehmen. Einmal kam es zu einem Prothesenwechsel an der Hüfte, eine Arthrodese nach Knietotalprothese und eine Arthrodese bei Status nach Osteosynthese einer Talusluxationsfraktur.

Die arthroskopische Spülung weist aber doch wesentliche Vorteile auf. Sie kann in Lokalanästhesie durchgeführt werden. Deshalb kann sie auch bereits bei einem Verdacht angewendet werden. Die Spülung kann ganz gezielt erfolgen, die einzelnen Kompartimente können unter Sicht ausgespült werden. Die Spülung ist beliebig wiederholbar und erlaubt gleichzeitig auch optische und bioptische Kontrollen. Allfällige Verklebungen können gelöst werden.

Die Gelenkdrainage hat dem gegenüber diverse Nachteile. Meist wird nur eine "Straße" gespült, da das Gelenk sehr schnell verklebt. Zudem besteht die Gefahr der Verstopfung. Nur eine intensive Überwachung kann die Funktionstüchtigkeit der Spüldrainage garantieren.

Die arthrospische Spülung weist aber noch weitere Vorteile auf. Durch das dicke Troikart-Kaliber können auch gröbere Unreinheiten ausgespült werden. Das Gelenk bleibt zwischen den Spülungen geschlossen. Eine intensive Überwachung ist nicht notwendig, der Patient ist mobil. Die motorische Bewegungsschiene kann bereits von Anfang an eingesetzt werden. Der Patient ist mobil und ganz zum Schluß können auch noch kosmetische Aspekte eine Rolle spielen.

Die Behandlung von infizierten Totalprothesen ist im Frühstadium ebenfalls mit arthroskopischen Spülungen durchführbar. Von 6 infizierten künstlichen Gelenken konnten immerhin drei lediglich durch arthroskopische Spülungen saniert werden. Voraussetzung ist allerdings, daß sich der Infekt nicht ins Prothesenlager erstreckt.

Die arthroskopische Spülungsbehandlung hat sich als schonende und effektive Methode bewährt. Da keine Hemmschwelle vorliegt, wird die diagnostischen und therapeutische

Tabelle 3. Versager

3 Synovektomien
1 Prothesenwechsel Hüfte
1 Arthrodese nach Knie-TP
1 Arthrodese nach int. fix. OSG
1 div. Op. nach Knie-TP

7 = 11,5%

Arthroskopie sehr früh eingesetzt. Je früher ein Infekt erkannt und entlastend behandelt wird – desto besser sind die Heilungschangen. Die arthroskopische Spülung ist nicht aggressiv, die funktionellen und kosmetischen Ergebnisse sind überzeugend.

Eitrige Entzündungen anatomischer Gelenke und im Bereich von Kunstgelenken – Therapiekonzept bei chronischer Gelenkinfektion

H. Ecke

Justus-Liebig-Universität Gießen, Unfallchirurgische Klinik (Direktor: Prof. Dr. H. Ecke), Klinikstraße 29, D-6300 Gießen

Einleitung

Die weitaus meisten Infektionen großer Gelenke kommen bereits als chronische Infekte in unsere Behandlung. Das liegt an der heutzutage frühzeitig und sehr oft auch wahllos eingesetzten systemischen Antibiotica-Behandlung.

Vor 100 Jahren noch erbrachten eitrige Entzündungen großer Gelenke eine Letalität von bis zu 70%. Von der bloßen Erhaltung des Lebens, die damals die Hauptrolle spielte, bis zur modernen Behandlung haben sich, und das macht die Thematik besonders interessant, gerade in letzter Zeit die Akzente verschoben. Als Pyarthros ist die Ansammlung von 50 000 bis 100 000 Zellen in mm^3 Gelenkflüssigkeit, die sich zu 4/5 aus Granulocyten zusammensetzt, zu verstehen.

Während man bei akuten Empyemen mit Synovektomien und frühzeitig einsetzender funktioneller Behandlung eine Zerstörung des Gelenkes in vielen Fällen vermeiden kann, sind es bei chronischer eitriger Gelenkentzündung ganz besonders die Knorpelschäden, die eine volle Funktion des Gelenkes meist später nicht mehr möglich machen, so daß nahezu regelmäßig Defektheilungen eintreten.

Pathogenese und Behandlung

Als chronische Gelenkinfekte gelten in unserem Material alle Gelenkeiterungen, die 2 Wochen erreichen oder überschreiten. Nach Kuner werden die Entzündungsprozesse zweckmäßigerweise in 4 Stadien geteilt, nämlich die purulente Synovialitis, den Pyarthros, die Panarthritis und schließlich die Arthritis chronica (Tabelle 1).

Was die Ursache der chronischen Gelenkentzündungen angeht, so machte die Arbeitsgruppe um Burri offene Gelenkverletzungen, intraarticuläre Injektionen, Implantationen von Prothesen oder deren Wechsel und paraarticuläre fortgeleitete Injektionen verant-

Tabelle 1. Einteilung der eitrigen Entzündung anatomischer Gelenke (n. Kuner)

I   purulente Synovialitis
II Pyarthros
III eitrige Panarthritis
IV Arthritis chronica

wortlich. Hinzuzufügen ist noch das metastatische Empyem, beispielsweise durch einen zentralvenösen Katheter (Tabelle 2).

Die Behandlung ist in erster Linie chirurgisch. Am Beginn der Therapie steht die Gelenkpunktion und die Erreger-Diagnose. Antibiotica allein sind niemals in der Lage, in solchen Fällen einen Ausheilungsprozeß einzuleiten. Für die Zeit bis zur Austestung der Erreger sollte der Patient mit einem Breitbandantibioticum abgedeckt werden. Es folgt sodann eine Arthrotomie. Das Gelenk wird breit übersichtlich dargestellt, gründlich ausgespült und es wird der Gelenkknorpel inspiziert. Zeigt der makroskopische Aspekt des Gelenkknorpels ein glänzendes Gewebe, keine Spalten, Knorpelnekrosen, Lockerungen oder Erweichungen, so kann der Versuch einer ausgiebigen Synovektomie, die in jedem Fall zur Durchführung kommen sollte, gemacht werden und es kann ähnlich der Therapie bei den akuten eitrigen Gelenkentzündungen eine funktionelle Therapie versucht werden. Nur in seltensten Fällen allerdings wird man hiermit weiterkommen. Man würde in einem solchen Fall eine antibiotische Spüldrainage beispielsweise mit Ringer-Lactatlösung und Nebacetin einlegen und das Gelenk im geschlossenen System spülen bei gleichzeitiger systemischer antibiotischer Behandlung.

Das jeweilige Vorgehen, nämlich die mehr erhaltende Behandlung wie eben beschrieben oder der bewußte Verzicht auf eine solche Behandlung und dann die Einleitung einer Heilung mit Defekt wie bei Arthrodesen, Gelenkresektionen und Amputationen, hängt ausschließlich vom Infektionsstadium ab. Im Gegensatz zu der Behandlung des akuten Gelenkempyems erfolgt aber in der Regel bei der chronischen Infektion eine zusätzliche Immobilisierung im Gips, Baycast oder durch den Fixateur externe.

Eigene Erfahrungen

Mit Übernahme des Vortrags bot sich die Gelegenheit zur Analyse von 29 chronischen Infekten großer Körpergelenke, die von uns in den Jahren 1978 bis Anfang 1987 behandelt worden sind. Die meisten chronischen Empyeme waren offene Gelenkverletzungen oder

Tabelle 2. Ursache eitriger Arthritiden

- Vorausgehende operative Maßnahme
- offene Gelenkverletzung
- intraarticuläre Injektionen
- Prothesenimplantation oder -wechsel
- metastatische Empyeme

Tabelle 3. 29 chronische Gelenkempyeme 1978–1987

Ursachen	Anzahl	%
offene Gelenkverletzung	10	34,5
postoperativ	6	20,7
TEP-Wechsel	4	13,8
ohne erkennbaren Anlaß metastatisch	3	10,3
Gelenkquetschung mit Fraktur	2	6,9
Cortisoninjektion	2	6,9
ZVK infiziert, metastatisch	1	3,5
Durchwanderung	1	3,5

Quetschungen, 1/5 davon war postoperativ entstanden. Infektionen nach Prothesenwechseln lagen deutlich niedriger (Tabelle 3).

Was die Körperregion anbetrifft, so lag das Hüftgelenk mit über 40% an der Spitze. Es folgten dann in der Reihenfolge ihrer Bedeutung das obere Sprunggelenk, das Kniegelenk, das Schultergelenk und das Ellenbogengelenk (Tabelle 4).

In 65,5% der Fälle fanden wir reine Staphylokokken-Infektionen. Mischinfekte mit Staphylococcus aureus waren dagegen sehr viel geringer und noch geringer traten seltenere Keimgruppen auf (Tabelle 5).

Bei einer Grundgesamtheit von 134 Eingriffen an 29 Patienten wurden in 74% der Fälle Fistelrevisionen und Synovektomien sowie Re-Synovektomien vorgenommen. In etwa 11% der Fälle führten wir Saug-Spüldrainagen als begleitende Maßnahmen durch. Operativ angelegte Defektheilungen wie Gelenkresektionen und Amputationen, Spongiosaplastiken und Muskellappenplasten wurden in 15% der Fälle durchgeführt (Tabelle 6).

Fünf Patienten verstarben in der Klinik. Jeder von ihnen hatte eine Lebercirrhose, zweimal war in dieser Gruppe noch ein Diabetes mellitus und dreimal ein chronischer Alkohol-

Tabelle 4. 29 chronische Gelenkinfektionen 1978–1987. Regionale Verteilung

Empyem	Ursache	Anzahl	v.H.
Hüftgelenk	nach HTEP	9	
	nach Osteosynthese	1	41,4%
	metastatisch	2	
Kniegelenk	nach offener Verletzung	5	17,2%
OSG	nach 3gradig offener Luxationsfraktur	5	
	nach schwerer Kontusion	1	20,9%
Schultergelenk	nach Cortisonapplikation	3	
	nach Endoprothese	1	13,8%
Ellenbogengelenk	metastatisch	1	
	3gradig offener Trümmerbruch	1	6,9%

Tabelle 5. 29 chronische Gelenkinfektionen 1978–1987

Erreger	Anzahl	%
Staphylococcus aureus	19	65,5
Staphylococcus aureus u. Pyocyaneus	2	6,9
Randgruppen (Serratia liquif., Yersinia enterocolitica, Streptoc. faec.)	5	17,3
Kein Nachweis	3	10,3

Tabelle 6. 29 chronische Gelenkinfektionen 1978–1987

Eingriffe	n = 134
Synovektomien und Fistelrevisionen	99
Saug-Spüldrainagen	14
Arthrolysen	1
Muskellappenplastiken	4
Offene Spongiosaplastik	1
Resektions-Interpositionsplastik Schulter	1
Arthrodesen OSG	2
Humeruskopfresektion	1
Ellenbogenresektion	2
Hüftexarticulation	1
Oberschenkelkopfresektion	5
Oberarmamputation	1
Unterschenkelamputation	2

abusus zu vermerken. Das Beispiel lehrt, daß Patienten mit diesen Diagnosen ausschließlich schlechte Prognosen haben (Tabelle 7).

Die Behandlungsergebnisse von Patienten mit chronischen Gelenkeiterungen zeigen deutliche Unterschiede zur Behandlung akuter Gelenkinfektionen auf. Der limitierende Faktor ist stets der Knorpel. In unserem Material wurden alle Infektionen, die 2 Wochen oder länger anhielten, als chronische Infektionen aufgefaßt. Es ist natürlich bekannt, daß der Gelenkknorpel schon nach 4 Tagen einer Eiterung irreversible Defekte aufweisen kann und selbst die 9 in unserer Rubrik als ausgeheilt geltenden Fälle, die zunächst funktionell keinerlei oder nur wenig Behinderungen hatten, zeigten bereits 1 Jahr später unterschiedlich ausgeprägte arthrotische Veränderungen (Tabelle 8).

Zusammenfassung

Aus den Untersuchungen muß der Schluß gezogen werden, daß man sich intra operationem von einem spiegelnden Aussehen des Knorpels nach einer eitrigen Exposition von mehr als 2 Wochen, wahrscheinlich aber schon nach wesentlich kürzerer Zeit, nicht täuschen lassen sollte. Es sollten im Gegenteil kausale Maßnahmen zur *Abheilung mit Defekt* frühzeitig eingeleitet werden. Wir schlagen das nachfolgende Vorgehen in der Behandlung chronischer

Tabelle 7. 29 chronische Gelenkinfektionen 1978–1987. Ursachen der tödlichen Gelenkinfektionen; n = 5 (17%)

Kausaleingriff	Alter	Anzahl der Eingriffe	Weitere Operationen	Alkoholismus	Lebercirrhose	Diabetes	Ausgang letal
HTEP	45	6	zuletzt Exarticulation	+	+	–	†
HTEP-Wechsel	81	6	zuletzt HTEP-Entfernung	–	+	+	†
HTEP-Wechsel	67	7	zuletzt HTEP-Entfernung	+	+	–	†
HTEP-Wechsel	45	4	zuletzt HTEP-Entfernung	–	+	+	†
HTEP-Infektion	77	7	zuletzt HTEP-Entfernung	+			†

Tabelle 8. 29 chronische Gelenkinfektionen 1978–1987

Lokalisation	Anzahl	Ausgeheilt	Ausgang mit Defekt ausgeheilt	Amputation Exarticulation	†
Hüftgelenk	12	4	3	1	4
Oberes Sprunggelenk	6	1	2	2	1
Schultergelenk	4	1	3	–	–
Kniegelenk	5	3	2	–	–
Ellenbogengelenk	2	–	1	1	
Summe	29	9	11	4	5

Tabelle 9. Strategie zur Behandlung chronischer Gelenkeiterungen (2 Wochen und älter)

I	Diagnostische Maßnahmen zur genauen Lokalisation und Erregeridentifikation
II	Gelenkerhaltende Maßnahmen führen in der Regel nicht zum Erfolg und bringen auch schlechtere Spätergebnisse und Gefahren
III	In Frage kommen Gelenkresektionen unter Mitnahme der Synovialmembran
IV	Weiterhin Arthrodesen, Kopfresektionen, Girdlestone
V	Zusätzlich, speziell am Hüftgelenk Muskellappenplastiken
VI	Im Gegensatz zu akuten Gelenkeiterungen ist eine Immobilisierung erforderlich
VII	Die Prognose bei Diabetikern, Alkoholkonsum und Lebercirrhosen ist in unserem Material ungünstig gewesen

Empyeme großer Körpergelenke vor: Grundlage der Behandlung ist die diagnostische Lokalisation und die Erregeridentifikation. Im Gegensatz zur akuten eitrigen Gelenkentzündung führen gelenkerhaltende Maßnahmen bei der chronischen Infektion nicht zum gewünschten Ergebnis und bringen stattdessen Gefahren. Infrage kommen deshalb Gelenkresektionen, selbstverständlich unter Mitentfernung der Synovialmembran, weiterhin Arthrodesen, Kopfresektionen, Girdlestone-Situationen am Hüftgelenk. Zusätzlich gerade in dieser Region Muskellappenplastiken. Eine perioperative antibiotische Behandlung wird bei uns durchgeführt und hat sich, – gezielt verabreicht, – bewährt. Im Gegensatz zu den akuten Gelenkeiterungen ist eine Immobilisierung sei es im Gips oder Baycast oder im Fixateur in jedem Fall erforderlich. Die Prognose bei Lebercirrhose, Alkoholabusus und zusätzlichem Diabetes ist nahezu infaust (Tabelle 9)

Literatur kann beim Verfasser angefordert werden.

Therapiekonzept bei der akuten Infektion kleiner Gelenke und der Hand

B. Landsleitner, J. Geldmacher und M. Flügel

Abt. für Handchirurgie und Plastische Chirurgie (Leiter: Prof. Dr. J. Geldmacher), Chirurgische Klinik der Universität Erlangen-Nürnberg, Krankenhausstraße 12, D-8520 Erlangen

Bereits 1868 schrieb Walter Heineke, ein Jahr nach seinem Amtsantritt als Ordinarius für Chirurgie an der Universität Erlangen, über die akuten Entzündungen der der palmaren Sehnenscheiden der Hand: "Das einzige Heil ist bei dieser höchst bösartigen Entzündung von frühzeitigen und ausgiebigen Incisionen zu erwarten..."

Schnell setzte sich das Prinzip der frühzeitigen und ausgiebigen chirurgischen Intervention durch (König 1900; Friedrich 1901; Tillmanns 1901; Leser 1902) zumal die folgenden Jahrzehnte wesentliche Erkenntnisse bezüglich der Anatomie der Hand und damit des operativ technischen Vorgehens brachten (Kanavel 1925; Lexer 1936; Klapp u. Beck 1923; Saegesser 1938; Pohl 1948).

1941 begannen die Antibiotica ihren Siegeszug. Die Zahl der wirksamen und oft lebensrettenden Präparate und die darüber publizierte Literatur ist nahezu unüberschaubar geworden, so daß diese Mittel häufig in Unkenntnis ihres Wirkungsspektrums und ihrer Nebenwirkungen unter falscher Indikation angewendet werden. Es muß deshalb immer wieder betont werden, daß Antibiotica und Chemotherapeutica bei lokalen Eiterungen keinen wesentlichen therapeutischen Wert, sondern nur auxiliären Charakter haben, indem sie den Körper vor einer hämatogenen zur Allgemeininfektion führenden Aussaat der Erreger abschirmen. Eine lokale Wirkung ist nur zu erwarten im allererst Anfangsstadium der Wundinfektion solange die Nekrotisierung und Abscedierung nicht eingesetzt haben.

Diese Patienten erreichen aber meist gar nicht die Klinik, da die Infektion und adäquate hausärztliche Behandlung — auch unter Einsatz von Antibiotica — bereits im Anfangsstadium abgefangen wurde.

Dem Chirurg kommen eitrige Entzündungen der Hände und Finger meist erst im Stadium der Reife zu Gesicht, wenn der Patient bereits mehrere Tage das Krankheitsgeschehen bagatellisierte und seine oder des Hausarztes konservative Anbehandlungen erfolglos blieben. Diese Patienten suchen dann meist im Nachtdienst, von starken Schmerzen gequält, die Klinik auf und treiben zuweilen jüngste Assistenten zu irreparablen operativen Verzweiflungstaten, die kein auf die Kenntnis der Anatomie der Hand gründetes oder Besonderheiten der Handinfektionen berücksichtigendes Therapiekonzept erkennen lassen (Abb. 1).

Die frühzeitige Incision zur Excision muß ausreichend sein! Dies setzt voraus eine genügende Vorbereitung, eine sichere Anästhesie und eine exakte Blutsperre (Geldmacher 1981).

Lokale Infiltrationsanästhesie ist wegen der Gefahr der Verschleppung des Entzündungsprozesses abzulehnen, ebenso die lokale Vereisung, da der Schmerz nur ungenügend ausgeschaltet wird und ein exakter Eingriff mit Inspektion der Gewebe nicht möglich ist. Die Oberst-Leitungsanästhesie ist nur bei oberflächlichen, begrenzten Infektionsherden im Bereich der Endglieder erlaubt. Die hohe Leitungsanästhesie ist das Verfahren der Wahl und wird am häufigsten als hohe axilläre Nervenblockade durchgeführt. Die Allgemeinnarkose ist beim Erwachsenen selten erforderlich, bei Kindern jedoch immer angebracht, da bei diesen in Leitungsanästhesie kein ruhiges und sorgfältiges Operieren möglich ist.

Vor Beginn der Anästhesie und Anlegen der Blutsperre wird mit einer Knopfsonde der Punkt der stärksten Druckschmerzhaftigkeit lokalisiert und evtl. markiert, da hier das Zentrum der Infektion vermutet werden darf. Nicht der Ort der stärksten Schwellung ist maßgebend! Bei Infektionen der Hohlhand kann hier das Handrelief relativ wenig verändert sein, während ein massives Handrückenödem den wahren Sitz des Herdes verschleiert.

Die Schnittführung richtet sich nach handchirurgischen Prinzipien und soll den Herd auf dem kürzesten Weg freilegen. Längsincisionen an Streck- und Beugeseiten der Finger dürfen die Gelenkfalten nicht tangieren (Wachsmuth 1972). Cutane Eiterblasen können meist tangential abgetragen werden. Der Wundgrund muß dan aber exakt nach einer Fistelöffnung abgesucht werden, um einen Kragenknopfabsceß auszuschließen. An den Fingern bewähren sich nach wie vor die paarigen seitlichen Längsincisionen (Klapp 1931) aber dorsal der Gefäßnervenbündel. Erweiterungsschnitte dürfen nur in den Wundwinkeln ange-

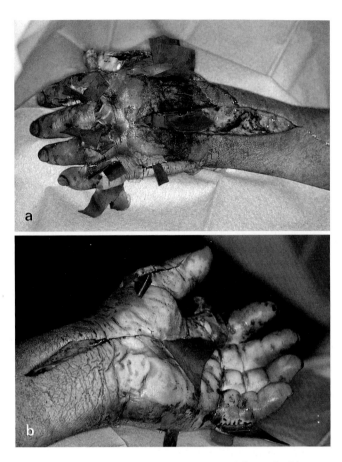

Abb. 1a, b. Handchirurgische Verzweifelungstat eines Allgemeinchirurgen

legt werden, so daß Z-, S-, stufen- oder wellenförmige Wunden entstehen, die nicht zu Narbenkontrakturen führen können. Bei kleinen Incisionen werden die Hautränder wetzsteinförmig excidiert, um ein zu frühes Verkleben zu verhindern (Zur Verth 1923, 1936). Bereits 1892 hat Helferich empfohlen, nicht nur dem Eiter Abfluß zu verschaffen sondern die Nekrosen bis ins Gesunde zu excidieren und die Wunde evtl. durch Naht zu verschließen.

Eine Drainage der Operationswunde ist erforderlich, um dem Eiter in den ersten Tagen ungehinderten Abfluß zu ermöglichen. Am besten eignen sich dazu schmale, dünne, aus Gummihandschuhen gefertigte Streifen. Eine Tamponade der Wunde ist außerordentlich schädlich, da sie dem Eiter die Möglichkeit nimmt, nach außen abzufließen (Pohl 1948). Denselben Effekt haben Drainagen mit Gazestreifen, die rasch mit den Wundrändern verkleben, somit die Wundhöhle verschließen und zur Sekretretention führen.

Die Hautbezirke seitlich und zwischen den Incisionsstellen werden mit Salbengittertüll und entsprechend passend zugeschnittenen Mullfähnchen von Maceration durch die feuchten Umschläge bzw. den Sekretabfluß geschützt. Der ganze Finger bzw. die operierte Hand wird mit feuchten Mullkompressen locker verbunden. Bei Endgliedprozessen reicht die

Ruhigstellung des betroffenen Fingers auf Fingerschiene bis über das Handgelenk. Bei allen weiter proximal lokalisierten Infektionen empfiehlt sich die Kramer-Unterarmschiene Bei allen ausgedehnten Wundinfektionen sollte eine Oberarmwinkelschiene angelegt werden. Die Ruhigstellung erfolgt in jedem Fall in Funktionsstellung.

Der Verband sollte täglich unter aseptischen Bedingungen gewechselt werden und wird in der ersten Zeit permanent feucht gehalten. Nach etwa 4 Tagen werden Laschen oder Spüldrainagen entfernt. Zu diesem Zeitpunkt beginnen die Wunden spätestens zu granulieren. Die Ruhigstellung darf nicht zu lange fortgesetzt werden, da es sehr rasch zur Dystrophie der Weichteile und Steifheit der Gelenke kommt.

Nach Abklingen der akuten Entzündungszeichen beginnt die Übungsbehandlung in Form von täglichen mehrmaligen aktiven Bewegungsübungen im handwarmen Wasserbad (Brug 1977).

Grundlagen der auxiliären Chemotherapie sind die exakte Diagnose und kritische Indikationsstellung soeiw der Erregernachweis und das Antibiogramm. Entscheidend für ihren Wert sind der frühzeitige Therapiebeginn, ehe Einschmelzungen, Abscesse oder irreversible Nekrosen vorliegen, die optimale Dosierung und Applikationsart. Haben sich irreversible Schädigungen oder Einschmelzungen bereits abgegrenzt und abgekapselt, kann kein ausreichender Kontakt der Chemotherapeutica mit den Erregern mehr erwartet werden und der chirurgische Eingriff steht im Vordergrund. Der altbewährte Grundsatz "ubi pus, ibi evacua" ist sicher wertvoller, als eine sinnlos vergeudete Chemotherapie (Geldmacher 1981).

Soviel zum allgemeinen Therapiekonzept; jetzt zum speziellen, der Lokalisation und der anatomischen Struktur zugeordneten.

Bei der Therapie eitriger Infektionen der Gelenke ist prognostisch von wesentlicher Bedeutung, ob die Infektion des Gelenkes primär entstand oder fortgeleitet aus einer eitrigen Infektion der Umgebung, insbesondere durch Einbruch einer eitrigen Infektion der benachbarten Knochen oder der Sehnenscheiden. Diese müssen dann primär sofort operativ angegangen werden.

Besteht eine isolierte Infektion der Fingergelenke, so wird ihr Inhalt zunächst abpunktiert und lokal ein bactericid wirkendes Breitbandantibioticum instilliert. Ergibt die Punktion ein seröses Exsudat, so verhält man sich zunächst konservativ: Der Finger wird in einer Gipsschiene absolut ruhiggestellt, neben der parenteralen Gabe von Antibiotica ist eine Röntgenentzündungsbestrahlung angezeigt.

Klingen die akuten Entzündungszeichen nicht innerhalb weniger Tage ab oder ergibt die Punktion einen eitrigen Gelenkinhalt, so muß das Gelenk eröffnet werden. Dies geschieht von einer dorsolateralen, leicht bogenförmigen Incision aus. Das Gelenk wird zwischen dem mittleren und seitlichen Zügel der Streckaponeurose längs eröffnet. Es wird sorgfältig und intensiv ausgespült und dann genau inspiziert. Sind Knorpel und Knochen noch intakt, so erfolgt die Ruhigstellung auf einen Gipsschienenverband. In den ersten Tagen kann eine antibiotische Spülbehandlung erfolgen. Liegen bereits Knorpel- und Knochennekrosen vor, so müssen sie entfernt werden und ggf. Gentamicin PMMA-Miniketten eingelegt werden. Die Ausheilung erfolgt in den meisten Fällen unter fibröser Ankylosierung. Sekundär werden bei großen Gelenkdefekten Arthrodesen in Funktionsstellung vorgenommen. An den Grundgelenken können Arthroplastiken versucht werden (Buck-Gramcko et al. 1983).

Die eitrige Infektion des Nagelwalles kann unbehandelt dem Nagelwall entlang bis zum freien Nagelende fortschreiten. Bricht sie in das subcutane Fettgewebe ein, so kann sie um den Knochen der Endphalanx herum bis zur Beugeseite fortgeleitet werden und zum Vollbild der subcutanen Fingereiterung führen. Übergreifen auf den Knochen oder das Endgelenk ist möglich. Auch ein direktes Fortschreiten entlang der Strecksehne und von dorsal her zum Endgelenk wurde beobachtet (Saegesser 1938). Ein Durchbruch um den Nagelrand herum zur Nagelmatrix ist ebenfalls möglich und es kommt zur Infektion des Nagelbettes.

Die Incision erfolgt in einem Abstand von etwa 3 mm vom Nagelfalz parallel zu diesem über dem Punctum maximum der Entzündung. Sie kann hockeystockförmig auf der einen oder auf beiden Seiten des Nagels beginnend die Ecke oder beide Ecken des Nagelwalls umfahren. Bei einer nötigen operativen Tunnelierung des Nagelwalles zwischen der Hautincision und der Nageltasche wird eine Drainage mit einem schmalen Streifen Handschuhgummi eingelegt.

Bei der eitrigen Infektion des Nagelbettes erfolgt im distalen Bereich eine Keilexcision. Bei der proximalen Form der Nagelbetteiterung wird je nach deren Ausbreitung der Fingernagel quer gespalten und der proximale Anteil in dem bereits durch die Eiterung abgehobenen Bereich gefaßt und sorgfältig entfernt. Der distale Anteil der Nagelplatte soll tunlichst belassen werden, da er das Nagelbett schützt und dessen Form hält.

Subepitheliale eitrige Infektionen lassen sich leicht mit dem Skalpell tangential abtragen, wobei darauf geachtet werden muß, daß keine Epidermistaschen zurückbleiben. Eine in die Tiefe führende Fistel muß ausgeschlossen werden.

Beim Kragenknopfabsceß ist eine Incision durch den Fistelgang unzureichend und unzulässig. Das operative Vorgehen ist gleich dem bei der eitrigen subcutanen Infektion. Am Endglied der Langfinger kann sich die Eiterung entlang der Eintrittspforte zur Oberfläche hin entwickeln. Häufig sucht sich die Entzündung ihren Weg zur Dorsalseite und es entsteht eine subunguale oder periunguale Infektion. Über die Infektion des Knochens schließlich kann der Prozeß auf das Endgelenk weitergeführt werden. Die Incision im Bereich der Tastfläche ist abzulehnen, ebenso der früher empfohlene Froschmaulschnitt, da sich der palmare Lappen stark retrahieren kann, so daß eine Defektnarbe mit Freiliegen des distalen Knochenanteils resultiert. Die zu empfehlende Incision wird als seitlicher, etwa 3 mm palmar des Nagelwalls und parallel zu diesem verlaufender Kantenschnitt angelegt, der höchstens bis zur Mitte der Fingerkuppe hockeystockförmig verlängert werden darf. Alle vertikalen Septen müssen vollständig bis unter die Haut der Gegenseite durchtrennt werden. Der Endgliedknochen ist insbesondere in seinem distalen Anteil genau zu inspizieren; liegt eine Sequestrierung vor, so muß dieser Knochenanteil entfernt werden.

Bei subcutanen Eiterungen am Fingernagel- und Fingergrundglied hat sich die schräg oder W-förmig über das Fingerglied verlaufende Schnittführung nach Bruner bewährt. Sie ist übersichtlich, Nerven- und Gefäßbündel werden sicher geschont, und eine Beurteilung der Sehnenscheide ist möglich.

Die eitrige Infektion der Sehnenscheiden oder der Fascienräume der Hohlhand ist eine ernste Erkrankung, die auch oder heute noch zum bleibenden Funktionsausfall von Hand und Fingern führen kann. Die Perforation der Sehnenscheide erfolgt gewöhnlich an ihrer schwächsten Stelle, dem proximalen Ende in Höhe des Metacarpalköpfchens. Hier wird eröffnet, der primäre Infektionsherd bleibt abgedeckt. Nach Eröffnung der Sehnenscheide werden die freigelegten Sehnen inspiziert. Bestätigt sich der Verdacht auf eine Sehnenscheidenphlegmone nicht, so wird die Wunde wieder verschlossen. Dann erfolgt die Behandlung des eigentlichen Infektionsherdes. Entleert sich jedoch Eiter oder trübes Sekret, so wird die Sehnenscheide auch an ihrem distalen Ende eröffnet. Es werden dünne weiche Plastikkatheter eingelegt und gespült. Zeigt sich bereits eine Sehnennekrose, so sollte unter Erhaltung der Ringbänder der Sehnenscheidenkanal vollständig ausgeräumt werden.

Eitrige Infektionen der Sehnenscheidensäcke entstehen durch Fortschreiten einer Sehnenscheideninfektion am Daumen auf den radialen Sehnenscheidensack bzw. vom Kleinfinger auf den ulnaren. Besteht eine Verbindung, dann kommt es zur Ausbildung einer V-Phlegmone.

Von den Weichteilinfektionen der Mittelhand und Handwurzel seien hier noch die Interdigitalphlegmone, die Hohlhandphlegnome, sowie die Thenar- und Hypothenarphlegmone erwähnt und nicht zuletzt die Vorderarmphlegmone (die eitrige Infektion des Parona-Raumes) entsprechend den subfascialen Räumen, in denen sich Mittelhandinfektionen ausbreiten können (Abb. 2, 3).

Bei der Therapie akuter Infektionen der Hände steht nach wie vor die Operation im Mittelpunkt aller Behandlungsmaßnahmen, an denen sich im Prinzip seit Helferich 1892

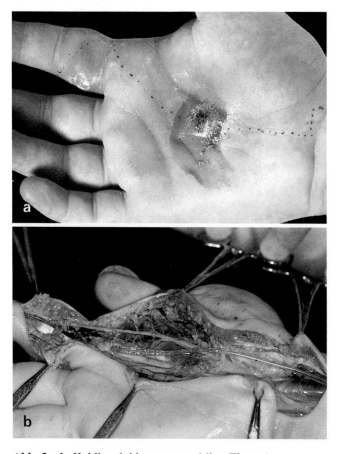

Abb. 2a, b. Hohlhandphlegmone und ihre Therapie

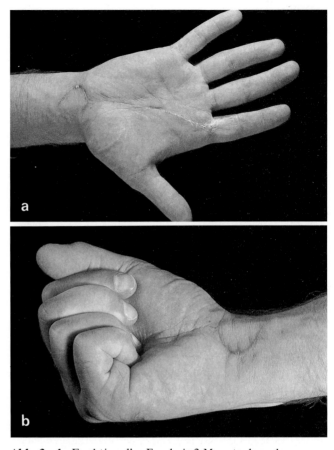

Abb. 3a, b. Funktionelles Ergebnis 2 Monate danach

nichts geändert hat. Es sind dies die Trias: Incision zur Excision, Drainage und Ruhigstellung.

Und was Hueter 1869 sagte gilt auch heute in vollem Umfang ohne Einschränkung immer noch: "Der Accent der rationellen Behandlung des Panaritium ist auf die frühe Incision zu legen. Wollen Sie befriedigende Erfolge in Ihrer Praxis erzielen, so müssen Sie sich von der landläufigen, leider selbst unter den Ärzten verbreiteten Idee emanzipieren, daß hier und an den anderen Orten die Eiterung erst reif werden müsse, um die Incision vornehmen zu können. Die Früchte, welche die Panaritien unter den warmen Breiumschlägen, Pflastern und anderen Schwindelmitteln reifen, sind die Sehnennekrosen, die Sehnenverwachsungen, die Gelenkkontrakturen, es sind die unbrauchbaren Finger und Hände".

Literatur

Brug E (1977) Die pyogenen Infektionen der Hand und ihre Behandlung. Straube, Erlangen
Buck-Gramcko D, Hoffmann R, Neumann R (1983) Der handchirurgische Notfall. In: Buck-Gramcko D, Nigst H (Hrsg) Bibliothek für Handchirurgie. Hippokrates, Stuttgart
Friedrich PL (1901) In: Bergmann, Bruns, Miculicz (Hrsg) Handbuch der praktischen Chirurgie, Bd IV, S 420
Geldmacher J (1981) Infektionen. In: Nigst H, Buck-Gramcko D, Millesi H (Hrsg) Handchirurgie, Bd I. Thieme, Stuttgart New York, S 14.1–14.65
Heineke W (1868) Anatomie und Pathologie der Schleimbeutel und Sehnenscheiden. Erlangen, S 72
Helferich H (1892) Über die Behandlung schwerer Phlegmonen. Berl Klin Wochenschr 4
Hueter C (1869) Über das Panaritium, seine Folgen und seine Behandlung. Volkmanns Sammlung Klin Vorträge 9, Chir 4
Kanavel AB (1925) Infections of the Hand. Lea & Febiger, Philadelphia
Klapp R (1931) Über Sehnenscheidenphlegmonen, Doppelincisionen und Gelenkempyeme. Zbl Chir 58:753
Klapp R (1931) Vervollkommnung der Schnittführung bei der Sehnenscheiden- und Hohlhandphlegmone. Zbl Chir 58:953
Klapp R, Beck H (1953) Das Panaritium, 2. Aufl, neu bearbeitet von Klapp B. Hirzel, Leipzig (1. Aufl. 1923)
König F (1900) Spezielle Chirurgie, Bd III
Leser E (1902) Spezielle Chirurgie
Lexer E (1936) Die pyogenen Infektionen und ihre Behandlung. Enke, Stuttgart
Pohl W (1948) Das Panaritium. Maudrich, Wien
Saegesser M (1938) Das Panaritium. Springer, Berlin
Tillmanns H (1901) Lehrbuch der speziellen Chirurgie
Wachsmuth W (1972) Eingriffe bei Eiterungen der Hand und Finger. In: Wachsmuth W, Willhelm A (Hrsg) Allgemeine und spezielle chirurgische Operationslehre, Bd X/3. Die Operationen an der Hand. Springer, Berlin Heidelberg New York, S 385
zur Verth M (1923) Das Panaritium. Ergebn Chir Orthop 16
zur Verth M (1936a) Behandlung des Panaritium im allgemeinen. Ther d Gegenwart 77
zur Verth M (1936b) Behandlungen der Verletzungen nach Eiterungen an Finger und Hand. 2. Aufl. Springer, Berlin

Eine Analyse von 198 Behandlungsergebnissen nach Gelenkinfektion

A. Härle[1], W. Blauth[2], S. Sönnichsen[2] und R. Hepp[3]

[1] Orthopädische Univ.-Klinik und Poliklinik (Direktor: Prof. Dr. med. H.-H. Matthiaß), Albert-Schweizer-Straße 33, D-4400 Münster
[2] Orthopädische Univ.-Klinik (Direktor: Prof. Dr. med. W. Blauth), Klaus-Groth-Platz 4, D-2300 Kiel
[3] DRK-Klinik (Leiter: Dr. med. R. Hepp), D-7570 Baden-Baden

Die hier vorgestellte Studie basiert auf einer multizentrischen Krankenblattauswertung für die Jahre 1967–1984 aus 11 orthopädischen und unfallchirurgischen Kliniken[1], die mit einem einheitlichen Erfassungsbogen die Befunde dokumentiert und Patienten nachuntersucht haben. Die Auswertung erfolgte mit dem Medizinischen Datenverwaltungs- und Analyseprogramm MEDLOG[2]. Neben der subjektiven Beurteilung durch den Patienten mit einer 5teiligen Notenskala wurden als objektive Kriterien das röntgenologische Arthrosestadium und das Bewegungsausmaß in 6 Abstufungen bewertet (Tabelle 1).

Insgesamt lagen Daten von 231 Patienten vor, davon gehörten 198 Patienten in die Gruppe der punktionsbedingten Gelenkempyeme, bei 11 Patienten handelte es sich um postoperative und bei 22 um hämatogene Gelenempyeme. Diese drei Gruppen unterschieden sich in den Basisdaten erheblich, sodaß im Folgenden hauptsächlich auf die punktionsbedingten Gelenkempyeme (Tabelle 2) bei 198 Patienten eingegangen werden soll.

Punktionen und Injektionen

Bei der Analyse des Patientenalters zum Zeitpunkt der Gelenkinfektion zeigen sich für alle drei Untergruppen breite Streuungen von minimal 7 bis maximal 87 Jahre. Während die Gruppe P und B ein nahezu identisches mittleres Alter von 51 bzw. 52 Jahre ausweisen, ist die Injektionsgruppe mit rund 56 Jahren etwas älter (p = 0,088).

Tabelle 1. Ergebnis – Beurteilung

Wert	Subjektiv	Röntgenologisch
0	sehr gut	Keine Arthrosezeichen
1	gut	Arthrose: Frühform/leicht
2	befriedigend	mittelgradig
3	ausreichend	stark/Spätform
4	schlecht	Gelenkzerstörung/Ankylose
5	–	Z.N. Endoprothese/Arthrodese/Resektion

---

[1] Unfallchir. Med. Hochschule Hannover; Unfallchir. Klinik Univ. Kiel; Chir. Klinik Rotenburg; Oskar-Helene-Heim Berlin; Orthop. Univ. Klinik Frankfurt; Orthop Univ. Klinik Heidelberg; Orthop. Univ. Klinik Homburg; Orthop. Univ. Klinik Kiel; Staatl. Orthop. Klinik München; Orthop. Univ. Klinik Münster; Orthop. Univ. Klinik Würzburg.
[2] MEDLOG: Eingetragenes Warenzeichen der Fa. PAROX GmbH, D-4400 Münster.

Tabelle 2. Punktionsbedingte Gelenkempyeme

		Patienten n	Gelenke n
(P)	Nur Punktionen	35	35
(I)	Nur Injektionen	106	108
(B)	Beides:		
	Injektion und Punktion	53	53
	Arthroskopien	2	2
	Arthrographien	2	2
	Gesamt:	198	200

Die stationäre Behandlungsdauer (Tabelle 3), die nach punktionsbedingten Gelenkinfektionen erforderlich wurde, betrug im Mittelwert 11,7 Wochen, d.h. rund 82 Tage. Streuen die Werte für die einzelnen Patienten in den Untergruppen stark, so ergeben sich für die mittleren Werte doch einige Unterschiede von Bedeutung; so liegt die B-Gruppe mit 14,8 Wochen hoch signifikant über der I-Gruppe mit nur 9,9 Wochen (p = 0,002).

Gelenkinfektionen weisen auch heute noch eine erstaunlich hohe Mortalität auf. Bei den ausgewerteten 231 Patienten waren während der stationären Behandlung 16 Todesfälle zu verzeichnen, das sind 6,9% des Gesamtkollektivs. Bei den 198 Patienten mit Infektionen nach Punktionen und Injektionen errechnet sich aus den 15 Todesfällen eine Incidenz von 7,6%, wobei die 11,3% bei den Injektionen auffallen. Bei der röntgenologischen Beurteilung des Arthrosegrades als Differenzwert zwischen Nachuntersuchungs- und präinfektiösem Zustand, im Folgenden als Arthrosetendenz bezeichnet, findet sich eine kontinuierliche Verschlechterung von P über I zu B (Abb. 1A). Keine Verschlechterung des röntgenologischen Befundes durch die Infektion fand sich bei der Punktionsgruppe in 48%, bei der I-Gruppe in 37,2% und bei der B-Gruppe lediglich in 21,6% (p = 0,037).

Eine gleichartige Tendenz war für das Bewegungsausmaß festzustellen. Bei der Nachuntersuchung errechnete sich für die P-Gruppe eine mittlere Beuge- bzw. Elevationsfähigkeit von 102°, für die I-Gruppe von 98° und für die B-Gruppe von nur 82°. Die infektionsbedingte Verschlechterung des Bewegungswertes, d.h. die Differenz zwischen dem präinfektiösen und dem Nachuntersuchungsbefund weist den gleichen Trend auf und bestimmt

Tabelle 3. Gelenkempyeme

	Punktion	Injektion	Beides
Mittl. stationäre Behandlungszeit (Wochen)	11,8	9,9	14,8
Mittl. Arbeitsunfähigkeit in Monaten	10,7	6,1	9,1
Mittl. Erkrankungsalter (Jahre)	52	56	51
Frauen	28%	46%	50%
Männer	72%	54%	50%

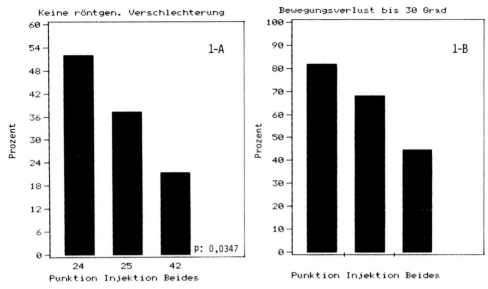

Abb. 1. A Angegeben sind die Häufigkeitszahlen der Patienten, die keine röntgenologische Verschlechterung aufwiesen. **B** Angegeben sind die Häufigkeitszahlen der Patienten, deren Bewegungsverlust unter 30° lag

sich im Mittelwert zu 21,8° bei der P-Gruppe, zu 27,8° bei der I-Gruppe und 43,5°. Eine ähnliche Tendenz findet sich, wenn nur die Einschränkungen kleineren Ausmaßes, d.h. bis 30 Grad ausgewertet werden (Abb. 1B).

Operationseinflüsse

Ein Vergleich von operativer und konservativer Therapie ist nur mit Einschränkungen möglich, da Patienten, die nur ambulant konservativ behandelt wurden, nicht in der Studie enthalten sind, eine präoperativ konservative Therapie bei der Mehrzahl der Patienten stattfand. Ein Teil der operierten Patienten wiederum kam erst in einem Spätstadium der Entzündung in die dokumentierende operative Abteilung und konnte wegen der erheblichen Vorschädigungen nicht mehr gelenkerhaltend operiert werden.

Um dieser Problematik gerecht zu werden, wurden zwei Kollektive gebildet, wobei in der operativen Gruppe das Zeitintervall zwischen Infektionsbeginn und Operation maximal 19 Tage betrug. Die konservative Gruppe enthält alle nicht operierten sowie die Patienten, bei denen zwischen Infektionsbeginn und Operation 20 oder mehr Tage vergangen waren (Tabelle 4).

Bei einer Streuung von 2 bis 77 Wochen liegt die mittlere Verweildauer von 12,8 Wochen bei der konservativen Gruppe um 38% über dem Wert bei den operierten Patienten von 9,3 Wochen. Während sich die mittlere infektionsbedingte Bewegungseinschränkung, die mittlere Arbeitsunfähigkeit und die Häufigkeit von vorzeitiger Berentung sowie die Mortalitätsrate für beide Kollektive gleichmäßig verhalten, ist hinsichtlich der röntgenologisch

Tabelle 4. Vergleich der Behandlungsergebnisse

	Operativ n = 63	Konservativ n = 65	
Erkrankungsalter (Jahre)	53,8	56,9	(p: 0,317)
Stationäre Behandlung (Wochen)	9,3	12,8	(p: 0,058)
Bewegungsverlust (Grad)	31,4	32,6	(p: 0,901)
Arbeitsunfähigkeit (Monate)	6,9	5,9	(p: 0,581)
Vorzeitige Berentung (%)	23,8	23,1	(p: 0,912)
Mortalität (%)	6,4	7,7	(p: 0,961)

beurteilten Gelenkschädigungen ein gewisser Unterschied festzustellen. So beträgt die Häufigkeit von schwerstgeschädigten Gelenken bei den operierten Patienten 25% und bei der konservativen Gruppe 32%. Keine oder nur eine leichte Arthrosetendenz (Punktwertdifferenz von 0–1) fand sich bei operierten Patienten in 69,9% und bei der konservativen Gruppe dagegen nur in 55%. Diese differierenden Häufigkeiten erreichen nicht das statistische Signifikanzniveau und können daher nur als Tendenz angesehen werden.

Bei rund 3/4 der Patienten wurden Spül-Saug-Drainagen-Behandlungen durchgeführt, beim restlichen Viertel die Implantation von Septopalketten[1] angewandt. Es ist aber festzuhalten, daß in den meisten Kliniken entweder die Spüldrainage oder die Septopalbehandlung durchgeführt wurde, so daß hier mehr klinik- als behandlungspezifische Unterschiede auszuwerten sind. Schwerste Gelenkzerstörung bzw. Gelenkersatz lagen zum Zeitpunkt der Nachuntersuchung bei der Spüldrainagenbehandlung in 34% bei den Septopal-Patienten in 17% vor. Keine oder nur eine leichte Verschlechterung des Arthroseindex findet sich bei den Spüldrainagenpatienten in einer Häufigkeit von 15%, bei der Septopal-Gruppe dagegen in 30%. Bei den anderen Kriterien waren zwischen beiden Patientengruppen keine wesentlichen Unterschiede auszumachen.

Häufig kontrovers diskutiert in der Behandlung des Gelenkempyems wird die Bedeutung der Synovektomie. War die Entscheidung für oder gegen die Synovektomie mehr eine klinikspezifische und weniger an den individuellen Patienten-Befunden orientiert, so haben wir doch zwei Vergleichsgruppen gebildet (Tabelle 5). Bei den meisten Bewertungskriterien fanden sich mehr oder weniger gleichartige Befunde. Unterschiedlich war aber der infektionsbedingte Bewegungsverlust, der in der Synovektomiegruppe mit 21,5° deutlich unter dem Wert von 42,7° der nicht-synovektomierten Patienten lag und die Dauer der Arbeitsunfähigkeit; hier schnitt die Synovektomie deutlich besser ab.

Zur Beurteilung des Zeitintervalls zwischen Infektion und Operation haben wir vier Untergruppen mit ansteigendem Zeitintervall gebildet. Die röntgenologische Beurteilung zeigte dabei, daß die Häufigkeit starker Gelenkzerstörungen parallel mit diesem Zeitintervall

---

[1] Septopal: Eingetragenes Warenzeichen der Fa. E. Merck, Darmstadt.

Tabelle 5. Vergleich der Behandlungsergebnisse

	Synovektomie	Keine	
Erkrankungsalter (Jahre)	52,2	53,4	(p: 0,697)
Stationäre Behandlungszeit (Wochen)	11,2	11,9	(p: 0,652)
Bewegungsverlust (Grad)	21,5	42,7	(p: 0,033)
Arbeitsunfähigkeit (Monate)	5,4	10,2	(p: 0,012)
Vorzeitige Berentung (%)	23,7	18,2	(p: 0,501)
Mortalität (%)	5,1	9,5	(p: 0,478)

anstieg, nämlich von 8% bei Frühoperation innerhalb der ersten fünf Tage bis auf 64% bei Spätoperationen nach dem 25. Tag. Bei der Bewertung der infektionsbedingten arthrotischen Verschlechterung ergibt sich ein ähnliches Bild (Abb. 2A). Keine oder nur eine leichte Arthrosetendenz ist bei den frühoperierten Patienten in 82% nachweisbar, dagegen findet sich eine derartig gute Entwicklung bei den spätest operierten Patienten nur noch in 35%. Auch hier ist ein starkes Abknicken zu den schlechteren Ergebnissen nach dem 25. Tag erkennbar.

Bei der Bewertung der Gelenkbeweglichkeit findet sich ein ähnliches Ergebnis, allerdings mit einer wichtigen Ausnahme (Abb. 2B). Hier sind die frühest operierten Patienten, d.h. mit einem Zeitintervall von 0–5 Tagen, die schlechteste Gruppe; dann ist wieder eine Parallelität zwischen ansteigendem Zeitintervall und Bewegungsverlust gegeben. Allerdings ist auch festzustellen, daß die Patienten mit frühester Operation einen besonders foudro-

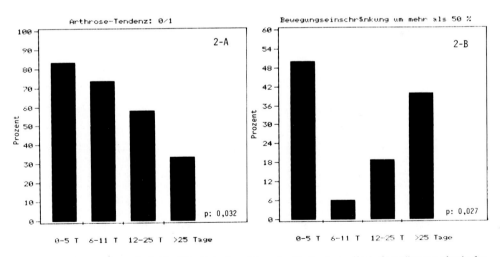

Abb. 2. A Angegeben sind die Häufigkeitszahlen der Patienten, die keine röntgenologische Verschlechterung aufwiesen. **B** Angegeben sind die Häufigkeitszahlen der Patienten, deren Bewegungsverlust unter 50% lag

yanten Verlauf aufweisen. Stellt man nun die Frühoperation (bis 20. Tag) und Spätoperationen einander gegenüber, so zeigt sich, daß die Frühoperationen besser abschneiden. Eine stationäre Verweildauer unter 9 Wochen war bei den Frühoperationen in 58% zu errechnen, während bei den spät operierten Patienten rund 2/3 eine stationäre Verweildauer von über 9 Wochen aufwiesen. Bei der röntgenologischen Beurteilung zeigt sich ein eindeutiges Überwiegen der besseren Ergebnisse bei den Frühoperationen. So finden sich schwerste Gelenkzerstörungen und Gelenkersatz bei den Frühoperationen nur in 18%, dagegen in 48% bei den Spätoperationen. Keine oder nur eine leichte infektionsbedingte Arthrosetendenz war bei den Frühoperationen in 78%, dagegen nur in 50% bei den Spätoperationen gegeben.

Patienteneinflüsse

Die wichtigsten Einflußgrößen auf das Endergebnis scheinen beim Patienten selbst zu liegen. So schneiden die Frauen bei den meisten Kriterien signifikant besser ab, lediglich die Arbeitsunfähigkeit war bei ihnen länger als bei den Männern (Tabelle 6). Der sehr unterschiedliche Zeitraum bis zur Operation dürfte sich dabei auf die Ergebnisse modifizierend auswirken.

Mit zunehmendem Alter verschlechtert sich das Ergebnis kontinuierlich. Todesfälle traten nur bei Patienten über 62 Jahre auf und die Häufigkeit von nur leichtem Bewegungsverlust bis 15° fiel von 65% bei Patienten unter 35 Jahren auf 15% bei den über 62 Jahre alten Patienten (Abb. 3A). Faßt man Röntgen und Bewegung zu einem Gesamturteil zusammen, so nehmen die Häufigkeitswerte für sehr gute und gute Ergebnisse von 58% bei den unter 35jährigen auf 3% bei den über 62jährigen ab (Abb. 3B). Das subjektive Patientenurteil sehr gut und gut schwankt bei den über 35jährigen in allen Gruppen nur gering zwischen 32% und 38%, die Patienten unter 35 Jahre gaben dieses Urteil in 52% ab.

Das Endergebnis ist aber auch stark davon abhängig, welches Gelenk betroffen ist (Abb. 4A–D). So werden von den Patienten Schulter- und Hüftgelenk sehr viel schlechter als das Kniegelenk beurteilt. Im objektiven Gesamturteil sind die beiden schlechtesten Einstufungen dagegen bei Schulter- und Kniegelenk mit 34% aber deutlich niedriger als beim Hüftgelenk mit 58%. Während bei der vorzeitigen Berentung das Schultergelenk mit 36% wieder die Spitzenposition innehat und die beiden anderen Gelenke bei 20% liegen,

Tabelle 6

	Frauen n:	Männer n:	
Erkrankungsalter	51,8	57,2	(p = 0,048)
Arthrose-Index	2,4	3,2	(p = 0,004)
Arthrose-Zunahme	1,1	1,5	(p = 0,061)
Patientenurteil	1,2	2,2	(p = 0,045)
Gesamturteil	2,5	3,0	(p = 0,053)
Zeit bis Operation	18,3	33,8	(p = 0,024)
Arbeitsunfähigkeit	8,6	6,3	(p = 0,25)

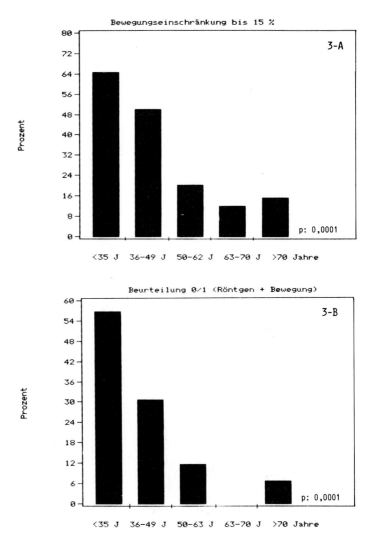

Abb. 3. A Prozentwerte der Patienten mit einer Bewegungseinschränkung von maximal 15%. **B** Prozentsätze der Patienten mit dem Gesamturteil 0/1 (sehr gut bzw. gut)

führt beim Berufswechsel mit 29% das Hüftgelenk, gefolgt vom Kniegelenk mit 15% und dem Schultergelenk mit 6%.

Schlußbemerkung

In dem beschränkten Zeitrahmen konnten nur die wichtigsten Ergebnisse angesprochen werden und viele Fragen mußten unbeantwortet bleiben. Die der Auswertung zu Grunde liegenden Dokumentationsbögen waren aus retrospektiver Sicht leider nicht immer voll-

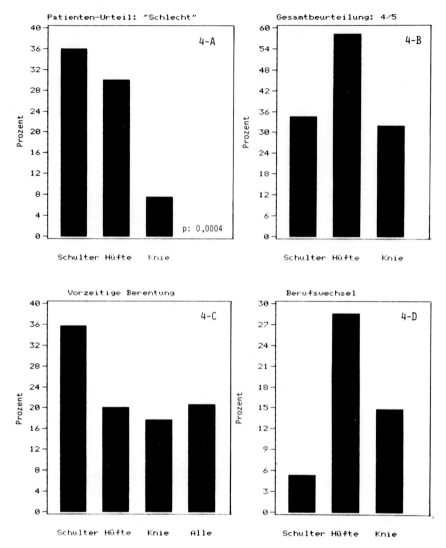

Abb. 4. A Häufigkeitswerte für das Patientenurteil: "Schlecht". **B** Häufigkeitszahlen für die Gesamtbeurteilung (Röntgen und Bewegung) 4/5 (schlechtes Ergebnis. **C** Prozentwerte der Patienten mit vorzeitiger Berentung. **D** Prozentzahlen der Patienten mit Berufswechsel

ständig genug, um vielen wichtigen Fragen nachzugehen und diese mit hinreichender Sicherheit beantworten zu können. Modernere Behandlungsverfahren waren nur in geringer Zahl oder gar nicht vorhanden, sodaß Therapievergleiche kaum möglich waren. Da die Gelenkverhältnisse eine Funktion der Zeit sind, ist eine längerfristige Nachbeobachtung wünschenswert und angebracht.

Um der für den Patienten schicksalmäßigen und der sozialökonomisch nicht unwichtigen Bedeutung der punktionsbedingten Gelenkempyeme besser gerecht zu werden und die neueren Behandlungsverfahren vergleichen zu können, möchten wir daher alle mit diesem Thema befaßten Kollegen zu einer Mitwirkung einladen.

Literatur

Argen RJ, Wilson CH, Wood P (1966) Suppurative arthritis − Clinical features of 42 cases. Arch Intern Med 117:661
Bernau A, Köpcke W (1987) Feldstudie intraartikulärer Injektionen. Resultate − Praxis − Konsequenzen. Orthop Praxis 23:364
Dederich R (1966) Schwerwiegende Komplikationen intraartikulärer Injektionen. Chirurg 37:178
Härle A, Quadflieg KH, Braun A, Träger D, Tändler P (1985) Die Therapie und Prognose des Gelenkempyems nach intraartikulärer Injektion − Eine multizentrische Studie. Orthop Praxis 21:384
Härle A et al. (1987) Strategien für die Diagnose und Behandlung von Gelenkinfektionen nach Injektionen und Punktionen. Dtsch Ärztebl 34/35:2252
Hepp WR (1987) Entzündungen nach intraartikulären Injektionen und Punktionen − Eine multizentrische retrospektive Therapiestudie. Orthop Praxis 23:355
Ward J, Cohen AS, Bauer W (1960) The diagnosis and therapy of acute suppurative arthritis. Arthrit Rheum 3:522

Behandlung von Gelenksteifen nach eitrigen Gelenkentzündungen

W. Blauth

Orthopädische Universitätsklinik Kiel (Direktor: Prof. Dr. W. Blauth), Klaus-Groth-Platz 4, D-2300 Kiel

Die Behandlung von Gelenksteifen nach eitrigen Entzündungen stellt sehr hohe Anforderungen an unsere Fähigkeit zur abwägenden Indikation und verlangt nicht nur große Erfahrungen, sondern auch ein breites Repertoire an konservativen und operativen Möglichkeiten. Das Thema ist deshalb äußerst vielschichtig und bedarf zunächst einer klaren *Definition*. Erst anschließend sollen die wichtigsten *therapeutischen Grundsätze* geschildert und an *Beispielen* erläutert werden.

Definition

Unter der Bezeichnung "Gelenksteife" werden der Einfachheit halber zwei Arten von Funktionsstörungen verstanden: Die *fibröse Steife* und die *Ankylose*: Bei einer *fibrösen Steife* ist immer noch ein Rest von Gelenkbeweglichkeit erhalten. Die Kontraktur beruht auf intra- und extraarticulären Verwachsungen und Schrumpfungen der Gleitgewebe und kann auch mit gleichzeitigen Zerstörungen von Gelenkflächen verbunden sein. Typisch sind Verklebungen der Gelenkrecessus, Vernarbungen der Membrana synovialis und fibrösen Gelenkkapsel sowie Pannusbildung und bindegewebige Verlötungen zwischen den Gelenkflächen.

Die *Ankylosen* stellen dagegen das Endprodukt einer chronisch-destruierenden Entzündung mit knöcherner Verbindung der Gelenkkörper dar. Payr hat die Ankylose einmal den "Höhepunkt einer Gelenksteife" genannt.

Der Zusatz *"nach eitriger Gelenkentzündung"* soll allein den Steifen zukommen, die keine Entzündungszeichen mehr aufweisen. Patienten mit kontrakten Gelenken, noch erhöhter Temperatur, beschleunigter Blutsenkung, Leukocytose oder gar Fistelungen, werden also thematisch ganz außer acht bleiben.

Postinfektiöse Ankylosen

Postinfektiöse Ankylosen begegnen uns häufig erst Jahre nach ihrer Entstehung, wenn beispielsweise Achsfehlstellungen vorliegen und schmerzhafte Störungen in den benachbarten Gelenken aufgetreten sind, oder wenn zusätzliche Schäden an der gegenüberliegenden Gliedmaße hinzukamen oder wenn ästhetische Gründe die Patienten zum Arztbesuch veranlassen. *Ankylosen der Hüftgelenke* weisen oft Beuge-, Anspreiz- und Rotationsfehlstellungen auf; bei Ankylosen der *Kniegelenke* beobachten wir häufig Beugefehlstellungen, aber auch Achsfehler im Sinne eines Genu valgum oder varum.

Im *oberen Sprunggelenk* überwiegen Spitzfuß- und Varuspositionen. Im *Schultergelenk* sehen wir meistens Anspreiz-, Innenrotationsfehlstellungen, während die selteneren Ankylosen im *Ellbogen- und Handgelenk* eher in funktionell brauchbarer Stellung entstanden sind.

Ankylosen in ungünstiger Position erfordern operative Korrekturen; die operativen Korrekturen stellen aber aufgrund der besonderen biomechanischen Bedingungen hohe Anforderungen, verführen leicht zu mangelhaften Osteosynthesen und ziehen langwierige Komplikationen nach sich.

Vor jeder Operation sind einige grundsätzliche Fragen zu klären:

1. Wie lange ist eine Infektion bereits abgeklungen?
2. Liegen ungünstige Narben vor, die Zugang und Osteosyntheseverfahren beeinflussen können?
3. Wie hat sich eine Ankylose auf Nachbargewebe ausgewirkt? Wird man deshalb nach einer Korrektur vielleicht neue Probleme schaffen? Dies könnte z.B. der Fall sein, wenn bei einer Hüftankylose in deutlicher Anspreizstellung eine korrigierende Abduktionsosteotomie bei gleichzeitig fixierter Lumbalskoliose vorgenommen würde.
4. Wo soll osteotomiert werden und welche Osteosyntheseart empfiehlt sich?
5. Soll postoperativ ein Antibioticum gegeben werden?

Zu den genannten Fragen folgende *Antworten:*

Zur Korrektur wählen wir einen *Zeitabstand* von einigen Monaten *nach Ausheilung der Infektion.* Diesem empirischen Maß fehlen jedoch gesicherte Grundlagen. Es kann eigentlich operiert werden, wenn keine Entzündungsparameter mehr vorliegen.

Der *Osteotomieort* sollte im allgemeinen etwa mit dem Scheitel einer Fehlstellung übereinstimmen. Der Operateur sollte *nie auf eine Operationsskizze verzichten!*

Die *Osteosynthese* muß unter biomechanischen Gesichtspunkten besonders *sorgfältig geplant und ausgeführt* werden. Lange Hebelarme und osteoporotischer Knochen stellen erschwerte Bedingungen vor, denen durch die richtige Wahl des Osteosynthesematerials Rechnung zu tragen ist.

Bei Umstellungsosteotomien von Hüftankylosen sollte man z.B. die üblichen Winkelplatten nicht verwenden, sondern eine Kobraplatte gebrauchen; ausnahmsweise kann auch einmal auf eine Doppelplattenosteosynthese zurückgegriffen werden.

Für Korrekturen bei Knieankylosen eignen sich *Osteosyntheseklammern,* wie bei hohen Tibiakopfosteotomien, *nicht!* Platten, mehrdimensionalem Fixateur externe, oder Arthrodesen-Küntscher-Nagel ist der Vorzug zu geben.

Ein *Antibioticum* muß nicht grundsätzlich verabreicht werden. Es kann aber ein paar Tage jenes Präparat gegeben werden, das sich zuletzt während der Infektion als wirksam erwiesen hat.

Die Bedeutung der richtigen Wahl von Osteotomieort und Osteosyntheseart soll an einigen Beispielen unterstrichen werden.

Bei den Patienten in der Abb. 1 handelte es sich um eine postinfektiöse Hüftgelenkankylose in 20°-Adduktionsfehlstellung. Beinverkürzung und therapieresistente Kreuzschmerzen waren Anlaß zur Umstellungsosteotomie, nachdem die funktionelle Überprüfung

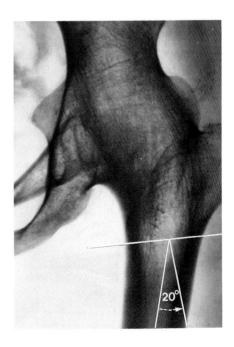

Abb. 1. M.U., * 12.1.1931. Postinfektiöse Hüftgelenkankylose in 20° Adduktionsstellung. Wegen zunehmender Kreuzschmerzen und der funktionellen Beinverkürzung war eine Korrekturosteotomie angezeigt. Die Beweglichkeit der Wirbelsäule war (noch) frei

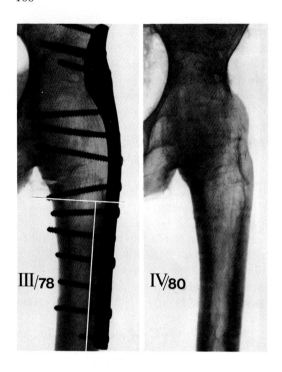

Abb. 2. Derselbe Patient nach Abduktionsosteotomie und Osteosynthese mit Kobraplatte. Rechte Röntgenaufnahme zeigt den Befund ca. 2 Jahre nach Materialentfernung

der Wirbelsäule keine wesentlichen Bewegungseinschränkungen ergab. Die Osteosynthese führten wir mit einer Kobraplatte aus. Die Abb. 2 zeigt den Befund nach Entfernung des Materials.

Als besonders *lehrreiches Beispiel* soll eine postinfektiöse Kniegelenkankylose mit Fehlstellung der Beinachse in drei Ebenen angeführt werden. Während der Infektion war es zu einer Dorsalverlagerung des Tibiaplateaus gekommen (Abb. 3). Man osteotomierte ohne Operationsskizze nicht nur nicht im Scheitel der Ankylose, sondern führte auch eine insuffiziente Osteosnythese mit sog. Coventry-Klammern aus. Nach kurzer Zeit kam es zum Ausriß der Klammern und zur progredienten Instabilität, trotz zusätzlichem Gipsverband. Die Klammern mußten entfernt werden. Umstieg auf eine Osteosynthese mit einem zweidimensionalen Fixateur externe. Trotz der resorptiven Vorgänge im Pseudarthrosegebiet wurde auf eine Fibulaosteotomie verzichtet. Zudem entfernte man den Fixateur externe zu früh und erzielte wiederum keine Heilung (Abb. 4). Erst ein dritter Eingriff mit Verkürzungsosteotomie der Fibula, Verschiebeosteotomie des distalen Fragmentes und Osteosynthese mit dreidimensionalem Fixateur externe führte zum Ziel (Abb. 5).

Fibröse Gelenksteifen

Auch die Behandlung postinfektiöser, fibröser Gelenksteifen bedarf vieler Überlegungen, die, so möchte man sagen, vom "Sensus orthopaedicus" im Hackenbrochschen Sinne geprägt sein sollten.

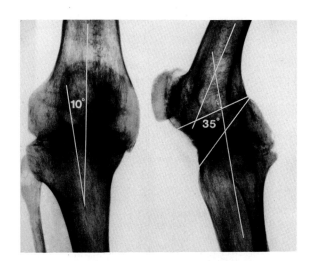

Abb. 3. L.J., * 5.3.1923. Postinfektiöse Kniegelenkankylose, 1 Jahre nach Gelenkempyem im Anschluß an eine intraarticuläre Injektion

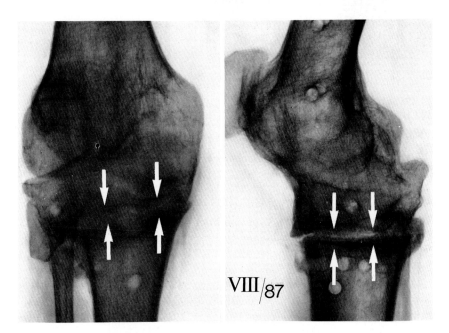

Abb. 4. Dieselbe Patientin. Beginnende Pseudarthrose nach insuffizienter Osteotomie und Osteosynthese mit sog. Coventry-Klammern: 6 Monate nach Entfernung eines Fixateur externe, der als 2. Osteosyntheseverfahren verwendet worden war

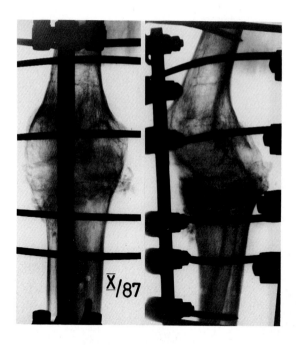

Abb. 5. Dieselbe Patientin. Auf dem Wege zur Ausheilung im dreidimensionalen Fixateur externe nach Osteotomie des Wadenbeines und Verschiebung des distalen Tibiafragmentes nach ventral

Prinzipiell stehen *zwei therapeutische Wege* offen, ein *konservativer* und ein *operativer*. Welchen wir wählen, hängt von folgenden Faktoren ab:

1. Dem Intervall zur Infektion.
2. Der Beschaffenheit des sog. Gelenkanschlages, und
3. dem Zustand der Gelenkflächen.

Je kürzer der Abstand zum Zeitpunkt der abgeheilten Infektion, je weicher und elastischer der sog. Gelenkanschlag und je unversehrter die Gelenkflächen, umso eher und sicherer führen konservative Behandlungsmaßnahmen noch zum Erfolg. Sie dürfen aber weder Schmerzen noch Reizzustände verursachen. Zu oft wird aus Ungeduld und Unwissen gegen den Grundsatz verstoßen: *Keine Übung darf Schmerzen bereiten!*

In der Anfangszeit, wenn die Entzündung abgeklungen ist, sind nur behutsame, aktive Bewegungen im Verein mit vorsichtigen Umlagerungen des Gelenkes und Spannungsübungen der Muskulatur angezeigt.

Nach und nach können auch hydrotherapeutische Maßnahmen angewandt werden. Engmaschige Blutsenkungskontrollen sind zu empfehlen. Steigt die Blutsenkung an, müssen die mobilisierenden Maßnahmen eingeschränkt werden. Bleiben die Werte normal oder annähernd normal, setzen wir mit Vorliebe *motorische Bewegungsschienen* ein, die auch von den Patienten außerordentlich geschätzt werden. Die Geräte haben sich auch und gerade in der Behandlung postinfektiöser Gelenksteifen *hervorragend bewährt* (Blauth 1986; 1987; Gärtner u. Blauth 1987).

Erst wenn keine Besserung zu erreichen ist, kann auch einmal eine *Mobilisation* eines Gelenkes *in Narkose* erwogen werden. Dazu eignen sich Schulter- und Kniegelenk besser als z.B. das reizempfindliche Ellbogengelenk. Selbstverständlich sollte der Patient dazu geeignet sein, d.h. es sollte sich nicht um empfindliche und komplizierte Kranke mit mangelhafter Fähigkeit zur Kooperation handeln.

Auch der Arzt sollte erfahren sein. Als Beispiel (Abb. 6) ein 47 Jahre alter Mann, bei dem es nach einer intraarticulären Injektion zur Infektion gekommen war. Wir konnten nach einer frühzeitigen Synovektomie in Verbindung mit einer Spül-Saug-Drainage und Antibioticagaben den Prozeß rasch zum Abklingen bringen. Es verblieb jedoch eine hartnäckige Kontraktur. Etwa 10 Wochen nach dem Eingriff nahmen wir deshalb eine manuelle Mobilisation des Gelenkes vor.

Die Weichteilwiderstände ließen sich leicht in Narkose überwinden, so daß das Gelenk bereits nach einigen Wochen weitgehend frei beweglich war (Abb. 7).

Manchen fibrösen Gelenksteifen wohnt auch die Tendenz zu einer spontanen Besserung inne.

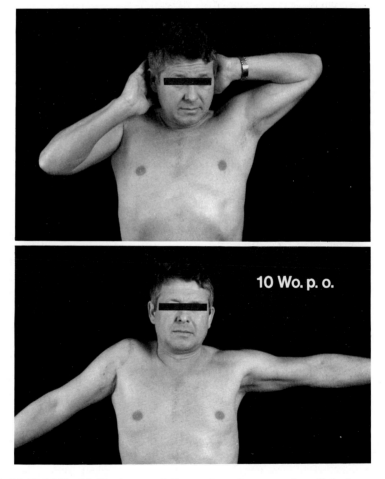

Abb. 6. S. K.-H., * 22.10.1940. 10 Wochen nach Synovektomie wegen eines Gelenkempyems verblieb eine hochgradige Schultersteife

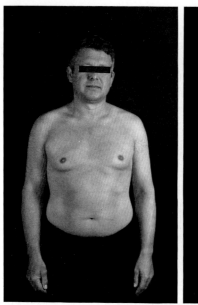
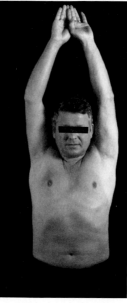

Abb. 7. Derselbe Patient, links vor und rechts 2 Wochen nach Mobilisation des Schultergelenkes in Narkose. In wenigen Wochen war die Beweglichkeit frei

Bei Reizzuständen sollte die Bewegungsbehandlung vorübergehend ganz ausgesetzt werden. Wir beschränken uns eine Weile auf kühlende Umschläge und Gaben von Analgetica.

Man sollte sich auch daran erinnern, daß bei manchen chronischen Gelenksteifen *Orthesen* sehr *wirksame Hilfen* sein können. Sie führten das betroffene Gelenk und schränken es auf einen schmerzfreien, beweglichen Sektor ein.

Wenn alle konservativen Behandlungsmöglichkeiten ausgeschöpft sind, muß entschieden werden, ob *Korrekturosteotomien, Arthrodesen, Arthrolysen oder Arthroplastiken* weiterhelfen.

Welche der genannten Verfahren angezeigt sind, hängt nicht allein vom Alter, Beruf und Allgemeinzustand eines Patienten sowie der Gelenkart ab, sondern vor allem auch von der *Beschaffenheit der Gelenkflächen:* Je stärker sie zerstört sind, umso geringer sind die Aussichten der Rückgewinnung einer guten Beweglichkeit, d.h. umso eher werden Umstellungsosteotomien oder gar Arthrodesen angezeigt sein.

Osteotomien, Arthrodesen

Die Entscheidung zwischen Umstellungsosteotomien und Arthrodesen kann sehr schwierig sein. Bei jüngeren Patienten mit stark zerstörten Gelenkflächen und hochgradiger sowie schmerzhafter Einschränkung der Gelenkbeweglichkeit sollte man eher zur Versteifungsoperation raten. Liegen Gelenkfehlstellungen mit noch nützlicher und kaum schmerzhafter Restbeweglichkeit bei recht gut erhaltenen Gelenkflächen vor, sollten dagegen Umstellungs-

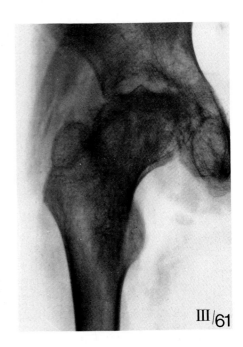

Abb. 8. B.E., * 14.5.1950. Sog. Wackelsteife rechtes Hüftgelenk nach eitriger Coxitis

osteotomien bevorzug werden. Manchmal muß man auch ungewöhnliche Wege gehen, wie das Beispiel einer sog. Abspreizarthrodese nach eitriger Coxitis zeigen soll (Abb. 8). Bei diesem Patienten wurde das destruierte coxale Femurende ohne Gelenkeröffnung abduziert in die Pfanne eingestellt, um die komprimierende Wirkung der Adduktoren zu nutzen. Zur Überbrückung zwischen Becken und coxalem Femurende lagerte man autologe Knochenspäne extraarticulär an (Abb. 9). Nach 5 Wochen schloß sich eine Umstellungsosteotomie an. Der Patient erhielt bis zur Heilung der Osteotomie einen Beckengipsverband. Das Ergebnis zeigt die Abb. 10.

Arthrolysen

Welchen Stellenwert besitzen *Arthrolysen* in der Behandlung postinfektiöser Gelenksteifen? Ihre *Indikationen* und *Prognose* hängen vom Zustand der Weichteile und der Gelenkflächen, der Gelenkart, der Dauer einer Kontraktur, der Persönlichkeit eines Patienten und den Erfahrungen des Operateurs ab. Das Ausmaß einer Bewegungsstörung spielt dagegen keine so große Rolle.

Operation und postoperative Behandlung verlangen sehr viel Einfühlungsvermögen und Geduld, aber auch entschlossenes Handeln, wenn z.B. eine zunächst erreichte Beweglichkeit nach 1–2 Wochen wieder verloren zu gehen droht und eine manuelle Gelenkmobilisation erforderlich wird. Hilfreich sind Anästhesien über Periduralkatheter und motorisierte Übungsschienen. Auf Einzelheiten der Voraussetzungen, Indikationen und Techniken von Arthrolysen haben wir an anderer Stelle hingewiesen (Blauth 1982, 1983).

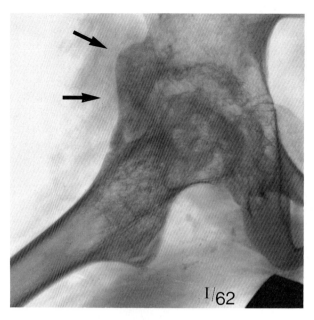

Abb. 9. Derselbe Patient. Das Gelenk wurde nicht eröffnet. 5 Wochen nach extraarticulärer Spananlagerung und Einstellung des coxalen Femurendes in Abduktionsstellung im Gipsverband wurde der Oberschenkel intertrochanter umgestellt

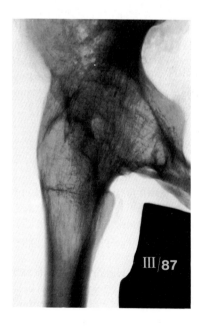

Abb. 10. Ergebnis 25 Jahre später

Die große Leistungsfähigkeit dieser Behandlungsmethoden soll an einem Beispiel hervorgehoben werden (Abb. 11): Der 44 Jahre alte Mann wies eine erhebliche Einschränkung der Beugung und Streckung sowie Aufhebung der Unterarmumwendbewegungen in seinem linken Ellbogengelenk nach offener, infizierter Fraktur auf (Abb. 12). Röntgenologisch fand sich eine knöcherne Brücke zwischen dem proximalen Radius und der Ulna. Schon dreimal hatte man versucht, die knöcherne Verbindung zu durchtrennen und die Beweglichkeit im Ellbogengelenk zu verbessern. Stets kam es zu erneuten Verknöcherungen. Wir entschlossen uns trotz der vorangegangenen Eingriffe zu einer *"erweiterten Arthrolyse"*. Dabei wurden die Verwachsungen im Ellbogengelenk excidiert, die Knochenbrücke reseziert, das proximale Radiusende modelliert und eine "Interpositionsarthroplastik auf Distanz" vorgenommen (Abb. 13).

Wir fixierten das proximale Radiusende 5 Wochen lang mit zwei Kirschner-Drähten so zur Elle, daß dazwischen ein Abstand von ca. 1 cm verblieb. Zwischen beide Knochen lagerten wir zuvor einen gestielten Weichteillappen aus der Umgebung. Zunächst konnten deshalb nur die Beuge- und Streckbewegungen geübt werden, wobei uns wiederum eine *motorisierte Ellbogenschiene* hilfreich war. Nach Entfernung der Kirschner-Drähe konnte der Patient bald mehr und mehr pronieren. Seine Beuge- und Streckbewegungen nahmen zu und er bot nach 10 Wochen die in der Abb. 14 gezeigten Bewegungsumfänge.

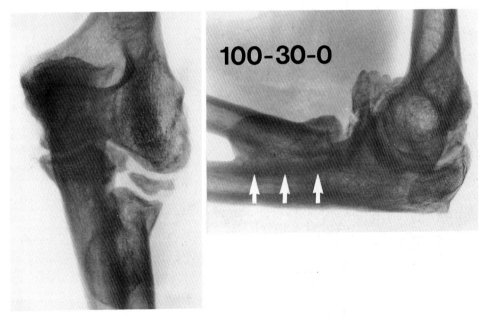

Abb. 11. J.W., *6.11.1943. Röntgenaufnahme 2 Jahre nach mehrfach voroperierter Trümmerfraktur des Ellenbogengelenkes mit radio-ulnarer Knochenbrücke

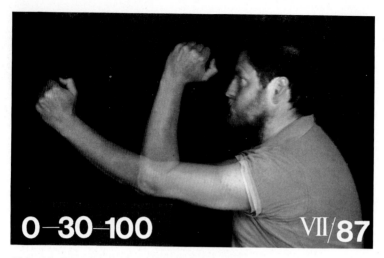

Abb. 12. Derselbe Patient. Präoperative Beweglicheit. Die Pro- und Supination waren vollständig aufgehoben

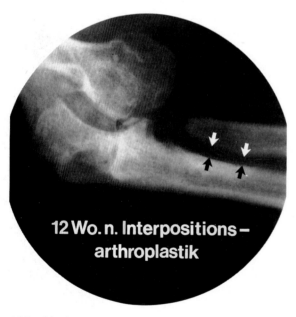

Abb. 13. Röntgenaufnahme desselben Patienten 12 Wochen nach "Interpositonsarthroplastik auf Distanz"

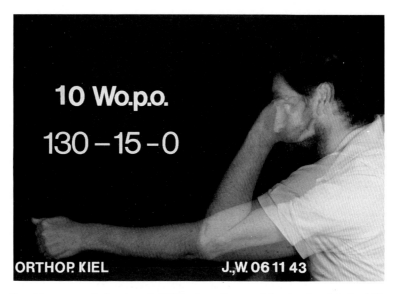

Abb. 14. Postoperativer Bewegungsbefund nach 10 Wochen. Pro- und Supination 30−0−10°

Künstliche Gelenke

Es soll auch kurz zur *Alloarthroplastik* bei fibrösen Gelenksteifen Stellung genommen werden: Diese Methoden sind sehr verlockend, besitzen aber nur eine begrenzte Indikation. Allein besondere Umstände bei älteren Patienten, wie z.B. doppelseitige Kniegelenkerkrankungen oder einseitige mit gleichzeitigem Befall des gegenseitigen Hüftgelenkes sowie eine entsprechende Risikobereitschaft der Betroffenen können im allgemeinen diesen Weg rechtfertigen. Der Patient sollte den Eingriff wünschen und nicht zu ihm gedrängt werden.

Abschließend soll darauf hingewiesen werden, daß es bei der Betrachtung des Themas vor allem darauf ankam, einen Überblick über die Vielfalt der Krankheitsbilder zu geben, ihre Behandlungsmöglichkeiten hervorzuheben und dabei die Entscheidungskriterien für dieses oder jenes Vorgehen zu schildern. An Beispielen sollten nicht nur bestimmte Probleme, sondern auch Resultate von verzweifelt erscheinenden Ausgangssituationen aufgezeigt werden, damit daran deutlich wird, daß die Behandlung der meisten postinfektiösen Gelenksteifen trotz Gelenkzerstörung und Weichteilschäden noch sehr erfolgreich sein kann, manche Alternativen bietet und insgesamt eine dankbare Aufgabe darstellt.

Literatur

Blauth W (1986) Die postoperative Behandlung von Rupturen der Rotatorenmanschette mit einer motorisierten Übungsschiene. In: Helbig B, Blauth W (Hrsg) Hefte Unfallheilkd, Heft 180. Springer, Berlin Heidelberg New York Tokoy, S 107

Blauth W (1987) Indikationen und Hinweise zur Anwendung der motorisierten Übungsschiene für das Schultergelenk. Hug, G., Selbstverlag, Freiburg-Umkirch

Blauth W (1987) Indikationen und Hinweise zur Anwendung der motorisierten Übungsschiene für das Kniegelenk. Hug, G., Selbstverlag, Freiburg-Umkirch

Gärtner J, Blauth W (1987) Stellenwert der Motorbewegungsmaschiene am Schultergelenk. In: Bericht über die Unfallmedizinische Tagung des Landesverbandes der gewerblichen Berufsgenossenschaften am 28./29. März 1987 in Düsseldorf

Payr E (1934) Gelenksteifen und Gelenkplastik. Springer, Berlin

Besonderheiten und diagnostische Maßnahmen beim Früh- und Spätinfekt im Bereich eines Kunstgelenkes

P. Kirschner

St. Vincenz- und Elisabeth-Hospital; Abteilung für Unfall- und Wiederherstellungschirurgie (Chefarzt: Prof. Dr. P. Kirschner), An der Goldgrube 11, D-6500 Mainz

Die Infektion stellt nach wie vor eine der schwersten Komplikationen beim alloarthroplastischen Gelenkersatz dar.

Auch wenn heute die postoperativen Infektionsraten durch verbesserte Op.-Technik, Hygienemaßnahmen und prophylaktische Antibioticaanwendungen an der Hüfte auf 1–2% zurückgegangen sind, so müssen wir bei der Implantation von Kunstgelenken doch immer noch mit etwa 7% Spätinfektionen rechnen.

Daneben gilt es außerdem festzuhalten, daß wahrscheinlich annähernd 50% der späteren Lockerungsursachen auf eine Infektion hindeuten. Dies alles zeigt, daß Infektionen wohl noch lange als unüberwindliche Komplikationen die Implantation von Kunstgelenken begleiten werden.

Etwa 1/3 der Infektionen werden innerhalb der ersten 3 Monate nach der Operation erkannt. Die übrigen 2/3 treten später auf, wohl auch deshalb, weil sie zu spät diagnostiziert werden.

Infektionsursache

Überwiegende Ursache der Infektion eines Kunstgelenkes ist die intra- und postoperative Kontamination, auch wenn in der neueren Literatur eine zunehmende Zahl hämatogenmetastischer Infektionen beschrieben wird.

Das Wechselspiel zwischen Kontamination und der Abwehrlage des Patienten ist entscheidend für die Häufigkeit chirurgischer Infektionen. Lebensalter, Adipositas, Diabetes und Steroid-Therapie vermindern bekanntermaßen die Abwehrlage. Auf den Endoprothesen-Patienten treffen diese Parameter jedoch nicht so ohne weiteres zu.

Hier beobachten wir bei Patienten mit Voroperationen an einem Hüft- oder Kniegelenk eine allgemein höhere Infektionsrate, die auf die schlechteren Heilvorgänge im Narbengewebe, auf vorhergegangene unerkannte Infektionen und oft ausgeprägtere postoperative Hämatome zurückzuführen sind.

Die Infektion der Endoprothese ist gekennzeichnet durch eine Keimbesiedelung des Spaltes zwischen dem implantierten Fremdkörper und dem angrenzenden Knochen. Von hier aus greift sie auf das Knochengewebe und die umgebenden Weichteile über. Dabei stellt die besondere Affinität der Bakterien zu Kunststoffen und damit insbesondere zu Polymethylmetacrylat ein besonderes Problem dar.

Dies darf jedoch umgekehrt nicht zu der Annahme verleiten, daß bei zementfreien Implantaten das Infektrisiko geringer wäre.

Während in den Anfängen der Arthro-Alloplastiken Hospital- und Problemkeime den Infektionscharakter bestimmen, werden in den letzten Jahren insbesondere bei den schleichenden Infekten Staph. aureus und Staph. species nachgewiesen.

Die Pathogenität des Keimes bestimmt den klinischen Charakter der Infektion. Dabei können wir am Kunstgelenk aus klinischer Sicht 2 Formen unterscheiden: Die Frühinfektion während des Krankenhausaufenthaltes und den sog. Spätinfekt. Beide können in einem akuten oder chronischen klinischen Bild verlaufen und verursachen insbesondere bei den chronischen Formen schwierige diagnostische Probleme.

Frühinfektion

Der akute Frühinfekt zeigt sich am 4. bis 5. postoperativen Tag. Die Temperaturkurve des Patienten ist unruhig, subfebril bis febrilzackig. Das Operationsgebiet ist meist geschwollen, häufig gerötet und ödematös. Es setzt eine hämo-seröse bis serös-purulente Absonderung aus der Wunde ein und hält über den 6. postoperativen Tag hinaus an. Die subjektiven Beschwerden des Patienten sind unterschiedlich und schwanken zwischen lokalen Schmerzen und schlechtem Allgemeinbefinden. Laborparameter und Röntgenbefunde sind zu diesem Zeitpunkt nicht spezifisch aussagekräftig.

Ursache des akuten Frühinfektes ist meist das kontaminierte Wundhämatom, weswegen die Forderung nach optimierter Wunddrainage zur gesicherten Entleerung der Blutansammlungen nach wie vor Gültigkeit behält. Die Diagnose des akuten Infektes ist somit rein klinisch, anhand der lokalen und generalisierten Infektionsparameter zu stellen.

Der chronische Frühinfekt ist gekennzeichnet durch die anhaltenden Beschwerden im Operationsgebiet, meistens in Form des Bewegungsschmerzes. Jedoch ist diese Diagnose sehr schwer zu stellen, da zwischen der 2. und 12. Woche nach der Operation verschiedenste Ursachen Schmerzen am Gelenk bewirken können.

Oft verbleibt eine lokale Druckempfindlichkeit und Infiltration im Operationsgebiet als sichtbares Symptom. Die Funktion des Gelenkes ist schmerzhaft und im Ausmaß eher rückläufig. Die BSG bleibt nach der Operation hoch oder steigt noch an.

Im Röntgenbild beginnt die Corticalisstruktur im Schaftbereich aufzulockern. Im Bereich der Knochen/Zementgrenze können sowohl am Schaft wie an der Pfanne beim Hüftgelenk Saumbildungen sich allmählich verbreitern und insgesamt unscharfe Knochenstrukturen entwickeln.

Stark infektionsverdächtig sind jedoch erst die periostalen Knochenauflagerungen am Röhrenknochen als Zeichen florider Osteitis. An der Pfanne gibt es beim chronischen Frühinfekt keine spezifischen Röntgenbefunde. Dies bedeutet, daß zwischen septischer und mechanischer Pfannenlockerung anhand des Röntgenbefundes nicht unterschieden werden kann. Tritt während dieser Phase nach einer Endoprothesenimplantation eine Fistel auf, so gilt der Infekt als erwiesen.

Spätinfekt

Der Spätinfekt nach einer Kunstgelenkimplantation ist definiert als durch Bakterien bedingtes Beschwerdebild, das nach einem zunächst beschwerdefreien und wenigstens 3 Monate dauernden Intervall auftritt.

Hierbei sind Fistelbildungen selten. Auch lokale Entzündungszeichen lassen sich nicht nachweisen. Im Vordergrund steht im allgemeinen die Protheseninstabilität und damit der Schmerz.

Spätinfekt und chronischer Frühinfekt sind in ihrem klinischen Erscheinungsbild sehr ähnlich.

Natürlich kann ein Spätinfekt auch akut auftreten. Dies ist meist mit einer akuten Implantatlockerung der Pfanne verbunden. Auch die hämatogenen Spätinfekte verlaufen häufig akut.

Das Augenmerk der klinischen Untersuchung sollte auf den Lockerungsschmerz der Komponenten gerichtet sein, der doch ein typisches Ausstrahlungsbild aufweist.

Während der Oberschenkelschmerz, der zur Knievorderseite hinzieht, auf die Schaftlockerung hindeutet, ist der Leisten- und Tuberschmerz typisch für eine Pfannenlockerung, wenn er zur Oberschenkelinnenseite hin ausstrahlt.

Die exakte Diagnose eines Spätinfektes ist allerdings erst zu stellen, wenn es gelingt, den Erreger nachzuweisen.

Im Vorfeld eines gezielten Keimnachweises stehen in der Klinik jedoch im allgemeinen die nicht invasiven Untersuchungsmethoden zum Entzündungsnachweis, verbunden mit den radiologischen Kriterien, die eine Osteitis charakterisieren und verbunden mit der nuklearmedizinischen Untersuchung.

Die Vorgeschichte des Krankheitsverlaufes und die klinische Untersuchung sind meist nicht ausreichend für die Diagnose eines Spätinfektes und somit gilt das Hauptaugenmerk den Laborparametern und der Röntgenuntersuchung.

Laboruntersuchungen

Bei den Routine-Laboruntersuchungen hilft das Blutbild nicht weiter. Eine Leukocytose ist bei den meisten tiefen Endoprotheseninfekten nicht nachweisbar. Da jedoch eine Linksverschiebung auftreten kann, sollte ein Differentialblutbild als ergänzende Untersuchung in jedem Falle durchgeführt werden.

Die Blutsenkung gilt als grobe Nachweismethode für Infektionen. Sie ist üblicherweise postoperativ erhöht und normalisiert sich erst nach 3 Monaten. Jede Instabilität, verbunden mit einer erhöhten Blutsenkungsgeschwindigkeit, ist nach dieser Zeit daher infektionsverdächtig. Umgekehrt schließt eine normale Senkung eine schleichende tiefe Infektion jedoch nicht aus.

Eine wertvolle Alternative zur BSG stellt die Bestimmung des C-reaktiven Proteins dar, das bei akuten Schüben einer Infektion im Blut nachweisbar wird.

Die Elektrophorese schließlich kann in diesem Zusammenhang ebenfalls hilfreich sein, da eine Erhöhung der alpha- und beta-Globuline den Infektionsverdacht erhärtet.

Da es keinen zeitlichen Rahmen für das Auftreten von Spätinfekten an einem Kunstgelenk gibt, müssen auch später auftretende Lockerungen auf eine Infektursache hin untersucht werden. Nach der neueren Literatur ist bei fast jeder zweiten Lockerung eine tiefe Infektion als Ursache zu diskutieren.

Röntgenuntersuchung

Da Lockerung mit Knochenzerstörung einhergeht, kommt der Röntgendiagnostik eine wichtige Bedeutung zu, insbesondere der Beobachtung von infektionsbedingten Veränderungen am Knochen.

Schnelle Knochenresorption und Größenzunahme des Spaltes zwischen Zement und Knochen erhärten den Verdacht auf eine Infektion ebenso wie die Auflockerung der Corticalisstruktur.

Röntgenaufnahmen in kurzer zeitlicher Folge und eine vergleichende Befundung geben wichtige Hinweise auf das Verhalten des Knochens und zeigen eigentlich frühzeitig die einsetzenden infektionsbedingten Knochenveränderungen auf. Dennoch läßt sich radiologisch die Infektion häufig nicht beweisen.

Nuklearmedizinische Untersuchung

Eine weitere diagnostische Hilfe leistet hier die Nuklearmedizin. Die Knochenszintigraphie mit Technetium 99 zeigt nach Kunstgelenkimplantationen wenigstens 6 Monate lang gesteigerte Aktivität als Ausdruck der ablaufenden Umbauvorgänge. Erst danach ist sie in Verbindung mit der Entzündungsszintigraphie geeignet. Aufschluß bei tiefen Infektionen zu liefern.

Bisher wurden Verfahren zur Leukocytenmarkierung mit Technetium 99 oder Indium III Oxin markierten Monocyten und Granulocyten angewendet. Bessere Darstellung verspricht man sich von der Immunszintigraphie mittels Technetium 99 markierter monoklonaler Granulocyten-Antikörper. Da die chronisch-entzündlichen Prozesse jedoch häufig lymphocytäre Reaktionen aufweisen, bleibt die Aussagefähigkeit dieser Methoden beschränkt. Umgekehrt ist bei mechanischer Lockerung mit phagocytärer Aktivität von Monocyten und Granulocyten im umgebenden Knochen ein falsch positives Ergebnis zu erwarten.

Die Galliumszintigraphie arbeitet auf einer anderen Grundlage und ist zum Entzündungsnachweis spezifischer. Das Verfahren ist jedoch technisch aufwendig, die Anwendung bedingt eine höhere Strahlenbelastung und das Nuklid kann in kleineren Instituten aus wirtschaftlichen Gründen nicht vorrätig gehalten werden.

Neu hinzugekommen ist seit diesem Jahr die Anwendung von Technetium markierten Nanokolloid. Das Prinzip beruht auf der Dehiscenz des Gefäßendothels durch die Entzündung, wodurch markierte grobdisperse Teile austreten können.

Da in der Regel jede entzündliche Veränderung eine reaktive Osteoplastenaktivität auslöst, bedeutet eine ausbleibende Aktivitätserhöhung im konventionellen Szintigramm den Ausschluß einer chronisch-entzündlichen Genese.

Nur die Aktivitätserhöhung im konventionellen Szintigramm, zusammen mit der Aktivitätserhöhung im entzündungsspezifischen Szintigramm, machen eine Infektion hochwahrscheinlich.

Gelenkpunktion und Arthrographie

Auch wenn die Regel gilt, daß es unmöglich ist, infektiöse und nichtinfektiöse Endoprothesenlockerungen mittels klinischer, röntgenologischer oder szintigraphischer Mittel zu unterscheiden, so sollte die invasive Diagnostik dennoch als letzte Maßnahme in der Reihe des diagnostischen Ablaufes erfolgen.

Der Nachweis entzündlicher Kriterien durch Röntgenuntersuchung und Szintigraphie bedingt in jedem Falle eine Gelenkpunktion zum Erreger-Nachweis.

Die unter aseptischen Operationsbedingungen durchzuführende Gelenkpunktion sollte an der Hüfte unter Durchleuchtung erfolgen. Häufig findet man im entzündeten Gelenk trübflockige Ergüsse mit vermehrt segmentkernigen Leukocyten. Wird keine Gelenkflüssigkeit aspiriert, so wird das Gelenk mit Kochsalzlösung angespült. Gelingt es nicht, einen Erreger aus dem Gelenkpunktat zu isolieren, so schließt dies jedoch eine Infektion nicht aus.

Untersuchungen von Gelenkbiopsien haben gezeigt, daß bei chronischen Infekten der Erreger-Nachweis auf mikroskopischem Wege im Gewebe gelingt.

Jede Gelenkpunktion sollte zu einer Arthrographie genutzt werden, um Spalten um die Implantatkomponenten darzustellen und damit wenigstend die Lockerung zu objektivieren.

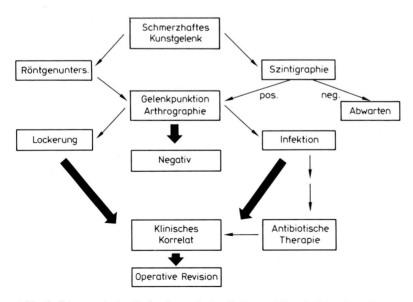

Abb. 1. Diagnostische Maßnahmen beim Früh- und Spätinfekt eines Kunstgelenkes

Zusammenfassung

Wirksame diagnostische Maßnahmen zur Erkennung eines tiefen Infektes am Kunstgelenk erfordern somit einen umfassenden Diagnoseplan. Dieser muß zum Ziel haben, den aufkeimenden Verdacht einer Infektion zu verfolgen bis dieser bewiesen oder ausgeschlossen ist. Da es nicht möglich ist, aus der klinischen Symptomatik, der Röntgenuntersuchung und der Szintigraphie die Diagnose einer Infektion sicher zu stellen, verbleibt nur der Weg über die Gelenkpunktion, den Erreger nachzuweisen. Bleibt der Keimnachweis aus, so gilt ein schmerzhaftes Kunstgelenk dennoch so lange infektionsverdächtig, bis das Gegenteil bewiesen ist. Dazu sollte der Patient engmaschig kontrolliert werden, unter Ausschöpfung aller diagnostischer Möglichkeiten, denn je länger ein Infekt im Knochen unerkannt schwelt, um so schwieriger gestaltet sich seine Sanierung, wenn sie letzten Endes überhaupt möglich ist (Abb. 1).

Therapie der infizierten Hüft- und Knieendoprothesen

R. Babst, H. Jenny und E. Morscher

Orthopädische Universitätsklinik (Direktor: Prof. Dr. E. Morscher), Felix-Platter-Spital, CH-4055 Basel

Im Kampf um das infizierte Kunstgelenk sind in den letzten zwei Jahrzehnten große Fortschritte zu verzeichnen. Bei den Primärarthroplastiken der Hüfte ist die Infektionshäufigkeit von bis zu 10% anfangs der 60er Jahre praktisch weltweit auf unter 1% gesunken. Lidwell [20] gibt aufgrund einer schwedischen multizentrischen Studie 0,4% an. Während vor 20 Jahren ein virulenter Infekt eines Kunstgelenkes noch gleichbedeutend war mit dessen Entfernung und einem invalidisierenden Restzustand ("Girdlestone") weist die Reoperation mit Wiedereinsetzen einer Endoprothese heute eine Erfolgsquote von ca. 80% auf (Klenerman [19]). Das Risiko für eine Dauerinvalidität ("Girdlestone" resp. Amputation usw.) liegt bei unter 0,1%.

Verschiedene Maßnahmen haben zu dieser verbesserten Situation im Kampf gegen die Primärinfektion geführt. In erster Linie ist es die Asepsis, welche mit der Einführung des "Greenhouse" durch John Charnley [7] eine entscheidende Verbesserung erfuhr. Auch die prophylaktische Applikation von Antibiotica (Ericsson et al. [11]) führte zu einer signifikanten Senkung der Infektionshäufigkeit. Nach einer Studie von Lidwell et al. [20] hat die Kombination der beiden genannten Maßnahmen eine stärkere Senkung der Infekthäufigkeit zur Folge als wenn jede Maßnahme nur für sich allein angewandt wird. Einen weiteren Fortschritt bedeutete die Einführung antibioticahaltiger Knochenzemente durch Buchholz (Buchholz et al. [4, 5]; Josefsson [15]). Weitere Möglichkeiten der Infektbekämpfung bestehen in der Verwendung von Gentamycin-PMMA-Kugeln (Klemm [18], sowie in der Applikation von hyperbarem Sauerstoff in speziellen Kammern (Davis [10]), eine Therapie, die bisher aber nur bei kleineren Patientenzahlen angewendet wurde.

In Bezug auf das lokale Vorgehen angesichts eines infizierten Kunstgelenkes ergeben sich grundsätzlich fünf Möglichkeiten.

1. Die Prothese bleibt in situ, das Gelenk wird revidiert, infiziertes Material wird debridiert und eine Spüldrainage eingelegt.
2. Die Prothese wird einzeitig gewechselt, wobei eine Spüldrainage eingebaut werden kann.
3. Die Prothese wird in zwei Sitzungen gewechselt, wobei dieser zweizeitige Wechsel entweder in einem relativ kurzen Intervall, also in der Regel im gleichen Spitalaufenthalt innert vier Wochen, erfolgt oder in zwei Spitalaufenthalten mit einem Intervall von Monaten oder Jahren.
4. Im Ausbau des Kunstgelenkes unter Hinterlassung einer sogenannten "Girdlestone"-Situation. Diese ist in Bezug auf die Funktion aber wenig befriedigend (Clegg [9], Petty u. Goldsmith [22], Bittar u. Petty [3], Kantor et al. [17], Postel [23]).
5. Die Arthrodesierung des Restgelenkes, was im Vergleich zu anderen Gelenken im Hüftgelenk aber kaum in Frage kommt.

Die Beeinflussung des Entscheides, welche der genannten Möglichkeiten gewählt werden soll, hängt von verschiedenen Faktoren ab, und zwar:

1. Vom klinischen Bild: besteht Fieber, eine erhöhte Senkung, oder weitergefaßt, wie ist der Allgemeinzustand des Patienten?
2. Ob der Infekt an Hüfte oder Knie lokalisiert ist.
3. Von der Art des Infektes. Handelt es sich um einen Früh- oder Spätinfekt? Als Frühinfekt bezeichnen wir (Charnley [7]) einen Gelenkinfekt, welcher innerhalb der ersten drei Monate postoperativ diagnostiziert wird, als Spätinfekt alle nach diesem Zeitpunkt auftretenden Infekte. Je länger der Zeitpunkt zwischen Operation und Auftreten des Infektes ist, desto eher kommt ein metastatischer resp. ein hämatogener Infekt in Frage und weniger eine intraoperativ stattgehabte Kontamination.

    Weiter ist zu klären, ob es sich um einen sicheren Infekt, um einen Verdacht, oder um einen Status nach Infekt handelt, sowie ob ein Erstinfekt oder ein Rezidiv nach mehreren Voroperationen vorliegt.
4. Welcher Keim oder welche Keime sind am Infekt beteiligt? Balderston et al. [2] haben diesbezüglich keine Signifikanz gefunden, während die Mehrzahl der Autoren den gramnegativen Keimen und den Streptokokken doch eine besondere Bedeutung zumessen (Buchholz [4], James et al. [14], Salvati [24], Saxer [25]).
5. Wie ist der Verankerungszustand der Prothese? Ist die Prothese fest, fraglich locker oder gesichert locker?
6. Vom Zustand der Weichteile. Besteht eine Rötung, Schwellung oder sogar eine Fistel? Ist das Gewebe durch multiple Voreingriffe vernarbt und entsprechend schlecht vascularisiert?
7. Wie ist die Beschaffenheit des Knochenlagers in Bezug auf Qualität und Quantität?

Die Berücksichtigung dieser Faktoren bei der Auswahl des Operationsverfahrens und die verbesserten Möglichkeiten der Infektbekämpfung haben die Erfolgsraten der Reimplantation deutlich erhöht. Sie liegen heute — wie gesagt — zwischen 70% und 90% (Tabelle 1).

Tabelle 1. Erfolgsraten von Reimplantationen

Autoren	Jahr	Nr.	einzeitig	zweizeitig
Hunter u. Dandy [13]	1977	137		33% (10/30)
Carlsson et al. [6]	1978	77		78%
Jupiter et al. [16]	1981	57		78% (14/18)
Buchholz et al. [4]	1981	583		77%
Salvati et al. [24]	1982	60	32 = 91%	28 = 89%
Miley et al. [21]	1982	101		86%
James et al. [14]	1982	1063		73% (17 % Rezidive)
Balderston et al. [2]	1987	84		
Saxer [25]	1987	24		79% (19/24)
Wroblewski [26]	1987	40		75% (30/40)

Aufgrund einer Nachkontrolle der an unserer Klinik behandelten infizierten Hüft- und Kniegelenksendoprothesen sollen Schlußfolgerungen zur Entscheidungsfindung ("Decision making") in der Behandlung dieser Komplikation der Endoprothetik gezogen werden.

Material und Methode

Eine der wichtigsten, aber keinesfalls leichtesten Fragen ist diejenige der *Definition eines Infektes* (Abb. 1). Sie wird denn auch je nach Autor anders beantwortet (Balderston [2], Buchholz [4], Hunter u. Dandy [13], Jupiter et al. [16], Miley et al. [21], Salvati et al. [24]). Wir haben unsere infizierten Hüft- und Kniegelenksarthroplastiken aufgrund der Klinik, des Röntgenbildes und des Labors, sowie des Keimnachweises in drei Gruppen unterteilt. Dabei haben wir einen positiven Keimnachweis zusammen mit der Klinik eines Infektes, bestehend aus erhöhter Blutsenkungsreaktion, den lokalen oder systemischen Zeichen eines Infektes und einem entsprechenden Röntgenbild mit Lysezeichen oder einer positiven Knochenszintigraphie oder Fistulographie als sicheren Infekt definiert. Bei Vorhandensein mehrerer dieser Zeichen, jedoch ohne positiven Keimnachweis, teilten wir den Patienten der Gruppe "Verdacht auf Infekt" zu. Patienten ohne entsprechende Zeichen und ohne positiven Keimnachweis anläßlich der letzten Operation mit von früher her gesichertem Infekt haben wir der Gruppe "Status nach Infekt" zugeteilt.

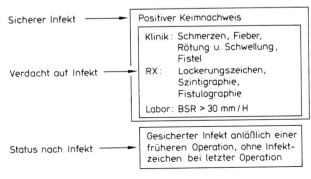

Abb. 1. Definition eines Infektes

Die Beurteilung des Erfolges unserer Maßnahmen stützen sich auf das Fehlen der klinischen Infektzeichen, welche bereits erwähnt wurden, und auf die subjektiven Angaben bezüglich Schmerzen. Als Mißerfolg oder Rezidiv betrachten wir Patienten mit den klinischen und/oder radiologischen Zeichen eines Infektes und solche, bei welchen die permanenten Infektzeichen nur durch antibiotische Dauermedikation unterdrückt werden können.

Unser Patientenkollektiv (Tabelle 2), welches wir retrospektiv analysierten, bestand aus 74 Patienten mit 75 infizierten künstlichen Gelenken, 62mal war ein Hüft- und 13mal war eine Kniearthroplastik betroffen. 42 Patienten waren weiblichen, 32 männlichen Geschlechtes. Das Durchschnittsalter war 73 Jahre (der jüngste Patient war 43 Jahre, der älteste Patient 91 Jahre alt). Die Beobachtungsdauer betrug durchschnittlich 37 Monate (minimal 12 Monate, maximal 91 Monate).

Ab 1982 erhielten unsere Patienten eine peroperative Antibioticaprophylaxe. Dies entspricht 90% unseres Gesamtkollektivs. Alle Patienten wurden postoperativ antibiotisch zwischen 6 Wochen und 2 Jahren, im Durchschnitt 3 Monate behandelt. Alle Eingriffe wurden in konventionellen Operationsräumen durchgeführt.

18 Frühinfekte, wobei 11 die Hüfte und 7 das Knie betrafen, standen 57 Spätinfekten in 51 Hüft- und 6 Kniegelenken gegenüber. Dabei stammten 60% der Patienten aus der eigenen Klinik, d.h. aus der Orthopädischen Universitätsklinik des Felix-Platter-Spitals und der Orthopädisch-Traumatologischen Abteilung des Kantonsspitals Basel, und 40% der Patienten waren uns zugewiesen worden. Das Verhältnis zwischen Früh- und Spätinfekt war im eigenen wie im zugewiesenen Kollektiv ungefähr gleich mit rund 25% Früh- und 75% Spätinfekten. Die deutliche Reduktion der Frühinfekte in unserem Kollektiv gegenüber eigenen früheren Beobachtungen und solchen der Literatur (Fitzgerald 40% [12], Andrews 50% [1], Hunter ca. 50% [13]) führen wir auf die konsequente peroperative Antibioticaprophylaxe und das Verwenden von Antibiotica im Zement zurück.

65% der intraoperativ entnommenen untersuchten Kulturen waren positiv, in 29% der Frühinfekte und in 71% der Spätinfekte. Als Ursache für diesen im Vergleich zur Literatur (Fitzgerald et al. [12], Hunter und Dandy [13], Jupiter et al. [16], Miley et al. [21], Salvati et al. [24]) relativ niedrigen Prozentsatz an positiven Kulturen kommen einerseits die zum Teil lange antibiotische Vorbehandlung eines großen Teiles unserer Patienten und die peroperative Antibioticaprophylaxe in Frage, andererseits wurden nicht in jedem Fall mehrere Abstriche kultiviert oder auf Anaerobier untersucht.

Die nachgewiesenen Keime (Tabelle 3) widerspiegeln in etwa die in der Literatur (Balderston et al. [2], Buchholz et al. [4], Fitzgerald et al. [12], Hunter und Dandy [13], Salvati et al. [24]) gefundenen Species mit einem Dominieren der Gram-Positiven, allen voran Staphylococcus epidermidis, gefolgt von Staphylococcus aureus und den Streptokokken.

Tabelle 2. Infizierte Hüft- und Kniearthroplastiken

	Hüfte	62
	Knie	13
Alter	73 Jahre	(43−91 J.)
Beobachtungsdauer	37 Monate	(12−91 M.)

Tabelle 3. Isolierte Mikroorganismen von 51 Kunstgelenken

Staphylococcus aureus	10
Staphylococcus epidermidis	25
Streptokokken	8
Gram negative Keime	7
Anaerobier	4

Daneben fanden sich wenige gram-negative Keime und noch weniger Anaerobier. In 5 der 49 keim-positiven Gelenke fanden sich Mischinfekte.

Betrachtet man die Erfolgsrate in Bezug auf die Keime, so betragen sie beim Straphylococcus aureus und Staphylococcus epidermidis, wie auch bei den verschiedenen Streptokokken-Species sowohl an der Hüfte wie am Knie je 80%. Die gram-negativen Keime hatten eine Erfolgsrate von Null und die Anaerobier von 100%. Die Rezidiveingriffe betragen bei den Staphylokokken je 20%, während sie bei den Streptokokken sogar 80% und bei den Gram-Negativen 50% ausmachen (Tabelle 4).

Bevor wir die Kriterien für die Art des zu wählenden Eingriffes im Detail erörtern, lassen Sie mich kurz zur Frage zementloser Implantate beim Infekt Stellung nehmen: In unserer Klinik wird in der Hüfte die Pfannenkomponente ausschließlich zementfrei verankert, während der Schaftanteil bei den infizierten Gelenken in zwei Drittel mit Antibioticazement (Tabelle 5) und in einem Drittel zementfrei fixiert (Tabelle 6) wurde. Unsere Analyse ergab zwar bezüglich Heilungsrate bei beiden Gruppen gleiche Ergebnisse, jedoch war bei den unzementierten Prothesen die Anzahl nötiger Rezidiveingriffe mit 8 Eingriffen bei 21 Gelenken (40%) gegenüber 8 Eingriffen bei 41 Gelenken (20%) größer.

Im Kniegelenk wurden dagegen die Komponenten in 80% der Fälle zementiert verankert. Die geringen Fallzahlen erlauben jedoch keine schlüssigen Hinweise.

Ein ebenfalls kontroverses Thema ist die Verwendung von autologem oder homologem Spongiosa-Material beim Infekt (Buchholz [4]). Unser Konzept der zementfreien Pfannenfixation erfordert beim Revisionseingriff oft das Unterfüttern des neuen Pfannenlager mit Spongiosa respektive das Einbringen von Spongiosa in den Schaft. Das Resultat bezüglich Erfolg entspricht ungefähr der Erfolgsrate des ganzen Kollektivs (Tabelle 7). Auffällig ist, daß von den 9 homologen Implantaten alle rezidivfrei waren, wobei vermerkt werden muß, daß homologe Spongiosa allerdings nur in Fällen mit guten Weichteil- und Knochenverhältnissen verwendet wurde.

Zusammengefaßt wurden in der geschilderten Kontrollperiode an 75 Gelenken 103 Eingriffe vorgenommen.

Tabelle 4. Erfolg und Keime

Prothese	Staph. aureus	Staph. epidermidis	Streptokokken	Gram neg.	Anaerob
Erhalten	9	21	5	4	4
Gewechselt	2	4	4	2	0
Entfernt oder rezidiv	2	4	1	4	0

Tabelle 5. Zementierte Hüften (n = 41)

Art des Infektes	Geheilt n	Rezidiv n	Rezidivtherapie Art	Geheilt	Rezidiv
Sicher	24	5	Rev. + Spül.	1	0
			TPW 1-zeitig	0	1
			TPW 2-zeitig	0	1
			Girdlestone	2	0
Verdacht	7	2	TPW 2-zeitig	0	1
			Girdlestone	1	0
Status nach I.	2	1	TPW 1-zeitig	0	1
Total	33	8		4	4

Tabelle 6. Unzementierte Hüften (n = 21)

Art des Infektes	Geheilt n	Rezidiv n	Rezidivtherapie Art	Geheilt	Rezidiv
Sicher	8	8	Girdlestone	4	0
			PF-Wechsel	1	0
			Zementfr. TP	1	0
			Keine Ther.	0	2
Verdacht	3	0			
Status nach I.	2	0			
Total	13	8		6	2

Tabelle 7. Infekt und Spongiosaplastik (n = 30)

Art der Spongiosa	Gelenke n	Geheilt n	Rezidiv n
Autologe	14	10	4
Homologe	9	9	0
Auto- und homologe	7	6	1
Total	30	25 (83%)	5 (17%)

Schlußfolgerungen

Wie bereits eingangs erwähnt, stützt sich unser Entscheid für die Art der chirurgischen Infektbehandlung auf die Berücksichtigung verschiedenster sogenannter Prognostikatoren. Aufgrund unserer Analyse sehen wir folgendes Therapiekonzept bei infizierten Kunstgelenken an Hüfte respektive am Knie:

Wir beschränken uns auf lokale Maßnahmen, wie Wundspreizung, Entleerung eines oberflächlichen Hämatoms, der Sekundärheilung respektive der Sekundärnaht beim oberflächlichen Lokalinfekt, sowohl der Hüfte als auch des Knies, unabhängig vom Keim, welcher im Abstrich gefunden wird. Voraussetzung ist jedoch, daß die Prothese fest sitzt und der Infekt das Implantat nicht umgibt. 3 Patienten unseres Kollektivs mit oberflächlichem Infekt wurden allein mit lokalen Maßnahmen geheilt.

Ein Belassen der Prothese in situ mit Debridement und Spülung führen wir beim Erstinfekt durch, insbesondere beim Frühinfekt. Beim Spätinfekt kommt dieses Verfahren nur bei sicher festem Prothesensitz mit günstigen Knochen- und Weichteilverhältnissen und beim Vorliegen eines gram-positiven Keimes in Frage. Eine Spüldrainage wird bis zur dreimaligen Keimfreiheit der Spülflüssigkeit belassen, mit Abstrichentnahme nach 24 h Spülung ohne antimikrobielles Agens, was in der Regel nach 7 bis 14 Tagen der Fall ist. Von 7 frühinfizierten Hüften wurden so 6 geheilt, von 3 Hüften mit Spätinfekt kamen 2 zur Ausheilung. Am Knie führte diese Methode in 2 von 3 Fällen zur Heilung, wobei ein Frühinfekt und ein Spätinfekt behandelt wurden.

Die Bedingungen für den einzeitigen Prothesenwechsel werden von uns restriktiv gehandhabt, sie gelten sowohl für das Hüft- als auch für das Kniegelenk. Dieser ist angezeigt bei einem Primärinfekt, sei dieser früh oder spät, falls die Prothese gelockert oder nur fraglich fest ist und ein Staphylococcus nachgewiesen werden kann.

Die Weichteile müssen gut vascularisiert und das Knochenlager qualitativ und quantitativ gut sein. Ein minutiöses Debridement mit Kapsulektomie und Entfernung auch der letzten Zementreste sind für den Erfolg dieses Vorgehens ausschlaggebend. 50% der einzeitig Operierten erhielten eine postoperative Spüldrainage über 7 bis 14 Tage. In der Gruppe mit postoperativer Spüldrainage war 1 Rezidiv (= 5%) zu verzeichnen und in der Gruppe ohne Spüldrainage fanden sich 4 Rezidive (= 20%). Eine von zwei einzeitig gewechselten und mit Spüldrainage behandelten Knieprothesen blieb infektfrei.

Der zweizeitige Prothesenwechsel drängt sich bei der lockeren Prothese auf, wenn es sich um ein Infektrezidiv bei einer mehrfach voroperierten Hüfte oder einem Knie handelt, wenn sich Streptokokken, Anaerobier, gram-negative Keime oder ein Mischinfekt nachweisen lassen, wenn eine Fistel, ausgedehntes Narbengewebe oder allgemein schlecht vascularisiertes Gewebe vorliegt und wenn sowohl die qualitative wie auch die quantitative Knochenbeschaffenheit schlecht ist. Ein mäßiger oder schlechter Allgemeinzustand kann den Entscheid für dieses Vorgehen ebenfalls beeinflussen. Das Wiedereinsetzen der Prothese geschieht bei gram-positiven Keimen in der Regel nach dreimaliger Keimfreiheit der Spülflüssigkeit, in der Regel nach 10 bis 14 Tagen, auf jeden Fall innerhalb der ersten 4 postoperativen Wochen bei sicherem Rückgang der klinischen Infektzeichen. Die Beinlänge wird bis zum Zweiteingriff entweder mit einer Extension oder in unserer Klinik häufiger mit einem "Fixateur externe" gehalten. Auch für dieses Vorgehen gelten die gleichen chirurgischen Prinzipien des radikalen Debridements ohne Zurücklassen von Zementresten. Die antibiotische Behandlung erfolgt gezielt über mindestens 6 Monate. Ein Vergleich von einzeitigem und zweizeitigem Verfahren zeigt ein leicht schlechteres Abschneiden des zweizeitigen Verfahrens, wobei dies nicht erstaunt, wenn man die Kriterien betrachtet, die wir für die Zweizeitigkeit fordern (Abb. 2).

Die Kriterien der Implantatwahl beim Prothesenwechsel richten sich am Femur nach dem Alter des Patienten und nach dem qualitativen und quantitativen Zustand des Knochens. Wir zementieren beim Patienten über 60 Jahre den Prothesenschaft mit Antibiotica-

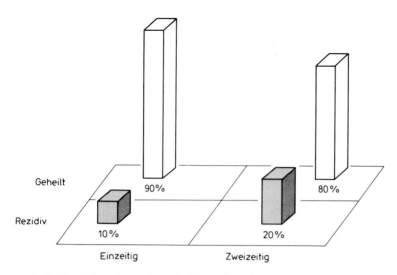

Abb. 2. Vergleich ein- und zweizeitiges Vorgehen

zement ein. Beim jüngeren Patienten ist die zementfreie Femurkomponente, trotz der erhöhten Rate an Rezidiveingriffen, eine Option, welche bei einem eventuellen späteren Wechsel weniger Präjudizien schafft.

Die Bedingungen zur Schaffung einer "Girdlestone"-Situation im Hüftbereich waren in unserem Patientengut 7mal erfüllt. Sechs dieser Patienten sind bis heute infektfrei bei befriedigendem subjektivem Resultat, 1 Patient verstarb 4 Monate postoperativ, unabhängig vom geschilderten Infekt. Wir entscheiden uns für dieses Verfahren bei mehrfachen Infektrezidiven und bei multipel voroperierten Patienten. Der Entscheid wird erleichtert, wenn gram-negative Keime vorliegen, ist aber nicht daran gebunden. Weitere Faktoren, die für ein solches Verfahren sprechen, sind eine gelockerte Prothese, schlechte Beschaffenheit von Weichteilen (Narben, Fistel) sowie ein qualitativ wie quantitativ ungenügender Knochen. Ein schlechter Allgemeinzustand kann unter Umständen sogar die Indikation zu einer primären "Girdlestone"-Operation ohne Erfüllung der obengenannten Bedingungen diktieren. Nach Monaten und Jahren kann eventuell eine erneute Reimplantation erwogen und versucht werden, wie dies bei 3 unserer Patienten der Fall war. Zweimal handelte es sich um eine Primärheilung und einmal um eine Heilung nach einem Infektrezidiv, welcher mit dem Wechsel einer zementfreien Prothese gegen eine andere zementfreie Prothese behandelt wurde.

An der infizierten Knieprothese stehen uns noch weitere therapeutische Möglichkeiten zur Verfügung. Die arthroskopische Spülung trägt beim Früh- wie auch beim Spätinfekt einerseits zur Diagnostik mit Keimentnahme bei, andererseits hat sie einen therapeutischen Effekt durch Bakterienreduktion und Einbringen eines antimikrobiellen Agens ins Kniegelenk. Die Prothese sollte jedoch klinisch und radiologisch fest sitzen bei gleichzeitig unbedenklichen Weichteil- und Knochenverhältnissen.

Im Gegensatz zur Hüfte ist am Knie die Möglichkeit zur Arthrodese gegeben. Wir ziehen diese bei mehrfachem Infektrezidiv und gelockerter Prothese, unabhängig vom Keim, in

Tabelle 8. Resultate des Gesamtkollektivs

Art des Infektes	Gelenke n	Geheilt n	Rezidiv n
Sicher	48	41	7
Verdacht	24	21	3
Status nach I.	3	2	1
Total	75	64 (85%)	11 (15%)

Betracht. Die Weichteile sollen eine primäre Deckung ermöglichen und die Knochendefekte dürfen nach Prothesenentfernung nicht zu ausgedehnt sein. Ein mäßiger bis guter Allgemeinzustand ist Bedingung. Zwei Patienten erhielten eine Kniearthrodese, wobei bei einer Patientin, nicht von uns arthrodesiert, ein Rezidiv erfolgte.

Eine "Girdlestone"-Situation im Knie haben wir bei 2 Patienten wegen ausgedehnten Knochendefekten, prekären Weichteilverhältnissen und insbesondere wegen des schlechten Allgemeinzustandes unabhängig vom Keim durchgeführt. Beide Patienten tragen eine Kniehülse, eine Patientin machte ein Rezidiv mit chronischer Fistelung und steht einer erneuten operativen Therapie negativ gegenüber.

Dieses therapeutische Konzept in der Behandlung des infizierten künstlichen Knie- und Hüftgelenkes hat in 85% unserer Fälle zum Erfolg geführt (Tabelle 8). Dabei besteht kein signifikanter Unterschied zwischen der Gruppe der sicheren Infekte und der Gruppe der unsicheren Infekte sowie der Gruppe "Status nach Infekt".

Wir sind uns der Schwierigkeiten bewußt, bei der großen Varietät der klinischen Bilder einer Infektion und der Vielzahl von Faktoren, welche Erfolg oder Mißerfolg einer angewandten Methode bestimmen, zuverlässige Schlußfolgerungen zu ziehen.

Bei genügend großem und homogenem Krankengut lassen sich bei zuverlässiger Nachkontrolle zumindest Tendenzen aufzeigen, welche durch größere Fallzahlen und Langzeitverläufe bestätigt werden müssen.

Literatur

1. Andrews HJ, Araen GP, Hart GM, Owen JW (1981) Deep infection after total hip replacement. J Bone Joint Surg (Br) 63:53–57
2. Balderston RA, Hiller WDB, Iannotti JP, Pickens GT, Booth RE Jr, Gluckman SJ, Buckley RM, Rothman RH (1987) Treatment of the septic hip with total hip arthroplasty. Clin Orthop 221:231–237
3. Bittar ES, Petty W (1982) Girdlestone arthroplasty for infected total hip arthroplasty. Clin Orthop 170:83
4. Buchholz HW, Elson RA, Engelbrecht E, Lodenkamper H, Rotgger J, Siegel A (1981) Management of deep infection of total hip replacement. J Bone Joint Surg (Br) 63: 342–353
5. Buchholz HW, Von Foerster G, Heinert K (1984) Management of infected prostheses. Orthopaedics 7:1620–1625
6. Carlsson AS, Josefsson G, Lindberg L (1978) Revision with Gentamycin-cement for deep infections in total hip arthroplasties. J Bone Joint Surg (Am) 60:1059

7. Charnley J (1964) A sterile-air operating theatre enclosure. Brit J Surg 51:195–202
8. Charnley J (1972) The long-term results of low-friction arthroplasty of the hip performed as a primary intervention. J Bone Joint Surg (Br) 61:76
9. Clegg (1977) The results of the pseudarthrosis after removal of an infected total hip prosthesis. J Bone Joint Surg (Br) 59:298
10. Davis JC, Heckmann JD, DeLee JC, Buckwold FJ (1986) Chronic non-haematogenous osteomyelitis treated with adjuvant hyperbaric oxygen. J Bone Joint Surg (Am) 68: 1210–1216
11. Ericsson C, Lindgren L, Lidberg L (1973) Cloxacillin in the prophylaxis of postoperative infections of the hip. J Bone Joint Surg (Am) 55:808–813, 843
12. Fitzgerald RH Jr, Declan R, Nocan (1977) Deep wound sepsis following total hip arthroplasty. J Bone Joint Surg (Am) 59:847–855
13. Hunter G, Dandy D (1977) The natural history of the patient with an infected total hip replacement. J Bone Joint Surg (Br) 59:293–297
14. James ETR, Hunter GA, Cameron HU (1982) Total hip revision arthroplasty: does sepsis influence the results? Clin Orthop 170:88
15. Josefsson G, Lindberg L, Wiklander B (1981) Systemic antibiotics and gentamicin-containing bone cement in the prophylaxis of postoperative infections in total hip arthroplasty. Clin Orthop 159:194
16. Jupiter J, Karchmer AW, Lowell D, Harris WH (1981) Total hip arthroplasty in the treatment of adult hips with current or quiescent sepsis. J Bone Joint Surg (Am) 63:194
17. Kantor GS, Osterkamp JA, Dorr LD, Fischer D, Perry J, Conaty JP (1986) Resection arthroplasty following infected total hip replacement arthroplasty. J Arthroplasty 1:83–89
18. Klemm K (1976) Die Behandlung chronischer Knocheninfektionen mit Gentamycin-PMMA-Ketten und -Kugeln in Gentamycin-PMMA-Kette. Symposium, Contzen H (Hrsg). Verlag für Lehrmittel, Wissenschaft und Forschung, München, S 20–25
19. Klenerman L (1984) The management of the infected endoprosthesis. J Bone Joint Surg (Br) 66:645–651
20. Lidwell OM, Elson RA, Lowbury EJL, Whyte W, Blowers R, Stanley SJ, Lowe D (1987) Ultraclean air and antibiotics for prevention of postoperative infection; a multicenter study of 8052 joint replacement operations. Acta Orthop Scand 58:4–13
21. Miley GB, Scheller AD Jr, Turner RH (1982) Medical surgical treatment of the septic hip with one-stage revision arthroplasty. Clin Orthop 170:76
22. Petty W, Goldsmith S (1980) Resection arthroplasty following infected total hip arthroplasty. J Bone Joint Surg (Am) 62:889
23. Postel P (1987) In: Primär- und Revisionsalloarthroplastik. Endo-Klinik Hamburg (Hrsg). Springer, Berlin Heidelberg New York Tokyo
24. Salvati EA, Chekofsky KM, Brause BD, Wilson PD (1982) Reimplacement in infection: a 12-year experience. Clin Orthop 170:62
25. Saxer U 1980) Infection problems in patients with endoprostheses, Proc. II World Congress Antisepsis. Purdue Frederick Company, Norwalk, pp 99–100
26. Wroblewski BM (1980) Revision of infected hip arthroplasty, Proc. II World Congress Antisepsis. Purdue Frederick Company, Norwalk, pp 97–98

Erfahrungsbericht und Behandlungsergebnisse nach Infektion im Bereich von Kunstgelenken

H.W. Buchholz

Endo-Klinik (Direktor: Prof. Dr. H.W. Buchholz), Holstenstraße 2, D-2000 Hamburg 50

Infektionen in der Gelenkersatzchirurgie fallen unter den Begriff Osteomyelitis, obwohl sie sich sowohl von der akuten hämatogenen Osteomyelitis als auch von der chronischen Osteomyelitis unterscheiden. Übergänge mit zum Teil erheblichen Zerstörungen der Knochensubstanz sind jedoch vorhanden.

Ihren Ausgang nimmt die tiefe Infektion immer von der Grenzschicht zwischen Knochen und den körperfremden Substanzen.

Eine Keimabsiedlung in diesem Bereich dürfte am häufigsten unter der Operation erfolgen sowohl bei Früh- als auch bei Spätinfektionen, wobei Spätinfektionen sich von den Frühinfektionen dadurch unterscheiden, daß die Virulenz der eingebrachten Bakterien gering ist, so daß ihre klinische Beobachtung erst Monate, gelegentlich auch erst Jahre später möglich ist.

Eine hämatogene tiefe Infektion ist praktisch immer eine Spätinfektion. Sie geht von Herden im Körper aus wie Zähnen, Tonsillen, Harnwegen und Hautinfektionen. Sie kann aber auch einmal postpneumonisch beobachtet werden oder nach Darminfektionen.

Da praktisch bei jedem Menschen in unregelmäßigen Abständen passagere Bacteriämien auftreten, muß auch einmal damit gerechnet werden, daß bei schweren, konsumierenden allgemeinen Erkrankungen in der Folgezeit eine tiefe Infektion auftritt, die zu einer Keimansammlung im Endoprothesenbereich führt und in einem septischen Zustandsbild endet.

Begünstigt wird das Angehen einer tiefen Infektion durch eine mechanische Unruhe im Endoprothesenbereich, sei es, daß die Schaftendoprothese mangelhaft einzementiert ist und dadurch in der Trochanterregion schwingen kann, sei es, daß die Pfanne mangelhaft eingesetzt wurde und einer zu starken Torsionsbelastung unterliegt.

Analysiert man eine große Anzahl von gelockerten Hüftendoprothesen und von infizierten, so kommt man zu dem Ergebnis, daß die Ursache dieser Komplikationen zu mehr als 90% bei technischen Fehlern zu suchen ist, die dem Operateur unterlaufen sind.

Bei den nachgewiesenen Keimen spielt nach wie vor der Staphylococcus aureus hämolyticus eine dominierende Rolle. Er macht zusammen mit anderen Staphylokokkenstämmen etwa 60% aller beobachteten Keime aus.

Bei der übrigen Bakterienflora hat sich ein deutlicher Wandel eingestellt. Waren es früher die sogenannten Problemkeime wie Pseudomonas aeruginosa, Proteus mirabilis, Escherichia coli und Enterokokken, so haben sich in den vergangenen Jahren ursprünglich als apathogen geltende Keime wie Staphylococcus albus, Staphylococcus epidermidis und coagulasenegative Staphylokokken in den Vordergrund geschoben bei der Verursachung von tiefen Infektionen. Diese Beobachtung konnte sowohl bei eigenem Krankengut gemacht werden, bei dem die Staphylococcus species, unter dem diese 3 Gruppen zusammengefaßt werden können, von 10,2% im Jahre 1973/74 auf 29,8% im Jahre 1985 angestiegen sind (Abb. 1). Gleiche Beobachtungen konnten bei Infektionen aus anderen Kliniken gemacht werden, wo die Staphylococcus species von 5% im Jahre 1973/74 auf 20% im Jahre 1985 angestiegen

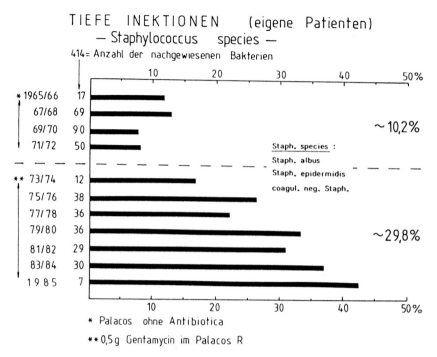

Abb. 1. Zunahme der Staphylococcus species seit 1975 (a. Palacos ohne Antibiotica, b. 0,5 g Gentamycin im Palacos.)

sind (Tabelle 1). Besorgniserregend dabei ist die Zunahme der Resistenz dieser Keime, so daß in einzelnen Fällen bereits schwerste Komplikationen bei persistierender Infektion beobachtet wurden.

Die Behandlung der eingetretenen tiefen Infektion verlangt Erfahrung. Systemisch durchgeführt Antibioticatherapie ist fast immer erfolglos, auch wenn die Keime ausgetestet wurden und eine hochdosierte Langzeittherapie zur Anwendung kam. Man muß immer damit rechnen, daß Bakterien in Nischen der Grenzschicht überleben können und dadurch die tiefe Infektion unterhalten wird. Außerdem sollte man bei der über lange Zeit angewendeten systemischen Antibioticatherapie bedenken, daß hierdurch der Resistenzentwicklung von Bakterien Vorschub geleistet wird.

Auch bei zweizeitigem Endoprothesenaustausch genügt eine systemische Therapie nicht, wenn man nicht chirurgisch eine absolut sorgfältige Ausräumung der Infektionsherde durchgeführt hat.

Das Einlegen von PMMA-Ketten ist in allen Fällen erfolgversprechend, bei denen die Bakterien gentamicynempfindlich sind. Bei allen anderen Infektionen dürfte diese Behandlung auch in Kombination mit systemischer Antibioticaanwendung nicht ausreichen.

In der Endo-Klinik wird seit 1972 die tiefe Infektion behandelt durch einzeitigen Austausch der Endoprothese unter sorgfältigster Säuberung von Femurmarkhöhle und Acetabulum sowie Reimplantation mit Knochenzement, dem als wirksam ausgetestete Antibiotica untermischt werden.

Tabelle 1. Antibioticakombinationen

a) Bewährte Antibioticakombinationen als Beimischung zum Palacos R zur Behandlung Gentamycin mäßig sensibler bzw. resistenter Straphylokokken als Erreger der Osteomyelitis.

3 g	Lincomycin	Ausscheidundsdauer in vitro 110 Wochen
1 g	Gentamycin	
40 g	Palacos R	
3 g	Cefamendol	Ausscheidungsdauer in vitro 66 Wochen
1 g	Gentamycin	
40 g	Palacos R	
2 g	Refosporin	Ausscheidungsdauer in vitro 110 Wochen
1 g	Gentamycin	
40 g	Palacos R	
3 g	Cefuroxim	Ausscheidungsdauer in vitro 34 Wochen
1 g	Gentamycin	
40 g	Palacos R	

Ein zweizeitiger Austausch findet nur statt, wenn die Knochensubstanz im Femurbereich oder im Acetabulumbereich erheblich zerstört ist, so daß ein sogenannter Platzhalter, der ebenfalls mit antibioticahaltigem Zement eingebracht wird, zur Anwendung kommen muß.

Die lokale Anwendung von Antibiotica im Knochenzement wird nur dann mit einer systemischen Antibioticagabe kombiniert, wenn die Weichteile von der Infektion mit ergriffen sind.

Die Frage, ob tiefe Infektionen bei zementierten Kunstgelenken oder bei zementlos implantierten häufiger sind, kann heute noch nicht beantwortet werden. Hierzu ist eine längere Beobachtungszeit erforderlich.

Der Anteil der infizierten Hüftendoprothesen bei Lockerungen scheint aber etwa gleich hoch zu sein. So konnten wir bei 4 076 gelockerten einzementierten Endoprothesen 1 283 tiefe Infektionen beobachten (31,5%), während auf 286 gelockerte zementlos implantierte Endoprothesen 113 tiefe Infektionen (39,5%) kamen.

Die Lockerung von Endoprothesen muß als wesentlicher Schrittmacher für das Eintreten einer tiefen Infektion bei Kunstgelenken angesehen werden. Es erhebt sich daher die Frage, wie man diese Komplikation vermeiden bzw. wenigstens reduzieren kann.

Auch unter Ärzten ist noch immer die Meinung weit verbreitet, daß der Knochenzement eine wesentliche Ursache der Lockerung ist, da er angeblich durch zu starke Hitzeentwicklung den umgebenden Knochen schädigt und auch zusätzlich noch gewebetoxisch ist. Es wird auch immer wieder angenommen, daß der Knochenzement allergische Reaktionen auslöst und vom Körper nicht angenommen wird. Außerdem soll er angeblich nach längerer Implantationszeit zerbröseln. Diese Behauptungen konnten durch unser Langzeitergebnis widerlegt werden. So haben wir Patienten, die nach 20jähriger normaler Belastung des mit Zement implantierten Kunstgelenkes keinerlei im Röntgenbild nachweisbare Reaktionen zwischen Zement und Knochen aufweisen.

Eine Gefahr, die vom Zement, aber auch vom Polyäthylen ausgeht, muß sorgfältig berücksichtigt werden. Zerriebener Knochenzement und Polyäthylenpartikel, die die Möglichkeit haben, sich mit diesem zerriebenen Knochenzement zu mischen und in den Spalt zwischen Prothese und Knochen einzudringen, führen zu einer rasch progredienten Zerstörung der Knochensubstanz unter Bildung von großen Mengen von Granulationsgewebe.

Nach unseren Erfahrungen lassen sich Lockerungen von Schaftendoprothesen weitgehend vermeiden bei Verwendung eines geeigneten Endoprothesenmodelles mit entsprechend langem und belastungsgerecht konstruierten Schaftanteil. Eine solche Prothese sollte weder in Varus- noch in Valgusposition eingesetzt werden, sondern zentral im Femurschaft liegen. Es ist ferner erforderlich, eine ausreichende Menge von Knochenzement zu verwenden und ihn unter Entlüftung der Markhöhle fest in dieselbe einzupressen nach Verblockung der Markhöhle nach distal. Durch diese Maßnahme wird eine gleichmäßige Krafteinleitung über die ganze Schaftlänge in den Knochen sichergestellt als Voraussetzung für einen stabilen Sitz und eine lange Lebenserwartung des Kunstgelenkes.

Pfannenlockerungen können dadurch reduziert werden, daß man ein der Acetabulumgröße angepaßtes Pfannenmodell verwendet, das weder zu weit lateral noch zu tief eingesetzt werden darf und das in der Belastungszone eine stabile Verankerung finden sollte.

Leider werden in der Praxis noch zu viele Implantationsfehler bei den Kunstgelenken gemacht, so daß Lockerungen und damit auch Infektionen noch immer eine steigende Tendenz haben.

Zementlos implantierte Prothesen schneiden nach den bisherigen Beobachtungen nicht besser ab bei den Lockerungen und wahrscheinlich auch bei den tiefen Infektionen. Die theoretisch erwartete stabile Verankerung einer zementlos implantierten Schaftendoprothese hat sich in der Praxis bisher nicht ausreichend bestätigen lassen. Es kommt häufig doch zu einem Verankerungsdefizit entweder im Trochanterbereich und dem angrenzenden Femur oder aber im distalen Femurbereich. Es sollte bei der Diagnosestellung einer fraglichen Lockerung bei zementlos implantiertem Kunstgelenk bedacht werden, daß der bei der Untersuchung nachweisbare Rotationsschmerz beweisend ist, auch wenn im Röntgenbild ein Lockerungssaum sich nicht sicher abzeichnet. Auch sollte bedacht werden, daß ein angefertigtes Szintigramm keineswegs eine verbindliche Aussagekraft hat.

Im Laufe der Jahre wurden immer schwerwiegendere Gewebezerstörungen bei tiefen Infektionen beobachtet. Diese kommen dadurch zustande, daß einmal zu lange abgewartet wird, ehe man die Infektion operativ angeht. Häufiger aber ist es der Fall, daß die notwendige Operation unzulänglich durchgeführt wurde, so daß es dadurch zu weiteren Versuchen kam, die Infektion zu beherrschen, die aber nicht zum Erfolg führten.

Die Folgen sind dann weitgehende Zerstörung des Femur und auch des Acetabulum, so daß zur Behandlung dieser desolaten Situation besondere Endoprothesenkonstruktionen notwendig wurden. So wurde der totale Femurersatz entwickelt, der erfolgreiche Anwendung findet bei weitgehender Zerstörung des Femurknochen. Dieses künstliche Gelenk findet seine distale Verankerung in der Tibia.

Problematischer ist es, wenn auch das Acetabulum so weitgehend zerstört wurde, daß eine Pfannenverankerung nicht mehr möglich ist. Für solche Fälle wurde eine sogenannte Sattelprothese konstruiert, die noch die Möglichkeit bietet, eine belastungsfähige Verankerung im Os ilium zu erreichen.

Verbessert wurde diese Konstruktion durch Nieder, der die Steilschaftsattelprothese der Normalform der Hüftendoprothese anglich und gleichzeitig eine Drehbewegungsmöglichkeit einbrachte, so daß jetzt ein breiter Sattel sich am Os ilium abstützen kann und dem Knochen gegenüber nur geringe Bewegungen ausübt (Abb. 2).

Ergebnisse

In den Jahren von 1972 bis 1985 wurden insgesamt 17 254 Erstimplantationen totaler Hüftgelenksendoprothesen und aseptische Austauschoperationen bei Lockerungen in der Endo-Klinik durchgeführt. Dabei kam es zu 162 tiefen Infektionen, das entspricht 0,95%. Mehrfache Austauschoperationen mußten bei 31 Patienten durchgeführt werden, das entspricht 0,18%. Bleibende Mißerfolge einschließlich Girdlestone-Hüften resultierten bei 8 Patienten, das entspricht 0,05%.

Von diesen 162 tiefen Infektionen kam es zu einer erfolgreichen Behandlung nach einem ersten Austausch bei 123 Patienten, das entspricht 75,9%, einer erfolgreichen Behandlung nach mehrfacher Austauschoperation bei 31 Patienten, das entspricht 19,1%. Bleibende Mißerfolge einschließlich Girdlestone-Hüfte wurden bei 8 Patienten beobachtet, das entspricht 4,9%.

In der Zeit von 1972 bis 1981 wurden 869 Wechsel von totalen Hüftendoprothesen nach infizierter Primärimplantation aus anderen Kliniken durchgeführt. Hierbei kam es zu einer erfolgreichen Behandlung nach dem ersten Wechsel bei 673 Patienten, das entspricht 77,4%, einer erfolgreichen Behandlung nach einem zweiten Wechsel bei 112 Patienten, das entspricht 12,9%, nach weiteren Wechseln konnten noch 31 Patienten erfolgreich behandelt werden, das entspricht 3,6%. Bei 53 Patienten konnte eine Ausheilung nicht erreicht werden, das entspricht 6,1%.

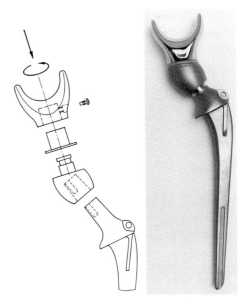

Abb. 2. Verbesserung der Steilschaftsattel-Endoprothese durch Angleichung an die normale Endoprothesenform und Einbringung einer in Polyäthylen gelagerten Drehmöglichkeit sowie Verlängerungsmöglichkeit nach Nieder

Diese nach konventionellen statistischen Methoden errechneten Ergebnisse lassen sich aber erfahrungsgemäß nur schlecht mit Ergebnissen anderer Kliniken vergleichen, da die Einbringung von Ausgangsdaten zu verschieden gehandhabt wird.

Es setzt sich daher immer mehr die Auswertung von medizinischen Daten nach der sogenannten Survival-Methode durch, d.h. unter Bestimmung der Überlebensrate, so wie seit längerem in der Tumorchirurgie vorgegangen wird.

Dieses Verfahren eignet sich besonders gut für die Auswertung von Langzeitverläufen in der Kunstgelenkchirurgie, da hierbei aussagekräftige Ergebnisse nach allgemeiner Erfahrung erst nach mindestens 10jährigen Verläufen gegeben sind.

Dazu muß man wissen, in welcher Weise bei dieser Methode die Daten eingegeben werden. So ist ein Ergebnis als positiv zu bewerten bei festem Kunstgelenk über die ganze Beobachtungszeit. Ein Ergebnis ist ferner positiv bei fester Prothese bis zum Tod des Patienten. Es ist außerdem positiv bei fester Prothese bis zum Nichterreichen des Patienten während der Beobachtungszeit.

Das Ergebnis ist negativ bei Lockerung oder Infektion der Endoprothese zu jedem Zeitpunkt der Beobachtungszeit. Nicht gezählt werden Patienten, die schon unmittelbar nach der Operation nicht erreicht werden konnten. Alle Ergebnisse beziehen sich auf erreichte und nachuntersuchte Patienten (Abb. 3).

Außerdem ist bei dieser Methode zu beachten, daß nach 10 Jahren Verlaufsbeobachtung erfahrungsgemäß 30% bis 40% der Patienten verstorben sind oder nicht erreicht werden konnten. Es kommt zu einer Vielzahl verschiedener Startpunkte sowie verschiedener Endpunkte, so daß naturgemäß auch viele verschiedene Verlaufszeiten gegeben sind.

Es wurden bei uns Langzeitverläufe nachuntersucht nach dieser Survival-Methode bei insgesamt 3 566 totalen Hüftgelenksendoprothesen, die während unserer Tätigkeit im AK St. Georg von 1969 bis 1975 eingesetzt worden waren. Die Nachuntersuchung erfolgte

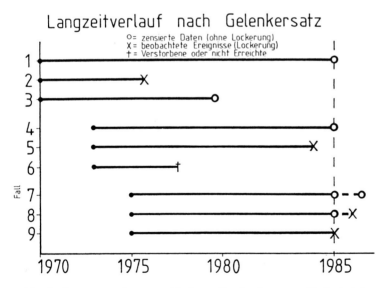

Abb. 3. Demonstration verschiedener Beobachtungsverläufe bei Langzeituntersuchungen nach der Survival-Methode (Überlebensrate)

1985. Es wurden also Verläufe von Hüftendoprothesen durchgeführt, die 10 bis 16 Jahre vor dem Nachuntersuchungstermin eingesetzt worden waren.

Die Überlebensrate bei tiefen Infektionen bei 825 tiefen Infektionen aus den Jahren 1972 bis 1981 haben einen ungünstigeren Verlauf, da insbesondere in den Jahren 1972 bis 1975 die Problemkeime noch eine wesentlich größere Rolle bei den tiefen Infektionen gespielt haben. So wurde bei der Pseudomonas-Gruppe z.B. nach 10 Jahren eine Überlebensrate von 22% beobachtet, während Staphylokokken und anaerobe Bakterien eine solche zwischen 50% und 70% hatten (Abb. 4).

In den vergangenen 10 Jahren konnten die Behandlungsergebnisse der tiefen Infektion bei Kunstgelenken deutlich verbessert werden. Hier spielt der durch Klimaanlagen reduzierte Luftkeimgehalt in den Operationsräumen eine Rolle sowie die zur Anwendung kommende Reinraumtechnik. Daneben ist aber auch eine Verbesserung der Operationstechnik und eine Reduzierung der technischen Fehler bei der Implantation von Endoprothesen von Bedeutung.

Trotz allem wird man mit einer Restquote von Infektionen nach einer Beobachtungszeit von 10 Jahren rechnen müssen, die bei etwa 1% liegt. Hierbei wirken sich die hämatogenen Infektionen aus, die durch keine vorsorgliche Maßnahme verhindert werden können.

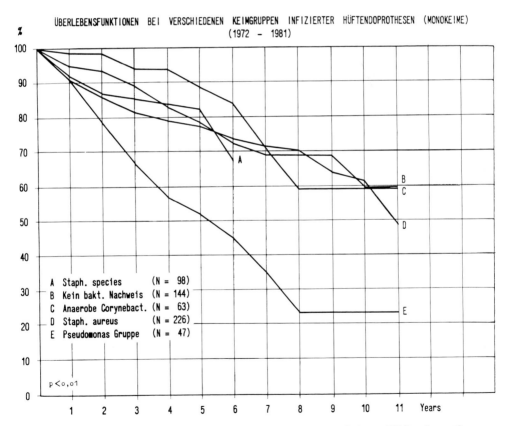

Abb. 4. Überlebensverläufe bei verschiedenen Keimgruppen infizierter Hüftendoprothesen

Sorgen bereitet die zunehmende Resistenzentwicklung von ursprünglich apathogenen Keimen, der man mit den heutigen Antibiotica kaum erfolgreich entgegentreten kann. Man sucht deshalb auch nach anderen Möglichkeiten, den erreichten niedrigen Stand von tiefen Infektionen bei Kunstgelenken auch in Zukunft aufrechterhalten zu können.

Literatur kann vom Verfasser angefordert werden.

Freie Themen zum Hauptthema II

Kunstgelenke

Infizierte Hüft TEP: Primärer Wechsel

Th. Fiechter und B.G. Weber

Klinik für Orthopädische Chirurgie (Chefarzt: Priv.-Doz. Dr. F. Magerl), Kantonsspital, CH-9007 St. Gallen

Von 4280 implantierten Hüftendoprothesen zeigten sich während der letzten 15 Jahre 41 Infektionen. In diesem Zeitraum haben wir von 68 infizierten Hüftprothesen 26 primär gewechselt.

Maßgeblich ist eine präoperative Bakteriologie und systemisch, resistenzgerechte Antibioticatherapie. Intraoperativ wird sämtliches Material entfernt und die neue Prothese mit Gentamycin Palacos implantiert. Postoperativ wird eine mehrwöchige antibiotische Therapie durchgeführt.

Die Resultate zeigen gute Ergebnisse in 54% der Fälle wobei bei Straphylococcus epidermidis eine Versagerquote von 40% imponiert. Bei gramnegativen Keimen betragen die guten Resultate lediglich 1/3. Gute Resultate finden sich vor allem bei Staphylococcus aureus, wo ca. 80% gute Ergebnisse vorliegen.

Unserer Meinung nach ist der primäre Wechsel bei infizierten Hüftendoprothesen indiziert bei:

— auf Gentamycin sensibler Bakteriologie,
— präoperativer Antibioticagabe,
— gutem Restknochen,
— postoperativer Langzeitantibioticatherapie.

Problemkeime sind: Staphylococcus epidermidis und gramnegative Keime. Hier muß ein zweizeitiger Wechsel allenfalls vorgezogen werden.

Resektionszustand und Austauschoperation bei infizierter Totalendoprothese des Hüftgelenkes — Möglichkeiten, Technik, Ergebnisse

F.-M. Gast und F.-W. Hagena

Staatl. Orthopädische Klinik und Chirurgische Klinik und Poliklinik der LMU, Klinikum Großhadern, Harlachinger Straße 51, D-8000 München

(Manuskript nicht eingegangen)

Der chronische Infekt am künstlichen Hüftgelenk — Infektsanierung durch Muskelplastik

A. Betz[1], E. Kaiser[2], E. Sebisch[1] und P. Habermeyer[1]

[1] Chirurgische Klinik und Chirurgische Poliklinik der LMU München (Direktor: Prof. Dr. med. L. Schweiberer), Nußbaumstraße 20, D-8000 München 2
[2] Anatomische Anstalt der LMU München (Vorstand: Prof. Dr. med. A. Frick), Pettenkoferstraße 11, D-8000 München 2

Der chronische Infekt am künstlichen Hüftgelenk führt in der Regel zur Lockerung der Implantate. Die Lockerung bedingt den Ausbau. Es verbleibt ein Totraum, dessen Auskleidung aus entzündlich verändertem dystrophischen Gewebe besteht. Somit ist der ideale Nährboden für Reinfektionen gegeben.

Zur Sanierung dieser Infektregionen müssen allgemeine Maßnahmen in Form der systemischen Antibiose und lokale Maßnahmen zur Anwendung kommen.

Nach Entfernung allen Fistel- und Granulationsgewebes muß der Hohlraum aufgefüllt werden. Wir bedienen uns dabei der Muskelplastik.

Es stehen uns drei Muskeln zur Verfügung (M. sartorius, M. rectus femoris, M. vastus lateralis). Wir berichten über die M. sartorius-Plastik.

In der Literatur wird beschrieben, daß durch die segmentale Blutversorgung eine Stielung nicht möglich sei, da bei Durchtrennung von mehr als zwei Arterien Muskelnekrosen auftreten würden. Dabei wird beschrieben, daß der Muskel durch bis zu 18 Arterien versorgt wird.

Die Mitarbeiter der Anatomischen Anstalt der LMU München konnten an jetzt über 50 Präparaten nachweisen, daß für die Versorgung durchschnittlich drei bis vier Arterien maßgeblich sind, die wiederum untereinander anastomosieren.

Somit ist bei einer Lappenstielung bis zu 30 cm unter Belassung der proximalen Arterie nicht mit einer Nekrose zu rechnen. Dies deckt sich mit unseren klinischen Erfahrungen bei 18 Fällen. Zwei Nekrosen sind zu beklagen; dies führen wir auf zu geringe Tunnelierung und damit Strangulierung oder auf zu weites Auslösen des Muskels nach proximal zurück.

Je nach Infektsituation muß nach sorgfältigem Debridement entschieden werden, ob die Muskelplastik sofort oder in einer zweiten Sitzung durchgeführt wird.

Durch die Beseitigung der Höhle selbst wird dem Reinfekt der Nährboden entzogen. Der in die Defekthöhle eingebrachte Muskel verbessert die Sauerstofflage in der Grenzschicht zum ortsständigen Gewebe entscheidend.

Die körpereigene Infektabwehr kann nun im kritischen Gebiet wesentlich besser einsetzen.

Technik und Ergebnisse des zweizeitigen TEP-Wechsels bei infizierten Hüft-Endoprothesen

A. Härle und N. Johannleweling

Klinik und Poliklinik für Allgemeine Orthopädie der Westfälischen Wilhelms-Universität (Direktor: Prof. Dr. med. H.H. Matthiaß), Albert-Schweizer-Straße 33, D-4400 Münster

Präoperative bakteriologische Probeentnahmen stimmen in nur rund 50% mit dem intraoperativ gefundenen Keimspektrum bei Knocheninfektionen überein. Wird bei infizierten Totalendoprothesen einzeitig mit Antibiotica-haltigem Zement gewechselt, besteht ein erhebliches Risiko, daß das auf der Basis präoperativer Diagnostik ausgewählte Antibioticum nicht adäquat ist. Wir haben uns daher zu einem zweizeitigen TEP-Wechsel entschlossen; dieses Verfahren erlaubt eine nochmalige Revision, wenn die Infektion nicht beherrscht werden konnte. Erst wenn alle Anzeichen für eine Infektsanierung sprechen, wird in einer zweiten Operation die Totalendoprothese reimplantiert. Ist die Infektion bei Totalendoprothesen schon die schwerwiegendste Komplikation, sollte bei infektionsgefährdeten Patienten die Reimplantation unter optimalen Bedingungen erfolgen.

In den letzten 10 Jahren wurden 76 infizierte Hüfttotalendoprothesen zweizeitig mit temporärer Septopal-Einlage behandelt. Bei 74 Patienten konnte eine infektionsfreie Reimplantation erreicht werden, und bei 2 Patienten ist die Sanierung erst durch ersatzlose Implantatentfernung erreicht worden. Früh- und Spätinfektionen nach septischem Wechsel traten insgesamt 9mal, d.h., in 11,8% auf; in 7 Fällen konnte die Infektion durch lokale Revision bzw. nochmaligem Wechsel dauerhaft beherrscht werden. Bei einer Nachbeobachtungszeit von jetzt durchschnittlich 5 Jahren glauben wir, daß diese zweizeitige Behandlung eine Berechtigung und Bestätigung gefunden hat.

Früh- und Spätinfektion nach Hüftgelenks-Totalalloarthroplastik. Differentialtherapie: Saug-Spül-Drainage, Direktaustausch, Resektionshüfte

J. Heisel und E. Schmitt

Orthopädische Universitätsklinik (Prof. Dr. med. H. Mittelmeier), D-6650 Homburg/Saar

Bei insgesamt 3555 implantierten Hüftendoprothesen der Jahre 1969–1986 beobachteten wir in 108 Fällen (3,04%) eine *tiefe Wundinfektion,* wobei die Rate dieser gefürchteten postoperativen Komplikation seit Einführung einer systemischen peri- und postoperativen Antibioticaprophylaxe sowie dem Operieren unter Reinraumbedingungen deutlich rückläufig ist. Weiterhin wurden 56 Patienten, a. l. voroperiert mit nachfolgender Infektion, an unserer Klinik revidiert.

Bei dem Gesamtkrankengut von 164 Fällen mit infizierter Hüfttotalalloplastik handelte es sich in 59,1% um eine *Früh-* (Erstoperation vor weniger als 6 Monaten) und in 40,9% um eine *Spätinfektion*. Sowohl beim Früh- wie beim Spätinfekt wurde ganz überwiegend Staphyloccocus aureus nachgewiesen, bei den Spätinfekten auch vermehrt Staphylococcus epidermidis. In etwa 17% handelte es sich um gramnegative Problemkeime. Bei zementfreien Prothesen (n = 36) lag in 72% ein Staphylococcus aureus-Infekt vor, bei zementierten Prothesen (n = 128) nur in 40%, hier aber in über 20% ein gramnegativer Keimbefall.

Bei insgesamt 71 Patienten (43%), ganz überwiegend bei Frühinfekten, erfolgte im Zuge der operativen Revision ein großzügiges *Debridement* sowie die Instillation einer *Saug-Spül-Drainage*. In 19 Fällen (12%), meist bei weniger akutem klinischen Bild (8 Früh-, 11 Spätinfekte), wurde nach Entfernung der Prothese sowie evtl. des Knochenzementes eine *direkte Austauschoperation* mit Saug-Spül-Drainage vorgenommen. In 74 Fällen (45%), hier vorwiegend bei Spätinfekten, wurde der Rückzug auf die *Resektionshüfte* angetreten. Grundsätzlich wurde gezielt antibiotisch über einen längeren Zeitraum abgedeckt.

Ein *prothesenerhaltendes Vorgehen* mit Revision und Saug-Spül-Drainage war in 43,7% der Fälle erfolgreich, meist bei Frühinfekten. Bei 3 Patienten erfolgte später eine direkte Austauschoperation, 37mal mußte die TEP bei rezidivierender Entzündung später doch entfernt werden. Die *direkte Austauschoperation* als Ersteingriff bei septischer Endoprothese war 11mal erfolgreich, 8mal heilte die Eiterung erst nach Entfernung der Alloplastik aus. Die Schaffung einer *Girdlestone-Hüfte* brachte in 54 Fällen Infektfreiheit, 20mal kam die Infektion erst nach ein- oder mehrmaliger Reintervention zum Stillstand.

Mit Stand vom 31.10.1987 war bei unserem Krankengut mit insgesamt 97 Fällen einer *Frühinfektion* nach Hüfttotalendoprothese in 29% der Fälle eine Infektsanierung durch Saug-Spül-Drainage unter Erhalt der Alloplastik möglich, in 7% gelang eine direkte Austauschoperation. In 64% war der Rückzug auf die Resektionshüfte nicht zu umgehen. 9 Patienten sind zwischenzeitlich bei Infektfreiheit wieder mit einer Endoprothese versorgt. Bei 85% mußte der Rückzug auf die Girdlestone-Hüfte angetreten werden. Bei 10 Patienten wurde hier zwischenzeitlich erfolgreich eine TEP reimplantiert.

Unsere Ergebnisse der *differenzierten operativen Therapie* tiefer Wundinfektionen nach Implantation einer Hüft-TEP belegen, daß bei *Frühinfektion* ein Alloplastik-erhaltendes Vorgehen mit Debridement und Instillation einer Saug-Spül-Drainage oft erfolgreich ist.

Die Prognose ist umso günstiger, je früher operativ reinterveniert wird; die Art der TEP – zementiert oder zementfrei – scheint von untergeordneter Bedeutung. Bei *Spätinfekten* ist die Erfolgsaussicht einer Rettung der Alloplastik geringer, eine Infektberuhigung meist nur durch einen TEP-Ausbau möglich. Bei erheblicher subjektiver Beeinträchtigung bietet die Reimplantation eines Kunstgelenkes – bleibende Infektfreiheit vorausgesetzt – eine gute funktionelle Wiederherstellung.

Behandlung und mittelfristige Ergebnisse von infizierten Kniegelenkendoprothesen

G. von Foerster und C. Wessendorf

Endo-Klinik (Direktor: Prof. Dr. med. H.W. Buchholz), Holstenstr. 2, D-2000 Hamburg 50

Die Behandlung der tiefen Infektion nach Kniegelenkimplantaten basiert auf der Erfahrung, die in der septischen Hüftchirurgie gewonnen wurde. Analog zur Behandlung der tiefen Infektion am Hüftgelenk ist auch die periprothetische Infektion am Knie in der Regel nur durch eine Austauschoperation erfolgreich zu behandeln. Nur in besonderen Fällen führt die Revision (Saug-Spül-Drainage, Weichteildebridement) der unmittelbar postoperativ aufgetretenen Infektion noch zum Erfolg unter Erhalt der Gelenkprothese (Abb. 1).

Die einzeitige Austauschoperation beim infizierten Kniegelenkimplantat ist wie auch beim infizierten Hüftgelenkimplantat das von uns bevorzugte Operationsverfahren. Nur in ganz besonderen Fällen wird die zweizeitige Austauschoperation durchgeführt oder der Rückzug angetreten in Form einer Girdlestone-Hüfte oder der Kniegelenkarthrodese. Bei dem einzeitigen Austausch der infizierten Kniegelenkendoprothese kommt der Anwendung von Antibiotica-Zement-Gemischen bei der Reimplantation eine besondere Bedeutung zu. Der Einsatz einer begleitenden systemischen Antibioticatherapie wird ergänzend in der Regel postoperativ für ca. 5 Tage durchgeführt. Zu bemerken ist, daß bei dem untersuchten Kollektiv bei etwa 25% der Patienten auf eine systemische Antibioticagabe gänzlich verzichtet wurde.

Die Verwendung von Antibioticazement bei der Implantation von totalen Gelenkprothesen ist inzwischen fester Bestandteil der Implantatchirurgie. Sie hat sich als wirksame Infektionsprophylaxe herausgestellt. In der therapeutischen Anwendung von Antibiotica-Zement-Gemischen bei der Behandlung der tiefen Infektion konnten wir seit 1970 Erfahrungen sammeln.

Krankengut und Methode

In der Zeit von Januar 1976 bis Juni 1985 wurden in der Endo-Klinik ca. 80 infizierte Kniegelenkendoprothesen ausgetauscht. Bis zum Januar 1986 konnten 148 Patienten

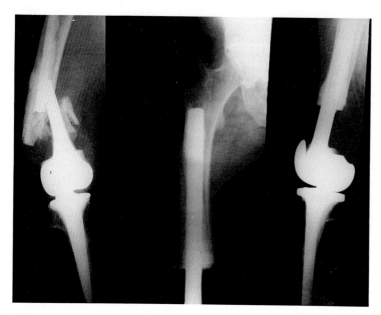

Abb. 1. 68jährige Patientin, tiefe Infektion nach Kniegelenkendoprothese rechts mit Lockerung und Prothesenbruch. Austauschoperation mit Spezialprothese (evtl. Hüftprothese, aufsetzbar)

in diese Studie aufgenommen werden. In der Alters- und Geschlechtsverteilung dieses Patientengutes dominiert die 7. und 8. Lebensdekade deutlich vornehmlich bei den weiblichen Patienten (Abb. 2).

Die Tabelle 1 zeigt, daß die primäre Arthrose und die chronische Polyarthritis die häufigsten Grunderkrankungen waren.

Für die röntgenologische und klinische Nachuntersuchung und Auswertung war das entscheidende Kriterium der Beurteilung die Feststellung des Infektionsrezidivs bzw. der Rezidivfreiheit. Hierzu gehört selbstverständlich die Belastbarkeit des betroffenen

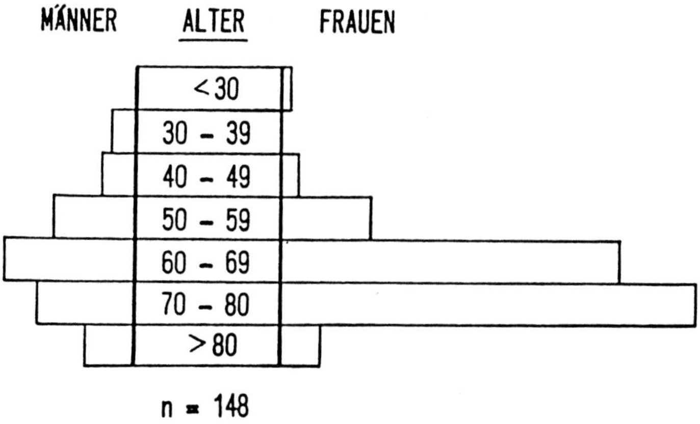

MÄNNER   ALTER   FRAUEN

| < 30 |
| 30 - 39 |
| 40 - 49 |
| 50 - 59 |
| 60 - 69 |
| 70 - 80 |
| > 80 |

n = 148

Abb. 2

Tabelle 1. Verteilung der Grunderkrankung im Patientengut (n = 148)

Diagnose	n	%
Primärarthrose	91	61,5
Sekundärarthrose	15	10,1
PcP	40	27,0
Tumoren	2	1,4

Beines. Wegen der sehr ungleichen präoperativen Voraussetzungen wurde der Beweglichkeit in diesem Zusammenhang nur eine der allgemeinen Sanierung nachgeordnete Bedeutung zugemessen. Präoperative Erreger- und Resistenzbestimmungen und die Auswahl der geeigneten lokalwirksamen Antibiotica-Zement-Kombination stellen wesentliche Voraussetzungen für unser chirurgisches Verfahren dar. Bei der einzeitigen Austauschoperation werden alle Prothesenkomponenten entfernt, der Knochen wird von sämtlichen Zementresten befreit und ein großzügiges Debridement im gesamten Operationsgebiet durchgeführt. Nach dieser grundlegenden Revision des gesamten Operationsgebietes erfolgt anschließend die Reimplantation einer geeigneten, ggf. sogar speziell angefertigten Prothese. Die postoperative Behandlung, wie vorübergehende Ruhigstellung oder frühzeitige krankengymnastisch eingeleitete Mobilisierung, richtet sich nach dem intraoperativ erhobenen Befund.

Ergebnisse

Die Keimverteilung in unserer Untersuchung ist in Tabelle 2 dargestellt. Es zeigt sich, daß diese ähnlich der Keimverteilung der tiefen Infektion an Hüftgelenken ist. Von den 148 Patienten hatten 129 eine Monoinfektion (87%) sowie 19 eine Mischinfektion (13%).

Tabelle 2. Keimverteilung (n = 148)

Keime	n	%
Staphylococcus aureus	50	34
Staphylococcus species	32	22
Streptokokken	22	15
E. coli	4	3
Candida albicans	3	2
Pseudomonas aeruginosa	2	1
Enterobacter cloacae	2	1
Peptokokken	2	1
Yersinia enterocolitica	2	1
Andere Keime	10	7
Monoinfektionen	129	87
Mischinfektionen	19	13

Straphylococcus aureus ist mit 34% der häufigste Erreger, gefolgt von Staphylococcus species mit 22% und Streptokokken mit 15%. Der Rest verteilt sich mit kleiner Fallzahl auf eine größere Gruppe von Keimen. Bei der Hälfte der Mischinfektionen ist Straphylococcus aureus ebenfalls beteiligt. Aufgrund der weitgefächerten Keimverteilung und der relativ geringen Anzahl von Fällen in einzelnen Keimgruppen haben wir darauf verzichtet, eine Beziehung zwischen verursachendem Keim und Behandlungserfolg herzustellen. Die Anzahl der durch Problemkeime verursachten Infektionen ist hier im Bereich der Kniegelenke zu gering, um eine solche Aussage statistisch abgesichert darzustellen. Wird durch geeignete Maßnahmen, hier steht an erster Stelle das Gelenkpunktat, die Diagnose einer tiefen Infektion innerhalb von ca. 4 Jahren gestellt, so bezeichnen wir diese als "Sofortinfektion", innerhalb von 12 Monaten postoperativ als "Frühinfektion". Alle Infektionsnachweise nach dem 12. postoperativen Monat sind als "Spätinfektion" definiert. Auf die Sofort- und Frühinfektionen entfielen in diesem Krankengut 62% und auf Spätinfektionen 38% (Tabelle 3). Die beweisende Feststellung einer tiefen Infektion am Gelenkimplantat lieferte die positive Bakterienkultur, wobei das Untersuchungsmaterial im wesentlichen aus Gelenkpunktaten stammt und Fistelabradate ergänzend mit zur Untersuchung herangezogen wurden. In einigen wenigen Fällen wurden auch Probeexcisionen zur Diagnostik erforderlich.

In der Tabelle 4, die nach Operationsjahrgängen aufgegliedert ist, zeigt sich deutlich ein Anstieg der Operationsfrequenz seit 1981. Dieses ist sicher auf die zunehmende Verbreitung der Kniegelenkendoprothesen während der letzten 5 Jahre zurückzuführen. In der letzten Spalte dieser Übersicht ist die wesentliche Aussage enthalten. Bei der Behandlung der tiefen Infektion einer Kniegelenkendoprothese ließen sich durch Weichteilrevision (in der Regel Spül-Saug-Drainage) 4,7% der Infektion beherrschen. Unter Einbeziehung des derzeitigen ersten Wechsels ließ sich die Erfolgsquote auf 68,2% erhöhen. Durch weitere Wechseloperationen stieg der Anteil der beherrschten Infektionen unter Erhalt der Gelenkfunktionen auf 73%. Bei 27% der Patienten konnte dieses Ziel nicht erreicht werden. Hier mußten wir uns mit Teilerfolgen, 11% Arthrodesen und Mißerfolgen, 16% persistierende Infektionen und Amputationen, abfinden. Die weiteren Tabellen 5 und 6 zeigen die gesamten Ergebnisse in Abhängigkeit vom Beobachtungszeitraum, dem bei der Beurteilung von Infektionsfällen die entscheidende Bedeutung zukommt. Die Aussagekraft der Beurteilung "rezidivfrei nach Wechseloperation" steigt mit zunehmender Beobachtungszeit. Die

Tabelle 3. Einteilung nach dem Zeitpunkt des ersten Infektionsnachweises

Sofortinfekt	Frühinfekt	Spätinfekt
Erster Infektionsnachweis innerhalb von ca. 4 Wochen postoperativ	Erster Infektionsnachweis innerhalb von 12 Monaten postoperativ	Erster Infektionsnachweis später als 12 Monate postoperativ
21%	41%	38%

62%

Tabelle 4. Gesamtübersicht des Krankengutes nach Jahrgängen

	1976	1977	1987	1979	1980	1981	1982	1983	1984	I–VI 1985	Summe	kumulativ	%
Verfügbar in I/1986	8	7	9	10	13	25	20	13	27	16	148		100.0
Gut nach Weichteilrevision				1	2	1	1	1	1		7	7	4.7
Gut nach 1. Wechsel	4	4	6	7	8	17	13	7	15	13	94	101	68.2
Gut nach 2. Wechsel							3		2	1	6	107	72.3
Gut nach 3. Wechsel									1		1	108	73.0
Gut total	4	4	6	8	10	18	17	8	19	14	108	108	73.0

Tabelle 5. Übersicht in Abhängigkeit vom Beobachtungszeitraum

Beobachtungs-zeitraum in Jahren	Anzahl der Operationen n	Rezidivfrei nach Wechsel	Arthrodese	Amputation	Rezidiv nach Wechsel
10–8	11	6	4	1	
7–5	27	19	3	4	1
4–2	68	50	6	3	9
2–0.5	42	33	4	2	3
	148	108	17	10	13
	100%	73%	11%	7%	9%

Tabelle 6. Durchschnittliche Rezidivfreiheit in Monaten

Operation	Minimum-Rezidivfreiheit in Monaten	Maximum Rezidivfreiheit in Monaten	Durchschnittliche Rezidivfreiheit in Monaten
Weichteilrevision	24	73	51
Erster Wechsel	7	114	44
Zweiter Wechsel	9	48	33
Dritter Wechsel	15	15	15
Arthrodese	12	120	63

nicht geringe Anzahl mittel- und langfristiger Verläufe läßt demnach eine positive Beurteilung des oben beschriebenen Prinzips zu.

Diskussion

Die Anwendung des Behandlungskonzeptes der tiefen Infektion bei Hüftgelenkimplantaten ließ sich auf die Behandlung periprothetischer Infektionen am Kniegelenkimplantat übertragen. Die Ergebnisse von dort ließen sich mit geringfügigen Abweichungen reproduzieren. Ein exakter Vergleich erscheint im Moment noch nicht zulässig, da die Resultate aus der Hüftchirurgie auf einer ungleich höheren Zahl von Fällen mit längerer Verlaufszeit basieren.

Rezidivfreiheit nach einzeitiger Austauschoperation wurde bei Hüftgelenken in 77% der Fälle, bei Kniegelenken in 68% der Fälle erreicht. Man darf annehmen, daß für diese Differenz der Erfolgsrate sicherlich die topographisch-anatomischen Verhältnisse im Bereich von Knie und Hüfte eine entscheidende Rolle mit spielen. Bei den ungleich ungünstigeren Verhältnissen im Kniegelenkbereich, was Durchblutung, Haut- und Weichteildeckung anbelangt, scheint jedoch die Erfolgsquote zufriedenstellend. Durch weitere Erfahrung wird sich sicher eine Optimierung dieser Behandlungsergebnisse erreichen lassen.

Von der Größenordnung vergleichbare Untersuchungen liegen nicht vor, so daß die Frage, ob man durch andere Therapiemaßnahmen zu einem günstigeren Ergebnis kommen könnte, unbeantwortet bleibt. Entscheidend ist, daß bei 68% der Patienten durch das

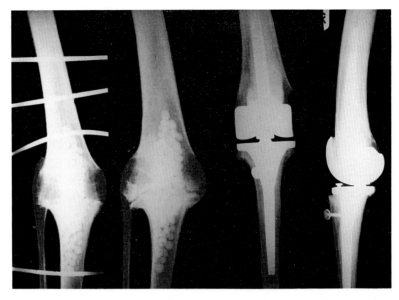

Abb. 3. 64jähriger Patient mit Arthrodese und Antibioticapalacosplombe re. Knie, 8 Jahre später Remobilisierung mit totaler Kniegelenkendoprothese (Beimischung zum Zement Lincomycin und Gentamycin)

Prinzip der einzeitigen Austauschoperation das zusätzliche Risiko eines zweiten Eingriffs von vornherein erspart bleibt (Abb. 3).

Wir wissen, daß wir bei der Verwendung von Antibiotica-Zement-Kombinationen die mechanischen Eigenschaften (Druckfestigkeit) des Knochenzements nachteilig beeinflussen. Die Erfahrung hat jedoch gezeigt, daß diese ungünstigen Einflüsse auf den Knochenzement nicht so gravierend sind, daß sie eine deutlich frühzeitige Lockerungsrate zur Folge hätte. Der Sanierung des Infektes wurde hier vorrangige Bedeutung gegeben. Lediglich bei 5 Patienten traten aseptische Lockerungen nach Verlaufszeiten von 2 bis 9 Jahren auf. In der Mehrzahl handelt es sich um Lockerung nur einer Prothesenkomponente. Die Lockerungsrate scheint nicht höher, als sie auch bei aseptischen Austauschoperationen beobachtet wird.

Bewußt haben wir das erzielte Bewegungsausmaß bei der Bewertung nicht in den Vordergrund gestellt. Es sei aber zur Ergänzung erwähnt, daß 60% unserer Patienten bis mindestens 80° und mehr beugen konnten, 40% lagen unterhalb dieser Grenze. Wir glauben, daß die Beweglichkeit nach einer Kniegelenkersatzoperation und nachfolgender Revision so vielen Einflüssen unterliegt, daß das Vorliegen einer tiefen Infektion bezüglich des postoperativen Mobilisationsergebnisses von untergeordneter Bedeutung ist. Eine entscheidendere Rolle kommt der Beweglichkeit vor dem Gelenkersatz bzw. vor der Austauschoperation zu. Die entscheidende Voraussetzung für den Erfolg der Behandlung ist die sorgfältige Planung und Ausführung der operativen Maßnahme durch den erfahrenen Operateur. Weiterhin kommt unseres Erachtens der gezielten Antibiotica-Zement-Anwendung eine besondere Bedeutung zu, weil sie hohe Wirkstoffspiegel direkt am Ort des Geschehens ermöglicht. Aus unserer langjährigen Erfahrung – auch aus dem Bereich der septischen Hüftchirurgie — halten wir heute eine ergänzende systemische Antibioticatherapie hochdosiert über 5 postoperative Tage für sinnvoll. Bei der Sofortinfektion und frühzeitiger Revision in Form einer Saug-Spül-Drainage mit unterstützender systemischer Antibioticatherapie kann erwartet werden, daß es in diesen Fällen bei sehr frühzeitigem Einschreiten gelingt, in ca. 40% die Infektion zu beherrschen. Im Gegensatz dazu führt bei der Früh- und Spätinfektion nur die Austauschoperation zum Erfolg.

Abschließend bleibt festzustellen, daß beim geringsten Verdacht auf Vorliegen einer tiefen Infektion umgehend die Diagnostik und anschließend die Therapie einzuleiten sind. Das frühzeitige Eingreifen bei Feststellung einer Infektion verhindert gerade am Kniegelenk unnötige Knochensubstanzverluste durch zu langes Warten vor dem Eingreifen. Die enge Zusammenarbeit zwischen dem Mikrobiologen und dem Chirurgen bildet dabei das Fundament der Infektionsbehandlung.

Literatur

1. Buchholz HW, Engelbrecht H (1970) Über die Depotwirkung einiger Antibiotika bei Vermischung mit dem Kunstharz Palacos. Chirurg 40:511–515
2. Buchholz HW, Engelbrecht E, Lodenkämper H, Röttger J, Siegel A, Elson RA (1981) Management of deep infection of total hip replacement. J Bone Joint Surg (Br) 63: 342–353
3. Cameron HU, Hunter GA, Welsh RP, Bailey WH (1981) Revision of total knee replacement. Can J Surg 24:418–420
4. Foerster G von, Buchholz HW, Lodenkämper U (1982) Behandlung der Osteomyelitis mit Antibioticazement. Chirurg 53:709–715
5. Freeman MAR, Insall JH, Thompson FM, Brause BD (1983) Two-stage reimplantation for the salvage of infected total knee arthroplasty. J Bone Joint Surg (Am) 65:1087–1098
6. Johnson DP, Bannister GC (1982) The outcome of infected arthroplasty of the knee. J Bone Joint Surg (Br) 68:289–291
7. Lee AJC, Ling RSM, Vangala SS (1978) Some clinically relevant variables affecting the mechanical behaviour of bone cement. Arch Orthop Trauma Surg 92:1–18

Girdlestone-Hüfte nach infizierter Endoprothesenimplantation. Langzeitergebnisse und Leistungsfähigkeit des Eingriffes

U. Müller

Orthopädische Klinik (Direktor: Prof. Dr. med. H. Rettig) der Justus Liebig Universität, Paul-Meimberg-Straße 3, D-6300 Gießen

Indikationen zum ersatzlosen Hüftprothesenausbau sind in unserer Klinik ausschließlich bei infiziert gelockerten Hüftprothesen entweder erfolglose operative Sanierungsversuche oder ausgedehnte Knochensubstanzdefekte.

28 Patienten mit Girdlestone-Hüften wurden 5 bis 14 Jahre klinisch und radiologisch kontrolliert.

Im Röntgenbild zeigt sich entweder eine hypertrophe Reaktion bis hin zur Neuformierung eines gelenkähnlichen Zustandes oder eine atrophe Situation mit Teileinstellung des Trochanter minor in die Pfanne. Vorwiegend in der 2. Gruppe läßt sich bei Vergleich belasteter und unbelasteter Röntgenaufnahmen eine Instabilität der Girdlestone-Hüfte darstellen.

Im Verlauf des 1. Jahres nach Hüftausbau nimmt die Beinverkürzung deutlich zu, im 2. Jahre nur noch in geringem Ausmaß. Danach ist der Beinlängenzustand stationär.

Alle Hüften tendieren unterschiedlich im Ausmaß zu Außenrotations- und Adduktionsstellungen. Die aktive Beugefähigkeit vermehrt sich bis zum 1. Standjahr und bleibt in den weiteren Jahren nahezu unverändert.

Der Schmerzindex nimmt von einem präoperativen Wert von 7,9 (Skala 0–10) auf 4,1 bei Entlassung nach OP und 2,1 bei der Einjahreskontrolle ab. Im weiteren Verlauf zeigt sich nur geringfügige Zunahme des Schmerzindexes.

Bei Entlassung nach Operation sind nahezu alle Patienten auf 2 Gehstöcke angewiesen, auf die Dauer kann jeweils ein Drittel der Patienten ohne, mit einem oder mit zwei Stöcken gehen.

Nahezu alle Patienten sind auf Dauer zufrieden oder sehr zufrieden mit dem Ergebnis der Girdlestone-Hüfte, wobei zu berücksichtigen ist, daß sie häufig einen langen schmerzhaften Leidensweg hinter sich haben. Wir sehen die Girdlestone-Hüfte als einen brauchbaren Rückzug für den anfangs beschriebenen begrenzten Indikationsbereich.

Hüftinfekt nach mehrmaligem Prothesenwechsel — Spätergebnisse der Girdlestone-Hüfte

A. Ekkernkamp, K. Neumann und G. Muhr

Chirurgische Universitätsklinik und Poliklinik, BG-Krankenanstalten "Bergmannsheil Bochum" (Direktor: Prof. Dr. med. G. Muhr), Hunscheidstraße 1, D-4630 Bochum

Die Langzeitprognose septischer Verläufe bei Hüfttotalprothesen ist hinsichtlich therapeutischer Maßnahmen limitiert. Grundbedingungen für den Wechsel infizierter Prothesen — einzeitig oder zweizeitig — sind die nur geringe Ausprägung des Infektes, die bestehende Abwehrkraft des Orgamismus sowie ausreichende anatomische Gegebenheiten, die das Reimplantieren erlauben.

Von 1970–1986 mußten im "Bergmannsheil Bochum" insgesamt 105 Resektionsarthroplastiken nach infizierten Hüftprothesen durchgeführt werden. 58 Patienten wurden durchschnittlich 6,5 Jahre nach dem Eingriff untersucht.

Der Zeitraum zwischen Erstimplantation und Resektion betrug durchschnittlich 51 Monate. Alle nachuntersuchten Patienten waren an dem betroffenen Hüftgelenk bereits voroperiert, in den meisten Fällen bis zu dreimal, in 13,8% viermal, in 19% sogar fünfmal. In 53 Fällen (91,4%) kam es zur dauerhaften Infektberuhigung. Im Markraum verbliebener Knochenzement, resistente Keime und Multimorbidität der Patienten mit generalisierter Abwehrschwäche waren die Ursachen für das Persistieren des Infektes in 5 Fällen. Das Durchschnittsalter betrug 70 Jahre. Nach Ruhe-, Belastungs- und Nachtschmerz sowie Wetterfühligkeit und Einnahme von Medikamenten (Analgetica) befragt, bevorzugten 51 Patienten den Resektionszustand gegenüber der infizierten Prothese. In 37 Fällen sahen wir eine schmerzarme Verbesserung des aktiven Bewegungsausmaßes sowie eine deutlich verlängerte Gehstrecke. Demgegenüber ist die Stabilität gemindert, die Beinlängenverkürzung betrug durchschnittlich 4,75 cm. Das Trendelenburgsche Zeichen war bei allen Patienten positiv. Mit einer Ausnahme waren alle Patienten auf eine Stockhilfe angewiesen. An eine positive Beeinflussung der Beinlänge durch mehrwöchige Extension glauben wir nicht; im Gegenteil wird hierdurch die Remobilisierung der zumeist älteren Patienten verzögert.

Besondere Bedeutung kommt der postoperativen Physiotherapie, der Versorgung mit technischen Hilfsmitteln (Toilettensitzerhöhung, Schuhanzieher, Absatzerhöhung etc.) und der psychischen Motivation der Betroffenen zu.

Während die älteren Patienten den Resektionszustand weitgehend tolerieren, sollte bei Jüngeren die Re-Implantation einer Prothese angestrebt werden. Hierfür sprechen die bessere Abwehrkraft des jüngeren Organismus sowie der Diskomfort der Girdlestone-Hüfte bei größerem Bewegungsradius (Instabilität, Beinverkürzung, Rückenbeschwerden als Folge der Fehlbelastung). In den letzten beiden Jahren wurden drei jüngere Patienten mit zementlosen Totalprothesen versorgt. Alle drei Patienten bewegen sich beschwerdefrei ohne Stockhilfe, zu einem Wiederaufflackern des Infektes ist es bisher nicht gekommen.

Aufgrund der vorgelegten Erfahrungen anhand eines so großen Krankengutes kann gesagt werden, daß der Resektionszustand des coxalen Femurendes nach mehrfach gewechselter und infizierter Prothese eine akzeptable Rückzugsmöglichkeit darstellt.

Die Girdlestone-Arthroplastik — eine risikoarme Alternative zum Prothesenaustausch bei infizierter TEP des Hüftgelenkes

K. Asmus und K. Klemm

Berufsgenossenschaftliche Unfallklinik (Direktor: Prof. Dr. med. H. Contzen), Friedberger Landstraße 430, D-6000 Frankfurt 60

Die Früh- und Spätinfektionen stellen die schwerwiegendste Komplikation nach Implantation künstlicher Gelenke dar. Nur die Entfernung des alloplastischen Materials, einschließlich des gesamten Knochenzementes kann die Infektion ausheilen. Die lokale oder systemische Gabe von Antibiotica kann ein infiziertes Kunstgelenk nicht zur Ausheilung bringen.

An operativen Möglichkeiten stehen zur Verfügung:

1. der ein- oder zweizeitige Austausch mit Reimplantation
2. die Entfernung des alloplastischen Materials als dauerhafter Zustand im Sinne einer Girdlestone-Arthroplastik.

Nach Girdlestone-Arthroplastik sind die funktionellen Ergebnisse schlechter, da die betroffene Extremität kürzer wird, die Stabilität vermindert ist und das Bewegungsausmaß herabgesetzt wird.

Um die Stabilität zu verbessern, wenden wir eine modifizierte Operationstechnik an. In Rückenlage wird der Femurschaft dergestalt freigelegt, daß er von ventral zugänglich wird. Nun erfolgt die ventrolaterale Schlitzung des proximalen Femur in ganzer Prothesenstiellänge. Dadurch ist die retrograde Entfernung des Prothesenstiels möglich. Die laterale Haltemuskulatur wird nicht abgelöst. Die verbleibende Höhle, nach Entfernung der Pfanne, wird mit einer Tamponade und zwei 60iger PMMA-Kugelketten ausgefüllt, die nach 14 Tagen entfernt werden. Eine Extensionsbehandlung wird nicht durchgeführt.

Nach dieser Methode wurden zwischen 1979 und 1985 34 Girdlestone-Arthroplastikoperationen durchgeführt. Das Durchschnittsalter betrug zum Zeitpunkt der Operation 68,5 Jahre. 21 Patienten wurden nach durchschnittlich 43 Monaten post Op. nachuntersucht. Vier Patienten waren völlig beschwerdefrei, 15 gaben einen geringen Bewegungsschmerz an, 2 hatten stärkste Schmerzen bei massiver Instabilität.

Sehr gute und gute Stabilität fanden wir bei 18 Patienten. Die Beinlängenverkürzung lag zwischen 4–7 cm. Zwei Unterarmgehstützen wurden von 11 Patienten gebraucht, 8 Patienten benutzten eine Gehstütze.

Lediglich in 2 Fällen war ein erneuter operativer Eingriff wegen eines Reinfektes notwendig. Nach Entfernung von Restknochenzementanteilen konnte auch in diesen Fällen Infektfreiheit erzielt werden.

Die mitgeteilten Ergebnisse zeigen, daß die Girdlestone-Arthroplastik einen festen Platz in der Behandlung der infizierten TEP des Hüftgelenkes einnimmt und eine akzeptable Alternative zum Prothesenaustausch darstellt.

Der stabile und der instabile Girdlestone nach Hüft-Totalendoprothese – Rückzugsmöglichkeiten nach TP-Infektion – Prothesenentfernung

K.-G. Stühmer

Orthopädische Abteilung (Chefarzt: Dr. med. K.-G. Stühmer), St. Elisabethen-Krankenhaus, D-7980 Ravensburg

Die durch einfaches Entfernen der Implantatkomponenten entstehende Girdlestone-Hüfte ohne Stabilisierung ist ein höchst beeinträchtigender Zustand mit ungenügender Funktion und Belastbarkeit. Girdlestone beschrieb sie als Sanierungsversuch bei septischen Coxarthritiden durch Abtragen des Schenkelhalses. Schon während der 70er Jahre war der Autor in der Orthopädischen Klinik St. Gallen schwerpunktmäßig mit der Hüftendoprothetik befaßt, wurde zwangsläufig mit einer großen Zahl von Girdlestone-Hüften konfrontiert. Nachkontrollergebnisse seinerzeit bei 40 Patienten: 65% schlecht; 20% mittelmäßig; 15% gut. Hauptursache für die überwiegend schlechten Resultate: Instabilität bei fehlender Abstützung des proximalen Femurs im Acetabulum am Pfannendach. Die wenigen guten Resultate wiesen Abstützung, Stabilität auf. Der Autor entwickelte daher eine Operations- und Weiterbehandlungstechnik zum Erreichen einer sicheren Abstützung des proximalen Femurs am Pfannendach im Acetabulum, welche zu erstaunlich guten funktionellen Resultaten führt.

Operationstechnik
Dachfirstförmige Trochanterosteotomie, nach Luxation des Gelenkes entfernen von Implantatkomponenten und Zement, danach Einstellen des proximalen Femurs in Acetabulum zur Abstützung, hierzu nach lateral abfallende Schrägosteotomie im Trochantergebiet in der Coronarebene, sodaß das proximale Femur bei Belastung nach medial shiften und im Acetabulum verbleiben muß. So wird maximale Stabilität erreicht. Reinsertion des Trochanters durch Zuggurtung dorsolateral ohne große Spannung. *3wöchige Extensionsbehandlung*, beg. in 25° Abduktion, 20° Flexion. Während der Extensionsbehandlung in 3 Wochen übergehen aus Abduktion in orthograde Stellung. Hierbei stellt sich das proximale Femur durch laterale Zuggurtung der Abductorenmanschette zwangsläufig ins Acetabulum ein – komplette Stabilität. Während einer weiteren Woche Extension, Mobilisierungsbeginn auf der Kine-Tec-Bewegungsschiene. Danach Gehwagen, Krückstöcke, Beinlängenausgleich.
  Bei Infektion gleiches Vorgehen, *restlose Entfernung des Knochenzementes*, Spüldrainage. Anzahl der Fälle an unserer Klinik: 23. Nachkontrollergebnisse bei 17 Patienten: gut; wesentliche Besserung: 14 Patienten; mittelmäßig: 3 Patienten. Die Komplikationsrate bei den 18 septischen Fällen war naturgemäß höher: 4 Reinfektionen, bei zwei Fällen Abheilen nach Reoperation, ein Exitus durch septische Komplikationen. In allen nachkontrollierten Fällen fand sich eine entscheidende Verbesserung des Vorzustandes: Sitzen ohne Probleme, belastbares Bein, durchschnittlicher Bewegungsumfang 80° Flexion. Durchschnittliche Beinverkürzung: 6 cm. 11 Patienten wurden wieder arbeitsfähig. Selbst wenn im Falle schwerer Infektion zweizeitiger Austausch geplant war, verzichten die Patienten aufgrund der stabilen Situation und des guten funktionellen Resultates nach Prothesenentfernung auf die Reimplantation.

Die Arthrodese nach infizierter Kniegelenksendoprothese – Operationstechnik, klinische Ergebnisse

R. Wolff, A. Eisenschenk und G. Friedebold

Orthopädische Klinik und Poliklinik der Freien Universität Berlin im Oskar-Helene-Heim (Ärztlicher Direktor: Prof. Dr. med. G. Friedebold), Clayallee 229, D-1000 Berlin 33

Die Infektion des endoprothetisch versorgten Kniegelenkes stellt eine ernste Komplikation dar, die sich meist nur durch Entfernung des Implantats und anschließende Arthrodese beherrschen läßt. Zusätzliche Eingriffe wie Einlage von PMMA-Ketten, Saug-Spül-Drainagen sowie plastische Hautdeckungen verlängern den Krankenhausaufenthalt.

Im Oskar-Helene-Heim Berlin wurden zwischen 1970 und 1986 insgesamt 33 Arthrodesen nach infizierter Kniegelenksendoprothese durchgeführt. Von 22 Patienten konnte der Krankheitsverlauf ausgewertet und bei 13 Patienten das funktionelle Ergebnis überprüft werden. (Bei 9 Patienten war der komplette Verlauf den vorliegenden Aufzeichnungen nicht zu entnehmen, bei 2 Patienten erfolgte die primäre Amputation.) Bei der Bewertung ist das hohe Durchschnittsalter von 76 Jahren – 9 Patienten waren zum Zeitpunkt der Arthrodese über 80 Jahre alt – zu berücksichtigen.

Die operative Stabilisierung der Arthrodese erfolgte i.a. mit dem dreidimensionalen Fixateur externe. Eine ausreichende primäre Stabilität – insbesondere eine ausreichende Biegefestigkeit – läßt sich bei alleiniger Anwendung einer Rahmenkonstruktion in der Sagittalebene nicht erreichen. Eine dreidimensionale Zeltkonstruktion ist hier vorzuziehen, zumal die konsekutive Einschränkung der Muskelfunktion hier zu vernachlässigen ist.

Während nach primärer Arthrodese die knöcherne Konsolidierung nach 10–12 Wochen eintritt, konnte der Fixateur externe bei Arthrodesen nach erfolgloser Arthroplastik erst nach durchschnittlich 113 Tagen entfernt werden. 14 Patienten wurden anschließend mit einem Gipstutor für weitere 62 Tage versorgt. Ursache dieser Verzögerung bei der Konsolidierung ist hier die relativ kleine spongiöse Kontaktfläche, da durch den Voreingriff die Menge der osteogenetisch aktiven Spongiosa erheblich vermindert ist.

Innerhalb des ersten postoperativen Jahres wurde nur bei 50% der Patienten eine knöcherne Konsolidierung erreicht, bei zwei Patienten war die sekundäre Amputation erforderlich. Die Beinverkürzung betrug durchschnittlich 4,4 cm (es wurden meist formschlüssige Prothesen entfernt – Guepar-Knie, Young-Knie).

Über die funktionellen Ergebnisse nach einer Arthrodese finden sich in der Literatur nur wenige Angaben, die eigenen Ergebnisse sind eher unbefriedigend. Nur 3 von 13 nachuntersuchten Patienten können weitere Strecken schmerzfrei zurücklegen, zehn bewegen sich vorwiegend in der Wohnung mit zwei Gehstützen oder sind überwiegend bettlägerig. Trotz gelungener Arthrodese – also knöcherner Konsolidierung – bedeutet das funktionelle Endresultat beim älteren Patienten also oft die weitgehende Invalidisierung.

Anatomische Gelenke

Behandlungsstrategien bei Verdacht und beim Nachweis einer Gelenkinfektion nach intraarticulären Injektionen und Punktionen

A. Härle[1], H. Tscherne[2] und W. Weissauer[3]

[1] Orthop. Universitätsklinik und Poliklinik (Direktor: Prof. Dr. med. H.H. Matthiaß), Albert-Schweizer-Straße 33, D-4400 Münster
[2] Zentrum Chirurgie, Unfallchirurgie, Medizinische Hochschule Hannover (Direktor: Prof. Dr. med. H. Tscherne), Konstanty-Gutschow-Straße 8, D-3000 Hannover 1
[3] Obere Schmiedgasse 11, D-8500 Nürnberg 1

Im Rahmen der in den letzten Jahren z.T. sehr kontrovers geführten Diskussion über die Vorbereitung und Durchführung intraarticulärer Injektionen und Punktionen, ergab sich neben diesem Themenkomplex eine zweite Problematik, nämlich die der Behandlungsstrategien bei Verdacht auf, bzw. bei erwiesener Gelenkinfektion nach derartigen Eingriffen; diese bedurften ebenfalls einer intensiven Erörterung und einer einvernehmlichen Empfehlung im Sinne einer Handlungsanleitung. Auf Einladung des Berufsverbandes der Fachärzte für Orthopädie wurde eine interdisziplinäre Arbeitsgruppe gebildet, die sich in zwei Gesprächsrunden und im anschließenden schriftlichen Abstimmungsverfahren mit der Thematik intensiv befaßte. In diesem Gremium wirkten mit:

Bernau, Dr. med. A., Orthopäde, Tübingen;
Blauth, Prof. Dr. med. W., Direktor der Orthopädischen Universitätsklinik Kiel;
Braun, Prof. Dr. med. A., Vulpius Klinik, Bad Rappenau;
Härle, Prof. Dr. med. A., Leiter des Arbeitskreises Krankenhaushygiene der Deutschen Gesellschaft für Orthopädie und Traumatologie, Münster;
Hierholzer, Prof. Dr. med. G., Direktor der Berufsgenossenschaftlichen Unfallklinik Duisburg-Buchholz;
Holfelder, Dr. med. G., 1. Vorsitzender des Berufsverbandes der Fachärzte für Orthopädie, Frankfurt;
Matthiass, Prof. Dr. med. H.H., Direktor der Orthopädischen Universitätsklinik Münster;
Reichenbach, Dr. med. M., Chefarzt der Allianz-Versicherungs-AG, München;
Rompe, Prof. Dr. med. G., Leiter des Arbeitskreises Begutachtungsfragen der Deutschen Gesellschaft für Orthopädie und Traumatologie, Heidelberg;
Schlegel, Prof. Dr. med. K.F., Direktor der Orthopädischen Universitätsklinik Essen;
Tscherne, Prof. Dr. med. H., Direktor der Unfallchirurgischen Klinik der Medizinischen Hochschule Hannover;
Weissauer, Dr. med. h.c. W., Min. Rat a.D., Nürnberg.

Die vorgeschlagenen Behandlungsstragien bei Gelenkinfektionen nach intraarticulären Injektionen und Punktionen, die am 18.06.1985 im Rahmen der 35. Jahrestagung der Vereinigung Nordwestdeutscher Orthopäden erstmals der Öffentlichkeit vorgestellt wurden und nach einer nochmaligen Beratung eine Umformulierung erfuhren, basieren auf folgenden Überlegungen:

1. Diagnose und Differentialdiagnose

Für die Beurteilung der vorliegenden akuten Gelenksymptomatik nach Gelenkeingriffen ist es hilfreich, wenn dem nachbehandelnden Arzt Informationen über Zeitpunkt und Anzahl der Injektionen, sowie über die verabreichten Medikamente vorliegen. Dies könnte mit Hilfe eines bei Gelenkeingriffen auszufüllenden Merkzettels erfolgen, auf dem auch Hinweise für den Patienten über die möglichen Komplikationen und Informationen über die im Komplikationsfall aufzusuchenden Ärzte oder Krankenhäuser enthalten sind. Ein Beispiel einer derartigen Patienteninformation ist in Abb. 1 dargestellt.

Die akute Gelenksymptomatik nach intraarticulären Injektionen und Punktionen kann entweder in einem *Reizzustand* oder in einer *Gelenkinfektion* begründet sein. Während die meisten klinischen Parameter, wie Schmerzen, Schwellung, Überwärmung, Rötung und Gelenkerguß für diese Differentialdiagnose uncharakteristisch sind, gibt es einige wenige mit höherer Spezifität, die daher bei jeder Kontrolluntersuchung überprüft werden sollten.

Hier sind das seit dem Eingriff bis zum Eintritt der Symptome verstrichene Zeitintervall, der Allgemeinzustand und die bei bakteriellen Entzündungen sich verändernden Laborparameter (BSG, C-reaktives Protein) zu nennen. Für einen Reizzustand sprechen das frühe Auftreten der Symptome innerhalb der ersten 12 h nach dem intraarticulären Eingriff, eine normale Körpertemperatur und eine normale oder nur gering erhöhte BSG. Bakterielle Gelenkentzündungen sind in der Regel durch schnell und stark ansteigende BSG-Werte, die nach drei Tagen im Erststundenwert meist um mehr als 25 angestiegen sind, und durch einen Beginn der Symptomatik zwischen 12 h und fünf Tagen charakterisiert. Außerdem besteht oft eine Beeinträchtigung des Allgemeinzustands mit schwerem Krankheitsgefühl.

2. Behandlungsstrategien

Die den Patienten belastenden diagnostischen und therapeutischen Maßnahmen sollten der Aktualität des Entzündungsprozesses und der diagnostischen Bewertung entsprechen.

Während ein Reizzustand fast immer ambulant behandelt werden kann, bedarf die erwiesene Gelenkinfektion in der Regel immer einer stationären Behandlung. Bis zur Klärung der endgültigen Diagnose ist eine enge Kontrolle (täglich bis mehrmals täglich) mit bestimmten Untersuchungstechniken sicherzustellen, die sowohl ambulant als stationär ablaufen können. Im Zweifelsfall ist eine stationäre Einweisung zu empfehlen, die nicht zu spät erfolgen sollte und immer dann angezeigt ist, wenn sich die Symptomatik während der Beobachtung verschlechtert. Eine ambulante Diagnostik und Therapie setzt voraus, daß die enge Kontrolle organisatorisch sichergestellt ist und die Ergebnisse von Laboruntersuchungen in längstens 2 Tagen zur Verfügung stehen.

Bei unklarer und schwerer Gelenksymptomatik ist eine diagnostische Gelenkpunktion mit makroskopischer Beurteilung und Bestimmung der Leukocytenzahl des Gelenkpunktates erforderlich. Die Bestimmung der Leukocytenzahl im Punktat stellt eine im Frühstadium sehr wichtige und differentialdiagnostisch spezifische Untersuchung dar. Reizsymptomatiken zeigen im Gelenkpunktat meist keine hohen Leukocytenzahlen (selten über $25\,000/\mu l$), während bei Gelenkinfektionen hohe Leukocytenzahlen (über $35\,000/\mu l$) zu beobachten sind. Die Leukocytenzahl im peripheren Blut dagegen ist differentialdiagnostisch wenig aussagekräftig.

1A

Patienten-Information

**Injektionen
+
Punktionen**

GELENKE – SEHNEN – BÄNDER

Pat. Name   Vorname

Praxisstempel

Treten Schmerzen, Schwellung, Rötung und Überwärmung oder Fieber auf, melden Sie sich bitte sofort bei dem Sie behandelnden Arzt; im Falle seiner Unerreichbarkeit wenden Sie sich an:

Dr. med.
　　　　Arztname　　　　Telefon

Straße　　　　Ort

oder

Krankenhaus
　　　　　　Name

Ort/Stadtteil

Straße　　　　Telefon

Parox GmbH, Drechslerweg 40　　4400 Münster

© Urheberrechtlich geschützt

1B

Datum	Punktion Injektion Art (a–d)	Injektionsort	Abstrich Leukozahl	Medikament/Punktionsbeurteilung
Beispiel 20/02	P-a	Schultergelenk	Abstrich 25.000	Punktat: leicht trüb

INJEKTIONSART:　A intraartikulär　B periartikulär　C subkutan　D intramuskulär

Abb. 1. A Vorderansicht und Rückseite einer Patienteninformation. **B** Innenseiten der Patienteninformation zum Eintragen von Maßnahmen und Befunden

Bis zur Klärung der Symptomatik ist eine Entlastung und Ruhigstellung der betroffenen Extremität erforderlich.

3. Behandlungsverfahren

Bei hochgradigem Verdacht auf eine Gelenkinfektion ist gleich zu verfahren, wie bei nachgewiesener Gelenkinfektion, wobei der seit dem letzten Eingriff verflossenen Zeit eine wesentliche Bedeutung zukommt. Die konservative Therapie ist nach eingehender diagnostischer Untersuchung dann gerechtfertigt, wenn seit dem letzten Eingriff weniger als 3 Tage vergangen sind und z.B. das Gelenkpunktat nicht stark pathologisch, d.h. eitrig, aussieht.

In solchen Fällen ist eine Ruhigstellung des Gelenkes und eine hochdosierte intravenöse Antibioticatherapie zunächst mit einem straphylokokkenwirksamen Präparat möglich, wobei parallel eine mikrobiologische Untersuchung laufen muß, und das Ergebnis telefonisch abgefragt werden sollte, um falls erforderlich, frühzeitig ein anderes Antibioticum einsetzen zu können.

Kommt es im Verlaufe von drei konservativen Behandlungstagen zu keiner eindeutigen Befundbesserung, sollte nicht mehr mit der operativen Revision gezögert werden.

Die operative Behandlung kann bei entsprechender Symptomatik auch sofort, ohne vorausgehende konservative Therapie eingeleitet werden und scheint zu besseren Endresultaten zu führen.

Auf Grund des gegenwärtigen Erkenntnisstandes gibt es drei konkurrierende Verfahren, die zur Anwendung kommen können, aber bestimmte operationstechnische Komponenten beinhalten sollten. So ist z.B. die sorgfältige Entfernung von eitrigfibrinösen oder gelatinösen Auflagerungen und die Resektion nekrotisierender Synovialmembranabschnitte sicher zu stellen.

Neben einem eventuell durchzuführenden lokalen Antibioticaeinsatz ist auf jeden Fall eine intravenöse, hochdosierte Antibioticatherapie erforderlich.

4. Postoperative Behandlung

In der postoperativen Behandlung ist den spezifischen Erfordernissen der angewandten Operationsmethode Rechnung zu tragen. So sind aktive und passive Bewegungsübungen während der Liegezeit von Spüldrainagen oder Gentamycin-PMMA-Ketten abzulehnen. Die passive Bewegungstherapie soll aber so früh als möglich unter völliger Ausschaltung der Belastung einsetzen, spätestens nach 6–8 Tagen und solange durchgeführt werden, bis ein gutes, den Normalwerten angenähertes Bewegungsausmaß erreicht ist.

Um dem Knorpel eine gute Chance zur Stabilisierung zu verschaffen, ist für weitere vier Wochen eine Entlastung der Extremität angezeigt.

Inwieweit die sofortige postoperative, funktionelle Bewegungstherapie auch klinisch die Vorteile bringt, die aus tierexperimentellen Studien angenommen wurden (Salter), kann man bis heute noch nicht abschließend beurteilen.

Macht die Bewegungstherapie evtl. wegen zu starker Schmerzen keine entsprechenden Fortschritte, ist an eine frühzeitige Narkosemobilisation zu denken, bevor es zu Verwachsungen kommt.

5. Patientenführung

Das funktionelle Endergebnis hängt vom Intervall zwischen Infektion und Beginn der adäquaten Therapie ab. Jeder Verdacht auf eine Gelenkinfektion ist ernst zu nehmen und konsequent zu behandeln.

Schlechte Behandlungsergebnisse haben ihre Ursache oft in einer Verschleppung der Diagnose und Therapie, für die schlecht informierte Patienten durch Vertrauensverlust und Arztwechsel nicht selten noch einen fatalen Beitrag beisteuern. Dazu neigen Patienten dann, wenn sie den Eindruck haben, der Arzt nimmt ihre Beschwerden nicht ernst oder zeigt keine entschlossene und konsequente Behandlungsstrategie auf. Das Verdrängen bzw. die verbale, brüske Ablehnung einer evtl. Gelenkinfektion ist genau so wenig angezeigt, wie den Patienten irritierende Selbstvorwürfe, Entschuldigungen oder Schuldeingeständnisse.

Um diesen Komplikationen vorzubeugen, kommt der Patientenführung eine wichtige Funktion zu; vorschnelle Schuldzuweisungen durch nachbehandelnde Ärzte sind genauso wenig geeignet, das richtige Vertrauensverhältnis zu schaffen und zu erhalten, wie ausweichende Antworten auf die Frage: "Wie konnte es denn zu der Infektion kommen?"

Eine für den Patienten verständliche Darstellung der Infektionsproblematik und der Heilungsaussichten stellt oft die Basis für die vertrauensvolle Zusammenarbeit wieder her.

Schlußbemerkung

Gelenkinfektionen nach intraarticulären Injektionen müssen nicht zu schwersten Gelenkschäden führen, wie vielfach angenommen wird. Eine frühzeitige und konsequente Diagnostik und Therapie lassen in vielen Fällen eine restitutio ad priorem erreichen, wie wir in eigenen Behandlungsfällen erfahren konnten. Gelenkzerstörungen durch die Infektion, die dann nur noch mit Arthrodesen oder Gelenkersatz angegangen werden können, haben ihre Ursache meist in einer verzögerten Diagnostik und verspäteten operativen Intervention.

Behandlungsstrategien bei Gelenkinfektionen nach intraartikulären Injektionen und Punktionen (Prof. Dr. A. Härle)

1. Diagnose und Differentialdiagnose

Es wird unterschieden zwischen Reizzustand und Infektion. Schmerzen, Schwellung, Überwärmung und Rötung im Gelenkbereich sowie Gelenkerguß sind verdächtige, aber differentialdiagnostisch uncharakteristische Symptome. Die Kontrolle dieser Befunde ist angezeigt. Für die Differentialdiagnose sind zunächst folgende Untersuchungen wichtig:
a) Kontrolle des Lokalbefundes
b) Allgemeinerscheinungen und Körpertemperatur
c) Untersuchung der Blutkörperchen-Senkungsgeschwindigkeit

1.1 Für einen *Reizzustand* sprechen:
a) Frühes Auftreten der Symptome innerhalb der ersten 12 Std. nach dem intraarticulären Eingriff
b) Normale Körpertemperatur
c) Keine oder nur geringe BSG-Erhöhung

1.2 Den Verdacht auf eine *Infektion* begründen:
a) Auftreten oder Verstärkung der Beschwerden zwischen 12 Std. und 5 Tagen nach dem intraarticulären Eingriff
b) Stärkeres Krankheitsgefühl Fieber (nicht obligat)
d) Deutliche BSG-Erhöhung

2. Behandlungsstrategien bei Infektionsverdacht

2.1 Bei Verdacht auf eine Gelenkinfektion können Diagnostik und Therapie ambulant weitergeführt werden, wenn eine zeitlich enge Kontrolle und folgende Maßnahmen möglich sind:
a) Gelenkpunktion mit makroskopischer und mikrobiologischer Untersuchung, gegebenenfalls Bestimmung der Leukocytenzahl, die Untersuchungsergebnisse müssen innerhalb von 2 Tagen zur Verfügung stehen oder erfragt werden.
b) Weitgehende Entlastung und Ruhigstellung des betreffenden Gelenkes
c) Tägliche Befundkontrolle

Bettruhe in Verbindung mit exakter Gelenkruhigstellung und intravenöse Antibioticatherapie führen meist an die Grenze der ambulanten Therapie-Möglichkeiten.

2.2 Geht die Symptomatik nicht zurück oder handelt es sich bei der Erstbeurteilung um einen Befund, der eine Infektion sehr wahrscheinlich macht, ist die stationäre Einweisung angezeigt.

3. Behandlungsverfahren bei Infektionen

3.1 Eine *konservative Behandlung* ist nur zu vertreten, wenn die Punktion/Injektion, die der Infektion vorausging, weniger als 3 Tage zurückliegt, das Punktat nicht stark pathologisch ist, und der Patient sich in einem guten Allgemeinzustand befindet.

3.1.1 Klinische, laborchemische und radiologische Untersuchung soweit noch erforderlich; tägl. Befund-Kontrolle, evtl. Gelenk-Punktion

3.1.2 Verband, Entlastung und Ruhigstellung des Gelenkes

3.1.3 *Antibioticatherapie:* Hochdosiert und intravenös mit einem *Staphylokokken*-wirksamen Präparat, bis das Endergebnis der mikrobiologischen Untersuchung vorliegt. Das Antibioticum ist sofort zu wechseln, wenn das mikrobiologische Ergebnis dazu Veranlassung gibt.

3.1.4 Spricht die konservative Therapie nicht in 3 Tagen überzeugend an, ist eine Operation angezeigt.

3.2 Operative Behandlung

3.2.1 Ziel der Operation ist die schnelle Beherrschung der Infektion und damit der Erhalt der Gelenkfunktion.

Konkurrierende Verfahren:
A. Arthrotomie mit intensiver Gelenkspülung ohne lokalen Antibioticazusatz
B. Arthrotomie mit intensiver Gelenkspülung mit lokalem Antibioticazusatz (Spüldrainage oder Septopal)
C. Arthroskopische Gelenkspülung

Die sorgfältige Entfernung von eitrig-fibrinösen oder gelatinösen Auflagerungen ist unbedingt erforderlich. Liegen Nekrosen oder Abscedierungen vor, ist eine Synovektomie zu empfehlen.

Einleitung der Antibioticatherapie nach Entnahme von Gewebsproben zur histologischen und mikrobiologischen Untersuchung und nach Öffnen der Blutsperre.

3.2.2 Intravenöse, hochdosierte Antibioticatherapie, wie 3.2.3.

4. Postoperative Behandlung

Vorübergehende Ruhigstellung des Gelenkes. Rechtzeitige Einleitung einer funktionellen Bewegungstherapie, abgestimmt auf das Operationsverfahren.

5. Patientenführung

Die frühestmögliche Diagnose und Therapieeinleitung sind ausschlaggebend für das Behandlungsergebnis. Bei begründetem Verdacht auf eine Gelenkinfektion ist der Patient (zum Verständnis der geplanten Maßnahmen) hierüber und über die Punktion/Injektion als mögliche Ursache zu unterrichten. Das gilt auch für nachbehandelnde Ärzte. Die Frage des Verschuldens ist davon nicht berührt.

Literatur

Argen RJ, Wilson CH, Wood P (1966) Suppurative arthritis – Clinical features of 42 cases. Arch Intern Med 117:661

Ballard A, Burkhalter WE, Mayfield GW, Dehne E, Brown PW (1975) The functional treatment of pyogenic arthritis of the adult knee. J Bone Joint Surg (Am) 57:1119

Giebel G, Muhr G, Tscherne H (1984) Synovektomie beim Kniegelenksinfekt. Unfallheilkunde 87:52

Härle A et al. (1987) Strategien für Diagnose und Behandlung von Gelenkinfektionen nach Injektionen und Punktionen. Dtsch Ärztebl 34/35:2252

Jarret MP, Grosman L, Sadler AH, Grayzel AI (1981) The role of arthroscopy in the treatment of septic arthritis. Arthrit Rheum 24:737

Murray D (1972) ESR in gonococcal arthritis. Brit Med J 1:22

Roy S, Bhawan J (1975) Ultrastructure of cartilage in pyogenic arthritis. Arch Pathol 99:44

Salter RB, Bell RS, Frederick WK (1981) The protective effect of continuous passive motion on living articular cartilage in acute septic arthritis – An experimental investigation in the rabbit. Clin Orthop 159:223

Ward TT, Steigbigel RT (1978) Acidosis of synovial fluid correlates with synovial leucocytosis. Am J Med 64:933

Empfehlung zur Durchführung intraarticulärer Injektionen und Punktionen

G. Rompe*

Orthopädische Universitätsklinik Heidelberg (Direktor: Prof. Dr. med. H. Cotta), Schlierbacher Landstraße 200a, D-6900 Heidelberg

1. Indikation

1.1 Intraarticuläre Injektionen und Punktionen erfordern eine sorgfältige Indikation.

1.2 Der Patient muß vor dem Eingriff über das Behandlungsverfahren und seine Risiken aufgeklärt sein.

2. Kontraindikationen

2.1 Für intraarticuläre Injektionen stellen Infektionen, Hautschäden und Hauterkrankungen in der Umgebung der Injektionsstelle eine Kontraindikation dar.

2.2 Punktionen (z.B. Entleerung eines Pyarthros) können dagegen trotz der unter 2.1 genannten Befunde unerläßlich sein. Die Punktionsstelle soll dann (möglichst) außerhalb der Hautveränderungen liegen.

---

* Unter Mitarbeit von: E. Beck, A. Bernau, W. Blauth, E. Bruckenberger, H. Contzen, K.O. Gundermann, A. Härle, U. Hartenauer, P. Heeg, U. Heim, B. Herbrand, G. Holfelder, C. Holland, K.H. Jungbluth, H. Kuderna, H.H. Matthiass, P. Matter, J. Poigenfürst, M. Reichenbach, G. Rompe, H. Rudolph, J. Sander, K. Schwemmle, F. Schilling, H. Schwarz, H.G. Sonntag, W. Wartensleben, W. Weissauer, H.P. Werner und B. Wille

3. Behandlungsraum
3.1 Räume und Einrichtungen bedürfen regelmäßiger Reinigung und Desinfektion der patientennahen Gegenstände und Flächen sowie zusätzlicher Desinfektion nach Kontamination mit erregerhaltigem Material.
3.2 Die Anzahl der Personen in diesem Behandlungsraum ist (für den Zeitraum der Injektion/Punktion) auf das Notwendige zu beschränken.

4. Vorbereitung des Patienten
4.1 Das Injektionsfeld ist so weit freizulegen, daß seine Kontamination durch Kleidungsstücke zuverlässig vermieden und der Arzt nicht behindert wird.
4.2 Die Injektionsstelle und ihre Umgebung sind zu desinfizieren, nötigenfalls vorher zu reinigen. Dabei sind Hautdesinfektionspräparate zu verwenden, deren Wirksamkeit wissenschaftlich erwiesen ist.
4.3 Desinfektion im Sprüh- oder Wischverfahren. Die satte Benetzung der Haut ist erforderlich. Eine Einwirkzeit von 1 min darf nicht unterschritten werden (sofern nicht vom Hersteller eine längere Einwirkzeit vorgeschrieben ist).
Bei Wischdesinfektion sind Materialien zu verwenden, die den Anforderungen an steriles Vorgehen genügen.

5. Arzt und Assistenzpersonal
5.1 Von der Kleidung, insbesondere von den Ärmeln, darf keine Infektionsgefahr ausgehen.
5.2 Hygienische Händedesinfektion. Bei Gelenkpunktion mit Spritzenwechsel (Dekonnektion) sind sterile Handschuhe unabdingbar.
5.3 Gespräche sind auf das Notwendige zu beschränken. Bei Gelenkpunktion mit Spritzenwechsel (Dekonnektion) stets Gesichtsmaske verwenden.

6. Vorbereitung der Injektion
6.1 Verwendung von sterilen Einmalkanülen und sterilen Einmalspritzen.
6.2 Öffnung der steril verpackten Instrumente und der Ampullen etc. unmittelbar vor der Injektion.

7. Nach der Injektion
7.1 Abdecken der Injektions-/Punktionsstelle mit Wundschnellverband.
7.2 Information des Patienten: Bei vermehrten Beschwerden im behandelten Gelenk unverzüglich den Behandler, oder bei dessen Unerreichbarkeit einen anderen Arzt aufzusuchen.
7.3 Anfallendes Material ist nach der Punktion so zu entsorgen, daß davon keine Infektionsgefahr ausgeht.

Ist die In^{111}-Leukocytenszintigraphie beweisend für das Vorliegen eines periprothetischen Infektes nach Hüft-TEP?

K.W. Zilkens, E. Savvidis, A. Wicke und U. Büll

Abt. Orthopädie (Vorstand: Prof. Dr. med. J. Ohnsorge) und Abt. Nuklearmedizin (Vorstand: Prof. Dr. med. U. Büll) der RWTH Aachen, Pauwelsstraße 1, D-5100 Aachen

Die Indium ^{111}-Leukocytenszintigraphie (ILLS) ist ein neues bildgebendes Untersuchungsverfahren, bei dem autologe, neutrophile Granulocyten mit Indium^{111}-Oxine markiert werden und nach intravenöser Re-Injektion lokale Ansammlungen von neutrophilen Granulocyten, wie sie bei Entzündungen vorkommen, sichtbar gemacht werden.

Methodik

Bei 95 Patienten mit endoprothetisch versorgten Hüftgelenken mit teilweise stark ausgeprägten klinisch relevanten, belastungsabhängigen Schmerzen, nach mindestens einjährigem beschwerdefreien postoperativen Intervall, wurde neben der klinischen, röntgenologischen und laborchemischen mehrphasenskeletszintigraphischen Untersuchung auch die Indium^{111}-Leukocytenszintigraphie durchgeführt. Die leukocytenszintigraphischen Ergebnisse wurden mit den makroskopischen intraoperativen, den mikrobiologischen und histologischen Befunden validisiert. Die Ergebnisse lassen Schlußfolgerungen über die Aussagefähigkeit dieses Verfahrens (ILLS) im Hinblick auf einen periprothetischen Infekt und über die Vorgehensweise bei der Behandlung ziehen.

Ergebnisse

Von den 95 nachuntersuchten Patienten ohne oder mit nur schwach ausgeprägten allgemeinen Infektzeichen (uncharakteristische klinische, serologische sowie radiologische Befunde) wurden n = 12 aufgrund der mikrobiologischen und histologischen Ergebnisse als infiziert erkannt. Von diesen 12 periprothetisch infizierten Hüftgelenken waren 11 leukocytenszintigraphisch richtig diagnostiziert; einen falsch negativen Befund führen wir auf unsere anfängliche Unerfahrenheit in der Handhabung der Methode zurück. Die Kontrollgruppe war leukocytenszintigraphisch stets negativ (Sensitivität 92%; Spezifität 100%, Treffsicherheit 98%).

In Kenntnis dieser Fakten betrachten wir die Indium^{111}-Leukocytenszintigraphie (ILLS) als beweisende Methode zum Nachweis eines periprothetischen Infektes, die sich insbesondere für die Grenzfälle eignet, bei denen alle anderen Methoden versagen (z.B. Low-Grade-Infection).

Zur Indikationsstellung einer operativen Hüftgelenksrevision wegen eines periprothetischen Infektes verfahren wir nach dem Schema der Abb. 1:

Ist ein Hüftgelenk nach TEP-Versorgung schmerzhaft und zeigt klinisch bzw. röntgenologisch oder laborchemisch eindeutig alle Zeichen einer Infektion, so wird unter dieser Diagnose eine operative Hüftgelenkrevision durchgeführt.

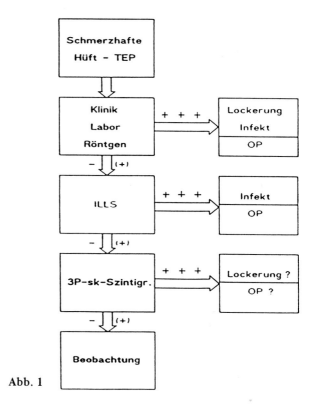

Abb. 1

In unklaren Fällen führen wir zunächst eine Leukocytenszintigraphie durch, deren eindeutiger positiver Ausfall ebenfalls unter der Diagnose eines periprothetischen Infektes zu einer Revisionsoperation führt.

Bei negativem ILLS-Befund führen wir als nächsten Untersuchungsschritt eine Mehrphasenskeletszintigraphie durch. Eine deutliche Aktivitätsmehranreicherung in der stationären Phase des Mehrphasenskeletszintigrammes zeigt oft eine Hüftendoprothesenlockerung an, die uns in ausgewählten Fällen die Indikation zu einer operativen Hüftgelenksrevision aufweist.

Bei negativem Skeletszintigramm halten wir die Verlaufsbeobachtung des betroffenen Hüftgelenkes für sinnvoll.

Literatur

1. Schneider R (1982) Die Totalprothese der Hüfte. Aktuelle Probleme in Chirurgie und Orthopädie 24. Huber, Bern Stuttgart Wien
2. Widhalm R, Dam R, Parzer R (1983) Signifikanz von Szintigraphie, Röntgen und klinischer Diagnostik bei Lockerungen von Kunstgelenken. Orthop Praxis 4:298
3. Zilkens KW, Wicke A, Büll U (1987) Die Aussagefähigkeit der In[111]-Leukozytenszintigraphie bei aseptischen Endoprothesenlockerungen. XVII. World Congress, SICOT 87, München 16.–21. August 1987

Die Wertigkeit der 111-Indium-Acetylaceton-Eigenleukocytenszintigraphie bei der Diagnostik von Arthritiden und infizierten Endoprothesen

H.-P. Kaps und K. Rohe

Stiftung Orthopädische Universitätsklinik Heidelberg (Direktor: Prof. Dr. H. Cotta), Schlierbacher Landstraße 200a, D-6900 Heidelberg

Die relative Rate postoperativer Infekte nach endoprothetischem Gelenkersatz von 3% bis 7% stimmt bedenklich, da es sich um Wahleingriffe handelt. Das Hauptkriterium für eine erfolgreiche Behandlung des Infektes stellt die Frühbehandlung dar. Eine Methode der Frühdiagnostik von entzündlichen Prozessen stellt die 111-In-Acetylaceton-Eigenleukocytenszintigraphie dar. Insgesamt wurden an der Orthopädischen Universitätsklinik Heidelberg-Schlierbach in Zusammenarbeit mit dem Nuklearmedizinischen Institut des Deutschen Krebsforschungszentrums Heidelberg bei 56 Patienten mit Endoprothesen (44 Hüft- und 12 Knieendoprothesen) zur Abklärung eines entzündlichen bakteriellen Prozesses eine leukocytenszintigraphische Untersuchung durchgeführt. Entsprechend 26 richtig negativen, 20 richtig positiven, 1 falsch negativen und 9 falsch positiven Befunden ergab sich eine vergleichsweise hohe Sensitivität von 95% hinsichtlich des Nachweises eines akut entzündlichen Prozesses. Nachteilig ist die relativ geringe Spezifität von 74%, bedingt durch gehäuft falsch positive Szintigramme. Als Hauptursache für die falsch positiven Befunde sind aggressive Granulome zu nennen, die überwiegend bei Verwendung von Prothesen mit Pfannen aus Metall-Legierungen und Köpfen aus Polyäthylen auftraten. Da diese Kombination der gelenkbildenden Flächen inzwischen jedoch weitgehend verlassen worden ist, dürften die falsch positiven Befunde zunehmend seltener werden. Entsprechend ist eine Verbesserung der Spezifität der Methode zu erwarten. Von insgesamt 14 Patienten mit einer bakteriellen Arthritis ergab sich eine Treffsicherheit von 86%. Falsch negative Befunde können bei bakteriellen Arthritiden relativ schnell auftreten, da nach Zollinger (1971) schon eine Woche nach Infektsetzung die granulocytäre Reaktion in der Gelenkkapsel in eine lymphoplasmacelluläre übergeht und demnach eine szintigraphisch sichtbare Aktivitätsanreicherung durch radioaktiv markierte Granulocyten kaum noch stattfinden kann. Problematisch ist auch die Abgrenzung von akuten Arthritiden nicht bakterieller Art, z.B. des rheumatischen Formenkreises. Von insgesamt 10 Patienten dieser Gruppe zeigten 50% einen falsch positiven Befund. Dies beruht darauf, daß bei Arthritiden im Rahmen eines akuten Schubes einer chronischen Polyarthritis auch vermehrt Granulocyten in der Gelenkkapsel auftreten können, die zu einer positiven Darstellung im Leukocytenszintigramm führen.

Der Kniegelenksinfekt — ein chirurgischer Notfall

J. Passler, M. Fellinger und W. Seggl

Dept. für Unfallchirurgie (Leiter: Prof. Dr. R. Szyszkowitz), Chirurgische Universitätsklinik (Direktor: Prof. Dr. J. Kraft-Kinz), Auenbruggerplatz 1, A-8036 Graz

Ein aktives chirurgisches Vorgehen beim Kniegelenksinfekt ist bereits beim geringsten Verdacht gerechtfertigt und nur diese, nahezu notfallmäßige Intervention kann irreversible Schäden am Gelenkknorpel vermindern.

Die Behandlung des fraglichen oder beginnenden intraartikulären Infekts besteht in einer sofortigen Gelenkrevision über eine parapatellare Arthrotomie mit exaktem Debridement, Einlegen mehrerer Drainagen, um eine Spülung des Gelenks mit Ringerlösung durchführen zu können, Ruhigstellung des Beines und einer gezielten, ausreichend hoch dosierten Antibioticatherapie. Der Abfluß der Spülflüssigkeit sollte, wenn möglich, ohne Sog, d.h. in Form von Überlaufdrains durchgeführt werden. Wegen der bekannten technischen Schwierigkeiten der Spüldrainage haben wir auch intraarticulär PMMA-Ketten eingelegt, welche, wie die Spüldrains, gesondert aus dem Gelenk ausgeleitet wurden. Die Antibioticaketten werden täglich gekürzt, sodaß bei unseren Patienten keine intraartikulären Verwachsungen aufgetreten sind. Die Gelenkdrainage erfolgt wiederum über Überlaufdrains. Unter dieser Behandlung muß es innerhalb von 4–5 Tagen zum Abklingen der Entzündung kommen, sodaß die Spülung beendet bzw. die PMMA-Ketten entfernt werden können. Die Behandlungskontrolle erfolgt durch bakteriologische Untersuchung der abgeleiteten Gelenk- oder Spülflüssigkeit. Ist das nicht der Fall, muß unverzüglich eine neuerliche operative Revision des Gelenks durchgeführt werden. Die Therapie in diesem Fall entspricht jener beim manifesten Kniegelenkempyem und besteht in einer subtotalen Synovektomie über eine lange, parapatellare Arthrotomie, antibiotische Abdeckung und passive Frühmobilisierung des Gelenks auf der Bewegungsschiene. Die Schmerzausschaltung über einen Epiduralkatheter gestattet die sofortige postoperative, kontinuierliche Durchbewegung des Gelenks, wodurch sowohl intraartikuläre Verklebungen vermindert werden als auch die Drainage des Gelenks verbessert wird.

Nach diesen Grundsätzen haben wir 15 Patienten, zumeist mit Infektionen nach Kniebandrekonstruktionen behandelt. Wegen eines Frühinfekts wurde 6mal eine Spüldrainage durchgeführt und 5mal PMMA-Ketten eingelegt. Unterschiedliche Therapieergebnisse bei diesen beiden Behandlungsformen konnten wir nicht feststellen. Lediglich in einem Fall mußten wir am 4. postoperativen Tag wegen weiterhin bestehender Entzündungszeichen eine Revision mit subtotaler Synovektomie durchführen, in allen anderen Fällen konnte die Entzündung zum Abklingen gebracht werden. Die primäre Synovektomie wegen bereits beim Ersteingriff bestehender abscedierender Synovitis erfolgte in vier Fällen, 1mal führten wir wegen massiver Knorpeldestruktion zugleich eine Arthrodese des Gelenks durch.

In der Nachuntersuchung durchschnittlich 1 Jahr nach Abschluß der Behandlung zeigten jedoch nur drei Patienten eine restitutio ad integrum, am häufigsten traten postinfektiöse Bandinstabilitäten auf (8mal). Ausgeprägte postinfektiöse Gonarthrosen bei vier Patienten, weswegen wir 1mal eine Arthrodese durchführten. In der Hälfte der Fälle zeigten sich klinisch auch deutliche Bewegungseinschränkungen, hauptsächlich in der Flexion.

Nur bei konsequenter und frühzeitiger Behandlung kann ein befriedigendes Behandlungsergebnis erwartet werden, wobei jedoch ein klinisch manifester Gelenkinfekt trotzdem nur selten ohne Restschaden ausheilt.

Posttraumatische und postoperative Kniegelenksempyeme

B. Zifko[1], E. Orthner[2] und J. Poigenfürst[1]

[1] Lorenz-Böhler Unfallkrankenhaus der AUVA (Leiter: Prof. Dr. J. Poigenfürst), Donaueschingenstraße 13, A-1200 Wien
[2] I. Univ.-Klinik für Unfallchirurgie (Leiter: Prof. Dr. E. Trojan), Alserstraße 4, A-1090 Wien

In der Behandlung der Kniegelenksempyeme ist eine grundsätzliche Änderung eingetreten. Während früher nach breit offener septischer Revision und Spülsaugdrainage eine Ruhigstellung bis zur Ausheilung im Beckenbeingipsverband vorgeschrieben war, werden jetzt Synovektomie, Spülsaugdrainage und Frühmobilisierung auf der Bewegungsschiene angewendet. Die Ergebnisse dieser zwei Patientenkollektive, je 17 Patienten, werden miteinander verglichen. Die Dauer der geschlossenen Spülsaugdraingenbehandlung betrug mindestens 5 und maximal 12 Tage bei durchschnittlichen Spülmengen von 3–7 l/täglich. Die Ergebnisse werden nach Art und Ausmaß der Gelenkknorpelvorschädigung besprochen, da diese nach Infektbeherrschung das funktionelle Endergebnis bestimmen. Mit der Fixationsbehandlung konnte der Infekt auch mit einem operativen Eingriff beherrscht werden, es kam jedoch in der Mehrzahl der Fälle zu einer bleibenden Bewegungseinschränkung bei *akut posttraumatischen* Empyemen, mit der funktionellen Behandlung konnte bei diesen Empyemen in fast allen Fällen freie Beweglichkeit erzielt werden. Bei *postoperativen* Empyemen nach Gelenkfrakturen war bei funktioneller Behandlung ein Zweiteingriff und bei Fixationsbehandlung 5 Zweiteingriffe wegen sept. Rezidiv notwendig. Bei Fixationsbehandlung kam es bei einem Patient zur Ankylose und bei drei Patienten konnte die Kniebeugung nicht bis zum rechten Winkel ausgeführt werden. Nach funktioneller Behandlung betrug das Streckefizit 4mal bis zu 10°, die Kniebeugung mindestens 120°. Mit funktioneller Behandlung konnte auch bei *chronisch rezidivierten* Empyemen mit Knorpeldefekten bei 2 von 3 Patienten eine Kniebeweglichkeit von 0–5–110 erreicht werden. Die Fixationsbehandlung führt in diesen Fällen zur Ankylose.

Eine besondere Problematik ergibt sich nach Bandrekonstruktionen. Nach Menschik sind die Kreuzbänder das Steuerungssystem, die Drehachse des Gelenkes wandert auf einer Kurve und ist nicht wie die Achse der Motorschiene starr. Die Frühmobilisierung einer Kreuzbandnaht mit Infekt gefährdet nach diesen Überlegungen die geplante Kniestabilität. 15 Emyeme nach primärer oder sekundärer Bandrekonstruktion wurden mit Spülsaugdrainage und Gipsfixation behandelt. Als Zweiteingriff war eine Arthrolyse 1mal erforderlich. Die Nachuntersuchung zeigt nur 2 stabile Gelenke, in 3 Fällen bleib eine komplexe

Instabilität, bei 2 Patienten eine Streckhemmung über 20°, 12mal eine Streckhemmung bis 10° und nur einmal eine freie Beweglichkeit. Die Beugung war in jedem Fall mindestens 90°. Keine Ankylosierung.

Zur Behandlung der akuten Kniegelenkinfektion — Nachuntersuchungsergebnisse aus 12 Jahren (1975–1986)

H.U. Thürck, E.H. Kuner und I. Lippe

Unfallchirurgische Abteilung, Chirurgische Universitätsklinik Freiburg (Direktor: Prof. Dr. med. E.H. Kuner), Hugstetterstraße 55, D-7800 Freiburg

Die Behandlung der akuten Kniegelenksinfektion erfolgt in unserer Klinik stadienbezogen. Im Stadium I (seröse Kniegelenkssynovialitis), gelegentlich im Stadium II (Kniegelenksempyem) führen wir die intermittierende Kniegelenksspülung in Lokalanästhesie als Notfalleingriff durch. Nach Punktatentnahme erfolgt intravenöse Gabe von Cefuroxim, welches nach Austestung in wenigen Fällen umgesetzt werden muß und gut verträglich ist. Nach Abklingen der Entzündungszeichen (1–3 Tage nach Spülung) erfolgt passiv kontinuierliche Mobilisierung auf Motorschiene und krankengymnastische Übungsbehandlung.

Das Verfahren wird seit 1984 regelmäßig angewandt. In 12 Jahren wurden 63 Patienten mit Kniegelenksinfektion behandelt. 46 Patienten konnten nachuntersucht werden. Bei den bis 1984 angewandten Verfahren Immobilisierung, Spül-Saug-Drainage oder Synovektomie war eine freie Beweglichkeit in einem Drittel der Fälle erreicht, ein weiteres Drittel benötigte eine Arthrodese zur Ausheilung. Nach Einführung der intermittierenden Spülbehandlung und passiver Bewegungstherapie auf Motorschiene fanden wir in dreiviertel der Fälle frei Beweglichkeit. Eine Arthrodese wurde nicht mehr erforderlich.

Unter den angegebenen Kriterien zur Beurteilung fanden wir folgende Behandlungsergebnisse:

In den Jahren 1975–1984 knapp 40% sehr gute und gute Ergebnisse, in weiteren 40% schlechte Ergebnisse oder eine Arthrodese.

Nach Einführen der intermittierenden Spülbehandlung dagegen in dreiviertel der Fälle sehr gute oder gute Ergebnisse.

Die Vorteile des eingangs angegebenen Verfahrens:

— Das Narkoserisiko entfällt.
— Geringe Patientenbelastung.
— Verkürzung der stationären Behandlungsdauer durchschnittlich von 42 auf 25 Tage.
— Die krankengymnastische Übungsphase fällt kürzer aus.
— Eine Restitutio ad integrum ist häufig möglich.

Vergleich der Behandlungsergebnisse von Knie- und Sprunggelenksempyemen bei Anwendung der Saug-Spül-Drainage oder nach Synovektomie und frühfunktioneller offener Behandlung

J. Eitenmüller, W. Neuberth, A. Dávid und G. Muhr

Chirurgische Universitätsklinik der Berufsgenossenschaftlichen Krankenanstalten "Bergmannsheil Bochum" (Direktor: Prof. Dr. med. G. Muhr), Hunscheidtstr. 1, D-4630 Bochum

Im Zeitraum von Januar 1975 bis Dezember 1986 wurden insgesamt 72 Kniegelenks- und Sprunggelenksempyeme behandelt. Es wurden nur Gelenke, die das Vollbild des Empyems zeigten in die Untersuchung aufgenommen. Das Durchschnittsalter der Patienten mit einem Kniegelenksempyem betrug 43 Jahre, das Durchschnittsalter der Patienten mit einem Sprunggelenksempyem betrug 40 Jahre, es waren 65% Männer und 35% Frauen betroffen.

Die Prädisposition wie Diabetes mellitus, Alkoholabhängigkeit, drug abuse und Gefäßerkrankungen waren gleichmäßig auf die mit Saug-Spül-Drainage und die mit Synovektomie und frühfunktioneller Behandlung behandelten Patientengruppen verteilt, in gleicher Weise waren die lokalen Ursachen, wie offene Frakturen, vorausgegangene Operationen, Punktionen, Injektionen, ebenfalls gleichmäßig auf beide Behandlungsgruppen verteilt.

Von insgesamt 47 Kniegelenksempyemen wurden 80% mit Saug-Spül-Drainage und 32% durch Frühsynovektomie und funktionelle Nachbehandlung therapiert. Von 25 Sprunggelenksempyemen wurden 60% mit einer Saug-Spül-Drainage und 40% mit einer Frühsynovektomie und funktioneller Behandlung therapiert.

Ergebnisse

Die Ergebnisse beruhen auf einer persönlichen Untersuchung von 52 Patienten und auf einer Auswertung von 20 in jüngster Zeit durch unsere Klinik erstellte Gutachten. Bei 20% aller frühfunktionell und durch Synovektomie behandelten Kniegelenksempyemen mußte eine Arthrodese durchgeführt werden, nur in einem geringen Pozentsatz bestanden wesentliche Bewegungseinschränkungen. Nach Entfernung der Saug-Spül-Drainage mußte bei 34% der Patienten eine Arthrodese durchgeführt werden, die funktionelle Beeinträchtigung der übrigen Patienten war deutlich schlechter als bei der Vergleichsgruppe. Bei den Sprunggelenksempyemen war das Ergebnis ähnlich.

Infektionen großer Gelenke nach Injektionen bzw. Punktionen

H. Rudolph, B. v. Fintel und E.-M. Weiler-Mithoff

II. Chirurgische Klinik für Unfall-, und Wiederherstellungs-, Gefäß- und Plastische Chirurgie (Chefarzt: Dr. med. H. Rudolph), Diakoniekrankenhaus, Elise-Averdieck-Straße 17, D-2720 Rotenburg/Wümme

In einem Zeitraum von 12 Jahren registrierten wir 16 Gelenksempyeme nach intraarticulären Injektionen bzw. Punktionen.

Das Durchschnittsalter unserer Patienten betrug 59,5 Jahre, das Verhältnis von männlichen zu weiblichen Patienten 1:2.

Die Injektion bzw. Punktion erfolgte 13mal wegen Arthrose, je 1mal wegen Trauma, Periarthritis humeroscapularis und Epicondylitis humero-radialis.

In 9 Fällen (56,3%) injizierte der Orthopäde, in 6 Fällen (37,5%) der Hausarzt und in 1 Fall (6,35%) der Chirurg vor Ausbildung des Empyems.

Die Anzahl der Injektionen bzw. Punktionen vor Gelenksempyemen variierte von minimal 1 bis mehr als 20.

Bei 50% unserer Fälle verlief die Entwicklung bis zum Empyem foudroyant.

Die Keimbestimmung ergab 11mal Straphylococcus aureus, 1mal Escherichia coli. In 4 Fällen glang kein Keimnachweis.

Bei der operativen Therapie wurde 7mal synovektomiert, wobei 5mal zusätzlich Septopalketten verwandt wurden. Dreimal erfolgten lediglich Gelenkspülungen mit Nebacetin-Ringerlösung, zusätzlich 2mal Einlage von Septopalketten.

Die Dauer des stationären Aufenthaltes betrug durchschnittlich 11,5 Wochen.

Nachuntersucht wurden 12 (75%) der insgesamt 16 Patienten. Die subjektive Beurteilung war 6mal gut bis befriedigend, 4mal ausreichend und 2mal schlecht.

Der objektive Befund, gemessen an der Beweglichkeit des betroffenen Gelenkes, war 8mal gut bis sehr gut, 1mal ausreichend und 3mal schlecht (hier war eine Arthrodese unumgänglich).

Arthroskopische Empyemtherapie am Knie und an der Hüfte

H. Hempfling

BG-Unfallklinik (Direktor: Prof. Dr. med. J. Probst), Prof.-Küntscher-Straße 8, D-8110 Murnau

Das Empyem des Knie- und Hüftgelenkes bedarf einer frühzeitigen aggressiven Therapie. Zumeist war die Arthrotomie zur Entlastung des Gelenkes und zum Anbringen einer Saug-Spül-Drainage erforderlich. Heute bietet die Arthroskopie mehrere Möglichkeiten der Empyemtherapie. Alternativ zur arthroskopisch gelegten Dauerspülung kann die "repeated endoscopic lavage" durchgeführt werden. Alle Maßnahmen erfolgen unter antibiotischem Schutz. Der Vorteil der arthroskopischen Therapie ist, daß ohne Arthrotomie auch die partielle Synovektomie und das Ausräumen von nekrotischem Material und dazu das geschlossene Legen einer Saug-Spül-Drainage mit nachfolgender "high flow lavage" möglich ist. Mit dieser Therapie werden Empyeme unter frühzeitiger mobilisierender Therapie ausgeheilt. Da Infekte am Knie und an der Hüfte häufig sind, kommt der Empyemtherapie an diesen Gelenken eine besondere Bedeutung zu. Die frühzeitige Diagnose, die rechtzeitige aggressive Therapie via Arthroskop unter antibiotischem Schutz und eine bald einsetzende funktionelle Nachbehandlung liefern ermutigende Ergebnisse.

Synovektomie und frühzeitige passive Mobilisationsbehandlung als wesentliche therapeutische Maßnahmen beim Kniegelenksempyem

R. Ketterl, B. Stübinger, T. Beckurts und B. Claudi

Chirurgische Klinik der TU München (Direktor: Prof. Dr. med. J.R. Siewert), Ismaninger Straße 22, D-8000 München 80

Neben einer adäquat durchgeführten Synovektomie und effektiven Antibioticatherapie ist das Ergebnis der therapeutischen Bemühungen beim Kniegelenksempyem von den postoperativen Rehabilitationsmaßnahmen abhängig. Wir führen unmittelbar postoperativ beginnend eine passive Mobilisationsbehandlung mit der Motor-Bewegungsschiene durch.

Patienten und therapeutisches Konzept

Im Zeitraum Januar 1984 bis Juli 1987 wurden 53 Patienten (19 Frauen, 34 Männer, Durchschnittsalter 42,2 Jahre) mit Kniegelenksempyem nach dem folgenden Konzept behandelt. Nach erfolgter Synovektomie und Spülung des Kniegelenkes mit der Jet-Lavage wird eine Saug-Spül-Drainage angebracht, über die mit hohem Flüssigkeitsvolumen (12–15

Liter) über den Zeitraum von 5–7 Tagen das Kniegelenk gespült wird. Bei bakteriologisch negativer Spülflüssigkeit wird die Saug-Spül-Drainage entfernt. Als wesentlicher Bestandteil unserer Behandlung sehen wir zur Erhaltung der Kniegelenksfunktion eine unmittelbar postoperativ einsetzende passive Mobilisation mittels Motor-Bewegungsschiene an. Eine systemische Antibioticatherapie wird für den Zeitraum von 7–10 Tagen durchgeführt.

Ergebnisse

36 Patienten zeigten ein postoperatives bzw. posttraumatisches Kniegelenksempyem (Arthrotomie, Osteosynthese intraarticulärer bzw. gelenknaher Frakturen), 8 Erkrankte standen unter einer Injektionsbehandlung des Kniegelenkes und 9 Infekte waren hämatogen bedingt. Neben Staphylokokken als häufigst isoliertem Keim konnten Streptokokken, Pseudomonas aeruginosa, Enterokokken, Serratien und je in einem Fall Tuberkelbakterien bzw. Rötelviren nachgewiesen werden. Bis in 3 Fällen (5,7%) gelang bei allen Patienten die Beherrschung des Kniegelenksinfektes. Bei fortgeschrittenen Knorpel- und Knochenläsionen war in diesen Fällen eine Arthrodese erforderlich. Nachuntersuchungen (NB-Zeitraum 25 Monate) bei 45 Patienten zeigten lediglich in 7 Fällen Einschränkungen der Kniegelenksbeweglichkeit. die Bandinstabilität war in keinem Fall kompromitiert. 90% der Patienten waren schmerzfrei, hatten ein uneingeschränktes Gehvermögen und waren wieder arbeitsfähig.

Schlußfolgerung

Zur Erhaltung der Kniegelenksfunktion im Falle eines Kniegelenksempyems erscheint die frühzeitig nach Synovektomie durchgeführte postoperative passive Mobilisationsbehandlung essentiell. Neben der Vermeidung von Adhäsionen kommt der Erhaltung der Knorpelernährung dabei eine wichtige Rolle zu. Darüberhinaus wird durch die kontinuierliche Bewegung das Auftreten von Knorpelläsionen bedingt durch Druckbelastung eingeschränkt.

Spätergebnisse nach Synovektomie beim Knieinfekt

G. Giebel, H. Thermann und H. Tscherne

Unfallchirurgische Klinik der Medizinischen Hochschule (Direktor: Prof. Dr. med. H. Tscherne), Konstanty-Gutschow-Straße 8, D-3000 Hannover 61

Früher wurden Kniegelenksinfekte immobilisiert, drainiert und gespült. 1975 begannen wir, wenn ein kurzzeitiger konservativer Therapieversuch keine Besserung des Befundes ergab, durch Frühsynovektomie, vor Zerstörung des Gelenkknorpels und Bandapparates, den

Infektherd zu entfernen. Die unmittelbar anschließende funktionelle Nachbehandlung erfolgt auf der aktiven und passiven Bewegungsschiene unter krankengymnastischer Anleitung.

Ziel der Untersuchung ist es, festzustellen, ob diese Behandlungsform geeignet ist und auch gute Langzeitergebnisse erbringt.

Während die Nachuntersuchung von 1979 nach 1 1/2jährigem Kontrollzeitraum bei 12 synovektomierten Kniegelenken 10 frei bewegliche Gelenke, 10mal uneingeschränktes Gehvermögen, 10mal Beschwerdefreiheit und keine infektbedingten Arthrosezeichen ergab, zeigen sich jetzt, nach durchschnittlich 9 1/2 Jahren Nachuntersuchungszeitraum bei 17 Kniegelenken folgende Befunde: Schmerzfreiheit bei 10 Patienten (Schmerzen bei stärkerer Belastung 5, auch in Ruhe 2 Patienten), Gehfunktion 13mal gut (3mal gering, 1mal stärker eingeschränkt). Beweglichkeit über $120°$ bei 12 Patienten ($90-120°$ 3, unter $90°$ 2 Patienten), keine Arthrose bei 9 Patienten (erstgradige Arthrose bei 4, zweitgradig bei 3, drittgradig bei 1 Patienten).

Insgesamt zeigt sich, daß mit der Frühsynovektomie in den meisten Fällen der Kniegelenkinfekt schnell beherrscht werden konnte. Es lassen sich, wie die 10-Jahres-Ergebnisse zeigen, auch längerfristig gute Ergebnisse erreichen. Je kürzer der Infekt auf das Gelenk einwirken konnte, um so besser war das Ausheilungsergebnis im Einzelfall. In der letzten Zeit wird die arthroskopische Spülung und Synovektomie vermehrt angewendet.

Remobilisierung postinfektiöser Knieankylosen

K. Neumann, A. Lies und G. Muhr

Chirurgische Universitätsklinik Berufsgenossenschaftliche Krankenanstalten "Bergmannsheil Bochum" (Direktor: Prof. Dr. med. G. Muhr), Gilsingstraße 14, D-4630 Bochum

Am "Bergmannsheil Bochum" wurden 1983–1986 22 Remobilisierungen postinfektiöser Knieankylosen durchgeführt. Der Zeitraum zwischen infektinduzierendem Ereignis und Arthrolyse betrug 4 Monate bis 6 Jahre. Präoperativ handelte es sich um Einsteifungen unterschiedlicher Ausmaße von $0°$ bis $40°$ und Wackelsteifen. In allen Fällen wurden kombinierte intra-/extraartikuläre Arthrolysen durchgeführt. Alle 22 Patienten konnten 6 Monate bis 5 Jahre postoperativ nachuntersucht werden. In 15 Fällen konnte mit einem relativen Bewegungsgewinn von über 60% entsprechend einem Streckdefizit bis $5°$ und einer Beugung von $90°$ und mehr ein sehr gutes bis gutes Ergebnis erzielt werden. Drei Patienten wiesen einen Bewegungszuwachs von 30% bis 60% entsprechend einem Streckdefizit von $10°$ und einer Beugung von $70-85°$ und somit ein befriedigendes Ergebnis aus. Hierunter fielen eine Patellar- und eine Quadricepssehnenplastik. Unter den 4 schlechten Ergebnissen lagen in 3 Fällen präoperative instabile Weichteile mit Fisteln und nicht völlig abgeheiltem Infekt vor. Somit war bei insgesamt 18 Patienten ein Bewegungsgewinn von präoperativ durchschnittlich 10,41% auf 58,63% bei der Nachuntersuchung zu erreichen.

Das entspricht einer Bewegungsamplitude von durchschnittlich 0/12/26° präoperativ auf 0/4,5/93° postoperativ.

Voraussetzung für eine erfolgreiche Arthrolyse sind intakte Weichteile ohne instabile Narben oder Fisteln, eine mindestens 3monatige infektfreie Periode sowie keine ausgeprägten Gelenkdestruktionen. Wesentlich ist auch, daß der Wunsch vom Patienten kommt, um eine maximale Motivation in der Rehabilitationsphase zu erreichen. Die Remobilisierung postinfektiöser Kniegelenksteifen stellt eine gute Alternative gegenüber einem 13%igen Risiko eines Reinfektes mit anschließender erneuter Einsteifung dar.

Die septische Arthrodese zur Behandlung von Gelenkempyemen an den Fingergelenken

P. Reill

Handchirurgische Abteilung, BG-Unfallklinik (Direktor: Prof. Dr. med. S. Weller), Nordringstraße 95, D-7400 Tübingen

(Manuskript nicht eingegangen)

Behandlungsergebnisse nach Fingergelenksempyemen

U.P. Schreinlechner, A. Greslehner und K. Thaler

Lorenz Böhler Unfallkrankenhaus (Leiter: Prof. Dr. J. Poigenfürst), Donaueschingenstraße 13, A-1200 Wien

Es wird über 130 Patienten mit Fingergelenksempyemen berichtet, von denen 62 nachuntersucht werden konnten. Die häufigsten Verletzungsursachen waren Schnittverletzungen, Rißquetschwunden und der Faustschlag. Das MCP-Gelenk und das PIP-Gelenk waren etwa gleich häufig betroffen, wesentlich seltener das DIP-Gelenk. 22 Patienten wurden noch am Unfalltag wegen foudroyanten Verlaufs operiert, bei ebenso vielen Patienten lag die Verletzung länger als 4 Tage zurück.

Die operative Versorgung wurde in Oberarmblutsperre durchgeführt und entspricht den allgemeinen handchirurgischen Richtlinien. In den meisten Fällen wurde ein Spüldrain eingelegt und eine Ruhigstellung mit Gips und oder Fingerschiene durchgeführt.

Insgesamt waren 28 Reincisionen notwendig. Dreimal mußte amputiert werden, einmal eine Trochlearesektion und eine Arthrodese durchgeführt werden.

Die gesamte Behandlungsdauer betrug durchschnittlich 41 Tage, davon 5,8 Tage stationär.

Zur Beurteilung des Ergebnisses wurden Beweglichkeit, Gebrauchsfähigkeit, Narbenverhältnisse, Sensibilität, Schmerzen, Kälteempfindlichkeit und der Röntgenbefund herangezogen.

In 32% war das Ergebnis sehr gut, in 44% gut, in 13% befriedigend und in 11% schlecht. Eine volle Gebrauchsfähigkeit war jedoch bei 90% der Patienten gegeben.

Diese Ergebnisse entsprechen den Ergebnissen, die z.B. Zifko 1985 nach hochdosierter Lokalantibioticatherapie veröffentlichte. Ohne lokale Antibioticatherapie war jedoch die Behandlungsdauer wesentlich länger und auch die Zahl der Reoperationen bedeutend höher.

Prinzipien bei der geschlossenen Behandlung in der septischen Schulterchirurgie

P. Habermeyer, U. Brunner, A. Betz und D. Wilker

Chirurgische Klinik Innenstadt und Chirurgische Poliklinik der Ludwigs-Maximilians-Universität München (Direktor: Prof. Dr. med. L. Schweiberer), Nußbaumstraße 20, D-8000 München 2

Der tiefe Infekt des Schultergelenkes erfaßt den Gelenkraum mit seiner synovialen Auskleidung, die eng anliegende Rotatorenmanschette und die darüberliegenden Bursae subacromialis, subdeltoidea und subcoracoidea. Die Gelenkhülle kommuniziert in ihrem ventralen Bereich über das Foramen Weitbrecht mit der Bursa subcoracoidea. Die chirurgische Sanierung muß daher immer alle 3 Abschnitte mit einbeziehen, um den Reinfekt zu vermeiden.

Der Zugang zum Schultergelenk erfolgt von antero-superior mit transdeltoidalem Eingehen durch die Pars acromialis des Musculus deltoideus. Von hier ergibt sich eine ausreichende Darstellung der gesamten Rotatorenmanschette mit den ihr aufliegenden Bursen.

Der wichtigste Schritt ist nun die radikale Bursektomie unter Einschluß der Bursa subcoracoidea, die weit medio-ventral über der Sehne des M. subscapularis zu liegen kommt. Da zurückbleibendes infiziertes Schleimbeutelgewebe ein Nährboden für den Reinfekt darstellt, muß die gesamte Rotatorenmanschette von Bursagewebe befreit werden. Beim tiefen Infekt kommt es meist zur eitrigen Ruptur der Rotatorenmanschette. Handelt es sich um einen Zustand nach Supraspinatus-Sehnennaht, so muß das Nahtmaterial als potentiell infiziert angesehen werden. Eine infizierte Sehnennaht programmiert den Reinfekt. Hier muß auf Kosten der Gelenkmechanik ein sorgfältiges Debridement und eine Excision der rupturierten und flottierenden Sehnenstümpfe durchgeführt werden. Zuletzt erfolgt ein Debridement des eigentlichen Gelenkraumes mit Synovektomie und Abtragung von nekrotisiertem Gelenkknorpel. Aufgrund des septischen Defektes im Bereich der Rotatorenmanschette ist es wichtig, den Musculus deltoideus spannungsfrei wieder zu refixieren um das Gelenk zu verschließen. Hierzu sind meist subcutane Entlastungsschnitte notwendig.

Ein sicherer Verschluß des M. deltoideus über dem Gelenk garantiert einen vitalen Weichteilmantel sowie ein ausreichendes funktionelles Ergebnis. Die Redondrainage entfernen wir nach 48 h.

Wir sehen mit dieser Methode eine bessere Möglichkeit zur Gelenksanierung als mit der arthroskopischen Spülung und Synovektomie, weil durch letztere Methode ein Debridement der schwer zu erreichenden Bursen nicht möglich ist.

Im Beobachtungszeitraum 6/83 mit 6/87 wurden als Neuzugänge 1386 Patienten in unserer Schulterambulanz registriert, im gleichen Zeitraum führten wir 412 Eingriffe im Bereich des Schultergürtels durch. Insgesamt behandelten wir 6 Patienten mit tiefen primären oder sekundären Schultergelenksinfektionen, welche sämtliche, mit obig genannter Technik zur Ausheilung gebracht werden konnten.

III. Die Osteosynthese mit dem Fixateur externe bei der frischen Fraktur

Histologie und Biomechanik der Frakturheilung unter den Bedingungen des Fixateur externe

K.M. Stürmer

Universitätsklinikum der Gesamthochschule Essen, Abt. für Unfallchirurgie (Direktor: Prof. Dr. med. K.P. Schmit-Neuerburg), Hufelandstraße 55, D-4300 Essen

1. Sekundäre und primäre Knochenheilung – Generelles

Es gibt klassische Abläufe der Frakturheilung, die wir gut kennen: zum einen die sogenannte *sekundäre Knochenbruchheilung* z.B. im Gipsverband oder nach Marknagelung. Das Charakteristikum ist die Beweglichkeit der Fragmente gegeneinander. Die Folgen sind Callusbildung zur Stabilisierung der Fraktur und gleichzeitig Resorption der Fragmentenden, um die Gewebsdehnung (Perren und Cordey 1977) im Frakturspalt zu vermindern.

Anders bei der Plattenosteosynthese: Hier stabilisieren wir den Knochen von vornherein so, daß keinerlei Bewegungen möglich sind. So entsteht kein Callusreiz. Der corticale Knochen kann direkt durchbauen, wir nennen das *primäre Knochenheilung* in den Varianten der *Spaltheilung* oder der *Kontaktheilung* (Perren 1974).

2. Primäre und sekundäre Knochenheilung unter Fixateur externe

Beim Fixateur externe wird dieses relativ einfache Denken – hier sekundäre Knochenheilung, dort primäre Knochenheilung – etwas durcheinandergebracht (Stürmer 1984). Hierzu ein Beispiel:

Bei einem polytraumatisierten Patienten haben wir u.a. eine 2.-gradig offene Unterschenkelfraktur primär mit einem Monofixateur nach Gotzen (1984) versorgt. Haut und Fascien wurden offengelassen. Die Weichteile heilten postoperativ nach Spalthautplastik ohne Probleme. Wegen pulmonaler und abdomineller Komplikationen war eine 4-wöchige Beatmung notwendig. Danach folgte rasch die Mobilisierung und bereits nach 6 Wochen wurde Teilbelastung kontrolliert durchgeführt. Dennoch sehen wir nach 12 Wochen weder Callus im Sinne der sekundären Knochenheilung noch einen Durchbau unter dem Bild der von der Plattenosteosynthese her gewohnten primären Frakturheilung. *Der Frakturspalt ist lediglich etwas unscharf.* Wir haben dann nach 13 Wochen den *Fixateur entfernt, einen Unterschenkel-Brace* gegeben und weiter Teilbelastung erlaubt. Bereits 4 Wochen später, also nach insgesamt 16 Wochen, sieht man plötzlich Callusbildung. Nach 30 Wochen haben wir einen kräftigen, strukturierten Callus. Unter der gesteigerten funktionellen Belastung im Brace ist es somit schließlich doch gelungen, über den Weg der sekundären Knochenbruchheilung eine solide, voll belastbare Situation zu erreichen.

Dieser Fall zeigt, daß offensichtlich die Belastung während der Frühphase so gering war, daß bei absoluter Ruhe im Spalt eine *primäre Knochenheilung* eingeleitet wurde, allerdings ohne eine zeitgerechte Auffüllung des Frakturspalts. Interessant ist der später zu beobachtende *Übergang in eine eindeutig sekundäre Knochenbruchheilung* unter der Brace-Behandlung.

3. Die Brückenheilung als Variante der primären Knochenheilung

Wie sieht dies nun im histologischen Bild aus? Hierzu zwei *histologische Untersuchungen beim Menschen:*

Eine *III.-gradig offene Trümmerfaktur* des distalen Humerus und Ellbogens haben wir primär mit Fixateur externe und Minimalosteosynthese versorgt. Die Weichteile heilten rasch ab. Nach 11 Wochen sind wir dann am Humerus auf eine Plattenosteosynthese umgestiegen und bei dieser Gelegenheit haben wir eine kleine Knochenprobe aus dem ehemaligen Frakturspalt entnehmen können.

Untersucht wurden Mikroradiographien und Fuchsin-gefärbte Serien-Dünnschliffe dieser Probe mit dem Frakturspalt. Nach 11 Wochen finden wir bereits eine knöcherne Überbrückung des corticalen Spalts. Die Osteosynthese muß also absolut stabil gewesen sein. Aber man sieht nur *einzelne Knochen-Brücken* an wenigen Stellen des ansonsten erhaltenen Frakturspalts, der nur 0,4 bis 0,5 mm breit ist (Stürmer 1984). Die Problematik dieser Brückenbildungen zeigen die stärkeren Vergrößerungen, denn hier erkennt man, daß diese Brücken offensichtlich bereits bei der vorsichtigen Probenentnahme Mikrorisse erlitten hatten. Die Gefahr einer *Refraktur* war also realistisch. Das Umsteigen auf die Plattenosteosynthese war sicher indiziert und die Patientin zeigte eine für das schwere Trauma sehr gute Funktion bei der letzten Nachuntersuchung, nun 3 Jahre nach dem Unfall.

Bei einer anderen Patientin konnten wir ebenfalls Histologie nach Fixateur externe Osteosynthese gewinnen. Es handelte sich um ein Polytrauma mit *III.-gradig offener Unterschenkel-Stückfraktur*, die primär mit dem Fixateur externe und interfragmentären Zugschrauben versorgt wurde. Die Weichteile heilten nach Spalthautplastik komplikationslos ab. Die Patientin mußte insgesamt über 5 Monate auf der Intensivstation beatmet werden. Es gab zahlreiche, im wesentlichen pulmonale Komplikationen, denen die Patientin schließlich erlegen ist.

Wir konnten bei der Sektion einen Teil der Tibia zur histologischen Untersuchung entnehmen und zunächst Feinfocus-Röntgenaufnahmen des Tibia-Präparats anfertigen: es handelt sich eindeutig um eine primäre Knochenheilung ohne Callusbildung — aber: man kann die ehemaligen Frakturspalten immer noch deutlich erkennen, wenn auch verschwommen. Dies erinnert an den Befund des ersten Patienten.

Das histologische Bild ist erstaunlich: man sieht in der Mikroradiographie im wesentlichen noch persistierende Frakturspalten, wobei die Spaltbreite nicht mehr als 30–100 μm beträgt. Nur an wenigen Stellen sind diese Spalten knöchern überbrückt, und zwar durch lamellären Knochen. Dies betrifft im Längsschnitt den schräg verlaufenden Hauptfrakturspalt, aber auch begleitende Fissuren. Repräsentativ sind von dieser Patientin eine Serie von Querschnitten, die jeweils im Abstand von 3 mm hintereinander liegen (Abb. 1). Man erhält so ein plastisches Bild von solch einem persistierenden Fakturspalt, der nur an verschiedenen — man möchte fast sagen — beliebigen Stellen, von einzelnen lamellären Knochenverbindungen überbrückt ist. Der Knochen zeigt keine Tendenz, den Spalt komplett aufzufüllen, wie wir es vom Tierversuch bei primärer Knochenheilung kennen, obwohl der lebhafte corticale Umbau zeigt, daß die Vitalität des Knochengewebes nicht vermindert ist.

Es handelt sich offenbar hier um eine dritte Form der primären Knochenheilung, die ich neben der Kontakt- und Spaltheilung als *"Brückenheilung"* bezeichnen möchte (Stürmer 1987): *Die Brückenheilung ist dadurch definiert, daß der Frakturspalt an zahlreichen Stellen*

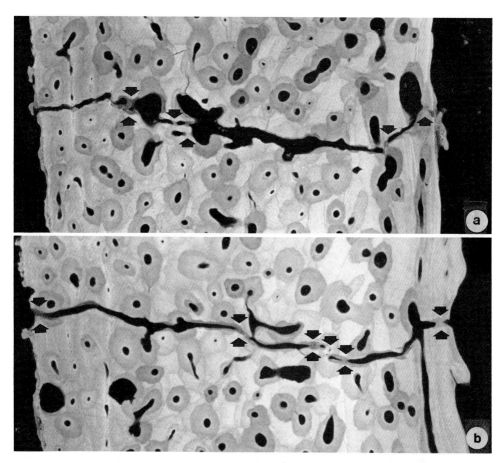

Abb. 1a, b. Primäre Knochenheilung unter dem Bild der Brückenheilung bei einer verstorbenen Patientin 20 Wochen nach 3.-gradig offener Unterschenkelfraktur und primärer unilateraler Fixateur externe-Stabilisierung mit zusätzlichen interfragmentären Zugschrauben. Mikroradiographien unentkalkter Knochenschliffe von 70 μm Dicke. Abstand der Serienschliffe untereinander 6 mm. Breite des Frakturspalts 0,03–0,14 mm. Nur punktuelle Überbrückung des Spalts durch lamellären Knochen. Kein periostaler oder endostaler Callus

nur punktuell durch schmale Knochenbrücken direkt überbrückt wird, wobei Resorption und Callusbildung fehlen.

Für die klinische Praxis ergeben sich Fragen: Wann darf man das Metall entfernen? Wie kann man die Patienten vor Refrakturen schützen? Ob oder wann sollte man auf eine interne Osteosynthese umsteigen? Möglicherweise kann es beim Menschen auch nach *Plattenosteosynthese* zu dieser Brückenbildung kommen. So möchte man eventuell auch Refrakturen erklären, die nach Plattenentfernung vor der Ein-Jahresgrenze nicht selten sind (Grob und Magerl 1987). Doch dies nur als Hypothese.

4. Primäre Knochenheilung im Tierversuch

Wir sind dieser Problematik im Tierversuch an der Tibia von über 5 Jahre alten Schafen nachgegangen, wobei das Hauptproblem darin besteht, daß die Schafe vom ersten postoperativen Tag an voll belasten. Mit Hilfe eines ventralen Fixateurs mit zusätzlicher medialer Komponente und zwei interfragmentären Zugschrauben ist es schließlich gelungen, trotz dieser Vollbelastung den schrägen Osteotomiespalt absolut zu stabilisieren. Im Röntgenverlauf sieht man das Verdämmern des Osteotomiespalts und schließlich nach 8 Wochen das Bild der primären Knochenheilung. Eine minimale Callusreaktion beschränkt sich auf die Umgebung von Unterlegscheiben für die Zugschrauben.

Im histologischen Bild wächst in einen solchen Osteotomiespalt zunächst lamellärer Knochen quer zur Knochenachse ein, d.h. *primäre Knochenheilung* unter dem Bild der

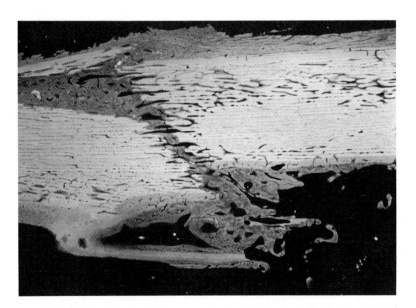

Abb. 2. Primäre Knochenheilung unter dem Bild der Spaltheilung an einer schrägen Tibiaosteotomie beim Schaf 12 Wochen nach dreidimensionaler Fixateur externe-Stabilisierung mit zusätzlichen Zugschrauben und sofortiger Vollbelastung. Mikroradiographie eines unentkalkten Knochenschliffs von 70 μm Dicke. Nach lamellärer Auffüllung des Osteotomiespalts nun Längsverzapfung durch Umbaueinheiten

Spaltheilung nach 8 Wochen. Schließlich nach 12 Wochen erkennt man deutlich die Längsverzapfung der Fragmentenden mit lamellärem Knochen (Abb. 2). Die Fluorescenzmarkierung derselben Knochenschliffe ergibt Bilder, die der primären Knochenheilung nach Plattenosteosynthese absolut ähneln. Am anderen Stellen sieht man dann primäre Knochenheilung unter dem Bild der *Kontaktheilung*. Eine Brückenheilung konnten wir im Tierversuch — also unter voller Belastung — bisher noch nicht beobachten.

5. Sekundäre Knochenheilung unter Fixateur externe

Der Fixateur externe kann in der Regel, insbesondere wenn interfragmentäre Zugschrauben fehlen, eine Fraktur unter funktioneller Belastung *nicht absolut stabil* fixieren. Die normale Form der Knochenheilung unter Fixateur externe ist daher sicherlich die sekundäre Knochenbruchheilung. Wir haben das im Tierversuch ebenfalls überprüft und zwar an einer Querosteotomie der Schafstibia mit unilateralem AO-Fixateur, ohne Zugschrauben. Die Tiere haben vom ersten postoperativen Tag an problemlos belastet. Wir sehen im Röntgenverlauf nach 2 Wochen eine erste *Callusbildung* als Zeichen der interfragmentären Unruhe und schließlich bei Versuchsende nach 8 Wochen die stabile callöse Fixation.

Interessant ist die Rekanalisation oder die Reanastomosierung der *A. nutritia*, trotz vorangegangener Osteotomie, wie man es in der Gefäßdarstellung erkennen kann. Dieses Phänomen haben wir immer wieder beobachtet. Mit dem Fixateur externe können wir die *Gefäßversorgung* des Knochens optimal schonen und damit besonders günstige Voraussetzungen für ihre Regeneration schaffen.

Die eigentliche knöcherne Stabilisierung und Überbrückung der Fraktur leistet eine starke periostale und endostale Callusmanschette, wie man es in der Fluorescenzmarkierung und der Mikroradiographie ein und desselben Knochenschliffs sehen kann (Abb. 3). Wir haben die Callusentwicklung anhand der Fluorescenzfarbstoffe landkartenartig nachvollzogen. Hierbei erkennt man, daß zunächst nach 2 Wochen noch keine knöcherne Überbrückung durch die von beiden Seiten vorwachsenden Callusfronten entstehen konnte. Interessant ist aber, daß bereits nach 4 Wochen, angefärbt durch Calcein-Grün, die erste sichere knöcherne Überbrückung eingetreten ist und zwar sowohl periostal wie auch endostal. Dann bis 6 Wochen wird die unmittelbare Umgebung der Osteotomie mit Knochen aufgefüllt und der Callus peripher verstärkt. Erst nach 8 Wochen erscheint der erste Knochen zwischen den corticalen Hauptfragmenten.

Sowie die stabilisierende Funktion des Callus erfüllt ist, wird der zunächst kugelförmige Callus von periostal her wieder resorbiert. Man erkennt an den Fluorescenzmarkierungen, wie von außen die Strukturen durch Resorption aufgebrochen werden. Schließlich ist interessant zu beobachten, wie der endostale Callus bereits nach 6 und 8 Wochen schon wieder aufgelockert wird, offensichtlich, um die Anastomosierung der medullären Gefäße weiter zu unterstützen und später die Wiederherstellung der Markhöhle zu ermöglichen.

Der eigentliche *corticale Osteotomiespalt* ist nach 8 Wochen entweder nach Resorption knöchern aufgefüllt oder noch weitgehend reaktionslos. Aufgrund der guten Gefäßversorgung findet man bei den Tieren, wenn überhaupt, nur minimale Nekrosen der Corticalis die entweder durch Haversschen Umbau oder durch flächenhafte Resorption revaskularisiert werden. Offenbar sind für diese unterschiedlichen Abläufe lokale Änderungen in der Biomechanik verantwortlich.

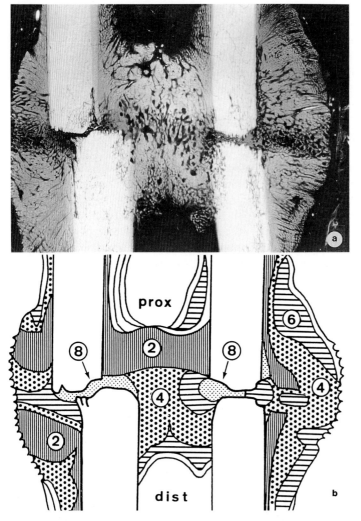

Abb. 3a, b. Sekundäre Knochenheilung nach Quer-Osteotomie der Schafstibia und unilateraler Fixateur externe-Stabilisierung. Mikroradiographie eines unentkalkten Knochenschnitts von 400 μm Dicke (**a**). Heilung über einen kräftigen peri- und endostalen Callus. Profilzeichnung des zeitlichen Ablaufs der Callusentwicklung anhand der Fluorescenzmarkierung, Zahlenangaben in Wochen postoperativ (**b**). Knöcherne Überbrückung nach 4 Wochen, Auffüllen des Spalts zwischen den Hauptfragmenten nach 8 Wochen, peripher bereits aktive Resorption der Callusmanschette

6. Interfragmentäre Bewegungsmessung in vivo

Wenn man die Callusentwicklung anhand der Fluorecenzfarbstoffe so exakt nachvollziehen kann, ist es von Interesse, auch etwas genaueres über die *tatsächlichen Bewegungen* zu wissen, die bei jedem individuellen Tier während der Heilung aufgetreten sind. Denn diese Bewegungen sind der Reiz für die Callusbildung.

Zur Bewegungsmessung in vivo haben wir in Essen ein spezielles *Meßelement* auf Dehnungsmeßstreifenbasis entwickelt. Es handelt sich um eine Weiterentwicklung eines ähnlichen Meßelements für die Marknagelung (Stürmer 1986). Axiale- und laterale Querbewegungen werden streng voneinander getrennt gemessen. Zur Verankerung werden transcutane Schanzsche Schrauben um 90° versetzt zum Fixateur montiert. Während des knöchernen Heilungsablaufs wird das Meßelement alle 3 Tage am Knochen angebracht (Abb. 4). Die Schafe laufen standardisiert auf einer Rollgehbahn. Dabei wird die aktuelle Bewegung zwischen den Fragmenten kontinuierlich aufgezeichnet.

In einer speziellen *Eichvorrichtung* werden die Bewegungen des Knochens simuliert. Der Meßbereich beträgt jeweils 4 mm. Der Verlauf der Eichkurve ist nahezu linear. *Kontrollmessungen* bei Schafen mit intakter Tibia zeigen, daß durch die physiologische Verbiegung des Knochens im Mittel Werte von 28 μm axial und 33 μm lateral am Meßelement entstehen.

Von 12 Tieren konnten bisher die Meßserien bei 8 Wochen Versuchsdauer ausgewertet werden. Durch Variation des Abstandes zwischen Rohrstangen und Knochen ist es gelungen, drei Gruppen von Tieren mit abgestuftem *initialen Bewegungsausmaß* zu bilden. Gruppe 1: bis 500 μm, Gruppe 2: 500–1500 μm und Gruppe 3: 1500–2500 μm. Vergleicht man die drei Gruppen (Abb. 5), so ergibt sich eine wichtige Aussage: Unabhängig vom Ausmaß der interfragmentären Bewegung zu Beginn laufen die Kurven um die 7. Woche alle zusammen. Die Callusreaktion und -funktion paßt sich der primär vorhandenen Instabilität flexibel an und reduziert die Beweglichkeit in einem für alle drei Gruppen gleichen Zeitraum auf das für die knöcherne Überbrückung notwendige Maß. Es ist also nicht so, daß die knöcherne Heilung bei größerer Instabilität länger dauert!

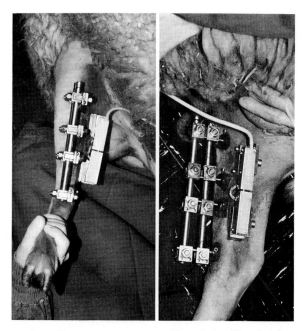

Abb. 4. Meßelement zur interfragmentären Bewegungsmessung während der Knochenheilung in vivo an der Schafstibia. Zustand nach Osteotomie und unilateraler Fixateur externe-Stabilisierung

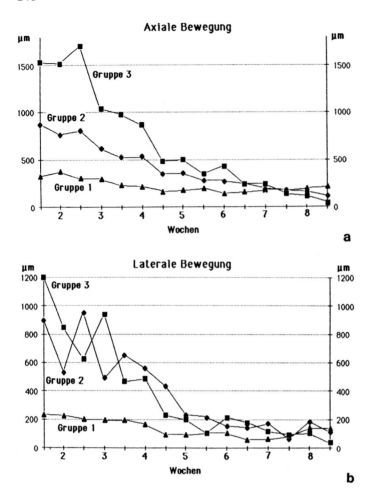

Abb. 5a, b. Verlauf der interfragmentären Bewegung über 8 Wochen nach Querosteotomie und unilateraler Fixateur externe-Stabilisierung der Schafstibia (n = 12). Gruppeneinteilung nach dem primären Ausmaß der axialen Beweglichkeit (**a**), daneben die laterale Beweglichkeit (**b**). Die knöcherne Überbrückung der Osteotomie erfolgt innerhalb von 6–7 Wochen und ist zeitlich unabhängig vom Ausmaß der initialen Instabilität

Man kann *drei Phasen der interfragmentären Beweglichkeit* differenzieren: bis zur 2.–3. Woche hohe Beweglichkeit, dann bis zur 4.–5. Woche eine rapide Begrenzung der Bewegung – die Phase der eigentlichen knöchernen Überbrückung – und danach eine nur noch langsam zunehmende Verfestigung durch lamellären Umbau des Callus. Ein ähnlicher Kurvenverlauf kann bei der Marknagelung beobachtet werden (Stürmer 1986).

Wie korreliert nun die typische kräftige peri- und endostale Callusbildung mit den Ergebnissen der Bewegungsmessung? Wenn man die *Callusentwicklung* unter dem Mikroskop zeitlich analysiert, so sieht man z.B. nach 4 Wochen noch keine knöcherne Überbrückung, wohl aber nach 6 Wochen. Schließlich bei Versuchsende nach 8 Wochen wird der Callus bereits peripher wieder resorbiert. Vergleicht man die dazu gehörende Bewegungskurve,

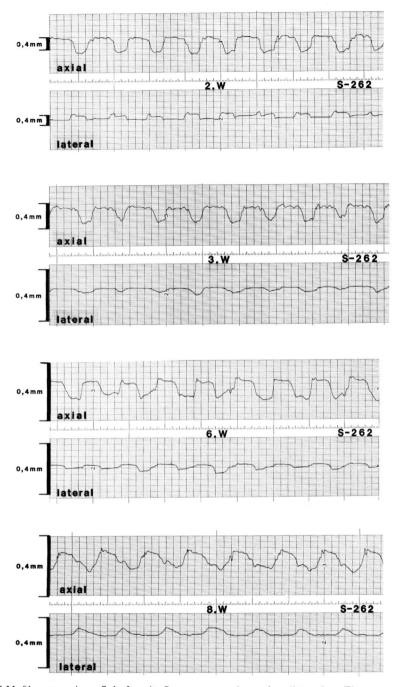

Abb. 6. Original-Meßkurven eines Schafs mit Querosteotomie und unilateralem Fixateur der Gruppe 2 auf der Rollgehbahn. Von der 2. zur 3. Woche Abnahme der Amplitude (geänderter Maßstab!) und damit der Gesamtbeweglichkeit in axialer und lateraler Richtung, jedoch unveränderter Kurvenanstiegswinkel mit Plateaubildung. In der 6. und besonders der 8. Woche deutliche Abflachung des Anstiegswinkels als Ausdruck der erhöhten Steifigkeit des fixierenden Callus

so zeigen sich bis zu Beginn der 4. Woche Bewegungsausschläge bis um 800 µm. Dann folgt ein steiler Abfall der Kurve auf Werte um 200 µm bis zu Beginn der 6. Woche, was exakt dem Abschluß der knöchernen Überbrückung entspricht. Dem histologisch dann weiter zu beobachtenden Haversschen Umbau des Callus entspricht die nun nur noch langsame Abnahme der Beweglichkeit auf Werte zwischen 50–100 µm bis zum Ende der 8. Woche. Die histologische Analyse und die Bewegungsmessung korrelieren sehr deutlich.

Was kann man zusätzlich aus den Bewegungsmeßkurven der einzelnen Meßtage ableiten? Die Messungen in der 2. und 3. Woche eines Tieres der Gruppe 2 unterscheiden sich in der Verlaufsform kaum (Abb. 6). Ein Blick auf die jeweiligen Maßstäbe zeigt aber die erhebliche Abnahme der *Amplitude* von der 2. zur 3. Woche. Das Bewegungsausmaß wird reduziert; interessanterweise bleibt aber die Steifigkeit der Gewebe zwischen den Fragmenten nahezu gleich, die sich aus dem Anstiegswinkel der Kurven ablesen läßt. Erst später in der 6. und 8. Woche, flacht dann auch der *Anstiegswinkel* der Meßkurve ab, als Ausdruck der zunehmenden Steifigkeit des fixierenden Knochengewebes durch Haversschen Umbau.

7. Klinische Schlußfolgerungen

Was sind nun die Konsequenzen für die Klinik? Zunächst sollte man sich entscheiden, ob man mit absoluter Stabilität durch zusätzliche interfragmentäre Zugschrauben den Weg in Richtung *primäre Knochenheilung* einschlagen will. Dies bringt zwar den Vorteil einer besseren anatomischen Reposition und einer besseren Infektprophylaxe bei offenen Frakturen. Man wird aber oft zum Umsteigen auf interne Osteosynthesen gezwungen sein, ich erinnere an das Bild der *Brückenheilung*.

Oder man geht bei guter Fragmentabstützung den Weg der *sekundären Frakturheilung* und sorgt dann auch postoperativ dafür, daß der Patient durch frühzeitige funktionelle Belastung ein ausreichendes Maß von Instabilität im Frakturspalt zur Callusbildung erzielt. Die Tierversuche zeigen ganz klar, daß man durch *sofortige postoperative Belastung* und damit interfragmentäre Bewegung den Stimulus für die Callusbildung setzen sollte. Der Callus ist sicher für die Klinik die günstigste Form der Frakturheilung bei Fixateur externe. Muhr (1987) hat es einmal sehr treffend formuliert: "Man trägt wieder Callus!"

Literatur

1. Gotzen L, Schlenzka R (1984) Der Einsatz des Monofixateur bei geschlossenen Unterschenkelfrakturen. Orthopäde 13:287–292
2. Grob D, Magerl F (1987) Refrakturen. Unfallchirurg 90:51–58
3. Muhr G (1987) Diskussion zu Nachbehandlung und Komplikationen. In: Schmit-Neuerburg K-P, Stürmer KM (Hrsg) Die Tibiaschaftfraktur beim Erwachsenen. Springer, Berlin Heidelberg New York Tokyo, S 289–295
4. Perren SM (1974) Biomechanik der Frakturheilung. Orthopäde 3:135–139
5. Perren SM, Cordey J (1977) Die Gewebsdifferenzierung in der Frakturheilung. Unfallheilkunde 80:161–164
6. Stürmer KM (1984) Histologische Befunde der Frakturheilung unter Fixateur externe und ihre klinische Bedeutung. Unfallchirurgie 10:110–122
7. Stürmer KM (1986) Tierexperimentelle Grundlagen zur Marknagelosteosynthese. Habilitationsschrift, Essen

8. Stürmer KM (1987) Histomorphologie der Frakturheilung im Vergleich der Fixationsverfahren am Tibiaschaft. In: Schmit-Neuerburg K-P, Stürmer KM (Hrsg) Die Tibiaschaftfraktur beim Erwachsenen. Springer, Berlin Heidelberg New York Tokyo, S 23–49

Fixateur externe: Grundlagen, Systeme, Vor- und Nachteile

G. Hierholzer

Berufsgenossenschaftliche Unfallklinik Duisburg-Buchholz (Ärztlicher Direktor: Prof. Dr. G. Hierholzer), Großenbaumer Allee 250, D-4100 Duisburg 28

Indikation und Vorteil einer Fixateur externe Osteosynthese

Es liegt nahe, die Grundlage der Fixateur externe Osteosynthese in mechanischen Gesetzmäßigkeiten zu suchen. Vorrangig ist aber die Pathophysiologie der Problemfrakturen und deren Komplikationen, beide stellen die hauptsächlichen Indikationsbereiche zur externen Fixationstechnik dar [2]. Offene Frakturen sind grundsätzlich als kontaminiert anzusehen, eine Kontamination ist aber auch für geschlossene Frakturen zu unterstellen, bei denen durch das Ausmaß der Weichteilschädigung die physiologischen Barrieren für eine Abwehr der Keimdurchwanderung nicht mehr bestehen. Die Faktoren Gewebeschädigung, Instabilität, Beeinflussung der zellulären und humoralen Abwehrvorgänge und der daraus resultierenden Begünstigung des Wachstums pathogener Erreger können in einen Circulus Vitiosus einmünden, der durch die chirurgische Therapie verhindert bzw. unterbrochen werden muß. Aus der Pathophysiologie der Problemfrakturen ist die Forderung zur Stabilisierung des Verletzungsbereiches abzuleiten [5, 7]. Die Standardverfahren der internen Marknagel- oder Plattenosteosynthese sind mit der Einbringung von großen Fremdimplantaten in den besonders gefährdeten Bereich verbunden. Sie beinhalten unter diesen Bedingungen ein höheres Infektionsrisiko, da an der unbelebten Oberfläche des Osteosynthesematerials die Abwehrreaktionen des Organismus nur abgeschwächt stattfinden können. Zur Stabilisierung einer Problemfraktur sollten also großflächige Fremdimplantate am Ort der hochgradigen Gewebeschädigung so weit wie möglich vermieden und die Vorteile einer externen und die Frakturzone überbrückenden Fixationstechnik genutzt werden. Ein weiterer biologischer Gesichtspunkt ist zu unterstreichen. Die Stabilisierung des Verletzungsbereiches stellt die Voraussetzung für eine gerichtete Differenzierung pluripotenter Zellen dar. Mit ihr wird der Vorgang der Revascularisation und Regeneration ermöglicht, der seinerseits die Funktion der Abwehrvorgänge wiederherstellt [4].

Die pathophysiologischen und die pathomechanischen Überlegungen bei der Behandlung von Problemfrakturen sind Teil eines Ganzen. Aus didaktischen Gründen sollten sie jedoch aufgegliedert werden, um den Weg von der biologischen Erkenntnis zur therapeutischen Schlußfolgerung aufzeigen zu können. Die Problematik kann folgendermaßen zusammengefaßt werden. Je ausgedehnter eine Knochen- und Weichteilschädigung ist, um so dringlicher wird die Indikation zur Stabilisierung eines entsprechenden Frakturbereiches und zur Anwendung der externen, überbrückenden Osteosynthesetechnik.

Relativierung der Vorteile der Fixateur externe Osteosynthese [2, 6]

Zur Wiederherstellung der knöchernen Kontinuität sind außer der mechanischen Ruhigstellung ein ausreichender Kontakt im Frakturbereich und ein Mindestanteil an Kraftfluß durch das Knochengewebe anzustreben (Abb. 1). Liegt im Frakturbereich eine Defektbildung vor, so erfolgt der mechanische Kraftfluß ausschließlich über die zur externen Fixation angebrachte Metallkonstruktion. Es entfällt damit aber ein wichtiger physiologischer Stimulus für die Knochenbruchheilung. Die knöcherne Heilungszeit verzögert sich unter diesen Bedingungen erheblich. Es muß zu Beginn der Therapie ein entsprechender Behandlungsplan diesem Gesichtspunkt Rechnung tragen. Bei einer offenen Fraktur wird die Fixateur externe Osteosynthese insbesondere in Verbindung mit einer Defektbildung eine überwiegend vorübergehende Funktion der Stabilisierung haben, um nach Lösung des Weichteilproblems mit einer internen Osteosynthese und einer Knochenplastik die biologischen Voraussetzungen zur Knochenbruchheilung zu verbessern. Lassen die Art der Knochen- und Weichteilverletzung in Verbindung mit der erstversorgenden externen Fixation eine zusätzliche lokale Minimalosteosynthese zu, so wird der Vorteil des verbesserten biologischen Kraftflusses durch das Knochengewebe genutzt.

Bei infizierten Brüchen muß oft auf die mechanischen Vorteile einer sekundären internen Osteosynthese verzichtet und in Verbindung mit einer länger dauernden Fixateur externe Osteosynthese und einer Knochenplastik die knöcherne Kontinuität wiederhergestellt werden [7].

Technische Voraussetzungen, mechanische Gesetzmäßigkeiten [1, 2, 3, 6]

Zur Fixateur externe Osteosynthese ist ein instrumentelles System zu fordern, das sich durch möglichst wenige Grundelemente und durch eine einfache Handhabung auszeichnet. Es liegen verschiedene Modellvorschläge vor, deren objektive Bewertung sich an den folgenden Merkmalen ableiten läßt.

1. Bedeutung der freien Biegestrecke (Abb. 2–4)
Die Zunahme der freien Biegestrecke verwendeter Bauelemente verringert die Stabilität einer Montage. Die freie Biegestrecke sollte also auf die Distanz beschränkt sein, die zur Überbrückung des besonders gefährdeten Bereiches erforderlich ist. Die Forderung kann mit dem Ergebnis experimenteller Untersuchungen am Beispiel der unilateralen Montage (Typ 1) objektiviert werden, bei denen die Höhen- und Seitverschieblichkeit der Fragmentenden bei vorgegebenem Knochendefekt gemessen wurde. Die Ergebnisse zeigen, daß im jeweiligen Hauptfragment zur Erhöhung der Stabilität der Abstand der Schanzschen Schrauben zueinander möglichst groß sein soll. Will man das einzelne Hauptfragment mit drei Schanzschen Schrauben fixieren, so sollte die dritte Schraube nicht in der Mitte des Abstandes zwischen der proximalen und distalen Schraube liegen. Diese Stelle entspricht der Rotationsachse, und die Verankerung der Schraube in diesem Bereich kann die Stabilität

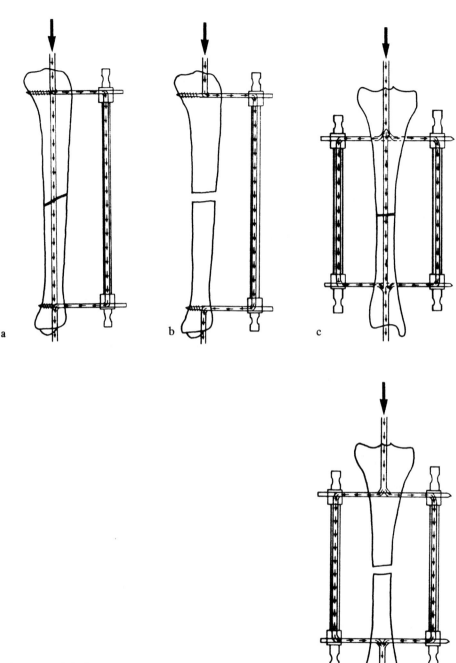

Abb. 1a–d. Kraftfluß bei liegendem Fixateur externe und knöchernem Kontakt (**a, c**), bzw. Defektbildung (**b, d**) im Bruchbereich

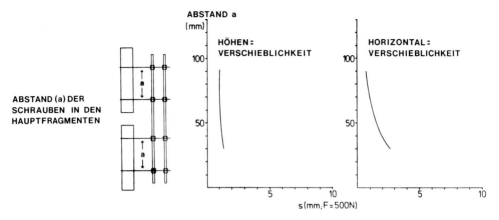

Abb. 2. Einfluß des Abstandes "a" zwischen den Schanzschen Schrauben auf die Stabilität der Fragmentenden bei unilateraler Fixateur externe Montage

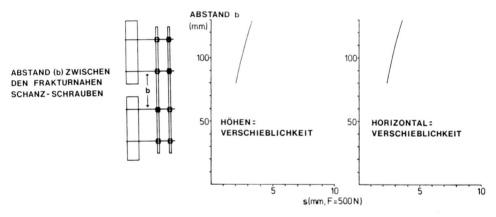

Abb. 3. Einfluß des Abstandes "b" zwischen den Schanzschen Schrauben auf die Stabilität der Fragmente bei unilateraler Fixateur externe Montage

der Montage nicht erhöhen. Weiterhin nimmt die Stabilität der Fragmentenden dadurch zu, daß im jeweiligen Hauptfragment eine Schanzsche Schraube möglichst frakturnahe eingebracht wird. Die Höhen- als auch die Seitverschieblichkeit kann dadurch erheblich reduziert werden. Von großer Bedeutung ist schließlich der Abstand zwischen Knochen und dem die Schanzschen Schrauben verbindenden Rohr. Je kleiner dieser Abstand, um so geringer ist die Höhen- und Seitverschieblichkeit der Fragmentenden am Knochenmodell bei einer Defektzone.

Die klinische Konsequenz dieser Untersuchungen läßt sich wie folgt zusammenfassen. Aus mechanischen Gründen sollte zur Erhöhung der Stabilität einer Fixateur externe Montage das die Elemente "Schanzsche Schraube" oder "Steinmann-Nagel" verbindende Element "Rohr, Stab oder Stange" so knochennah wie möglich angebracht werden. Im

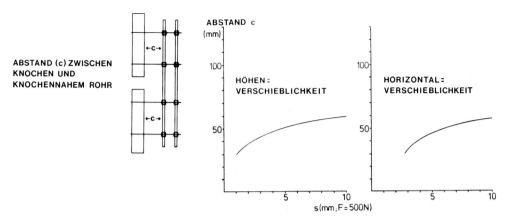

Abb. 4. Einfluß des Abstandes "c" zwischen den Schanzschen Schrauben auf die Stabilität der Fragmente bei unilateraler Fixateur externe Montage

jeweiligen Hauptfragment sollten dagegen die am Knochen verankerten Elemente möglichst weit voneinander gelegen sein, und schließlich ist die zu überbrückende Knochendistanz zwischen den beiden Hauptfragmenten so kurz wie möglich zu wählen. Es gilt der Leitsatz: "Der gefährdete Verletzungsbereich ist aus klinischen Gründen so weit wie möglich auszusparen, aus mechanischen Gründen ist dagegen eine lange Überbrückungsstrecke zu vermeiden".

2. Bedeutung der Vorspannung der am Knochengewebe verankerten Elemente (Abb. 5)
Die Verankerung der Bauelemente "Schanzsche Schraube oder Steinmann-Nagel" am Knochengewebe kann durch das Prinzip der Vorspannung erhöht werden. Neutral, d.h. ohne Vorspannung eingebrachte Schanzsche Schrauben oder Steinmann-Nägel führen unter der funktionellen Beanspruchung, wie z.B. bei aktiven Bewegungsübungen, zu Mikrobewegungen, die mit der Gefahr der Osteolyse und damit der Lockerung der Verankerung verbunden sind. Durch die Vorspannung können die Mikrobewegungen weitgehend oder teilweise vermindert und damit der Lockerungsgefahr entgegengewirkt werden. Bei gegebener knöcherner Abstützung im Bruchbereich erfolgt die Vorspannung "interfragmentär" (Abb. 5a) d.h. mit Vorbiegung der Bauelemente auf den Frakturbereich zu. Bei Stückbrüchen oder knöchernem Defekt würde dieses Vorgehen mit einer Verkürzung verbunden sein. Es wird deshalb die Vorspannung "intrafragmentär" (Abb. 5b) angewendet, d.h. unter Vorbiegung der Elemente im jeweiligen Hauptfragment aufeinander zu. Die durch Reposition wiederhergestellte Länge des verletzten Knochengewebes kann somit erhalten bleiben. Untersuchungen am Knochenmodell haben gezeigt, daß mit dem Prinzip der Vorspannung auch die Stabilität eines Bruchbereiches, auch bei bestehender Defektbildung, erheblich vergrößert werden kann. Mit diesem Prinzip ist die Höhenverschieblichkeit um 40–50% und die Seitverschieblichkeit der Fragmentenden um 15–20% herabzusetzen (Abb. 6). Bei der Auswahl der zur Verfügung stehenden Fixateur externe Systeme sollte diese Frage also Berücksichtigung finden.

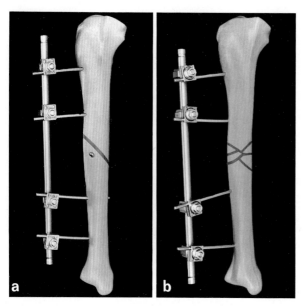

Abb. 5a, b. Prinzip der Vorspannung bei der Fixateur externe Osteosynthese, interfragmentär (**a**), intrafragmentär (**b**)

3. Technik der Verankerung gewindetragender Elemente am Knochengewebe

Wird ein Element so verankert, daß der gewindetragende Abschnitt sich auf beide Corticalisbereiche erstreckt, so hängt die Durchbiegung des freien Schaftanteiles u.a. auch vom Durchmesser des Gewindes ab. Die Durchbiegung des Elementes kann dadurch verringert werden, daß der gewindetragende Anteil nur in der dem Schraubenschaft gegenüberliegenden Corticalis verankert ist, in der proximalen Corticalis also der Schraubenschaft mit dem größeren Durchmesser zu liegen kommt. Die Reduktion der Durchbiegung des Elementes durch diese Technik ist in der Abb. 7 wiedergegeben.

4. Bedeutung einer Weichteilspannung an den Metalldurchtrittsstellen

Die Elemente "Schanzsche Schraube oder Steinmann-Nagel" dürfen an den Weichteildurchtrittsstellen nicht unter Spannung stehen. Die Folge einer lokalen Spannung besteht in einer Minderdurchblutung und in einer Druck- und Nekrosebildung, die zwangsläufig zu einer bakteriellen Entzündung führt. Entgegen der allgemeinen Annahme verursachen Metallteile an den Durchtrittsstellen keine Reizerscheinungen, sofern das Element am Knochengewebe fest verankert und eine Spannung der umgebenden Weichteile vermieden wird.

Abschließende Bemerkung

Zur Fixateur externe Osteosynthese benötigen wir Systeme, die aus wenigen Grundelementen bestehen und einfach handhabbar sind. Die Elemente sollten der Forderung entsprechen, verschiedene Montagen bilden zu können, um jeweils die Lokalisation einer

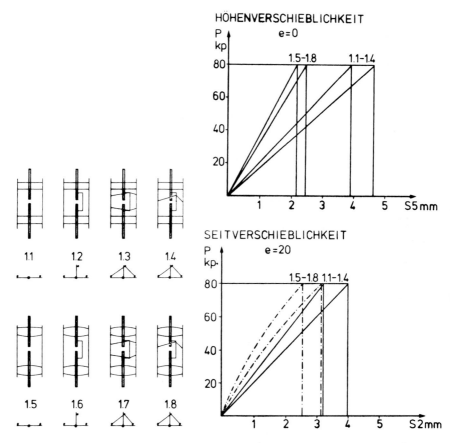

Abb. 6. Höhen- und Seitverschieblichkeit der Bruchenden im Modellversuch nach Fixateur externe Osteosynthesen mit neutral (1.1–1.4) und vorgespannt (1.5–1.8) eingebrachten Elementen

Verletzung mit dem Gefäß-Nervenverlauf zu berücksichtigen. Diesen Forderungen wird das Rohrsystem der Arbeitsgemeinschaft für Osteosynthesefragen in besonderem Maße gerecht. Bei offenen Frakturen hat die Fixateur externe Osteosynthese überwiegend die Funktion einer vorübergehenden Stabilisierung bis zur Abheilung der Weichteilverletzung. Tritt im Verlauf von zehn Wochen keine deutliche Knochenreaktion ein, so ist die externe Osteosynthese durch eine interne Osteosynthese zu ersetzen. Bei bestehender Komplikation in Form einer knöchernen Infektion erfüllt der Fixateur externe die Funktion eines Halteapparates über einen längeren Zeitbereich.

Bei der Fixateur externe Osteosynthese ist das Prinzip der Vorspannung bevorzugt anzuwenden. An den Durchtrittsstellen der Verankerungselemente muß jede Weichteilspannung vermieden werden. Das Prinzip der Dynamisierung wird heute umfangreicher diskutiert und gefordert, als die dafür notwendigen Grundlagenkenntnisse es rechtfertigen. Der wichtigste klinische Gesichtspunkt der Dynamisierung besteht in der Forderung, Kraftfluß

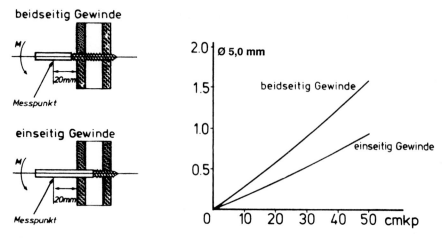

Abb. 7. Unterschiedliche Durchbiegung Schanzscher Schrauben mit kurzem bzw. langem Gewinde

durch den verletzten Knochen wiederherzustellen. Dieser ist als Stimulus für eine knöcherne Heilung anzusehen. Dosierungsschemata für eine Dynamisierung des Fixateur externe gibt es noch nicht. Das Ausmaß der Teilbelastung bei liegendem Fixateur externe muß unter Beachtung der knöchernen Abstützung und des röntgenologischen Verlaufs erfolgen.

Literatur

1. Hax M (1984) Die Behandlung offener Frakturen und infizierter Pseudarthrosen mit dem Distraktionsapparat nach Wagner. Klinische und experimentelle Untersuchungen. Dissertation
2. Hierholzer G, Allgöwer M, Rüedi T (1985) Fixateur-externe-Osteosynthese. Springer, Berlin Heidelberg New York Tokyo
3. Kleining R (1981) Der Fixateur externe an der Tibia. Hefte Unfallheilkd, Heft 151. Springer, Berlin Heidelberg New York
4. Schmit-Neuerburg KP, Stürmer KM (1987) Die Tibiaschaftfraktur beim Erwachsenen. Springer, Berlin Heidelberg New York Tokyo
5. Tscherne H, Gotzen L (1983) Fraktur und Weichteilschaden. Hefte Unfallheilkd, Heft 162. Springer, Berlin Heidelberg New York Tokyo
6. Weber BG, Magerl F (1985) The External Fixator. Springer, Berlin Heidelberg New York Tokyo
7. Weller S (1982) The external fixator for the prevention and treatment of infections. In: Uhthoff HK (ed) Current concepts of external fixation of fractures. Springer, Berlin Heidelberg New York

Indikation und Technik des Fixateur externe an der oberen Extremität inklusive Überbrückung des Ellenbogengelenkes

K.P. Schmit-Neuerburg und R. Letsch

Universitätsklinikum Essen, Abteilung für Unfallchirurgie (Direktor: Prof. Dr. K.P. Schmit-Neuerburg), Hufelandstraße 55, D-4300 Essen 1

Hauptindikationen für die Fixateur externe-Stabilisierung der oberen Extremität sind:
1. Offene und geschlossene Frakturen mit Weichteilschaden oder Kompartment-Syndrom.
2. Trümmerfrakturen, Stückbrüche und Knochendefekte.
3. Serien-Frakturen.
4. Metaphysäre- und Gelenkfrakturen mit Kapsel-Band-Zerreißung des Ellenbogengelenkes, und
5. Instabile Frakturen beim Polytrauma.

Von Lambotte (1913) [4] stammt bereits die Operationsskizze einer Unterarmschaftfraktur, die er 1905 an 2 Op-Terminen mit dem Fixateur externe stabilisierte.

Weitere Literatur-Berichte sind im übrigen spärlich: Hierholzer und Hax (1982) berichteten über die Ergebnisse von 48 Fixateur externe-Anwendungen an der oberen Extremität, darunter jedoch nur 6 offene Frakturen und 5 aseptische Pseudarthrosen, gegenüber 37 infizierten und mehrfach voroperierten Pseudarthrosen. Eitenmüller et al. (1984) empfahlen die Fixateur externe-Stabilisierung bei polytraumatisierten Patienten auch an der oberen Extremität, an der insgesamt 16 von 91 Fixateur externe-Montagen vorgenommen wurden. Ostermann et al. (1987) stellten die Indikation bei Polytraumatisierten sowie bei offenen und infizierten Frakturen: Insgesamt wurden 16 Unterarmfrakturen bei 15 Patienten mit dem Fixateur externe behandelt, darunter 11 isolierte Ulnaschaftbrüche und 5 Frakturen beider Unterarmknochen.

Das Ziel der Fixateur externe-Anwendung ist die zuverlässige Neutralisierung der Frakturzone, die mit oder ohne lokale Osteosynthese an der oberen Extremität in jedem Falle durch eine unilaterale Klammer-Fixateur-Montage mit Einfach- oder Doppelrohr erreicht wird.

Bei metaphysären Brüchen oder Gelenkfrakturen wird die für eine gelenkübergreifende Distanz-Stabilisierung benötigte erhöhte Rigidität durch Rohrstangen-Verstrebung in Rahmenkonstruktion gewährleistet (Abb. 1).

Fallbeispiel: (Abb. 2):
22jährige Patientin, die eine offene Trümmerfraktur des distalen Humerus mit Ellenbogengelenkbeteiligung und schwerem Weichteilschaden drittgradig infolge Einklemmung zwischen anfahrender S-Bahn und Bahnsteigkante erlitt.

Primäres Weichteildebridement und Adaptationsosteosynthese der Hauptfragmente. Zusätzlich Neutralisierung der Frakturzone durch gelenkübergreifende Fixateur externe mit Rohrstangenverstrebung in Rahmenkonstruktion.

Nach 3 Wochen Reosteosynthese mit Spongiosaplastik, Defektdeckung durch frei transplantierten myocutanen Latissimus-dorsi-Lappen.

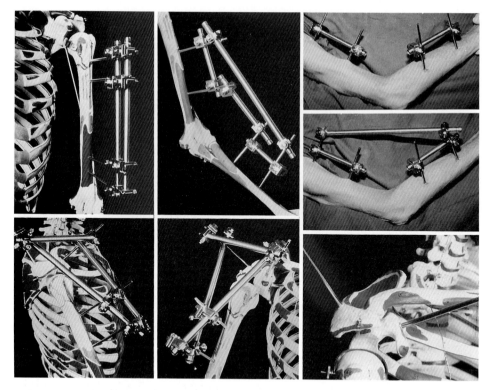

Abb. 1. Grundform der unilateralen Fixateur externe-Montage an der oberen Extremität. Je 2 Schanzsche Schrauben (4,5 mm Durchmesser, 18 mm Gewinde) pro Hauptfragment oder Schaftabschnitt genügen, um die Stabilisierung der Frakturzone oder des Gelnkes zu gewährleisten

Nach insgesamt 6wöchiger Fixateur externe-Anwendung Freigabe des Gelenkes und zeitgerechte knöcherne Heilung, allerdings mit erheblichem Gelenkschaden.

Drei Jahre später ergab die Nachuntersuchung ein schmerzfrei stabiles Ellenbogengelenk mit befriedigendem Bewegungsumfang.

Operationstechnik

Die Plazierung der Schanzschen Schrauben wird am Oberarm unter Berücksichtigung günstiger Knochenquerschnitte in einer "sicheren Zone" entlang einer ventro-lateralen Linie vorgenommen, die von der Schulterhöhe bis zur Mitte des Ellenbogengelenkes verläuft und etwa dem Henry-Zugang zum Oberarmschaft entspricht.

Günstige Fixpunkte für die Schrauben des Klammer-Fixateur am Oberarmschaft liegen proximal und lateral der Bicepssehne und distal im M. brachialis, medial vom N. radialis. Die percutane Einbringung der Schrauben wird durch das "Dreigespann" des AO-Rohr-Systems erleichtert, das aus Trokar und 2 Bohrbüchsen 3,5 und 5 mm besteht, die nacheinander entfernt werden, so daß der Knochenkontakt mit der 5 mm-Bohrbüchse bis zum

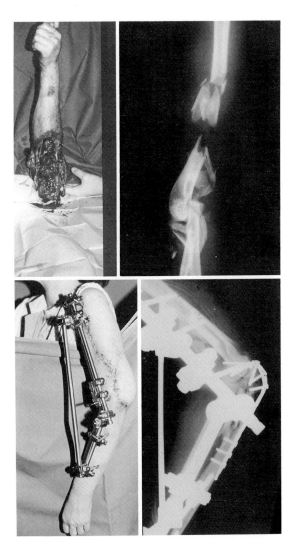

Abb. 2. Drittgradig offene distale Humerustrümmerfraktur mit schwerstem Weichteilschaden infolge Einklemmung zwischen anfahrender S-Bahn und Bahnsteigkante. Primäres Weichteildebridement und Adaptationsosteosynthese. Zusätzlich Stabilisierung der Frakturzone durch gelenkübergreifenden Fixateur externe, Ellenbogen-Defektdeckung durch Latissimus-dorsi-Lappen

Einsetzen der 4,5 mm Schanzschen Schraube mit kurzem 18 mm-Gewinde nicht verlorengeht.

Die Überbrückung des Ellenbogengelenkes wird bei intaktem Radius zwecks Erhaltung der Umwendbewegungen zwischen distalem Humerus und proximaler Ulna hergestellt durch Rahmenverspannung mit 1–2 Rohrstangen (Abb. 1).

Die Überbrückung des Schultergelenkes wird in günstiger Arthrodesestellung durch Dreieckmontage erzielt: Die Schanzschen Schrauben in der Scapula werden nach Charnley [1] in einem Winkel von ca. 100° zueinander plaziert: Die erste wird von ventral durch die Basis des Coracoids in dorso-caudaler Richtung gedreht, die zweite liegt cranio-caudal in der Spina scapulae, senkrecht zu deren Oberfläche, 3 QF medial vom Acromion. Am Humerus liegen die Schrauben parallel in Höhe des Deltoideus-Ansatzes, lateral von der

V. cephalica. Beide Schraubenpaare werden durch gegenläufiges Verbiegen der Schraubenschäfte unter Vorlast gebracht und mit Rohrstangen verbunden (Abb. 1).

Primäre Indikationen zur Schultergelenksüberbrückung sind selten. Sie beschränken sich vor allem auf infizierte Frakturen, Pseudarthrosen und Knochendefekte.

Fallbeispiel:
67jährige Patientin, die mit einer 1 Jahr alten infizierten Oberarmschaftdefektpseudarthrose li. mit Humeruskopfnekrose und schmieriger Weichteilwunde überwiesen wurde.

Bei vollständig intakter Nerven- und Gefäßversorgung des linken Armes wurde eine radikale Knochen-Weichteil-Resektion vorgenommen und der Oberarm übergreifend durch eine Fixateur-Rahmen-Konstruktion von der Scapula bis zur proximalen Ulna stabilisiert. Nach glatter Wundheilung konnte bereits 5 Wochen später die Implantation einer isoelastischen Oberarmendoprothese mit Ellenbogengelenk vorgenommen werden. Glatte Heilung und schmerzfreie, in der Schulter eingeschränkte Gebrauchsfähigkeit des linken Armes seit 3 Jahren.

Am Unterarm liegen die "sicheren Zonen" für die Fixateur externe-Montage dorsoradial der Ulnakante. Leitmuskeln sind der M. extensor carpi radialis longus für den Radius und der M. extensor carpi ulnaris für die Ulna. Am proximalen Unterarmviertel steht nur die Ulna für die percutane Stabilisierung zur Verfügung. Erst die distalen 3/4 des Radiusschaftes verfügen über günstige Knochenquerschnitte und sichere Weichteilzonen. Dies muß bei der gelenkübergreifenden Montage von Humerus zum Radius berücksichtigt werden.

Fallbeispiel:
Ein 48jähriger Mann erlitt durch Leitersturz aus 3 m Höhe eine drittgradig offene Ellenbogenluxationsfraktur rechts mit kompletter Zerreißung des Kapsel-Band-Apparates und Trümmerfraktur des Radiusköpfchens. Zusätzlich bestand eine dislocierte Mehrfragmentfraktur des distalen Radius mit Gelenkbeteiligung, Einstauchung und Verkürzung des Radius.

Primär Reposition der Ellenbogengelenksluxation, Reinsertion des Bandapparates, Radiusköpfchenprothese und Stabilisierung des distalen Radius durch volare T-Platten-Osteosynthese. Zusätzlich wird eine Distanzstabilisierung des Ellenbogengelenkes durch gelenkübergreifenden Fixateur externe vom Humerus auf den Radiusschaft am Übergang vom proximalen zum mittleren Drittel vorgenommen. Wegen erheblicher Weichteilschwellung wird der Fixateur am Radius nach distal mit dem kleinen AO-Fixateur handgelenkübergreifend bis zur Mittelhand verlängert. Offene Wundbehandlung. Zwei Wochen später definitiver Hautverschluß und Entfernung des Ellenbogengelenk-überbrückenden Fixateur externe. Beginn mit passiven Bewegungsübungen des Ellenbogengelenkes auf der Motorschiene. Nach insgesamt 3 Wochen Entfernung des handgelenküberbrückenden Fixateur externe am distalen Unterarm. Glatte Frakturheilung.

Ein Jahr später ergibt die Nachuntersuchung eine volle funktionelle Wiederherstellung beider Gelenke ohne Bewegungseinschränkung.

Die frühzeitige, möglichst definitive und übungsstabile Osteosynthese der metaphysären oder diaphysären Fraktur ist gerade bei gelenküberbrückender Fixateur externe-Montage Voraussetzung für eine frühzeitige Freigabe der Gelenke innerhalb von 3 Wochen. Das gilt insbesondere für Serienfrakturen mit Weichteilschaden oder Kompartment-Syndrom, sofern Frakturform und Weichteilverhältnisse eine primäre Osteosynthese erlauben. Andernfalls kann jedoch nach Besserung der Weichteilsituation sekundär in der 2. Woche die übungsstabile Osteosynthese vorgenommen werden, so daß nach 3 Wochen die Gelenkfreigabe möglich ist.

SPÄTEINGRIFFE

FIXATEUR ⟶ OSTEOSYNTHESE 5
⟶ SCHAFTPROTHESE 2
⟶ ARTHRODESE 2
⟶ ARTHROPLASTIK 3
⟶ AMPUTATION 2

KOMPLIKATIONEN

n = 7

Bewegungseinschränkung
 – Ellenbogengelenk 2
 – Schultergelenk 2

Schanz-Schrauben-Bruch 1
Refraktur 1
OA-Drehfehler 1

FIXATEUR LOKALISATION

n = 20

Schultergelenk – übergreifend	5	
Schulter + Ellbogen – übergreifend	(2)	15
Ellbogengelenk – übergreifend	10	
Ellbogen + Handgelenk – übergreifend	(1)	
Oberarmschaft	3	5
Unterarmschaft	2	

ZUSÄTZLICHE PRIMÄRE MASSNAHME

Fixateur ohne lokale Osteosynthese	14
+ lokale Osteosynthese	6
+ Spongiosaplastik	3
+ Gefäßrekonstruktion	2
+ Compartment-Spaltung	3
+ Resektion + PMMA	4

Abb. 3. Ergebnisse

Ergebnisse (Abb. 3)

Wir überblicken 20 Fixateur externe-Montagen, die unter Verwendung des AO-Rohr-Systems bei Frakturen an der oberen Extremität zur Anwendung kamen, davon 13 primäre und 7 sekundäre Montagen, von denen 4 zusätzlich infiziert waren. Die 20 Fälle verteilen sich gleichmäßig auf die eingangs genannten Indikationen. Entsprechend der bevorzugten Frakturlokalisation im Bereich des Ellenbogengelenkes und am Unterarm, wurden 15 Fixateur externe-Montagen gelenkübergreifend ausgeführt, nur 5mal wurde ein unilateraler Klammer-Fixateur bei isolierten Schaftfrakturen angewandt. In 14 von 20 Fällen wurde auf eine primäre Osteosynthese verzichtet. Insgesamt waren 14 Späteingriffe erforderlich, darunter 2 Amputationen nach offenen Frakturen mit arterieller Gefäßverletzung. Die durchschnittliche Liegedauer des Fixateur betrug 10,5 Wochen (1–34 Wochen). Auffallend ist die geringe Anzahl der Fixateur-bedingten Komplikationen. Die Bewegungseinschränkung der Gelenke in 4 Fällen ist ein Hinweis, daß gelenkübergreifende Fixateur externe-Montagen an der oberen Extremität zwecks Wiederherstellung der Gelenkfunktion innerhalb von 3 Wochen beendet werden sollten.

Literatur

1. Charnley J (1951) Compression Arthrodesis of the Ankle and Shoulder. J Bone Joint Surg (Br) 33:180–191
2. Eitenmüller J, Schmidt KH, Gutierrez F, Reichmann W (1984) Erfahrungen mit der Verwendung des Fixateur externe bei polytraumatisierten Patienten. Akt Traumatol 14:217–242
3. Hierholzer G, Hax PM (1982) External Fixation of the Upper Extremity with the ASIF Tubular Set and Wagner Apparatus. In: Uhthoff HK (ed) Current Concepts of External Fixation of Fractures. Springer, Berlin Heidelberg New York
4. Ostermann PAW, Henry SL, Seligson D (1987) Behandlung der Ulnafraktur mit dem Fixateur externe – eine sinnvolle Alternative. Unfallchir 90:122–127

Indikation und Technik des Fixateur externe am distalen Radius

K.M. Pfeiffer und P. Regazzoni

Department Chirurgie der Universität, Klinik für Hand-, periphere Nerven und ambulante Chirurgie, Kantonsspital (Leiter: Prof. Dr. med. K.M. Pfeifer), Spitalgasse 21, CH-4031 Basel

Bei der großen Mehrheit der distalen Radiusfrakturen führt die geschlossene Reposition mit oder ohne percutane Kirschner-Draht-Fixation und anschließende Ruhigstellung im Gips zu guten Resultaten.

Bei gewissen articulären Stückfrakturen, Flexionsfrakturen mit volarem Fragmentausbruch sowie articulären oder metaphysären Trümmerbrüchen ist eine innere oder äußere Osteosynthese indiziert. In den letzten Jahren ist der Fixateur externe vermehrt bei frischen distalen Unterarmfrakturen angewandt worden. Sein Prinzip wurde schon von Lorenz Böhler in der Form des Transfixationsgipses beschrieben [1]. Hierbei incorporierte er je einen queren Kirschner-Draht durch die Mittelhand und den Unterarm in einen Gipsverband und realisierte damit einen Rahmenfixateur. Heute werden vorwiegend verschiedene Formen des einseitigen Klammerfixateur benutzt [2, 3, 4, 5, 6].

Ein wesentlicher Unterschied zu anderen Anwendungsgebieten der äußeren Fixation liegt am distalen Radius darin, daß in der Regel nur das proximale Speichenfragment mit Schanzschen Schrauben oder Gewindedrähten gefaßt werden kann, während das distale Fragment infolge Zertrümmerung und schlechter Spongiosaqualität hierfür ungeeignet ist. Es muß durch Ligamentotaxis beeinflußt werden, indem die distale Verankerung des Fixateur im 2. Mittelhandknochen erfolgt. Reposition und Stabilisierung erfolgen somit ausschließlich durch Distraktion. Diese ergibt aber nicht dieselbe Rigidität wie eine Fixation mit direkter Einwirkung auf die Fragmente und Ruhigstellung unter neutralen Kräfteverhältnissen oder gar Kompression. Sehr häufig stellt deshalb der äußere Festhalter ein Mittel zur Neutralisation der Frakturregion dar, während die exakte Retention der Fragmente mit einer Minimal-Osteosynthese, z.B. mit percutan eingebrachten Kirschner-Drähten erfolgen muß.

Operationstechnik

Die distale Radiusfraktur wird zunächst durch äußere Manipulation und Distraktion soweit als möglich reponiert und anhand der Durchleuchtungskontrolle beurteilt, ob zuerst eine percutane Spickdrahtfixation durchgeführt werden und der Fixateur danach montiert werden soll oder besser in umgekehrter Reihenfolge verfahren wird, wenn sich die Fragmente mit Distraktion allein einstellen. Zur Fixation des äußeren Festhalters am Knochen verwenden wir Schanzsche Schrauben mit 3,5er Gewinde, 4,5er Schaft und stumpfer Spitze (Abb. 1).

Die Schanzschen Schrauben werden senkrecht zur Längsachse von Radius und Metacarpale II nach Stichincision und Freilegen der Corticalis durch eine Schutzhülse vorgebohrt und dann von Hand eingedreht. Die Schrauben sollen in einem Winkel von ca. 45° zur Unterarmebene liegen, also nach dorso-radial gerichtet sein (Abb. 1). Zunächst werden die äußeren Schrauben am Hals des Metacarpale II und proximal des M. abductor pollicis longus, also gegen die Radiusmitte hin angebracht. Auf diese Weise können der radiodorsale Nervenast zum Zeigefinger und die Sehnen des M. extensor carpi-radialis longus und des brachio-radialis vermieden werden. Anschließend montieren wir ein kurzes Rohr, welches mit 4 einfachen schwenkbaren Backen versehen ist. Nach provisorischer Reposition und Fixation der äußeren Backen werden dann durch die inneren Backen 2 weitere Schanz-Schrauben angebracht. An Mittelhand und Radius soll die Distanz zwischen den Schrauben 3–5 cm betragen. Am Radius muß die distale Verankerung auf alle Fälle den M. abductor pollicis longus frei lassen und proximal von ihm eingebracht werden. Mit einer festen und 3 lockeren Backen erfolgt unter Durchleuchtungskontrolle die definitive Distraktion und Reposition durch Ligamentotaxis. Die manuelle Distraktion genügt in der Regel, und ein mechanischer Distraktor ist kaum notwendig. Ist die gewünschte Fragmentstellung erreicht, so wird sie durch Anziehen der übrigen Backen gehalten. Die beiden Schraubenpaare werden gegeneinander verspannt, um eine Lockerung zu verhindern. Zur Feinreposition können bei Bedarf ein oder mehrere percutane Kirschner-Drähte hinzugefügt werden. Ein einzelnes Rohr des AO-Rohrfesthalters genügt zur Stabilisierung. Wird dagegen der kleine Fixateur externe mit 2,5 mm-Gewindedrähten verwendet, so ist eine 2. Längsstange erforderlich. Ferner wird in diesem Falle ein schräg konvergierendes Einbohren der Drähte empfohlen, um die Gewindelänge im schmalen Knochen zu verlängern [6].

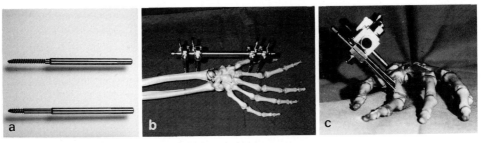

Abb. 1. a Schanzsche Schrauben mit 3,5er Gewinde und 4,5er Schaft (mit langem und kurzem Gewinde) welche mit den einfachen schwenkbaren Backen des Rohrfesthalters verwendet werden können, **b** Montage am Radius mit 4 Schanzschen Schrauben und 1 Rohr, **c** Die Schrauben liegen in einem Winkel von 45° zur Ebene des Vorderarmes

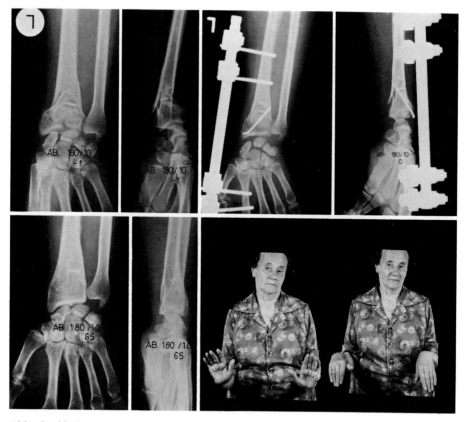

Abb. 2. 64jährige Patientin mit distaler Trümmerfraktur. Osteosynthese mit Fixateur externe und guter funktioneller Erholung

Soll die Reposition des Handgelenkes veränderlich bleiben, so kann zwischen die Schraubenpaare ein Gelenk eingebaut werden. In diesem Fall ist der kleine Fixateur vorzuziehen, da das Gelenk für den Rohrfesthalter recht gewichtig ist.

Postoperativ ist die sofortige Mobilisation der Finger- und Ellenbogengelenke sowie der Schulter von größter Bedeutung. Zur Pflege der Schraubendurchtrittsstellen in der Haut genügen trockene Verbände nach täglicher Reinigung und Desinfektion bis zur Heilung der Incisionen.

Liegen größere Spongiosadefekte vor, so ist eine sekundäre Spongiosaplastik bei liegendem Fixateur indiziert, wenn nicht Dislokationen nach Entfernung der äußeren Fixation oder unphysiologisch lange Fixationszeiten riskiert werden sollen. Der beste Zeitpunkt hierfür liegt zwischen 2 und 4 Wochen, wenn die einzelnen Fragmente bereits gegeneinander anfixiert sind. Zu diesem Zeitpunkt hat man dann auch zu überlegen, ob nicht gleichzeitig mit der Spongiosaplastik auf eine Plattenosteosynthese umgestiegen werden soll.

In jedem Fall muß die Distraktion nach 4, spätestens aber nach 6 Wochen, auf Null reduziert werden, da eine längere Dauer zu erheblichen trophischen Störungen führt.

Die Gesamtfixationsdauer liegt bei 6–8 Wochen. Längerdauernde Fixationen sollten vermieden werden, um die funktionelle Rehabilitation nicht noch weiter zu erschweren. Die Rehabilitationsdauer ist ohne wesentlich länger als nach der konventionellen Gipsbehandlung oder einer Plattenosteosynthese. Aus diesem Grunde ist der Fixateur externe am distalen Radius besonders bei Frakturen der AO-Typen C2 und C3 [7] also bei Mehrfragmentbrüchen, indiziert, welche mit anderen Methoden nicht oder nur sehr schwer zu stabilisieren sind. Der Fixateur hat dabei oft die Aufgabe, primär die Länge des Radius zu halten, bis eine Plattenosteosynthese mit oder ohne Spongiosaplastik möglich wird. Ganz besonders gilt dies für jene Frakturen, welche auch unter Distraktion Stufen und Impressionen der Gelenkflächen aufweisen, denn diese erfordern unbedingt eine offene Reposition und Spongiosaunterfütterung. Ob danach der Fixateur als Neutralisationsmittel belassen werden soll oder durch eine Platte ersetzt wird, muß für jeden Fall einzeln entschieden werden.

Offene Frakturen sind am distalen Vorderarm selten und dann meistens mit schweren Weichteilverletzungen kombiniert. Hier kann der Fixateur eine wesentliche Behandlungshilfe im Rahmen von plastischen und rekonstruktiven Eingriffen darstellen.

Gesamthaft ist in unserem Krankengut die Behandlung distaler Radiusfrakturen mit dem Fixateur externe eine Ausnahmeindikation für 1–2% aller Brüche. Nach wie vor werden 2/3 dieser häufigen Frakturen rein konservativ mit Gipsfixation behandelt, ein weiteres Drittel mit percutaner Spickung und 2–4% mit primärer innerer Osteosynthese.

Literatur

1. Böhler L (1929) Die Technik der Knochenbruchbehandlung, 1. Bd. Maudrich, Wien
2. Brunner R, Regazzoni P, Pfeiffer K (1985) Distale intraartikuläre Radiusfrakturen: Indikation für den Fixateur externe. Helv Chir Acta 52:861–864
3. Clyburn TA (1987) Dynamic External Fixation for Comminuted Intra-Articular Fractures of the Distal End of the Radius. J Bone Joint Surg (Am) 69:248–254
4. Cole JM, Obletz BE (1966) Comminuted Fractures of the Distal End of the Radius Treated by Skeletal Transfixion in Plaster Cast. J Bone Joint Surg (Am) 48:931–945
5. Cooney WP III, Linscheid RL, Dobyns JH (1979) External Pin Fixation for Unstable Colles' Fractures. J Bone Joint Surg (Am) 61:840–845
6. Jakob RP (1980) Die Distraktion distaler Radiustrümmer-Frakturen mit einem Fixateur externe – ein neuer Behandlungsweg. Z Unfallmed Berufskr 73:115
7. Müller ME, Nazarian S, Koch P (1987) Classification AO des fractures. 1. Les os longs. Springer, Berlin Heidelberg Newk York Tokyo

Die Osteosynthese mit dem Fixateur externe bei frischen Beckenringverletzungen

A. Rüter und W. Braun

Klinik für Unfall- und Wiederherstellungschirurgie (Direktor: Prof. Dr. med. A. Rüter), Zentralklinikum Augsburg, Postfach 101920, A-8900 Augsburg

Einleitung

Auch frische Verletzungen des Beckenringes lassen sich mit Hilfe des Fixateur externe stabilisieren. Hierbei ist in der Literatur der erfolgreiche Einsatz verschiedener Modelle beschrieben, wobei die Operationstechniken sich in ihren wesentlichen Teilen gleichen:

In jede Beckenhälfte wird zunächst, ein Querfinger dorsal des vorderen oberen Darmbeinstachels, eine Schanzsche Schraube in die Darmbeinschaufel eingebracht. Um einen zentralen Sitz zu erzielen, ist es erforderlich, diese Schraube $20°$ aus der Sagittalebene zu kippen, bei Fehlstellungen einer Beckenhälfte muß der Winkel entsprechend korrigiert werden. Mit diesen beiden Schrauben wird der Beckenring nun reponiert und danach durch Einbringen der ersten Querstange fixiert. Nun lassen sich, je nach Fixateurmodell, in jede Darmbeinschaufel noch eine oder zwei weitere Schanzsche Schrauben im Abstand von zwei bis drei Querfingern einsetzen, die ebenfalls durch Querstangen verbunden werden. Die Stabilität der gesamten Montage erhöht sich signifikant, wenn die Schrauben jeder Seite untereinander durch kurze Rohrstangen verspannt werden.

In der Klinik hat es sich bewährt, die Querverbindungen nicht durch jeweils ein gerades Rohr, sondern durch zwei, mit einer Gelenkbacke verbundene kürzere Rohrstangen durchzuführen. Die so entstandene V-förmige Montage schafft Platz für das am stehenden Patienten sich vorwölbende Abdomen (Abb. 1).

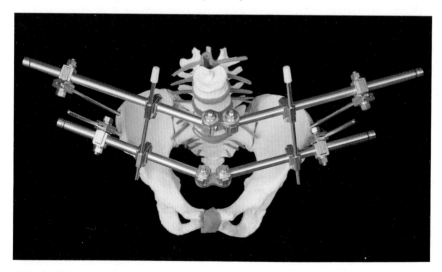

Abb. 1. V-förmige Montage des AO-Fixateurs am Becken

Die Indikation zu diesem Vorgehen bei frischen ligamentären und/oder ossären Beckenringverletzungen wird von einzelnen Autoren unterschiedlich gewichtet [1–7], gehört jedoch heute ohne Zweifel zum Repertoir der modernen Unfallchirurgie.

Krankengut

Bis auf wenige Ausnahmen verfügen die einzelnen Kliniken offensichtlich nur über begrenzte Erfahrungen mit diesem Vorgehen. Wir haben deswegen eine Sammelstudie über Indikation, Verlauf und Ergebnisse dieser Technik bei den in der Deutschen Sektion der AO International zusammengeschlossenen Kliniken iniziiert. Elf dieser Häuser (Tabelle 1) brachten ihre Fälle in die Sammelstudie ein.

Hierbei handelte es sich um 62 Patienten, deren Verläufe in 57 Fällen ausreichend dokumentiert werden konnten. Die wesentlichen Daten seien im folgenden skizziert:

50 der Beckenringverletzungen wurden als instabil, 7 als bedingt stabil beschrieben. Bei 47 Verletzten handelte es sich um Polytraumatisierte (Tabelle 2).

Bei 31 Patienten war der Fixateur noch am Unfalltage eingesetzt worden, bei weiteren 8 erfolgte dieser Eingriff während der ersten Woche, bei den übrigen nach diesem Zeitraum, spätestens in der 7. Woche.

50mal wurde dieses Vorgehen allein als ausreichend angesehen. Bei 4 Verletzten erschien eine zusätzliche Platten- oder Schraubenosteosynthese des Sacrums erforderlich. In einem Fall wurden zusätzlich Platten an der Symphyse, der Beckenschaufel oder dem Schambein eingesetzt (Tabelle 3).

Tabelle 1. An der Sammelstudie beteiligte Kliniken und Mitarbeiter

Klinik für Unfall- und Wiederherstellungschirurgie, Augsburg
(A. Rüter, W. Braun),
Unfallchirurgische Klinik, Bremen
(B. Friedrich),
BG-Klinik Duisburg-Buchholz
(G. Hierholzer, E. Haenisch),
Abteilung für Unfallchirurgie, Universitätsklinikum Essen
(K.-P. Schmit-Neuerburg, Th. Hartwig),
Unfallchirurgische Klinik, Medizinische Hochschule Hannover
(H. Tscherne, W. Berner),
Abteilung für Unfallchirurgie, Universitätsklinik, Homburg/Saar
(O. Trentz, V. Bühren),
BG-Sonderstation am Krankenhaus St. Martin, Koblenz
(W. Dürr, W. Mühlhan),
Unfallchirurgische Klinik Lahr
(H. Schmelzeisen, R. Brobeil),
Abteilung für Unfall- und Wiederherstellungschirurgie, Klinikum Steglitz, Berlin
(R. Rahmanzadeh),
BG-Klinik Tübingen
(S. Weller, H. Auer),
Klinik für Unfall-, Hand-, Plastische- und Wiederherstellungschirurgie, Universitätsklinik Ulm
(C. Burri)

Tabelle 2. Krankengut

n = 57; m = 36, w = 21		
Alter ϕ 31 J.; max. 83 J., min. 15 J.		
Verletzungstyp	instabil	50
	bedingt stabil	7
Isolierte Beckenverletzungen		10
Polytrauma		47

Tabelle 3. Operationszeitpunkt + Technik

Sofort	31
2.–7. Tag	8
2.–3. Woche	15
4.–7. Woche	3
Nur Fixateur	50
+ Platte/Schraube Sacrum	4
+ Platte Symphyse	1
+ Platte Beckenschaufel	1
+ Platte Schambein	1

Der Entschluß zur äußeren Fixation wurde 24mal mit dem "kurzen Eingriff bei Schwerverletzten" begründet. Elfmal ist "Notfalleingriff zur Stillung bzw. Verminderung einer retroperitonealen Blutung" angeführt. Wiederum bei 11 Patienten zwang die Weichteilsituation nach vorangegangenen abdominellen Noteingriffen zur äußeren Stabilisierung, da dem Operateur die Asepsis für eine innere Fixation nicht ausreichend erschien. In 3 Fällen wurden vorbestehende Narben bzw. eine Adipositas permagna als Indikation angeführt. Bei 3 Patienten erfolgte die Stabilisierung nach unbefriedigendem konservativen Behandlungsversuch, je einmal wegen Instabilität nach interner Fixation bzw. eines Mehrfragmentbruches der Beckenschaufel (Tabelle 4).

Ergebnisse

Der weitere Verlauf bis zum Abschluß der Behandlung ließ sich bei 47 Patienten dokumentieren. Hierbei wurde 9mal später von der äußeren Fixierung auf eine innere Osteosynthese gewechselt. Bei den übrigen 38 Patienten blieb der Fixateur bis zur Ausheilung der Beckenringverletzung belassen, wobei in je einem Fall eine Nachreposition bzw. eine zusätzliche Zuggurtung der Symphyse erforderlich wurden.

Als Begründung für die neun Verfahrenswechsel wird 5mal eine Instabilität des Fixateurs und zweimal ein unbefriedigendes Repositionsergebnis angegeben. Bei 2 Patienten ließ sich der Grund nicht mehr feststellen.

Bei diesen Wechseln wurde 4mal eine Symphysenruptur später durch eine Platte stabilisiert, zweimal eine Schrauben- oder Plattenosteosynthese in den hinteren Ringanteilen

Tabelle 4. Indikationen

Kurzer Eingriff bei Polytrauma	24
Notfalloperation zur Blutstillung	11
Weichteilsituation nach abdomineller Notfalloperation	10
Vorbestehende Weichteilsituation	3
Instabilität/Diastase nach konservativer Behandlung	7
Mehrfragmentverletzung	1
Ausriß einer Symphysenplatte	1

vorgenommen. Bei drei weiteren Verletzten wurden diese Verfahren miteinander kombiniert. Die Verläufe sind in Tabelle 5 zusammengestellt.

In den 47 bekannten Verläufen sind 7 Pininfekte dokumentiert. Bei zwei Patienten wurde der Fixateur instabil, ohne daß deswegen ein Zweiteingriff erfolgte. Nervenläsionen, intra- bzw. retroperitoneale Verletzungen sowie Hämatome mußten nicht in Kauf genommen werden. Die Angaben für die durchschnittliche Zeit der vollständigen Entlastung durch Bettruhe mit 6 Wochen sind durch den hohen Prozentsatz an Polytraumatisierten nicht aussagefähig.

Von Bedeutung ist die Analyse der Röntgenergebnisse. Hierbei finden sich bei 15 der 47 dokumentierten Patienten am Ende der Behandlung anatomische Beckenverhältnisse. Wiederum bei 15 zeigt sich eine Dehiscenz oder Stufe bis zu 1 cm, bei den restlichen 17 Patienten fanden sich Fehlstellungen in einem darüber hinausgehenden Ausmaß. Hierbei verteilen sich die 9 Verläufe mit Verfahrenswechsel gleichmäßig, d.h. in je 3 Fällen, auf die einzelnen Ergebnisgruppen (Tabelle 6).

Subjektiv gaben 45 der 47 Patienten – davon 7 nach Methodenwechsel – eine schmerzfreie und stabile Belastbarkeit an. Zwei Patienten erreichten dieses Ergebnis nicht, obwohl bei beiden inzwischen die Fixation geändert worden war (Tabelle 7).

Tabelle 5. Verlauf

Gestorben	7
Unbekannt durch Verlegung	3
Umsteiger	9
Belassen des Fixateur bis zur Ausheilung	38

Verweildauer des Fixateur ϕ 7,5 Wochen, max./min. 13/4 Wochen

Tabelle 6. Ergebnisse röntgenologisch

Anatomisch	15	davon n. Umsteigen	3
Dehiscenz/Stufe bis 1 cm	15	davon n. Umsteigen	3
über 1 cm	17	davon n. Umsteigen	3

Tabelle 7. Ergebnisse klinisch

Belastungsstabilität			
erreicht	45	davon n. Umsteigen	7
nicht erreicht	2	davon n. Umsteigen	2
Spätere Beckenosteotomie	1		

Diskussion

Faßt man diese Ergebnisse kritisch zusammen, so wurde bei einem Viertel der Patienten ein späterer Methodenwechsel erforderlich. Nur bei einem Drittel konnte eine exakte anatomische Wiederherstellung der Beckenform erreicht werden. Bei etwas über einem Drittel fand sich abschließend eine Stufe und/oder Dehiscenz des Beckenringes von über 1 cm.

Unseres Erachtens kann somit die Verwendung des Fixateur externe bei der frischen Beckenringverletzung ohne Begleitkomplikationen nicht als ein der internen Fixation gleichwertiges oder gar überlegenes Verfahren propagiert werden. Dagegen besitzt dieses Vorgehen eine zwingende Indikation in allen Situationen, in denen die Sterilität für eine innere Fixierung nicht mit Sicherheit gegeben ist. Dies sind die frischen Kombinationsverletzungen mit Eröffnung des Dünn- oder Dickdarmes sowie Sekundärstabilisierung Stunden oder Tage nach Versorgung einer Blasenruptur.

Bei schweren retroperitonealen Blutungen kann die notfallmäßige Fixateurosteosynthese einer Beckenringverletzung als rascher und nicht belastender Eingriff angezeigt sein. Inwieweit es hierdurch wirklich zu einer verbesserten Autokompression im Retroperitonealraum kommt, ist schwer zu beurteilen. Gelegentlich wird diese Form der Osteosynthese durch vorbestehende Weichteilveränderungen zur Methode der Wahl.

Literatur

1. Egbers HJ, Havemann D, Schroeder L (1983) Vor- und Nachteile der externen Fixation bei Beckenfrakturen. Langenbecks Arch Chir 361:781
2. Gunterberg B, Goldi I, Slatis P (1978) Fixation of pelvic fractures and dislocations. Acta Orthop Scand 49/3:278
3. Mears DC, Fu F (1986) External fixation in pelvic fractures. Orthop Clin North Am 11/3:465
4. Müller KH, Müller-Färber J (1978) Die Osteosynthese mit dem Fixateur externe am Becken. Arch Orthop Traum Surg 92/4:273
5. Slatis P, Karaharju E (1981) External fixation of unstable pelvic fractures with a trapezoid compression frame. J Bone Joint Surg 63:291
6. Vecsei V, Kuderna H (1979) Therapie und Ergebnisse bei Beckenfrakturen unter Verwendung des Fixateur externe. In: Hefte Unfallheilkd, Heft 140. Springer, Berlin Heidelberg New York, S 129
7. Wild J, Hanson GW, Tullos HS (1982) Unstable fractures of the pelvis treated by external fixation. J Bone Joint Surg 64:1010

Die Osteosynthese mit dem Fixateur externe bei der frischen Fraktur: Femur

V. Vécsei

1. Chirurgische Abteilung des Wilhelminenspitales des Stadt Wien (Prim. Prof. Dr. med. V. Vécsei), Montleartstraße 37, A-1171 Wien

Einleitung

Die Bedeutung des Fixateur externe in der Behandlung der frischen Oberschenkelfraktur läßt sich durch folgende zwei Tatsachen am besten charakterisieren:

1. Auf der 20. Tagung der Österreichischen Gesellschaft für Unfallchirurgie im Jahre 1984, die dem Thema der Brüche des Oberschenkelschaftes und des distalen Oberschenkelendes gewidmet war, befaßten sich von 116 Vorträgen nur 3 mit dem Fixateur externe und in einem 4. fand der äußere Spanner Erwähnung.
2. Die Anzahl der Anwendungen am Femur bei der frischen Oberschenkelfraktur ist sehr klein. In Österreich werden mit ziemlicher Konstanz jährlich rund 2200 Femurfrakturen behandelt. Auf Grund einer von uns veranstalteten Umfrage konnten wir aus einer 10-Jahresperiode 50 Fixateuranwendungen am Oberschenkel aus 13 Unfallabteilungen zusammentragen. Dies entspricht einer Anwendungshäufigkeit von 0,23%, d.h. 5 pro Jahr.

Die Indikationen für den Fixateur externe bei der frischen Oberschenkelfraktur sind:

1. Offene Frakturen
    1.1 mit schwerem Weichteilschaden
    1.2 mit oder ohne Gefäßverletzung
    1.3 bei langstreckiger Devastierung des Oberschenkelknochens
2. Trümmerfraktur
3. Zweit- oder Refraktur vor allem nach lokalem Infektgeschehen (z.B. abgelaufene Osteomyelitis in Ruhe),
4. Schußfraktur
5. Oberschenkelfraktur im Rahmen von Mehrfachverletzungen oder Polytrauma,
6. pathologische Frakturen bei schlechtem Allgemeinzustand
7. die kindliche Oberschenkelfraktur (s. Tabelle 1) [1, 3, 4, 6].

Zur *Wahl der Montageart* müßten folgende Überlegungen angestellt werden:

1. Ist die Versorgung definitiv gedacht, oder
2. handelt es sich um eine Osteotaxis, der ein kalkulierbarer Wechsel des Verfahrens folgen soll?
3. Welches Modell des Fixateurs soll zur Anwendung kommen?
4. Liegt ein ossärer Defekt vor?
5. Sind die Weichteilverletzungen oder die Verletzungen der gelenkbildenden ossären Strukturen derart, daß mit einer dauerhaften Behinderung der Beweglichkeit des Kniegelenkes zu rechnen ist? (Tabelle 4) [1, 2, 5, 7].

Montageart

Prinzipiell sollte, um den musculären Gleitvorgang nicht zu behindern und damit die Behinderung der Beweglichkeit des Kniegelenkes so gering wie möglich zu halten, mit einem unilateralen Fixateur das Auslangen gefunden werden.

Montagen in zwei Ebenen sind bei ossären Defektsituationen indiziert, wenn im Interesse der Extremitätenerhaltung jene der Beweglichkeit des Kniegelenkes hintangestellt werden muß [3].

Bei der Überbrückung des Kniegelenkes können Klammermontage und Rahmenmontage vom Femurschaft über die Condylenregion auf den Schienbeinkopf Anwendung finden (Tabelle 5).

Die Pin-Plazierung hat in der Frontalebene in einem möglichst großen Abstand von der Fraktur, in der Sagittalebene möglichst frakturnahe zu erfolgen. Intermediäre Fragmente können mit Schanzschen Halbschrauben in die Montage einbezogen werden.

Stabilitätsgewinn ist durch Vermehrung der Anzahl der Verankerungen (Schanzsche Schrauben) in einer oder nötigenfalls in 2 Ebenen lateral und vorne durch Vorspannung der Nägel zu erzielen.

Bei der diesbezüglichen Entscheidung ist das therapeutische Ziel vor Augen zu halten.

Für die knöcherne Konsolidierung und deren Beschleunigung ist die Kontinuitätswiederherstellung von Bedeutung. Die Übertragung von Spongiosa oder corticospongiösen Transplantaten soll konsequent und rasch einsetzen. (Im angeschlossenen Krankengut wurde im Kollektiv jener Patienten, die keinem Verfahrenswechsel unterzogen worden sind, bei 6 Patienten eine Spongiosaplastik einmalig oder mehrmalig durchgeführt.)

Die Übertragung von Spongiosa oder corticospongiösen Transplantaten soll konsequent und rasch einsetzen [8]. Eine lokale Nekrosektomie und falls zutreffend Infektsanierung müssen vor oder in Kombination mit derartigen Maßnahmen erfolgen. Kalkulierter Druck und Verkürzung sind allenfalls therapeutisch nutzbar.

Die Maßnahmen zur Verhütung von lokalen Komplikationen wie Weichteil-, oder Pintract-Infekte sind zu beachten. Von Bedeutung sind Vorspannung, lokale tägliche Pflege (Kooperation des Verletzten ist Voraussetzung), Nachspannen und frühzeitige Versetzung der Halbschrauben im Interesse der Montageerhaltung auf die Dauer der knöchernen Heilung.

All dies bedeutet eine intensive Nachkontrolle und Führung des Patienten.

Der *Zeitpunkt* der Fixation wird im Interesse der Verwirklichung des therapeutischen Zieles möglichst früh gewählt, d.h. nach erfolgreicher Schockbekämpfung (Tabelle 4).

Im Interesse einer Funktionsverbesserung ist die Durchführung eines *Verfahrenswechsels,* falls dies die Lokalsituation zuläßt, ratsam.

Obwohl in dem angeschlossenen Bericht über das Kollektiv aus den österreichischen Unfallkrankenhäusern beim Umstieg kein zeitliches Intervall nach dem Abbau des Fixateur externe und der Reosteosynthese eingeschaltet war, und dies uneingedenk der Art des gewählten Folgeverfahrens, trat nur nach einer Plattenreosteosynthese eine septische Komplikation ein. Trotzdem ist aus Gründen der Sicherheit nach der Entfernung des äußeren Spanners zur Abheilung der Pin-Kanäle ein zeitlicher Abstand von 10–14 Tagen bis zur Durchführung der neuerlichen Osteosynthese anzuraten.

Sowohl die Wahl des Folgeverfahrens, als auch der Zeitpunkt der Durchführung des Umstiegs hat nach individuellen Gegebenheiten zur erfolgen. Wir bevorzugen intramedulläre Verfahren und führen mehrheitlich dies um die 8.–10. Woche durch (Tabellen 7, 8 und 9).

Patientengut und Ergebnisse

Die Beschreibung der Behandlungsverläufe bei 49 Patienten mit 50 frischen Oberschenkelfrakturen, behandelt in 13 österreichischen Unfallabteilungen wird hier in Tabellenform wiedergegeben (Tabellen 1–10).

Tabelle 1. Fixateur externe am Oberschenkel

Bekanntgegebene Fälle 1977–1987	50	
Unfälle in Österreich pro Jahr ϕ	708 000	
Oberschenkelfrakturen pro Jahr ϕ	2 200	
Primäre Versorgung mit dem Fixateur externe pro Jahr ϕ	5	(0,23%)

Tabelle 2. Fixateur externe am Oberschenkel

Patientenzahl	49	
Oberschenkel-Fixateur externe Anzahl	50	
40 ♂ 9 ♀		
ϕ Alter 23,2 Jahre (4–88)		
21 Kinder (4–15 A)	19	♂
	2	♀
28 Erwachsene (17–88 A)	21	♂
	7	♀

Tabelle 3. Indikation Fixateur externe am OS – Frische Fraktur

1. Offene Fraktur (mit und ohne Gefäßverletzung)	14
2. Mehrfachverletzung	5
3. Polytrauma	3/4
4. Zweit- oder Refraktur	4
5. Schußfraktur	2
6. Geschlossene kindliche Fraktur	17
7. Trümmerfraktur	3
8. Pathologische Fraktur	1

Tabelle 4. Fixateur externe am Oberschenkel (n = 50)

Fixateur externe-Typ	Hoffmann	18
	Wagner	12
	AO	16
	Orthofix	2
	Keine Angaben	2
Montage-Art	In einer Ebene	20
	In zwei Ebenen	16
	In drei Ebenen	9
	Keine Angaben	5
Kniegelenksüberbrückung		5

Tabelle 5. Fixateur externe am Oberschenkel. Indikation zur Kniegelenksüberbrückung (n = 5)

Kinder	n = 1	Gleichseitige US-Fraktur u. Weichteilschaden	1
Erwachsene	n = 4	Offene US-Fraktur bzw. Tibiafraktur	2
		Supra- u. diacondyläre Fraktur (offen 1mal, geschlossen 1mal)	2

Tabelle 6. Frische OS-Fraktur – Primärbehandlung Fixateur externe

Zeitpunkt der Fixation	
Erwachsene (n = 29)	
Am Unfalltag	23
< 1 Woche	4
Keine Angabe	2
Extension (1–7 Tage)	3
Kinder (n = 21)	
Am Unfalltag	10
< 1 Woche	11
Extension (1–7 Tage)	9

Tabelle 7. Liegedauer Fixateur externe-OS (n = 46)

Kindliche OS-Fraktur			
ohne Wechsel	⌀	12,2 Wo	(5–32)
mit Wechsel		6 Wo	
Erwachsene mit Verfahrenswechsel		9,7 Wo	(2–20)
ohne Verfahrenswechsel		29,2 Wo	(14–80)

Tabelle 8. Verfahrenswechsel — Komplikationen

		Vor Wechsel		Nach Wechsel	
F.E.-MN/VN	n = 7	Keine	7	Keine	7
F.E.-Platte	n = 4	Keine	2	Keine	2
		Dislokation	1	Plattenbruch	2
		Ossäre Inf.	1		
F.E.-Becken-Bein-Gipsv.	n = 3	Dislokation	2		
		Keine	1[a]		

[a] Zusätzliche SH-Fraktur

Tabelle 9. Frische OS-Fraktur — Fixateur externe. Ergebnisse (n = 50)

OS-AMP	3 1		
Ohne Verfahrenswechsel (n = 32)		Mit Verfahrenswechsel (n = 14)	
Knöcherne Kons.	32	Knöcherne Kons.	13
Pseudarthrose	—	Pseudarthrose	—
Sept. Pseudarthrose	—	Sept. Pseudarthrose	1
Ergebnisse		Gelenkbeweglichkeit	
Ohne VW (n = 32)		Mit VW (n = 14)	
Hüftg.			
frei	17		12
↓	5		
↓↓↓	2 (−1)		1
Wackelsteife	1		
Keine Angabe	7		1
Knieg. frei	14		6
↓	5		6
↓↓↓	7 (−1)		1
Keine Angabe	6		1

Tabelle 10. Fixateur externe am OS — Erwachsene

Ohne Verfahrenswechsel	n = 12
Beinlängenunterschied cm	
0 :	2
− 1,5 :	2
− 2 :	1
− 3 :	2
− 4 :	1[a]
Keine Angaben:	4

[a] Unterschied vor der Behandlung

Schlußfolgerungen

1. Fixateur externe am Oberschenkel eine Notlösung.
2. Montageart in einer Ebene zu bevorzugen.
3. Anzahl der "Transfixations"-Pins klein halten — baldmöglichst reduzieren (! ?).
4. Gelenküberbrückung sollte 10–12 Wochen nicht überschreiten.
5. Umstieg auf andere Verfahren (bevorzugt intramedulläre) nach 8–10 Wochen je nach Möglichkeit erwünscht.
6. Komplikationen korrelieren mit der Länge der Liegedauer (Pin-tract-Infekte; Lockerung; Gelenksbeweglichkeit).
7. Resultate in Anbetracht der Verletzungsschwere nicht unbefriedigend.

Literatur

1. De Bastiani G, Aldegheri R, Renzi Brivio L (1984) Die Behandlung von Frakturen mit einem dynamischen axialen Fixateur. J Bone Joint Surg (Br) 66:538
2. Hierholzer G, Allgöwer M, Rüedi Th (1985) Fixateur externe-Osteosynthese. Springer, Berlin Heidelberg New York Tokyo
3. Kuderna H, Weinstabl R (1986) Fixateur externe am Oberschenkel. In: Hefte Unfallheilkd, Heft 182. Springer, Berlin Heidelberg New York Tokyo, S 43
4. Mears DC (1979) Materials and orthopaedic surgery. Williams & Wilkins, Baltimore
5. Müller KH (1979) Indikationen, Komplikationen und Ergebnisse in der Behandlung infizierter Femurpseudarthrosen. Arch Orthop Traumat Surg 94:299
6. Pelinka H, Schwarz N (1986) Fixateur externe beim kindlichen Oberschenkelbruch. In: Hefte Unfallheilkd, Heft 182. Springer, Berlin Heidelberg New York Tokyo, S 348
7. Weber BG, Magerl F (1985) Fixateur externe. Springer, Berlin Heidelberg New York Tokyo
8. Wolter D, Jungbluth K-H (1987) Wissenschaftliche und klinische Aspekte der Knochentransplantation. Springer, Berlin Heidelberg New York Tokyo

Indikation und Technik des Fixateur externe bei der Unterschenkelfraktur

L. Gotzen und R. Schlenzka

Klinik für Unfallchirurgie (Leiter: Prof. Dr. L. Gotzen), Klinikum der Philipps-Universität Marburg, Baldingerstraße, D-3350 Marburg

Bereits in den Anfängen der Osteosynthese um die Jahrhundertwende wurden die Vorteile der externen Stabilisierung von Unterschenkelfrakturen voll erkannt und praktisch einsetzbare Fixateur-Systeme entwickelt. Entscheidende Pionierarbeiten sind von Parkhill [6] in den USA und von Lambotte [5] in Belgien geleistet worden.

Aber erst in den letzten 10 Jahren hat die externe Stabilisierung weltweit eine Renaissance erfahren. Sie ist heute das wichtigste Osteosyntheseverfahren zur Bewältigung der vielfältigen Frakturprobleme am Unterschenkel.

Was sind die entscheidenden Impulse gewesen, die dazu beigetragen haben, daß der Fixateur externe bei der Unterschenkelfraktur heute diese dominierende Stellung einnimmt? Zunächst müssen die in der Vergangenheit häufigen Mißerfolge und oft auch katastrophalen Verläufe nach Plattenosteosynthese von Unterschenkelfrakturen mit schweren Weichteilschäden angeführt werden. Obwohl die hohen Komplikations- und Infektionsraten nicht allein der Plattenosteosynthese an sich anzulasten sind, ergab sich die dringende Notwendigkeit, auf ein risikoärmeres Stabilisierungsverfahren überzugehen.

Parallel mit diesem Therapieumschwung setzte auf vielen Gebieten eine intensive Forschungs- und Entwicklungstätigkeit ein, die einen breit angelegten Innovationsschub für die externe Stabilisierung erbrachte und deren Früchte jetzt in der klinischen Praxis zum Tragen kommen [1, 2, 3, 4, 7].

Als wesentliche Fortschritte und Neuerungen, die in hohem Maße zu der gestiegenen Akzeptanz der externen Osteosynthese am Unterschenkel beigetragen haben, sind zu nennen:

1. Einführung der monolateralen Klammermontagen, welche die voluminösen und technisch aufwendigen Rahmen-, Zelt- sowie semizirkulären und zirkulären Ringmontagen mit ihrer erheblichen Weichteiltraumatisierung weitgehend abgelöst haben.
2. Stabilitätsgünstige Adaptation der Klammermontagen an die Biomechanik des Unterschenkels, d.h. Plazierung des Fixateurs an die Ventralseite der Tibia. In dieser Position ergibt sich allein schon aufgrund der biomechanisch günstigen Lage des Fixateurs in der Hauptbelastungsebene des Unterschenkels hohe Stabilität.
3. Stabilitätsgünstige, weichteilschonende und patientenfreundliche Adaptation der monolateralen Montagen an die Anatomie des Unterschenkels, ebenfalls am besten erreicht mit der ventralen Fixateur-Applikation.
   a) Stabilitätsgünstig durch die kurze freie Schraubenweite, wodurch die Steifigkeit der Montagen wesentlich erhöht und Fixationselemente eingespart werden können.
   b) Weichteilschonend durch die fehlende Muskel- und Gleitschichtentraumatisierung.
   c) Patientenfreundlich durch geringe Beeinträchtigung und Behinderung.

4. Adaptation der monolateralen Montagen an die biomechanischen Grundarten der Osteosynthesen.
   a) Kompressionsosteosynthese durch Erzeugung statisch longitudinaler Vorspannung bei vorhandener knöcherner Abstützung.
   b) Neutralisationsosteosynthese bei interner Verschraubung mit der Möglichkeit, dosiert axiale Kompression zur Verbesserung der Fragmentimpaktion und Stabilität auszuüben.
   c) Distanzosteosynthese bei fehlender axialer Fragmentabstützung mit stabilitätsgünstiger Verspannungsmöglichkeit der Schanzschen Schrauben gegeneinander.
5. Adaptation der ventralen Montagen an die besonderen anatomischen Verhältnisse des proximalen und distalen Unterschenkels durch die Entwicklung geeigneter Fixationsbacken, um unter Beibehaltung der ventralen Lage kurze proximale und distale Tibiafragmente sicher und weichteilschonend zu stabilisieren.
   a) Brückenbacke proximal, die es ermöglicht, die Schanzschen Schrauben unter Schonung des Lig. patellae von ventromedial und ventrolateral bis dicht an die Gelenkflächen in den Tibiakopf einzudrehen.
   b) Winkelbacke distal, die es ermöglicht, die Schanzschen Schrauben von ventromedial in den Pilon tibial einzusetzen, wodurch eine Verletzung der Tibialis anterior-Sehne vermieden und der gelenknahe Bereich mit seinen starken Weichteilverschiebungen ventral ausgespart wird.
6. Adaptation der Fixateur-Systeme an die biomechanischen Erfordernisse der Frakturheilung durch Dynamisierung. Bei gleitender externer Stabilisierung wird funktionelle axiale Kompression erzeugt, die durch Verbesserung des Fragmentkontaktes und Förderung der Callusbildung wesentlich zur Knochenbruchheilung beiträgt.

Die aufgezeigten Fortschritte in der externen Stabilisierung haben dazu geführt, daß der Fixateur bei Unterschenkelfrakturen mit Weichteilproblemen das obligate Osteosyntheseelement darstellt. Aber auch bei Frakturen ohne wesentliche Weichteiltraumatisierung wird zunehmend die Indikation zur externen Fixation gestellt als eine wertvolle Alternative zu den anderen Behandlungsverfahren.

Literatur

1. Burny F (1982) Hoffmann external half frame fixation. In: Uhthoff HK (ed) Current concepts of internal fixation of fractures. Springer, Berlin Heidelberg New York, p 61
2. Claes L, Burri C, Gerngroß H (1987) A new unilateral external fixator – mechanical characterisation and clinical results. Abstracts of the Inaugural Meeting of the International Society for Fracture Repair, Helsinki, p 104
3. Evans M, Kenwright J (1983) The Oxford external skeletal fixation system. In: Ackroyd CE, O'Connor BT, de Bruyn PE (eds) The Severely Injured Limb. Churchill Livingstone, Edinburgh London New York, p 102
4. Gotzen L, Haas N, Schlenzka R (1985) Fortschritte in der externen Stabilisierung. Chirurg 56:705
5. Lambotte A (1913) Chirurgie operatoire des fractures. Masson, Paris
6. Parkhill C (1897) New apparatus for the fixation of bones after resection and in fractures with a tendency to displacement. Trans Am Surg Assoc 15:251
7. Seligson D, Pope M (1982) Concepts in external fixation. Grune & Stratton, New York

Die Osteosynthese mit dem Fixateur externe bei der frischen Fraktur: Fußgelenk und Fuß

H.L. Lindenmaier und E.H. Kuner

Abteilung Unfallchirurgie (Ärztlicher Direktor: Prof. Dr. E.H. Kuner) im Zentrum Chirurgie der Albert-Ludwigs-Universität Freiburg, Hugstetter Straße 55, D-7800 Freiburg

Hauptindikation für den Fixateur externe bei der frischen Fraktur sind die Unterschenkelfrakturen mit Weichteilschaden. Demgegenüber kommt der Fixateur externe am Fußgelenk und am Fuß relativ selten zur Anwendung. Das hat mehrere Gründe:

1. Frakturen mit Weichteilschaden sind am Fußgelenk und am Fuß seltener,
2. zur Stabilisierung des Fußgelenkes sind meist interne Osteosyntheseverfahren mit einem Minimum an Implantaten ausreichend,
3. zur Stabilisierung am Fuß genügen häufig Adaptationsosteosynthesen mit percutanen Kirschner-Drähten,
4. oft ist eine primäre Ruhigstellung im Unterschenkelgips bis zur definitiven Osteosynthese möglich.

So haben wir im eigenen Krankengut von 1978 bis 1986 226mal Osteosynthesen mit dem Fixateur externe bei Unterschenkelfrakturen durchgeführt, im gleichen Zeitraum nur 7mal bei frischen Frakturen im Fußgelenk.

Die Indikation zur Osteosynthese mit dem Fixateur externe am Fußgelenk ergibt sich bei offenen und geschlossenen Frakturen mit Weichteilschaden, wenn eine Behandlung im Gipsverband nicht möglich ist oder die internen Osteosyntheseverfahren überfordert sind. Der Fixateur externe wird in diesem Fall gelenküberbrückend montiert. Er kann in verschiedenen räumlichen Anordnungen verwendet werden.

Der unilaterale Fixateur externe mit 2 Rohren eignet sich sehr gut zur Stabilisierung bei Frakturen am oberen Sprunggelenk. Er kann leicht und unter Schonung der Weichteile in ventromedialer Position angebracht werden. Eine Schanzsche Schraube, welche exakt im Talushals sitzt, genügt voll zur Stabilisierung des oberen Sprunggelenkes. Mit einer doppelt schwenkbaren Backe kann sie leicht auch bei Schrägposition an den Rohren befestigt werden.

Hierzu zwei klinische Beispiele:

Eine 45jährige Patientin mit geschlossener Fraktur des Pilon tibiale. Bei unauffälliger Motorik und Sensibilität erfolgt primär die Reposition und Extensionsbehandlung im Oberschenkelgips. Am Folgetag entwickelt sich ein Tibialis anterior-Syndrom. Es erfolgte dann die geschlossene Reposition der Pilon-Fraktur, Stabilisierung mit einem ventromedialen, monolateralen, gelenküberbrückenden Fixateur externe, Spaltung und Drainage des Kompartments. Nach sekundärem Wundverschluß konnte dann 3 Wochen später die definitive Versorgung der Pilonfraktur durch eine Adaptationsosteosynthese mit Spongiosaplastik durchgeführt werden. Im weiteren Verlauf kam es dann bei exakter Gelenkstellung zur knöchernen Konsolidierung der Fraktur.

Eine 45jährige Patientin mit einer geschlossenen distalen Unterschenkelfraktur mit schwerem Weichteilschaden im Bereich des Unterschenkels dorsal. Es erfolgte die Anlage eines unilateralen, gelenküberbrückenden Fixateur externe, wobei mit einer Schanzschen Schraube das distale Tibiafragment exakt gefaßt werden konnte. Unter dem Schutz des Fixateur externe erfolgte die plastische Deckung des Hautdefektes, welcher mit gutem kosmetischen Ergebnis ausheilte. Die Fraktur konsolidierte in gelenkrichtiger Stellung ohne weitere zusätzliche Maßnahmen.

Bei Frakturen mit Beteiligung des unteren Sprungelenkes ist nur ein Rahmenfixateur zur Stabilisierung erforderlich, wobei gelegentlich der Vorfuß mit fixiert werden muß, um eine ausreichende Stabilisierung zu gewährleisten.

Unser klinisches Beispiel zeigt eine komplette offene Talusluxation mit schwerer Verschmutzung. In diesem Fall erfolgte die primäre Exstirpation des Talus, Adaptation der Fußwurzel mit Bohrdrähten und primärer Arthrodese tibio-calcanear. Hier wurde zur Stabilisierung ein Spindelfixateur verwendet, welcher bei exakter Plazierung in Tibia und Calcaneus eine Kompression im Bereich der Arthrodese ermöglichte. Der weitere Verlauf war komplikationslos. Bei primärer Wundheilung nach knöchernem Durchbau der Arthrodese war der Patient mit entsprechendem Schuhwerk wieder gut gehfähig.

Besonders Luxationsfrakturen des Fußes neigen durch die Architektur des Fußgewölbes mit der plantaren Verspannung zur Verkürzung. Ihre Reposition und Retention ist häufig schwierig. Hier bietet sich der Fixateur externe sowohl als Distraktor als auch als definitive externe Osteosynthese an. Bei dieser medialen Luxationsfraktur der Fußwurzel mit Verkürzung erfolgte primär eine Distraktion mit einem kleinen Wagner-Apparat. Dieser war mit 2 Schanzschen Schrauben am Metatarsale I und am Talus fixiert. Durch die Distraktion allein kam es zur guten Reposition der Fraktur. Diese heilte dann auch unter dem Fixateur externe aus.

Auch lateral kann der Wagner-Apparat sehr gut bei Luxationsfrakturen verwendet werden. Hier eine Luxationstrümmerfraktur des Mittelfußes mit schwerem Weichteilschaden bei erheblicher Verkürzung. Es erfolgte primär die Distraktion mit einem kleinen Wagner-Apparat in lateraler Position sowie eine zusätzliche Adaptationsosteosynthese mit Kirschner-Drähten und einer lateralen Kompressionsschraube. Unter dem liegenden Fixateur externe war eine Übungsbehandlung mit Bewegung der Sprunggelenke sehr gut möglich. Die Weichteile kamen zur Abheilung mit befriedigender Stellung der Fragmente nach Entfernung des Osteosynthesematerials.

Schließlich ist der kleine Wagner-Apparat von sehr großem Nutzen bei der operativen Versorgung von Calcaneusfrakturen. Hier wird der Distraktor während der Operation medial angelegt, die Schanzschen Schrauben fassen peripher im Calcaneus und im Metatarsale I. Es gelingt dann mühelos, die oft erhebliche Verkürzung der Calcaneusfraktur zu beseitigen und die Osteosynthese mit einem guten Ergebnis von lateral her durchzuführen.

Zusammenfassung

Der Fixateur externe kommt bei frischen Frakturen am Fußgelenk und am Fuß seltener zur Anwendung. Die Stabilisierung des Fußgelenkes gelingt sehr gut mit einer gelenküberbrückenden Montage in verschiedenen Anordnungen als vorübergehende oder als definitive Osteosynthese. Gerade bei Frakturen mit Verkürzungen des Fußskelets bringt der Fixateur externe als Distraktor erhebliche Vorteile.

Der Wirbel-Fixateur externe

F. Magerl

Klinik für Orthopädische Chirurgie (Chefarzt: PD Dr. med. F. Magerl), Kantonsspital, CH-9007 St. Gallen

Bis vor zehn Jahren wurden zur operativen Stabilisierung instabiler Frakturen der Brust- und Lendenwirbelsäule hauptsächlich 2 Systeme verwendet: Das Harrington Distraktions-System und die von Roy-Camille entwickelte Platten-Spondylodese. Mit beiden Systemen ist ausreichende Stabilität meistens nur durch Überbrückung von fünf Wirbeln erzielbar.

Um die in funktioneller Hinsicht sehr ungünstige langstreckige Versteifung zu vermeiden haben wir 1977 erstmals einen Fixateur externe angewendet. Mit der sicheren Verankerung der transpediculär in die Wirbelsäule eingesetzten Schanzschrauben sowie ihrer starren Verbindung mit dem äußeren Rahmen konnte die Anzahl der immobilisierten Wirbel von fünf auf drei reduziert und gleichzeitig eine Stabilität erreicht werden, welche Frühmobilisation ohne aufwendige äußere Schienung erlaubt.

Später haben Arnold in Leipzig und Olerud in Uppsala ebenfalls das Prinzip der äußeren Skeletfixation an der Wirbelsäule angewendet, Olerud hauptsächlich in Problemfällen mit chronischer Lumbalgie oder Lumboischialgie zur Testung des Effektes einer Stabilisation.

Der *Wirbel-Fixateur externe* (W-FE) besteht aus einem verstellbaren äußeren Rahmen und vier modifizierten Schanzschrauben. Kugelgelenke ermöglichen die Verstellbarkeit des Rahmens, Stellschrauben und Sicherungsplättchen fixieren dessen endgültige Einstellung (Abb. 1).

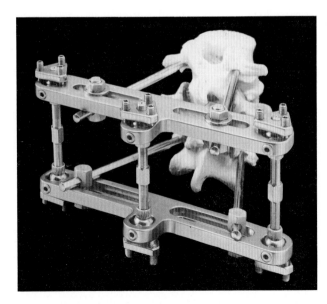

Abb. 1. Der Wirbel Fixateur externe

Mit dem einfachen W-FE können bis zu drei Bewegungssegmente überbrückt werden. Für längere Distanzen ist der gekoppelte W-FE besser geeignet. Bei diesem wird ein in der Mitte liegender dritter Wirbel über ein zusätzliches Schanzschrauben-Paar mitfixiert.

Wie mit allen äußeren Fixateuren kann man auch mit dem W-FE die Fragment- bzw. Wirbeldistanz verlängern, verkürzen oder unverändert lassen. Die dem Fixateur inhärente Elastizität ermöglicht ferner die Anwendung einer die Belastbarkeit des Systemes erhöhenden Vorspannung. In der Frakturbehandlung wird der W-FE meistens mit einer distrahierenden Vorspannung angewendet (Abb. 2).

Im Falle einer lumbo-sacralen Stabilisierung kann das untere Schanzschraubenpaar entweder im Sacrum oder in den Darmbeinen verankert werden.

Offene Frakturbehandlung

Bei offener Frakturbehandlung werden die Bogenwurzeln vor dem Wundverschluß aufgebohrt. Die exakte Plazierung der Bohrungen erfolgt anhand von Orientierungslinien und mit Hilfe des Bildverstärkers. Zur Vervollständigung und Reposition wird über die provisorisch eingesetzten Schanzschrauben und mit Hilfe von speziellen Distraktionszangen lordosiert und distrahiert. Zerstörte Bewegungungssegment werden fusioniert (Abb. 2); einerseits um die Stabilität zu optimieren und andererseits als prophylaktische Maßnahme gegen Beschwerden, welche später vom geschädigten Bewegungssegment ausgehen könnten.

Im Rahmen der Reposition entsteht in der Spongiosa des Wirbelkörpers ein Hohlraum. Die spontane Reossifikation des Spongiosadefektes kann sehr viel Zeit in Anspruch nehmen, wenn der Defekt groß ist und die Fraktur erst nach etlichen Tagen reponiert und stabilisiert wird. Erfahrungsgemäß gewährleistet der W-FE die für den Ossifikationsprozeß erforderliche Stabilität ausreichend lange. Die Dauer der Reossifikation und damit auch der äußeren Fixation kann durch Auffüllen des Spongiosadefektes mit autologer Spongiosa verkürzt werden. Hierfür gibt es zwei Möglichkeiten: Die transpediculäre und die dorsolaterale Spongiosaplastik. Bei der transpediculären Methode wird der Defekt durch die

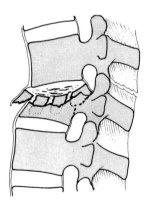
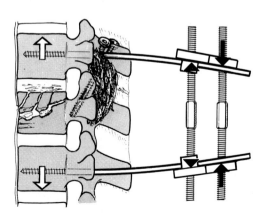

Abb. 2. Stabilisierung einer Wirbelfraktur. Vorspannung des Fixateur externe in Distraktion. Zerstörte Bewegungssegmente werden bei offener Frakturbehandlung fusioniert

Bogenwurzel mit Spongiosabrei aufgefüllt und bei der dorsolateralen mit Spongiosaspänen, welche nach Abtrennen der Querfortsätze durch die hinten eröffneten Seitenwände des Wirbelkörpers in den Defekt eingestopft werden.

Percutane Stabilisierung

Die Anwendung einer externen Skeletfixation erfordert bekanntlich nicht notwendigerweise die Freilegung des zu fixierenden Skeletanteiles. Dies gilt auch für den W-FE. Auf Grund der guten röntgenologischen Darstellbarkeit der Bogenwurzeln kann jeder Bereich der Brust- und Lendenwirbelsäule auch percutan stabilisiert werden. Diese einzigartige Möglichkeit nutzen wir beim Polytrauma, bei Mehretagenfrakturen und bei einigen anderen, nicht traumatologischen Indikationen.

Technik der percutanen Applikation: Der Zentralstrahl des Bildverstärkers wird genau in die Längsachse der Bogenwurzel eingestellt. Sie erscheint dann am Bildschirm als scharf begrenztes Oval. Durch eine in ihrer Längsachse angelegte Hautincision wird der Gelenkfortsatz aufgebohrt und die Schanzschraube eingedreht. Die Methode erfordert Erfahrung, ist aber in der Hand des Geübten genau so sicher wie jede andere transpediculäre Stabilisierung.

Reposition von Hinterwandfragmenten

In den Spinalkanal hinein verlagerte Fragmente der Hinterwand des Wirbelkörpers sind zu entfernen, wenn sie ein akutes Kompressionssyndrom unterhalten oder ein chronisches verursachen könnten. Es hängt vom Frakturtyp ab, wie diese Fragmente entfernt oder reponiert werden können. Bei den häufigen *Flexions-Kompressionsbrüchen* gelingt die Reposition der Fragmente praktisch immer durch kräftige Distraktion, d.h. ohne Eröffnung des Spinalkanals. Wir bezeichnen diese Art der Enttrümmerung des Spinalkanals als "Distrations-Reposition". Nur bei den anderen Frakturformen ist eine dorsale oder dorsolateral erweiterte Eröffnung des Spinalkanals angezeigt (offene Dekompression).

Nachbehandlung

Zuerst täglich, später alle zwei Tage Verbandwechsel und Pflege des W-FE. Regelmäßige ambulante Kontrollen. Eine Schaumstoff-Matratze mit einem in der Mitte eingeschnittenen Loch ermöglicht das Liegen auf dem Rücken. Mobilisation sobald es der Allgemeinzustand des Patienten erlaubt. Beim Umgehergehen tragen die Patienten ein Korsett mit einem den Fixateur schützenden Gehäuse. Wenn die Fraktur röntgenologisch durchgebaut ist wird der W-FE abgenommen, in der Regel ohne Narkose. Weiterbehandlung mit Dreipunktekorsett oder Lendenmieder nur bei musculärer Insuffizienz.

Behandlungsergebnisse

1985 haben wir die von 1977 bis 1984 behandelten 62 Patienten (Alter: 15–56 J.) mit Frakturen von Th 11 bis L 5 nachuntersucht. In 32 Fällen bestanden Lähmungen vom Grad C und D (Fraenkel et al.) und in 20 signifikante Begleitverletzungen.
    Percutane Applikation des W-FE: 11 Fälle. Mobilisation: 6. postoperativer Tag (1–57). Dauer des stationären Aufenthaltes: 26 Tage (10–73). Entfernung des W-FE: 17. Woche (7–33).
    Komplikationen: In 4 Fällen Korrekturverlust (partieller Kollaps des Wirbelkörpers) wegen verfrühter Abnahme des W-FE. Ein Serom, 1 oberflächlicher Infekt, 1 infizierter Schraubenkanal – ungestörter Verlauf nach Ausräumung bzw. Ausspülung. Drei gelockerte Schanzschrauben.
    Resultate (12–59 Monate postop.): 33 sehr gut, 15 gut, 12 befriedigend, 2 schlecht.
    Distraktions-Reposition: In 27 Fällen konnte die Einengung des Spinalkanals vor und nach der Distraktions-Reposition mit der nötigen Sicherheit gemessen werden. Die durchschnittliche Einengung betrug präoperativ 53% und bei der Nachkontrolle 8%.
    Korrektur der Frakturkyphose: Von präoperativ durchschnittlich 27° auf 10°.

Vor- und Nachteile des W-FE

Vorteile: Der Wirbel-FE ist nach wie vor das stabilste aller dorsalen Fixationssysteme.
— Variable Anwendbarkeit
— Infolge seiner elastischen Verformbarkeit können Belastungsspitzen vom System absorbiert werden. Dies verhindert Ermüdungsbrüche und schont die Verankerung der Schanzschrauben.
— Keine "Toträume" um große Implantate und genügend Platz zur Anlagerung von Knochenspänen in der dorsalen Muskelloge.
— Der W-FE kann ohne Narkose entfernt werden.

Nachteile: Die Nachbehandlung ist aufwendig und der Behandlungskomfort dem interner Fixationsmethoden deutlich unterlegen.
— Der Wirbel-FE ist deshalb nicht für die Behandlung aller Frakturpatienten geeignet.

Schlußbemerkung

An der Wirbelsäule wurde das Prinzip der externen Skeletfixation zuerst für die Behandlung instabiler Frakturen der Brust- und Lendenwirbelsäule angewendet. Damit konnte die Anzahl der zu immobilisierenden Wirbel reduziert und gleichzeitig Belastungsstabilität erzielt werden.
    Das Bestreben, diese für die Rehabilitation der verletzten Wirbelsäule wesentlichen Vorteile ohne die damit verbundenen Erschwernisse nutzen zu können, führte zur Entwicklung des heute die offene Frakturbehandlung dominierenden Fixateur interne.

In der Frakturbehandlung wird sich die generelle Bedeutung der externen Skeletfixation auf den percutanen Anwendungsbereich verlagern. Die sich auf diesem Gebiet bietenden Möglichkeiten sind erst ansatzweise ausgelotet.

Literatur

Arnold W (1985) Operative Frühbehandlung der traumatischen Querschnittlähmung mit dem Fixateur externe und einer diagonalen Wirbelkörperplastik. Unfallchirurg 88:293–298

Magerl F (1984) Stabilization of the lower thoracic and lumbar spine with external skeletal fixation. Clin Orthop 189:125–141

Magerl F (1985) Der Wirbel-Fixateur externe. In: Weber BG, Magerl F (Hrsg) Fixateur externe. Springer, Berlin Heidelberg New York Tokyo, S 289–370

Olerud S, Sjöström L, Karlström G, Hamberg M (1986) Spontaneous effect of increased stability of the lower lumbar spine in cases of severe chronic low back pain. Clin Orthop 203:67–74

Schläpfer F, Wörsdörfer O, Magerl F, Perren SM (1982) Stabilization of the lower thoracic and lumbar spine: Comparative in vitro investigation of an external skeletal and various internal fixation devices. In: Uhthoff HK (ed) Current Concepts of External Fixation of Fractures. Springer, Berlin Heidelberg New York, p 367–380

Improvisationen von Fixateur externe Montagen

E. Frei

Universität, Dept. Chirurgie, Klinik für Unfallchirurgie (Direktor: Prof. Dr. med. H. Eberle), Rämistraße 100, CH-8091 Zürich

(Manuskript nicht eingegangen)

Komplikationen und Verfahrenswechsel

G. Lob

Abt. für Unfallchirurgie, Chirurg. Klinik und Poliklinik (Leiter: Prof. Dr. med. G. Lob), Klinikum Großhadern, Postfach 701260, D-8000 München 70

(Manuskript nicht eingegangen)

Spongiosaplastik oder Verfahrenswechsel

R. Szyszkowitz und M. Fellinger

Dept. für Unfallchirurgie, Chirurg. Universitätsklinik (Leiter: Prof. Dr. med. R. Szyskowitz), Auenbruggerplatz, A-8036 Graz

1. Primäre Verfahrenswahl

Je unstabiler eine Fraktur ist, umso wichtiger ist eine verläßliche Stabilisierung. Diese wird bei guten Haut- und Durchblutungsverhältnissen eher intern, bei ungünstigen Haut- und Allgemeinverhältnissen häufiger extern erfolgen.

Je schlechter die Frakturzone selbst durchblutet ist, umso sorgfältiger muß darauf geachtet werden, daß die noch vorhandene Durchblutung erhalten bleibt. Deswegen sollten die Schanzschen Schrauben des Fixateur externe frakturnahe – weil hier die Arteria nutritia des Markkanals schon zerrissen ist – und metaphysär eingebracht werden. Diese Lokalisationen stimmen mit den mechanischen Anforderungen in der Regel überein. Nicht selten müssen die Schanzschen Schrauben aufgrund der Frakturformen und Weichteilverhältnisse bzw. wegen notwendiger Lappenplastiken atypisch eingebracht oder wegen lokaler Infektionen gewechselt werden.

Ist ein Fixateur externe stabil verankert, dient er nicht nur bis die Weichteile verheilt sind, sondern auch bis der Knochen geheilt ist. Nach unserer Erfahrung gelingt es auch inclusive der weit offen problematischen Unterschenkelfrakturen mit der Fixateur externe-Behandlung durchschnittlich in 18,8 Wochen eine knöcherne Heilung zu erzielen.

2. Verfahrenswechsel auf innere Stabilisierung

Jede Marknagelung führt zu endostalen, jede Verplattung zu periostalen Knochennekrosen. Beide Stabilisierungsverfahren sind also erst dann anzuwenden, wenn die Blutversorgung im Frakturbereich ausreichend gut und die Infektgefährdung entsprechend niedrig ist.

Bei den weit offenen Frakturen ist allerdings nach 2 bis 3 Wochen die Durchblutung der Fragmentenden in der Regel noch sehr reduziert. Wird nach 2 bis 3 Wochen bei blanden Wundverhältnissen auf eine innere Fixation umgestiegen, so erfolgt eine weitere Verschlechterung in der Durchblutung der Fragmente. Bei komplizierten Unterschenkelbrüchen ist jedoch nicht in erster Linie eine erhöhte Stabilität notwendig, sondern eine bessere Durchblutung bzw. Überbrückung der nekrotischen Fragmentenden.

Die Dynamisierung alleine verbessert die Durchblutung im Frakturbereich ebenfalls nicht. Sie kann durch eine vermehrte Unstabilität nur die Callusbildung im vitalen Fragmentbereich vergrößern und durch Einstauchen die vitalen Fragmentabschnitte annähern.

3. Die Knochentransplantation

Eine Spongiosaplastik dagegen kann nach 1–4 Wochen – bei blanden Wundverhältnissen und liegendem Fixateur externe – sowohl die Callusbildung auch im unmittelbaren Fraktur-

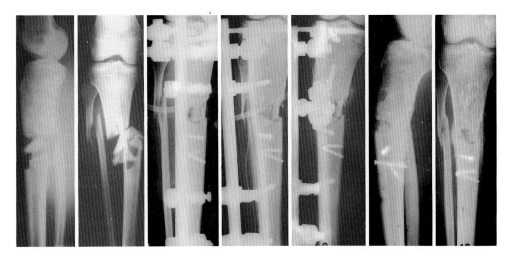

Abb. 1. 28jähriger Motorradfahrer mit zweitgradig offenem Unterschenkelbruch. Sekundäre Spongiosaplastik bei blanden Wundverhältnissen 10 Tage nach der primären Fixateur externe-Stabilisierung. Kontrolle nach knöcherner Heilung bei freier Beweglichkeit

bereich so verbessern und beschleunigen, daß auch bei nekrotischen Fragmentenden eine Überbrückung 3—5 Monate nach dem Unfall zu erwarten ist (Abb. 1). Die Spongiosaplastik wird in der Regel medial-dorsal durch einen kleinen Zugang eingebracht. Der Eingriff ist technisch relativ einfach und komplikationsarm.

Sollte der schlecht durchblutete oder fehlende Weichteilmantel den Gefäßanschluß einer Spongiosaplastik nicht ermöglichen, so ist eine freie oder gestielte Lappenplastik indiziert. Sollte der Defekt zwischen den vitalen Fragmentenden beim Erwachsenen größer als 5—7 cm sein, so ist ein gestieltes Interponat mit oder ohne Spongiosaplastik — beziehungsweise eine Diaphysenverschiebung — in der Regel bei liegendem Fixateur externe — vorzuziehen (Abb. 2).

Weber und Cech haben schon vor 15 Jahren gefordert, daß die biologisch reaktionsunfähige, d.h. avitale Fraktur — bzw. Pseudarthrosenform am Unfalltag als solche diagnostiziert und entsprechend möglichst frühzeitig mit einer Knochentransplantation behandelt werden soll.

Verzögerte Heilungen und Pseudarthrosen bei zweit- und drittgradig offenen Brüchen entstehen nicht durch den primär eingebrachten Fixateur externe — außer es wird überextendiert — sondern durch die unfallbedingte Schädigung der Blutversorgung im Frakturbereich. Eine Einstauchung der Hauptfragmente um 1—5 mm verbessert die lokale Durchblutung und beschleunigt die knöcherne Heilung (Böhler). Dieses Prinzip soll bei Mehrfragment- und Trümmerzonen nicht nur bei der primären Versorgung, sondern auch bezüglich der sekundären Dynamisierung bedacht werden. Entsprechend sind zusätzliche Zugschrauben nur innerhalb der Hauptfragmente zu implantieren. Das Vermeiden von Zugschrauben durch die Hauptfraktur oder das Verwenden resorbierbarer Cerclagen erlaubt eine Einstauchung der Hauptfragmente in der Hauptfraktur um 1—5 mm bei der geplanten Dynamisierung (Abb. 3). Seitdem wir möglichst frühzeitig, also bei blanden Wundverhältnissen, die Spongiosaplastik bei den komplizierten Unterschenkelfrakturen mit schlecht

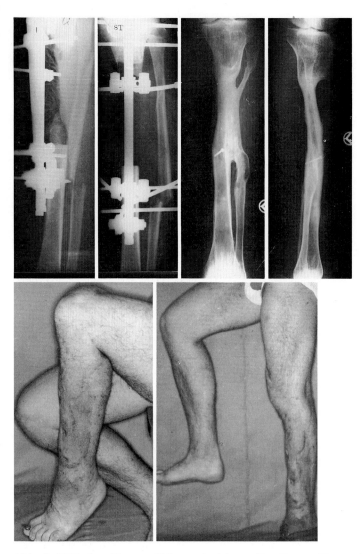

Abb. 2. 18jähriger Motorradfahrer mit drittgradig offenem Unterschenkelbruch nach ausgedehntem Knochen- und Weichteildebridement. Interposition der gebrochenen Fibula am Gefäßstiel ohne Spongiosaplastik. Röntgenologische und klinische Kontrolle nach 6 Jahren: Bedingt durch den Spitzfuß sind beide Beine gleich lang, sehr zufriedenstellende Gehleistung mit orthopädischem Schuh

durchbluteten Fragmentenden durchführen, konnte die Konsolidierungsdauer dieser problematischen Unterschenkelfrakturen kontinuierlich gesenkt werden: In den Jahren 1979–1983 wurden von 301 frischen Unterschenkelschaftbrüchen 185 operativ versorgt, und zwar 21 mit dem Fixateur externe (11%). Bei nicht ausreichender Callusbildung wurde nach durchschnittlich 11,4 Wochen eine Spongiosaplastik durchgeführt und eine Konsolidierungszeit von 25,5 Wochen gefunden (Szyszkowitz). In den Jahren 1984 bis 1985

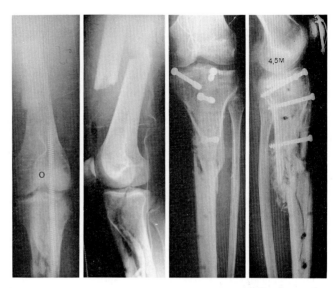

Abb. 3. Beispiel einer Mehrfragmentfraktur mit Zugschrauben nur innerhalb eines oder beider Hauptfragmente. Da keine Zugschrauben die Hauptfraktur komprimiert bzw. kreuzt, ist eine sekundäre Einstauchung der Hauptfragmente bei der Dynamisierung von 1–5 mm möglich

wurden von 134 operativ versorgten Unterschenkelschaftbrüchen 41 mit dem Fixateur externe versorgt (30%), der durchschnittliche Zeitpunkt der Spongiosaplastik lag bei 7,3 Wochen, die Konsolidierungszeit bei 21,4 Wochen (Szyszkowitz). 1986 erhielten von 62 operativ versorgten Unterschenkelbrüchen 38 einen Fixateur externe (61%). Die Spongiosaplastik führten wir im Mittelwert nach 2,8 Wochen durch und die durchschnittliche Konsolidierungsdauer sank auf 18,8 Wochen.

Wir entfernen den Fixateur externe erst nach der knöchernen Konsolidierung und verordnen Gips, Braces oder Schienen-Hülsenapparate, nur um die noch schwache knöcherne Überbrückung zu schützen, zu stärken und um Refrakturen zu vermeiden. Denn Achsenfehlstellungen wurden am häufigsten im Rahmen der Fixateur externe-Behandlung dann gefunden, wenn dieser vor dem Eintreten der knöchernen Heilung abgenommen und im Gipsverband oder Brace weiterbehandelt wurde (Behrens).

Eine aufgetretene Infektion nach Umsteigen der Stabilisierungsmethode auf einen Marknagel oder auf eine Platte führt in der Regel zu einer mindestens monatelangen Invalidität wegen der zusätzlichen Schädigung der Diaphysendurchblutung. Dagegen wird eine Spongiosaplastik die Diaphysendurchblutung nicht oder nur minimal schädigen und deswegen verläuft eine auftretende Infektion wesentlich harmloser. Aufgrund unserer Erfahrung ist es günstiger, eine Spongiosaplastik durchzuführen und nicht auf eine innere Fixationsmethode umzusteigen, wenn die Infektionsgefahr durch den Marknagel oder die Platte zu groß ist, wenn die Durchblutung der Fragmentenden noch schlecht ist, wenn die Hautverhältnisse noch ungünstig sind und wenn die Stabilität mit dem Fixateur externe voraussichtlich ausreicht.

Zur Vermeidung von Störungen der knöchernen Heilung, besonders bei den drittgradig offenen Frakturen, können folgende Punkte zusammengefaßt werden:

1) Eine Verkürzung ist zu erwägen, da sie sich sowohl für die Durchblutung als auch für die Konsolidierung als günstig erwiesen hat, besonders bei beidseitigen Frakturen.
2) Zusätzliche Zugschrauben sollen bei Mehrfragmentfrakturen nur innerhalb der Hauptfragmente verwendet werden und die Hauptfraktur nicht kreuzen. Diese Technik, sowie resorbierbare Cerclagen, erlaubt eine Einstauchung und Dynamisierung der Hauptfragmente.
3) Gut durchblutete freie und gestielte Lappen sollen frühzeitig, nach exaktem Debridement noch am Unfalltag, zur Deckung freiliegender avasculärer Fragmente und Sehnen durchgeführt werden.
4) Bei Knochendefekten über 5–7 cm – beim Erwachsenen – sind gestielte knöcherne Interponate mit oder ohne Spongiosaplastik – oder eine Diaphysenverschiebung vorzuziehen.
5) Der Operateur sollte nach der Erstversorgung mit dem Fixateur externe eine Empfehlung abgeben, ob eine sekundäre Spongiosaplastik notwendig ist, um die knöcherne Heilung in normaler Zeit zu erreichen. Diese Spongiosaplastik führen wir in der Regel von medial-dorsal, sobald die Weichteilverhältnisse dies erlauben, ab dem 5. Tag und innerhalb des 1. Monats durch und konnten damit eine durchschnittliche Konsolidierungszeit von 18,8 Wochen erzielen.
6) Die Spitzfußprophylaxe muß beachtet und von Anfang an mit aktiven und passiven Bewegungsübungen kombiniert werden.
7) Die zunehmende Teilbelastung ist so bald wie möglich, jedenfalls innerhalb der ersten Wochen zu versuchen; eine zunehmende Vollbelastung und Dynamisierung ist ab der 4. Woche anzustreben, um die Demineralisierung zu verhindern und um die Funktionsverbesserung und Konsolidierung zu beschleunigen.
8) Da ein Stabilisierungswechsel auf eine Marknagelung oder Verplattung die Knochennekrose erhöht, ist dieser Wechsel nach unserer Erfahrung nur bei guten Durchblutungsverhältnissen im Frakturbereich und bei geringer Infektgefahr angezeigt. Die Durchführung einer Spongiosaplastik dagegen ist technisch einfacher und komplikationsärmer.

Literatur

Behrens F (1987) Diskussionsbemerkungen, SICOT-Meeting 1987
Böhler L (1957) Die Technik der Knochenbruchbehandlung, 2. Bd, 2. Teil, 12/13 Aufl. Maudrich, Wien, S 1785
Szyszkowitz R (1987) Problems in Fracture Healing. Kongreßbericht SICOT-Meeting, S 14
Szyszkowitz R, Fellinger M (1984) Aseptische Knochenheilungsstörungen nach Unterschenkel-Schaftbruch. Orthopädie 13:301–311
Szyszkowitz R, Fellinger M, Passler J (1987) Verzögerte Frakturheilung. In: Schmit-Neuerburg, Stürmer (Hrsg) Die Tibiaschaftfrakturen beim Erwachsenen. Springer, Berlin Heidelberg New York Tokyo, S 271–288
Weber BG, Cech O (1973) Pseudarthrosen. Huber, Bern Stuttgart Wien

Freie Themen zum Hauptthema III

Die Stabilisierung der Unterschenkelbrüche mit dem Fixateur externe

M. Cebulla, P. Konold, K. Frederking und A. Pannike

Klinikum der Johann Wolfgang Goethe-Universität, Zentrum der Chirurgie, Unfallchirurgische Klinik (Leiter: Prof. Dr. med. A. Pannike), Theodor-Stern-Kai 7, D-6000 Frankfurt 70

An der Unfallchirurgischen Klinik der Johann Wolfgang Goethe-Universität wurden vom 1. Januar 1975 bis zum 31. Dezember 1986 267 Unterschenkelbrüche bei 258 Patienten mit einem äußeren Festhalter stabilisiert. Nach der Klassifikation von Allgöwer waren zum Zeitpunkt der Aufnahme in die Klinik 149 Frakturen zweit- und drittgradig offen, 81 erstgradig und 37 geschlossen mit gravierenden Weichteilschäden.

Bei den erstgradig offenen und den geschlossenen Frakturen kann die Indikation für einen Fixateur externe gegeben sein bei begleitenden schweren Weichteilschäden, Verletzungen der angrenzenden Gelenke, Kompartment-Syndrom und Polytraumen. Von den zweit- und drittgradig offenen Brüchen wurden an unserer Klinik 97,4% aller dieser Frakturen notfallmäßig mit einem Fixateur externe versehen, 67 Patienten waren polytraumatisiert und 27 mehrfachverletzt. Die Fasciotomie wegen eines Kompartment-Syndromes wurde 42mal vorgenommen. Bezüglich des Unfallherganges waren 253 der Traumen durch das direkte Auftreffen hoher kinetischer Energie entstanden. An Bruchformen herrschten die Trümmerbrüche, Segment-, Mehrfragment- und Defektbrüche vor. Seit 1980 wurden in 13 Fällen freie Muskeltransplantationen und in 19 Fällen gestielte musculäre Verschiebelappenplastiken zur Deckung knöcherner Defekte durchgeführt.

Von den 267 Fixateuren verteilen sich 156 auf Rahmenkonstruktionen mit und ohne Zeltaufbau, 15 auf V-förmige Fixateure und 96 auf reine Klammerfixateure. Die relativ hohe Zahl der bilateralen Fixateure erklärt sich durch die fast ausschließliche Anwendung bis 1982. Wegen der Nachteile des mit diesem Fixateurtyp verbundenen Behandlungskonzeptes (mögliche Verletzung der Dorsalflektoren des Sprunggelenkes, Behinderung bei Muskellappenplastiken und unbequemere Mobilisation) vollzog sich ein Wechsel zu den weichteilschonenderen Klammerfixateuren, die unter Beachtung der Konstruktionsregeln eine ausreichende Steifigkeit gewährleisten. Die durchschnittliche Tragedauer der Klammerfixateure war mit 5 Monaten und 27 Tagen kürzer als die der Rahmenfixateure mit 7 Monaten und 10 Tagen.

Zur Erhöhung der Stabilität der Fraktur wendeten wir 81mal zusätzlich zum Fixateur eine Minimalosteosynthese mit freien Zugschrauben an.

In Abhängigkeit von der Frakturform und dem Ausmaß der Weichteilschäden ist die knöcherne Konsolidierung häufig verzögert; in 92 Fällen wurde deshalb eine Spongiosaplastik durchgeführt. Nach der Entfernung eines Fixateurs verordnen wir im allgemeinen

einen Oberschenkelgehgips, Sarmiento-Gips oder Schienenhülsenapparat, solange bis sich ein ausreichender knöcherner Durchbau abzeichnet.

Insgesamt hatten wir 2 Pseudarthrosen, 1 Refraktur, 1 Korrekturosteotomie und 23 Infektionen der Nagel- bzw. Schraubenkanäle zu verzeichnen. Wir definierten Infekt als "persistierenden Ausfluß aus einem Nagelkanal mit positivem bakteriellem Kulturnachweis". Der Begriffsdefinition kommt Bedeutung zu, weil in der Literatur bezüglich der Infektraten Diskrepanzen zwischen 0,03% und 80% existieren. Bei 9 sekundären Amputationen handelt es sich um fehlgeschlagene Erhaltungsversuche, die der Verletzungsschwere und nicht der Behandlungsmethode anzulasten sind.

Ergänzt durch die Komponenten Minimalosteosynthese, Spongiosaplastik und frühfunktionelle Behandlung ist der Fixateur externe aus der extremitätenerhaltenden Unfallchirurgie nicht mehr wegzudenken. Das beschriebene Behandlungskonzept ist definitiv und vergleichsweise komplikationsarm.

Die Versorgung frischer Unterschenkelschaftfrakturen mittels Fixateur externe-Systemen – nur eine temporäre Osteosyntheseform oder vollwertiges Behandlungskonzept?

M. Fellinger und J. Passler

Chirurgische Univ.-Klinik (Direktor: Prof. Dr. med. J. Kraft-Kinz), Department Unfallchirurgie (Leiter: Prof. Dr. med. R. Szyszkowitz), Auenbrugger Platz 5, A-8036 Graz

In der Vergangenheit wurde die externe Fixation nur bei komplizierten Frakturen angewendet, wobei die primäre Behandlung von Unterschenkelschaftfrakturen mit erheblichem Weichteiltrauma mittels Fixateur externe-Systemen ein bewährtes Behandlungsverfahren darstellt. Die prinzipiellen Vorteile einer Fixateur externe-Montage mit dem frakturfernen Einbringen des Implantates, die Minimierung des Operationstraumas, die einfache Möglichkeit zur postoperativen Achsenkorrektur, die ungehinderte Versorgung von Weichteilschäden sowie die Möglichkeit oft frühzeitiger Vollbelastung und zur Implantatentfernung ohne Zweiteingriff ließen die Frakturbehandlung mit äußeren Festhaltern auch bei einfachen Frakturformen als probate Alternative zu anderen Behandlungsmethoden erscheinen.

Mit der Einführung der unilateralen Montage sowie von Fixateur externe-Systemen, welche einen problemlosen Übergang von der rigiden zur dynamischen Fixation ermöglichen, wurde die Anwendung von Fixateur externe-Systemen an unserer Klinik zum gebräuchlichsten Osteosyntheseverfahren bei der Versorgung frischer Unterschenkelschaftfrakturen. So wurden im Jahre 1986 von 74 isolierten Unterschenkelfrakturen 84% operativ stabilisiert, bei etwa zwei Drittel der Fälle kamen Fixateur externe-Systeme zur Anwendung. Etwa ein Viertel aller Unterschenkelschaftbrüche waren offene Frakturen, sie wurden beinahe ausschließlich mit äußeren Festhaltern stabilisiert. Bei der Versorgung der geschlossenen Frakturen waren bei der Implantatwahl der Fixateur externe und die DCP gleich oft vertreten, wobei die Plattenosteosynthese vorwiegend im distalen, gelenknahen Bereich zur Anwendung kam, insbesondere dann, wenn Komplementärverletzungen im Bereich des oberen Sprunggelenkes im Sinne von Luxationsfrakturen mitversorgt wurden.

Die in einer Follow-up Studie von 38 Patienten aus dem Jahre 1986 ermittelte niedrige Komplikationsrate, die hohe Akzeptanz von Fixateur externe-Systemen durch unsere Patienten sowie eine durchschnittliche Konsolidierungszeit von etwa 14 Wochen ermöglicht unserer Meinung nach die Ausbehandlung von Unterschenkelschaftfrakturen mit dem primär gelegten äußeren Festhalter, sodaß ein Verfahrenswechsel nicht notwendig erscheint, um eine zeitgerechte knöcherne Heilung zu erzielen.

Somit stellt die Versorgung frischer Unterschenkelschaftfrakturen mittels Fixateur externe-Systemen unserer Meinung nach nicht nur bei den sogenannten "Problemfrakturen", sondern auch bei den "unkomplizierten Frakturformen" ein leistungsfähiges Verfahren dar, welches daher an unserer Klinik nicht nur temporär, sondern bis zur endgültigen knöchernen Heilung zur Anwendung gelangt.

Ergebnisse des Fixateur externe bei frischen offenen Unterschenkelfrakturen

Gy. Kaplonyi[1], T. Farkas[2], A. Melly[2] und L. Jangsar[2]

[1] Zentralinstitut für Traumatologie (Direktor: Prof. Dr. med. J. Manninger), Mezo I. u. 17, H-1081 Budapest
[2] Zentralinstitut für Sportmedizin (Leiter: Dr. med. B. Ädä), Alkotas u. 48, H-1123 Budapest

In unserem Institut wurde zwischen 1. Januar 1982 und 31. Dezember 1986 der Fixateur externe als primäre Versorgung bei 46 frischen Unterschenkelfrakturen mit folgenden Indikationen angewandt:

— offene Fraktur II. und III. Grades (13 und 21)
— geschlossene Fraktur mit ausgedehntem Weichteilschaden (12).

Die eingesetzten Fixateur-Systeme waren in 29 Fällen der Hoffmann-Vidal und in 17 Fällen das AO Rohrsystem. Aus den Montageformen wurden die weichteilschonende unilaterale Klammer oder "V" Fixateure in 28 Fällen bevorzugt. Ein Rahmenfixateur wurde bei Etagenfrakturen oder für Gelenküberbrückung bei Pylonfrakturen, deren Rekonstruktion nicht möglich war, in 10 Fällen montiert. Eine räumliche Montage wurde bei ausgedehnten Trümmer- oder Defektfrakturen in 8 Fällen gebraucht.

Eine zusätzliche Osteosynthese wurde in 28 Fällen durchgeführt. Zugschraube (20), Fibulaverplattung (6), Spickdraht (2). Bei drohendem Kompartment-Syndrom wurde die Logenfascie gespalten.

Die Versorgung der Weichteilverletzungen folgte den Prinzipien der aufgeschobenen Dringlichkeit: Spalthautplast (20), Mesh-graft (14), Verschiebeplastik (6), Sekundärnaht (2), mikrovasculäre Hautplastik (1), offene Wundbehandlung (3).

Die Mehrzahl der Fixateure wurde noch vor der endgültigen Konsolidation der Frakturen entfernt. Die durchschnittliche Anwendungsdauer betrug 13,7 Wochen. Eine tragfähige Callusbildung, ohne eine weitere äußere Fixation anwenden zu müssen, wurde nur in 10 Fällen erreicht, dabei wurde die rigide Montageform allmählich dynamisiert. 25 Patienten wurden mit einem Gehgips weiterbehandelt, und in 11 Fällen mußten wir einen Methodenwechsel vornehmen. Marknagelung (6), Verplattung (5). Spongiosaplastik wurde bei 14 Patienten 23mal durchgeführt.

Folgende Komplikationen wurden beobachtet: Wundheilungsstörungen (12), Nagelinfektion mit Lockerung (9), verzögerte Knochenheilung (29), Knocheninfektion (5), Thrombose der A. poplitea nach Gefäßrekonstruktion (1).

Einen Grund für die verzögerte Knochenheilung sehen wir darin, daß 3/4 Anteil der Frakturen Mehrfragment- oder Trümmerbrüche waren, mit Schädigung der Blutversorgung im betroffenen Segment. Eventuell können wir eine Ursache der verzögerten Heilung auch darin sehen, daß ein zu rigider Fixateur geringeren Reiz zum Fixationscallus bietet.

Trotz der hohen Komplikationsrate ist der Fixateur externe eine unverzichtbare Methode für die Versorgung der offenen Unterschenkelfrakturen, weil die weitere Schädigung der Blutversorgung des Knochens vermieden wird. Deswegen ist sie bei den Problemfrakturen, auch wenn später ein Methodenwechsel notwendig wird, als Erstmethode vorzuziehen.

Kritische Analyse von 42 primär mit Fixateur externe behandelten Unterschenkelfrakturen

F. Genelin, J. Obrist, A. Kröpfl und A. Trost

Arbeitsunfallkrankenhaus Salzburg (Leiter: Prim. Dr. med. H. Möseneder),
Dr.-Franz-Rehrl-Platz 5, A-5010 Salzburg

In den Jahren 1976 bis 1985 wurden im Unfallkrankenhaus Salzburg bei 42 Patienten mit offenen Unterschenkelfrakturen primär eine Fixateur externe-Osteosynthese durchgeführt. Drei Frakturen waren zweitgradig, 36 drittgradig und 3 Frakturen viertgradig offen. Der Großteil der Patienten war polytraumatisiert.

Die Mehrzahl waren Männer mit einem Durchschnittsalter von 34 Jahren. Als Verletzungsursache stand der Zweiradunfall im Vordergrund. Als Montageform wurde in den Anfangsjahren vor allem der Rahmenfixateur der AO verwendet, während wir jetzt der v-förmigen Anordnung, kombiniert mit einer Minimalosteosynthese den Vorzug geben, um die lateral gelegenen Weichteile zu schonen.

18mal entschlossen wir uns infolge der Weichteilsituation zu einer primären Verkürzung. Alle unsere Patienten benötigten sekundär Eingriffe: 23mal Spalthauttransplantationen, einmal Cross-leg-Lappen, viermal gestielte Muskellappen, dreimal einen freien mikrovasculären Lappen, 17mal eine oder mehrere Spongiosaplastiken, einmal zusätzlich mit einer Rippentransplantation.

Die durchschnittliche Liegedauer des Fixateurs betrug 12 Wochen. Bei 34 unserer 42 Patienten wurde im Laufe der Behandlung ein Verfahrenswechsel notwendig. 26mal genügte ein Oberschenkelgipsverband zur Ausheilung, 8mal bevorzugten wir nach Fixateur externe-Entfernung und kurzfristiger Gipsruhigstellung eine stabile US-Marknagelung. An Komplikationen sahen wir 13mal eine lokale Infektion im Bereich einer oder mehrerer Schanzscher Schrauben, die bei allen Patienten saniert werden konnte. Dreimal kam es zu einer tiefen Infektion, die schließlich zu einer Oberschenkelamputation führte, ein polytraumatisierter Patient verstarb 2 Tage nach dem Unfall an den Folgen seiner Begleitverletzungen. 53,3% unserer 42 primär mit äußerem Spanner versorgten Patienten konnten wir nach durchschnittlich 4 Jahren und 3 Monaten persönlich nachuntersuchen. Röntgenologisch zeigten 8 Patienten Achsenfehlstellungen, die nie mehr als 10° betrugen. 13 (30,9%) zeigten eine Beinlängendifferenz gegenüber der gesunden Seite von 1–4 cm, die mit einer Schuheinlage bzw. einem orthopädischen Schuh ausgeglichen war. Bei dem Patienten, bei dem primär der li. Unterschenkel um 7 cm verkürzt worden war, erfolgte re. am Ober- und Unterschenkel eine Verkürzungsosteotomie, sodaß die Beinlängendifferenz ausgeglichen werden konnte. Die Beweglichkeit im Kniegelenk war bei allen Patienten frei. 50% zeigten eine Bewegungseinschränkung im oberen Sprunggelenk, die jedoch nur bei 4 Patienten (16,4%) mehr als 30° betrug. Mit der Weichteilsituation war der Großteil der Patienten zufrieden. Drei klagten über adhärente Narben nach Hauttransplantationen und je 2 hatten Sehnendefekte im distalen US-Drittel erlitten, oder gaben erhebliche Sensibilitätsstörungen im Vorfußbereich an.

Die Versorgung der frischen Unterschenkelfraktur mit dem unilateralen Klammerfixateur (Monofixateur)

C. Krettek, N. Haas und H. Tscherne

Unfallchirurgische Klinik der Med. Hochschule (Direktor: Prof. Dr. med. H. Tscherne), Konstanty-Gutschow-Straße 8, D-3000 Hannover 61

Die hohe Rate an septischen und aseptischen Wundheilungsstörungen bei interner Fixation von Unterschenkelfrakturen mit schwerem Weichteilschaden und offenen Frakturen hat in den letzten Jahren in unserer Klinik einen Therapiewandel hin zur externen Fixation verursacht.

Von 1982 bis 1986 wurden in unserer Klinik 203 frische Unterschenkelfrakturen mit dem ventralen Klammerfixateur behandelt, in 131 Fällen handelte es sich um offene Frakturen. Bei den 72 geschlossenen Frakturen handelte es sich überwiegend um Frakturen mit schwerem Weichteilschaden. In 76% lagen Begleitverletzungen vor. In fast 40% erfolgte eine Dynamisierung, im Mittel nach 7,6 Wochen. Die Ausheilungszeit lag im Mittel bei

19,7 Wochen. Im Fall der offenen Frakturen betrug die Ausheilungszeit 21,5 Wochen, wobei eine deutliche Abhängigkeit vom Grad des Weichteilschadens besteht. In 6 Fällen wurde ein operativer Verfahrenswechsel (Marknagelosteosythese) durchgeführt. Die Gesamtinfektrate betrug 2,9%. Bei den aseptischen Komplikationen fand sich eine Rate von 6,7% Re- oder Ermüdungsfrakturen, was auf die in den Anfangsjahren sehr früh durchgeführte Fixateurabnahme zurückgeführt wird.

Angesichts der niedrigen Infektionsrate ist der Fixateur externe das Implantat der Wahl bei der Fraktur mit schwerem Weichteilschaden. Bei Frakturen ohne wesentlichen Weichteilschaden ist die Anwendung des Fixateurs ein durchaus praktikables und technisch einfaches Alternativverfahren.

Verfahrenstaktik bei Fixateur externe-Osteosynthese – Nachuntersuchungsergebnisse aus 5 Jahren (1982–1986)

H.U. Thürck, G. Siebler und M. Henkes

Chirurgische Univ.-Klinik Freiburg, Abt. für Unfallchirurgie (Direktor: Prof. Dr. med. E.H. Kuner), Hugstetter-Straße 55, D-7800 Freiburg

Die Indikation für Fixateur externe-Osteosynthesen zur Primärversorgung der Unterschenkelfraktur war in 185 Fällen gegeben. Hiervon waren 142 Patienten mit offenen Frakturen zweiten und dritten Grades. In 43 Fällen lagen geschlossene Unterschenkelfrakturen vor (wir fanden in 24 Fällen Kompartment-Syndrom/schwere Weichteilschäden, 18 Polytraumen). Die Gesamt-Osteitisrate lag bei 6,1% (offene Unterschenkelfrakturen, 7,7%, geschlossene 4,7%). Zum Zeitpunkt der Nachuntersuchung lag bei keinem der Patienten eine floride Osteitis vor. Bei zweit- und drittgradig offenen Frakturen verwandten wir Cefuroxim für 3–5 Tage.

Zur Verfahrenstaktik

In 24 Fällen heilten die Frakturen allein im Fixateur externe aus bei einer durchschnittlichen Liegedauer von 21 Wochen und Vollbelastung nach 24 Wochen. In 47 Fällen erfolgte eine sekundäre Marknagelung nach Fixateur-Liegedauer von durchschnittlich 8 Wochen und voller Belastung nach 26 Wochen. In 87 Fällen wurde nach durchschnittlicher Liegedauer des Fixateur externe von 16 Wochen ein Oberschenkelgips oder Brace angelegt. Volle Belastung konnte nach 32 Wochen durchschnittlich erreicht werden.

Unter den im Vortrag angegebenen Kriterien war die Funktion von Kniegelenk und Sprunggelenk insgesamt in 90% gut oder sehr gut. Bei geschlossenen Unterschenkelfrakturen lag dies Ergebnis in 97% vor. Bei Sekundärosteosynthese lag in allen Fällen ein gutes oder sehr gutes Ergebnis vor. Die anatomische Rekonstruktion wurde unter den angegebenen

Kriterien in insgesamt 95% mit sehr gut oder gut eingestuft, wobei offene und geschlossene Frakturen keine Unterschiede aufwiesen. Bei Verfahrenstaktik mit sekundärer Marknagelung hatten wir in allen Fällen sehr gute oder gute Ergebnisse.

Zusammenfassung

In über 90% ließen sich gute oder sehr gute Ergebnisse bei Fixateur externe-Osteosynthesen am Unterschenkel erzielen. Nach Abheilen der Weichteilverletzung kann die Fraktur wie eine geschlossene Fraktur weiter versorgt werden. Ein Umsteigen auf Marknagel ist in Abhängigkeit vom Frakturtyp möglich, in vielen Fällen zur Frakturheilung erforderlich. Bei achsengerechter Stellung ist die Ausheilung der Fraktur im Fixateur externe möglich. Pin-Infektionen können zur vorzeitigen Entfernung des Fixateur externe zwingen. Hier bietet sich die konservative Weiterbehandlung im Oberschenkelgips oder Brace an.

Prospektive Studie zur Primärversorgung der Tibiafraktur mit Weichteilschaden mittels unilateralem Fixateur externe und zusätzlicher interfragmentärer Zugschraube

F. Neudeck, K.M. Stürmer und K.P. Schmit-Neuerburg

Univ.-Klinikum der GHS Essen, Abt. für Unfallchirurgie (Direktor: Prof. Dr. med. K.P. Schmit-Neuerburg), Hufelandstraße 55, D-4300 Essen

Bei einer Nachuntersuchung der bis 1984 primär mit einer schmalen DC-Platte versorgten Unterschenkelfrakturen mit Weichteilschaden fanden wir bei 194 Frakturen eine Infektrate von 10,3% und eine Reosteosyntheserate von 13,9%. Seit April 1984 haben wir primär den unilateralen, ventralen Fixateur externe der AO oder nach Gotzen verwandt. Im Rahmen einer prospektiven Studie haben wir alle Unterschenkelfrakturen mit Weichteilschaden, ausgenommen die Querfrakturen und die geschlossenen Brüche ohne Weichteilschaden, lückenlos beobachtet. Im Beobachtungszeitraum sahen wir 49 Patienten mit 50 Frakturen, 4 Patienten verstarben an den Folgen des Polytraumas, 3 Unterschenkel mußten in Folge von Gefäßverletzungen amputiert werden. Wir sahen nur 4 isolierte Frakturen, aber 28 zusätzliche Brüche an der unteren Extremität, 7 Beckenfrakturen, 18 Thoraxfrakturen, 20 Schädel-Hirn-Verletzungen und 9 Abdominaltraumen.

Die beste Infektprophylaxe ist nach Rittmann und Perren die absolute Stabilität in der Frakturzone. Der unilaterale Fixateur externe gewährleistet bei gleichzeitiger Implantation von interfragmentären Zugschrauben diese Forderung. Intraoperativ wird auf die Weichteilschonung und -deckung des gesamten Knochens der größte Wert gelegt. 32mal wurde die Kompartmentspaltung durchgeführt, 7mal eine primäre Muskelplastik.

Sofern die Begleitverletzungen es zulassen, wird nach Konsolidierung der Weichteile frühzeitig die Teilbelastung angestrebt und der Fixateur dynamisiert. Zeigt sich der erste Callus, entfernen wir den Fixateur und erlauben in einem Brace die Vollbelastung.

An Hand von verschiedenen Frakturen wurden die Möglichkeiten der primären und sekundären Knochenbruchheilung mit dem Fixateur externe und zusätzlichen interfragmentären Zugschrauben demonstriert.

Von 43 ausbehandelten Frakturen setzten wir 35mal eine oder mehrere Zugschrauben, 18mal wurde die Fraktur ohne Umsteigeosteosynthese zur Ausheilung gebracht, 17mal war ein Verfahrenswechseln nötig. Wir sahen bei 33 von 43 Frakturen sehr gute und gute Ergebnisse. An Komplikationen fanden sich eine Refraktur bei einem Sturz ohne Brace eine Woche nach der Fixateurentfernung und zwei, inzwischen verheilte, Knocheninfekte bei Trümmerfrakturen mit Weichteilschaden infolge Teilnekrose der primären Muskelplastik.

Die Weichteilschonung und die Reduzierung der Infektrate um 50% gegenüber der Plattenosteosynthese bei der primären Stabilisierung der Unterschenkelfraktur mit Weichteilschaden sprechen eindeutig für den unilateralen Fixateur externe, ggf. mit interfragmentären Zugschrauben.

Fixateur externe bei Unterschenkelschaftfrakturen mit schwerem Weichteilschaden. Ein klinischer Vergleich von Montagen unterschiedlicher Rigidität

A. Dávid, J. Eitenmüller und G. Muhr

Chirurgische Univ.-Klinik "Bergmannsheil Bochum" (Direktor: Prof. Dr. med. G. Muhr), Hunscheidtstraße 1, D-4630 Bochum

Eine retrospektive klinische Untersuchung soll einen Beitrag zu der Frage leisten, in welchem Ausmaß die Fixateur externe-Montage am Unterschenkel bei frischen Schaftfrakturen mit schwerem Weichteilschaden geeignet ist, eine Bruchheilung zu erreichen.

Methodik

In den Jahren 1982–1987 wurden am "Bergmannsheil" Bochum 101 äußere AO-Spanner bei frischen Unterschenkelschaftbrüchen mit Weichteilschaden 2. bis 4. Grades angelegt. 13 verstarben in der Frühphase an ihrem Polytrauma. In 11 Fällen wurde eine Frühamputation notwendig, entweder wegen septischem Krankheitsverlauf oder einer fehlenden Revascularisierung. Bei den verbleibenden 77 Verletzten wurden 25 Klammerfixateure (KF), 24 v-förmige (VF) und 28 Rahmenfixateure (RF) angewandt.

Ergebnis

Eine Frakturheilung im ursprünglichen Fixateur wurde bei Patienten mit KF nur in 48% erreicht, wobei 1/4 dieser Fixateure zur V-Form erweitert werden mußten. Bei Patienten mit VF wurden 71%, mit RF 89% im ursprünglichen Fixateur ausbehandelt. Bei Klammerfixateuren wurde in 44% eine Gips- bzw. Bracebehandlung angeschlossen; bei VF waren es nur 29%. Bei 8% der KF und 10% der RF-Montagen wurde eine zweite Osteosynthese notwendig. Kein operativer Verfahrenswechsel wurde nach VF durchgeführt. Achsfehler traten in 12% der KF auf, sie waren mit 24% bei RF am häufigsten und mit 8% bei VF am seltensten. Pseudarthrosen wurden bei KF in 4%, bei RF in 10% gesehen, nach VF wurden sie nicht beobachtet. Die durchschnittliche Behandlungsdauer betrug bei KF 16 Wochen, bei VF 21 Wochen und bei RF 26 Wochen. Eine Bohrlochosteomyelitis wurde am häufigsten nach Rahmenmontagen gesehen, am seltensten trat sie nach Klammerfixateuren auf. Bei 12 von 25 KF-Montagen wurde eine zusätzliche Zugschraubenosteosynthese angewandt. In dieser Gruppe beobachteten wir keine Achsfehler und Pseudarthrosen.

Schlußfolgerungen

Bei frischen Unterschenkelschaftfrakturen mit schwerem Weichteilschaden lassen die dynamischen Montageformen deutliche Vorteile gegenüber den Rahmenfixateuren erkennen, wobei wir den Klammerfixateur als einfachste Form bevorzugen.

Vorteile des unilateralen Rohrfixateur externe bei der Stabilisierung offener Unterschenkelfrakturen

P.-M. Hax, G. Hierholzer und R. Theermann

Berufsgenossenschaftliche Unfallklinik Duisburg-Buchholz (Direktor: Prof. Dr. med. G. Hierholzer), Großenbaumer Allee 250, D-4100 Duisburg 28

Ein aus nur einer Rohrstange und je vier Schanz-Schrauben und Backen zusammengesetzter Fixateur externe gewährleistet bei ventromedialer, extrem knochennaher Montage an der Tibia eine hohe Stabilität, sofern knöcherne Abstützung gegeben ist. Bei mangelnder Abstützung kann durch zusätzliche interne Minimalosteosynthese und/oder V-förmige Montage zweier Klammern zusätzliche Stabilität gewonnen werden. Dies wird anhand experimenteller Untersuchungen kurz belegt. Weitere Vorteile sind die minimale Beeinträchtigung der Gelenkfunktion sowie ein hoher Tragekomfort. Es wird über 50 zwischen Januar 1981 und November 1987 behandelte offene Unterschenkelfrakturen berichtet (9 mit erst-, 23 mit zweit- und 18 mit drittgradigem Weichteilschaden).

Primärversorgung

36mal einfache unilaterale, 14mal V-förmige Montage; 45mal zusätzliche interne Minimalosteosynthese (29mal Zugschraube(n), 16mal Platte). Bei 41 inzwischen abgeschlossenen Fällen sind 34 Frakturen (83%) nach einem durchschnittlichen Zeitraum von 4 Monaten ohne Wechsel des Verfahrens und ohne Infekt mit maximal einem Sekundäreingriff durchbaut. Siebenmal wurde das Verfahren gewechselt (3mal Platte, 4mal dreidimensionaler Fixateur externe), danach ebenfalls Ausheilung. Vier Infekte, 2 nach zweit-, 2 nach drittgradig offener Fraktur; 1 Infekt nach Frührevision beherrscht, 2 weitere nach mehrfachen Revisionen, 1 chronische Osteomyelitis. Neun Patienten sind zur Zeit noch in ambulanter Behandlung. 35 Patienten sind bisher nachuntersucht. Die funktionellen Ergebnisse sind gut bis sehr gut (21mal freie Funktion im Knie- und oberen Sprunggelenk, 9mal bis 20° Beugehemmung im Kniegelenk bzw. bis 10° Bewegungseinschränkung im oberen Sprunggelenk). Das Verfahren eignet sich gleichermaßen für die routinemäßige klinische wie für die Anwendung im Katastrophenfall und stellt in vielen Fällen auch das endgültige Behandlungsverfahren dar.

Dynamisch-axiale Fixation als primär definitive Osteosynthese bei der Unterschenkelfraktur

D. Pennig, W. Klein, D. Baranowski und E. Brug

Abt. für Unfall- und Handchirurgie der Chirurg. Univ.-Klinik (Leiter: Prof. Dr. med. E. Brug), Westfälische Wilhelms-Universität, Jungeblodthplatz 1, D-4400 Münster

Das etablierte Konzept in der Versorgung der Tibiaschaftfraktur erfordert eine Behandlungsvielfalt im Bereich geschlossener bis drittgradig offener Verletzungen. Interne Stabilisierungen bei Trümmerfrakturen und offenen Frakturen sind mit einem beachtenswerten Infektions- und Pseudarthroserisiko behaftet. Seit 1984 haben wir ein einheitliches Konzept für die Tibiafraktur entwickelt und geschlossene Frakturen mit Weichteilschaden sowie offene Frakturen mit der dynamisch-axialen externen Fixation (De Bastiani et al. 1984) versorgt. Ausgewertet wurden 108 Applikationen bei 102 Patienten aus der ersten Serie. 45% der Patienten waren polytraumatisiert. Das proximale Tibiadrittel war in 16%, das mittlere in 43% und das distale in 41% betroffen. 22% erstreckten sich über mehr als ein Drittel. 60% waren offene Frakturen, davon ein Drittel drittgradig. In 85% wurde der dynamisierbare Fixateur allein eingesetzt, in 15% war bei intraarticulären Frakturlinien eine Komplementärosteosynthese nötig. Die radiologisch-knöcherne Ausheilung wurde im Mittel nach 4,8 Monaten erzielt, eine Pseudarthrose heilte nach Reapplikation des Fixateurs und Kompression aus. Infekte und Lockerungen traten bei 2,5% der konischen Pins auf, 1,4% mußten gewechselt oder entfernt werden. Ein Wiederaufbrechen des Fistelganges sahen wir bei einem von 493 Pins. Ein tiefer Infekt wurde nicht beobachtet. Die Vorteile dieser Verfahrenswahl liegen in kurzer Operationszeit, implantatfreier Frakturzone, minimalem Blutverlust, frühzeitiger Übungsbehandlung und Belastbarkeit, physiologischer Knochenbruchheilung nach Dynamisierung und ambulanter Fixateurabnahme.

Die Behandlung der offenen Oberschenkelschaftfraktur mit dem Fixateur externe

G. Blatter, G. Ruflin und B.G. Weber

Klinik für Orthopädische Chirurgie (Chefarzt: Priv.-Doz. Dr. med. F. Magerl), Kantonsspital, CH-9007 St. Gallen

Der Fixateur externe wird am Femur viel seltener angewandt als an der Tibia. Zwischen 1978 und 1985 wurden nur 10 Patienten mit offener Femurschaftfraktur mit diesem Verfahren behandelt. Die Indikation ergab sich aus der Notwendigkeit einer minimalen Operationszeit, teils wegen schwerem Schädelhirntrauma, teils wegen multipler Frakturen.

Technik

Der Patient wird auf einem normalen Operationstisch gelagert, das Knie leicht flektiert. Der Bildverstärker wird in a.p.-Richtung installiert. Wir verwenden den Spindel-Fixateur externe. Am lateralen Oberschenkel werden proximal und distal der Fraktur je 2 bis 3 Schanz-Schrauben gesetzt und mittels 2 bis 3 Gewindespindeln über starre Backen miteinander verbunden. Es wird damit ein seitlicher, unilateraler Klammer-Fixateur montiert. Achsenkorrekturen können durch Biegen der Spindeln mittels eines speziellen Instrumentes durchgeführt werden – ähnlich wie das Keilen eines Gipses.

Die Fraktur wird möglichst nicht eröffnet; in der Regel unterbleibt eine interne Minimal-Osteosynthese. Eine Spongiosaplastik ist nur bei Defekt-Frakturen nötig und wird nach Wundheilung durchgeführt.

Nachbehandlung

Die Patienten werden raschmöglichst mit Teilbelastung mobilisiert. Nach 8–12 Wochen wird voll belastet. Nach frühestens 3 Monaten wird der Fixateur externe entfernt. Darauf wird der Patient angewiesen, während nochmals 3–6 Wochen Stöcke zu benutzen.

Resultate

In einem der 10 Fälle war nach 6 Wochen ein Systemwechsel nötig, da die Pflege des Fixateurs nicht gewährleistet war. In 2 Fällen wurde nach Wundheilung eine Spongiosaplastik durchgeführt. Der Fixateur wurde 3–7 Monate, durchschnittlich 4,8 Monate belassen. Die einzige Komplikation war ein Schraubenkanalinfekt, der nach Entfernen der Schraube heilte. Alle Frakturen heilten ohne weitere Eingriffe. Bezüglich Beinlänge, Rotation, Achsen und Kniefunktion wurden keine klinisch relevanten Seitenunterschiede bemerkt.

Die guten Resultate ermutigen uns, den Fixateur externe als Alternative in Betracht zu ziehen, wenn bei Femurschaftfrakturen eine kurze Operationszeit vordringlich ist.

Verfahrenswechsel nach Fixateur externe – Osteosynthese bei geschlossenen und erst- bis zweitgradig offenen Unterschenkelfrakturen

K. Weise und D. Höntzsch

Berufsgenossenschaftliche Unfallklinik (Ärztlicher Direktor: Prof. Dr. med. S. Weller), Rosenauer Weg 95, D-7400 Tübingen

Die primäre Osteosynthese von Unterschenkelfrakturen mit dem Fixateur externe ist zum einen beim begleitenden Weichteilschaden, zum anderen in der Erstversorgung mehrfachverletzter bzw. polytraumatisierter Patienten angezeigt.

Unilaterale und V-förmige Montage mit oder ohne zusätzliche Plattenosteosynthese der Fibula erlauben die Sanierung des Weichteilschadens, ohne daß Muskulatur transfixiert wird. Bei zu erwartender bzw. bereits manifester Verzögerung der Knochenbruchheilung sollte der Wechsel des Osteosyntheseverfahrens zum frühestmöglichen Zeitpunkt in Form der intramedullären Stabilisierung, im metaphysären Bereich bzw. bei Gelenkbeteiligung zur Plattenosteosynthese erfolgen. Dabei sind eine Reihe von Vorsichtsmaßnahmen zu ergreifen, welche die Infektionsgefahr herabsetzen oder eine Komplikation frühzeitig erkennen lassen.

Es wird über 44 Verfahrenswechsel zwischen April 1983 und Dezember 1986 berichtet, wobei eine Differenzierung nach Art und Zeitpunkt des "Umsteigens" auch im Hinblick auf den Schweregrad der Verletzung und die jeweiligen Heilungszeichen vorgenommen wird.

In 39 Fällen erfolgte der Verfahrenswechsel zur intramedullären Stabilisierung, entweder innerhalb der ersten 12 Wochen bei Frakturen mit zu erwartender Verzögerung der knöchernen Heilung, oder bei bereits manifester Störung der knöchernen Durchbauung nach durchschnittlich 136 Tagen. Die Auswertung der Heilungszeiten verdeutlicht, daß der vollständige Durchbau einer Unterschenkelfraktur bei *frühem* "Umsteigen" zur intramedullären Stabilisierung deutlich schneller vonstatten geht als bei bereits eingetretener Heilungsverzögerung.

Gelenküberbrückender Fixateur externe am Kniegelenk bei offenen Frakturen

K. Walcher

Klinik für Unfall- und Wiederherstellungschirurgie am Klinikum Bayreuth (Chefarzt: Prof. Dr. med. K. Walcher), Preuschwitzer Straße 101, D-8580 Bayreuth

An der Klinik für Unfall- und Wiederherstellungschirurgie am Klinikum Bayreuth wird seit 10 Jahren der Fixateur externe nach Raoul Hoffmann benützt. Nach Einarbeiten in die Methode und Technik wurde frühzeitig auch gelenküberbrückend gearbeitet, zunächst am Hüftgelenk, später am oberen Sprunggelenk bei distalen offenen Unterschenkelfrakturen und schließlich am Handgelenk bei offenen distalen Radiusfrakturen. Die Ergebnisse waren ermutigend, so daß schließlich auch am Kniegelenk gelenküberbrückend gearbeitet wurde.

Die Indikation zum gelenküberbrückenden Fixateur externe am Kniegelenk sind schwere Weichteilschäden im Gelenkbereich, zweit- und drittgradig offene gelenknahe- und Gelenkfrakturen und sog. Gelenkzerreißungen.

Technisch wurde die Doppelrahmenmontage nach Vidal angewendet, sie ermöglicht einen schrittweisen Abbau zur Mobilisation des Kniegelenkes. Es wurden gleichzeitig 3 Gefäßrekonstruktionen, 2 Fascienspaltungen, 7mal Meshgraft und 5 Spongiosaplastiken durchgeführt. Viermal mußte ein Verfahrenswechsel gemacht werden.

Bei insgesamt 15 Patienten konnte 10mal das Gelenk erhalten werden, es wurden 2 Amputationen wegen therapieresistenten Gefäßschadens wie auch einer nicht zu beherrschenden Infektion erforderlich, bei einem Querschnittverletzten entwickelte sich eine Pseudarthrose. Zwei Infekte sind noch nicht saniert.

Von den verbliebenen 10 Gelenken zeigten 7 eine freie Funktion, 3 sind teilsteif, bei 2 Gelenken liegt eine Wackelsteife vor, bei einem wird demnächst eine Arthrolyse gemacht.

Die Ergebnisse scheinen angesichts der ungünstigen Ausgangssituation mit Hilfe der gelenküberbrückenden Fixation mit dem Fixateur externe günstig.

Ergebnisse der Minifixateur externe-Behandlung der distalen Radiusfrakturen

R. Nissen, D. Rose und H.-J. Egbers

Abteilung Unfallchirurgie der Christian-Albrechts-Universität zu Kiel (Direktor: Prof. Dr. D. Havemann), Arnold-Heller-Straße 7, D-2300 Kiel 1

Von 1981 bis 1987 wurden 35 distale instabile Radiusfrakturen mit dem Minifixateur externe der AO behandelt.

30 Frakturen konnten im Mittel 3 Jahre nach Versorgung untersucht werden. 20 wiesen ein gutes funktionelles Heilungsergebnis auf, das signifikant besser war als die 10 unbe-

friedigenden Ergebnisse. Die Analyse der Röntgenaufnahmen zum Zeitpunkt des Unfalls, postoperativ und bei der Nachuntersuchung ließen eine Gruppenzuordnung nicht zu. Aus röntgenanatomischen Parametern ließ sich ein funktionelles Ergebnis zu keinem Zeitpunkt ableiten.

Der aufgetretene Korrekturverlust der radialen Gelenkflächenstellung und der Wiedereintritt des ulnaren Vorschubes war innerhalb der beiden Gruppen signifikant und im Vergleich zwischen den Gruppen nicht unterschiedlich.

Es wird die primäre Spongiosaplastik als therapeutische Maßnahme diskutiert.

Die Fixateur externe-Osteosynthese bei handgelenknahen Kombinationsverletzungen

U. Heitemeyer und M. Schidelko

Berufsgenossenschaftliche Unfallklinik (Direktor: Prof. Dr. med. G. Hierholzer), Großenbaumer Allee 250, D-4100 Duisburg 28

Isolierte traumatische Läsionen handgelenknaher Strukturen beinhalten keine wesentliche Problematik bei der chirurgischen Behandlung. Sind jedoch mehrere Funktionsstrukturen verletzt, werden aufwendige rekonstruktive operative Maßnahmen mit dem Ziel einer möglichst weitgehenden Wiederherstellung notwendig. Entscheidende Bedeutung bei der Primärversorgung kommt der Beurteilung des Weichteilschadens zu. Es muß in jedem Einzelfall schwerwiegender handgelenknaher Kombinationsverletzungen entschieden werden, welche Strukturen einer primären umfassenden Wiederherstellung zugänglich sind, oder ob lediglich operative Maßnahmen im Sinne eines Erhaltungsversuchs auf das notwendige Mindestmaß zu beschränken sind. Die Stabilisierung handgelenknaher knöcherner Verletzungen geschieht vorzugsweise durch eine handgelenküberbrückende Fixateur externe-Montage. Als adäquate Stabilisierungsmethode bietet sich gleichermaßen der Standard-Fixateur externe der AO wie auch der Fixateur externe des Kleinfragmentinstrumentariums an. Die Fixateur externe-Osteosynthese gewährleistet ausreichende Stabilisierung der handgelenknahen Frakturschädigungen und bewirkt eine angemessene Ruhigstellung der betroffenen verschiedenen Weichteilstrukturen. Darüberhinaus können bei externer handgelenküberbrückender Fixateur externe-Stabilisierung die im frühen postoperativen Verlauf notwendigen häufigen Verbandswechsel problemlos durchgeführt werden.

Der Fixateur externe bei der Trümmerfraktur des distalen Radius – bereits ein Standardverfahren?

H. Frobenius und S. Polzer

Chirurgische Universitäts-Klinik, Abteilung 2.1.1 (Direktor: Prof. Dr. med. Chr. Herfarth), Im Neuenheimer Feld 110, D-6900 Heidelberg

Allgemein anerkannte Kriterien für die Anwendung des Fixateur externe bei der distalen Radiusfraktur gibt es derzeit nicht. Die gängigen Einteilungen geben keine Hilfestellung.

In der Chirurgischen Universitäts-Klinik, Heidelberg, wird der Fixateur externe bei der Stauchungsfraktur des distalen Radius angewendet, charakterisiert durch die Zertrümmerung der Radiuskonsole, Abflachung des radiocarpalen Winkels in der a.p.-Ebene und Verkürzung des Radius in der Weise, daß eine innere Fixation unmöglich ist. Mit dem Dauerzug des Fixateur externe erreicht man die weitgehende Wiederherstellung der Radiuskonsole.

Von 1983 bis 1986 wurden 54 Patienten operiert. Fixationsdauer 6 Wochen, Spongiosaplastik nur in 3 Fällen notwendig. Verwendet wurden der Kinderfixateur nach Wagner und von Orthofix. Als Komplikationen traten ein Infekt an einer Schanzschen Schraube sowie eine Fraktur des Metacarpale II (Schraubenloch) auf.

41 Patienten, 27 Frauen und 14 Männer, enthielt das Patientenkollektiv, welches wir innerhalb 3 bis 45 Monaten nachuntersuchten. Bei der Auswertung war die Radiuskonsole überwiegend radiologisch gut wiederherstellt, der a.p.-Winkel aufgerichtet, die Radiusverkürzung ausgeglichen. Eine sekundäre Zusammensinterung des Radius fanden wir nur in 8 Fällen. Trotz der guten Röntgenanatomie klagten alle Patienten über Bewegungseinschränkung, Kraftminderung und zumindest gelegentlich Schmerzen. Die eigene, *subjektive* Einschätzung der Patienten: Ergebnis: 19 Patienten = gut; 16 Patienten = befriedigend; 6 Patienten = schlecht.

Erstaunlicherweise läßt sich diese Einschätzung mit der Röntgenanatomie kaum in Beziehung setzen. Lediglich die Radiuslänge entsprach der günstigen Einschätzung des Ergebnisses. Dies entspricht der schlechten Beurteilung des Ulnavorschubes, der auch bei *alten* Patienten beklagt wird. Trotzdem ist der Fixateur externe bei der distalen Radiustrümmerfraktur für uns ein Standardverfahren geworden, weil wir die katastrophale Situation des Handgelenkes damit grundsätzlich verbessern können, weil die Anwendung einfach ist, Spongiosa routinemäßig nicht benötigt wird, daher wenig Belastung und für alte Patienten geeignet. Allgemeine Kriterien für die Anwendung des Fixateur externe müssen jedoch noch erarbeitet werden, um die Vergleichbarkeit der Ergebnisse zu erreichen.

Die Therapie der Colles-Fraktur mit Fixateur externe

F.B. Sprenger, G. Sennwald und B.G. Weber

Klinik für Orthopädische Chirurgie, Kantonsspital (Chefarzt: PD Dr. med. F. Magerl), CH-9007 St. Gallen

Die Reposition einer Colles-Fraktur des distalen Radiusendes kann einfach sein. Es ist jedoch in vielen Fällen schwierig, das Repositionsergebnis zu halten, so daß nach der Behandlung eine Verkürzung des distalen Radiusendes bestehen bleibt mit gleichzeitiger Veränderung der Gelenkwinkel in der sagittalen wie in der frontalen Ebene. Die Gewalteinwirkung in der Extensionsstellung der Hand führt nicht zu einer einfachen Kippung nach dorsal oder nach dorsoradial im Sinne einer Abwinkelung, sondern auf dem Unfallbild imponiert immer die teleskopartige Verkürzung des Radius mit daraus resultierendem relativen Ulnavorschub.

Bei der Frakturreposition entfalten sich die durch Impaktion eingestauchten spongiösen Strukturen nicht mehr, so daß ein Hohlraum im metaphysären Bereich bestehen bleibt. Bei ausgedehnter dorsaler Trümmerzone fehlt zudem die entsprechende Abstützung. Das Volumendefizit, wie auch die fehlende Abstützung führt, auch nach guter Reposition, zur erneuten, langsamen Zusammensinterung des distalen Radiusendes.

In einer Studie haben wit 60 Patienten kontrolliert, wovon je 30 mit einem Gips bzw. mit einem Fixateur externe behandelt wurden. Anhand der Röntgenbilder wurde einerseits die Verkürzung, wie auch die Winkeländerungen in der frontalen und sagittalen Ebene gemessen, wobei als Referenzmaß das Röntgenbild der unverletzten Gegenseite diente.

In der konservativ behandelten Gruppe kommt es während der Gipsruhigstellung zu einer radialen Verkürzung von über 6 mm, während die mit Fixateur externe behandelten Patienten eine Verkürzung von weniger als 1 mm aufweisen. Gleichermaßen zeigen Patienten mit konservativer Behandlung eine Dorsal- bzw. Radialkippung von 9', während bei den mit Fixateur externe behandelten Patienten das Repositionsergebnis in beiden Ebenen gehalten werden konnte.

Wir stellen fest, daß bei Colles-Frakturen das Repositionsergebnis mit einer Fixateur externe Behandlung weitgehend gehalten werden kann, während bei der Gipsruhigstellung eine erneute Dislokation feststellbar ist, so daß die Fraktur in einer Fehlstellung ausheilt.

Der Fixateur externe als ergänzende Therapie der distalen Radiusfraktur

M. Echterhoff, H. Prinz und O. Resch

St. Barbara-Hospital, Chirurg. Abt. (Chefarzt: Prof. Dr. med. A. Blömer), D-4390 Gladbeck

In der Zeit von Januar 1980 bis Juni 1986 wurden von den ingesamt 105 operativ versorgten distalen Radiusfrakturen bei 103 Patienten 46 Frakturen mit einem Midifixateur nach Raoul Hoffmann-Vidal behandelt. Die übrigen Patienten wurden entweder mit Osteosyntheseplatten oder Kirschner-Drähten mit fixierenden Verbänden versorgt. Die Einteilung der Frakturformen erfolgte nach Colles, Smith und Frykmann. Bei allen operativ versorgten Frakturen handelte es sich 82mal (82,7%) um eine Collesfraktur, hier wiederum überwog mit 58,3% der Typ 4. 17mal, entsprechend 17,3% lag eine Flexionsfraktur nach Smith-Goyrand vor, wobei hier der Typ II überwog. Aus der Gesamtzahl der distalen Radiusfrakturen wurden 6 kindliche Epiphysenfrakturen ausgeklammert.

Von den 46 mit Fixateur externe behandelten Patienten konnten 43 nachuntersucht werden. Der Zeitraum von operativer Versorgung bis zur Nachuntersuchung betrug im Mittel 2 Jahre, 2 Monate. An Komplikationen traten auf: der Weichteilinfekt bei drei Knochenschrauben, einmal ein Bohrkanalinfekt, einmal eine Irritation des N. medianus, einmal eine neurovegetative Dysregulation, einmal eine Irritation des Ramus superficialis des N. radialis, einmal eine Redislokation nach Neutralisierung des Fixateurs und einmal eine deutlich verzögerte Frakturheilung. Befragt nach der subjektiven Gebrauchsfähigkeit der verletzten Hand gaben 37 der nachuntersuchten Patienten (86%) keine bzw. eine leichte Einschränkung an. Sechs Patienten fühlten sich mäßig, kein Patient stark behindert. Bei den berufstätigen Patienten waren die Unfallfolgen bei 20 Patienten ohne Einfluß auf den ausgeübten Beruf oder Beschäftigung. Sechs Patienten beklagten einen Leistungsabfall, 2 Patienten mußten den Beruf wechseln.

Tabellarisch werden die mittleren funktionellen Bewegungsverluste sowie die radiologischen Abweichungen von den Normwinkeln aufgezeichnet. Die mittleren Bewegungsverluste bei den Fixateurpatienten liegen in etwa im gleichen Ausmaß wie sie Cooney und Mitarbeiter 1979 mitteilten. Verglichen mit einer von Lauber und Pfeiffer im Jahre 1984 veröffentlichten Sammelstatistik bei Nachuntersuchungen offener Osteosynthesen distaler Radiusfrakturen ergibt sich bei unseren Patienten insgesamt ein geringerer Funktionsverlust. Dieses betrifft sowohl Flexion, Extension, Radialduktion, Ulnarduktion, Pronation und Supination.

Es bestehen Diskrepanzen zwischen den radiologischen Ergebnissen, den objektivierbaren Funktionsverlusten und der subjektiv angegebenen Gebrauchsfähigkeit der verletzten Hand. Wir halten den Fixateur externe in der Behandlung der distalen Radiusfraktur nicht für eine ultima ratio sondern für eine ernsthafte alternative Bereicherung.

Literatur

Cooney EP, Lindscheid RL, Dobnys JH (1979) External pin fixation for unstable Colles fractures. J Bone Joint Surg (Am) 61:840

Jacob RP (1982) Der kleine Fixateur externe. AO Bulletin, Bern
Lauber P, Pfeiffer KN (1984) Offene Osteosynthese distaler Radiusfrakturen. Resultate und Langzeitverlauf. Unfallheilkd 87:185

The Use of the External Minifixator in the Complex Fractures of the Hand

G. Kohut, G. Jacquemoud and D. Della Santa

Unité de Chirurgie de la Main (Head of Dept.: Dr. D. Della Santa), Hôpital cantonal universitaire de Genève, CH-1211 Genève 4

The advantages of the external minifixator in the complex fractures of the extremities need not to be demonstrated anymore.

The miniaturisation of the material of osteosynthesis permits the use of the external fixator in the osteoarticular trauma of the hand.

The authors intend to present here the technical principles and the indications of treatment of metacarpals and phalanges by using the external fixator.

The results of the fifteen first cases treated in our service show that the minifixator permits a good consolidation of a complex fracture, although the functional recuperation of the traumatised segment remains limited.

The origin of the residual stiffness and its treatment will be discussed.

Die geschlossene Stabilisierung von Fingerfrakturen unter besonderer Berücksichtigung der gelenknahen Frakturen mit dem Minifixateur externe

G. Asche

Handchirurgische Abteilung (Leiter: Dr. med. G. Asche), Kreiskrankenhaus, D-7828 Freudenstadt

Die offene Stabilisierung von Fingerfrakturen, insbesondere von gelenknahen Frakturen, stellt immer einen traumatisierenden Eingriff der Kapsel-Band-Apparates und des Gleitgewebes dar. Besonders schwierig gestaltet sich die Stabilisierung von Trümmerfrakturen. Die meisten an den Fingern durchgeführten Osteosynthesen benötigen nach der Operation noch eine längerdauernde, mehrere Gelenke überbrückende Gipsruhigstellung.

Der Minifixateur externe bei frischen Fingerfrakturen stellt hier eine neue Alternative der Behandlung dieser oft komplizierten Brüche dar. Die Frakturen können fast immer geschlossen reponiert werden. Das Anbringen des Fixateur externe ist technisch einfach, und die gelegentlich durchgeführte kurzfristige gelenküberbrückende Ruhigstellung führt zu keinerlei Nachteilen für die betroffenen Gelenke.

In jetzt 500 Fällen wurde der Minifixateur externe bei Handfrakturen eingesetzt. In Zusammenarbeit mit der Unfallklinik in Brüssel wurde mit Herrn Professor Burny eine statistische Analyse aller Frakturen durchgeführt. An Fallbeispielen und einigen statistischen Zahlen soll die Leistungsfähigkeit dieses neuen Verfahrens dargestellt werden.

Miniosteosynthese als Qualitätsverbesserung der äußeren Frakturfixierung

P. Stanković, H. Burchhardt, A. Böhme und W. Ohnesorge

Klinik und Poliklinik für Allgemeinchirurgie der Universität Göttingen (Leiter: Prof. Dr. H.J. Peiper), Robert-Koch-Straße 40, D-3400 Göttingen

Bei Schrägbrüchen oder Frakturen mit Ausbruch eines größeren Fragmentes läßt sich durch das Anlegen des Fixateur externe keine interfragmentäre Kompression erreichen. Dieses kann oft nur unter zusätzlicher Anwendung von Kompressionsschrauben oder kurzen AO-Platten erzielt werden. Die Durchführung dieses Verfahrens setzt voraus, daß keine nennenswerte Erweiterung der traumabedingten Wunde oder Gefährdung der Vitalität der Bruchfragmente erfolgt. Der Fixateur externe hat die Aufgabe, soweit wie möglich, in anatomisch exakter Position die Kontaktaufnahme der Frakturfragmente zu erreichen, während die Miniosteosynthese diesen Kontakt ggf. in interfragmentären Druck umsetzen soll.

Unter den 265 mit Minifixateur externe behandelten Patienten waren 21 Verletzte, bei denen zusätzlich eine Miniosteosynthese in Form von Platten oder Schraubenosteosynthese durchgeführt wurde. In den meisten Fällen hat es sich hierbei um Eingriffe bei offenen Tibiabrüchen gehandelt. Anhand dieses Krankengutes wird die Problematik dieser Methode diskutiert, wobei insbesondere auf die Technik und die bekannten Komplikationen, die auf die Spannungskräfte zwischen dem Fixateur externe und den Miniosteosyntheseelementen zurückzuführen sind, hingewiesen wird.

Beim Einbringen von Schanzschen Schrauben oder Steinmann-Nägeln kommt es sehr oft vor, selbst unter Benutzung verschiedener Zielgeräte, daß die Metallimplantate nicht exakt in einer Ebene zu liegen kommen. Es ist besonders wichtig, diese Niveauunterschiede und das Drehen der Verbindungsbacken um 180°, oder durch das Anbringen von Unterlegscheiben auszugleichen, da sonst Spannungen im System entstehen können. Diese haben dann eine negative Wirkung auf die Miniosteosynthese.

Die Methode der äußeren Fragmentfixierung in Kombination mit der Miniosteosynthese ist unter der Voraussetzung, daß biomechanische Charakteristika dieses Verfahrens beachtet werden, als eindeutige Qualitätsverbesserung der äußeren Fixierung zu werten.

Osteosynthese des frischen Unterschenkelbruches mit Fixateur externe und Einzelzugschrauben – Simultan-Osteosynthese

J. Probst, G. Hofmann und Th. Fels

Berufsgenossenschaftliche Unfallklinik Murnau (Direktor: Prof. Dr. med. J. Probst), Prof.-Küntscher-Straße 8, D-8110 Murnau

Die Bedeutung des Unterschenkelbruches geht aus seiner mit 40% hohen Beteiligung an den Schaftfrakturen der langen Röhrenknochen und aus den in 87% auftretenden, vorübergehenden oder bleibenden Folgeschäden hervor. Die Folgen sind relativ lange stationäre Behandlungszeiten und eine verlängerte Arbeitsunfähigkeit. Durch konservative Behandlungsverfahren ist eine folgenlose Wiederherstellung oft nicht zu erreichen. Operative Verfahren sind zum Teil, wie die Plattenosteosynthese, mit vielen Komplikationsmöglichkeiten belastet oder sind, wie die ideale Markraumnagelung, nur mit eingeschränkter Indikation anwendbar. Neben seinem vorteilhaften Einsatz bei offenen Frakturen erfährt der Fixateur externe in den letzten Jahren eine zunehmende Bedeutung auch bei der Versorgung von geschlossenen Unterschenkelbrüchen.

Während durch die alleinige Anwendung des Fixateur externe eine primäre Knochenbruchbehandlung häufig nicht zu erzielen ist und das Risiko der Statisierung besteht, ist durch die Simultan-Osteosynthese die Wiederherstellung der Kontinuität der Fragmente zu erreichen. Die Verschraubung der Hauptfragmente erfolgt nach biomechanischen Prinzipien unter Herstellung des interfragmentären Druckes. Zur Neutralisierung wird der Fixateur externe in der Regel als ventrale Klammer angelegt.

Es wird über Erfahrungen mit der Simultan-Osteosynthese an 20 Patienten – 4 zweit- bzw. drittgradig offene Frakturen, 12 geschlossene Brüche mit bis erstgradigem Weichteilschaden, 4 geschlossene Brüche mit zweit- bzw. drittgradigem Weichteilschaden – berichtet. Mit 15 Fällen überwogen Torsions- und Trümmerbrüche im Schaftbereich, 4 Pilon tibial-Frakturen und 1 Tibiakopfbruch wurden mit einem gelenküberbrückenden Fixateur externe versorgt.

Die Mobilisation, auch an den unmittelbar benachbarten Gelenken, beginnt am 1. postoperativen Tag. Die Dynamisierung in Abhängigkeit von der Frakturform nach 5–12 Wochen mittels Demontage des Fixateur externe und im allgemeinen dessen Ersatz durch einen Hartstoff-Gehverband. Die freie Belastbarkeit ist je nach Bruchform in 10–16 Wochen zu erreichen.

Neben einer exakten Einrichtung werden durch das beschriebene Verfahren – Fixateur externe, Einzelzugschrauben – die Voraussetzungen zur primären Knochenbruchheilung, eine zuverlässige Retention und Gewebeschonung sowie die frühe Mobilisation gewährleistet.

Die AO-Platte als Fixateur externe

Chr. van der Werken[1], P.P. Besselaar[2] und R. Marti[2]

[1] St. Elisabeth Krankenhaus (Chefarzt: Dr. med. Chr. van der Werken), Postfach 90151, NL-5000 LC Tilburg
[2] Orthopädische Universitätsklinik, AMC (Direktor: Prof. Dr. med. R. Marti), Meibergdreef 9, NL-1105 AZ Amsterdam

Die üblichen Fixateur externe Systeme sind unförmig und damit unbequem. Speziell an der oberen Extremität sind die angewandten Konstruktionen kaum zu verbergen, sodaß Patienten bei der Kleidung und bei ihren Aktivitäten eingeschränkt werden.

Wir berichten über die Anwendung einer außenliegenden AO-Platte als Fixateur externe. Normale DC-Platten werden dabei so vorgebogen, daß genügend, aber möglichst wenig Abstand zu den Weichteilen besteht. Durch die Löcher in der Platte können ebensoviele 4.5 mm Corticalisschrauben in den Knochen eingebracht werden nach Vorbohren und Gewindeschneiden. Die Fixation der Schraubenköpfe an die Platte erfolgt mit Unterlegscheiben und Gegenmutter.

Unsere Erfahrungen mit dieser Methode bei insgesamt neun Patienten sind günstig: Die Stabilität ist wegen des kurzen Abstandes Platte–Weichteile erstaunlich hoch, Lockerungen haben wir kaum gesehen, weil die gewindegeschnittenen Schrauben einen optimalen Halt finden.

Die AO-Platte als Fixateur externe angelegt, ist stabil, einfach, preisgünstig, human und immer vorhanden.

Immer dann, wenn die Anwendung bekannter äußerer Fixationssysteme auf technische und ästhetische Schwierigkeiten stößt, muß das Prinzip der AO-Platte als externer Fixateur in Erwägung gezogen werden.

Ein neuer unilateraler Fixateur externe mit integriertem Distraktions-Kontraktionsteil und universeller Reponierbarkeit

L. Claes, C. Burri und H. Gerngroß

Labor für experimentelle Traumatologie der Abteilung Chirurgie III (Leiter: Prof. Dr. med. L. Claes), Universität Ulm, Oberer Eselsberg, D-7900 Ulm

Die Erfahrungen der letzten Jahre haben gezeigt, daß bei der Fixateur externe-Osteosynthese der langen Röhrenknochen häufig eine unilaterale Stabilisierung günstig ist. Voraussetzung ist eine ausreichende Stabilität und Festigkeit des Fixateurs. Aus klinischer Sicht sind eine einfache Handhabung und möglichst wenig Ersatzteile weitere Forderungen an ein modernes System. Unter diesen Gesichtspunkten wurde ein neuer unilateraler Fixateur aus Titan entwickelt (Unifix, Synthes), der nur aus wenigen Teilen besteht, schnell und einfach zu applizieren ist und auch nach der Applikation jeder Zeit noch Nachrepositionen, ohne Umsetzen von Schrauben, erlaubt. Das System besteht aus nur einem Stabilisationsteil mit mehreren Kugel- und Scharniergelenken. Die Schrauben werden direkt in den Kugelgelenken fixiert und können unabhängig voneinander geschwenkt werden. Alle Gelenke zusammen erlauben eine Bewegung in allen 6 Freiheitsgraden und damit eine Anpassung an viele anatomische Situationen und im weiten Ausmaß spätere Nachrepositionen. Distraktionen, z.B. gegen den Muskelzug und Kontraktionen z.B. zur Erzielung einer interfragmentären Kompression sind durch ein im Stabilisationsteil integriertes System ohne zusätzliche Teile oder Instrumente möglich. Die Applikation erfolgt mit 4 Schanzschen Schrauben mit 6 mm Durchmesser. In mechanischen Untersuchungen wurde eine ausreichende Steifigkeit und gute Festigkeit nachgewiesen. Die klinische Erprobung seit 4 Jahren erbrachte sehr gute Ergebnisse.

Klinische Ergebnisse bei einem neuen unilateralen Fixateur

H. Gerngroß[1], L. Claes[2] und C. Burri[2]

[1] Bundeswehrkrankenhaus, Abt. Chirurgie (Leiter: Prof. Dr. med. W. Hartel), D-7900 Ulm
[2] Klinik für Unfallchirurgie, Abt. Hand-, Plastische und Wiederherstellungschirurgie der Universität (Direktor: Prof. Dr. med. C. Burri), Steinhövelstraße 9, D-7900 Ulm

Berichtet wird über die klinischen Ergebnisse beim unilateralen Fixateur (Unifix der AO). Es handelt sich um eine multizentrisch durchgeführte Studie, in der 64 Fälle dokumentiert und nach Ausheilung nachuntersucht wurden. Teilnehmer an der Studie waren die Universitätsklinik Ulm, das Bundeswehrkrankenhaus Ulm, die BG-Klinik Tübingen, die Technnische Universität München, die Universität in Homburg sowie das Bundeswehrkrankenhaus Koblenz.

Dokumentiert wurde die Lokalisation des Fixateur, der Ausgangsbefund der Fraktur, die Fixateurform, die Art der Reposition, sowie das Repositionsergebnis, die durchschnittliche Operationsdauer, die Gründe für die Explantation, ein evtl. Verfahrenswechsel sowie durchgeführte Zusatzmaßnahmen. Im Verlauf wurde der Zeitpunkt der Mobilisation, der Teilbelastung und Vollbelastung sowie der Explantation untersucht.

Die allgemeine Beurteilung durch die durchführenden Chirurgen wurde an den Schluß gestellt.

Ergebnisse

Die Anzahl der dokumentierten Fälle = 64 gliedert sich wie folgt:

Universität Ulm 26, Bundeswehrkrankenhaus Ulm 16, BG-Tübingen 12, TU München 4, Uni Homburg 3, Bundeswehrkrankenhaus Koblenz 3.

Die Anwendung des Unifix war zu 70% am Unterschenkel, zu 90% am Oberschenkel, in 11% an anderen Körperabschnitten lokalisiert.

In 36% wurde der Fixateur bei einer Osteitis eingesezt, in 60% bei offenen Frakturen, wobei 15% bei erstgradig offenen, 30% bei zweitgradig offenen und 15% bei drittgradig offenen Frakturen implantiert wurden.

Bei 4 sonstigen Verletzungen (Kniebandläsionen) wurde der Fixateur ebenfalls für eine temporäre Arthrodese eingesetzt.

Bei der Fixateurform zeigte sich in 63% der Fälle eine gerade Form, 10% der Fälle wurden mit abgewinkeltem Fixateur eingebracht, 27% in der verkürzten Form. Die Reposition war in 87% primär, 13% der Fixateure wurden postoperativ außerhalb des OP's nachreponiert.

In 36% kam die Distraktion des Mittelteils, in 17% die Kompression zum Einsatz.

Das Repositionsergebnis wurde in 68% der Implantationen als ideal bezeichnet, Implantationen bis 10° Varus fanden sich in 15% der Fälle, bis 10° Valgus in 3% der Fälle, 3% hatten einen Rotationsfehler. Die sonstigen 11% beziehen sich auf Fixateure, wobei keine Reposition erforderlich war.

Die durchschnittliche Operationsdauer in allen Kliniken betrug 38 min für die Implantation.

Die Explantation des Unifix erfolgte nach abgeschlossenem Durchbau in 45% der Fälle, nach Weichteilheilung in 32%, 11% der Patienten wiesen eine delayed union auf, in 6% der Implantationsstellen wurde ein Infekt gesehen, weitere Explantationen wurden in 6% der Fälle durchgeführt.

Beim Verfahrenswechsel wurde in 18% auf eine Platte umgestiegen, 8% auf Marknagel, 22% erhielten nach Explantation noch einen Gips oder einen Brace.

Als Zusatzmaßnahmen wurden durchgeführt: in 10% zusätzliche Schrauben, in 8% Fibulaplatten, Spongiosa wurde in 25% angelagert, ein corticospongiöser Span in 12%.

Beim Verlauf der unter Fixateur externe gehaltenen Frakturen zeigte sich eine Mobilisation nach 3 Tagen, die Teilbelastung wurde im Mittel nach 5 Wochen erlaubt, Vollbelastung nach 12 Wochen. Die Explantation erfolgte ebenfalls nach 12 Wochen.

Bei der allgemeinen Beurteilung zeigten sich in 83% der Fälle ein sehr gutes bzw. gutes Endergebnis, als ausreichend wurden 15% der Fälle beurteilt, schlecht wurden 2% beurteilt, dieser Fall geht zurück auf einen Schraubenausriß aus der distalen Metaphyse des Femurs bei hochgradiger Osteoporose und Osteitis.

Diskussion

Die vorliegenden Ergebnisse sind mit den in der Literatur bekannten Ergebnissen bei monolateraler Stabilisation im wesentlichen vergleichbar.

Der Vorteil des Unifix liegt unseres Erachtens insbesondere in der Korrekturmöglichkeit sowohl für die Rotation, als auch für Seitverschieblichkeit und Achsenknicke postoperativ.

Wie aus der Folgestudie sich herauskristallisiert, wird das Umsteigen auf ein internes Fixationsverfahren bei der Fixateur externe-Osteosynthese immer weniger angewendet, bei den monolateralen Stabilisationen wird jetzt häufig, evtl. nach Spongiosatransplantation, die Konsolidierung der Fraktur unter Fixateur externe-Osteosynthese abgewartet.

Diese im Gegensatz zu den komplexen Systemen auftretende Knochenheilung wurde bereits früher als "flexible" externe Knochenstabilisation beschrieben und kann aufgrund der vorliegenden Ergebnisse bestätigt werden.

Ringfixateur — Demonstration eines modifizierten Fixateur externe der AO

H.-B. Reith, W. Böddeker, Ch. Pelzer und W. Kozuschek

Chirurgische Universitätsklinik Bochum, Knappschafts-Krankenhaus (Direktor: Prof. Dr. med. W. Kozuschek), In der Schornau 23—25, D-4630 Bochum-Langendreer

Alle bisher bekannten Fixateure weisen Unzulänglichkeiten auf. Der von uns entwickelte Ringfixateur stellt eine Verbesserung durch einfache Handhabung, variable Montage, uneingeschränkte Korrekturmöglichkeit primärer und sekundärer Fehlstellungen ohne Umsetzen liegender Steinmann-Nägel dar. Durch gesonderte Verbindungen zwischen Seitenstangen und Ring sowie Ring- und Steinmann-Nägel entsteht eine Art kardanisches Gelenk, das uneingeschränkte Korrekturen der Rotation, Ante- und Rekurvation sowie Varus- und Valgusfehlstellung ermöglicht. Die Kompatibilität mit dem AO-Fixateur ermöglicht eine sekundäre Fehlstellung durch nachträgliche Anwendung der Elemente des Ringfixateur ohne Umsetzen der Steinmann-Nägel zu beheben. Vergleichende Stabilitätsmessungen mit anderen Systemen ergaben keine wesentlichen Unterschiede. Die Anwendung des Ringfixateur ermöglicht eine Erweiterung der Indikationsstellungen auf:

— US-Etagenfrakturen,
— Frakturstabilisierung bei polytraumatisierten Patienten ohne Notwendigkeit der primären anatomiegerechten Reposition,
— geschlossene US-Frakturen mit Weichteilschäden und
— Transfixationsmethode bei geschlossenen US-Frakturen.

Die bisher erzielten Ergebnisse veranlassen uns, eine verbreitete Anwendung des Ringfixateur und daraus resultierende erweiterte Indikationsmöglichkeiten zu empfehlen.

Die Knochenheilung unter externer Fixation

R. Schlenzka und L. Gotzen

Unfallchirurgische Klinik der Philipps-Universität (Direktor: Prof. Dr. med. L. Gotzen), Baldingerstraße, D-3550 Marburg

Ziel der in den letzten Jahren in unserer Klinik vorrangig durchgeführten externen Osteosynthese von Unterschenkelfrakturen war es, die Vorteile der konservativen und operativen Frakturenbehandlung in einem Verfahren zusammenzufassen.

Als entscheidender Vorteil der konservativen Behandlung ist die vollständige Erhaltung der verbliebenen Durchblutung der knöchernen Fragmente und damit der regenerativen Potenz des Knochens zu nennen; als Vorteil der operativen Verfahren die Erhaltung der Funktion und Trophik der traumatisch oder iatrogen nicht geschädigten Weichteilstrukturen.

Bei Frakturen mit partieller oder fehlender knöcherner Abstützung läßt sich in der Regel ohne Darstellung der Frakturzone keine wasserdichte Osteosynthese erzielen. Um die verbliebenen Defekte zwischen den Fragmenten aufzufüllen, ist häufig eine verstärkte Osteoinduktion notwendig, die sich durch Spongiosaanlagerung oder durch eine verstärkte Callusinduktion erzielen läßt.

Welche Faktoren beeinflussen die Frakturheilung? Läßt sich die Callusinduktion steuern? Pope konnte 1972 nachweisen, daß die Druckentlastung der eröffneten Knochenoberfläche ein entscheidender Stimulus für die Callusbildung ist. Aus dieser Erkenntnis ergeben sich Möglichkeiten einer therapeutischen Einflußnahme auf die Frakturheilung.

Im Gegensatz zu den konservativen und operativen Verfahren läßt sich bei monolateraler externer Fixation die Instabilitätszone zu jedem Zeitpunkt der Frakturbehandlung manipulieren. Manipulierbar sind interfragmentärer Druck, Dehnung und die interfragmentäre Bewegung. Dies läßt sich ausgezeichnet therapeutisch nutzen. Durch die Dynamisierung der Frakturzone, also eine axial geführte Instabilität zwischen den Fragmentenden, wird die Callusbildung gezielt gefördert. Die Spannschrauben der Fixationsbacken eines Fragmentes werden entfernt, so daß es entlang der Trägerstange gleitet und durch den Zug umgebenden Weichteile gehalten wird. Mit jedem Schritt hebt der Patient den Fuß, die Frakturzone dehnt sich, beim Aufsetzen des Fußes wird sie komprimiert, und ein entsprechender osteoinduktiver Reiz auf die Osteoblasten ausgeübt. Beginn und Ausmaß der interfragmentären Lastwechsel beeinflussen das Ausmaß der Callusbildung.

Zur Erläuterung ist es sinnvoll auf die Behandlungsdauer der 63 dynamisierten (45 geschlossene, 18 offene Frakturen) näher einzugehen. Betrachtet man die gemittelten Werte der Frakturheilungsdauer in Abhängigkeit von dem Beginn der Dynamisierung, so zeigt sich eine Zunahme der Frakturheilungsdauer mit zunehmendem zeitlichen Abstand zwischen Frakturversorgung und dem Beginn der Dynamisierung.

Die monolaterale, externe Fixation ermöglicht es, die erhaltende Durchblutung, Trophik und Funktion der verletzten Extremität zu schonen, die regenerative Potenz des Knochens läßt sich durch die Dynamisierung noch steigern.

Technik der Plattenosteosynthese nach der Externen Fixation mit dem Verlängerungsapparat

G. Zeiler und H. Wagner

Orthopädische Klinik Wichernhaus (Leiter: Prof. Dr. H. Wagner), Krankenhaus Rummelsberg, D-8501 Schwarzenbruck/Nürnberg

Für das technische Vorgehen beim Verfahrenswechsel von der Externen Fixation zur Plattenosteosynthese ergeben sich aus der orthopädisch-traumatologischen Erfahrung von 20 Jahren sehr detaillierte Empfehlungen. Sie zeichnen sich durch eine einfache und standardisierte Operationstechnik, die Vermeidung typischer Risiken der Plattenosteosynthese nach Externer Fixation und die problemarme Herstellung von Länge und Achse aus. Planung und praktische Durchführung werden dabei von drei Bedingungen bestimmt:

1. Die Schanzschen Schrauben und ihre Weichteil- und Knochenkanäle stehen in offener Verbindung zur Außenwelt und sind daher grundsätzlich als kontaminiert anzusehen.
2. Ein intraoperativer Kontakt zwischen der Platte, ihren Schrauben und dem notwendigen Zugangsweg einerseits und den Schrauben des Externen Fixateurs einschließlich ihrer Knochen- und Weichteilkanäle andererseits, muß deswegen vermieden werden.
3. Der Verlängerungsapparat sollte während der Plattenosteosynthese in Funktion und längenmanipulierbar bleiben.

Diese Bedingungen sind zu erfüllen, wenn die Schrauben des externen Fixateurs, wo immer möglich, frakturfern am Knochen verankert sind und wenn sie am Oberschenkel in der Frontalebene und an der Tibia mit einem Neigungswinkel von ventral nach dorsal von 30° bis 40° in die mediale Tibiafläche eingebracht werden. Diese Position der Schrauben ermöglicht nämlich auch dann eine kontaktfreie Osteosynthese, wenn die Platte die Verankerungsbereiche der Schanzschen Schrauben überbrücken muß. Unilaterale externe Fixateure mit begrenzter Anzahl von Knochenschrauben begünstigen die Entwicklung typischer Achsenabweichungen, insbesondere unter erhöhter Längsspannung. Am Oberschenkel ergibt sich so bei Längsspannung nahezu gesetzmäßig eine Varusabweichung. Soweit solche Fehlstellungen nicht während der Vorbehandlung ausgeglichen worden sind, ermöglicht der Verlängerungsapparat nach der Narkoseeinleitung im Vorbereitungsbereich des Operationssaales mit Hilfe eines Bildverstärkers und einer geraden Metallschiene eine exakte Einrichtung der Achsenverhältnisse. Am Oberschenkel wird die Osteosyntheseplatte, der die individuell angepaßte Antekurvation vorgegeben ist, über den posterolateralen Zugang auf die Dorsalseite, an der Tibia, abhängig vom Zustand der Weichteildeckung, im Regelfall lateral, in Einzelfällen auch dorsal angelegt. An den Kreuzungsstellen der Schanzschen Schrauben sollte man eine sparsame Exposition der Knochenfläche betreiben, keine Hohmann-Hebel einlegen und unter Bildwandlerkontrolle Kontakte der Osteosyntheseschrauben und der Schanzschen Schrauben sicher vermeiden. Der externe Fixateur und seine Schrauben werden bei uns nach Anlegen eines sterilen Wundverbandes außerhalb des hochaseptischen Operationsbereiches entfernt.

Die primäre Versorgung von offenen Frakturen bei Kindern und Jugendlichen mit einem Fixateur externe

R. Neugebauer, C. Burri, O. Wörsdörfer und Chr. Ulrich

Abt. für Unfallchirurgie, Hand-, Plastische- und Wiederherstellungschirurgie der Universität Ulm (Direktor: Prof. Dr. med. C. Burri), Steinhövelstraße 9, D-7900 Ulm

Während im Erwachsenenalter die Frakturstabilisation offener Brüche mit einem Fixateur externe üblich ist, werden kindliche Frakturen immer noch nach Wundversorgung im Gips ruhiggestellt. Bei allen Schaftfrakturen kann mit einem Fixateur externe eine absolute Ruhigstellung des Knochens und der Weichteile und damit sichere Heilung und Infektprophylaxe erreicht werden. Es stellt sich daher die Frage, ob die primäre Behandlung mit äußerem Spanner auch bei der kindlichen Fraktur sinnvoll ist und damit das dritte Problem, die posttraumatische Wachstumsstörung günstig beeinflußt werden kann.

An der unfallchirurgischen Abteilung der Universität Ulm konnten 55 Kinder mit 44 zweit- und drittgradig offenen Frakturen nachuntersucht werden. Studiert wurde die Indikation, die Implantatwahl, die Gefahren und Verläufe der operativen Stabilisierung sowie das Verletzungsmuster. 27% aller Frakturen wurden mit dem Fixateur externe versorgt.

Anhand der Auswertung der Folgezustände und Komplikationen war zu erkennen, daß durch den Einsatz des unilateralen Fixateur externe am Unterschenkel auch bei kindlichen Verletzungen die Rate der posttraumatischen Osteitis niedrig gehalten werden kann. Wachstumsstörungen mit posttraumatischen Fehlstellungen, selbst bei primär nicht verletzter Fuge können durch die Kombination des Fixateur externe mit suffizienter, nicht zur Kontraktur neigender plastischer Weichteildeckung gering gehalten werden.

Die Indikation zum Einsatz des Fixateur externe bei offenen Frakturen im Kindesalter ist demnach, insbesondere an der unteren Extremität wie beim Erwachsenen zu stellen. Eine spezielle Indikation zur Fixateur externe-Stabilisierung im Kindesalter stellt die offene Beckenfraktur dar, sie erleichtert vor allem die postoperative Pflege und scheint auch die posttraumatischen Deformierungen des wachsenden Skelets zu vermindern.

Die primäre Arthrodese nach Sprunggelenksfrakturen. Eine seltene Indikation

H. Winker und S. Weller

Berufsgenossenschaftliche Unfallklinik (Direktor: Prof. Dr. med. S. Weller), Rosenauer Weg 95, D-7400 Tübingen

Wir unterscheiden nach dem Zeitpunkt des Eingriffes:

1. die primäre Arthrodese direkt nach dem Unfall bei zertrümmerten Gelenkstrukturen ohne Möglichkeit der Rekonstruktion,
2. die Früharthrodese bis 6 Monate nach dem Unfall nach offenen und infizierten Gelenkverletzungen mit nachfolgend Arthrose im OSG und
3. die Spätarthrodese bei stark schmerzhaften Arthrosen des OSG.

Lange klinische Verläufe nach meist offenen Sprunggelenksfrakturen unter Miteinbeziehung von Begleitumständen wie Beruf, Alter, Begleitverletzungen und -erkrankungen können in Einzelfällen die Indikation zur primären Arthrodese nahelegen.

1983–1985 wurden an der BGU Tübingen 312 SG-Frakturen operiert, bei 8 Patienten durch primäre OSG-Arthrodese.

In allen 8 Fällen kam der Fixateur externe zur Anwendung, 5mal als Kompressionsarthrodese nach Charnley/Müller, 3mal als Einstellarthrodese bei Pilon tibial-Frakturen.

Die 8 Patienten werden vorgestellt und abschließend erläutert, daß man bei schweren, meist offenen SG-Luxationsfrakturen oder Pilon tibial-Frakturen mit entsprechenden Begleitumständen an die Möglichkeit einer primären Arthrodese denken sollte. In geeigneten Fällen kann lange Behandlungszeit abgekürzt und dem Patienten zu einem voll belastungs- und gebrauchsfähigen Bein verholfen werden.

Behandlung frischer Frakturen und Luxationen am Becken mit dem Fixateur externe

G. Hofmann

BG-Unfallklinik Murnau (Direktor: Prof. Dr. med. J. Probst), Prof.-Küntscher-Straße 8, D-8110 Murnau/Staffelsee

Die heutigen im Vergleich zu früher veränderten Verletzungsmuster der meist durch Rasanztraumen verursachten Beckenverletzungen führten zur therapeutischen Konsequenz, daß innere Osteosynthese und Fixateurbehandlung gegenüber der konservativen Therapie in den Vordergrund traten.

Die Vorteile der Fixateurbehandlung sind: Geringer zeitlicher und operativer Aufwand, keine Denudierung der Weichteile, geringe Infektionsgefahr in der Bruchzone, gleichzeitige Kompressions- und Distraktionsbehandlung möglich, keine Zweitnarkose zur Metallentfernung.

Als Indikationen für die Fixateurbehandlung am Becken sehen wir:

1. Knöcherne Beckenverletzungen mit offenen oder gequetschten Weichteilen.
2. Beckenfrakturen und Luxationen bei polytraumatisierten Patienten oder solchen, bei denen eine innere Osteosynthese aus allgemeinen Gründen nicht ratsam erscheint.

Technisches Vorgehen: Symphysensprengungen mit und ohne Beteiligung der Iliosacralfugen werden durch Kompressions-Konstruktionen, die in der Beckenschaufel verankert werden, behandelt. Dabei empfiehlt sich die Verankerung der Schanzschen Schrauben oberhalb des Acetabulum und nicht am vorderen Beckenkamm.

Beckenbrüche mit Verschiebungen und Impressionen werden mittels Diagonalverspannung unter gleichzeitiger Anwendung von Kompression und Distraktion behandelt. Dabei kann bei früher Anwendung des Fixateurs vielfach die anatomische Wiederherstellung erreicht werden.

Zwischen 1977 und 1986 wurden 48 meist mehrfachverletzte Patienten mit dem Fixateur am Becken behandelt. Die Langzeitergebnisse sind in den Heften für Unfallheilkunde, Heft 181, S. 612–619 von 1986 beschrieben. Aus ihnen ist abzuleiten, daß der Fixateur externe neben den Methoden der inneren Osteosynthese und der konservativen Behandlung zur Therapie von Beckenfrakturen und Luxationen gut geeignet ist.

Eine technische Variante des geschlossenen Fixateur externe am Becken – Zugang, Technik und Resultate

B. Jeanneret, G. Ruflin, G. Blatter und B.G. Weber

Klinik für Orthopädische Chirurgie (Chefarzt: Priv.-Doz. Dr. med. F. Magerl), Kantonsspital, CH-9007 St. Gallen

Zur Verankerung eines Fixateur externe am Becken werden die Schanzschen Schrauben gewöhnlich am Beckenkamm plaziert. Diese Lokalisation ist biomechanisch nicht optimal. Wir bringen die Schanzschen Schrauben an der Spina iliaca anterior inferior ein.

Technik

Der Patient wird auf einem gewöhnlichen Operationstisch gelagert. Vollständig instabile, dislocierte Beckenringfrakturen werden mittels supracondylärer Steinmann-Nagel-Extension reponiert.

Die Schanzschen Schrauben werden unter Bildverstärker-Kontrolle eingebracht. Sie zielen von der Spina iliaca anterior inferior dorsalwärts gegen das Iliosacralgelenk, knapp oberhalb der Incisura ischiadica major. Sie sind 20° bis 25° gegen medial gerichtet.

Zuerst wird der Bildverstärker seitwärts gekippt, bis die Spina orthograd eingestellt ist. Die Haut wird incidiert. Eine spitze Schanzsche Schraube wird leicht in den Knochen eingeschlagen. Vereinzelt muß vorgebohrt werden. Die Schraube wird gerichtet, bis sie sich orthograd, punktförmig abbildet. Darauf wird der Bildverstärker zur Gegenseite gekippt, bis die Ala voll zur Darstellung kommt. Darauf kann die Schanzsche Schraube definitiv eingedreht werden.

Mit Vorteil wird der Spindel-Fixateur verwendet: er kann bogenförmig angelegt werden und läßt dem Abdomen mehr Platz. Bei einfachen Verletzungsformen genügt eine einzelne Spindel.

Bei *vollständig instabilen Verletzungen* werden je 2 Schanzsche Schrauben an der Spina iliaca anterior inferior und zusätzlich an der Crista eingebracht. Sie werden mit 2 gekreuzten Spindeln diagonal verstrebt. Wenn möglich, ist es in diesen Fällen besser, zuerst mit einem geeigneten Verfahren dorsal zu stabilisieren.

Resultate

Fälle von 1981–1987: 18.

Verletzungsformen: Open book: 7; laterale Kompressions-Verletzung: 4;; Malgaigne-Fraktur: 6; peripartale Symphysensprengung: 1.

Nachbehandlung: Vollbelastung nach 8 Wochen. Fixateur-Entfernung nach 2–3 Monaten.

Komplikationen: 2 Läsionen Nervus cut. fem. lat.; 2 Schraubeninfekte. Ein Fixateur wurde ohne Nachteil vorzeitig entfernt.

Alle behandelten Beckenringverletzungen sind ohne weitere Eingriffe verheilt.

IV. Organ- und funktionserhaltender Eingriff beim Abdominaltrauma

Historischer Überblick organerhaltender chirurgischer Techniken

L. Schweiberer und J.R. Izbicki

Chirurgische Klinik Innenstadt und Chirurgische Poliklinik der Universität München
(Direktor: Prof. Dr. L. Schweiberer), Nußbaumstraße 20, D-8000 München 2

Einleitung

"Was die moderne Chirurgie insbesondere anbetrifft, so ist sie weit mehr bestrebt zu erhalten, als zu zerstören" [15].

Diese Worte, mit denen Bernhard von Langenbeck anläßlich der Eröffnungsansprache des ersten Kongresses der Deutschen Gesellschaft für Chirurgie am 10. April 1872 in Berlin das Wesen der Chirurgie umriß, besitzen heute die gleiche Aktualität wie damals vor mehr als 100 Jahren. Dies gilt in besonderem Maße für die Behandlung des Bauchtraumas, das im Zeitalter der weitgehenden Automatisierung und das Massenverkehrs zunehmende Bedeutung gewann.

Hier führt die Maximalforderung der "restitutio ad integrum" im Sinne einer organerhaltenden Chirurgie zu einer besonderen Herausforderung an die diagnostische Urteilskraft und das operationstechnische Geschick des Unfallchirurgen.

Die Ziele der Organerhaltung können wie folgt definiert werden:

1. die Kontrolle der Hämostase,
2. die Entfernung devitalisierten Gewebes,
3. die Kontrolle von Leckagen,
4. die Prophylaxe von septischen Komplikationen,
5. die Erhaltung der Organintegrität und -funktion.

Die Entwicklung der Organerhaltung ist untrennbar mit neueren Erkenntnissen über die chirurgische Anatomie und Physiologie der parenchymatösen Organe verbunden.

Leberverletzungen

In der Chirurgie der Leberverletzungen lassen sich vier große Epochen erkennen [4, 25]. Die erste Epoche, die von der Antike bis zum ausgehenden 19. Jahrhundert reicht, zeichnet sich durch eine vornehmlich fatalistische Haltung aus. Leberwunden gelten als absolut tödlich, ihre Behandlung wird als vergebliches Bemühen angesehen. So heißt es bei Hippokrates:

"Es verbreitete sich alsbald nach der Verletzung Leichenfarbe über den ganzen Körper, die Augen wurden hohl und leer und der Patient starb noch vor Ende des Marktes, nachdem er bei Tagesanbruch verletzt war" (zit. nach [25]).

In der zweiten Periode bis zum Beginn des Zweiten Weltkrieges, die in das sog. goldene Zeitalter der Chirurgie fällt, ist die Leberfurcht der Chirurgen noch nicht überwunden [25]. Nur vereinzelt sind Ansätze zu einer funktionsgerechten Leberchirurgie vorhanden. In diese Zeit fällt die erste erfolgreiche Leberresektion durch Langenbuch [16]. Burckard (1887) stellt die Forderung auf, Verletzungen der Leber aktiv nach chirurgischen Grundsätzen, d.h. durch Laparotomie, Naht und Tamponade zu versorgen (zit. nach [25]). Verschiedene Lebernahttechniken werden propagiert. Geradezu modern erscheint das von Payr und Martina angegebene Verfahren, Lebernähte auf einem Widerlager aus resorbierbaren Magnesiumstreifen zu knoten, um ein Durchschneiden der Fäden im blutreichen und brüchigen Parenchym zu verhindern. Da eine sichere Blutstillung mit dieser Nahttechnik oft nicht zu erreichen war, wurden von Kusnetzoff und Pensky intrahepatische Massenligaturen in die Leberchirurgie eingeführt. Zur temporären Blutstillung wurde von Pringle 1908 die manuelle Kompression der Strukturen des Lig. hepato-duodenale angegeben. Für die endgültige Hämostase gab er den durchgreifenden Nähten nach Kusnetzoff und Pensky den Vorzug [25].

Die intrahepatischen Massenligaturen ließen die anatomischen Gegebenheiten völlig unberücksichtigt, wodurch die Entstehung der Hämobilie oder von Fisteln zwischen dem arteriellen und venösen System vorprogrammiert war. Darüberhinaus kamen sie im Endeffekt einer nicht beendeten atypischen Resektion gleich, weil die primär durch das Trauma vorgeschädigten Organteile durch die Ligaturen endgültig ihrer Vascularisation beraubt wurden und der Nekrose anheimfielen, womit eine Prädisposition zu septischen Komplikationen wie Leberabscessen etc. gegeben war.

Trotz dieser Ansätze beschränkte sich die Chirurgie der Leber in dieser Epoche in der Hauptsache auf den Notbehelf der Tamponade mit all ihren Komplikationen, hauptsächlich der gesetzmäßig erfolgenden intraabdominellen Infektion. Hauptschwerpunkt war nicht die Organerhaltung in der eingangs gegebenen Definition, sondern lediglich die Kontrolle der Hämostase. Die Situation dieser Jahre wird mit dem Zitat von Anschütz 1903 am besten beschrieben:

"Niemand wagt, die Wunden dieses Organs aufzusuchen, geschweige denn, mit dem Messer selbst Leberwunden zu setzen" [25].

Die dritte Periode während und nach dem Zweiten Weltkrieg zeichnete sich dadurch aus, daß die Lebertamponade zugunsten der Naht und ausreichenden Drainage verlassen wurde. Mangels anatomischer Kenntnisse war eine effektive Kontrolle der Hämostase oft nicht zu beobachten [4, 25].

Die Entwicklung einer funktionsgerechten organerhaltenden Chirurgie der Leber war erst möglich, als in den späten fünfziger Jahren durch Hjörtsö und Couinaud grundlegende chirurgisch-anatomische Bauprinzipien der Leber identifiziert wurden, die eine Lappen- und Segmenteinteilung in Abhängigkeit von der portalen und venösen Versorgung möglich machten [5, 8].

Abbildung 1 zeigt die nach Priesching modifizierte Segmentanatomie der Leber [20].

Erst mit diesem anatomischen Rüstzeug war eine sinnvolle Schweregrad-Einteilung von Leberverletzungen möglich, um so die Voraussetzungen für eine anatomiegerechte organerhaltende Technik bei der Chirurgie der Leberverletzungen zu entwickeln.

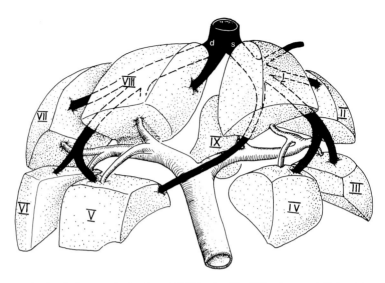

Abb. 1. Segmentanatomie der Leber nach Couinaud [5] in der Modifikation nach Priesching [20]

Leberverletzungen können in Abhängigkeit von der portalen und venösen Versorgung der betreffenden Leberanteile in gefährliche und weniger gefährliche Verletzungen eingeteilt werden (Abb. 2).

Diese grobe Einteilung kann noch verfeinert werden, wie die von uns verwendete Differenzierung der Leberrupturen nach Priesching zeigt [20].

Rupturen des Grades I umfassen oberflächliche Lacerationen mit Kapselriß oder subcapsulärem Hämatom. Grad II umfaßt nicht oder wenig blutende Parenchymrisse oder Stich- und Schußwunden, bei denen makroskopisch erkennbare devitale Leberanteile nicht vorhanden sind.

Leberrupturen des Grades III umfassen stark blutende Parenchymrisse oder penetrierende Verletzungen mit Verletzung von Segmentgefäßen.

Zentrale Lappenzerreißungen oder eine Beteiligung des Hilus bedingen die Zuteilung zum Grad IV, während Verletzungen des Grades V als prognostisch ernsteste Verletzungen die Ruptur von Lebervenen oder der V. cava inferior umfassen (Abb. 3).

Die Forderung nach einer organerhaltenden chirurgischen Versorgung von Leberrupturen beinhaltet eine Versorgung der Blutung und die Prophylaxe von chirurgisch bedingten Infektionsquellen, die in der Hauptsache durch:

– Nekrose von devitalisierten Leberanteilen,
– Massenligaturen und Fremdkörper,
– Hohlräume nach Resektionen,
– ungenügende Kontrolle von Leckagen

bedingt sind [20]. Für die organerhaltende Leberchirurgie können somit folgende Prinzipien gefordert werden:

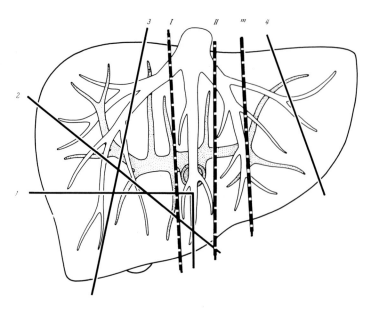

Abb. 2. Gefährliche (*schraffiert gezeichnet*) und weniger gefährliche Zonen der Leber

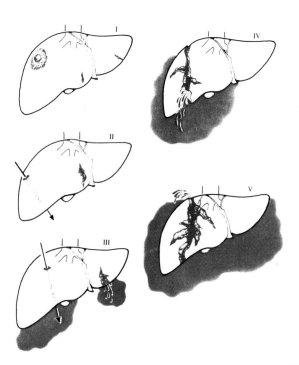

Abb. 3. Grading von Leberrupturen nach Priesching [20]

1. Kontrolle der Hämostase,
2. selektive Blutstillung,
3. Vermeidung von Massenligaturen,
4. Debridement von devitalisiertem Lebergewebe,
5. Vermeidung von Hohlraumbildungen.

Aus dieser Prämisse resultiert die Bedeutung des Gradings von Leberverletzungen und eine stadiengerechte Leberchirurgie.

Läsionen des Grades I können durch Infrarotcoagulation oder Fibrinkleber sowie durch feine atraumatische Nähte gut beherrscht werden. Große durchgreifende Nähte sollten vermieden werden, weil sie zu einer Ischämie und nachfolgenden Nekrose des an sich gesunden Gewebes führen. Tiefere Parenchymrisse des Grades II und III sollten sorgfältig durch feine Gefäß- und Gallengangsligaturen und feine Naht versorgt werden. Besonders bei Läsionen des Grades III muß bisweilen eine tiefer Riß operativ noch erweitert werden. Die temporäre Hämostase kann durch eine temporäre Occlusion des Lig. hepato-duodenale (Pringle-Manöver) erreicht werden. Besonders bei Läsionen des Grades III sind häufig devascularisierte Leberanteile erkennbar, die zur Vermeidung von Infektionen unbedingt debridiert werden müssen.

Rupturen des Grades IV und V besitzen eine Letalität von 70–100%. Sie stellen die höchsten technischen Anforderungen an den Unfallchirurgen. Die Differenzierung zwischen hilärer oder venöser Beteiligung kann durch das Pringle-Manöver erfolgen. Ist ein Rückgang der Blutung nach diesem Manöver nicht zu verzeichnen, so ist der dringende Verdacht auf eine Beteiligung der Lebervenen oder der V. cava gegeben, die die vasculäre Isolation der Leber erforderlich machen. Dafür eignet sich die infra- und suprahepatische Occlusion der V. cava inferior, letztere oft am besten durch transdiaphragmalen Zugang zu erreichen. Der Cava-Shunt hat sich in unserer Erfahrung nicht bewährt. Rupturen dieser Schweregrade bedürfen häufig der Hemihepatektomie (Tabelle 1).

Zur Vermeidung von Hohlräumen, z.B. in Rupturspalten oder zur Deckung von Resektionsflächen hat sich in unserer Erfahrung eine Omentum majus-Plastik am besten bewährt.

Milzverletzungen

Während bei der Leber die Forderung nach einer organerhaltenden Chirurgie auf der Hand liegt, so hat sich die Forderung nach einer Organerhaltung bei der traumatischen Milzruptur erst im letzten Jahrzehnt herauskristallisiert [9].

Tabelle 1. Stadiengerechte Behandlung der Leberruptur

Grad I:	Infrarotcoagulation, Fibrinkleber, atraumatische Nähte
Grad II:	Selektive Gefäß- und Gallengangsligaturen, Naht, Drainage
Grad III:	Temporäre Hämostase (Pringle-Manöver), selektive Gefäß- und Gallengangsliaguren, Debridement (atypische Resektion), Drainage
Grad IV u. V:	Temporäre Hämostase (Pringle-Manöver, Cava-Occlusion), anatomische Resektion, Drainage

Der Epoche der konservativen Behandlung der traumatischen Milzrptur, die bis zum Ende des vergangenen Jahrhunderts reichte, folgte die Epoche der *Splenektomie par principe*. Dabei wurde die Indikation zur Entfernung des eigentlich gesunden Organs ohne Einschränkung und unabhängig von der Lokalisation und Art der Organverletzung gestellt. So wurde selbst bei kleineren oberflächlichen Einrissen und bei Kapselhämatomen die Splenektomie propagiert.

Das Konzept der totalen Splenektomie basierte auf folgenden Annahmen:

Die Fragilität des Milzgewebes und die Zartheit der Milzkapsel schließen eine sichere Hämostase durch Naht aus.

Die Entfernung der Milz ist offenbar mit einem normalen Leben in voller Gesundheit vereinbar [17]. Dieses Dogma wird selbst in neueren Operationslehren noch vertreten.

Erste Zweifel an der Richtigkeit traten auf, als eine stark erhöhte Infektionsanfälligkeit splenektomierter Patienten beschrieben wurde, die im therapeutisch kaum beherrschbaren Postsplenectomy-Infection-Syndrome (OPSI-Syndrom) gipfelte [14].

Die Gefahr dieses Syndroms läßt das radikale Vorgehen bei einer traumatischen Milzruptur zweifelhaft erscheinen. Neuere Erkenntnisse über die Beteiligung der Milz am Immunabwehrsystem rechtfertigen ein organerhaltendes Vorgehen bei der Behandlung der traumatischen Milzruptur (Übersicht bei [9]).

Grundlage für die Organerhaltung ist wiederum die chirurgische Anatomie. Die intralienale Gefäßverteilung zeigt eine transverse Orientierung der Milztrabekel und eine transverse segmentale arterielle Blutversorgung. Die Milz ist aus parenchymatösen Einheiten aufgebaut, die durch Endarterien versorgt werden. Diese Einheiten, die durch avasculäre Schichten voneinander getrennt werden, stellen die anatomische Grundlage für eine organerhaltende Milzchirurgie dar [3, 6] (Abb. 4).

Aufgrund des transversen Segmentarterienverlaufes kreuzen die meisten Lacerationen der Milz, die ebenfalls transversen Charakter haben, nicht den Verlauf eines größeren intralienalen Gefäßes, weil sie diesem parallel laufen.

Basierend auf der chirurgischen Anatomie der Milz kann, wie bei der Leber, ein Grading der Milzverletzungen angegeben werden, um so die Voraussetzungen für eine stadiengerechte Behandlung der Milzruptur zu schaffen. Wir verwenden die Klassifikation nach Shackford. Diese Einteilung reicht vom Grad I, der oberflächlichen Läsion, über tiefere Läsionen der Milz ohne Hilusbeteiligung bis hin zu Milzzerreißungen [23] (Abb. 5).

Läsionen des Typs I und II können durch Infrarotcoagulation, Fibrinklebung oder atraumatische Nähte versorgt werden [29], während die Fragmentierung der Milz eine Milzteilresektion erforderlich macht. Bei Milzzerfetzungen bietet sich als einzige Alternative zur Splenektomie die Replantation von Milzparenchym in das Omentum majus, die 1968 erstmals durch Benjamin durchgeführt wurde [2, 29] (Tabelle 2).

Die Diskussion über die Immunkompetenz nach Autotransplantation der Milz ist noch nicht abgeschlossen. Experimentell mehren sich Hinweise darauf, daß eine volle Immunkompetenz der Autotransplantate im Hinblick auf die Gewährleistung eines Infektionsschutzes nicht gegeben ist [22]. Nach eigenen Erfahrungen und auch aus der Literatur sind nach Milzautotransplantation schwerwiegende Komplikationen im Sinne von Nekrosen, intraabdominellen Abscessen und von Adhäsionen bis hin zum laparotomie-würdigen Ileus, zu verzeichnen, weshalb wir mit der Indikation zur Autotransplantation eher zurückhaltend sind [21].

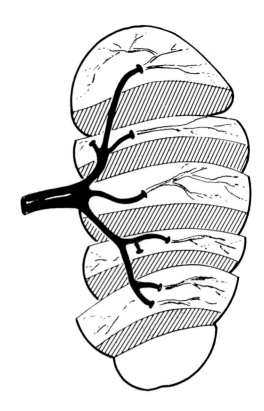

Abb. 4. Intralienale Gefäßverteilung und Segmentanatomie der Milz

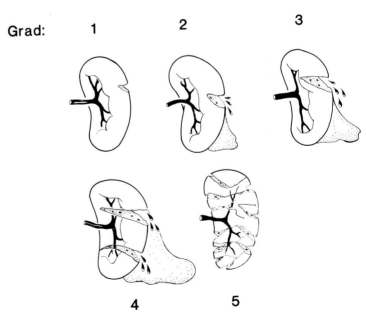

Abb. 5. Grading von Milzverletzungen nach Shackford [23]

Tabelle 2. Stadiengerechte Behandlung der Milzruptur

Grad I:	Keine hämostatische Therapie bzw. Infrarotcoagulation, Fibrinklebung
Grad II:	Infrarotcoagulation, Fibrinklebung, Naht
Grad III:	Selektive Blutstillung, Splenorrhaphie
Grad IV:	Teilresektion
Grad V:	Splenektomie, Autotransplantation?

Verletzungen des Pankreas

Aufgrund seiner geschützten Lage im Bauch sind Verletzungen des Pankreas selten, haben jedoch im Einzelfall große Bedeutung. Dies wurde bereits von Bell 1787 erkannt [1]. Gooch vermerkt im Jahre 1792 daß:
"Wunden des Pankreas mit einem tödlichen Ausgang verbunden sind, wenn dessen Gänge oder Blutgefäße verletzt worden sind und Pankreassaft oder Blut in die Bauchhöhle auslaufen und dort vereitern können" [7].

Damit sind die auch heute anerkannten zwei wesentlichen Momente der Pankreasverletzung angesprochen, nämlich

— die Probleme der Hämostase
— die septischen Komplikationen.

Besonders die septischen Komplikationen sind in ihrer Incidenz weitaus häufiger als bei jeder anderen vergleichbaren Organverletzung im Bauchraum [10].

Die erste erfolgreiche Versorgung der Ruptur eines prolabierten Pankreas wurde 1868 durch Kleberg aus Odessa angegeben [4, 19]. Otis 1876 war sich der Bedeutung einer Verletzung des Pankreasganges nicht bewußt, obwohl durch Bell 1787 auf die Gefahr von septischen Komplikationen im Gefolge einer solchen Verletzung hingewiesen wurde [1]. 1905 erfolgte durch Garre die Naht einer Querruptur mit konsekutiver Fistel. Erst 1923 wurde den septischen Komplikationen durch Walton Rechnung getragen, der eine Resektion des Pankreas distal der Ruptur und eine Übernähung des proximalen Stumpfes als sicherste Behandlung der Pankreasruptur empfahl [28]. 1962 erfolgte erstmals durch Kerry und Glas ein Grading von Pankreasverletzungen unter besonderer Berücksichtigung der Gangverletzung, die als wesentliches Moment der Pankreasruptur herausgestellt wurde [13]. Die Einführung der ERCP in die Diagnostik resultierte in erheblichen Fortschritten hinsichtlich der Beurteilung der Pankreasgangverhältnisse [25]. Die modernen Grading-Systeme bedienen sich dreier prognostisch wichtiger Kriterien:

— der Lokalisation der Ruptur,
— der Tiefe der Parenchymverletzung,
— einer Verletzung des Pankreasganges.

Verletzungen des Pankreaskopfes sind mit erheblich ernsterer Prognose belastet, als die Verletzung des Pankreasschwanzes [24].

Das Grading von Pankreastraumen reicht von Kontusionen über oberflächliche Parenchymrisse bis hin zu Fragmentierungen des Pankreas mit Beteiligung des Hauptganges [18] (Abb. 6).

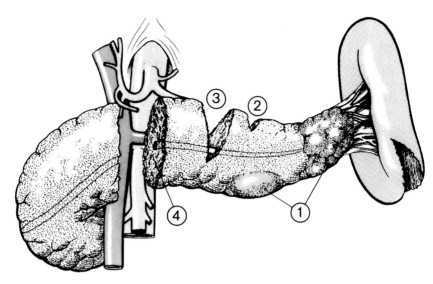

Abb. 6. Grading von Pankreasverletzungen nach Meister [18]. *1* Kontusion; *2* oberflächliche Parenchymverletzung; *3* tiefe Parenchymverletzung ohne Gangverletzung; *4* Fragmentierung mit Gangverletzung

Die Taktik der organerhaltenden Chirurgie bei der Pankreasruptur muß zwei Umständen Rechnung tragen:

- soviel Gewebeerhaltung wie möglich bei gleichzeitiger Sicherstellung der Hämostase,
- Prophylaxe von septischen Komplikationen (Absceß, Fistel, Pseudocyste, Peritonitis) durch
    - sichere Versorgung von Pankreasverletzungen
    - selektive Blutstillung [12].

Parenchymrisse werden üblicherweise durch feine atraumatische Übernähungen und Drainage versorgt, laterale Läsionen des Pankreasschwanzes mit Beteiligung des Hauptganges durch Linksresektion angegangen. Bei mehr medialer Verletzung des Pankreasganges – hier ist insbesondere der Kopf-Corpus-Übergang angesprochen – erfolgt die Rekonstruktion und Sicherung des Gang-Lecks durch eine nach Roux-Y ausgeschaltete Jejunumschlinge, die entweder in der Form eines T-Stücks proximales und distales Pankreasfragment drainiert oder lediglich das distale Fragment, während das proximale Fragment übernäht wird und über die physiologische Route ins Duodenum drainiert [11].

Die Rekonstruktion erfolgt durch eine teleskopierende Anastomose. Ausgedehnte Zertrümmerung des Pankreaskopfes können u. U. eine partielle Duodenopankreatektomie notwendig machen.

Schlußbemerkung

Die Entwicklung der Organerhaltung der parenchymatösen Organe im Bauchraum ist eng mit neueren Erkenntnissen über die chirurgische Anatomie und Physiologie dieser Organe verbunden. Sie stellt mitunter hohe technische Ansprüche dar.

Trotzdem sollte bei der Versorgung des Abdominaltraumas das Zitat von Langenbeck Ansporn und Herausforderung zugleich sein.

Literatur

1. Bell H (1787) A system of surgery, Vol 5, zit. nach Frey C: Pankreas und Duodenum. In: Blaisdell FW, Trunkey DD (1986) Bauchtrauma. Enke, Stuttgart, S 75
2. Benjamin JT, Komp DM, Shaw A et al. (1978) Alternatives of total splenectomy: Two case reports. J Pediatr Surg 13:137
3. Campos Christo M (1962) Segmental resection of the spleen: Report on first eight cases operatived on. Hospital (Rio) 62:575
4. Carroll CP, Cass KA, Whelan TJ Jr (1973) Wounds of the liver in Vietnam. Ann Surg 177:385
5. Couinaud C (1954) Bases anatomiques des hepatectomies gauche et droite reglees, techniques qui en deroulent. J Chir (Paris) 70:93
6. Giessler JJ (1965) Anatomische und experimentelle Untersuchungen zur Mechanik und Symptomatologie der traumatischen Milzrupturen. Arch Klin Chir 309:340
7. Gooch (1792) Chirurgische Werke, Bd 1, 99, zit. nach Frey C: Pankreas und Duodenum. In: Blaisdell FW, Trunkey DD (1986) Bauchtrauma. Enke, Stuttgart, S 75
8. Hjörtsö CH (1951) The topography of the intrahepatic duct systems. Acta Anat 11:599
9. Izbicki JR, Schmitz R, Adamek L et al. (1987) Zur Frage der Behandlung von traumatischen Milzrupturen. Wehrmed Mschr 31:421
10. Jones RC (1978) Management of pancreatic trauma. Ann Surg 187:555
11. Jordan GL Jr, Overton R, Werschky LR (1969) Traumatic transection of the pancreas. South Med J 62:90
12. Jordan GL Jr (1987) Pancreatic trauma. In: Howard JM, Jordan GL Jr, Reber HA (eds) Surgical diseases of the pancreas. Lea & Febiger, Philadelphia, p 875
13. Kerry RL, Glas WW (1962) Traumatic injuries of the pancreas and duodenum. Arch Surg 85:813
14. King H, Shumacker HB Jr (1952) Splenic studies: I. Susceptability to infection after splenectomy performed in infancy. Ann Surg 136:239
15. Langenbeck B von (1872) Eröffnungsansprache des Ersten Congresses der Deutschen Gesellschaft für Chirurgie, zit. nach Schober KL (1983) Die Deutsche Gesellschaft für Chirurgie – Ihre Gründer und deren Ziele. In: Schreiber HW, Carstensen G (Hrsg) Chirurgie im Wandel der Zeit 1945–1983. Springer, Berlin Heidelberg New York, S 1
16. Langenbuch C (1888) Ein Fall von Resection eines linksseitigen Schnürlappens der Leber. Heilung. Berl Klin Wochenschr 25:37
17. Mappes G (1970) Chirurgie der Milz. In: Lennert K, Harms D (Hrsg) Die Milz – Struktur, Funktion, Pathologie, Klinik, Therapie. Springer, Berlin, S 375
18. Meister R (1984) Pankreastrauma. In: Gebhardt Ch (Hrsg) Chirurgie des exokrinen Pankreas. Thieme, Stuttgart
19. Otis GA (1876) The medical and surgical history of the war of the rebellion, Part II, Vol II, Chap V I: Penetrating wounds of the abdomen, surgical history. US Government Printing Office, Washington DC, p 158
20. Priesching A (1986) Leberresektionen. Urban & Schwarzenberg, München Wien Baltimore

21. Schmitz R, Langkau G, Izbicki JR et al. (1986) Akutes Abdomen nach Milzreplantation. In: Kronberger L, Moeschel P (Hrsg) Wiss. Berichte Österr. Ges. f. Experimentelle Chirurgie, S 30
22. Schwartz AD, Goldthorn JF, Winkelstein JA et al. (1978) Lack of protective effect of autotransplanted splenic tissue to pneumococcal challenge. Blood 51:475
23. Shackford SR, Sise MJ, Virgilio RW et al. (1981) Evaluation of splenorrhaphy: A grading system for splenic trauma. J Trauma 21:538
24. Shires GT, Jones RC (1973) Pancreatic Trauma. In: Carey LC (ed) The pancreas. Mosby. St. Louis, p 335
25. Stucke K (1959) Leberchirurgie. Springer, Berlin Göttingen Heidelberg, S 26
26. Taxier M, Sivak MV, Cooperman AM et al. (1980) Endoscopic retrograde pancreatography in the evaluation of trauma to the pancreas. Surg Gynecol Obstetr 150:65
27. Travers B (1827) Rupture of the pancreas. Lancet 12:384
28. Walton AJ (1923) A textbook of the surgical dyspepsias. Edwards, Arnold, London
29. Welter HF, Thetter O, Schweiberer L (1986) Naht, Infrarotkoagulation und Klebung von Milz- und Leberverletzungen. In: Hefte Unfallheilkd, Heft 181. Springer, Berlin Heidelberg New York Tokyo, S 483

Entstehungsmechanismen, Verletzungsmuster und allgemeine klinische Symptomatik beim schweren Abdominal-Trauma

W. Glinz

Klinik für Unfallchirurgie, Department Chirurgie (Direktor: Prof. Dr. med. H. Eberle), Universitätsspital, CH-8091 Zürich

I. Einleitung

Mehr noch als in anderen Körperregionen sind die verletzten Organe beim stumpfen Trauma durch die meist intakte Abdomenwand verborgen. Was sich hier im Dunkeln abspielt, soll unter drei Aspekten näher betrachtet werden:

1. Jede Struktur kann verletzt sein, wobei die Verletzungshäufigkeit außerordentlich verschieden ist. Charakteristisch für das schwere Trauma sind aber kombinierte Verletzungen im Abdomeninnern.
2. Die Verletzung am einzelnen Organ selbst kann völlig unterschiedlich sein mit entsprechend unterschiedlicher Symptomatik und Problematik.
3. Die abdominalen Verletzungen sind nur ein Teilproblem der multiplen Verletzungen beim Polytrauma: Ihre Signifikanz ist im Rahmen aller übrigen Verletzungen zu beurteilen.

II. Schweres stumpfes Abdominal-Trauma

1. Unfallursachen

In der Folge werden zunächst 226 Patienten mit schwerem stumpfen Abdominal-Trauma, die auf die Intensivstation aufgenommen werden mußten, analysiert. Weitaus im Vordergrund aller Unfallursachen steht der Verkehrsunfall mit 65% (Tabelle 1). Auch Arbeitsunfälle (14%) sind nicht selten. Suicidversuche sind ebenso häufig wie Sportunfälle. Bei den übrigen Unfällen liegt oft ein Sturz zu Hause vor.

2. Häufigkeit verletzter Organe

Das weitaus am häufigsten verletzte Organ ist die Milz [3, 21, 26]. Fast die Hälfte aller Patienten in unserem Krankengut hat eine Milzruptur erlitten (Tabelle 2). An zweiter Stelle steht die Leber, die in unserem Krankengut bei einem Drittel aller Patienten verletzt war. Recht häufig sind auch Verletzungen des Mesenteriums (15%), meist mit entsprechender Blutung. Eine häufige Verletzung ist auch diejenige der Nieren oder des Nierenhilus, die ein Fünftel unserer Patienten mit Abdomenverletzungen erlitten haben. Die Verletzungen der übrigen intraabdominalen Strukturen liegen jeweils unter 10%.

Tabelle 1. Unfallursachen bei schwerem stumpfen Abdominal Trauma (226 Patienten)

Verkehrsunfall	148	(65%)
Arbeitsunfall	32	(14%)
Sportunfall	12	(5%)
Suicidversuch	15	(7%)
Andere Unfälle	19	(8%)

Tabelle 2. Verletzte Organe bei schwerem stumpfen Abdominal-Trauma (226 Patienten)

Milz	109	(48%) !
Leber	74	(32%)
Magen	2	(1%)
Dünndarm	15	(7%)
Colon	11	(5%)
Sigma/Rectum/Anus	9	(4%)
Mesenterium	34	(15%)
Pankreas	16	(7%)
Gallenwege	2	(1%)
Große Gefäße	4	(2%)
Niere/Nierengefäße	47	(21%)
Blase	11	(5%)
Zwerchfell	7	(3%)

3. Verletzungen anderer Körperregionen

Patienten mit schwerem Abdomen-Trauma sind in der Regel auch Mehrfachverletzte [30]. Die Tabelle 3 gibt die anderen verletzten Körperregionen wieder: Jeweils in zwei Drittel der Fälle war die abdominale Verletzung begleitet von Schädel-Hirn-Verletzungen, Thoraxverletzungen oder Extremitätenverletzungen.

4. Leitsymptom Blutverlust

Da am Ort der Gewalteinwirkung, also am Abdomen, oft keine sichtbaren Spuren vorhanden sind [26], müssen *Leitsymptome* beachtet werden, die entweder zur Operation oder zur weiteren Abklärung zwingen. Die klinische Symptomatik wird vornehmlich beherrscht durch *Blutung* ins Abdomeninnere oder *Perforation.* Die Blutung führt zu einem klassischen Lokalbefund, bei nennenswertem Blutverlust aber zusätzlich zum hämorrhagischen Schock.

Die abdominale Blutung ist weitaus die häufigste Ursache für eine signifikante Hypovolämie beim stumpfen Trauma. Bei jeder festgestellten Verletzung anderer Körperregionen mit Blutungsschock muß deshalb die intraabdominale Blutung ausgeschlossen werden.

> So war beispielsweise bei der Hälfte aller Verletzten mit schwerem Thoraxtrauma, die mit einem systolischen Blutdruck unter 100 mmHg zur Notfallaufnahme kamen, eine abdominale Blutung für die Hypotonie verantwortlich [10].

Weitaus die häufigste Blutungsquelle ist die *Milzruptur.* Der Verletzungstyp, seien es kleine oberflächliche Einrisse, schwere Rißbildung oder totale Zertrümmerung, bestimmt das Ausmaß der Blutung und die Möglichkeiten der Organerhaltung. Bekannt ist das klassische Bild der zweizeitigen Milzruptur mit ausgedehntem subcapsulären Hämatom und sekundärem Kapseldurchbruch mit entsprechender sekundärer abdominaler und allgemeiner Symptomatik [7, 24].

Während die Milzverletzungen je nach Unfallursache in ihrer Häufigkeit wechseln, ist die Häufigkeit von *Leberverletzungen* beim schweren stumpfen Trauma erstaunlich konstant und umfaßt in allen Unfallgruppen ein Drittel der Patienten (Tabelle 4). Sie, und nicht die Milzruptur, ist die problematische Verletzung im Abdomenraum, immer noch vergesellschaftet mit einer sehr hohen Letalität. Haupttodesursache ist der Blutverlust [12]. Das Spektrum der Leberverletzungen ist außerordentlich mannigfaltig und reicht von oberflächlichen Einrissen bis zur eigentlichen tiefen Leberruptur oder der Leberzertrümmerung. Es finden sich auch ausgedehnte subcapsuläre und intrahepatische Hämatome

Tabelle 3. Andere verletzte Körperregionen beim schweren stumpfen Abdominal-Trauma (226 Patienten)

Schädel/Hirn	142	(63%)
Thorax	140	(62%)
Becken	55	(24%)
Extremitäten	139	(62%)
Wirbelsäule	22	(10%)

Tabelle 4. Häufigkeit von Milz- und Leberverletzungen durch stumpfes Trauma bei verschiedenen Unfallursachen (226 Patienten)

	Total	Milz		Leber	
Verkehrsunfälle	148	70	(47%)	48	(32%)
Arbeitsunfälle	32	15	(46%)	10	(31%)
Sportunfälle	12	4	(33%)	4	(33%)
Suicidversuche	15	10	(66%)	5	(33%)
Andere Unfälle	19	10	(52%)	7	(37%)

(Abb. 1). Spezielle Probleme stellen ganz besonders die zusätzlichen Verletzungen der Lebervenen oder der V. cava, eine der größten Herausforderungen für den Unfallchirurgen [12]. Weitere Verletzungen im Leberbereich betreffen die Gallengänge, die Gallenblase, die V. portae und die A. hepatica. Wie eine zweizeitige Milzruptur gibt es auch eine zweizeitige Leberruptur mit verspätet einsetzender Symptomatik [12, 26].

Zwei spezielle Verletzungsfolgen an der Leber sollen noch herausgegriffen werden: Das *intrahepatische Hämatom* und die *Hämobilie*. Kleinere intrahepatische Hämatome sind in der Regel von geringer klinischer Bedeutung und können konservativ behandelt werden [1, 27]. Wiederholte Computertomographie oder Ultraschall-Untersuchungen dokumentieren den weiteren Verlauf. Größere Hämatome können percutan drainiert werden oder erfordern im Einzelfall die operative Resektion (Abb. 2). Von sieben wesentlichen intrahepatischen Hämatomen aus unserem Krankengut wurden zwei drainiert, die übrigen konservativ behandelt. Eine vollständige Rückbildung wurde im Zeitraum von 6 Wochen bis 1 Jahr nach Trauma beobachtet [12].

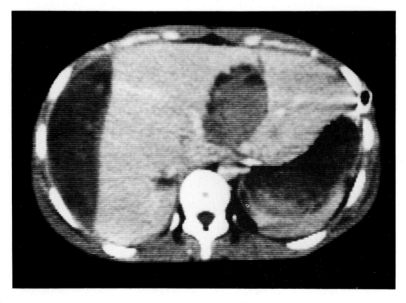

Abb. 1. Subcapsuläres und intrahepatisches Hämatom im Computertomogramm

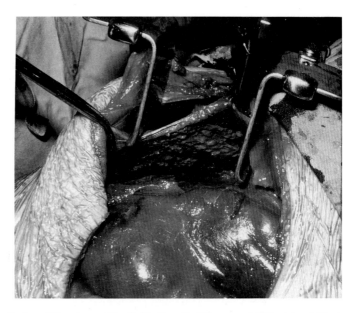

Abb. 2. Riesiges intrahepatisches Hämatom: Die fußballgroße Hämatomhöhle ist eröffnet und die Flüssigkeit evakuiert; die schlaffe Hämatomkapsel wird anschließend reseziert

Die posttraumatische *Hämobilie* [23, 31] ist ein faszinierendes Verletzungsbild, allerdings von geringer Häufigkeit. Es wurden sicher mehr Vorträge über posttraumatische Hämobilie gehalten, als tatsächliche Fälle aufgetreten sind.

Das ausgedehnte *retroperitoneale Hämatom* wird gelegentlich sonographisch, meist aber intraoperativ festgestellt [13, 16, 32]. Der Entscheid zur Eröffnung des Retroperitoneums ist gelegentlich schwierig und folgenschwer und richtet sich nach der zugrundeliegenden Verletzung und dem klinischen Bild.

5. Leitsymptom Peritonismus

Sowohl die intraabdominale Blutung als auch eine Perforation führen zum Lokalbefund des Peritonismus, das Leitsymptom für die meisten Abdomen-Verletzungen. Peritonismus faßt den Symptomenkomplex der Peritonitis mit Druckdolenz, Abwehrspannung und Loslaßschmerz zusammen, ohne daß eine eigentliche bakterielle Peritonitis vorliegen muß. Dier klinische Befund weist besonders auf die *Darmverletzung* hin. Es muß festgehalten werden, daß gerade Dünndarmrupturen oft durch ein Bagatelltrauma entstehen [16]. Der Dünndarm ist beim stumpfen Bauchtrauma von allen Darmabschnitten am häufigsten verletzt. Eine verzögert einsetzende Symptomatik ist nicht selten [5].

Verletzungen des *Mesenteriums* führen in der Regel zu einer – meist mäßigen – Blutung. Sie haben dann schwere Folgen, wenn die Blutversorgung des entsprechenden Darmabschnittes beeinträchtigt wird. Bei bekannten oder vermuteten *Pankreasverletzungen* ist im weiteren Verlauf von Bedeutung, ob die postoperative Drainage Pankreassaft fördert. Die

Bestimmung der Amylase im Sekret oder Blut ist entscheidend und bestimmt auch das weitere Vorgehen.

Die klinische Untersuchung erlaubt in der Regel keine sichere Diagnose des verletzten Organs; dazu würden viele andere Untersuchungsmöglichkeiten zur Verfügung stehen. Sie gibt aber meist Auskunft über die wichtigste Frage, nämlich über die *Indikation zur Laparotomie.*

6. Leitsymptom Hämaturie

Die Literatur sagt, *Harnwegsverletzungen* fänden sich bei 2,5% bis 5% polytraumatisierter Patienten [11, 22]. In unserem Krankengut lagen Urogenitalverletzungen in 11% der Mehrfachverletzten vor [11]. Es scheint, daß die Häufigkeit von Harnwegsverletzungen proportional geht zum Eifer und der Energie, mit der sie gesucht werden. Das Leitsymptom dafür ist die Hämaturie.

Die Abklärung einer Hämaturie erfolgt in zwei Schritten:

1. Die retrograde Cystographie und gegebenenfalls Urethrographie wird Verletzungen der unteren Harnwege aufdecken: Es handelt sich dabei um eine einfache Untersuchung, die nur ein paar Minuten Zeitaufwand benötigt.
2. Die Cystographie ist negativ: Jetzt wird wohl in den meisten Fällen ein intravenöses Pyelogramm als Screening-Methode eingesetzt, um die Patienten auszuwählen, die eine Nierenangiographie benötigen. Dies ist ein überflüssiger Weg, wenn von vorne herein eine klare Indikation zur Angiographie besteht. An die Stelle des Pyelogramms mag die Computertomographie mit Kontrastmittel treten. Die Angiographie ist zwingend, wenn im IVP eine verzögerte oder fehlende Ausscheidung besteht: Es geht dabei um die Abklärung der *Nierenarterie* [11, 19]. In vielen Fällen findet man den Verschluß der Nierenarterie; natürlich sollte, wenn immer möglich, die Diagnose einer Nierenarterien-Verletzung gestellt werden, bevor das Gefäß völlig verschlossen ist. Dies ist nur bei großzügigem und frühzeitigem Einsatz der Angiographie möglich. Abbildung 3 zeigt ein instruktives Beispiel einer Intimaverletzung der Nierenarterie bei noch erhaltener Nierendurchblutung.

Die häufigste Nierenverletzung ist natürlich die Nierenkontusion oder die geringfügige Laceration (Tabelle 5). Eine schwere Nierenruptur fanden wir jedoch in 38 von 177 Nierenverletzungen und eine Nierengefäßverletzung in 15, also in 8% aller Fälle einer Nierenverletzung. Die Nierenarterien-Verletzung ist also keineswegs selten. Die meisten Fälle einer Nierenruptur wurden intraoperativ bei der Notfalloperation wegen Blutung diagnostiziert (Tabelle 6); die Nierenarterien-Verletzung auf der anderen Seite führt in der Regel nicht zum Blutungsschock, ist also meist geschlossen und muß entsprechend gesucht werden.

Die Computertomographie (Abb. 4) deckt signifikante Nierenrupturen und die entsprechende Hämatombildung klar auf, ist aber kein Ersatz für die Cystographie oder die renale Arteriographie.

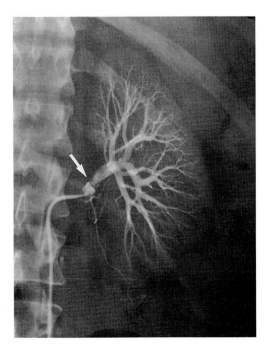

Abb. 3. Klassische Intimaläsion der Nierenarterie; im vorangegangenen IVP verzögerte Ausscheidung dieser Niere

Tabelle 5. 177 Nierenverletzungen durch stumpfes Trauma

Nierenkontusion, Nierenlaceration	124	
Nierenruptur	38	
Nierengefäßverletzung	15	(8%)

Tabelle 6. Diagnosestellung bei Nierenrupturen und bei Nierengefäßverletzungen

	Durch IVP/Angiogramm/CT	Intraoperativ bei Notfalloperationen wegen Schock
Nierenruptur	15	23
Nierengefäßverletzung	10	5

7. Leitsymptom: Befund im Thoraxröntgenbild

Eine weitere Verletzung wird in der Regel aufgrund des Befundes im Thoraxröntgenbild vermutet: die *Zwerchfellruptur.* Das Thoraxröntgenbild ist der Schlüssel zur Diagnose; für die Bestätigung bei entsprechendem Verdacht können das Einlegen einer röntgendichten Magensonde (gegebenenfalls mit Zufuhr von Kontrastmittel), ein Pneumoperitoneum, die Computertomographie oder die Magnetresonanzuntersuchung hilfreich sein [6, 8, 10, 29].

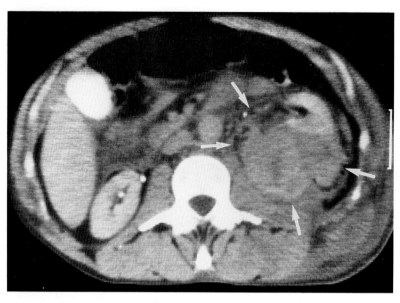

Abb. 4. Nierenruptur links mit riesigem perirenalem Hämatom (↗); dadurch wird die verletzte linke Niere nach ventral verlagert

Besonders schwierig zu erkennen sind rechtsseitige Rupturen; hier ist die Luftapplikation durch den Lavagekatheter immer noch eine schnelle und hilfreiche Abklärung [10].

Man mag streiten, ob die Zwerchfellruptur den abdominalen Verletzungen zuzuordnen ist. Von klinischer Bedeutung ist aber besonders die große Häufigkeit von gleichzeitigen intrabdominalen Zusatzverletzungen (Tabelle 7), wobei oft auch extraabdominale Begleitverletzungen (vor allem Rippenfrakturen und Beckenfrakturen) vorliegen [10, 20].

III. Penetrierende Verletzungen

Das Leitsymptom beim penetrierenden Abdominal-Trauma ist natürlich die penetrierende Wunde. Bei diesen Verletzungen ist die Häufigkeit der einzelnen Organverletzungen anders als beim stumpfen Trauma, wie Tabelle 8 zeigt: Weitaus am häufigsten betroffen, nämlich in der Hälfte der Fälle, ist die Leber. Häufiger als beim stumpfen Trauma finden sich überdies Perforationen des Magen-Darm-Traktes, während die Milzverletzung eine vergleichsweise geringe Rolle spielt. Große Gefäße wurden bei 16% der Patienten betroffen, die Nieren oder Nierengefäße bei 20%. Von besonderer klinischer Bedeutung ist auch die häufige thoraco-abdominale Verletzung, vor allem bei Schußverletzungen, die – als Verbrechen oder Suicidversuch – eigentlich dem Thoraxraum galten [2, 18].

Tabelle 7. Begleitverletzungen bei frischen Zwerchfellrupturen durch stumpfes Trauma [10]

	655 frische Zwerchfellrupturen der neueren Literatur		Eigenes Krankengut (26 Fälle)	
Rippenfrakturen	297	(45%)	19	(73%)
Beckenfrakturen	134	(20%)	13	(50%)
Extremitätenfrakturen			10	(38%)
Schädel-Hirn-Verletzungen			8	(31%)
Wirbelfrakturen			3	(12%)
Organverletzungen im Abdomen:				
Milz	195	(30%)	8	(31%)
Leber	89	(14%)	11	(42%)
Magen-Darm-Trakt	95	(15%)	5	(19%)
Nieren	60	(9%)	5	(19%)

Tabelle 8. Verletzte Organe bei schwerem penetrierenden Abdominal-Trauma (25 Patienten)

Milz	3	(12%)
Leber	12	(48%)!
Magen	5	(20%)
Dünndarm	9	(36%)
Colon	8	(32%)
Sigma/Rectum/Anus	2	(8%)
Mesenterium	3	(12%)
Pankreas	2	(8%)
Gallenwege	1	(4%)
Große Gefäße	4	(16%)
Niere/Nierengefäße	5	(20%)
Blase	1	(4%)
Zwerchfell	10	(40%)

IV. Übersehene Verletzungen

Wir haben die schwerverletzten Patienten zweier Jahre analysiert, die nach der Notfallbehandlung auf die Intensivstation aufgenommen wurden. Die Untersuchung schließt also nicht die Patienten ein, die auf der Notfallstation verstarben; dort war die ursprüngliche diagnostische Abklärung aus Zeitgründen oft gar nicht möglich.

Bei 13% der untersuchten 697 schwerverletzten Patienten wurden im weiteren Verlauf zusätzliche Verletzungen festgestellt; die große Mehrheit betraf Frakturen. Die Tabelle 9 zeigt die verspätet diagnostizierten Verletzungen im Abdomenbereich: Dreimal wurde eine Milzruptur, dreimal eine Nierenarterien-Verletzung primär übersehen, daneben je einmal eine Leberruptur, eine schwere Nierenverletzung, eine Blasenruptur und eine Zwerchfellruptur. Der Intensivstation kommt hier eine ganz besondere Bedeutung zu; die diagnostische

Tabelle 9. Auf der Notfallstation übersehene Verletzungen im Abdomenbereich bei 697 Mehrfachverletzten/Schwerverletzten

Milzruptur	3
Leberruptur	1
Nierenarterienverletzung	3
Nierenruptur	1
Blasenruptur	1
Zwerchfellruptur	1

Evaluation dieser Patienten muß dort erneut und immer wieder erfolgen. Die Intensivstation bildet dabei gleichzeitig die zweite Abwehrlinie und korrigiert entsprechende Fehler, wenn schon die Frontverteidigung versagt hat.

V. Schlußbemerkungen

Das schwere stumpfe Abdominal-Trauma betrifft mit verschiedener Häufigkeit eine Vielzahl von Strukturen. Mehrfachverletzungen im Abdomen selbst und mit anderen Körperregionen sind die Regel. Das Verletzungsbild am einzelnen Organ ist außerordentlich vielfältig und dementsprechend vielfältig ist auch die Symptomatik. Einige wenige klinische Leitsymtome erfordern die Operation oder eine weitere Abklärung.

Nie stand uns ein solch reichhaltiges Arsenal von diagnostischen Werkzeugen zur Verfügung. Hier besteht eine große Gefahr: Sich verführen zu lassen, Untersuchungen vorzunehmen, die eigentlich nicht notwendig sind, und dabei wertvolle Zeit für die Therapie zu verlieren.

Literatur

1. Athey GN, Rahman SU (1982) Hepatic haematoma following blunt injury: Nonoperative management. Injury 13:302–306
2. Barret J, Bombeck CT (1986) Das penetrierende Abdominaltrauma. In: Siewert JR, Pichlmayr R (Hrsg) Das traumatisierte Abdomen. Springer, Berlin Heidelberg New York Tokyo, S 167–173
3. Belgerden S, Emre A, Batur E, Demirkol K (1982) Stumpfe Bauchverletzungen. Retrospektive anhand von 697 Fällen. Zentralbl Chir 107:843–846
4. Blaisdell FW (1982) General assessment, resuscitation and exploration of penetrating and blunt abdominal trauma. In: Blaisdell FW, Trunkey DD (eds) Trauma management, Vol I: Abdominal Trauma. Thieme, Stuttgart New York, pp 1–18
5. Bubenik O, Meakins JL, Peter A (1980) Delayed perforation of the colon in blunt abdominal trauma. Can J Surg 23/5:473–475
6. Christophi C (1983) Diagnosis of traumatic diaphragmatic hernia: Analysis of 63 cases. J Trauma 18:781–786
7. Fasol P, Kreuzer W, Salem G, Wense G (1972) Über die zweizeitige Milzruptur. MMW 114:2057–2060
8. Federle MP, Goldberg HI, Kaiser JA, Moss AA, Jeffrey RB Jr, Mall JC (1981) Evaluation of abdominal trauma by computed tomography. Radiology 138:637–644

9. Glinz W (1979) Drainage und Lavage beim abdominalen Trauma. Helv Chir Acta 46: 633:643
10. Glinz W (1979) Thoraxverletzungen: Diagnose, Beurteilung und Behandlung, 2. Aufl. Springer, Berlin Heidelberg New York, S 240–251
11. Glinz W (1982) Urogenitalläsionen bei Mehrfachverletzten: Häufigkeit und Diagnostik. Helv Chir Acta 49:749–762
12. Glinz W, Stoffel D, Zellweger G, Largiader J (1986) Leberverletzungen. Schweiz Med Wochenschr 166:555–559
13. Heberer G, Becker HM, Dittmer H, Stelter WJ (1983) Vascular injuries in polytrauma. World J Surg 7:68–79
14. Hünig R (1972) Ultraschall-Diagnose von Leberrupturen. Langenbecks Arch Chir 331: 227–238
15. Kern E, Klaue P (1975) Diagnose und Operationsindikation beim stumpfen Bauchtrauma. Dtsch Med Wochenschr 100:660–664
16. Largiader J, Glinz W, Uhlschmidt G (1982) Dünndarmperforation bei stumpfem Bagatelltrauma. Helv Chir Acta 49:829–831
17. Leitz KH, Trentz O, Borst HG (1978) Retroperitoneale Gefäßverletzungen. Langenbecks Arch Chir 347:166–171
18. Lowe RJ, Saletta JD, Read DR et al. (1977) Should laparotomy be mandatory on selective in gunshot wounds of the abdomen? J Trauma 17:903–907
19. Maggio AJ, Brosman S (1978) Renal artery trauma. Urology 11:125–130
20. Rauch J (1976) Zwerchfellrupturen als Begleitverletzungen bei stumpfen Bauch- und Thoraxtraumen. Zentralbl Chir 101/25:1558–1563
21. Röding H (1982) Epidemiologie, Diagnostik, Therapie und Prognose von Bauchverletzungen. Zentralbl Chir 107:833–842
22. Rutishauser G (1980) Urogenitalverletzungen beim Polytraumatisierten. In: Hefte Unfallheilkd, Heft 148. Springer, Berlin Heidelberg New York, S 210–215
23. Sandblom PH, Saegesser F, Mirkovitch V (1984) Hepatic hemobilia: Hemorrhage from the intrahepatic biliary tract, a review. World J Surg 8:41–50
24. Schmidt HW, Stahlschmidt M, Brünner H (1976) Zweizeitige Milzruptur. Zentralbl Chir 12:744–751
25. Siewert JR (1986) Praktische Diagnostik beim stumpfen Bauchtrauma. In: Siewert JR, Pichlmayr R (Hrsg) Das traumatisierte Abdomen. Springer, Berlin Heidelberg New York Tokyo, S 55:57
26. Spann W, Eisenmenger W, Beier G (1986) Epidemiologie des Bauchtraumas. In: Siewert JR, Pichlmayr R (Hrsg) Das traumatisierte Abdomen. Springer, Berlin Heidelberg New York Tokyo, S 3–7
27. Sugimoto T, Yoshioka T, Sawada Y, Sugimoto H, Maemura K (1982) Post-traumatic cyst of the liver found on CT scan – a new concept. J Trauma 22:797–800
28. Tiling Th (1981) Die Ultraschalluntersuchung beim stumpfen Bauchtrauma. In: Hefte Unfallheilkd, Heft 153. Springer, Berlin Heidelberg New York, S 378–382
29. Toombs BD, Lester RG, Ben-Menachem Y, Sandler CM (1981) Computed tomography in blunt abdominal trauma. Radiol Clin North Am 19:17–35
30. Trede M, Kersting KH (1978) Abdominalverletzungen beim Polytraumatisierten. Chirurg 49:672–678
31. Walt AJ (1978) The mythology of hepatic trauma – or babel revisited. Am J Surg 135:12–18
32. Weil PH (1980) Management of retroperitoneal trauma. Curr Probl Surg 20:542–619
33. Williams R, Sargent FT (1962) The mechanism of intestinal injury in trauma. J Trauma 3:288–294

Bildgebende Verfahren

W. Wenz, K.H. Hauenstein und W.-D. Reinbold

Radiologische Universitätsklinik, Abt. Röntgendiagnostik (Direktor: Prof. Dr. med. W. Wenz), Hugstetter Straße 55, D-7800 Freiburg

Scharfe Verletzungen mit Eröffnung der Bauchhöhle erfordern die sofortige operative Revision. Selbst die einfachsten bildgebenden Verfahren, wie Sonographie oder Röntgennativaufnahme, sind überflüssig, kosten wertvolle Zeit.

Völlig anders ist die Situation beim stumpfen Bauchtrauma, wenn eine intraabdominelle Organverletzung vermutet, aber nicht gesichert ist [4]. Der gezielte Einsatz moderner bildgebender Verfahren ist entscheidend für die Indikation zur Laparotomie, die Art des chirurgischen Vorgehens, aber auch für den Entschluß zum konservativen Zuwarten. So ist die Zurückhaltung der Chirurgen im Hinblick auf die Exstirpation der verletzten Milz nicht allein durch moderne immunologische Erkenntnisse über die Funktion des Organs zu erklären, sondern wird erst durch die exakte sonographische Befundkontrolle ermöglicht [8]. Die Ultraschalluntersuchung kann jederzeit wiederholt werden und belastet den Patienten nicht.

Klinisches Leitsymptom ist meist ein akutes Abdomen. Hinweise auf die Lokalisation der Verletzung ergeben sich durch Unfallhergang, Prellmarken und knöcherne Verletzungen in der Nachbarschaft des Abdomens. Das akute, posttraumatische Abdomen kann vorgetäuscht werden durch ein Bauchwandhämatom, Frakturen der unteren Rippen oder der Lendenwirbelsäule. Hieraus ergeben sich eindeutige Fragen an die Bildgebung:

1. Blutung in der freien Bauchhöhle?
2. Organverletzung?
3. Perforation eines gashaltigen Organs?
4. Knöcherne Begleitverletzungen?
5. Zwerchfelle und basale Lungenpartien?

Über den Nachweis der freien Blutung in die Bauchhöhle gibt es kontroverse Meinungen [12]. Die Kernsche Schule in Würzburg schwört auf die Peritoneallavage (falsch-negative Befunde 1% bei 1% Komplikationsrate – Sammelstatistik von Ruf et al. 1983 [13]).

Seit Jahren setzen wir an der Freiburger Klinik nur noch die Sonographie beim Bauchtrauma zum Nachweis einer Blutung ein. Die Untersuchung erlaubt gleichzeitig die Erkennung und Beurteilung einer Organverletzung. Die Beantwortung der 3 übrigen Fragen ist Domäne der konventionellen Röntgendiagnostik. Die Bildgebung beim Bauchtrauma beginnt deshalb mit der Ultraschalluntersuchung, die möglichst von einer Thorax- und Abdomenübersichtsaufnahme ergänzt wird [7].

Sonographie

Die Leichtigkeit, Flüssigkeiten als echofreie Zonen zu identifizieren, favorisiert die Sonographie als Erstuntersuchung zum Nachweis einer umschriebenen, organgebundenen oder freien Blutung und damit auch zum Nachweis der Organverletzung (Abb. 1).

Ohne Schwierigkeiten kann eine schwere, die Organe umscheidende Blutung, definiert werden. Demgegenüber sind selbst Flüssigkeitsansammlungen von wenigen ml an bevorzugten, abhängigen Stellen, wie dem sogenannten Recessus subhepaticus oder im Douglas, erkennbar.

Hauenstein konnte 1982 bei Patienten mit Peritonealdialyse bei bekannter Flüssigkeitsmenge im Abdomen eine Quantifizierung im Sonogramm erarbeiten [7]:

Während sich im Tierexperiment am Schwein bereits 20 ml Kontrastmittel subhepatisch rechts oder im Douglasschen Raum nachweisen ließen, betrug beim liegenden Patienten die kleinste, sonographisch nachweisbare Flüssigkeitsmenge, 50 ml. Schon bei 200 ml wird ein 4 mm breiter Flüssigkeitssaum subhepatisch sichtbar. Mit 400 ml ist der Leberunterrand umspült. Findet sich zusätzlich Flüssigkeit in beiden Flanken in der mittleren Axillarlinie, so muß mit einem Blutverlust von 800 bis 1000 ml gerechnet werden. Die Werte sind nicht als absolute Zahlen, sondern als Richtwerte zu verstehen; besonders die Kombination der nachgewiesenen Flüssigkeitsareale entscheidet über das genaue Ausmaß der Blutung.

Zwingt der primär erhobene sonographische Befund nicht sofort zur operativen Intervention, so sind kurzfristige sonographische Kontrollen angezeigt. In Abhängigkeit vom klinischen Bild sollten sie in 2- bis 4stündigen Intervallen durchgeführt werden. Zeigt sich dabei eine deutliche Verschlechterung mit Zunahme der Flüssigkeit unterhalb von Leber oder Milz, so ist die Operationsindikation gegeben.

Ursache der Blutung ist meist eine Organruptur. Leber und Milz stehen im Vordergrund, wie einer akutellen Aufstellung von Lauterjung et al. (1987) zu entnehmen ist [9].

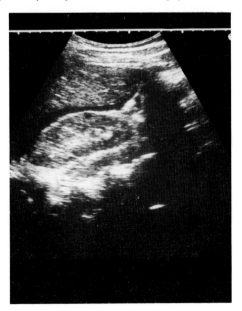

Abb. 1. Sonographie: Freie, intraperitoneale Blutung bei Milzruptur. Flüssigkeitsnachweis im Recessus subhepaticus

Vom 5 mm großen Kontusionsherd über sub- und pericapsuläre Hämatome, Organeinrisse bis zur Organruptur lassen sich alle Stadien sonographisch in den meisten Fällen erfassen.

Wie bereits erwähnt, können solche schwerwiegenden Befunde jederzeit kontrolliert werden, so daß sich das in der Abbildung angegebene Vorgehen empfiehlt [6] (Abb. 2).

Das Flußdiagramm zeigt, daß in manchen Fällen die Ultraschalluntersuchung durch weiterführende, bildgebende Verfahren ergänzt werden muß. Dies ist z.B. dann notwendig, wenn die beim stumpfen Bauchtrauma immer erheblich geblähten Darmschlingen die Untersuchung erschweren oder wenn der Verdacht auf Verletzungen der großen Abdominalgefäße, einschließlich ihrer Organäste besteht [2].

Computertomographie

Hier ist zunächst die Domäne der Computertomographie, welche im Axialschnitt eine hervorragende, topographische Beurteilung der verletzten Organe zur Nachbarschaft erlaubt [5]. Sie ist weniger von der Geschicklichkeit des Untersuchers abhängig und als Kontrolluntersuchung besser reproduzierbar. Sie ist allerdings kostenaufwendig und nicht immer steht ein solches Gerät zur Verfügung.

Nach Kontrastmittelgabe kann die fehlende Kontrastverstärkung, das sogenannte Enhancement, eine Mangeldurchblutung, z.B. durch einen Gefäßabriß oder eine Infarzierung, anzeigen.

Ein weitere Vorteil liegt in der Möglichkeit einer Differenzierung der jeweiligen Flüssigkeitsansammlung, wie z.B. bei einer Blutung in die Gallenblase (Abb. 3). Blut und Galle lassen sich eindeutig gegeneinander unterscheiden. Als weiteres Beispiel sei die zwar seltene, dann aber lebensbedrohende Pankreasruptur genannt.

Wem ein CT zur Verfügung steht, sollte auch beim stumpfen Bauchtrauma davon Gebrauch machen. Viele Patienten kommen im Rahmen eines Polytraumas ohnehin zum

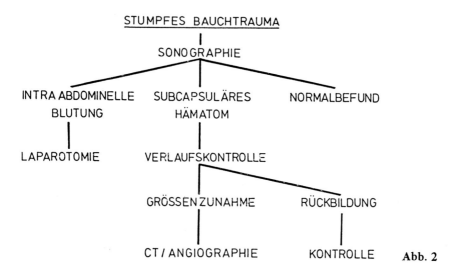

Abb. 2

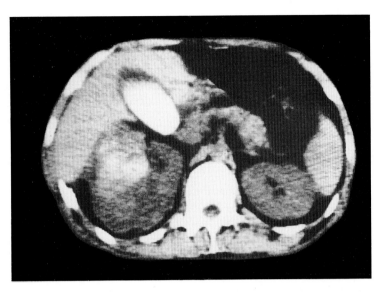

Abb. 3. Computertomographie: Blutung in die Gallenblase nach stumpfem Bauchtrauma

Ausschluß oder zur Bestätigung einer Hirnverletzung zur computertomographischen Untersuchung [3].

Abgesehen von der hervorragenden Möglichkeit, instabile Wirbelfrakturen zweifelsfrei zu identifizieren [15], lassen sich auch bei der Organruptur überzeugende Befunde erheben, die sonographisch nicht in der gleichen Qualität demonstriert werden können.

Tabelle 1 zeigt jedoch im Vergleich zur Sonographie, wie selten die Computertomographie oder die Angiographie in unserem Krankengut notwendig gewesen ist.

Konventionelle Röntgendiagnostik

1. Thoraxaufnahme,
2. Abdomenübersicht,
3. Ausscheidungsurographie,
4. MDP-Colonkontrastdarstellung mit wasserlöslichen Kontrastmitteln,
5. Angiographie evtl. interventionell.

Jede Organverletzung, aber auch jedes größere retroperitoneale Hämatom geht mit einem ausgeprägten paralytischen Ileus einher, welcher die klinische Untersuchung ebenso erschwert wie die Sonographie, und gelegentlich sogar eine Perforation im Gastrointestinaltrakt vortäuscht. Freie Perforation, Ileus und komplizierende Veränderungen am Zwerchfell und den basalen Lungenpartien sind die Indikation für die Thorax- und Abdomenübersicht [2, 6].

Freie Luft unter dem Zwerchfell oder bei Linksseitenlage unter der rechten Bauchwand verrät die Perforation des Magens oder eines Darmabschnitts im Gefolge eines stumpfen

Tabelle 1. Stumpfes Bauchtrauma 1980–1986

	Anzahl der Patienten
Ultraschall	2 865
Computertomographie	33
Angiographie	44

Bauchtraumas. Nicht selten kann dabei gleichzeitig freie Flüssigkeit in der Bauchhöhle nachgewiesen werden.

Die Untersuchung im Stehen ist beim Frischverletzten oder gar im Rahmen eines Polytraumas oft nicht möglich. Lagerung auf einem Kipptisch ist sinnvoll, weil sie mit einer Durchleuchtung kombiniert werden kann. Diese erlaubt die klare Unterscheidung zwischen Zwerchfell-Lähmung und Zwerchfell-Hochstand, wobei letzterer entweder durch intraabdominelle Volumenzunahme, z.B. im Gefolge einer Leberverletzung, verursacht sein kann, aber auch durch eine Zwerchfell-Ruptur, die leider in den meisten Fällen erst nach Tagen, oft erst nach Wochen, erkannt wird [6, 11, 14].

Einer Aufstellung von Reinbold et al. (1985) [11] über 85 Zwerchfellverletzungen kann die Treffsicherheit der einzelnen Untersuchungsmethoden entommen werden (Tabelle 2). Das Pneumoperitoneum ist eine seltene Untersuchungsart, hat sich in einzelnen Fällen zum Nachweis einer Ruptur jedoch immer wieder bewährt. Methode der Wahl ist und bleibt jedoch die Röntgennativaufnahme, die gleichzeitig über den begleitenden Pleuraerguß oder eine basale Pneumonie informiert.

Richtungweisend für intraabdominelle Verletzungen sind nicht zuletzt Frakturen der unteren Rippen und/oder der lumbalen Querfortsätze für Leber-, Milz- oder Nierenläsionen.

Gleiches gilt für die Beckenfraktur im Hinblick auf die Harnblase, deren Ruptur immer noch durch die bewährte retrograde Kontrastfüllung über die Urethra am sichersten abzuklären ist.

Nur in extrem seltenen Fällen wird beim Abominaltrauma eine Darstellung des Magen-Darm-Traktes mit Kontrastmittel notwendig sein. Als ein Beispiel für wenige sei eine späte Colon-Fistel nach Granatsplitterverletzung im linken Oberbauch genannt, die monatelang

Tabelle 2. Treffsicherheit bildgebender Untersuchungsmethoden bei Zwerchfellverletzungen (n = 85)

Untersuchung	Anzahl der Untersuchungen	richtige Diagnose n	%
Thoraxübersicht	82	27	33
Abdomenübersicht	64	16	25
Magen-Darm-Passage	14	12	86
Colonkontrasteinlauf	7	5	72
Angiographie	9	7	78
Sonographie	37	9	24
Computertomographie	8	5	62
Pneumoperitoneum	3	3	100

als links-basale Pneumonie behandelt wurde, bis Sonographie und Computertomographie den ausgedehnten, subphrenischen Absceß zu identizifieren vermochten.

Bei Mikro- oder Makrohämaturie ist auch heute noch das Ausscheidungsurogramm von großer Bedeutung. Es erlaubt eine grobe Abschätzung der beidseitigen Nierenfunktion, ebenso wie die Frage nach einem intakten Nierenbeckenkelchsystem sowie der Ureteren und der Harnblase. Blutungen in das Nierenhohlsystem (Abb. 4).

Als typische Indikation sei auf eine Beobachtung hingewiesen, bei welcher sich nach Ruptur des rechten Nierenbeckens ein ausgedehntes Urinom entwickelt hat, das im Ausscheidungsurogramm entdeckt wurde und anschließend gezielt punktiert und drainiert werden konnte.

Zwar ist die Zahl der Angiographien beim stumpfen Bauchtrauma durch die Fortschritte der Sonographie und Computertomographie deutlich zurückgegangen. Trotzdem führen wir noch jährlich bei über 100 Patienten viscerale Angiographien durch, wobei sich immer wieder überraschende Befunde an der Niere, aber auch an anderen Organen, ergeben. Der Schweregrad der Nierenverletzung, wie er vom Urologen erwartet wird (Abb. 5), läßt sich noch am ehesten durch die Angiographie, die entweder konventionell oder als digitale Subtraktionsangiographie durchgeführt wird, ermöglichen. Insbesondere ist die Frage nach organerhaltenden Eingriffen an der Niere hervorragend anhand einer präoperativen Angiographie zu klären (Abb. 6). Gleiches gilt sehr häufig auch bei der Milzruptur [16].

Posttraumatische Aneurysmen, aber auch Intimaeinrollungen größerer Organgefäße, z.B. der Nierenarterie, oder regelrechte Abrisse des Gefäßstiels, lassen sich eindeutig nur mit Hilfe der Angiographie beurteilen.

Besteht gleichzeitig eine Blutung, so kann der Versuch einer Embolisation des blutenden Gefäßes unternommen werden.

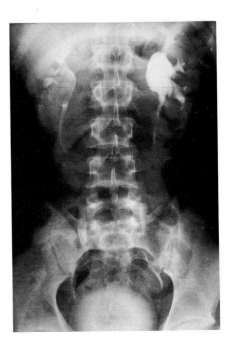

Abb. 4. Ausscheidungsurogramm: Makrohämaturie nach Skiunfall. Blutung in das Nierenbeckenkelchsystem rechts mit Aussparungseffekt durch Coagel

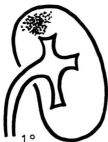
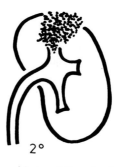
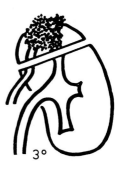

Grad	1°	2°	3°
Klinik	Mikrohämaturie	Makrohämaturie	Schock
Pathomorphologie	Kontusion	Parenchymverletzung Ruptur der Kapsel u./o. des Hohlraumsystems	Ruptur Gefäßabriß

Abb. 5. Einteilung der Nierenverletzung

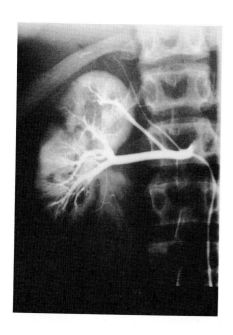

Abb. 6. Angiographie: Nierenruptur mit Abriß des oberen Poles

Häufigste Indikation zur Embolisation im Rahmen des stumpfen Bauchtraumas sind die massiven retroperitonealen Blutungen im Becken nach Kompressionstrauma, bei welchem entweder mit Gelfoam oder mit ablösbaren Ballons die gesamte A. iliaca interna bzw. Äste dieses Gefäßes verschlossen werden müssen.

Margulis hat die Indikationen zur interventionellen Angiographie bei stumpfem Bauchtrauma folgendermaßen zusammengefaßt [10]:

1. Kreislaufstabilisierung,
2. Zeitgewinn für andere lebenswichtige Operationen bei Polytraumatisierten,
3. Vermeidung von Komplikationen bei protrahierten Blutungen,
4. Vermeidung von arterio-venösen Fisteln bei hämorrhagischer Wirksamkeit.

Konkrete Anlässe sind:

1. Abriß oder Verletzung einer Beckenarterie,
2. Verschluß einer av-Fistel nach Beckentrauma,
3. Ballonblockade der Milz- oder Nierenarterie bei entsprechender Organverletzung,
4. Embolisation der A. gastrica sin. bei Streßulcus.

Kernspintomographie

Bleibt zum Schluß die Erörterung einer neuen Untersuchungsmethode, die inzwischen ihren Siegeslauf in der Diagnostik der Hirntumoren sowie spinaler Veränderungen angetreten hat, der Kernspintomographie. Noch haben wir keine eigenen Erfahrungen beim Abdominaltrauma, wenn wir von begleitenden Frakturen der Lendenwirbelsäule mit Kompression des Rückenmarks absehen.

Die an meinem Institut von Friedburg und Hennig erarbeitete sogenannte Kernspinmyelographie erlaubt die kontrastmittelfreie Darstellung der Rückenmarksflüssigkeit ebenso, wie des Urins in den ableitenden Harnwegen, wodurch ohne Belästigung des Patienten und ohne KM-Gabe ein ausgezeichneter Überblick über den Zustand der ableitenden Harnwege erreicht werden kann. Den Aufstau des Hohlsystems, Organrupturen sowie Blutungen mit dieser neuen Untersuchungsmethode nachzuweisen ist nicht schwierig, scheitert aber daran, daß es viel zu wenige solcher Geräte gibt, daß die Untersuchung außerordentlich kostenaufwendig ist und z.Z. noch lange dauert. Die Qualität der Aufnahmen, d.h. die räumliche Auflösung kann noch nicht mit der einer Computertomographie konkurrieren.

Zusammenfassung

Beim stumpfen Bauchtrauma bietet sich eine breite Palette bildgebender Verfahren an, von denen die Sonographie als Erstuntersuchung [1] beim Nachweis einer Blutung in die freie Bauchhöhle und der Organverletzungen Methode der Wahl geworden ist (Abb. 7). Auf die konventionelle Röntgenuntersuchung, insbesondere Thorax- und Abdomenübersicht, kann nicht verzichtet werden, um Nachbarschaftsveränderungen wie Frakturen, aber auch die freie Perforation, Zwerchfellverletzungen und basale Lungenveränderungen mit zu erfassen. Die Computertomographie ist relativ selten indiziert, sollte jedoch besonders beim Polytrauma dann durchgeführt werden, wenn der Patient ohnehin wegen seiner Schädelverletzung untersucht wird. Die Angiographie ist indiziert bei primären Gefäßverletzungen, aber auch zur Planung der organerhaltenden Operationen an den Nieren und kommt bei schweren Blutungen als interventionelle Therapie (Embolisation) in Frage.

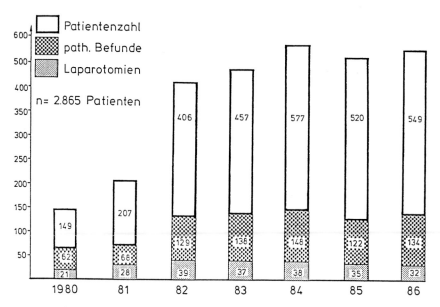

Abb. 7. Sonographie bei stumpfem Bauchtrauma. Die pathologischen Befunde im Sonogramm oder Operationsindikation betreffen: Nierenkontusion, subcapsuläre Hämatome von Leber und Milz, Pankreaskontusion, retroperitoneale Hämatome und Beckenhämatome

Wir sehen in der Kernspintomographie ein zukunftsträchtiges Verfahren, das beim stumpfen Bauchtrauma allerdings noch keine Routineanwendung gefunden hat.

Literatur

1. Aufschnaiter M, Kofler H (1983) Sonographische Akutdiagnostik beim Polytrauma. Aktuel Traumatol 13:55
2. Birzle H, Bergleiter R, Kuner EH (1985) Traumatologische Röntgendiagnostik. Thieme, Stuttgart New York
3. Faist E, Baue AE, Dittmer H, Heberer G (1982) Multiple organ failure in polytrauma patients. J Trauma 23:775–787
4. Farthmann EH, Kirchner R (1985) Die Versorgung von Gallenwegs- und Pankreasverletzungen. Chirurg 56:688–694
5. Federle MP, Goldberg HJ, Kaiser JA, Moss AA, Jeffrey RB, Mall JC (1981) Evaluation of abdominal trauma by computed tomography. Radiology 138:637–644
6. Friedmann G, Wenz W, Ebel K-D, Bücheler E (1983) Dringliche Röntgendiagnostik. Traumatologie und akute Erkrankungen. Thieme, Stuttgart New York
7. Hauenstein KH, Wimmer B, Billmann P, Nöldge G, Zavisic D (1982) Die Rolle der Sonographie beim stumpfen Bauchtrauma. Radiologe 22:106–111
8. Klaue P (1985) Die Behandlung der Milzruptur. Chirurg 56:680–687
9. Lauterjung KL, Hofmann GO, Mittlmeier Th, Huf R (1987) Abdominalverletzungen beim Polytrauma. Chirurg 58:641–647
10. Margulis M, Ring EJ, Waltman AC (1972) Arteriography in the management of hemorrhage from pelvic fractures. New Engl J Med 287:317–321

11. Reinbold WD, Kirchner R, Dinkel E, Kröpelin T (1987) Röntgendiagnostik beim Zwerchfelltrauma. Radiologe 27:407–413
12. Rückeret K, Starker M, Schreyer T, Kümmerle F (1984) Ultraschall und Peritoneallavage in der Diagnostik des stumpfen Bauchtraumas. In: 4. Deutsch-Österreichisch-Schweizerische Unfalltagung in Lausanne. Rehn J, Schweiberer L (Hrsg) Hefte zur Unfallheilkd, Heft 163. Springer, Berlin Heidelberg New York
13. Ruf W, Mischkowsky T, Friedl W (1985) Diagnostisches Vorgehen beim stumpfen Bauchtrauma. Chirurg 56:673–679
14. Ward RE, Flynn TC, Clark WP (1981) Diaphragmatic disruption secondary to blunt abdominal trauma. J Trauma 21:35–38
15. Wenz W, Wimmer B, Barner A (1986) Tomodensitometrie des fractures rachidiennes et articulaires. Radiologie 6:145–150
16. Wenz W, Reinbold D (1982) Diagnostische und therapeutische Ergebnisse der Angiographie beim stumpfen Bauchtrauma. Radiologe 22:117–121

Des Problem der Ischämie von Leber und Darm

Chr. Herfarth

Chirurgische Universitätsklinik (Direktor: Prof. Dr. med. Chr. Herfarth), Im Neuenheimer Feld 110, D-6900 Heidelberg

Aufgabe ist es, die pathophysiologische Basis für die Versorgung intraabdomineller Verletzungen darzustellen. Das Splanchnicusgebiet, das mit 25–35% den größten Teil des normalen Herzminutenvolumens beansprucht, besitzt eine ausgeprägte Alpha-adrenerge Potenz. Nur ein zweites Stromgebiet, nämlich das der Haut, kann im Schock mit einer Reduzierung der Durchblutung reagieren. Diese nerval-hormonell gesteuerte Reaktion dient dem bekannten Ziel, die Durchblutung lebensnotwendiger Organe möglichst lange aufrecht zu erhalten.

Erste klinische Folge der Minderdurchblutung des Darmes ist das Sistieren der Peristaltik. Der Sauerstoffverbrauch des Darms ist zu etwa 30% durch die Darmbewegung bedingt, eine Menge, die unter Schockbedingungen nicht mehr bereitgestellt werden kann. Infolge einer zunehmenden Desintegration des Darmepithels kommt es zu Resorptionsstörungen vornehmlich für aktiv transportierte Substanzen. Weitere mögliche Folgen einer intestinalen Ischämie sind zwar selten, nehmen jedoch unter Umständen lebensbedrohlichen Charakter an. Entscheidend ist die Möglichkeit der Endotoxinresorption und bakteriellen Invasion über die ischämiegeschädigte Mucosa. Die septischen Komplikationen bei schockierten Patienten lassen sich in einer Vielzahl von Fällen so erklären.

Ein systolischer Blutdruck von 60 mmHg führt zu einer Reduktion des mesenterialen Blutflusses auf ein Drittel der Norm. Der O_2-Verbrauch fällt entsprechend ab. Die Mucosaperfusion sinkt gleichzeitig auf 15–20% der Norm im oberen Dünndarm und Colon ab unter Schockbedingungen im Intestinalbereich (Abb. 1). Der entscheidende Abschnitt des Gefäßsystems, das Capillargebiet, reagiert nach dem Konzept von Henry und Meehan

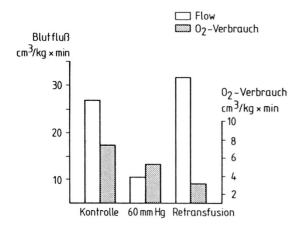

Abb. 1. Durchblutung und O_2-Verbrauch bei intestinaler Ischämie: Bei Hypotension (60 mm Hg) fällt Flow- und O_2-Verbrauch deutlich ab. Unter Retransfusionsbedingungen bleibt der O_2-Verbrauch bei deutlich verbessertem Flow niedrig

mit einer Konstriktion der präcapillären Sphincteren, wodurch ein Teil des Blutes, ohne das Endstromgebiet zu erreichen, zentralwärts zurückströmt. Gleichzeitig führt die Hypoxie zu einer Weitstellung des Capillarbettes mit daraus resultierender Verlangsamung der Strömungsgeschwindigkeit und erhöhtem Risiko der Erythrocytenaggregation. Bezogen auf die Darmmucosa ist ein Nebeneffekt dieser Strömungsverlangsamung eine verstärkte Sauerstoffdiffusion unmittelbar nach Eintritt des Blutes in die Zotte, also basal, wodurch die Spitzen der Zotten zusätzlich einer Hypoxie unterliegen (Abb. 2). Aufgrund dieser pathophysiologischen Zusammenhänge betrifft die Schädigung somit initial die Mucosazellen des Apex villi und erst mit fortschreitender Schädigung die Basis der Zotten.

Im cellulären Bereich führt die Kreislaufdepression zu einer Kaskade von Reaktionen, die schließlich die Desintegration der Zellfunktion und damit den Zelltod bewirkt (Abb. 3). Unmittelbar nach Einsetzen der Ischämie kommt es zu Störungen des Energiehaushaltes. Dabei steht anfänglich die Konzentrationsminderung des ATP im Vordergrund. Bald sinkt jedoch auch der totale Adeninnucleotidgehalt. Neben der Störung der Membranintegrität ist hierfür sicher die geringe Energieausbeute aus der unter anaeroben Bedingungen ablaufenden Glykose maßgeblich verantwortlich. Die energieabhängige Biosynthese des schützenden Mucinmantels versiegt, so daß proteolytische Enzyme wie Trypsin und Chymotrypsin die Mucosazelle schädigen können.

Vasoconstriction im Splanchnicusgebiet, Strömungsveränderungen in den Zotten, Störungen der Membranintegrität, Versiegen der Mucinproduktion und die Einwirkung proteolytischer Enzyme führen gemeinsam abhängig von der Hypoxiedauer zu einer graduellen Schädigung der Darmwand:

Grad I: Bildung subepithelialer Räume als Folge von Flüssigkeitseinlagerung.
Grad II: Ausdehnung der Räume und Abheben des Epithels von der Lamina propria an der Zottenspitze.
Grad III: Massives Abheben des Epithels von der gesamten Darmzotte.
Grad IV: Destruierte Zotte, die erweiterten Capillaren liegen frei.
Grad V: Digestion der Lamina propria, Hämorrhagien und Ulcerationen.

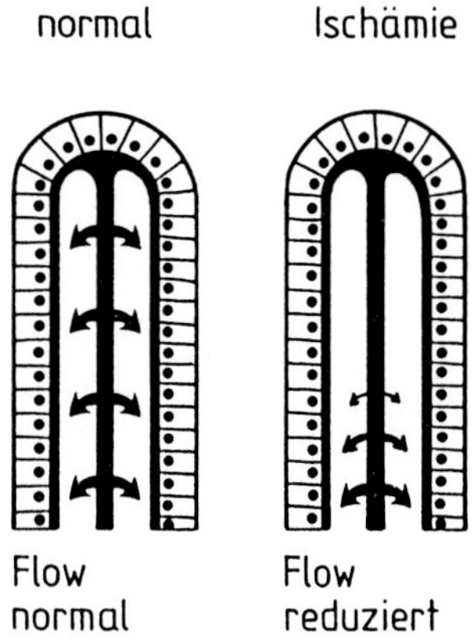

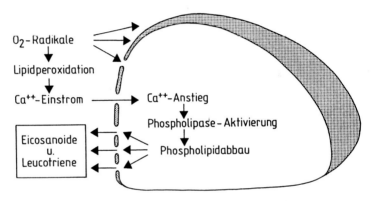

Abb. 2. Sauerstoffversorgung der Darmzotte: Unter normalen Bedingungen mit gleichmäßigem Blutflow in der gesamten Darmzotte gleichmäßige Sauerstoffversorgung. Unter Schockbedingung kommt es zu einer Reduktion des Flows mit sistierender Durchblutung im oberen Zottenabschnitt

Abb. 3. Kaskade der Reaktionen bei Kreislaufdepression auf cellulärer Ebene

Die Ischämietoleranz der Leber ist in doppelter Hinsicht beim abdominellen Trauma von Bedeutung.

1. Die Leber wird infolge der Splanchnicusminderdurchblutung im Schock erwartungsgemäß geschädigt.
2. Die pathophysiologischen Schädigungsmechanismen sind im Zusammenhang mit einem Pringle-Manöver, dem Abklemmen von Pfortader und Leberarterie während der Versorgung von Verletzungen in chirurgischer Hinsicht besonders bedeutsam.

Über die Pfortader gelangen 70–80% des Leberblutvolumens und etwa 40% des Sauerstoffs zur Leber. Für die Arteria hepatica sind die Verhältnisse in etwa umgekehrt: 30% der Blutmenge und 60% Sauerstoff. Dieses Verhältnis von portalem zu arteriellem Flow, das etwa 3 : 1 beträgt, bleibt auch im Schock erhalten. Die arterielle Sauerstoffnutzung steigt zwar geringfügig an, infolge der Minderdurchblutung ist das O_2-Angebot jedoch verringert. Schon sehr kurze Phasen der Durchblutungsminderung durch Abklemmen der Hilusgefäße führen zu einer Thromboxanfreisetzung. Elektronenmikroskopisch konnte das Auftreten von sinusoidalen Schäden lange vor Parenchymzellenveränderungen beobachtet werden. Damit wird die Reversibilität einer ischämiebedingten Leberschädigung möglicherweise im wesentlichen zu einem Problem, das in der Phase der Wiederdurchblutung weiter vorschreitet.

Schockfolgen der Leber sind im Tierexperiment nicht Ursache für einen letalen Verlauf. Das gilt sicher auch für den Menschen. Selbst die totale Ischämie wird von Tieren gut toleriert, wenn nicht durch Occlusion der Pfortader eine Stauung im Splanchnicusgebiet verursacht wird. Um dies auszuschließen, ist die Anlage eines internen (portocavalen) oder externen (portojugularen) Shunts nötig. Unter diesen Voraussetzungen tolerieren Tiere beträchtliche Occlusionszeiten: Der Hund mindestens 60 min, das Schwein 120–180 min (Abb. 4a, b). Diese Beobachtungen entsprechen auch den Erfahrungen bei der humanen Lebertransplantation.

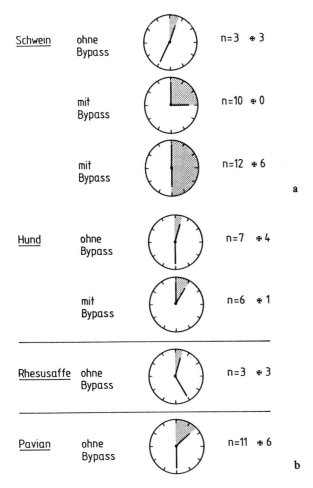

Abb. 4a, b. Überleben nach unterschiedlich langer Abklemmzeit des Ligamentum hepatoduodenale der Leber mit und ohne portalen Bypass: Der Bypass verbessert die Überlebensrate deutlich (Literaturzusammenstellung)

Die klinischen Untersuchungen dieser pathophysiologischen Mechanismen sind begrenzt, klammert man die Lebertransplantationserfahrungen aus. Ein Anstieg der Transaminasen auf 1000 U/ml, der sehr selten ist, zeigt zwar ausgedehnte Nekrosen, ist aber keinesfalls mit Irreversibilität gleichzusetzen. Ohne protrahierten Schock und ohne Sekundärkomplikationen normalisieren sich erhöhte Enzymwerte nach 4—5 Tagen wieder, 8—10 Tage nach dem Schockgeschehen erreicht das Bilirubin mit Werten von u.U. 10—20 mg% sein Maximum, ebenso wie alkalische Phosphatase und die Gamma-GT. Ihre Normalisierung kann bis zu 2 Monate in Anspruch nehmen (Abb. 5).

Bei Lebertraumen mit größeren parenchymatösen bzw. vasculären Begleitverletzungen ist das Abklemmen der Hilusgebilde ein adäquates Verfahren. Während im Tierexperiment nicht die normotherme Ischämie der Leber, sondern die durch Pfortaderocclusion bedingte Schädigung des Splanchnicusgebietes zum zeitlich limitierenden Faktor wird, toleriert der Mensch die portale Stase offenbar besser. Portosystemische Collateralen ermöglichen wahrscheinlich eine wirksame Dekompression. Aufgrund experimenteller Ergebnisse und vor allem auf der Grundlage klinischer Erfahrungen wurde die Abklemmzeit der Leber ausgedehnt, als deren kritische noch vor Jahren 20—30 min galten. Parker und Spencer berichten über 21 Patienten mit Lebertrauma, die nach 15—60 min Ischämiezeit ohne negative Folgen überlebten und Huguet nahm bei 14 Patienten mit zentralen Lebertumoren eine Occlusion der Leberpforte von 24—55 min vor, ohne daß ein ischämiebedingtes Leberversagen auftrat. Selbst bei Patienten mit Cirrhose wurde die Ischämie toleriert (Nagaso). In einzelnen Fällen konnte die Occlusion des Ligamentum hepato duodenale deutlich über eine Stunde ausgedehnt werden. Fraglos ist ein intraoperatives Abklemmen der Lebergefäße, notfalls auch über längere Zeit, einem hohen Blutverlust vorzuziehen, korreliert doch der intraoperative Blutverlust mit späteren postoperativen Komplikationen. Diese Zeitregeln über die totale Leberischämie sind jedoch nicht für den Patienten im Schock anzuwenden. Hier ist die Schockzeit, die an und für sich die Leberdurchblutung um 60—70% senkt, voll hinzuzuaddieren und damit die Abklemmzeit der Leber zu reduzieren.

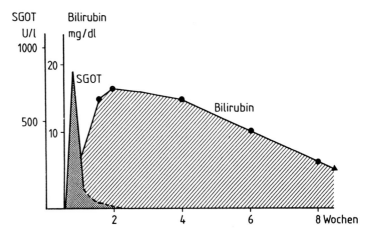

Abb. 5. Verhalten von GOT im Serum und Bilirubin nach längerer Leberischämie

Die pathophysiologischen Kenntnisse und Überlegungen über die Leberischämie sind ein wichtiges Kriterium für die Behandlung von ausgedehnten Abdominalverletzungen. Sie sollten stets in das therapeutische Kalkül und die technische Taktik und Strategie mit eingeplant werden.

Blutstillung an parenchymatösen Organen

O. Trentz

Chirurgische Universitätsklinik, Abt. Unfallchirurgie (Direktor: Prof. Dr. med. O. Trentz), D-6650 Homburg/Saar

Verfahren zur Blutstillung an parenchymatösen Oberbauch- und Retroperitonealorganen müssen schnell, effektiv und sicher anwendbar sein — auch in der Hand des nicht organspezialisierten Chirurgen. Sie sollte den weitgehenden Organerhalt ermöglichen und mit einem vertretbaren intra- und postoperativen Risiko belastet sein. Methoden, die mehr Literaturresonanz als belegte Erfolge quoad vitam aufzuweisen haben, sind für die akute Traumaversorgung ungeeignet.

Voraussetzung für eine rasche und definitive Blutstillung ist ein operativer Zugang, der Übersicht, Organexposition und vollständige Bilanzierung der Verletzungsschwere und -ausdehnung erlaubt. Die erstbeste geortete Blutungsquelle muß nicht die einzige und die führende sein — eine *temporäre Quadrantentamponade* mit Bauchtüchern oder Rollgazen erleichtert die erste orientierende Exploration.

Ist eine Organläsion als die führende Blutungsquelle identifiziert, muß das Organ so weit mobilisiert werden, daß es ausreichend hervorluxiert werden kann — zur Bilanzierung des Verletzungsausmaßes und zur *manuellen* oder *Tamponadenkompression* für die erste Blutungskontrolle.

Abgesehen von kleineren und oberflächlichen Blutungen, die entweder spontan bzw. nach kurzer Kompression stehen, oder aber direkt übernäht, umstochen, coaguliert oder geklebt werden können, erfordert die definitive Blutstillung einer tiefreichenden und ausgedehnten Parenchymverletzung häufig eine *präliminäre Blutungskontrolle* in Form einer *temporären Einstromdrosselung*.

Eine solche Blutungskontrolle unterliegt prinzipiell einem Zeitlimit, wobei die bekannten Toleranzgrenzen der warmen Ischämie und die Erfahrungswerte aus der Transplantationschirurgie nicht unkritisch auf die akute Traumasituation übertragen werden dürfen. Einstromsperren bis zu 1 h sind mit Sicherheit tolerabel und für die meisten Versorgungsverfahren ausreichend. Durch *topische Kühlung* mittels Berieselung des Organs mit gekühlter Ringer-Lösung oder Einschlagen in damit getränkte Bauchtücher ist eine lokale Hypothermie von $27°$ bis $32°$ C zu erreichen und dadurch eine deutlich verlängerte Ischämietoleranz [10]. Weiterhin sollte die Einstromsperre möglichst selektiv sein, um so nur ein kleines Stromgebiet den zu erwartenden *Reperfusionsschäden* auszusetzen.

Dennoch kann die Verletzungskonstellation gelegentlich eine *läsionsferne Aortenblockade* durch thorakales *Crossclamping,* subdiaphragmale Aortenklemmung oder intraaortale *Ballonocclusion* erfordern, etwa unter Reanimantionsbedingungen oder vor Entlastung einer prall vollgebluteten Bauchhöhle bei schon desolater Hämodynamik. Millikan und Moore [8] haben 1984 die Leistungsfähigkeit dieses Vorgehens in einer großen konsekutiven Traumaserie bewiesen.

Ziel einer präliminären Blutungskontrolle ist neben Zeitgewinn, Organverkleinerung und Blutersparnis die exakte Schadensbilanzierung, die sichere definitive Blutstillung unter weitgehendem Organerhalt und in Extremsituationen der unmittelbare Lebenserhalt.

Als Methoden der Blutungskontrolle stehen an erster Stelle die manuelle oder Tamponadenkompression des Organs, dann die gezielte Einstromsperre durch digitale Kompression, Abklemmen oder Schlingendrosselung der Gefäßeintritte an Leberpforte, Milzhilus oder Nierenstiel. Diese Verfahren in Form des Pringle-Manövers [12] oder der Kontrolle des Nierenstiels vor Eröffnen der Gerota-Fascie müssen zum sicheren Repertoire jedes Chirurgen gehören, der frische Abdominaltraumen versorgt.

Bei schweren zentralen Leberverletzungen mit Beteiligung der intrahepatischen Cava inferior muß gelegentlich die Blutungskontrolle bis zur *kompletten vasculären Isolation* und hämodynamischen Ausschaltung der Leber oder zum Einlegen eines intracavalen Shunts eskaliert werden. Selbst in der Hand ausgesprochener Organspezialisten steigt die Letalität über solchen Manövern in der akuten Traumasituation auf über 75% an [9]. Die Primärpublikation des *Cavashunts* durch Schrock et al. 1968 basierte auf Leichenversuchen und dem klinischen Einsatz in einem Falle mit letalem Ausgang [13].

Die *Ballonocclusion der Aorta,* von Hughes 1954 [5] inauguriert, ist insbesondere bei Kombinationsverletzungen mit mehreren Blutungsquellen als brauchbare Alternative zur temporären Blutungskontrolle anzusehen.

Als Beispiel sei die erfolgreiche Versorgung eines Polytraumatisierten demonstriert, der bei einem Quetschtrauma einen Nierenstielabriß li., eine Zerreißung der Milz und des lateralen Segmentes des li. Leberlappens erlitt (Abb. 1).

Zur *definitiven Blutstillung* steht eine breite Methodenpalette zur Verfügung: Naht-, Coagulations- und Klebeverfahren, die diversen Resektionstechniken, die Arterienligatur, die temporäre Tamponade mit programmiertem Nachdebridement beim Second look. Neben der Zuverlässigkeit bei der primären Blutstillung sollten Chancen zum Organerhalt, geringe Nekrosenbildung, Vermeidung septischer Komplikationen und eine niedrige Rate an Leck- und pathologischer Shuntbildung zur Beurteilung der Leistungsfähigkeit der Verfahren herangezogen werden.

Unter diesen Kriterien dürften heute tiefgreifende Matratzennähte, etwa mit Kollagenbändern, nur noch ausnahmsweise zu vertreten sein. Von den Nahtverfahren kommen gezielte Umstechungen von isolierten Gefäßen unter direkter Sicht mit feinem atraumatischen Nahtmaterial in Frage sowie adaptierende Kapselnähte, evtl. mit Teflon-Plättchen, Netzzipfeln oder Kollagen-Vlies unterlegt. In Einzelfällen kann eine mobilisierte Milz durch straffes Einhüllen in ein Vicryl-Netz so komprimiert werden, daß sich Nähte erübrigen (Splenorrhaphie).

Die Elektrocoagulation ist möglich bei kleineren oberflächlichen Läsionen, hat aber den Nachteil, daß die Elektrode leicht am Schorf kleben bleibt und ihn beim Wegziehen wieder ablöst.

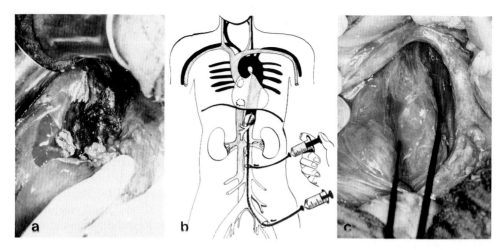

Abb. 1. a Second look nach Resektionsdebridement des lateralen Segmentes des linken Leberlappens. b Schema der Ballonocclusion der Aorta. c Insertionsstelle des Ballonkatheters an der infrarenalen Aorta beim Second look

Die *Infrarot-Kontaktcoagulation* [3, 4] muß heute als das effektivste Standardverfahren zur Blutstillung an Leber, Niere und Milz angesehen werden. Bis hin zu mittleren Läsionen kann sie als Solitärmaßnahme eingesetzt werden, bei größeren tiefreichenden Verletzungen kann sie auf größeren Resektionsflächen nach den gezielten Umstechungen zur flächendeckenden Blutstillung mit Vorteil genutzt werden. Die verschieden geformten Coagulationssonden lassen sich gut auf blutende Flächen andrücken sofern diese glatt sind. Die Lichtimission schafft Coagulationstiefen bis zu 8 mm.

Auch der *Heißluftcoagulator* kann mit seinem laminaren Heißluftstrom oberflächliche Coagulationsnekrosen bilden, wobei dieses Gerät im Gegensatz zum Infrarotcoagulator auch bei zerklüfteten Riß- oder Resektionsstellen eingesetzt werden kann.

Vereinzelt werden heute bei diesen Indikationen auch schon *Laser* verschiedener Provenienz zur Coagulation und zum präzisen blutungsarmen Schneiden eingesetzt. Klinische Erfahrungen beim akuten Trauma liegen bisher nicht vor.

Die *Fibrin-Klebung* hat sich bewährt zum Abdichten kleiner und mittlerer Rupturstellen, wobei die Sprayapplikation und das Versiegeln mit Kollagen-Vlies die Versorgung wesentlich erleichtert. Das gleiche Vorgehen ist ein probates Adjuvans auf Resektionsflächen. Die Applikation erfordert jedoch bluttrockenes Gewebe. In den USA ist die Nutzung von mikrokristallinem Kollagen (Avitene) weit verbreitet. Alle Klebeverfahren erfordern letztlich eine Einstromdrosselung und Kompression bis zum Auspolymerisieren (bluttrockene Klebeflächen).

Unter den *Resektionsverfahren* können die sog. *anatomischen Resektionen* als Pol- oder Segmentresektion oder als Lobektomie in der Hand des Organspezialisten und unter Nutzung des Ultraschallmesser (CUSA) gute Resultate liefern. Bei tiefen Leberverletzungen sind diese Techniken jedoch selbst in großen Zentren mit einer Letalität von über 50% belastet [9]. Dies ist vor allem darauf zurückzuführen, daß das akute Trauma keine Zeit läßt und die hämodynamische Situation keine Möglichkeit für ein sonographisches Mapping der Resektionsebenen erlaubt.

Günstiger sind die Ergebnisse der *atypischen Resektionen* und des sog. *Resektionsdebridements*, wobei nicht nach anatomischen Grenzen, sondern nach der traumabedingten Situation avitales Parenchym debridiert wird, tiefe Zerfallshöhlen durch Erweiterung bzw. Keilresektionen eröffnet werden. Das Resektionsdebridement erfolgt in der Finger-fracture-Technik − der Parenchym-Digitoklasie −, mit dem CUSA-Gerät oder aber auch als stumpfe Dissektion mit dem Skalpellgriff: Gefäße, Gallengänge etc. werden isoliert gefaßt und mit feinen Umstechungsligaturen versorgt. Pachter und Spencer [9] empfehlen die Plombierung der Resektionshöhlen mit einer vitalen, gestielten Netzplastik, wir selbst bevorzugen die Versiegelung mit Fibrin-Kleber und Kollagen-Vlies, einem Infrarot-Coagulationsschorf oder die Tamponade mit Rollgazen und deren Entfernung mit einem Second look.

In den letzten Jahren hat die *Tamponade* bei den schweren Leberverletzungen wieder eine Renaissance erfahren [2], in Deutschland vor allem auf Empfehlung von Pichlmayr [11]. Insbesondere bei zentralen, sternförmigen Berstungen hat sich das Verfahren bewährt. Dabei darf die Tamponade nicht in die Ruptur hinein placiert werden, sondern ringsum, seitlich und ggf. auch an die Unter- und Rückseite der Leber, so daß die Ruptur in sich komprimiert wird. Bei den erforderlichen programmierten Revisionen werden u.U. wiederholte Debridements und erneute Tamponaden erforderlich. Dieses Vorgehen empfiehlt sich auch für Fälle, bei denen eine Weiterverlegung in ein Zentrum angebracht erscheint [1].

Die von Mays [7] propagierte *Ligatur einer Leberlappenarterie* gilt heute als nicht mehr empfehlenswert − so eine Mitteilung eines Expertengremiums der Deutschen Gesellschaft für Chirurgie aus dem Jahre 1981 [6]. Muß sie als ultima ratio dennoch einmal durchgeführt werden, sollten auftretende Lappennekrosen durch baldige Lobektomie saniert werden.

Ist ein parenchymatöses Organ weitgehend zerstört oder gestattet die Gesamtsituation eines Polytraumatisierten nicht längerdauernde organerhaltende Eingriffe, so kann eine Niere oder die Milz *exstirpiert* werden. Cox und Siegel [2] konnten in etwa 50% der Milzverletzungen organerhaltend verfahren, Trunkey [14] in einem Drittel seiner Fälle.

Bei totalem Verlust des Leber- bzw. Nierenparenchyms sind in Einzelfällen auch Transplantationen denkbar − sofern Blutung und Sepsis primär überlebt werden.

Die Zusammensetzung des einschlägigen Homburger Krankengutes der letzten 15 Jahre und der Anteil der organerhaltenden Verfahren sind in Tabelle 1 dargestellt.

Tabelle 1. Unfallchirurgie Homburg/Saar − 1972−1986 = 15 Jahre

632 Intraabdominelle Blutungen

− 26% Isolierte Traumen
− 74% Polytraumen
− 6% Perforierende Traumen
− 7% Nierentraumen
     45% Organerhalt
− 40% Milztraumen
     4% Organerhalt (20% seit 1984)
− 36% Lebertraumen
     3% Resektionen

Literatur

1. Calne RY, Mc Master P, Pentlow BD (1979) The treatment of major liver trauma by primary packing with transfer of the patient for definitive treatment. Br J Surg 66:338
2. Cox EF, Siegel JH (1987) Blunt trauma to the abdomen. In: Siegel JH (ed) Trauma. Churchill Livingstone, New York Edinburgh London Melbourne
3. Guthy E (1981) Die Behandlung der verletzten Milz. Langenbecks Arch Chir 354:173
4. Guthy E, Brölsch C, Neuhaus P, Pichlmayr R (1984) Infrarot-Kontakt-Koagulation an der Leber: Technik — Taktik — Ergebnisse. Langenbecks Arch Chir 363:129
5. Hughes CW (1954) Use of an intra-aortic balloon catheter tamponade for controlling intra-abdominal hemorrhage in man. Surgery 36:65
6. Kern E, Pichlmayr R, Schriefers KH (1981) Ergebnisse einer Umfrage über die Hepatica-Unterbindung. Mitteil Dtsch Ges Chir 1:14
7. Mays ET (1972) Lobar dearterialization for exsanguinating wounds of the liver. J Trauma 12:397
8. Millikan JS, Moore EE (1984) Outcome of resuscitative thoracotomy and descending aortic occlusion performed in the operating room. J Trauma 24:387
9. Pachter HL, Spencer FC (1979) Recent concepts in the treatment of hepatic trauma. Ann Surg 190:423
10. Pachter HL, Spencer FC, Hofstetter SR, Coppa GF (1983) Experience with the finger fracture technique to achieve intra-hepatic hemostasis in 75 patients with severe injuries of the liver. Ann Surg 197:771
11. Pichlmayer R, Neuhaus P (1986) Chirurgische Therapie der Leberruptur. In: Siewert JR, Pichlmayr R (Hrsg) Das traumatisierte Abdomen. Springer, Berlin Heidelberg New York Tokyo
12. Pringle JH (1908) Notes on the arrest of hepatic hemorrhage due to trauma. Ann Surg 48:541
13. Schrock T, Blaisdell FW, Methewson C JR (1968) Management of blunt trauma to the liver and hepatic veins. Arch Surg 96:698
14. Trunkey DD (1982) Spleen. In: Blaisdell FW, Trunkey DD (ed) Abdominal trauma. Thieme-Stratton, New York

Einsatz der Ultraschall-"Skalpells"

W. Peitsch

Klinik und Poliklinik für Allgemeinchirurgie (Direktor: Prof. Dr. med. H.J. Peiper), Robert-Koch-Straße 40, D-3400 Göttingen

Die Verletzungen der parenchymen Organe Milz und Leber sind trotz erhöhter Sicherheitsvorschriften im Straßenverkehr unverändert Hauptursache einer erforderlichen Laparotomie als Folge isolierten oder kombinierten stumpfen Bauchtraumas. Zwar wurden in der Versorgung traumatischer Milzrupturen in den vergangenen Jahren durch den routinemäßigen Einsatz der Fibrinklebung Fortschritte erzielt, auch bietet die Replantation von Milzgewebe zum Beispiel in eine Netztasche aus dem Omentum majus einen erhöhten langfristigen Infektionsschutz, falls das Organ Milz nicht erhalten werden kann. Die Versorgung ausgedehnter Leberverletzungen bleibt dagegen unverändert problematisch, die Letalität der Leberruptur ist unverändert hoch. Eine Reihe konkurrierender Verfahren von der Tamponade bis hin zur Leberarterienligatur zeigt das therapeutische Dilemma auf. Die Art der Leberverletzung ist wegweisend für den einzuschlagenden Therapieweg. Die retrospektive Aufarbeitung des Krankengutes der Chirurgischen Universitätsklinik Göttingen ergibt bei 180 operativ zu versorgenden Leberrupturen, daß bei 14% dieser Patienten ein mehr oder weniger großer Anteil der Leber durch Resektion geopfert werden mußte. War in den 70er Jahren als Folge der technischen Beherrschung der anatomischen Leberresektion, bedingt durch gewachsene Erfahrungen in der Resektion von primären oder sekundären Lebermalignomen, eine Euphorie der anatomischen Leberresektion zur Therapie ausgedehnter Leberzertrümmerungen zu verzeichnen, führten die unbefriedigenden intra- und postoperativen Behandlungsergebnisse eher zu einer Zurückhaltung gegenüber dem Einsatz der Leberresektion in der Therapie der stumpfen oder penetrierenden Leberverletzung (Tabelle 1).

Dennoch bestehen unverändert Indikationen für eine Leberresektion beim stumpfen Bauchtrauma: Eine primäre Leberresektion ist angezeigt bei einer ausgedehnten Lebersequestrierung, bei Leberhilusverletzungen, die eine primäre Durchblutungsstörung eines mehr oder minder großen Teiles der Leber zur Folge haben, aber auch bei zentralen Gefäßverletzungen, die wegen ihrer Lebensbedrohlichkeit einer Versorgung bedürfen. Die Leberresektion dient hier zur Vergrößerung der Ruptur, um das Gefäß mit der Rißstelle sicher einstellen zu können, um eine Gefäßnaht zu plazieren. Die gefürchteten Komplikationen nach Leberresektion wie Lebernekrose und die traumatische Hämobilie verlangen in einzelnen Fällen die postprimäre Leberresektion (Tabelle 2).

Aus der Tumorchirurgie steht uns mittlerweile mit dem sogenannten Ultraschallschneidegerät ein Hilfsmittel zur Verfügung, welches routinemäßig in der Resektion maligner Lebertumoren oder Hirntumoren seine Brauchbarkeit bewiesen hat (Abb. 1). Das Prinzip der Ultraschallschneidung beruht darauf, daß in einem Handapplikator (sogenanntes Ultra-

Tabelle 1. Häufigkeit der Leberresektion

	Leberruptur	%-Resektion
Fritsch et al. (1985)	43	16,3
Reers, Langhans (1983)	71	2,8
Chir. Univ.-Klinik Göttingen (1987)	180	14,4

Tabelle 2. Indikation für eine Leberresektion beim stumpfen Bauchtrauma

1. Primär
   Lebersequestrierung
   Leberhilusverletzung
   Zentrale Gefäßverletzungen ("Vergrößerung der Ruptur")

2. Sekundär
   Lebernekrose
   traumatische Hämobilie

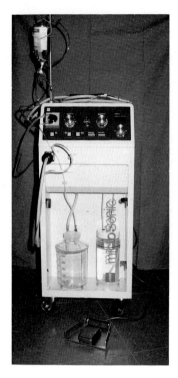

Abb. 1. Typisches Beispiel eines Ultraschalltherapiegerätes, hier MBB Therapiesystem Microsonic mit 2-Frequenz Ultraschallaspirator

schallskalpell) Vibrationen von 23 kHz erzeugt werden, die die Leber und die Hirnzellen zerkleinern (Abb. 2). Durch einen integrierten Spül- und Absaugschlauch wird das zerkleinerte und zerklüftete Gewebe aus dem Schneidekanal gleichzeitig ausgespült und abgesaugt. Die Schwingungslänge von 23 kHz bewirkt, daß die Nervenstränge, kleinsten Blutgefäße sowie Gallengänge wegen ihrer Elastizität unverletzt bleiben und gezielt ligiert und durchtrennt werden können ohne das Risiko einer Gallefistel sowie eines größeren Blut-

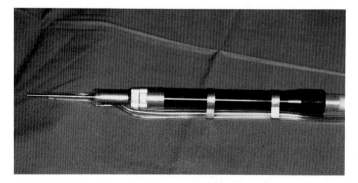

Abb. 2. Ausschnitt des Handapplikators zur Erzeugung der Vibration von 23 kHz-Wellenlänge mit integriertem Spül- und Absaugschlauch

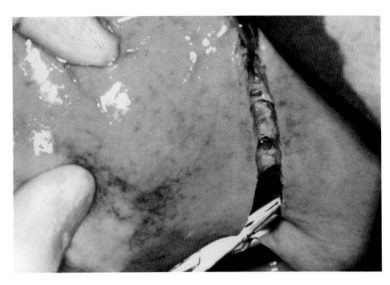

Abb. 3. "Grabenförmige" Resektionslinie der Leber mit kreuzenden Gallengängen sowie Blutgefäßen

verlustes zu riskieren (Abb. 3). Durch spezielle abgewinkelte Operationsspitzen können auch unübersichtliche Regionen angegangen werden.

Der Vorteil der Leberresektion durch Ultraschallschneidung gegenüber der bisherigen anatomischen Leberresektion liegt darin, daß 1. atypische Resektionen möglich sind, ohne die zentralen Gefäße vorher aufzusuchen (Tabelle 3). Insbesondere bei der Versorgung traumatischer subtotaler Leberabtrennungen ist dieses zur Begradigung der Resektionsflächen mit gezielter Unterbindung der Gallengänge und kleinsten Gefäße von Vorteil. Zur Vergrößerung der Fraktur um zentrale Gefäßöffnungen nach Stichverletzungen oder Leberkontusionen bietet sich die Ultraschallschneidung geradezu an, da hier zirkulär der Verletzungskrater unter Schonung der kreuzenden Gefäße und Gallengänge beliebig weit vergrößert werden kann. Der Zugang zur Gefäßeröffnung wird dadurch erleichtert. Die gefürchteten Komplikationen der postoperativen Sepsis durch die austretende Galle wird vermieden, da die Resektionsfläche trocken ist und das Versiegeln dieser Resektionsfläche mit Fibrinkleber sowie das Aufschweißen eines Kollagenvlieses keine spezielle Tamponade mit second-look-Operation mehr erforderlich macht.

Bei 39 Leberresektionen, die in den vergangenen Jahren in der Chirurgischen Klinik der Universität Göttingen durchgeführt wurden, waren auch 5 Resektionen wegen sonstiger benigner Ursache, in der Regel Stichverletzungen der Leber oder stumpfe Bauchtraumen.

Tabelle 3. Vorteile der Leberresektion durch "Ultraschallschneidung"

1. atypische Resektion möglich
2. relativ geringer Blutverlust
3. gezielte Ligatur auch kleiner Gallengänge und Gefäße
4. glatte Resektionsfläche

Der Einsatz des sogenannten Ultraschallskalpells in der Therapie des stumpfen Lebertraumas bleibt sicher einzelnen Fällen vorbehalten, dennoch bringt diese Art der Leberresektion, wenn immer sie erforderlich ist, ein hohes Maß an Sicherheit, da durch die Vergrößerung der Leberwunde keine weiteren Zerstörungen der Gallengänge sowie der Blutgefäße stattfinden.

Leber und Gallengangsystem

A. Fritsch

I. Chirurgische Universitätsklinik, Allgem. Krankenhaus der Stadt Wien (Vorstand: Prof. Dr. med. A. Fritsch), Alserstraße 4, D-1090 Wien

(Manuskript nicht eingegangen)

Organerhaltender Eingriff bei Abdominaltrauma: Milz

M. Dürig und F. Harder

Allgemeinchirurgische Klinik der Universität, Department Chirurgie (Vorsteher: Prof. Dr. F. Harder), Kantonsspital, CH-4031 Basel

Zu den klinisch bedeutendsten Folgen des Milzverlustes gehört die Postsplenektomie-Sepsis, die Patienten aller Altersklassen treffen kann. Auch wenn sie mit einer Incidenz von 0,08/ 100 Patientenjahre im eigenen Krankengut relativ gering erscheint, sollte die Erhaltung der verletzten Milz angestrebt werden.

Hierbei ist die *konservative* Behandlung einer selektionierten Patientenzahl vorbehalten, bedarf einer intensiven Überwachung und sollte abgebrochen werden, wenn der Blutbedarf 2 l überschreitet. Auf Grund der segmentalen Gefäßverteilung der Milz ist bei Organrissen die *primäre Naht* oder die *Segmentresektion* ohne Funktionsverlust möglich. Mit diesen Maßnahmen konnten wir 48% von 63 verletzten Milzen zwischen 1980 und 1987 erhalten.

Eine *Splenektomie* ist nur dann indiziert, wenn sie von ihrer Gefäßversorgung ausgeschlossen ist oder die Versorgung des Mehrfachverletzten andere Prioritäten verlangt.

Die Funktionstüchtigkeit *linearer Autotransplantate* ist im Hinblick auf ihre Infektabwehr umstritten. Unsere eigenen Untersuchungen deuten darauf hin, daß die ausgeprägte, histologisch nachweisbare Fibrose mit einem Funktionsverlust verbunden ist. Szintigraphisch ist die Phagocytoseleistung der Replantate gegenüber den erhaltenen oder teilresezierten Milzen um ein 10faches vermindert.

Seit 1980 wurden an unserer Klinik 63 Milzrupturen diagnostiziert. 15 Milzen mußten primär entfernt werden. Bei 14 Parenchymnähten hatte eine Nachblutung die Splenektomie zur Folge. Darüber hinaus konnten 10 Teilresektionen vorgenommen werden. Von 8 nichtoperativ behandelten Rupturen waren 1 sekundäre Teilresektion wegen Cystenbildung und 1 Embolisation bei behandlungsbedürftiger Lungenembolie erforderlich. Autologes Milzgewebe wurde bis 1983 bei 15 Patienten replantiert. Die Spätkontrollen zeigen eine deutliche Funktionseinschränkung.

Organ- und funktionserhaltende Eingriffe bei Pankreasverletzungen

E.H. Farthmann, R. Kirchner, H. Keller, H.J. Mappes und A. Imdahl

Abt. Allgemeine Chirurgie mit Poliklinik der Chirurgischen Universitätsklinik (Direktor: Prof. Dr. med. E.H. Farthmann), Hugstetterstraße 55, D-7800 Freiburg

Infolge seiner retroperitonealen Lage ist das Pankreas im Vergleich zu intraperitonealen Organen seltener von Verletzungen betroffen. Bei 265 Laparotomien wegen stumpfen Bauchtraumas, die von 1978 bis 1987 in unserer Klinik durchgeführt wurden, fanden sich 449 intraabdominale Organverletzungen. Davon waren 48 (10,7%) Pankreasverletzungen.

Art und Ausmaß der Verletzungen variieren von nicht unbedingt therapieerfordernden Läsionen bis zu fataler Organzerstörung. Während die Letalität eher die Anzahl und Schwere der Begleitverletzungen widerspiegelt, ist die hohe Morbidität durch die Pankreasverletzung selbst bedingt.

Die erste Mitteilung einer Pankreasverletzung mit Querdurchtrennung des Parenchyms stammt von Travers aus dem Jahre 1827 [26]. Die Diagnose wurde erst bei der Obduktion gestellt. 1905 folgte der erste Rekonstruktionsversuch einer Pankreasgangruptur durch Garré [10]. Mayo gelang 1913 die erfolgreiche operative Behandlung einer Gangverletzung durch distale Resektion [21]. In der Folge haben Kriegserfahrungen, die steigende Anzahl von Verkehrsunfällen sowie insbesondere in den USA der zivile Gebrauch von Schußwaffen die Erfahrungen mit stumpfen und penetrierenden Pankreasverletzungen erweitert.

Unfallarten

Unter den Unfallursachen dominieren Decelerationstraumen, überwiegend Verkehrsunfälle. So verunfallten 81,3% unserer Patienten als Pkw-Fahrer, Fußgänger oder Motorradfahrer (Tabelle 1). Meist waren jugendliche Erwachsene betroffen. Häufigste Ursache der Pankreas-

Tabelle 1. Unfallarten von Pankreasverletzungen durch stumpfes Bauchtrauma (1978–1987; n = 48)

Unfallart	n	%
Pkw	20	41,7
Fußgänger	11	22,9
Motorrad	8	16,7
Fahrrad	5	10,4
Sport	3	6,3
Arbeitsunfall	1	2,0

verletzungen bei Kindern war der Fahrradunfall. In allen Fällen handelte es sich um stumpfe Bauchtraumen.

Bemerkenswert ist ein Häufigkeitsvergleich der Unfallmechanismen mit amerikanischen Statistiken (Tabelle 2). Obwohl unsere Patientenzahl im Vergleich klein ist, kann das gegensätzliche Verhältnis von penetrierenden und stumpfen Traumen als repräsentativ angesehen werden.

Art der Verletzung

Unter Berücksichtigung von Verletzungsart und Lokalisation lassen sich Pankreasverletzungen nach Lucas [17] in vier Schweregrade einteilen:

1. Kontusion, Hämatom, peripherer umschriebener Parenchymeinriß bei intaktem Gangsystem,
2. distale Parenchymzerreißung mit Gangläsion oder Querdurchtrennung,
3. proximale Parenchymzerreißung mit Gangläsion oder Querdurchtrennung ohne Duodenalverletzung,
4. Zerreißung von Pankreaskopf und Duodenum

Nach dieser Einteilung hatten 62,5% unserer Patienten leichtere Verletzungen ohne Gangläsion, während bei 37,5% der Pankreasgang mit betroffen war (Tabelle 3). Die 48 Pankreasverletzungen waren mit insgesamt 79 intraabdominalen Begleitverletzungen kombiniert, an erster Stelle Milz- und Leberrupturen.

Tabelle 2. Häufigkeit der Verletzungsmechanismen des Pankreas; Vergleich der eigenen Statistik mit der amerikanischer Autoren [11, 12, 14, 25]

	Jahr	Patienten	Stumpf	Penetrierend
Heitsch	1976	100	23%	77%
Graham	1978	448	25%	75%
Jones	1978	300	21%	79%
Stones	1981	283	23%	77%
UKF		48	100%	0%

Tabelle 3. Einteilung der Pankreasverletzungen in Schweregrade nach Lucas

Grad	n	%	
I	30	62,5	
II	11	22,9	
III	5	10,4	37,5
IV	2	4,2	
Gesamt	48	100	

Diagnostik

Während bei penetrierenden Bauchverletzungen die Laparotomie die Pankreasverletzung aufdeckt, ist die Diagnose nach stumpfem Bauchtrauma schwierig. Zunächst kann jede Symptomatik fehlen, wenn nicht eine intraabdominelle Blutung eintritt.

Die Anamnese über Art und Schwere des Traumas und sichtbare Verletzungsfolgen wie Prellmarken und Hämatome geben erste Hinweise. Im Vordergrund steht die engmaschige klinische Kontrolle. Erhöhte Amylasewerte sind wenig hilfreich, weil sie in 70% nach stumpfem Bauchtrauma auftreten und Normalwerte Pankreasläsionen nicht ausschließen [22].

Ultraschall und Computertomographie eignen sich eher zum Nachweis von Komplikationen der Pankreasverletzungen. Prinzipiell kann mittels präoperativer ERCP eine Pankreasgangläsion und ihre Lokalisation festgestellt werden. Die meisten Pankreasverletzungen werden jedoch erst intraoperativ diagnostiziert.

Operative Therapie

Nach Blutstillung und Ausschluß weiterer intraperitonealer Verletzungen erfolgt die Exploration des Pankreas. Sie ist obligat nach stumpfem Bauchtrauma mit Hämatomen in der Bursa omentalis, im kleinen Netz, in Ligamentum gastro-colicum und im Mesocolon transversum. Die Spaltung des Ligamentum gastro-colicum, die Mobilisierung von Pankreaskopf und Duodenum nach Kocher sowie die stumpfe Dissektion von Milz und Pankreasschwanz aus dem Retroperitoneum nach Durchtrennung der peritonealen Anheftungen der Milz ermöglichen eine visuelle und palpatorische Exploration von ventral und dorsal (Abb. 1, 2).

Entscheidend für eine initial definitive Behandlung ist der Nachweis oder Ausschluß einer Gangläsion. Wenn nicht eine komplette Durchtrennung des Parenchyms vorliegt oder die Gangverletzung mit Austritt von Pankreassekret sichtbar ist, muß sie bei mehr als 50%iger Ruptur des Parenchyms angenommen werden. Sehr wahrscheinlich ist sie bei perforierenden zentralen Läsionen sowie bei ausgedehnter Parenchymzertrümmerung.

Der Nachweis kann mit Hilfe der intraoperativen Pancreaticographie erbracht werden, die nach Duodenotomie über die Papilla Vateri oder nach Pankreasschwanzresektion durch den Gang im Bereich der Resektionsfläche erfolgen kann. In einer vergleichenden Unter-

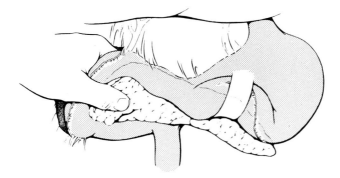

Abb. 1. Bidigitale Palpation des Pankreaskopfes nach Kocher-Manöver (Aus: Chirurg (1985) 56.688–694)

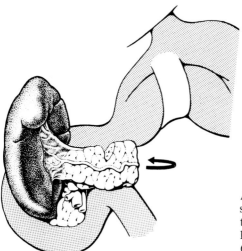

Abb. 2. Mobilisierung von Milz und Pankreasschwanz nach Spaltung der lateralen peritonealen Anheftung zur Inspektion der Pankreashinterseite (Aus: Chirurg (1985) 56: 688–694)

suchung konnten durch die Anwendung der intraoperativen Pancreaticographie die postoperative Morbidität und Letalität deutlich gesenkt werden [4]. Als Alternative kommt die intraoperative ERP in Betracht.

Die Behandlungsprinzipien der Pankreasverletzungen sind: Blutstillung, Debridement, Rekonstruktion wenn möglich, Resektion wenn notwendig, sichere interne oder externe Drainage des Pankreassekretes. Die Verfahrenswahl wird durch Lokalisation und Ausmaß der Verletzung bestimmt. Dabei ist entscheidend, ob der Pankreasgang beteiligt ist. Außerdem müssen Anzahl und Schwere von Begleitverletzungen sowie das Zeitintervall zwischen Trauma und Operation berücksichtigt werden.

Kontusionen, Hämatome und kleinere Kapseleinrisse können durch externe Drainage behandelt werden. Parenchymeinrisse ohne Gangverletzung werden nach Debridement und Blutstillung durch Naht verschlossen. Eine ausgiebige Drainage des Wundgebietes ist obligat.

Für die Rekonstruktion von Pankreasverletzungen mit Gangdurchtrennung wurde eine Vielzahl von Methoden angegeben (Tabelle 4). Rekonstruktionsversuche von Gangverletzungen sind nach allgemeiner Erfahrung mit schwerwiegenden Komplikationen wie Fistelbildung, Pseudocysten und Gangstriktur behaftet [2]. Daher ist bei Pankreasgangläsionen im Corpus- und Schwanzbereich die distale Resektion – meist mit Splenektomie – die Methode der Wahl (Abb. 3). Sie gewährleistet sichere Blutstillung und komplette Entfernung von Nekrosen. Endokrinologische und metabolische Funktionseinbußen sind nach Resektion von bis zu 80% des Pankreasparenchyms nicht zu befürchten [2, 14]. Die Anastomose des Stumpfes mit einer Roux-Y-Schlinge ist indiziert, wenn bei gleichzeitiger Pankreaskopfkontusion eine Abflußstörung in das Duodenum nicht ausgeschlossen werden kann.

Für proximale Durchtrennungen rechts der oberen Mesenterialgefäße kommen verschiedene Verfahren in Betracht. Mit dem Ziel der Organerhaltung wird das proximale Segment durch Naht verschlossen und das distale in eine Roux-Schlinge drainiert (Abb. 4). Ist der

Tabelle 4. Rekonstruktionsmethoden nach Pankreasverletzungen [7, 13, 18, 20, 23]

Distale Pancreaticojejunostomie	Letton u. Wilson	1959
Kanülierung des Ganges, Sphincterotomie	Doubilet u. Mulholland	1959
Kanülierung des Ganges, Sphincterotomie, Nahtrekonstruktion des Pankreas	Pelligrini u. Stein	1961
Proximale und distale Pancreaticojejunostomie mit Roux-Schlinge	Jones u. Shires	1965
Kanülierung des Ganges, Nahtrekonstruktion von Gang und Kapsel	Martin, Henderson u. Welsh	1968

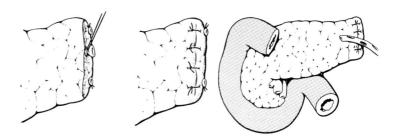

Abb. 3. Distale Resektion: Versorgung nach Schwanzresektion und Splenektomie durch Umstechungsligatur des Ductus Wirsungianus und Parenchymnaht; Zustand nach Resektion und Drainage (Aus: Chirurg (1985) 56:688–694)

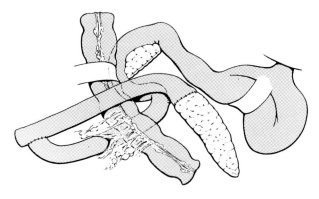

Abb. 4. Nahtverschluß des proximalen Pankreasstumpfes und distale Pancreaticojejunostomie End-zu-End mit einer Roux-Schlinge (Aus: Chirurg (1985) 56:688–694)

Sekretabfluß infolge einer Kopfkontusion über die Papilla Vateri nicht gesichert, kann durch eine bilaterale Pancreaticojejunostomie nach Jones und Shires sowohl das proximale als auch das distale Segment in eine Jejunumschlinge abgeleitet werden [13]. Unter dem Aspekt der Milzerhaltung eignen sich diese Verfahren insbesondere für Kinder [24]. Bei Pankreaskopfverletzungen mit Gangläsion und intakter Pankreashinterwand ist die lateroterminale Pancreaticojejunostomie mit einer Roux-Schlinge theoretisch möglich, praktisch aber selten durchführbar.

Den organerhaltenden Operationen steht die subtotale Linksresektion gegenüber. Sie wird mit dem Argument der größeren Sicherheit empfohlen. Die Verfahrenswahl im Einzelfall orientiert sich am Gesamtzustand des Patienten und dem Ausmaß der lokalen Traumatisierung durch stumpfe oder penetrierende Verletzung.

Problematisch ist die chirurgische Versorgung von Kombinationsverletzungen von Pankreas, Duodenum und Gallenwegen (Schweregrad IV nach Lucas). Das Spektrum der operativen Maßnahmen reicht von der direkten Nahtrekonstruktion über die duodenale Ausschaltung (Divertikulisierung) bis zur Duodenopankreatektomie. Über die Ergebnisse der einzelnen Verfahren gibt es wenig Daten, da Kombinationsverletzungen selten und kaum miteinander vergleichbar sind [8].

Bei Verletzung von Pankreaskopf und Duodenum ohne Gangbeteiligung kann die primäre Nahtrekonstruktion mit ausgiebiger externer Drainage ausreichen. Komplexe Verletzungen mit Zertrümmerung des Pankreaskopfes, Devaskularisierung des Duodenums und Ausriß des Ductus Wirsungianus können die Duodenopankreatektomie erfordern. Unter dem Blickwinkel der Organerhaltung und der Einfachheit stellen die Verfahren zur duodenalen Ausschaltung eine sinnvolle Alternative dar. Das Prinzip besteht in der kompletten Umleitung des Mageninhaltes, um das Volumen im Duodenum und die Stimulation von Galle und Pankreassekret zu reduzieren. Dadurch soll auch der Gefahr einer lateralen Duodenalfistel vorgebeugt werden. Nach Berne erfolgt dies durch Antrumresektion, Gastroenterostomie und Vagotomie, T-Drainage des Ductus choledochus und Katheter-Duodenostomie (Abb. 5) [3]. Das weniger aufwendige Verfahren nach Vaughan bewirkt eine vorübergehende duodenale Ausschaltung durch Nahtverschluß des Pylorus über einer Gastrotomie, die zur Anlage einer Gastrojejunostomie benutzt wird (Abb. 6) [27].

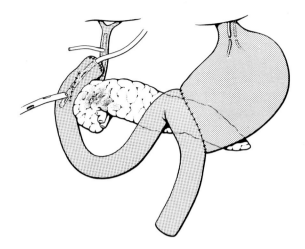

Abb. 5. Ausschaltungsoperation nach Berne bei Kombinationsverletzung (Aus: Chirurg (1985) 56:688–694)

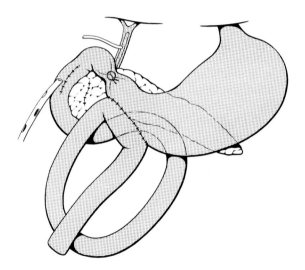

Abb. 6. Ausschaltungsoperation nach Vaughan bei Kombinationsverletzung (Aus: Chirurg (1985) 56:688–694)

Prognose

Die Letalität nach Pankreasverletzungen beträgt etwa 14% bis 20% [1, 11, 19]. Sie steigt bei komplexen Kombinationsverletzungen von Pankreas, Duodenum und Gallengang auf 40% und mehr an [2, 15, 25]. Die Komplikationsraten liegen recht einheitlich bei 30% [1, 4, 5, 19].

Die Prognose der Pankreasverletzung selbst wird von ihrem Ausmaß und ihrer Lokalisation bestimmt. Heitsch beobachtete bei 41 Patienten mit Pankreaskopfläsionen eine Letalität von 24%, während sie bei 43 Patienten mit distalen Verletzungen nur 16% betrug [12]. Nach Wynn war beim Schweregrad I nach Lucas keine Morbidität und Letalität zu verzeichnen [28]. Mit zunehmendem Verletzungsausmaß stiegen die Morbiditäts- und Letalitätsraten an und erreichten jeweils 100% beim Schweregrad IV.

Stumpfe und penetrierende Traumen haben etwa gleich hohe Letalitätsraten. Nach penetrierenden Verletzungen streuen die Raten jedoch erheblich. So beträgt die Letalität nach Stichverletzungen etwa 7% und erreicht nach Schußverletzungen je nach Art der Waffe 18% bis 50% [11, 14].

Graham korrelierte bei 411 Patienten mit Pankreasverletzungen die Anzahl der Begleitverletzungen mit der Letalität. Bei fehlender oder einer Begleitverletzung betrug sie 1,4% und stieg auf 13,5% bzw. 27,5% an, wenn drei oder mehr Begleitverletzungen vorlagen [11].

Eine vergleichende Untersuchung von Stone [25] zeigt, daß die Prognose auch von der Wahl des Operationsverfahrens bestimmt wird. Nach distaler Resektion in 29 Fällen betrug die Morbidität 13,8%, alle Patienten überlebten. Von 7 Patienten mit vergleichbaren Pankreasverletzungen und organerhaltenden Operationsverfahren hatten 5 (71,4%) Komplikationen und 3 (43%) verstarben.

In einer Statistik über 131 Patienten stellte Frey fest, daß Blutung und Schock infolge von Begleitverletzungen mit 56% die häufigsten Todesursachen waren. Letale Komplikationen infolge der Pankreasverletzung standen mit 30% an zweiter Stelle [9].

Nach einer Sammelstatistik von 509 Patienten von Kerry und Glas errechnet sich für solitäre Pankreasverletzungen eine Letalität von 14%, für solitäre Duodenalverletzungen von 25%. Nach Kombinationsverletzungen von Pankreas und Duodenum beträgt sie mit 54% mehr als das Doppelte [16].

Korreliert man die nach Kombinationsverletzungen angewandten Operationsverfahren mit der Letalität (Tabelle 5), so scheinen Ausschaltungsoperationen ein günstigeres Ergebnis zu haben als die Duodenopankreatektomie. Ursache kann eine Selektion durch das

Tabelle 5. Operationsverfahren und Letalität nach Kombinationsverletzungen [3, 6, 15, 25, 27]

Duodenopankreatektomie		Pat.	Let.	Divertikulisierung		Pat.	Let.
Graham	1978	7	14%	Berne	1974	50	16%
Stone	1981	3	100%	Vaughan	1977	75	19%
Cogbill	1982	1	0%	Cogbill	1982	8	12%
Jones	1985	8	37%	Jones	1985	5	20%

Tabelle 6. Therapieempfehlungen bei Pankreasverletzungen entsprechend Verletzungsausmaß und Lokalisation

Verletzungsausmaß	Operationsverfahren
Kontusion, Hämatom, Kapseleinriß	alleinige externe Drainage
Parenchymeinrisse ohne Gangläsion	Debridement, Blutstillung, Naht
Parenchymeinrisse mit Gangläsion (Corpus-Schwanz)	distale Resektion, evtl. Anastomose mit Roux-Schlinge
Proximale Gangverletzungen	subtotale Resektion oder Nahtverschluß proximal und distale Drainage in Roux-Schlinge

möglicherweise geringere Verletzungsausmaß und der geringere operative Aufwand der Divertikulisierung sein.

Die Letalität unserer Patienten beträgt 16,6% (8/48). Vier Patienten starben am hämorrhagischen Schock infolge schwerer Begleitverletzungen. In drei Fällen führte eine Sepsis zum letalen Ausgang. Einmal war ein schweres Schädel-Hirn-Trauma Todesursache. Die Tatsache, daß kein Todesfall nach Resektion von Pankreaskopf bzw. Duodenum eintrat, dürfte der kleinen Fallzahl zuzuschreiben sein. 23 (48%) Patienten entwickelten Komplikationen, in 16 Fällen pankreasspezifisch (achtmal Sepsis, viermal subphrenischer Absceß, zweimal Pseudocyste, einmal Fistel, einmal Pankreasabsceß), in 7 Fällen cardiopulmonal.

Therapieempfehlungen

Aus den Literaturdaten und den eigenen Erfahrungen lassen sich für die häufigsten Pankreasverletzungen Therapiempfehlungen ableiten (Tabelle 6). Generell und besonders bei seltenen Kombinationsverletzungen sollte das therapeutische Vorgehen individualisierend sein. Resezierende und organerhaltende Operationsmethoden rivalisieren nicht, sondern können nach dem Prinzip eingesetzt werden: Rekonstruktion wenn möglich; Resektion wenn notwendig.

Literatur

1. Anane-Sefah J, Norton LW, Eiseman B (1975) Operative choice and technique following pancreatic injury. Arch Surg 110:161
2. Balasegaram M (1979) Surgical management of pancreatic trauma. Curr Probl Surg Dec 16, 12:1
3. Berne CJ, Donovan AJ, White EJ, Yellin AE (1974) Duodenal "diverticulization" for duodenal and pancreatic injury. Am J Surg 127:503
4. Berni GA, Bandyk DF, Oreskovich MR, Carrico CJ (1982) Role of intraoperative pancreatography in patients with injury to the pancreas. Am J Surg 143:602

5. Campbell R, Kennedy T (1980) The management of pancreatic and pancreaticoduodenal injuries. Br J Surg 67:845
6. Cogbill TH, Moore EE, Kashuk JL (1982) Changing trends in the management of pancreatic trauma. Arch Surg 117:722
7. Doubilet H, Mulholland JH (1959) Surgical management of injury to the pancreas. Ann Surg 150:854
8. Feliciano DV, Martin TD, Cruse PA, Graham JM, Burch JM, Mattox KL, Bitondo CG, Jordan GL (1987) Management of combined pancreaticoduodenal injuries. Ann Surg 205:673
9. Frey CH (1982) Trauma to the pancreas and duodenum. In: Blaisdell FW, Trunkey DD (eds) Trauma management, Vol I. Abdominal trauma. Thieme, Stuttgart New York
10. Garré G (1905) Totaler Querriß des Pankreas durch Naht geheilt. Beitr Klin Chir 46:233
11. Graham JM, Mattox KL, Jordan GL (1978) Traumatic injuries of the pancreas. Am J Surg 136:744
12. Heitsch RC, Knutson CO, Fulton RL, Jones CE (1976) Delineation of critical factors in the treatment of pancreatic trauma. Surgery 80:523
13. Jones RC, Shires GT (1965) The management of pancreatic injuries. Arch Surg 90:502
14. Jones RC (1978) Management of pancreatic trauma. Ann Surg 187:555
15. Jones RC (1985) Management of pancreatic trauma. Am J Surg 150:698
16. Kerry RL, Glas WW (1962) Traumatic injuries of the pancreas and duodenum. Arch Surg 85:813
17. Lucas CE (1977) Diagnosis and treatment of pancreatic and duodenal injury. Surg Clin North Am 57:49
18. Letton AH, Wilson JP (1959) Traumatic severance of pancreas treated by Roux-Y anastomosis. Surg Gynecol Obstet 109:473
19. Majeski JA, Tyler G (1980) Pancreatic trauma. Am Surg 46:593
20. Martin LW, Henderson BM, Welsh N (1968) Disruption of the head of pancreas caused by blunt trauma in children: A report of two cases treated with primary repair of the pancreatic duct. Surgery 63:697
21. Mayo WJ (1913) The surgery of the pancreas. Ann Surg 58:145
22. Moretz JA, Campbell DP, Parker DE et al. (1975) Significance of serum amylase level in evaluating pancreatic trauma. Am J Surg 130:739
23. Pellegrini NJ, Stein IJ (1961) Complete severance of the pancreas and its treatment with repair of the main pancreatic duct of Wirsung. Am J Surg 101:707
24. Robey E, Mullen JT, Schwab CW (1982) Blunt transection of the pancreas treated by distal pancreatectomy, splenic salvage and hyperalimentation; four cases and review of the literature. Ann Surg 196:695
25. Stone HH, Fabian TC, Satiani B, Turkleson ML (1981) Experiences in the management of pancreatic trauma. J Trauma 21:257
26. Travers B (1827) Rupture of the pancreas. Lancet 12:384
27. Vaughan GD, Frazier OH, Graham DY et al. (1977) The use of pyloric exclusion in the management of severe duodenal injuries. Am J Surg 134:785
28. Wynn M, Hill DM, Miller DR, Waxman K, Eisner ME, Gazzaniga AB (1985) Management of pancreatic and duodenal trauma. Am J Surg 150:327

Die organerhaltende Therapie beim Nierentrauma

K. Bandhauer

Klinik für Urologie (Direktor: Prof. Dr. K. Bandhauer), Kantonsspital, CH-9007 St. Gallen

Die Darstellung der Problematik von Nierenverletzungen muß einerseits die anatomischen und funktionellen Besonderheiten der Niere, die für die Abklärung von Verletzungen zur Verfügung stehenden und rationell einsetzbaren diagnostischen Möglichkeiten und die für die primäre oder sekundäre Versorgung anwendbaren Therapieverfahren berücksichtigen, andererseits aber im Falle eines Polytraumas die Wertigkeit der Nierenverletzung zu anderen nicht selten gravierenderen und akut lebensbedrohlichen Verletzungen aufzeigen.

Die Häufigkeit der Nierenverletzungen liegt bei dem allgemeinen Unfallkrankengut zwischen 0.9% und 2,5%, wobei im eigenen Krankengut 0,8% aller Unfallpatienten Nierenverletzungen aufwiesen. Die Häufigkeit von Begleitverletzungen beim stumpfen Nierentrauma liegen nach den Zusammenstellung von Jakse bei etwa 65%, wobei intraabdominelle Begleitverletzungen in 13%, Knochenverletzungen und Schädel-Hirn-Trauma in 17% und eine Kombination dieser beiden Verletzungsarten in etwa 35% vorkommen. Deutlich häufiger sind Begleitverletzungen bei den perforierenden Nierentraumen und liegen nach Carlton bei etwa 81%.

Die Diagnostik der Nierenverletzung

Verletzungen der Nieren sind durch die verbesserten Verfahren nicht nur exakter erfaßbar, sondern damit auch einer gezielteren Therapie zugänglich. Durch den rechtzeitigen Einsatz der diagnostischen Möglichkeiten wächst vor allem die Chance zur organerhaltenden Therapie, eine Zielsetzung, welche bei der Behandlung des Nierentraumas absolute Priorität genießen soll.

Obwohl es kein einheitliches Abklärungsschema gibt, das für alle Formen der Nierenverletzung verbindlich ist, ergeben sich aufgrund der spezifischen Aussagekraft der verschiedenen diagnostischen Verfahren unterschiedliche Prioritäten:

1. Ultraschall,
2. Computertomographie,
3. I.v. Pyelogramm,
4. Arteriographie,
5. Digitale Subtraktionsangiographie (DSA).

Das am schnellsten durchführbare und am wenigsten invasive Verfahren ist die Sonographie. Sie kann bereits in der Notfallstation und vor allem auch unabhängig von den aktuellen Kreislaufverhältnissen eingesetzt werden. Sie ermöglicht einen schnellen Überblick über den Zustand der paranchymatösen intra- und retroperitonealen Organe. Diesen scheinbar idealen Voraussetzungen stehen aber deutliche Vorbehalte gegenüber. Abgesehen von den technischen Notwendigkeiten, d.h. der Verfügbarkeit eines für die Nierendiagnostik geeigneten Sonographiegerätes benötigt die Interpretation des Echomusters in der Traumatologie große Erfahrung. Darüberhinaus erlaubt die Ultraschalluntersuchung keine Aussage über die Nierenfunktion und besitzt damit für das weitere therapeutische Vorgehen beim Nierentrauma nur einen beschränkten Aussagewert. Wir betrachten deshalb die Sonographie als wichtiges Screening-Verfahren, vor allem bei der Erstdiagnostik des Polytraumas, sehen sie aber nicht als alleinige Methode zur Therapieplanung sowohl bei der isolierten Nierenverletzung als auch beim Polytrauma.

Die Computertomographie hat sich als ideale primäre diagnostische Methode sowohl bei der isolierten Nierenverletzung als auch beim Polytrauma etabliert. Sie erlaubt eine umfassende, nicht invasive Diagnostik und mit dem Einsatz der Kontrastmittelinjektion auch eine ausreichende funktionelle Beurteilung der Nieren. Die gleichzeitige Möglichkeit, den übrigen Retroperitonealraum und die intraperitonealen Organe zu erfassen, stellt heute die Computertomographie eindeutig in den Mittelpunkt der Diagnostik beim Nierentrauma und kann auch bei ausreichenden Kreislaufverhältnissen und schwierigen Lagerungsproblemen beim Polytraumatisierten mit sehr gutem Erfolg eingesetzt werden.

Die Ausscheidungsurographie, welcher vor der Einführung der Computertomographie eine dominierende Stellung in der Diagnostik des Nierentraumas zugekommen war, hat nurmehr dann Bedeutung, wenn im Rahmen der Akutdiagnostik kein CT zur Verfügung steht oder wenn die Untersuchung im Notfallraum durchgeführt werden muß. In Verbindung mit der konventionellen Tomographie kann die Ausscheidungsurographie – stabile Kreislauf- und Blutdruckverhältnisse vorausgesetzt – durch die Kontrastmittelausscheidung die Schwere der Läsion darstellen und gleichzeitig einen Überblick über die Situation im retroperitonealen Raum (Blutungen, Wirbelfrakturen etc.) wiedergeben. Darüberhinaus kann mit ihrer Hilfe der untere Harntrakt dargestellt werden. So kann sie z.B. bei gleichzeitigen Beckenverletzungen durch die Stellung der Blase wichtige Aufschlüsse über die Situation im kleinen Becken bzw. über die Verletzung intrapelviner Harnröhrenabschnitte geben. Direkte Aussagen über die intraperitonealen Organe sind aber im Gegensatz zur Computertomographie nicht möglich.

Ebenfalls an Bedeutung verloren haben die angiographischen Darstellungen der Niere. Ihre Indikation besteht nurmehr beim Verdacht auf eine Gefäßläsion. Dabei steht weiterhin die konventionelle Arteriographie, vor allem die Übersichtsarteriographie im Vordergrund, da sie trotz einer größeren Invasivität als die digitale Subtraktionsangiographie in der Lage ist, auch kleinere Intimaverletzungen der Arteria renalis zu erfassen. Dieser diagnostische Vorteil ist bei den Fällen von Bedeutung, bei denen die posttraumatische Nierenarterienthrombose sich erst nach längerer Zeit auf dem Boden einer kleinen Intimaläsion entwickelt, bei denen also eine rechtzeitige operative Intervention die Erhaltung des funktionierenden Nierenparenchyms erlauben würde.

Der Einsatz der DSA ist beim isolierten Nierentrauma durchaus möglich, stellt aber beim Polytraumatisierten wegen der nur schwer beeinflußbaren Atemexkursionen ein diagnostisches Verfahren mit fraglichem Wert dar.

Die retrograde Pyelographie hat bei der Diagnostik des Nierentraumas keinen Platz und braucht heute nicht mehr diskutiert zu werden.

Die Klassifikation der Nierenverletzung

Mit den angeführten diagnostischen Möglichkeiten kann das Nierentrauma bezüglich seines Ausmaßes weitgehend beurteilt und damit auch einer Klassifikation zugeordnet werden. Zahlreiche Klassifikationen sind angegeben, uns erscheint die von Lutzeyer angegebene als die geeignetste, da sie auch eine Zuordnung therapeutischer Maßnahmen gestattet.

Die Therapie der Nierenverletzung

Die Therapieplanung des Nierentraumas, basierend auf einer zeitgerechten Diagnostik, muß sich nach zwei Zielen hin orientieren:
1. Die rasche Wiederherstellung bzw. Erhaltung normaler Kreislaufverhältnisse und damit die Sicherung der Nierenfunktion.
2. Die Erhaltung von möglichst viel funktionierendem Nierengewebe.

Die Aufrechterhaltung ausreichender Kreislaufverhältnisse stellt beim isolierten Nierentrauma nur selten ein schwerwiegendes Problem dar. Diese Tatsache beruht auf den anatomischen Verhältnissen des Perirenalraumes, der durch die Gerotasche Fascie und das Peritoneum so begrenzt wird, daß auch bei primär starken Blutungen in diesem Raum eine Selbsttamponade zu erwarten ist. Dies ist auch der Grund dafür, daß auch bei schweren Nierenverletzungen, wie Nierenzerreißung und sogar bei Nierenstielverletzungen, die Gefahr der akuten Verblutung gering ist. Bei einer Nierenverletzung ist daher im allgemeinen das Risiko einer überstürzten, unter dem Motto "Lebensrettung" durchgeführten Operation weitaus größer als das eines nach exakter Diagnostik vorgenommen, gezielten, auf den Verletzungsgrad bezogenen, aber um den Zeitraum der Diagnostik verzögerten Vorgehens.

Die anatomischen Verhältnisse der Niere, vor allem ihre Gefäßversorgung bietet sehr gute Voraussetzungen für organerhaltende Eingriffe, da sich die Niere in verschiedene Segmente unterteilen läßt und es sich bei den Nierenarterien um sogenannte Endarterien handelt. Im Gegensatz dazu ist allerdings der venöse Abfluß aus dem Nierenparenchym nicht im selben Maße segmentär aufgeteilt.

Prinzipiell stehen einander die konservativ exspektative und die primär operative Therapie gegenüber. Beide Verfahren haben mit dem Ziel einer Organerhaltung ihre klare, allgemein anerkannte Indikationsstellung, beide Verfahren werden aber auch bezüglich überlappender Anwendungsbereiche zum Teil heftig diskutiert.

Die konservativ exspektative Therapie

Das Paradebeispiel für die abwartend konservative Therapie ist die Nierenkontusion, gekennzeichnet durch eine Hämaturie bei intaktem Parenchym mit ungestörter Funktion und fehlendem oder nur umschriebenem subcapsulärem Hämatom. Bettruhe, Kreislaufüberwachung und bei gleichzeitigen Begleitverletzungen eine Antibioticaprophylaxe ist praktisch immer ausreichend für eine Restitutio ad integrum. Diese meist erfolgreiche Therapie darf aber nicht darüber hinwegtäuschen, daß Einzelfälle von scheinbaren Nierenkontusionen bekannt sind, bei denen kleine traumatische Intimaläsionen primär weder morphologisch noch funktionell erfaßt werden und bei denen eine nachfolgende Nierenarterienthrombose zu einem partiellen oder totalen Funktionsausfall führt. Trotz solcher Einzelfälle — eine exakte Häufigkeit dieses Ergebnisses ist nicht bekannt — sind bei einer sauber diagnostizierten Nierenkontusion mit ungestörter Nierenfunktion keine kurzfristigen funktionellen Nachkontrollen notwendig. Einerseits weil dadurch eine unverhältnismäßig große Anzahl unnötiger und kostenintensiver Maßnahmen notwendig wäre und andererseits, weil der Zeitpunkt der Thrombosebildung so wechselnd sein kann, daß eine rechtzeitige Erfassung und damit eine zeitgerechte Revaskularisierung nur schwer möglich ist. Wenn sich aber nach einem als Nierenkontusion klassifizierten Trauma eine plötzliche Schmerzsymptomatik im Bereich der betroffenen Niere einstellt, so ist eine rasche Überprüfung der Nierenperfusion am besten durch eine Computertomographie notwendig.

Ebenfalls als Domäne der konservativ abwartenden Therapie ist die isolierte Parenchymruptur ohne Eröffnung des Nierenhohlsystems auch beim Nachweis eines deutlichen perirenalen Hämatoms anzusehen. Die Drainage eines nicht infizierten Hämatoms ist nicht notwendig, da es sich vollständig resorbiert und sich eine Restitutio ad integrum ohne Spätfolgen einstellt. Sonographische Verlaufskontrollen sind aber kurzfristig angezeigt, um eine starke Größenzunahme der Hämatombildung nicht zu übersehen. Therapeutisch gilt das gleiche Schema wie bei der Nierenkontusion und natürlich ist auch in diesen Fällen an die Möglichkeit einer Intimaläsion mit nachfolgender Thrombosebildung zu denken.

Das konservative Vorgehen ist auch bei der Parenchymläsion mit kleinen Harnextravasaten möglich. Da in diesen Fällen aber die Gefahr eines infizierten Hämatoms mit nachfolgenden Narbenbildungen und allenfalls einer Concretio renis groß ist, muß bei Infektzeichen und sonographischer Zunahme des perirenalen Hämatoms, die Freilegung der Niere mit der Zielsetzung eines Verschlusses der Ruptur und einer Drainage des retroperitonealen Raumes vorgenommen werden, um damit die besten Voraussetzungen für die Erhaltung eines gut funktionierenden Organs zu schaffen.

Die operative Therapie des Nierentraumas

Bei ausgedehnten Harnextravasaten in ein perirenales Hämatom, bei Nierenabrissen mit schlecht durchbluteten Anteilen, bei ausdehnten Nierenzerreißungen und beim Nierenstielabriß ist die operative Versorgung mit unbedingter Zielsetzung der Erhaltung eines funktionierenden Organs als primäre Behandlungsmaßnahme anzusehen. Gegner dieser aktiven Therapieauffassung führen vor allem drei Argumente für ihre eher konservative Einstellung an:

1. Die Gefahr einer durch die Freilegung des verletzten Organs entstehenden profusen Blutung mit einer daraus resultierenden Notfallnephrektomie und unnützer Entfernung durchbluteter und funktionierender Nierenanteile.
2. Die durch die Parenchymnaht entstehenden Nekrosebezirke mit nachfolgendem über die traumatische Schädigung hinausgehenden Verlust von funktionierenden Nephronen und
3. das durch die Freilegung der traumatisierten Niere entstehende Infektrisiko.

Alle drei Argumente sind zwar berechtigt, können aber durch operationstechnische Maßnahmen soweit in den Hintergrund gedrängt werden, daß sie nur sehr beschränkt als Gegenindikation zur raschen operativen Versorgung von Nierentraumen anzusehen sind.

Ad 1: Die Freilegung einer traumatisierten Niere muß primär so erfolgen, daß vor der Mobilisierung des Organs der Nierenstiel dargestellt und in Fällen einer profusen Blutung auch temporär abgeklemmt werden kann. Dies gelingt in den meisten Fällen von einer erweiterten Flankenincision aus, erfordert aber mitunter die transperitoneale Erweiterung des Zuganges. Bei Begleitverletzungen interperitonealer Organe mit primärer Laparotomie kann der Gefäßstiel auch von einem Medianschnitt aus versorgt werden. Die Abklemmung des Gefäßstieles muß mit weichen Klemmen erfolgen. Bei unübersichtlichen Verhältnissen im Retroperitonealraum müssen auch mitunter die Aorta und die Vena cava freigelegt werden, um durch eine temporäre Abklemmung dieser Gefäße ein übersichtliches Operationsgebiet zu erhalten. Die Abklemmung des Nierenstiels soll keinesfalls über 30 min vorgenommen werden. Mit diesem operationstechnischen Vorgehen kann die Gefahr einer unnötigen Nephrektomie beseitigt werden. Schlecht durchblutete Nierenanteile können unter kontrollierter Ischämie des Organs entfernt werden und große Parenchymrisse versorgt werden.

Ad 2: Die Versorgung von einzelnen oder multiplen Parenchymläsionen erfolgt nach den üblichen chirurgischen Prinzipien und umfaßt die Abtragung traumatisch geschädigter, schlecht durchbluteter Nierenabschnitte, eine gute Blutstillung und eine Adaptation der Wundränder. Die bereits erwähnte segmentale arterielle Gefäßversorgung der Niere stellt die Grundlage für die großzügige Erhaltung gut durchbluteten und damit funktionierenden Nierengewebes dar. Eine diesbezügliche Kontrolle ist intraoperativ durch die Ultrasonographie möglich. Bei kleinen Läsionen ist sowohl die Parenchymadaptation als auch die Blutstillung relativ leicht zu erfüllen, während sich bei der Sanierung großer Rupturen Probleme ergeben, weil die damit immer verbundene Zerreißung der Nierenkapsel eine exakte Naht des Parenchyms wegen Durchschneiden der Fäden nicht erlaubt. Auch die Blutstillung ist in diesen Fällen sehr schwierig, da eine Adaptation der Wundflächen unmöglich und eine punktuelle Blutstillung der retrahierten Gefäße unmöglich ist. Für diese Situation bietet sich das aluplastische Vicryl-Netz an. Mit Hilfe dieses Netzes gelingt auch bei multiplen Rupturen und zerrissener Kapsel die Adaptation der Läsion und eine ausreichende Blutstillung, ohne daß ausgiebige Gewebsnekrosen zu erwarten sind. Mit der Verwendung dieses Netzes hat sich die Möglichkeit zur organerhaltender Chirurgie bei ausgedehnten Nierenverletzungen deutlich verbessert.

Ad 3: Das Risiko eines durch die Freilegung des traumatisierten Organs auftretenden Infektes kann durch eine ausgiebige Drainage des Operationsgebietes klein gehalten werden.

Unter Berücksichtigung dieses operationstechnischen Vorgehens ist die großzügige Indikation zur operativen Versorgung von Nierenläsionen berechtigt, da einerseits auch schwere Rupturen organerhaltend behandelt und andererseits späte Funktionseinschränkungen verhindert werden können.

Multiple, bis in den Nierenhilus reichende Parenchymzerreißungen mit ausgedehnten Durchblutungsstörungen stellen dagegen ebenso wie schwere Blutungen aus dem Nierenstiel nach wie vor eine Indikation für die Nephrektomie dar, vorausgesetzt, daß die Funktion der kontralateralen Niere nachgewiesen und gewährleistet ist.

Die Verletzung des Gefäßstieles

Verletzungen des Gefäßstieles der Niere nehmen bezüglich Diagnostik und Therapie eine Sonderstellung ein, da sie in kurzer Zeit zu einem partiellen oder vollständigen, nicht mehr reparablen Funktionsverlust führen. Die Gefäßverletzungen, die isoliert oder gemeinsam mit einer Parenchymläsion auftreten, sind deshalb primär als diagnostische Herausforderung anzusehen. Dies gilt besonders für die Fälle, welche keine oder nur sehr geringe klinische Symptomatik aufweisen und bei denen eine Hämaturie fehlt, bei denen also primär keine Zeichen einer Gefäßstielverletzung vorliegt. Sonographisch kann die Nierenstielverletzung nicht erfaßt werden, eine Tatsache, der wir selbst in einem Fall zu wenig Beachtung geschenkt haben. Als die wichtigste primäre diagnostische Methode hat sich auch bei dieser Fragestellung die Computertomographie etabliert. Ein vollständiger oder partieller Ausfall funktionierenden Nierenparenchyms, gekennzeichnet durch ein fehlendes Kontrastmittelenhancement, läßt eine posttraumatische arterielle Läsion annehmen und erfordert eine radiologische Darstellung der Nierengefäße durch eine konventionelle Arteriographie oder eine digitale Subtraktionsangiographie. Für den Therapieplan und den Erfolg der Revascularisierung ist zwar das Zeitintervall zwischen Trauma und Diagnostik entscheidend, wie es aus der Statistik von Maggio und Brosman (1978) hervorgeht. Trotzdem ist es aber durchaus möglich, daß bereits kurze Zeit nach dem Trauma eine ausgedehnte Thrombosierung bis in die peripheren Segmentarterien der Nieren eingetreten ist. Cass u. Mitarb. verglichen ihr Krankengut mit posttraumatischem Nierenarterienverschluß vor 1969 mit einer damals noch verzögerten Diagnostik, mit einer Patientengruppe nach 1969 mit einer schnellen diagnostischen und therapeutischen Versorgung. Die Ergebnisse waren ernüchternd, zeigte sich doch, daß zwar das Zeitintervall zwischen Trauma und Diagnose der Nierenstielläsion von 48 h auf 5 h abgekürzt werden konnte, daß aber nur eine kleine Anzahl von Patienten für eine vasculäre Sanierung geeignet war und daß auch bei diesen Patienten die Nierenfunktion nur zu einem sehr geringen Teil – in der Größenordnung von maximal 25% – erhalten werden konnte. Als zeitliche Grenze innerhalb der eine Revascularisierung noch sinnvoll erscheint, wurden 12 h angegeben. Nach diesem Zeitpunkt werden erfolgreiche Vascularisierungen mit guter Spätfunktion nur ganz vereinzelt angegeben.

Die Häufigkeit einer posttraumatischen Hypertonie nach thrombotischem Verschluß der Arteria renalis ist aus den Literaturangaben nicht abzulesen und kann auch aus den eigenen Ergebnissen nicht schlüssig angegeben werden. Es läßt sich aber feststellen, daß sich die posttraumatische Hypertonie am häufigsten nach einer unvollständigen Revascularisierung mit einer erhöhten Reninsekretion im Sinne eines Goldblatthochdrucks entwickelt, während ein vollständiger thrombotischer Verschluß der Hauptarterie mit Totalinfarzierung der Niere nur selten von einer Hypertonie gefolgt ist. Deshalb ist die primäre Nephrektomie beim posttraumatischen Verschluß der Arteria renalis mit vollständiger Durchblutungsstörung nicht unbedingt notwendig, sollte allerdings bei bereits freigelegtem Organ dann vorgenommen werden, wenn eine Revascularisierung unmöglich ist. Bei Organerhaltung und Revascularisierung ist eine über Jahre gehende Blutdruckkontrolle notwendig, um im Falle einer renovasculären Hypertonie eine rechtzeitige Nephrektomie in Betracht zu ziehen.

Die Stellung der Nierenverletzung beim Polytrauma

Die Nierenverletzung steht beim Polytrauma nur selten so im Vordergrund, daß ihre Versorgung den Therapieplan primär bestimmt. Meist ist sie nicht akut lebensbedrohlich und erlaubt daher eine genaue diagnostische Abklärung des polytraumatisierten Patienten und kann sich auch bezüglich der Dringlichkeit ihrer Therapie vitaleren Behandlungsmaßnahmen unterordnen. Aus dieser Einordnung darf sich aber nicht die diagnostische Unterlassung urologischer Abklärungs- und damit auch spezieller urologischer Therapiemaßnahmen ableiten, da sich die Langzeitprognose eines Polytraumas durch eine mangelhafte und verzögerte Beurteilung und Versorgung von Nierenverletzungen deutlich verschlechtert. Klinische Hinweise auf ein Nierentrauma ergeben sich bei Flankenhämatomen, Rippen- und Wirbelfrakturen sowie einer Hämaturie, wobei darauf hinzuweisen ist, daß die Hämaturie als führendes Symptom der Nierenverletzung nicht in allen Fällen vorkommen muß.

Für die Abklärung von Urogenitalverletzungen im Rahmen eines Polytraumas gelten prinzipiell dieselben diagnostischen Kriterien wie für die isolierte Organverletzung. Entscheidend ist, daß der Erstuntersucher nach Hinweisen auf Verletzungen des Harntrakts sucht und die urologische Abklärung nicht unterläßt.

Therapeutisch können praktisch alle operativen Maßnahmen beim Nierentrauma nach der Reanimations- und nach der Stabilisierungsphase als sogenannter verzögerter Primäreingriff vorgenommen werden. Eine Ausnahme kann der vollständige Nierenstielabriß darstellen, der aber ebenfalls nur in einzelnen Fällen einer Sofortoperation zur Stabilisierung der Kreislaufverhältnisse bedarf.

Zusammenfassung

Organerhaltung, zumindest Erhaltung von so viel funktionierendem Nierenparenchym als möglich ist das oberste therapeutische Ziel bei der Versorgung des Nierentraumas. Die rechtzeitige Diagnostik mit Einsatz funktionell aussagekräftiger Methoden, wenn nötig ergänzt durch kurzfristige Verlaufskontrollen und eine primär auf Organerhaltung ausgerichtete konservative oder operative Therapieplanung, stellen die Grundlagen für die Erreichung dieser Zielsetzung dar.

Literatur

Carlton CE (1978) Injuries of the kidney and ureter. In: Campbell MF, Harrison JH (eds) Urology, 4th edn, vol 1, chap 23. Saunders, Philadelphia, pp 881–905
Cass AS, Luxenberg M (1987) Management of renal artery injuries from external trauma. J Urol 138:266
Jakse G, Madersbacher H (1977) Wintersportverletzungen des Urogenitaltraktes. Urologe A 16:315–319
Lutzeyer W (1981) Verletzungen der Nieren. In: Andersson L et al. (eds) Encycl Urol Rd. Springer, Berlin Heidelberg New York, S 1–65
Maggio AJ, Brosman St (1978) Renal artery trauma. Urology, Vol XI, 2:125
Steinberg DL, Jeffrey RB, Federle MP, McAninch JW (1984) The computerized tomography appearance of renal pedicle injury. J Urol 132:1163

Diagnostik, Taktik und Technik bei der Behandlung von Darmverletzungen

G. Muhr und R. op den Winkel

Chirurgische Klinik und Poliklinik (Direktor: Prof. Dr. med. G. Muhr), Berufsgenossenschaftliche Krankenanstalten "Bergmannsheil Bochum", Universitätsklinik, Gilsingstraße 14, D-4630 Bochum

In der Häufigkeit intraabdomineller Läsionen rangieren Dünn- und Dickdarmverletzungen nach Parenchymrupturen von Milz und Leber an dritter Stelle. Darmverletzungen entstehen vorwiegend durch stumpfe Gewalt, die das Hohlorgan platzen läßt, typisches Beispiel ist ein falsch angelegter Sicherheitsgurt. In den letzten 10 Jahren lagen bei nur 5% der eigenen Patienten offene Verletzungen vor, meist durch Stiche. In diesem Kollektiv zog die Diagnose "stumpfe Bauchverletzung" in 40% eine Laparotomie nach sich.

Da der Zeitpunkt der operativen Intervention die Mortalität entscheidend beeinflußt, gilt für die Darmverletzung die Regel, daß Therapieverzögerungen unbedingt zu vermeiden sind. Wie beim Weichteilschaden und Frakturen wird auch für den Dickdarm eine 6-Stundengrenze postuliert, dies vor allem aufgrund von Kriegserfahrungen. Diese Zeitgrenze ist jedoch heute durch den Therapiefortschritt deutlich relativiert und hängt zudem ganz wesentlich vom Kontaminationsgrad und dem Allgemeinzustand des Patienten ab.

Primäres Problem ist daher, die *Diagnose* zu sichern. Hier verlassen den Untersucher die modernen, bildgebenden Standardverfahren, die zwar die Parenchymorganverletzungen ausschließen, über den Darm aber keine sichere Aussage zulassen. Der Chirurg ist also bei Verdacht auf eine Darmverletzung gezwungen, besondere Sorgfalt und Spürsinn zu entwickeln. Er muß sich besonders hier seiner persönlichen Erfahrungen und Fähigkeiten bedienen können.

Standarddiagnostikverfahren für die Frühphase sind neben der wiederholten, klinischen Kontrolle das Röntgenbild und die Peritoneallavage.

Am *Übersichtsröntgenbild* wird zunächst nach freier Luft gesucht, dem untrüglichen Perforationszeichen. Dabei sind zwei Überlegungen wichtig. In der Regel enthält der Dünndarm im Gegensatz zum Colon keine Luft, so daß das negative Bild keinen Ausschluß bedeutet. Kann der Patient nicht stehen oder gekippt werden, wird die Leeraufnahme in Linksseitenlage durchgeführt. Selbstverständlich wird immer nach retroperitonealer Luft (Duodenalruptur, Rectumverletzung) gesucht.

Ein ergänzendes Hilfsmittel ist die wasserlösliche Kontrastflüssigkeit, die als Schluck für den oberen Gastrointestinaltrakt, als Klistier für den Enddarm, weitere Aufschlüsse zuläßt. Wichtig ist, daß extraenteral, peritoneal resorbiertes Kontrastmittel im Harn nachgewiesen werden kann, was als Perforationsbeleg gilt.

Das zweite Standarddiagnosticum ist die *Peritoneallavage*. Der stark positive Befund ist in der Regel kein Problem, auf den Darm bezogen verbergen sich dahinter ausgedehnte mesenteriale Risse.

Unsicherheitsfaktor ist die schwach positive Lavage. Hier muß die Flüssigkeit aus Amylase, Leukocyten und Bakterien kontrolliert werden. Daten, die oberhalb bestimmter Normgrenzen liegen, sind nahezu beweisend für eine Verletzung (Tabelle 1).

Tabelle 1. Labordaten aus der Spülflüssigkeit bei Verdacht auf Darmperforation

Amylase:	über 60 U/L
Leukocyten:	über 10 000
Darmbakterien:	+

Die Wichtigkeit der Bauchspülung zeigt die Wertigkeit der angesetzten Verfahren bei den eigenen Patienten. Trotz steilen Anstiegs der Sonographieuntersuchungen und einer deutlichen Zunahme der Computertomographie, hat die Lavage ihren festen Platz behauptet und sogar ausgebaut. Nach wie vor stellt sie in der Indikationsstellung zur Laparotomie bei Darmverletzungen den bedeutendsten Faktor dar.

Die Zunahme der Erfahrungen hat zu einer wesentlichen Abkürzung des therapiefreien Intervalles geführt. Lag die durchschnittliche, zeitliche Periode zwischen Einlieferung in die Klinik und Operation vor Einführung der Sonographie im Jahre 1979 bei rund 10 h, so benötigt es heute im Durchschnitt 2,5 h bis ein Patient mit einer intraabdominellen Verletzung laparotomiert wird. Hier eingerechnet sind auch die Zeiten bei Sekundärruptur oder verzögerter Diagnostik. Indikation zur Operation der Darmverletzung waren bei diesen Patienten in fast 40% der klinischen Befund, gefolgt von der positiven Lavage in einem Viertel der Fälle und der Probelaparotomie in 12% (Tabelle 2).

Die verspätete Diagnostik ergibt sich aus den zunehmenden Zeichen der Peritonitis, wobei beim Intensivpatienten die Oligurie bei unklarem Bauchbefund ein absolutes Alarmsignal sein muß. Die Erfahrungen von Burch et al. belegen, daß auch nach 24 h versorgte Colonverletzungen nicht unbedingt fatal enden müssen. In ihren Patientengruppen, bei Vergleich von jenen, die innerhalb von 6 h versorgt wurden mit denen, bei denen die operative Behandlung nach 24 h erfolgte, fanden sich kaum Unterschiede. Nach wie vor ist jedoch die Frühdiagnose der entscheidende Schlüssel zum Erfolg.

Der gesicherten Diagnose folgt die Therapie, die am Dickdarm von unterschiedlichen Ansichten geprägt ist. Zugegangen wird von einer medianen Laparotomie, nach Untersuchung von Leber und Milz wird der gesamte Magen-Darm-Trakt systematisch kontrolliert, das Mesenterium von beiden Seiten. Auf Ein- oder Unterblutungen muß geachtet werden, ebenso auf gallige Verfärbungen oder Luftblasen retroperitoneal.

Bei einfachen Rissen wird die durchblutete Darmwand einreihig in Einzelknopfnähten oder fortlaufend verschlossen. Hier bieten Magen und Dünndarm die geringsten Probleme der funktionellen Wiederherstellung. Kleine Risse werden quer vernäht, ohne das Lumen

Tabelle 2. Diagnostik von Darmverletzungen beim stumpfen Bauchtrauma

Klinische Untersuchung	39,1%
Lavage	24,2%
Röntgenbild	12,2%
Probelaparotomie	12,2%
Endoskopie	9,8%
Labor	2,5%

zu verengen, zerfetzte Ränder oder multiple Perforationen durch Resektion und Anastomosierung versorgt.

Vermehrte Beachtung erfordern Mesenterialverletzungen. Totalabrisse der Wurzel sind ein Revascularisierungsproblem, wobei meist die venöse Abflußstörung die Prognose limitiert. Bei peripheren Querrissen ist die Darmdurchblutung zu klären, bei Unsicherheit ist ein "second look" notwendig, wenn eine Primärresektion vermieden werden soll. Längsrisse des Mesenteriums werden genäht.

Ein besonderes Kapitel stellen Colonperforationen dar. Aus den extrem negativen Kriegserfahrungen einer verzögerten Versorgung wird nicht selten ein extrem konventionelles, mehrzeitiges Vorgehen empfohlen. Doch auch am Dickdarm ist unter bestimmten Bedingungen die primäre Naht ohne Entlastungsschutz mit Erfolg möglich. Da die Wechselwirkung von Schockzustand und Darmdurchblutung bekannt ist, kommt der Darmwandvitalität entscheidende Bedeutung zu. Amerikanische Autoren haben an großen Patientengruppen eindrucksvoll die Möglichkeiten und Vorteile der primären Naht gezeigt. Nur bei ausgedehnten, multiplen Rissen wird reseziert, auch hier durchaus mit primärer Anastomose. Beim schockierten, polytraumatisierten Patienten ist allerdings eine Entlastung zu empfehlen. Wesentlich ist weiter, daß man den Erfahrungen von Dudley et al. folgt und durch orthograde Spülung den Kontaminationsgrad reduziert. Vorverlagerungen mit oder ohne Naht sind nur an mobilen Abschnitten möglich, oder kaum notwendig.

Gilt dies auch nach verspäteter Diagnose, wenn bereits Peritonitiszeichen vorliegen?

Experimentell konnte eindeutig belegt werden, daß nicht der Infekt an sich, sondern die Darmwanddurchblutung entscheidend ist für die Nahtsuffizienz. Darm- und Peritonealspülung, Antibioticaschutz und spannungsfreie Nähte der vitalen Darmwand führen auch hier zum Erfolg. Sind mehrfache Peritonealspülungen oder Revisionen geplant, wird die Bauchdecke durch einen "Reißverschluß" versorgt. Beim massiven Infekt, wenn durch Schwellung, Ödem und Gekröseschrumpfung eine regelrechte Naht nicht mehr möglich ist, werden die Darmenden in die Bauchwand eingenäht. Dies ist jedoch die Ausnahme.

Für Rectumverletzungen gelten eigene Prinzipien. Nach Lokalisation werden sie von intra- oder extraperitoneal her versorgt. Entscheidende Maßnahmen sind hier die reinigende Spülung, die proximale Ableitung und die wichtige perirectale, praesacrale Drainage. Wenn möglich, wird die perforierte Darmwand verschlossen. Sphincterverletzungen werden primär von innen nach außen genäht.

Durch konsequentes Anwenden dieser Diagnose- und Therapieprinzipien werden Morbidität und Letalität von Darmverletzungen deutlich gesenkt. Wesentlich ist, daß durch einen systematischen Diagnosegang das traumatisierte Abdomen für den Chirurgen keine "Büchse der Pandora" bleibt.

Literatur

1. Burch J, Brock J, Gevirtzman L, Feliciano DV, Mattox KL (1986) The injured colon. Ann Surg 204:701
2. Dudley HAF, Radcliffe AG, McGeehan D (1980) Intraoperative irrigation of the colon to permit primary anastomosis. Br J Surg 67:80

3. Nallathambi MN, Ivatury RR, Shah PM, Gaudino J, Stahl WM (1984) Aggressive management of penetrating colon injuries: 136 cases with 3,7 per cent mortality. J Trauma 24: 500
4. Op den Winkel R (1987) Primäre Dickdarmanastomose bei Peritonitis. Hefte Unfallheilkd, Heft·188. Springer, Berlin Heidelberg New York Tokyo

Freie Themen zum Hauptthema IV

Leber, Milz

Bedeutet die Splenektomie bei Polytrauma eine zusätzliche Gefahr?

J.A. Sturm, H. Reilmann, H.-J. Oestern und H. Tscherne

Unfallchirurgische Klinik der Medizinischen Hochschule Hannover (Direktor: Prof. Dr. med. H. Tscherne), Konstanty-Gutschow-Straße 8, D-3000 Hannover 61

Bei polytraumatisierten Patienten stellt das Multiorganversagen (MOV) mit Sepsis die hauptsächliche Todesursache dar. Es stellt sich die Frage, ob eine zusätzliche Splenektomie die Sepsisgefahr erhöht.

Methodik

In einer retrospektiven Studie analysierten wir 675 Mehrfachverletzte (1972–1981). 111 splenektomierten Patienten (S) wurde eine gleichgroße Gruppe Nichtsplenektomierter (NS) gegenübergestellt.

Sepsisdefinition: Positive Blutkultur und Temperaturen von 39,5°C über 3 Tage. Als Symptome eines MOV wurden Bilirubin und Oxygenierungsquotient untersucht. Zur Statistik wurden Varianzanalysen und ungepaarte T-Teste angewandt.

Ergebnisse

Beide Gruppen waren gleich schwer verletzt. Die Letalität war gleich (N: 53; NS: 55). In der Gruppe der S war eine Bacteriämie in 35% der Blutkulturen gegenüber 20% der Gruppe NS nachweisbar. Bilirubin und Oxygenierungsquotient waren in gleicher Gruppe pathologisch verändert.

Schlußfolgerungen

Die strenge Definition der Sepsis unter Einschluß der positiven Blutkulturen (Bacteriämie) trifft häufiger bei splenektomierten Polytraumatisierten zu. Symptome eines MOV waren gleich schwer entwickelt. Als Krankheitsgeschehen spielen weniger eine mikrobiologisch faßbare Sepsis eine Rolle als "septiforme" Reaktionen (Endotoxin). Da andererseits einer zusätzlichen Bacteriämie pathogene Bedeutung zukommen kann, sollte auch bei Polytrauma eine Milzruptur mit milzerhaltenden Methoden versorgt werden. Dies gilt nur für Patienten, die durch solche zeitaufwendigeren Verfahren nicht gefährdet werden.

Nachuntersuchungsergebnisse nach milzerhaltenden Eingriffen

W. Vogt

Unfallkrankenhaus Lorenz Böhler der AUVA (Direktor: Prof. Dr. med. J. Poigenfürst), Donaueschingenstraße 13, A-1200 Wien

(Manuskript nicht eingegangen)

Autologe Milzreimplantation beim Menschen

R. Leemans, H.J. Klasen, H. Beekhuis, F.J. v.d. Woude, T.H. The und M.J.H. Slooff

Chirurgische Universitätsklinik Groningen, Postfach 30.001, NL-9700 RB Groningen

Eventuell würde eine autologe Milzreimplantation im Omentum die Abwehrreaktion nach traumatischer Splenektomie wiederherstellen. Zur Überprüfung dieser Hypothese haben wir (prospektiv) 10 Patienten, bei denen nach Splenektomie eine Reimplantation von 20–30 Gramm autologen Milzgewebes durchgeführt worden war, verglichen mit 14 Patienten nach Splenektomie wegen eines Traumas, von denen 8 eine Nebenmilz zeigten. Bis jetzt wurde hauptsächlich, die Phagocytierungsfunktion vom Milzimplantat untersucht. In dieser Studie wurde jedoch insbesondere auf die immunologische Funktion geachtet.

Es wurden Untersuchungen zur Beurteilung von Fc-Receptoren mittels IgG-opsonierten und 99m Tc-markierter Erythrocyten durchgeführt; womit ein Bild und eine Blutverschwindigkeitskurve bekommen wurde. Zur Beurteilung der Tuftsine-Aktivität wurde ein Nitro-Blue-Tetrazolium Test und ein Phagocytose-Killing Test durchgeführt. Und zur Beurteilung des primären immunologischen Respons wurden spezifische Antikörper nach Immunisierung mit Helix-Pomatia-Hämocyanine gemessen.

Sowohl die Milzaufnahme wie die Blut-Verschwindungskurve war bei allen Patienten stark abnormal. Der N.B.T.-Test war zu niedrig bei 2 Reimplantationen- und bei 2 Splenektomiepatienten. Der P.H.K.-Test war bei keinem abnormal. Der H.P.H.-Test war bei 6 Reimplantationen, bei 3 Nebenmilz- und bei 1 Splenektomiepatienten zu niedrig. Unser Kriterium war, daß das immunologische System unbefriedigend funktionierte, wenn 3 von 4 Tests abweichend waren. Dies war der Fall bei 2 der 10 Reimplantationspatienten.

Es konnte kein deutlicher immunologischer Unterschied zwischen Patienten mit und ohne Milz-Aktivität nachgewiesen werden.

Aus der Forschung kam hervor, daß eine autologe Milzgewebereimplantation keine wesentliche Funktion in der Wiederherstellung der Abwehrreaktion hat.

Die Splenographie mit resorbierbaren Kunststoffnetzen zur Behandlung vom Milzverletzungen

E. Gross, F.W. Eigler und J. Erhard

Abt. für Allgemeine Chirurgie der Chirurgischen Klinik und Poliklinik des Universitätsklinikum Essen der GHS Essen (Direktor: Prof. Dr, med. F.W. Eigler), Hufelandstraße 55, D-4300 Essen 1

Die Splenektomie kann bei der Versorgung von Milzverletzungen nicht mehr als das Verfahren der Wahl gelten, da aus dem Milzverlust kurz- und langfristig klinisch relevante Komplikationen folgen können. Daher ist die Organerhaltung immer angezeigt. Die Organerhaltung mit chirurgisch konventionellen Verfahren ist durch 3 Faktoren limitiert:

1. durch das Ausmaß der Verletzung des Organs,
2. durch die operativ technischen Möglichkeiten konventioneller Methoden und
3. durch den Zeitaufwand für aufwendige Verfahren bei Polytraumatisierten.

Methode

Die verletzte Milz wird in eine speziell vorgeformte Netztasche aus Polyglactin 910 (Vicryl) eingehüllt. Vorgelegte parallel verlaufende Fäden am Rand des Netzes werden so angezogen und geknotet, daß das Netz das Milzparenchym blutstillend adaptiert. Voraussetzung für die Anwendung des Verfahrens ist eine blutstillende Mobilisierung der Milz. Dazu müssen zuweilen die Vasa gastrica brevia und das Ligamentum colico-lienale durchtrennt werden sowie dorsale Verklebungen der Milz mit dem Zwerchfellperitoneum gelöst werden. Hält die Blutung aus dem Milzparenchym infolge unzureichender Kompression durch das Netz an, so kann das Netz nachträglich durch weitere Nähte gestrafft werden und so der Druck auf das Parenchym erhöht werden. Bei flächenhaften Blutungen aus Parenchymdefekten oder ausgedehnten Dekapsulierungen können hämostyptische Vliese zwischen Netz und Parenchym plaziert werden. Das Verfahren wurde im Rahmen einer prospektiven Studie zur Beurteilung der Effektivität, Praktikabilität und zur Erfassung eventueller Komplikationen bei bisher 17 Patienten angewandt: Polytraumen (4), isolierte stumpfe Bauchtraumen (4), Stichverletzung (1), intraoperative Läsionen (8).

Ergebnisse

Sechs Patienten sind verstorben: 3 polytraumatisierte, 2 Patienten mit intraoperativer Milzläsion und die Patientin nach Messerstichverletzung der Milz. Die Todesursachen [ARDS (2), Schädel-Hirn-Trauma (2), Pneumonie (1), Leberversagen (1)] standen nicht im Zusammenhang mit der Milzverletzung oder ihrer Versorgung durch Splenorraphie. Drei Patienten wurden sekundär splenektomiert, 1 Patient bei der Sanierung eines subphrenischen Abscesses 12 Tage nach Colonteilresektion, 1 Patient bei der Versorgung einer Dünndarmperforation mit subphrenischem Abszeß 4 Wochen nach Colektomie mit Splenorraphie wegen einer toxischen Colitis und 1 Patient wegen einer Rezidivblutung bei inkorrekter Lage des Netzes und Anticoagulantientherapie, 7 Tage nach Splenorraphie. Klinik, Laborchemie und Sonographie in der frühen und späten postoperativen Phase sowie in 2 Fällen szintigraphische und angiographische Untersuchungen zeigten keine kurz- oder langfristigen Nachteile der Methode. Das Verfahren ist praktikabel, wenig zeitaufwendig, bei korrekter Anwendung effektiv und zuverlässig und erlaubt die Versorgung selbst ausgedehnter Verletzungen.

Splenorraphie — Möglichkeit zur orthotopen Milzerhaltung bei drittgradigen Rupturen

S. Uranüs, L. Kronberger, J. Fruhwirth, D. Aktuna, W. Kröll, R. Nicoletti und A. Berger

Univ.-Klinik für Chirurgie (Vorstand: Prof. Dr. J. Kraft-Kinz), Auenbruggerplatz 1, A-8036 Graz

Organerhaltende Eingriffe bei traumatisierter Milz sind durch neue technische Möglichkeiten in vielen Fällen durchführbar. Die individuell zu wählende Operationsmethode hängt vom Schweregrad der Läsion ab. Während die erst- und zweitgradigen Rupturen mit verschiedenen Naht- und Klebetechniken versorgt werden, muß bei vielen drittgradigen Rupturen, wie bei einer viertgradigen Verletzung, die Autotransplantationsmethode angewendet werden. Diese Methode ist jedoch wegen der immunologisch minderwertigen Funktion der replantierten Milzpartikel umstritten. Somit tendiert man bei drittgradigem Trauma, wobei der Hilus mindestens teilweise erhalten ist, zur orthotopen Erhaltung.

Methode

Wir verwendeten 20 Schafe beiderlei Geschlechts mit einem Durchschnittsgewicht von 30 kg. Die Tiere wurden in vier Gruppen geteilt: Kontrollgruppe 2 Tiere, Scheinoperationsgruppe 2 Tiere, Splenektomiegruppe 4 Tiere, Gruppe des Kompressionsnetzes 12 Tiere. Die Tiere wurden in Intubationsnarkose operiert. Die Milzen wurden der drittgradigen Ruptur entsprechend verletzt. Ein der Milzgröße angepaßtes und mit einem resorbierbaren Faden zirkulär fixiertes Kompressionsnetz wurde von lateral um die Milz gelegt und die Fäden am Hilus zugezogen. Die geringgradige Restblutung konnte mit Fibrin und Kollagen gestillt werden.

Ergebnisse

Bei allen Fällen kam es zu einer zufriedenstellenden Blutstillung. Wir beobachteten keine Nachblutung. Die Szintigraphie 12 Wochen postoperativ zeigte eine der Parenchymmasse der Milz entsprechende Aktivitätsanreicherung. Laborchemisch konnten wir bei den Schafen keine eindeutigen milzabhängigen Blutwertveränderungen feststellen. Das Gesamteiweiß und die Immunglobulinwerte zeigten unter den verschiedenen Gruppen keinen signifikanten Unterschied. Somit stellt diese Methode eine sichere, technisch leicht und rasch anwendbare Möglichkeit zur orthotopen Erhaltung einer drittgradig verletzten Milz dar.

Zur Problematik der Leberverletzung nach stumpfem Bauchtrauma

W. Ruf und Th. Lehnert

Chirurgische Universitätsklinik, Abt. 2.1.1. (Direktor: Prof. Dr. Chr. Herfarth), Im Neuenheimer Feld 110, D-6900 Heidelberg 1

Während Leberverletzungen vom Schweregrad I–III (Einteilung nach Flint) bezüglich der operativen Versorgung kaum Probleme bereiten, sind die Empfehlungen beim Schweregrad IV und V kontrovers. Unter besonderer Berücksichtigung dieser Gruppen wurde das eigene Krankengut nach prospektiver Dokumentation analysiert.

Krankengut

In den vergangenen 5 Jahren wurden an der Heidelberger Klinik insgesamt 74 Leberrupturen nach stumpfem Bauchtrauma behandelt: Grad I–III: 68%, Grad IV: 28%, Grad V: 10%. Der Anteil der Polytraumen war mit 88% sehr hoch.

Operative Behandlung und Verlauf

Während in Gruppe I–III die Versorgung durch Naht und/oder IR-Coagulation, Fibrinklebung überwog, wurden in Gruppe IV 9 Patienten durch Packing, 10 Patienten durch

Naht und 3 durch Resektion versorgt. In Gruppe V (n = 7) wurde 3mal reseziert, 2mal eine Gefäßnaht und 1mal eine Parenchymnaht und ein Packing durchgeführt.

Komplikationen wie Nachblutungen waren in der durch Naht versorgten Gruppe IV am häufigsten (24%), in Gruppe V lediglich 1mal zu verzeichnen. Leberabscesse kamen 3mal in Gruppe IV vor, jeweils nach Parenchymnaht, sonst in keiner Gruppe.

Die Gesamtmortalität betrug 30% (n = 22), jeweils 3 Patienten verbluteten aus Parenchym- oder Lebervenen, die übrigen an Sepsis (9) oder Schädel-Hirn-Trauma (7).

Schlußfolgerungen

Bei der schweren Leberzerreißung mit heftiger parenchymatöser Blutung (Grad IV) ist die Tamponade ein relativ sicheres Verfahren. Die alleinige Naht viertgradiger Leberverletzungen hat die höchste Früh- als auch Spätkomplikationsrate.

Der in der Leberchirurgie versierte Chirurg sollte der primären Leberteil- oder Debridementresektion bei tiefen, die Lobärgrenzen überschreitenden Rupturen (4. Grades) den Vorzug geben vor der tiefen durchgreifenden Naht, da hierdurch möglicherweise Gewebsnekrosen mit nachfolgender Absceßbildung induziert werden.

Stumpfes Pankreastrauma: Langzeitergebnisse ohne Funktionseinbuße

G.E. Wozasek[1], E. Wenzl[2], K.-D. Moser[3] und J. Funovics[2]

[1] 2. Universitätsklinik für Unfallchirurgie (Vorstand: Prof. Dr. med. Fasol), Spitalgasse 23, A-1090 Wien
[2] 1. Chirurgische Universitätsklinik (Vorstand: Prof. Dr. med. A. Fritsch), Alserstraße 4, A-1090 Wien
[3] Unfallkrankenhaus Linz (Vorstand: Prim. Dr. med. G. Kukla), A-4020 Linz

Einleitung

Die Problematik der stumpfen Pankreasverletzung beruht einerseits auf der fehlenden oder diskreten initialen Symptomatik, andererseits auf der niedrigen Incidenz dieser Organläsion. Trotzdem zwingen die hohe Komplikationsrate und komplexe Begleitverletzungen zu einem dringlichen, aktiven Vorgehen. Außer Frage steht beim akuten Abdomen die routinemäßige Inspektion der Bursa omentalis.

Patienten und Methodik

In Zeitraum 1965–1986 wurden an der 1. Chirurgischen Univ.-Klinik Wien 21 Patienten nach stumpfem Pankreastrauma behandelt. Nur 4 dieser Verletzten kamen primär in unsere

Behandlung, 12 waren bereits auswärts laparotomiert worden und in 5 Fällen wurde nur eine Contusio abdominis mit Entlassung in ambulante Pflege diagnostiziert.

Bei den 4 primär in unsere Klinik eingelieferten Patienten fanden sich eine Commotio, 2 Contusionen und eine Ruptur im Kopf-Schwanzbereich, kompliziert durch Gefäßverletzungen. Dreimal wurde der Verletzungsbereich drainiert und 1mal eine linksseitige Resektion mit Splenektomie und Gefäßrekonstruktion durchgeführt.

In 6 der 17 auswärts anbehandelten Fälle blieb das Pankreastrauma unerkannt, 4mal wurde der Schweregrad fehleingeschätzt und 7mal erkannt. Die Zutransferierung erfolgte wegen posttraumatischer Pankreatitis (n = 9), pankreocutaner Fistel (n = 2), Cyste (n = 4), akuten Abdomens (n = 1) und Schwanzabscesses (n = 1). Nachstehende Eingriffe wurden durchgeführt: 7 Resektionen, 6 Sequestrotomien, 1 Pankreaskopfdenervation, 1 caudale Pankreojejunostomie und eine Cystenresektion. Bei einem Kind gelang es mit konservativen Maßnahmen die Beschwerden von Seite der Cyste zu bessern.

Bei 12 von 21 Patienten mußten einmal oder mehrmals relaparotomiert werden. Zwei verstarben an der Pankreatitis und einer am Schädel-Hirn-Trauma.

Nachuntersuchung

14 Patienten wurden nach subjektiven und objektiven Kriterien (Sonographie, Laborchemie) nach einem durchschnittlichen, posttraumatischen Intervall von 11,6 Jahren kontrolliert. Zwei Patienten stehen derzeit noch in Behandlung, 4 waren verstorben, einer davon an einem intercurrenten Gehirntumor und bei einem Patienten lag keine Information vor. Eine Fettintoleranz bestand 3mal, 1mal ein mäßig erhöhter Glucosespiegel und 1mal entwickelte sich nach 10 Jahren ein Altersdiabetes. Alle Patienten fühlten sich subjektiv beschwerdefrei und mußten keine diätetischen Regeln einhalten. Sonographie fanden sich keine Auffälligkeiten.

Diskussion und Schlußfolgerung

Erfahrungen der nichttraumatischen Pankreaschirurgie zeigten, daß Parenchymverluste bis 80% ohne exkretorische oder inkretorische Störungen tolerabel sind. Resezierende Operationen bieten bei Teil- oder Totalrupturen den Vorteil einer primären, kompletten Sanierung gegenüber organerhaltenden Maßnahmen. Die Gefahr postoperativer, langwieriger Komplikationen können, wie unsere Nachuntersuchungsergebnisse zeigten, damit vermieden werden.

Literatur

Funovics J, Zölch G (1984) Chirurgische Therapie der akuten Pankreatitis. Beitr Anaesthes Intensivmed 9:142

Jones RC (1978) Management of pancreatic trauma. Ann Surg 187:55

Stone HH, Fabian TC, Satiani B, Turkleson ML (1981) Experiences in the management of pancreatic trauma. J Trauma 21:257

Allgemeines, Niere

Organerhaltende chirurgische Therapie von Verletzungen des Magen-Darm-Traktes nach stumpfem Bauchtrauma

O. Dapunt und P. Sungler

I. Chirurgische Abt. Landeskrankenanstalten (Leiter: Prof. Dr. O. Boeckl), Müllner-Haupt-Straße 48, A-5020 Salzburg

Im Rahmen eines stumpfen Bauchtraumas kommt es selten zu einer Verletzung des Magen-Darm-Traktes in Relation zur Häufigkeit der Verletzungen an intraabdominellen parenchymatösen Organen. Dabei finden sich Perforationen, die gehäuft im Dünndarm auftreten (typ. Verletzung mit dem queren Teil des Dreipunkt-Sicherheitsgurtes), Serosa- und Mesenterialrisse. Anhand einer Retrospektivanalyse werden die wichtigsten gemeinsamen Merkmale für die Diagnostik aufgezeigt und die Bedeutung einer möglichst organerhaltenden operativen Therapie herausgestrichen. 59 Patienten aus dem Zeitraum 1975–1986 wurden wegen einer Magen-Darm-Verletzung nach stumpfem Bauchtrauma stationär aufgenommen. Die klinische Untersuchung spielt, was die Diagnostik betrifft, eine entscheidende Rolle. Röntgen und Sonographie sind hilfreich, die Peritoneallavage hat diesbezüglich wenig Aussagekraft.

Therapie

Selbst mehrfache Darmperforationen wurden, soweit vertretbar, lediglich übernäht, nur bei ausgedehnten Lacerationen oder bei schweren Durchblutungsstörungen mußte reseziert werden. 19 Patienten (32%) wurden einer Resektion unterzogen (Gruppe A), während 40 (68%) übernäht werden konnten (Gruppe B).

Ergebnisse

13 Patienten wurden später als 48 h nach dem Unfall laparotomiert. Darunter waren die Patienten aus der Gruppe B und Polytraumatisierte mit 85% besonders gehäuft vertreten. Bei einer hohen Komplikations- bzw. Letalitätsrate von 44% bzw. 19% für das Gesamtkollektiv, fand sich ein deutlicher Unterschied im Vergleich beider Gruppen. Unter den resezierten hatten 11 (58%) Komplikationen im Sinne von schweren Peritonitiden, Ileus, Platzbauch, Blutungen und 7 (37%) verstarben. In Gruppe B war bei 15 Patienten (37%) der postoperative Verlauf kompliziert und 4 (10%) verstarben.

Schlußfolgerung

Die chirurgische Therapie sollte möglichst frühzeitig und soweit vertretbar nach organerhaltenden Kriterien durchgeführt werden. Ein zu spät operierter Patient muß nicht selten einem wesentlich größeren Eingriff unterzogen werden als tatsächlich nötig gewesen wäre. Die Operationszeit kann bei organerhaltender Operationsweise kürzer gehalten werden, die Komplikations- und Letalitätsrate ist geringer. Die Indikation zur Resektion muß im Interesse des Patienten streng gestellt werden.

Besonderheiten der Dünn- und Dickdarmverletzungen nach stumpfem Bauchtrauma

R. Kirchner, B. Strittmatter und R. Häring jr.

Abt. Allgemeine Chirurgie mit Poliklinik der Chirurgischen Universität (Direktor: Prof. Dr. med. E.H. Farthmann), Hugstetter Straße 55, D-7800 Freiburg

Von 1978–1986 wurden 265 Patienten mit 449 intraabdominellen Organverletzungen nach stumpfem Bauchtrauma laparotomiert. Bezogen auf die Organverletzungen war der Dünndarm in 17%, der Dickdarm in 9% betroffen. Als Verletzungsursache dominierte der Pkw-Unfall, speziell bei Kindern der Sturz mit dem Fahrrad. Solitäre Darmverletzungen waren initial symptomarm. Diagnostisch stand die klinische Untersuchung gefolgt von der Sonographie im Vordergrund. Bei Dünndarmverletzungen waren komplette Rupturen am häufigsten. In 71% der Fälle wurde nach Debridement der Rupturränder der Defekt durch Naht verschlossen. Segment- und Keilresektionen erfolgten in 5% bzw. 10%. 14% der Läsionen erforderten keine operativen Maßnahmen. Bei den Dickdarmverletzungen überwogen inkomplette Rupturen und Mesenterialeinrisse. Die Resektionsrate betrug 18%. In ebenfalls 18% der Verletzungen war zusätzlich zur primären Naht oder Resektion die Colostomie notwendig.

Die Morbitität der Dünndarmverletzungen betrug 10%, die der Dickdarmverletzungen 21%. Die Letalitätsraten von 24% (Dünndarm) und 15% (Dickdarm) spiegeln lediglich die unterschiedliche Häufigkeit von schweren Begleitverletzungen wieder.

Besonderheiten und Konsequenzen

Die relative Seltenheit und initiale Symptomarmut von Darmverletzungen erfordern eine intensive Überwachung. Die Vielfalt des Verletzungsausmaßes verlangt eine individualisierende Therapie. Die hohe Komplikationsrate der Dickdarmverletzungen macht protektive Maßnahmen wie Antibioticabehandlung und Colostomie notwendig.

Verletzungen der parenchymatösen Organe des Bauchraumes im Rahmen des isolierten stumpfen Bauchtraumas und des Polytraumas

G.O. Hofmann, T. Mittlmeier, G. Lob und B. Günther

Chirurgische Klinik und Poliklinik der Universitäts München, Klinikum Großhadern (Direktor: Prof. Dr. med. G. Heberer), Marchioninistraße 15, D-8000 München 70

Verletzte mit einem Polytrauma oder einem isolierten stumpfen Bauchtrauma befinden sich bei Einlieferung in die Klinik in größter Lebensgefahr. Mit der Zunahme des Arsenals diagnostischer Geräte nimmt auch die Gefahr zu, durch unnötige apparative Untersuchungen die sofortige Hilfe für den Verletzten zu verzögern, oder auf einfachere, aber aussagekräftigere Untersuchungen, die zu einer therapeutischen Entscheidung führen können, zu verzichten.

Eine solche einfache, aber sehr aussagekräftige Untersuchung ist die von Root 1965 in die Traumatologie eingeführte Peritoneallavage (PL).

Zwischen dem 1.1.1978 und dem 31.12.1986 wurden am Klinikum Großhadern 828 polytraumatisierte Patienten versorgt. Die Definition eines Polytraumas richtete sich nach dem SAT-Schema von Dittmar und Faist (1984). Von diesen 828 Patienten wurden, abgesehen von ihren anderen Verletzungen, 306 wegen eines stumpfen Bauchtraumas laparotomiert. Im gleichen Zeitraum wurden 127 Patienten mit einem isolierten stumpfen Bauchtrauma operiert. In beiden Gruppen waren in 80% der Fälle Unfälle im Straßenverkehr für die Verletzungen ursächlich verantwortlich. Leber-, Milz- und Verletzungen anderer Organe des Magen-Darm-Traktes waren in beiden Gruppen gleich verteilt. Bei den Verletzungen der Nieren, das Retroperitoneums und des Urogenitalsystems sind die polytraumatisierten Patienten fast dreimal so häufig von entsprechenden Verletzungen betroffen als die Patienten mit einem isolierten stumpfen Bauchtrauma. Dies zeigt erneut die absolute Notwendigkeit einer interdisziplinären Versorgung des Polytraumas.

In beiden Gruppen wurde 513mal eine PL durchgeführt. Falsch positive und falsch negative Ergebnisse liegen in beiden Gruppen zusammen unter 2%. Die Gefahr einer iatrogenen Verletzung intraabdominaler Organe durch die PL liegt unter 0,5%.

Die PL zeigt eine hohe Sensitivität und Treffsicherheit. Die Technik ist einfach und liefert ein schnelles Ergebnis. Sie ist ubiquitär verfügbar und von jedem durchführbar. Es können gleichzeitig andere Untersuchungen, z.B. Schädel-CT, vorgenommen werden, die PL ist jederzeit wiederholbar. Aufgrund der genannten Vorteile erscheint uns die PL bei der Versorgung des Verletzten mit einem stumpfen Bauchtrauma, zumindest im Rahmen des Polytraumas, der sonographischen Untersuchung des Abdomens überlegen.

Diagnostische und therapeutische organerhaltende Maßnahmen beim Nierentrauma — interdisziplinäres Vorgehen bei 196 Patienten

Th. Zwergel[1], H. Seiler[2], V. Bühren[2] und R. op den Winkel[2]

[1] Urologische Universitätsklinik (Direktor: Prof. Dr. med. M. Ziegler), D-6650 Homburg
[2] Chirurgische Universitätsklinik, Abteilung für Unfallchirurgie (Direktor: Prof. Dr. med. O. Trentz), D-6650 Homburg

Die Meinung über die Behandlung von stumpfen Nierenverletzungen des Grades II nach Hodges divergieren.

Eine retrospektive Analyse von 189 Nierenverletzungen der Jahre 1975 bis 1986 aus einer Urologischen und Unfallchirurgischen Klinik soll das therapeutische, interdisziplinäre Konzept zeigen. Grad I Nierenverletzungen nach Hodges wurden fast ausnahmslos konservativ behandelt. 87,5% aller Grad III Nierenverletzungen wurden nephrektomiert. Demgegenüber wurden Grad II Nierenverletzungen in 9,1% konservativ und in 90,9% operativ behandelt.

Insgesamt konnten 87,9% aller Nierenverletzungen organerhaltend therapiert werden. Die Tendenz bei der Versorgung von Nierenverletzten geht eindeutig zugunsten des aktiveren, organerhaltenden chirurgischen Vorgehens, unabhängig davon, ob solitäre Nierenverletzungen oder Polytraumata vorliegen. Bei der Entscheidung zwischen operativer und konservativer Behandlung ist neben den Möglichkeiten posttraumatischer Komplikationen auch die Wertigkeit und Schwere der übrigen Verletzungen zu berücksichtigen. Gemeinsames interdisziplinäres Vorgehen von Unfallchirurgen und Urologen ist indiziert und erfordert eine enge Zusammenarbeit hinsichtlich des konservativen, des akut oder verzögert operativen Vorgehens, um die organerhaltende Therapie weiter auszubauen.

Organerhaltende Chirurgie beim Nierentrauma

P.G. Fabricius, R. Tauber, S. Hofmann und E. Schmiedt

Urologische Klinik und Poliklinik der LMU München, Klinikum Großhadern (Direktor: Prof. Dr. med. E. Schmiedt), Marchioninistraße 15, D-8000 München 70

Es wurden die Nierentraumata unserer Klinik von 1978–1986 retrospektiv analysiert. 110 Patienten konnten erfaßt werden, 2 Patienten hatten eine doppelseitige Läsion, bei 49 Patienten lag ein isoliertes Nierentrauma und bei 61 Patienten eine Nierenverletzung im Rahmen eines Polytraumas vor. Das Durchschnittsalter war 31 Jahre. In 43% lag ein Grad I (Einteilung nach Chatelain), in 44% ein Grad II, in 7% ein Grad III und in 6% ein Grad IV vor. Eine stadiengerechte Therapie war nur durch eine optimale Diagnostik möglich. Diese muß primär parallel erfolgen und in die Schockbekämpfung und traumatologische Erstversorgung eingebunden sein. Von den bildgebenden Verfahren wird von uns die Sonographie (nicht-invasiv, jederzeit wiederholbar) Infusionsurographie (kann parallel erfolgen) und bei gutem Zustand des Patienten CT mit Kontrastmittel empfohlen. Angiographie ist nur bei gezielter Fragestellung sinnvoll. 40% der Patienten wurden primär konservativ behandelt, 46% primär operativ, 14% mit aufgeschobener Dringlichkeit. 5,5% der Patienten mußten nephrektomiert werden. Die Operationsstrategie beim Nierentrauma ist standardisiert: Transperitoneales Vorgehen, Sicherung des Nierenstiels, Hämatomausräumung, Blutstillung (Umstechung großer Gefäße, Infrarotcoagulation, Adaption bei multiplen Rupturen durch Vicrylnetz), temporäre Nierenfistel bei Eröffnung des Hohlsystems, bei Stielläsion wenn möglich Teamarbeit mit dem Gefäßchirurgen, Drainage. Die Infrarotcoagulation hat sich bewährt. In 5 Fällen konnten wir auf diese Art und Weise eine suffiziente Blutstillung erreichen. In 7 Fällen haben wir mit dem Vicryl-Nierennetz multiple Parenchymeinrisse versorgen und eine sonst wahrscheinlich unumgängliche Nephrektomie vermeiden können. Wir geben einer abwartend-konservativen Behandlungsstrategie beim stumpfen Nierentrauma den Vorzug. Auch ein primär aktives Vorgehen hat Vorteile. Die Verantwortung, die der Operateur übernimmt, ist bei einem konservativen Vorgehen größer. Eine optimale Überwachung des Patienten (Labor-Kreislaufkontrollen, sonographische Kontrollen!) sind dafür eine wichtige Voraussetzung. Im Hinblick auf eine organerhaltende Chirurgie erscheint nach unseren Erfahrungen dieses Behandlungskonzept lohnend zu sein.

Was leistet das alloplastische Vicrylnetz beim schweren Nierentrauma?

A. Frankenschmidt

Urologische Abteilung der Chirurgischen Universitätsklinik (Direktor: Prof. Dr. med. H. Sommerkamp), Hugstetter Straße 55, D-7800 Freiburg

Obwohl das Nierentrauma im Stadium II heute weitmöglich konservativ behandelt wird, zwingt die Versorgung abdomineller Begleitverletzungen oft zur Frührevision der Niere mit relativ hoher Nephrektomierate.

Das rasch und einfach zu handhabende alloplastische Vicrylnetz erzielt jedoch durch homogene Organkompression eine optimale Hämostase, schränkt die Organfunktion durch minimale Narbenbildung im Rupturbereich kaum ein und führt durch vollständige Resorption auch zu keiner wesentlichen konstriktiven perirenalen Vernarbung.

Außer im Stadium II (Ruptur) wurde an der Freiburger Klinik das Vicrylnetz auch bei einem 13jährigen Jungen mit drittgradiger Nierenverletzung (Zertrümmerung) notgedrungen eingesetzt, da die contralaterale Niere viertgradig verletzt war und nephrektomiert werden mußte. Mit Hilfe des Netzes konnten rund 60% der zertrümmerten Niere zusammengehalten werden, wobei jedoch nur noch rund 20% intraoperativ ausreichend durchblutet waren.

Nach 3-tägiger Polyurie folgte postoperativ eine 9-wöchige Phase dialysepflichtiger Niereninsuffizienz mit 150 ml Ausscheidung/Tag. Dann erholte sich die Restniere binnen weniger Wochen spontan und zeigt bis heute folgenden Zustand: Kreatinin 2,0 mg%, Clearance 58 ml/min, keine Einschränkung der Wasser- und Eiweißzufuhr, gute Atemverschieblichkeit im Sonogramm, Länge 8,8 cm, keine Abflußstörung, kein Bluthochdruck. Dieser Zustand ist seit 18 Monaten stabil. Außer der verletzungsbedingten Funktionseinbuße sind demnach bislang keine Spätkomplikationen aufgetreten. Jede andere Versorgungstechnik hätte eine noch höhere Funktionseinbuße in Kauf nehmen müssen.

Die klinische Folgerung aus diesem Fall lautet: Auch beim schweren Nierentrauma im Stadium III sollte man den Einsatz des alloplastischen Vicrylnetzes erwägen, ehe man sich zur Nephrektomie entschließt.

Indikationen und Grenzen der konservativen und operativen Organerhaltung beim Nierentrauma

K. Kärch, K. Klingler und W. Glinz

Klinik für Unfallchirurgie (Direktor: Prof. Dr. H. Eberle), Department Chirurgie (Vorsteher: Prof. Dr. F. Largiader), Universitätsspital Zürich, Rämistraße 100, CH-8091 Zürich

Material und Methode

Wir haben 177 Patienten mit Nierenverletzungen in den Jahren 1977 bis 1986 am Universitätsspital Zürich retrospektiv analysiert. Wir haben die Patienten in Gruppen eingeteilt nach der Klassifikation von Hodges, wobei wir allerdings die Gruppe II und III zusammenfassen mußten und die Nierenhilusverletzungen gesondert aufführten: 124 Patienten hatten eine Nierenkontusion (Grad I nach Hodges), 38 eine schwere Nierenruptur (Grad II und III nach Hodges) und 15 Patienten eine Nierenhilusverletzung. 86% der Patienten waren Polytraumatisierte mit bedeutenden zusätzlichen Verletzungen: 64% hatten ein Thoraxtrauma, 59% eine Schädelhirnverletzung, 52% eine intraabdominelle Verletzung zusätzlich zur retroperitonealen und 34% eine Beckenfraktur.

Resultate

Die 124 Patienten mit Nierenkontusionen wurden ausschließlich konservativ behandelt, ohne daß Komplikationen aufgetreten sind. Die Indikation zur konservativen Behandlung in dieser Patientengruppe ist unbestritten. 60% der Nierenrupturen (Grad I und II) wurden intraoperativ bei notfallmäßigen Laparotomien ohne vorhergehende Diagnostik festgestellt, bei den Nierenhilusverletzungen liegt der Prozentsatz bei 30%. Bei den 38 Patienten mit

Nierenrupturen konnte ein funktionierendes Organ bei 23 Patienten erhalten werden. Die Erhaltungsrate bei den 14 primär konservativ behandelten Patienten beträgt 86%, jene bei den 24 primär operativ behandelten 45%. Die beiden Kollektive unterscheiden sich im Gesamtverletzungsmuster der mehrfachverletzten Patienten und auch in der Schwere der Nierenverletzung selbst. Bei 15 nachgewiesenen Nierenhilusverletzungen konnte lediglich bei 5 Patienten ein funktionierendes Organ wiederhergestellt werden (Organerhaltung: a) Gefäßabriß 3 von 5; b) Gefäßabriß und Nierenruptur 0 von 2; c) Intimaläsion 1 von 7). Die Ursachen für den Organverlust lagen einerseits im Gesamtverletzungsmuster der Patienten (5 Patienten) und in einer zu späten Diagnose der Intimaverletzung (2 Patienten). Bei zwei weiteren Patienten nach Intimaläsion konnte erfolgreich revascularisiert werden, die eingetretene Tubulusnekrose war jedoch irreversibel.

Folgerungen

Die Folgerungen können aus methodischen Gründen nicht statistisch abgesichert werden. Die Grenzen der Organerhaltung bei Nierenrupturen liegen im Gesamtverletzungsmuster des Polytraumatisierten, in der Rekonstruierbarkeit der Nierenverletzung und in der Qualifikation des Operateurs. Die Grenzen der Organerhaltung durch eine konservative Therapie mit guter Verlaufsbeobachtung liegen im Blutungsschock und im Infekt. Die Prognose bei Nierenhilusverletzungen wird wesentlich bestimmt durch den Zeitpunkt der Diagnose, wobei die Zeit zwischen Unfall und Diagnose nicht parallel geht mit der Ischämiezeit. Weitere limitierende Faktoren in unserem Krankengut waren die Kombinationsverletzung von Hilus und Parenchym und das Gesamtverletzungsmuster des Polytraumatisierten. Die Indikation zur primär operativen Therapie stellen wir im Blutungsschock und bei allen Nierenhilusverletzungen. In stabilen klinischen Situationen bevorzugen wir bei Nierenparenchymverletzungen die konservative Therapie mit engmaschigen computertomographischen Verlaufskontrollen. Die Erhaltung einer Niere ist erstrebenswert, jedoch sollten die Grenzen nicht so verschoben werden, daß beim Polytraumatisierten Prioritäten falsch vorgenommen werden.

Vorlesung

Der schwerverletzte Patient – Prioritäten und Management

H. Tscherne, M.L. Nerlich und J.A. Sturm

Unfallchirurgische Klinik der Medizinischen Hochschule Hannover (Direktor: Prof. Dr. H. Tscherne), Konstanty-Gutschow-Straße 8, D-3000 Hannover 61

Die Behandlung Unfallverletzter ständig zu verbessern, war seit jeher eines der Hauptziele der drei hier tagenden Unfallgesellschaften. Daß diesem Ziel von so hohem ethischen Wert in der Vergangenheit Erfolg beschert war, davon zeugt das hohe Ansehen, das die Deutsch-Österreichisch-Schweizerische Unfallchirurgie in aller Welt genießt. Unser System war das Vorbild für Nordamerika, als 1976 das American College of Surgeons neue Richtlinien zur Behandlung Unfallverletzter erarbeitete und die Einrichtung von Traumazentren propagierte.

Das heutige präklinische und klinisch-multidisziplinäre Management des Schwerverletzten zeigt die Rasanz auf, mit der sich die Unfallmedizin ständig weiterentwickelt. Mir wurde die Aufgabe gestellt, den heutigen Wissensstand in der Behandlung des Schwerverletzten darzulegen. Ich fühle aber auch die Verpflichtung, kritisch zu analysieren und aufzuzeigen, welche Anstrengungen wir in nächster Zukunft unternehmen müssen, um die immer noch hohe Mortalität und Morbidität nach schwerem Trauma effektvoll zu senken. Denn auf jeden Unfalltoten entfallen auch heute noch drei Fälle von lebenslänglicher Invalidität.

Der tödliche Ausgang ist die häufigste Komplikation nach *Bary- und Polytrauma*. Der Unfalltod kann nach Zeitpunkt des Eintrittes in drei Gruppen unterteilt werden. Stellt man die Todesrate in Abhängigkeit vom Todeszeitpunkt dar, so ergeben sich drei Gipfel (Abb. 1).

Der erste Gipfel, bezeichnet als *"sofortige Todesfälle"*, steht für Patienten, die sehr rasch am Unfallort oder innerhalb einer Stunde nach einer Verletzung sterben. Diese Todesfälle sind inbesondere durch Verletzungen des Gehirns, des Hirnstammes, des Rückenmarks, des Herzens oder der großen Blutgefäße verursacht. Auch unter günstigsten medizinischen Bedingungen und optimalen Rettungssystemen sind nur wenige Patienten aus dieser Gruppe zu retten.

Unter den zweiten als *"frühe Todesfälle"* bezeichneten Gipfel fallen Unfallopfer, die innerhalb der ersten Stunde nach der Verletzung sterben, zu einem Zeitpunkt also, den manche als die goldene Stunde für den Schwerverletzten bezeichnen. Schwere innere Verletzungen im Schädel, Brust- und Bauchraum führen häufig zum Tode sowie zahlreiche kleinere Blutungen, die sich zu einem kritischen Blutverlust addieren. Alle derartigen Verletzungen gelten bei den heute verfügbaren medizinischen Mitteln als behandelbar. Allerdings beeinflußt das therapiefreie Intervall sowie die Güte der medizinischen Versorgung die Überlebenschance.

Die Kategorie der *"Frühtodesfälle"* kann wiederum nach zwei wesentlichen Arten von Verletzungen unterteilt werden: *Verletzungen des zentralen Nervensystems und Ver-*

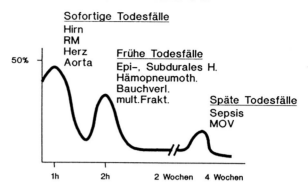

Abb. 1. Verteilung der Todeshäufigkeit und Polytrauma

letzungen mit schwerem Blutverlust. Mehrere Arbeitsgruppen haben herausgefunden, daß bei intrakranieller Blutung Tod oder lebenslange Invalidität mit hoher Wahrscheinlichkeit zu erwarten sind, wenn die chirurgische Behandlung mehr als vier Stunden hinausgezögert wird. Die Häfte der Verstorbenen hatte bei Krankenhausaufnahme einen normalen Hirnstrombefund.

Sofort chirurgisch einzugreifen ist auch für Patienten mit starken Blutungen entscheidend. *Blutungen können in drei Schweregrade unterteilt werden: Schwer, mittelschwer und leicht.* Bei schweren Blutungen übersteigt der Blutverlust 150 ml/min. In den ersten 10 min einer schweren Blutung verliert der Patient also mindestens 1,5 l Blut und damit nahezu 1/3 seines verfügbaren Blutvolumens, innerhalb von 20 min mehr als die Hälfte seines Blutes. Schnelle und gezielte chirurgische Hilfe bietet solchen Patienten die einzige Chance zu überleben.

Unter der Bezeichnung *"späte Todesfälle"* machen den dritten Gipfel jene Unfallopfer aus, die Tage oder Wochen nach einer Verletzung sterben. In nahezu 80% dieser Fälle liegt eine posttraumatische Sepsis mit Versagen mehrerer Organsysteme, ein *Multiorganversagen* vor. Auch für diese Patientengruppe würde die geballte interdisziplinäre Sachkenntnis in einem Unfallzentrum quoad vitam von Nutzen sein.

Der heutige Stand der Versorgung Schwer- und Mehrfachverletzter stellt höchste Anforderungen in personeller, apparativer und organisatorischer Hinsicht. *Krankenhäuser müssen entsprechend ihrer traumatologischen Infrastruktur klassifiziert werden.* In der BRD wird diese Bedingung nur zum Teil durch die Zulassungsbestimmungen der Berufsgenossenschaften zum Verletzungsartenverfahren erfüllt. In Nordamerika wurde 1976 der schon vorher begonnene Trend zur Einrichtung von Traumazentren wie in Baltimore oder San Francisco institutionalisiert und die Forderung erhoben, Unfallopfer nurmehr in Traumazentren einzuliefern. Entsprechend der unfallchirurgischen Notwendigkeiten wurden *drei Kategorien von Traumazentren* geschaffen. Eine der wichtigsten Bedingungen einer optimalen Behandlung Schwerverletzter war dabei die sofortige Verfügbarkeit erfahrener Chirurgen aller Disziplinen, die gewissermaßen gemeinsam die Verpflichtung übernahmen, die Qualität der Unfallversorgung zu verbessern. In diese Planungen wurden folgende Überlegungen einbezogen:

Verletzungen können in drei Hauptkategorien unterteilt werden: schwere, dringliche und nicht dringliche. Schwere Verletzungen sind unmittelbar lebensbedrohend und machen etwa 5% aller Verletzungen aus, auf diese Gruppe entfallen jedoch mindestens 50% aller Unfalltodesfälle.

Dringliche Verletzungen sind nicht unmittelbar lebensbedrohend, aber sie können es werden oder sie führen zu einem signifikanten Dauerschaden. Ungefähr 10% bis 15% aller Traumen sind dringliche Verletzungen.

Nicht dringliche Verletzungen sind weder unmittelbar lebensbedrohend noch haben sie ein hohes Risiko für eine Dauerinvalidität. Sie machen ungefähr 80% aller Verletzungen aus. Man rechnet mit jährlich 1 000 Schwerverletzten pro 1 Million Einwohner.

Bei Operationen mit hohem Risiko stehen die Ergebnisse in engem Zusammenhang mit der Zahl der Operationen, die ein Chirurg jährlich durchführt. So wird z.B. für einen Herzchirurgen ein Minimum von 50 Eingriffen pro Jahr gefordert. Chirurgische Eingriffe beim Polytrauma fallen in diese Risikogruppe. Die Zahl 50 wurde daher vom Traumakomitte des American College of Surgeons in die Planungen aufgenommen. *Chirurgen können nur eine ausreichende Erfahrung in der Behandlung Schwerverletzter haben, wenn sie ungefähr 50 schwere oder dringliche Verletzungen pro Jahr behandeln.* Dies gilt nicht nur für Chefärzte, sondern auch für alle verantwortlich diensttuenden Oberärzte. So sollten in einem Traumazentrum der Kategorie I und II, die in der Qualität der Unfallversorgung gleichwertig eingestuft wurden, jährlich zwischen 350 und 1 000 schwere oder dringliche Verletzungen behandelt werden. Das Traumaprotokoll zur optimalen Behandlung Schwerverletzter des American College of Surgeons muß als ein Meilenstein der Traumatologie betrachtet werden.

Die Fortschritte der Unfallmedizin waren in den vergangenen Jahrzehnten unvorstellbar groß. Ermöglicht wurde diese Entwicklung durch Innovation in Diagnostik und Therapie, durch Schaffung von Unfallzentren, durch Spezialisierung und interdisziplinäre Kooperation (Tabelle 1). Die Unfallbehandlung von heute hat zu einem Anstieg der Kosten im Gesundheitswesen beigetragen, das wissen wir alle. Es zeigt sich, daß nicht jedes Krankenhaus über alle medizinischen Möglichkeiten verfügen kann. So wird künftig eine breite Streuung von Großgeräten einfach nicht mehr finanzierbar sein und es müssen Regelungen kommen, wie sie heute schon bei der Nierenzertrümmerung, bei der offenen Herzchirurgie oder der Organtransplantation vollzogen wurden.

Durch flächendeckende Rettungssysteme ist bei primär aggressiver Schockbekämpfung der Transport in eine Schwerpunktklinik erfolgversprechender als die Erstbehandlung in einem unzureichend ausgestatteten Krankenhaus, wo vor allem die personellen Resourcen auch in Zukunft nicht vorgehalten werden können.

Vorschläge zur Verbesserung der Versorgung Schwerverletzter

Jede der drei hier tagenden Unfallgesellschaften kann sich der Verpflichtung nicht entziehen, die Struktur der Unfallversorgung zu überdenken und Programme zur Verbesserung der Versorgung Schwerverletzter ähnlich dem Vorbild in USA und Canada zu entwickeln. Im folgenden möchte ich Ihnen Vorstellungen unterbreiten, welche Voraussetzungen zur optimalen klinischen Behandlung Schwer- und Mehrfachverletzter durch Festlegung von zwei Kategorien von Unfallzentren gegeben sein sollten (Tabelle 2).

Tabelle 1. Entwicklung im Polytrauma-Management

Diagnostik	Therapie
Verletzungsschweregradklassifizierungen	Rettungssysteme (NAW, RHS)
Peritoneallavage	Volumensubstitution
Sonographie	Beatmungstherapie (PEEP)
Computertomographie	(Antibiotica, Vasoaktiva, etc.)
Laborparameter-Monitoring	parenterale Ernährung
(z.B. Blutgasanalyse)	
Intensiv-Monitoring	Dialyse
(zentralvenöser Katheter,	
Pulmonalis-Katheter,	Intensivmedizin
EVLW-Messungen)	
Schaffung von Traumazentren	
Spezialisierung + interdisziplinäre Kooperation	

Tabelle 2. Voraussetzungen zur optimalen klinischen Behandlung Schwer- und Mehrfachverletzter

A Krankenhaus Organisation
B Spezielle Ausstattung und Einrichtungen
C Unfallforschung und Ausbildung
D Spezielle Traumazentren

Operative Disziplinen		Kategorie	A	B
im Hause	Unfallchirurgie		E	E
	Allgemeinmedizin		E	W
	Neurochirurgie		E	W
	Anästhesie		E	W
rufbereit	Anästhesie			E
	Allgemeinchirurgie			E
	Herz-Gefäßchirurgie		E	
	Augen-Chirurgie		E	W
	HNO-Chirurgie		E	W
	ZMK-Chirurgie		E	W
	Urologie		E	W
	Hand-Plastische Chirurgie		E	
	Mikrochirurgie		E	
	Gynäkologie		E	

Nicht operative Disziplinen		Kategorie	A	B
rufbereit	Innere Medizin		E	E
	Hämatologie		E	W
	Radiologie		E	W
	Neuroradiologie		W	
	Pädiatrie		E	W
	Psychiatrie		E	

Tabelle 2. (Fortsetzung)

A) Krankenhaus Organisation	Kategorie	A	B
1. *Unfalldienst*		E	E
a) Unfall-Team – organisiert und geführt von verantwortlichen Unfallchirurgen			
b) Festlegung der Rechte und Pflichten durch das Krankenhausdirektorium			
B) Spezielle Ausstattung und Einrichtungen	Kategorie	A	B
1. *Zentrale Notaufnahme*			
a) Hubschrauberlandeplatz (Nachtflugerlaubnis)		E	E
b) Personal Unfallchirurg. u. Pflegepersonal		E	E
c) Reanimations- und Schockraum		E	E
d) Röntgen		E	E
Sonographie		E	E
Angiographie		E	W
CT		E	W
2. *Not-OP*		E	W
3. *Intensivstation*		E	E
Intensivarzt (24 h)		E	W
4. *Labors*			
Standardlabor		E	E
Gerinnungslabor		E	W
Blutgase		E	E
Blutbank		E	W
Blutdepot			E
C) Unfallforschung und Ausbildung	Kategorie	A	B
1. *Unfallforschungsprogramm*		E	W
2. *Ausbildung* Unfallteam, Ärzte, Pfleger, Rettungspersonal		E	W
D) Spezielle Traumazentren			
Verbrennungen			
Replantation			
Wirbelsäulenchirurgie			
Querschnittgelähmte			
Rehabilitation			

E – erforderlich   W – wünschenswert

Es muß jedem einleuchten, daß eine solche Strukturänderung nicht kurzfristig erreichbar sein kann, aber wir müssen mit guten Konzepten in die Jahrtausendwende gehen.

Schwer- und Mehrfachverletzte sollten nur in Unfallzentren der Kategorie A behandelt werden und es sollten Verlegungsvereinbarungen aller Unfallzentren der Kategorie B mit ihrem regionalen A-Zentrum bestehen. Diese Organisationsform funktioniert zum Beispiel in unserem Einzugsbereich recht gut. Die folgenden Ausführungen betreffen die Krankenhausorganisation, die spezielle Ausstattung und Einrichtung, die Unfallforschung und Ausbildung und die Frage spezieller Traumazentren.

A. Krankenhausorganisation

1. Unfalldienst

Ein sogenanntes *"Unfallteam"*, dem alle an der Unfallversorgung beteiligten Disziplinen angehören, muß aufgestellt werden. Alle Rechte und Pflichten des Unfalldienstes müssen durch das Krankenhausdirektorium festgelegt sein.

Unter der schon erwähnten Prämisse, daß der *Teamleiter* eine Erfahrung in der Versorgung von mindestens 50 Schwerverletzten pro Jahr haben muß, ergibt sich zwangsläufig, daß der leitende Unfallchirurg dieser Teamleiter sein muß.

2. Operative Disziplinen

Von den operativen Disziplinen muß im A-Zentrum ein erfahrener Unfall-, Allgemein-, Neurochirurg und Anästhesist rund um die Uhr im Haus anwesend sein. Es muß sichergestellt sein, daß jeder dieser Disziplinen unmittelbar an der Versorgung Schwerverletzter teilnimmt. Von den übrigen operativen Disziplinen müssen folgende rund um die Uhr rufbereit sein: Herz-Gefäßchirurgie, Augen, HNO, ZMK-Chirurgie, Urologie, Hand-Plastische Chirurgie, Mikrochirurgie, Gynäkologie.

3. Nicht-operative Disziplinen

Dieselbe Rufbereitschaft muß sich auf folgende nicht operative Disziplinen erstrecken: Innere Medizin, Hämatologie, Radiologie, Pädiatrie, Psychiatrie.

B. Spezielle Ausstattung und Einrichtungen

Von essentieller Bedeutung ist eine *zentrale Notaufnahme*. Das gesamte Unfallteam muß zum Verletzten kommen und nicht umgekehrt. Die fraktionierte dezentralisierte Versorgung hat so manchem Schwerverletzten und auch leichter Verletzten das Leben gekostet. Die Transferierung des Patienten von einer Disziplin zur anderen mit allen ihren Risiken, Gefährdungen und zeitlicher Verzögerung muß heute als obsolet angesehen werden.

Jedes Traumazentrum sollte künftig über einen Hubschrauberlandeplatz mit Nachtlandeerlaubnis verfügen.

Folgende Einrichtungen müssen rund um die Uhr einsatzbereit sein: Unfallchirurgische Ärzte und Pflegepersonal, Reanimations- und Schockraum, Röntgen, Sonographie, Angiographie, Computertomographie. Weiter Not-OP, Intensivstation mit erfahrenem Intensivarzt sowie Standard- und Gerinnungslabor, Blutgasanalyse und leistungsfähige Blutbank, für ein B-Zentrum ein Blutdepot.

C. Unfallforschung und Ausbildung

Unfallzentren der Kategorie A sind zur Unfallforschung verpflichtet, ebenso zur Aus-, Weiter- und Fortbildung des Unfallteams, der Ärzte, Pfleger, Studenten und des Rettungspersonals.

D. Spezielle Traumazentren

Für spezielle Verletzungen sollen überregionale Traumazentren geschaffen werden. Das betrifft Verbrennungen, Replantationen, Wirbelsäulenchirurgie, Querschnittlähmungen und Rehabilitation.

Erst unter diesen Voraussetzungen sind die heutigen Behandlungsprinzipien der sofortigen maximalen und simultanen Behandlung Schwerverletzter durchführbar und damit Mortalität und Morbidität weiter zu senken. Es sollte dann nicht mehr vorkommen,

- daß Schädelverletzte sterben, weil die intrakranielle Blutung zu spät oder nicht entlastet wird.
- daß ein Verletzter sein Augenlicht einbüßt, weil ein erfahrener Augenchirurg nicht zur Verfügung steht
- daß ein Verletzter für sein Leben entstellt ist, weil der Kieferchirurg die Gesichtsfraktur zu spät in die Hand bekommt
- daß Verletzte eine Extremität verlieren, weil ein erfahrener Gefäßchirurg fehlt.

Ich bin mit vielen meiner Kollegen einig, daß die Dunkelziffer jener Unfalltodesfälle hoch ist, die nicht an ihren Verletzungen hätten sterben müssen.

Präklinische und klinische Phasen in der Therapiekette

Die gesamte Behandlung des Schwerverletzten ist eine einzige *Therapiekette,* beginnend mit den Sofortmaßnahmen am Unfallort bis hin zur Rehabilitation. Diese Therapiekette ist so stark wie ihr schwächstes Glied, d.h. wir haben in jeder einzelnen Phase für einen optimalen Behandlungsablauf zu sorgen.

Die *präklinische Periode* möchte ich nur kurz streifen. Die Notfallmedizin hat in den letzten Jahren erhebliche Fortschritte zu verzeichnen. Der qualifizierte Notarzt ist heute aus der präklinischen Versorgung nicht mehr wegzudenken. Intubation, Beatmung, Coniotomie, Venae sectio, Thoraxdrainage gehören heute zu dem selbstverständlichen Repertoire jedes Notarztes.

Die zunehmende Zahl von Notärzten oder Ärzten, die sich als solche bezeichnen, bringt aber immer wieder Sand ins Getriebe der Notfallmedizin. Wir stehen nicht selten vor der Situation, daß anfliegende Rettungshubschrauber unter dem Hinweis abbestellt werden, die Unfallopfer seien nicht schwerverletzt oder bereits anwesende Notärzte würden die Verletzten versorgen. Stunden später muß dann der Schwerverletzte in bedrohlichem Zustand in eine Schwerpunktklinik verlegt werden, wie dieser 25jährige Verletzte, der wegen zunehmender "Eintrübung" zwei Stunden nach dem Unfall zu uns verlegt wurde. Dabei war der Rettungshubschrauber kurz nach dem Unfall schon über dem Unfallort. Bei der Einlieferung im schwersten Schock mit einem Hb von 6, die Eintrübung hypoxiebedingt, die schweren Bauch- und Beckenverletzungen mit Massenblutung nicht erkannt.

Triage ist die Einstufung des Verletzten entsprechend der erforderlichen medizinischen Hilfe. Ein *Triage-Algorithmus* kann für weniger Erfahrene oder Rettungssanitäter wertvolle Hilfe sein. Zum Zwecke der Feldtriage sollte der Verletzte auf pathologische Vitalfunktionen und augenfällige anatomische Verletzungen untersucht werden (Tabelle 3).

Klinische Versorgung

Akut- oder Reanimationsphase (1. bis 3. Stunde)

Generell gilt für die klinische Versorgung Schwerverletzter die Forderung, daß strenge Regeln für das therapeutische Vorgehen aufgestellt werden. Der diagnostische und therapeutische Ablauf muß geplant und vorbereitet sein. Ein *vorbereitetes Team* muß einen *vorbereiteten Ablauf* kennen und auf *vorbereitetes Gerät* zurückgreifen.

Vorbereitetes Team:
Für die Notfallbehandlung eines Schwerverletzten sollten in einem Unfallzentrum der Kategorie A 8 Ärzte und Pfleger dienstbereit sein und bereits bei Ankündigung des Schwerverletzten im Schockraum die Vorbereitung für alle Maßnahmen treffen. Das Team besteht aus einem Anästhesisten, einer Anästhesieschwester, zwei chirurgischen Schwestern, drei chirurgisch/unfallchirurgischen Assistenten und einem unfallchirurgischen Oberarzt. Ähnlich sind fünf Ärzte und Pfleger in einem Unfallzentrum der Kategorie B zu fordern.

Vorbereiteter Ablauf:
Unter einem vorbereiteten Ablauf ist z.B. zu verstehen, daß bereits über Funkkontakt der Notarzt am Unfallort bei schweren Schädelverletzungen einen Neurochirurgen und bei Verdacht auf Massenblutungen genügend Blutkonserven anfordern kann. Sowohl der angeforderte Arzt als auch das angeforderte Material sollten bei Eintreffen des Patienten im Schockraum bereit stehen.

Vorbereitetes Gerät:
Zu dem vorbereiteten Gerät gehört unter allen Umständen auch vorbereitetes Material. Sinnvoll erscheint die Bereitstellung von Infusionslösungen und Blutkonserven auf einem gesonderten Wagen, so daß diese sofort dem Patienten zugeführt werden können. Die

Tabelle 3. Triage Algorithmus

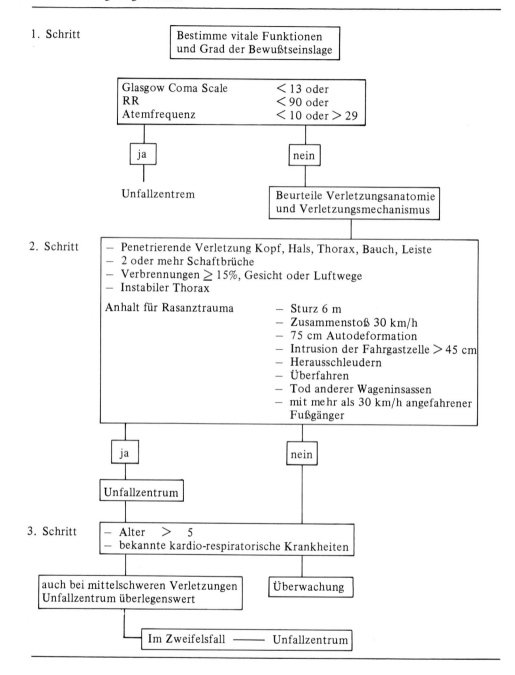

Zusammenstellung von sog. Material-Sets erleichtert das Einbringen einer Thoraxdrainage, eines arteriellen Zuganges oder einer Abdominallavage. Das gesamte notwendige Material vom Handschuh bis zum sterilen Tuch, vom Nadelhalter bis zum Nahtmaterial werden zusammengestellt und verpackt. Das Anreichen eines kompletten Sets macht das mühsame Suchen der nötigen Einzelteile unter Zeitdruck überflüssig. Ebenso sollten Infusionslösungen in einem Wärmeschrank zur sofortigen Infusion bereitgehalten werden.

Es ist notwendig, daß das Personal die entsprechenden Aufgabenbereiche kennt. Dadurch können doppelte Anordnungen, das versehentliche Unterlassen einzelner Maßnahmen oder kurz gesagt eine chaotische Situation vermieden werden.

Der Schwer- und Mehrfachverletzte schwebt in Lebensgefahr, ohne daß die Ursache dafür gleich erkannt werden muß. Erste Forderung an eine suffiziente Behandlung ist daher die möglichst rasche Aufdeckung lebensbedrohlicher Verletzungen. Die Zeitsensibilität ist durch den Begriff der *"golden hour in shock"* von Cowley treffend dargestellt. Diese goldene erste Stunde, in der noch die Weichen für das weitere Schicksal des Verletzten im Schock gestellt werden können, erfordert ein voll konzentriertes Handeln unter Zeitdruck. Dies muß effektiv und sorgfältig erfolgen, aber auch rasch.

Eine Reihe von Umständen erschwert das Management des Polytraumatisierten und beeinflußt ganz wesentlich das Behandlungsergebnis:

— *Die spärliche Anamnese:*
 Informationen über das Unfallereignis oder die Biomechanik der Einzelverletzungen liegen in der Regel nicht vor. Der Patient ist häufig bewußtlos oder es besteht eine retrograde Amnesie. Wesentliche Befunde wie z.B. ein Lenkradaufprall wird als Fremdanamnese von der Rettungsmannschaft vor Ort meist nicht erhoben, da die Aufmerksamkeit auf mehr spektakuläre Ereignisse abgelenkt wird.

— *Die nicht offensichtliche Verletzung:*
 Durch die meist stumpfe Gewalteinwirkung sind äußerlich nicht sichtbare und daher nicht offensichtliche Verletzungen von Höhlenorganen immer vital gefährdend und unbekannte Größen.

— *Die Maskierung schwerer durch leichte Verletzungen:*
 Das Interesse des Erstbehandlers wird oft auf äußerlich eindrucksvolle Verletzungen gelenkt.

— *Die falsche Interpretation erhobener Befunde*

— *Technische Pannen:*
 Mit zunehmendem Einsatz von Hilfsmitteln können technische Pannen häufiger auftreten und weitreichende Konsequenzen haben, etwa undichte Blockung des Endotrachealtubus, Verwechslung von Schlauchsystemen am Beatmungsgerät, Entnahme einer arteriellen Blutgasanalyse aus einer Vene.

— *Mangelnde Erfahrung des Erstbehandlers:*
 All diese Erschwernisse können hektische Fehlreaktionen auslösen und bei mangelnder Erfahrung des Erstbehandlers zur Katastrophe führen.

Zunächst muß bei jedem Mehrfachverletzten, solange eine vitale Bedrohung angenommen werden, bis dieser Verdacht definitiv widerlegt werden kann. Um die Beurteilung der Verletzungsschwere zu erleichtern, stelle ich Ihnen einen *Traumaalgorithmus* vor, der aus der praktischen Erfahrung bei der Behandlung von über 5000 Schwerverletzten an der

Unfallchirurgischen Klinik der Medizinischen Hochschule Hannover innerhalb der letzten 16 Jahre empirisch abgeleitet wurde. Der Entscheidungsbaum führt über 4 Schritte zur Diagnose:

— der erste Blick,
— die Schockbehandlung,
— der Check-up,
— die Diagnosestellung.

Auf den *ersten Blick* gilt es, die Vitalfunktionen des eintreffenden Patienten abzuschätzen. Als hypoxisch wird dabei ein Patient angesehen, bei dem entweder eine Dyspnoe, Cyanose, Stridor, Bewußtlosigkeit, abnorme Atembewegungen oder schwere Gesichts-, Hals-, Thoraxverletzungen oder auch ein großer Blutverlust bestehen.

Die Schockbehandlung: nach der ersten Orientierung erfolgt nun die Schockbehandlung mit mindestens zwei großlumigen peripher-venösen Zugängen. Die Volumentherapie als Druckinfusion durch aufblasbare Druckmanschetten oder durch Kompression von einem Helfer mit rechtzeitigem Wechsel der Infusionsbeutel stellt dabei den ersten Schritt dar. Nun kann nach dem Entfernen der Kleidung bei tastbarem Femoralispuls die Blutentnahme nicht nur der arteriellen Blutgase sondern auch der übrigen notwendigen Laboranforderungen erfolgen. Besondere Bedeutung beim Nachvollziehen des Algorithmus kommt den Hinweisen auf mögliche Fehler, z.B. Fehlentnahme zu.

Sollte nun bei Blutdruck- und Pulsbestimmung ein deutlicher Schockzustand weiter bestehen, so empfehlen wir die Venae sectio, vorzugsweise der Vena saphena magna oberhalb des Innenknöchels sowie die Transfusion von ungekreuztem Blut. Das Legen eines

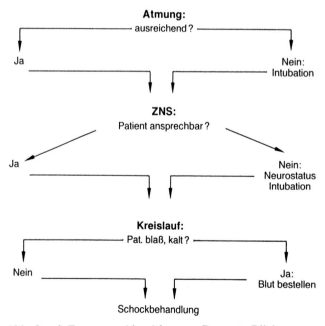

Abb. 2a—d. Trauma — Algorithmus. **a** Der erste Blick

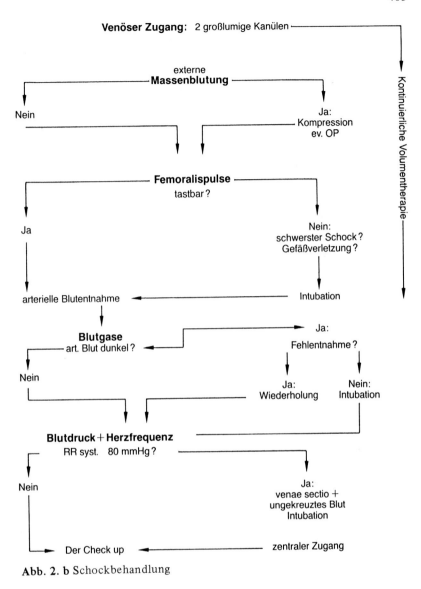

Abb. 2. b Schockbehandlung

zentralen Zuganges dient nicht nur der Volumensubstitution, vielmehr der Gabe von Medikamenten und zur Venendruckmessung.

Nach suffizienter Schockbehandlung kann nun eine *gründliche klinische Beurteilung* des Verletzungsmusters erfolgen. Hier sollten systematisch die verschiedenen Körperfunktionen von Kopf über Thorax, Bauch, Becken, Extremitäten durchgecheckt werden, wobei als erste unterstützende Maßnahme ein Thoraxröntgenbild angefertigt wird. Zwischenzeitlich ist ein Blasenverweilkatheter eingeführt worden, damit kann nun die Nierenfunktion und die Effizienz der Schockbehandlung überprüft werden. Bei der Untersuchung des Abdomens hat die Sonographie ihren festen Platz gefunden und hat die diagnostische Peritoneallavage

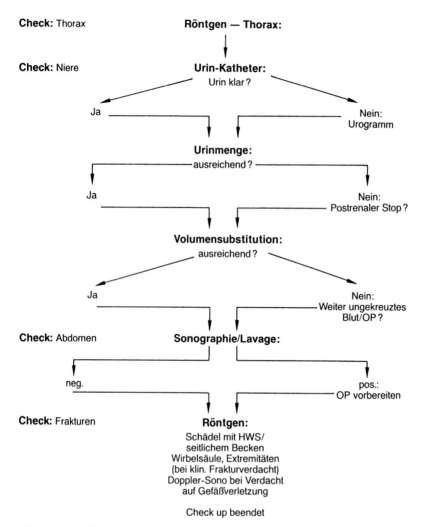

Abb. 2. c Der Check up. Verletzungsmuster: Kopf/HWS–Thorax–Bauch–Extremitäten

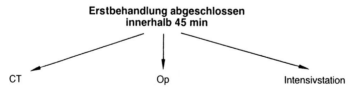

Abb. 2. d Die Überprüfung: Klinische Befundkontrolle – Komplette Röntgendiagnostik – Diagnosestellung

verdrängt. Bei ausreichender Erfahrung des Untersuchers ergibt die jederzeit wiederholbare Ultraschalluntersuchung eine hohe Treffsicherheit. Als weitere Standardröntgenaufnahme, die bei jedem Polytrauma angezeigt ist, hat sich die seitliche HWS- und die Beckenübersichtsaufnahme bewährt. Die röntgenologische Abklärung der übrigen Wirbelsäule und der Extremitäten schließen sich bei klinischem Frakturverdacht an. Bei nicht eindeutig tastbarem peripheren Puls ist eine Doppler-Sonographie notwendig, um Gefäßverletzungen feststellen zu können. Damit ist der Patient vollständig durchgecheckt, es können die Diagnosen gestellt werden. Nun kann auch der Verletzungsschweregrad mit einem geeigneten Polytraumaschlüssel beurteilt und die Prognose abgeschätzt werden.

Die Überprüfung: nicht selten werden Blutungen in die Körperhöhlen bei tiefschockierten Patienten erst nach Kreislaufauffüllung manifest. Deshalb ist eine erneute Kontrolle sämtlicher Organsysteme auf Verletzungszeichen und Entwicklungstendenzen unbedingt notwendig. Je nach Verletzungsmuster kann entschieden werden, ob ein craniales CT, eine Angiographie oder andere Spezialuntersuchungen angeschlossen werden.

Eine prospektive Erfassung der Behandlungssequenz mit exakt dokumentierten Zeitpunkten der einzelnen Aktionen bei 56 Schwerverletzten spiegelt die vorgeschlagene Behandlungsfolge laut Traumaalgorithmus voll wieder (Tabelle 4). Damit sind auch Anhaltswerte für den zeitlichen Aufwand einzelner Maßnahmen erstellt worden. Es war bei allen unseren Patienten möglich, innerhalb der "golden hour of shock" die komplette Diagnostik und Erstversorgung durchzuführen. Das gilt auch für unsere Milzrupturen, die in unserem Krankengut zu 50% bereits innerhalb der ersten Stunde nach dem Unfall und zu 81% innerhalb von 2 h laparotomiert waren.

Bestimmend für die Akutchirurgie in der Akutphase ist die Beurteilung und Behandlung einer Massenblutung. Sie erfordert sofortige Entscheidung und die sofortige chirurgische Blutstillung. Wir sehen die *erste Operationsphase "lebenserhaltende Sofort-*

Tabelle 4. Behandlungssequenz Polytrauma

Prospektive Analyse bei 56 Polytraumen	Minuten nach Eintreffen (im Mittel)
Erster Blick, Umlagern, Entfernen der Kleidung	0–3
Venöse Zugäge (mind. 2)	3
1. Blutentnahme	4
Blutdruck, Puls	4
Klin. Check up Kopf, Thorax, Abdomen, Becken, WS, Extremitäten	5–10
Röntgen, Thorax	9
Thoraxdrainage	10
Zentraler Zugang	11
Blasenkatheter	14
Sonographie	14
Röntgen Schädel und HWS	16
Arterieller Zugang	18
Röntgen Skelet	24–33
Kranielles CT	44

operationen" bei unstillbaren äußeren Blutungen und bei inneren Massenblutungen, vor allem Leber- und Milzrupturen. Bezüglich der Priorität der Blutung gibt es in den meisten Fällen unserer Erfahrung nach keine Probleme. Die intraabdominelle Blutung hat meist Vorrang, da intrathorakale oder periphere Blutungen durch andere Maßnahmen zunächst stabilisiert werden können, sogar die Aortenruptur ist nur selten eine Operation der Akutphase.

Deutet der Gesamtverlauf auf eine eventuelle Beteiligung intracerebraler Strukturen hin, ist im Anschluß an die Akutoperation eine CT-Diagnostik durchzuführen. Die intrakranielle Blutung ist in nahezu jedem Fall in ihrer Priorität der Massenblutung unterzuordnen. Unseren Erfahrungen nach ist die Versorgung intracerebraler Verletzungen meist in der zweiten Operationsphase durchführbar. Verlaufskontrollen sind wesentlich, da gerade intrakranielle Blutungen in den meisten Fällen erst sekundär nachweisbar sind und in der Akutphase nicht in Erscheinung treten. Ich erinnere an die 4-Stunden-Grenze.

Primärphase (3. bis 72. Stunde)

Nach Beseitigung der akut lebensbedrohlichen Situation steht eine weiterführende Diagnostik im Vordergrund. Dazu gehören vor allem die erweiterte Labor- und Kreislaufdiagnostik wie Kontrolle des Blutbildes, Gerinnung, Erfassung von Pulmonaldrucken und Herzzeitvolumina mittels Swan-Ganz-Pulmonalis-Katheter. In der *zweiten Operationsphase "verzögerte Primäreingriffe"* werden bei nun stabilem Zustand des Verletzten folgende Verletzungen operiert: neben den Gefäß- und Hohlorganverletzungen gehört die progressive Rückenmarkskompression zu den absoluten Operationsindikationen der Primärphase. Augen- und Gesichtsschädelverletzungen sollten simultan zu den peripheren Verletzungen versorgt werden. Die häufigsten Verletzungen betreffen das Skeletsystem. Das Prinzip der Frakturversorgung ist die stabile Osteosynthese, die in dieser Phase vor allem die offene Gelenk- und Schaftfrakturen sowie die Frakturen mit Gefäßbeteiligung beinhalten sollte.

Von größter Bedeutung für den Erhalt der Extremität bei Gefäßverletzungen ist das Intervall zwischen Verletzung und Therapiebeginn. Entscheidend für die Prognose sind insbesondere die Ischämiezeit und Grad der Minderdurchblutung. Funktionsverluste im Bereich der Muskulatur sind bereits nach 2 bis 4 h, irreversible Ausfälle nach 4 bis 6 h zu befürchten. Die Schäden potenzieren sich beim polytraumatisierten Patienten mit allgemeiner Hypoxie.

In diesem Zusammenhang bedeutsam ist die Entstehung des Kompartment-Syndroms. Bei Solitärverletzung ist ein Kompartmentdruck zwischen 30 bis 40 mmHg als pathologisch anzusehen. Bei Schwerverletzten ist diese Richtgröße nur bedingt anwendbar, da bei allgemeiner Hpoxie schon in einem früheren Stadium irreversible Schäden auftreten. Kontinuierliches Monitoring ist daher zu fordern. Im eigenen Krankengut mit 263 Patienten mit Kompartment-Syndrom waren 105 Verletzte polytraumatisiert.

Die Behandlung offener Frakturen schließt eine ausgedehnte Wundausschneidung sowie eine stabile Fixierung der Fraktur ein. Entscheidend ist die Weichteilbehandlung. Die offene Fraktur beim Schwerverletzten eignet sich nur schlecht für einen primären Wundverschluß. Ausgedehnte Weichteil- und Knochendefekte machen frühsekundäre rekonstruktive Maßnahmen unabdingbar. Bei den offenen Gelenkverletzungen hat sich zur Verbesserung der Heilungschancen die temporäre Gelenkfixation bewährt.

Aufwendige Erhaltungsversuche schwergeschädigter Extremitäten müssen bei Patienten der Schweregrade III und IV nach dem Hannoverschen Polytrauma-Score unterlassen werden. Bei einer Analyse unseres Krankengutes fanden wir, daß es quoad vitam günstiger ist, bei Verletzten dieses Schweregrades die Amputation einer Rekonstruktion einer schwergeschädigten Extremität vorzuziehen. Erhaltungsversuche, bei denen der Organismus immer wieder mit eingeschwemmtem, zerstörtem und untergegangenem Gewebe konfrontiert wird, stellen eine tödliche Gefahr dar. Die Amputation ist in solchen Fällen Methode der Wahl.

Der polytraumatisierte Patient sollte in der Post-Primärphase möglichst frei von Extensionen und größeren Gipsverbänden einer intensivmedizinischen Behandlung zugeführt werden. Nur durch Immobilisierung der Fraktur kann der Schmerz reduziert und der sekundäre Gewebeschaden auf ein Minimum beschränkt bleiben. Frakturstabilisierung dient der Reduktion des posttraumatischen Schocks, fördert die Pflegemöglichkeiten und reduziert die Entwicklung von Pneumonie und respiratorischem Versagen. Von besonderer Bedeutung sind dabei die Femurschaftbrüche, die instabilen Beckenfrakturen und -luxationen und die instabilen Frakturen und Luxationen der Wirbelsäule. Gerade Beckenverletzungen führen häufig zu septischen Komplikationen und sind daher für den weiteren Verlauf maßgebend.

Sekundär- oder Regenerationsphase (3. bis 10. Tag)

Zu den Schwerpunkten der chirurgischen Versorgung in dieser Phase gehören neben der definitiven Frakturversorgung die Eliminierung von septischen Herden, der rekonstruktive Verschluß großer Weichteildefekte und die Ausräumung großer Hämatome. Die Frakturversorgung betrifft die fronto-basalen Frakturen, die Mittelgesichts- und Kieferfrakturen, die Osteosynthesen an der oberen Extremität und langwierige Gelenkkonstruktionen bei Frakturen und Kapselbandverletzungen.

Tertiärphase (ab dem 8. Tag)

Dieser Abschnitt im Heilungsverlauf des polytraumatisierten Patienten wird weiterhin durch die posttraumatischen Komplikationen wie Sepsisentwicklung und Organversagen oder eine zunehmende Normalisierung aller Funktionen bestimmt. Im Vordergrund der chirurgischen Versorgung stehen in dieser Phase die rekonstruktiven Eingriffe wie Knochentransplantation, aufwendige Weichteilrekonstruktionen, Stumpfplastiken bei Amputationen und alle aufgeschobenen Operationen der Sekundärphase.

Gerade bei der Frakturversorgung liegt das größte Problem im richtigen Timing. Die Phase der verzögerten Primärversorgung beginnt mit dem sicheren Eintritt in die Primär- oder Stabilisierungsphase, also etwa ab der 2. bis 4. Stunde nach dem Unfall, sie kann bis zum 3. oder 4. Tag angesetzt werden. Sie kann in mehreren operativen Stufen ablaufen, in dem Erholungsphasen zwischen die einzelnen Eingriffe dazwischengeschaltet werden.

Ich habe aufzuzeigen versucht, wo wir heute in der Behandlung des Schwerverletzten stehen und was die Zukunft von uns fordert. Gerade bei der Chirurgie des Polytraumas trifft der Spruch von Aulus Cornelius Celsus (25. v.–50. n. Chr.) ins Volle:

> "Inter omnes partes medicinae
> chirurgiae effectus evidentissimus"
>
> "Unter allen Teilen der Medizin ist
> der Effekt der Chirurgie der
> sinnfälligste".

Schwerverletzte zu retten, ihr Überleben zu sichern, ihre Gesundheit wiederherzustellen, sie für eine lange Lebensperiode in Familie, Beruf und Gesellschaft zurückzuführen, zählt zu den Sternstunden jedes Chirurgen.

V. Calcaneusfraktur: Pro- und Contra-Runde

Calcaneusfraktur – Anatomie, Pathogenese und Klassifikation der Calcaneusfrakturen

E. Trojan

I. Univ.-Klinik für Unfallchirurgie (Vorstand: Prof. Dr. E. Trojan), Alser Straße 4, A-1090 Wien

Es gibt wohl kaum einen anderen Knochen des menschlichen Körpers, an dem im Laufe der Zeit so viele und verschiedene Behandlungsmethoden ausgeführt wurden, wie das Fersenbein. Lorenz Böhler beschreibt in seinem Buch verschiedene, vorwiegend konservative Techniken, die er im Laufe von 40 Jahren angewandt hat. Noch bunter wird das Bild in der großen Monographie von Tanke, in dem konservative und operative Techniken beschrieben werden. Die Ursache für diesen Umstand dürfte darin liegen, daß es schwierig ist, an diesem kompliziert gebauten Knochen mit einer bestimmten Behandlungstechnik regelmäßig gute Resultate zu erzielen. In letzter Zeit sind die operativen Methoden wieder mehr in den Vordergrund gerückt. Es ist sehr begrüßenswert, daß dieses Thema an diesem Kongreß neuerlich diskutiert wird, um die Behandlungsergebnisse zu verbessern.

Anatomie

Das Fersenbein ist ein großer spongiöser Knochen, der aus einem massiven Körper mit kräftiger Spongiosa besteht. Er trägt medial das starke Sustentaculum tali und geht distal in den zarteren Processus anterior über, zur Articulation mit dem Cuboid. Entsprechend der Funktion dieses Knochens ist die Druckfestigkeit der Spongiosa sehr hoch, z.B., im Vergleich zur Spongiosa der Lendenwirbel III und V: 326 gegenüber 280 bei Frauen und 399 gegenüber 336 bei Männern. Auch das Achsengewicht ist deutlich höher. Welchen Belastungen das Fersenbein tatsächlich ausgesetzt ist, zeigen Belastungsmessungen der Füße im Stehen bei lockerer und straffer Haltung: Es resultiert eine überwiegende Belastung der Ferse gegenüber dem Vorfuß und dem Mittelfuß. Interessanterweise besteht ein Unterschied in den Prozenten des Körpergewichtes bei Kindern und Erwachsenen, in dem bei Kindern eine stärkere Belastung des Vorfußes gegenüber der Ferse gemessen wird.

Der Calcaneus besitzt drei Gelenkflächen: Die hintere Sprunggelenkfläche (Artic. subtalaris); die mittlere und vordere Gelenkfläche (Fac. talaris ant. et media), die meist zu einer Fläche verschmolzen sind; diese drei Flächen artikulieren mit dem Talus. Die dritte vordere Gelenkfläche am Proc. ant. calcanei artikuliert mit dem Cuboid.

Bei den Calcaneusfrakturen ist die hintere Sprunggelenkfläche am interessantesten. Das Krümmungsprofil dieser Gelenkfläche ist nicht gleichmäßig konvex. Am stärksten konvex gekrümmt sind die medialen zum Sustentaculum tali weisenden, sowie lateral gelegene Flächenabschnitte. Der Mittelabschnitt parallel zur größten Länge ist etwas flacher. Man kann das unterschiedliche Krümmungsverhalten der Gelenkfläche an Sagittalschnitten gut erkennen, die entweder medial oder lateral angelegt sind. Relativ einfach kann man das Krümmungsprofil der unterschiedlich stark gekrümmten Gelenkfläche mit Hilfe von zwei Krümmungskreisen zur Darstellung bringen. Es gibt außerdem große Variationen der Krümmungsprofile, die man bei Nachzeichnung von Schnittumrissen zur Darstellung bringen kann.

Der Talus liegt dem Calcaneus derart auf, daß die Achse des Talushalses mit der Längsachse des Calcaneus einen Winkel von $30°$ bis $35°$ bildet. Die Bewegungsachse des unteren Sprunggelenkes entspricht weder den Längsachsen der beiden Gelenkkörper, noch der des gesamten Fußes, sie ist hingegen schräg orientiert: Von dorsal — plantar-lateral nach ventral — cranial — medial. Diese schräge Achse hat drei Vektoren: Einen transversalen, einen vertikalen und einen longitudinalen. Die transversale Achse erlaubt die Flexion–Extension, die vertikale die Ab- und Adduktion, die longitudinale die Supination und Pronation. Die Achse des unteren Sprunggelenkes erlaubt demnach zwei kombinierte Bewegungsmuster: Pronation–Abduktion — Extension und Supination–Adduktion–Flexion. Von der Fortbewegungsachse des Gesamtkörpers weicht die Achse des unteren Sprunggelenkes nur wenig ab, da der Fuß gewöhnlich etwas abduziert steht. Das Gelenk ist weniger auf Fortbewegung, sondern zur Einstellung des Fußes auf die jeweilige Unterlage konstruiert.

Wegen der komplizierten Lage kann die Röntgen-Darstellung des unteren Sprunggelenkes schwierig sein, insbesondere unter pathologischen Bedingungen bei Frakturen. Im seitlichen Strahlengang gibt der von Lorenz Böhler angegebene Tuber-Gelenkwinkel eine gute Orientierung. In der dorsoplantaren Aufnahme gelingt die Darstellung des unteren Sprunggelenkes besonders unter pathologischen Bedingungen nicht immer sehr gut. Es werden verschiedene Neigungswinkel der Röntgenröhre angegeben, von $20°$ bis $45°$ bei Lorenz Böhler. Hafner und Meuli geben in ihrem Buch weitere Darstellungsmöglichkeiten an: Schrägaufnahme mit Anhebung des äußeren Fußrandes um $45°$, Innenrotation $45°$ mit Einneigung des Zentralstrahles um $15°$ nach cranial, Außenrotation $45°$ mit Einneigung des Zentralstrahles um $15°$ nach cranial. Schließlich kann man mit der Computertomographie sehr gute und detaillierte Informationen erhalten, wie mehrere Arbeiten in letzter Zeit gezeigt haben.

Für das Verständnis der Pathogenese der Fersenbeinfraktur ist die Kenntnis des Bandapparates von besonderer Bedeutung. Die stärksten Bändern zwischen Talus und Calcaneus finden sich im Sinus und Canalis tarsi, die zahlreichen starken Bandstrukturen der Ligg. interossea. Starke Bänder finden sich auch an der Planta pedis, die Strukturen des Lig. plantare und des Lig. calcaneo-cuboideum. Auch medial sind starke Bandverbindungen: Das starke Tibio-calcaneare Band des Lig. deltoideum, das unter der Sehne des M. tibialis post. liegt und den tiefer gelegenen Teil, das Lig. tibio-talare bedeckt. Dazu kommt der ebenfalls starke calcaneo-naviculare Bandkomplex, der das Sustentaculum tali mit dem Naviculare verbindet. Man sieht demnach besonders starke antero-mediale und plantare Bandstrukturen zwischen Talus und Calcaneus. Dem gegenüber sind die lateralen Strukturen relativ schwach. Man findet dort lediglich das Lig. fibulo-calcaneare, die Fibularissehnen, die Retinacula der Fibularis- und Extensorsehnen. Das Lig. fibulo-calcaneare verläuft in etwa 75% in der Richtung nach plantar-dorsal. Die starken antero-medialen Bandstrukturen halten einer Gewalteinwirkung wesentlich besser stand, als sie schwächeren lateralen. Dies zeigt sich besonders deutlich bei den Luxationsfrakturen.

Der Calcaneus verfügt über eine ausgezeichnete Blutversorgung, sowohl von medial über die A. tibialis post., als auch von lateral über die A. fibularis. Der ganze Knochen besitzt ein reiches Netzwerk von Gefäßen, man findet Gefäßeintritte an allen Stellen, die nicht von Knorpel bedeckt sind. Die Nervenversorgung des talo-calcaneo-navicularen Gelenkkomplexes erfolgt medial über den N. tibialis post., lateral über den N. suralis und im vorderen Anteil über den tiefen Ast des N. fibularis.

Klassifikation der Calcaneusfrakturen und ihre Pathogenese

In der Literatur finden sich zahlreiche Einteilungen der Calcaneusfrakturen: Lorenz Böhler, Watson-Jones, Plamer, Essex-Lopresti und viel andere. Aufgrund der zahlreichen Arbeiten und der eigenen Erfahrung wird eine möglichst einfache Einteilung vorgeschlagen:

I. Intraartikuläre Frakturen (80%)

A. Subtalar
B. Subtalar + Chopart
   Zertrümmerungen
   Verrenkungsbrüche
C. Sustentaculum
   Processus anterior

Die Gruppen A und B umfassen das hintere Sprunggelenk und sind die Problemfrakturen. Die Gruppe C betrifft das vordere Talo-Calcaneargelenk bzw. das Calcaneo-Cuboidgelenk. Es handelt sich um einfachere Brüche.

II. Extraartikuläre Frakturen (20%)

A. Tuber calcanei
B. Cranio-dorsal
   (Entenschnabel)
C. Processus medialis
D. Streßfrakturen

Gruppe I, A, B

Die umfassendste Monographie über Calcaneusfrakturen stammt in den letzten Jahren von Gerhard M.H. Tanke (1982). Er fand bei den intraartikulären Frakturen mehr Männer als

Frauen beteiligt, das 30. bis 60. Lebensjahr war am häufigsten betroffen. Die rechte und die linke Seite waren gleich häufig verletzt, 50% der Patienten hatten bilaterale Frakturen bzw. Begleitfrakturen. Offene Frakturen fanden sich nur in 1% bis 4%. Die Frakturen entstanden zu 75% bis 95% durch Sturz aus großer Höhe, im Durchschnitt zwei bis vier Meter. Die Schwere der Fraktur hängt von der Fallhöhe ab, sowie von der Beschaffenheit des Bodens (z.B. Zement). Selten sind Verkehrsunfälle, 8% bis 11%, sowie Sportunfälle 1% bis 2%. Gelegentlich sieht man diese Brüche bei Motorradfahrern beim Abbremsen mit beiden Fersen. Die Gewalteinwirkung kann auch vom Boden her erfolgen, z.B. bei Minenexplosionen.

Lorenz Böhler beschreibt die Entstehung dieser Frakturen wie folgt: "Die Wucht des fallenden Körpers pflanzt sich über das Schienbein auf das Sprungbein fort und dieses fährt mit seinem fibularen, keilförmigen Anteil in das Fersenbein hinein, das beim Auffallen den Boden zuerst berührt und schon auf ihm feststeht, während die Gewalt des Falles zu wirken beginnt. Gleichzeitig wird der Fersenbeinhöcker cranialwärts gebogen. Es kommt dadurch neben der Stauchung zur Biegung und Abscherung des Knochens". Böhler erwähnt außer der Stauchung des Knochens schon die Abscherung.

Andere Autoren, z.B. Palmer, stellen die Abscherung in den Vordergrund und bezeichnen die Abscherungsfraktur des antero-medialen Anteiles als Primärfraktur, die Impressionsfraktur des psterio-lateralen Teiles mit der hinteren Sprunggelenkfläche als Sekundärfraktur. Es ist einleuchtend, daß der antero-mediale Fersenbeinanteil mit seinen starken Bandverbindungen der Gewalt stand hält und als großes Bruchstück in toto abgeschert wird. Dazu kommt, daß der Talus exzentrisch auf dem Calcaneus aufliegt und daher zur Valgusdeformität tendiert. Ob die sogenannte Primärfraktur mehr vorne oder mehr hinten erfolgt, mag von der Stellung des Fußes abhängen (Varus oder Valgus). Das gleiche gilt vermutlich auch von der Art der Impression. Wahrscheinlich ist es aber nicht angebracht, von einer Primär- und Sekundärfraktur zu sprechen, da die Abscherung und die Impression vermutlich gleichzeitig erfolgen. Diese Brüche können auf das hintere Talo-Calcanearegelenk beschränkt bleiben. Es kann bei größerer Gewalteinwirkung auch zur Einbeziehung des Chopartschen Gelenkes kommen mit Bruch des vorderen Fersenbeinfortsatzes und Subluxation im Calcaneo-Cuboidgelenk, sowie Subluxation im Talo-Naviculargelenk. Bei diesen Brüchen muß immer ein dorso-plantares Fußwurzelbild mit Vergleich der gesunden Seite angefertigt werden, um eine Verletzung des Calcaneo-Cuboidglenkes zu erkennen. Bei Sturz aus großer Höhe kann es auch zu ausgedehnten Zertrümmerungen des Fersenbeines kommen, nicht selten sind dies offene Frakturen.

Eine besondere Gruppe sind die Verrenkungsbrüche, die in einer Arbeit von Jimeno-Vidal 1960 ausführlich beschrieben worden sind. Bei diesen Brüchen kommt es nach Abscherung eines antero-medialen Bruchstückes (Sustentaculum tali) nicht zur Impressionsfraktur im Bereiche des hinteren Sprunggelenkes, sondern nach Zerreißung der schwachen lateralen Bandstrukturen zu einer Luxation des postero-lateralen Bruchstückes nach lateral. Dieses Bruchstück steht dann meist in Varusstellung. Wenn das antero-mediale Bruchstück klein ist, kann die Sehne des Flexor hallucis longus im Bruchspalt interponiert sein und ein Repositionshindernis darstellen. Zur Diagnosenstellung braucht man gute Röntgenbilder, um die Luxation nicht zu übersehen und irrtümlich nur eine Fraktur des Sustentaculum tali anzunehmen.

Gruppe I C

Diese Bruchformen werden von manchen Autoren zu den extraarticulären Brüchen gereiht. Tatsächlich sind sie zumindest teilweise intraarticulär, allerdings ohne Beteiligung des hinteren Sprunggelenkes.

Bei den seltenen isolierten Brüchen des Sustentaculum tali liegt ein Abscherungsbruch des antero-medialen Anteiles vor, ohne daß es durch Fortwirken der Gewalt zum latero-dorsalen Impressionsbruch oder zur Luxation kommt. Durch gute Röntgenaufnahmen muß festgestellt werden, daß keine gleichzeitige Luxation des latero-dorsalen Anteiles vorliegt. Ansonsten bieten diese Brüche keine nennenswerten therapeutischen Probleme.

Im Bereich des Processus anterior-calcanei werden zwei Bruchtypen unterschieden.

1. Kleine Abrißbrüche im Bereiche des Lig. bifurcatum, die durch Inversion-Adduktion entstehen, ähnlich den Verletzungen des lateralen Knöchelbandapparates. Es sind kleine knöcherne Ausrisse vom cranialen Teil des Processus lateralis calcanei, die nicht selten übersehen werden. Sie liegen oft extraarticulär.
2. Seltene intraarticuläre Kompressionsbrüche, die durch Dorsalflexion und Abduktion entstehen und zu mehr oder weniger starker Zertrümmerung der vorderen Fersenbeingelenkfläche führen. Sie erfordern oft eine operative Rekonstruktion. Zur Darstellung der Brüche in diesem Bereich wird eine besondere Röntgentechnik empfohlen: Schrägaufnahme des Fußes mit Einneigung des Zentralstrahles um $10°$ bis $15°$ nach cranial-dorsal. Auf diese Bruchformen wurde von Degan et al. 1982 besonders hingewiesen.

Gruppe II A

Die Brüche des Tuber calcanei entstehen meist durch direkte Gewalteinwirkung, z.B. Sturz mit der Ferse auf eine Kante. Es kommt dadurch zu einem Bruch des Tuber calcanei, ohne daß die Bruchspalten in das hintere Sprunggelenk reichen. Wenn eine stärkere Verschiebung der Bruchstücke vorliegt, ist eine Reposition erforderlich, um Spätfolgen im Bereich des hinteren Sprunggelenkes zu verhindern.

Gruppe II B

Bei den Frakturen im cranio-dorsalen Fersenbeinanteil können mehrere Bruchformen unterschieden werden. Wenn die Fraktur cranial der Insertion der Achillessehne liegt, entsteht sie in der Regel durch direkte Gewalteinwirkung und bietet keine wesentlichen Probleme. Die Fraktur kann allerdings auch weiter plantar im Bereiche der Insertion der Achillessehne liegen und führt dann zu einer mehr oder weniger starken Verschiebung der Bruchstücke. Lorenz Böhler vertritt die Meinung, daß es sich bei diesen Bruchformen nicht um reine Abrißbrüche der Achillessehne handelt, sondern daß fast immer auch ein direktes Trauma der Fersengegend stattfindet. Diese Bruchformen kommen allerdings auch bei Patienten mit stärkerer Osteoporose vor. In solchen Fällen kann es sich um Abrißfrakturen der Achillessehne handeln, wenn der Knochen das schwächste Glied der Bewegungskette wird.

Gruppe II C

Die harmlosen Abscherungsfrakturen des Processus medialis des Tuber calcanei entstehen durch Sturz auf diesen Knochenteil bei valgisiertem Fuß. Sie sind meist nur in der axialen Aufnahme sichtbar und bieten keine Schwierigkeiten bei der Behandlung.

Gruppe II D

Streßfrakturen des Fersenbeines galten früher als große Seltenheit. In letzter Zeit haben diese Verletzungen offenbar zugenommen, beziehungsweise sie werden häufiger diagnostiziert. In einem Bericht über 300 Streßfrakturen finden sich nicht weniger als 129 im Bereiche des Fersenbeines. Sie werden häufiger beobachtet als die sogenannten Marschfrakturen der Mittelfußknochen. Sie treten bei Personen auf, die sich einem schweren und ungewohnten Training unterziehen. So wurden sie z.B. auch bei Aerobic-Gymnastik beobachtet. Das Röntgenbild zeigt primär keine krankhaften Veränderungen, nach einiger Zeit werden Verdichtungszonen sichtbar. Die Behandlung bietet keine Schwierigkeiten.

Zusammenfassung

80% der Fersenbeinbrüche sind intraarticuläre Frakturen, vorwiegend im Bereiche des hinteren Sprunggelenkes. Die meisten Frakturen zeigen typische Verschiebungen, die sich aufgrund der Konstruktion der Fußwurzel, sowie der einwirkenden Kraft pathogenetisch analysieren lassen. Die Kenntnis dieser Pathomechanik ist wichtig für die Behandlung dieser Frakturen. Die 20% extraarticulären Frakturen sind vorwiegend leichtere und unproblematische Verletzungen. Nur Frakturen mit starken Verschiebungen erfordern eine Rekonstruktion des Fersenbeines.

Literatur

Böhler L (1957) Die Technik der Knochenbruchbehandlung. 12. und 13. Aufl. Maudrich, Wien
Debrunner HU (1985) Biomechanik des Fußes. Bücherei des Orthopäden, Bd 49. Enke, Stuttgart
Degan ThJ, Morrey BF, Braun DP (1982) Surgical excision for anterior process fractures of the calcaneus. J Bone Joint Surg (Am) 64:519–524
Essex-Lopresti P (1952) Mechanism, reduction technique and results in fractures of the os calcis. Brit J Surg 39:395
Hafner E, Meuli HCh (1975) Röntgenuntersuchung in der Orthopädie. Huber, Bern
Jimeno-Vidal F (1960) Isolierte Fraktur des Sustentaculum tali mit Luxation des Fersenbeinkörpers nach außen. Z Orthop 93:30–46
Lanz T v, Wachsmuth W (1972) Praktische Anatomie, Bd I, 4. Teil. Springer, Berlin Heidelberg New York
Palmer I (1948) The mechanism and treatment of fractures of the calcaneus. J Bone Joint Surg (Am) 30:2–8
Sarrafian ShK (1983) Anatomy of the foot and ankle. J.B. Lippincott, Philadelphia

Schmidt HM (1981) Die Artikulationsflächen der menschlichen Sprunggelenke. Springer, Berlin Heidelberg New York
Tanke GMH (1982) Fractures of the calcaneus. Acta Chir Scand (Supp) 505
Vogel H, Pilz D, Dahms F, Zander C (1985) Ermüdungsbruch des Kalkaneus nach Aerobic-Gymnastik. Z Orthop 123:69–71
Watson-Jones R (1952) Fractures and joint injuries. 4th ed, Vol 2. Livingstone, Edinburgh London

Calcaneusfrakturen – die Technik der funktionellen Frakturenbehandlung

V. Hendrich

Abt. für Unfallchirurgie (Ärztlicher Direktor: Prof. Dr. E.H. Kuner) im Zentrum Chirurgie der Albert-Ludwigs-Universität Freiburg, Hugstetter Straße 55, D-7800 Freiburg

Ziel der funktionellen Frakturenbehandlung ist es, trotz stattgehabter Calcaneusfraktur die Funktionstüchtigkeit des Fußes möglichst rasch wiederherzustellen. Ohne Versuch einer Reposition der Calcaneusfraktur wird in Abhängigkeit von den Weichteilen bereits einige Tage nach dem Trauma mit einer Übungsbehandlung begonnen. In den Tagen unmittelbar nach der Verletzung wird alles getan, um einen raschen Rückgang des posttraumatischen Ödems zu erreichen. Hierzu hat sich bewährt, vorübergehend eine dorsale, nicht umgreifende Gipsschiene an Fuß und Unterschenkel anzulegen, konsequent hochzulagern, Antiphlogistca zu geben.

Bereits 1847 empfahl Malgaigne in seinem Buch "Traité des fractures et des luxations", keinen Versuch zu machen, die Einstauchung des frakturierten Fersenbeins durch einen Zug an der Ferse zu vermindern. Zunächst sollte der Fuß lediglich in einer guten Stellung ruhiggestellt werden. Malgaigne verwandte hierzu zwei seitlich angebrachte Schienen. Nach dem Abschwellen wurde für 45 Tage ein Schienenapparat angelegt, der Verletzte wurde an Gehstöcken mobilisiert. Danach setzte eine Übungbehandlung ein, um einer Einsteifung des Fußes zu begegnen. Malgaigne empfahl, unbedingt das Ende des 2. Monats abzuwarten, "bevor der Verletzte wieder einen Fuß auf den Boden setzt". Die Einstauchung der Ferse sollte dann durch eine Absatzerhöhung ausgeglichen werden.

Tietze (1908) empfiehlt eine Ruhigstellung im Gipsverband nach Calcaneusfraktur nur für 10–14 Tage, danach erhielten seine Patienten eine Gipshülse mit Gehbügel, welche den Fuß freiließ und Bewegungen des Fußes und Massage gestattete. Er schließt seinen Artikel: "Natürlich wird man das Schema nach dem einzelnen Fall variieren, das wesentliche ist jedenfalls der Verzicht auf jede oder wenigstens eine allzulange Fixation".

Im eigenen Krankengut setzt die eigentliche frühfunktionelle Behandlung unter krankengymnastischer Anleitung am Ende der posttraumatischen Ödemphase ein. Dies ist in der Regel nach 10–14 Tagen konsequenter Hochlagerung der Fall. Der Fuß wird aus der Gipsschiene genommen, während der ersten Tage wird noch unter Hochlagerung auf der Krappschen Schiene geübt. Von Anfang an wird eine aktive Übungsbehandlung aller Fußgelenke unter Einschluß des unteren Sprunggelenks angestrebt. Wie Hörster (1983) meinen auch wir, daß hierdurch nur in Einzelfällen eine Verbesserung der Stellung der Fragmente zu erreichen ist. Die frühe Einbeziehung des unteren Sprunggelenks in das Übungsprogramm sollte unserer Ansicht nach erfolgen, um die für die Pro- und Supination wichtigen Muskelgruppen möglichst frühzeitig wieder zu aktivieren, auch wenn das Bewegungsausmaß im unteren Sprunggelenk verständlicherweise limitiert ist. Die Sehnengleitlager im Bereich des frakturierten Calcaneus werden modelliert, bevor Weichteilvernarbungen oder eine feste knöcherne Konsolidierung der Frakturen einsetzen. Von Anfang an schließen die aktiven Bewegungsübungen auch die Gelenke des Mittelfußes und die Zehengelenke ein. Bei fehlender Kooperation des Verletzten oder Koordinationsstörungen werden von der Krankengymnastin gezielte Führungswiderstände gegeben.

Da die meisten Calcaneusfrakturen mit einer Einstauchung, damit einer Verkürzung des Hebels des M. triceps surae bei der Sprunggelenksbewegung einhergehen, sollte dieser Muskel besonders gekräftigt werden.

In der Phase, in der der Patient mit Hilfe zweier Gehstöcke und mit Stützstrümpfen an beiden Beinen versehen das Bett verlassen kann, werden zur Vorbereitung der Teil- und Vollbelastung der verletzten Extremität ganze Muskelgruppen in spiralförmig-diagonalem Verlauf nach dem PNF-Muster geübt [5]. Nach längerer Entlastungsphase, aber auch Lagerung eines verletzten Extremitätenabschnitts auf der Krappschen Schiene ist die Einbeziehung von Knie und Hüfte in das Übungsprogramm unerläßlich.

6–8 Wochen nach dem Unfall kann eine Teilbelastung mit 20 kg, nach 10–12 Wochen in der Regel Vollbelastung erlaubt werden. Da bei der funktionellen Behandlung der Calcaneusfrakturen bewußt auf eine Korrektur von Form und Lage des frakturierten Calcaneus verzichtet wird, muß in den meisten Fällen am Ende der Behandlung eine entsprechende Versorgung mit orthopädischen Hilfen erfolgen. Zur Verbesserung der Verteilung des Körpergewichts im Fuß sollte die Ferse angehoben werden, dies sorgt für eine gewisse Entlastung der Ferse zu Lasten des Vorfußes. Ein Pufferabsatz aus elastischem Material mag darüberhinaus als zusätzlicher "Stoßdämpfer" beim Aufsetzen der Ferse beim Gehen wirken. Der Absatz ist besonders vorteilhaft, wenn anläßlich der Calcaneusfraktur das fibroelastische Gewebe der Fußsohle mitverletzt wurde, dem eine natürliche Stoßdämpferfunktion zukommt. Eine gut sitzende Einlage, die individuell der Gestalt des Fußes angepaßt wurde, kann druckentlastend auf die Ferse wirken, indem sie das Körpergewicht gleichmäßig über den Fuß verteilt. Varus- und Valgusfehlstellungen nach Calcaneusfrakturen sind durch entsprechende Rückfußbettungen bis zu einem gewissen Maß zu korrigieren. Dreyer und Kehr haben 1974 entsprechende Hinweise zur Einlagen- und Schuhversorgung nach Calcaneusfrakturen gegeben.

In den Jahren 1974 bis 1984 wurden an der Unfallchirurgischen Abteilung der Chirurgischen Universitätsklinik Freiburg 89 Patienten mit Calcaneusfrakturen stationär behandelt, 13 hatten doppelseitige Frakturen erlitten. 67 Patienten wurden in der aufgezeigten Weise funktionell behandelt. 7 Patienten des Kollektivs sind zwischenzeitlich verstorben, 10 unbekannt verzogen oder lehnten die Nachuntersuchung ab. 42 Verletzte konnten nach einem Zeitraum von durchschnittlich 7 Jahren (Minimum 3 Jahre, Maximum 13 Jahre) nachuntersucht werden. Von 8 Verletzten liegen beantwortete Fragebögen vor. Die Mehrzahl der Frakturen (36 von 42) war mit einer Dislokation in der Articulatio subtalaris einhergegangen. Nur zwei der nachuntersuchten 42 Patienten waren auf die Benutzung eines Gehstocks angewiesen. Anhaltende Beschwerden hatten nach Ablauf von 5 Monaten bis

Tabelle 1. Subjektive Wertung nach funktioneller Behandlung (n = 42)

Funktionelle Th. von	Calcaneusfrakturen intraarticular dislociert	übrige
Sehr zufrieden	10	5
Zufrieden	12	1
Unzufrieden	10	–
Arthrodese	4	–

3 Jahren in 4 Fällen eine subtalare Arthrodese notwendig gemacht. Bei den übrigen 38 Verletzten war in 16 Fällen die Beweglichkeit im unteren Sprunggelenk frei oder allenfalls um 1/4 der gesunden Gegenseite eingeschränkt. Eine Reduktion der Beweglichkeit im unteren Sprunggelenk auf höchstens die Hälfte fand sich bei 9 Verletzten, eine darüberhinausgehende Einschränkung bei 13 Personen. Im Vergleich zur Gegenseite war die Beweglichkeit im oberen Sprunggelenk bei 26 Verletzten frei oder um maximal $10°$, bei 13 Verletzten um maximal $20°$, darüber hinausgehend nur bei 3 Patienten eingeschränkt. Die subjektive Wertung des Behandlungsergebnisses wird in Tabelle 1 aufgeführt.

Die funktionelle Therapie der meisten Formen der Calcaneusfrakturen hat sich in unserem Krankengut bewährt. Wie Babin et al. (1985) in einer Sammelstatistik von größeren Kliniken Ostfrankreichs mit 355 Calcaneusfrakturen zeigen konnte, ist sie bei Frakturen, die das subtalare Gelenk mit geringer Dislokation und geringer Einstauchung betreffen, das Verfahren der Wahl. Darüberhinaus sollten, dem Vorschlag von Essex-Lopresti (1952) folgend, auch stärker dislocierte Frakturen bei Patienten, die älter als 50 Jahre sind, funktionell behandelt werden.

Literatur

1. Babin SR, Kupin G, Simon P, Kempf JF, Vidal P (1985) Etude statistique d'une serie de 355 fractures thalamiques du calcaneum. Int Orthopaedics 9:171–179
2. Essex-Lopresti P (1952) The mechanism, reduction technique, and results in fractures of the os calcis. Br Surg 39:395–419
3. Dreyer J, Kehr H (1974) Einlagen- und Schuhversorgung nach Calcaneusfrakturen. Hefte Unfallheilkd, Heft 121. Springer, Berlin Heidelberg New York, S 362–364
4. Hörster G (1983) Die funktionelle Behandlung der Fersenbeinfraktur. Orthopäde 12: 149–157
5. Knott M, Voss D (1968) Proprioceptive neuromuscular facilitation. Harper & Row, London
6. Malgaigne JF (1847) Traité des fractures et des luxations. Chez l'auteur, Paris
7. Tietze A (1908) Beiträge zur Kenntnis des Entstehungsmechanismus und der wirtschaftlichen Folgen von Fersenbeinbrüchen. Arch Orthop Unfallchir 6:290–314

Technik der konservativen Behandlung von Fersenbeinbrüchen

H. Kuderna

Unfallkrankenhaus Meidlin (Vorstand: Prim. Doz. Dr. H. Kuderna), Kundratstraße 37, A-1120 Wien

Ob und in welcher Art ein Fersenbeinbruch konservativ zu behandeln ist, hängt von der Bruchform ab. Unter konservativer Behandlung sei hier die Behandlung im Gipsverband verstanden, die frühfunktionelle Behandlung bleibt dabei ausgeklammert, weil ihr ein gesondertes Kapitel gewidmet ist.

Kompressionseffekte in der Fersenbein-Spongiosa [4] werden nur in Ausnahmefällen einer Gipsruhigstellung bedürfen, wobei ein normaler Unterschenkelgipsverband in Rechtwinkelstellung genügt, ebenso wie bei den verschieden großen Abscherungsbrüchen einer hinteren oberen Kante des Fersenbeins. Bei letzteren muß darauf geachtet werden, daß das Fragment nicht verkippt bleibt, weil es sonst über seiner Bruchkante zu einer Nekrose zunächst der Achillessehne und dann im weiteren Verlauf der darüberliegenden Haut kommt. Es reicht aber in diesem Fall die percutane Reposition des Fragmentes mit einem Steinmann-Nagel von einer kleinen Stichincision aus, eine Osteosynthese ist nicht erforderlich, ganz im Gegensatz zu den dorsalen Abscherungsbrüchen vom Tuber, bei welchen das Fragment den Ansatz der Achillessehne mit einschließt. Solche Brüche können bestenfalls im Wendt-Gips (s.u.) konservativ behandelt werden, wobei die Gefahr einer Hautnekrose über der dorsalen Kante, wenn die Reposition nicht einwandfrei festgehalten werden kann, sehr groß ist. Derartige Brüche werden daher, wenn möglich, mit irgend einer Art von Zuggurtung operiert.

Die Brüche des Tuberculum mediale des Fersenbeinhöckers, sowie des vorderen Fersenbeinfortsatzes, die häufig beim Sturz nach vorne mit forcierter passiver Fußhebung (Skisturz) entstehen, bedürfen nach dem Abschwellen nur eines einfachen Unterschenkelgehgipsverbandes in Rechtwinkelstellung des Sprunggelenkes für 4 Wochen ab Unfall, ebenso die Brüche des Sustentaculum tali, bei denen man den Gipsverband für 6 Wochen ab Unfall befristen muß. Ausnahmsweise kann bei den Sustentaculumbrüchen die Flexor-Hallucis-Longussehne interponiert sein, was dann offen reponiert werden muß.

Der Großteil der Fersenbeinbrüche entsteht durch Sturz auf den Fuß mit großer Wucht, sodaß das gewölbte Fersenbein unter der Gewalt des Aufpralles zusammenbricht. Ist der Fuß dabei plantar flektiert und prallt das Fersenbein gegen eine Kante, kann dabei der Tuber im ganzen hinter der Gelenkfläche des Fersenbeins abbrechen, immer noch ähnlich dem Mechanismus der zuvor gezeigten Abscherungsbrüche und von diesem nur hinsichtlich der anderen Winkelstellung des Sprunggelenkes unterschieden. Trifft das Fersenbein jedoch gegen eine flache Unterlage, dann ist von der Fraktur immer auch das untere Sprunggelenke betroffen, es kommt zur Verminderung des Tubergelenkwinkels, wie von L. Böhler 1927 schon als erhebliches Kriterium für den Fersenbeinbruch beschrieben [1], zur Verbreiterung, wobei besonders die laterale Fersenbeinwand nach außen geschoben wird, zur Verkürzung und zum Varus.

Böhler hat auf die Wiederherstellung des Tubergelenkwinkels und auf die Behebung der Verbreiterung des Fersenbeins großen Wert gelegt. Durch Verminderung des Tubergelenkwinkels kommt es zu einer Insuffizienz der Wadenmuskulatur, die durch eine Verkürzung des Tuber calcanei noch erheblich verstärkt wird, wie das Wendt auch rechnerisch nachgewiesen hat [5]. Am normalen Fuß beträgt das Hebelverhältnis zwischen dem Punkt, an dem das Körpergewicht getragen wird und dem Angriffspunkt der Achillessehne einerseits und dem Punkt, über den der Fuß abgerollt wird, andererseits etwa 1 : 3. Durch die zu wenig beachtete Verkürzung des Tuber wird dieses Hebelverhältnis ungünstiger, sodaß die Kraft der Wadenmuskulatur nach Heilung des Bruches beim Abrollen des Fußes noch wesentlich schlechter umgesetzt werden kann. Darüber hinaus führt die Verkürzung des Tuber calcanei auch zu einer Insuffizienz der kurzen Fußmuskulatur, was den anatomisch durch Verminderung des Tubergelenkwinkels entstandenen traumatischen Plattfuß auch noch funktionell verstärkt. Die Notwendigkeit, die Verkürzung zu beheben und primär den Tubergelenkwinkel eher zu überkorrigieren, wie von Böhler gefordert, ist deshalb leicht einzusehen.

Die Verbreiterung der lateralen Fersenbeinwand beeinträchtigt das Gleiten der Peronaeussehnen in der Peronaeussehnenscheide und verursacht damit später sehr starke Beschwerden [3]. Die Verbreiterung kann sogar so weit gehen, daß sie auch noch Auswirkungen auf die Beweglichkeit im oberen Sprunggelenk hat. Der Effekt dieser Verbreiterung wird noch durch den bei diesen Fersenbeinfrakturen eintretenden Varus verstärkt (Abb. 1). Beide Fehlstellungen bedürfen daher ebenfalls der Reposition.

Zum Einrichten des Fersenbeinbruches hat Böhler einen speziellen Schraubenzugapparat konzipiert, auf dem am weit dorsal durch den Tuber calcanei eingeschlagenen Fersenbeinnagel nach dorsal und distal gezogen wird. Gleichzeitig wird der Vorfuß manuell plantarflektiert und proniert, sowie das Fersenbein äußerlich komprimiert. Anschließend wird der Zug auf das Niveau des Unterschenkels angehoben und mit 3 kg Gewicht für eine Woche belassen. Nach einer Woche wird ein Oberschenkelgipsverband bei rechtwinkelig gebeugtem Kniegelenk angelegt.

Besteht keine so hochgradige Verkürzung des Tuber calcanei, daß man eine Extension anlegen muß, erfolgt die Reposition in der von Wendt angegebenen Art und Weise. Man bedient sich dazu wieder des Böhlerschen Schraubenzugapparates, wobei das Kniegelenk *über* den rechten Winkel hinausgebeugt wird. Der gepolsterte asymmetrische Bügel in der Kniekehle verhindert, daß das Kniegelenk beim Manipulieren am Fersenbein nach medial verrutscht (Abb. 2). Unter maximaler Plantarflexion und Pronation wird das Fersenbein nun manuell über einen spitzwinkeligen Keil aufgerichtet, mit der zweiten Hand wird der Tuber nach unten gedrückt, gleichzeitig wird mit den beiden Daumen die laterale Fersenbeinwand nach medial gedrückt und auf diese Art und Weise auch der Varus behoben (Abb. 3).

Ist die Tragplatte des hinteren unteren Sprunggelenkes in die Tiefe geschlagen, kann sie nach Westhues mit einem Steinmann-Nagel wieder aufgerichtet werden. Außerdem empfiehlt es sich, bei stärkerer Schwellung zur Druckentlastung die Weichteile beiderseits des Fersenbeines durch mehrere vertikale Stichincisionen zu scarifizieren, da das Hämatom um die Fraktur meist unter einem sehr hohen Druck steht (Abb. 4). Bei den ohnedies schon schlechten Durchblutungsverhältnissen muß am Fuß durch eine solche Druckentlastung die lokale Ischämie behoben werden wie bei der Kompartmentspaltung. Selbstverständlich ist die Haut vor dieser Scarifizierung gründlich mit Alkohol zu desinfizieren. Entsprechend dem Verlauf der von der Fußsohle her aufsteigenden Gefäße sollen diese Stiche senkrecht zur Fußsohle ausgeführt werden.

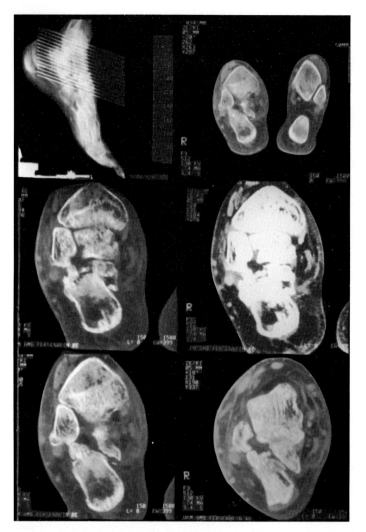

Abb. 1. Computertomographie eines Fersenbeinbruches (Gr. V nach L. Böhler) aus der die Verkürzung, Varusdeformität und laterale Verbreiterung besser zu erkennen ist, als auf der konventionellen Röntgenaufnahme

Zur Kompression kann man sich auch der Fersenbeinzwinge bedienen. Sie wird so angelegt, daß die konkave Pelotte unter dem Sustentaculum tali angreift und die gerade Pelotte unterhalb des Außenknöchels. Wird sie nur ganz kurzzeitig geschlossen, wobei eine Breite von 4 cm, die auf der Skala abzulesen ist, nicht unterschritten werden darf, dann kommt es dadurch auch nicht zur Hautnekrose, im Gegensatz zu einer langzeitig angreifenden Kompression, wie etwa in Form von komprimierenden Verbänden, vor denen deshalb an dieser Stelle ausdrücklich gewarnt werden soll.

Die Fersenbeinzwinge darf aber nur dann angewandt werden, wenn sichergestellt ist, daß der Tuber calcanei nicht imprimiert ist, sondern auf seine richtige Länge aus der Fraktur

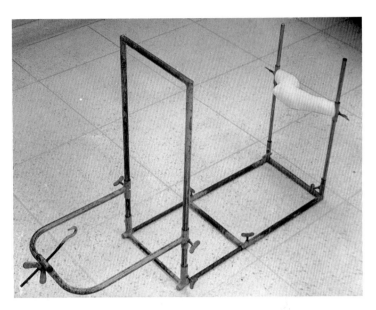

Abb. 2. Schraubenzugapparat nach L. Böhler zur Einrichtung von Fersenbeinbrüchen. Die Kniekehle wird auf den gepolsterten asymmetrischen Bügel derart gelagert, daß das Kniegelenk innenseitig eine Abstützung erfährt. Dadurch wird verhindert, daß das Kniegelenk beim Einrichten des Bruches zur Innenseite hin ausweicht

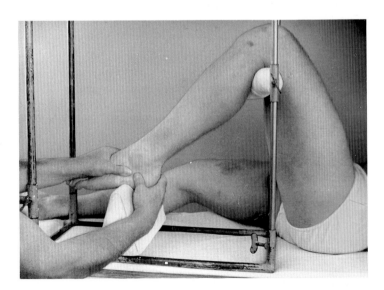

Abb. 3. Bei maximal gebeugtem Knie und unter maximaler Plantarflexion und Pronation wird das Fersenbein manuell über einen spitzwinkligen Keil aufgerichtet. Die zweite Hand drückt den Tuber nach unten, mit den beiden Daumen wird die laterale Fersenbeinwand nach medial gedrückt, dadurch wird die Verbreiterung behoben und die Varusstellung korrigiert

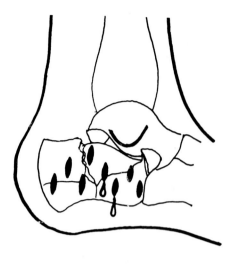

Abb. 4. Scarifizierung der Haut zu beiden Seiten der Ferse durch vertikale Stichincision zur Druckentlastung des Hämatoms

herausgezogen und dann ist die Zwinge zumeist ohnedies nicht erforderlich, sondern reicht die manuelle Korrektur der Stellung und Kompression des Fersenbeines für die Reposition aus. Wir verwenden daher die Fersenbeinzwinge so gut wie überhaupt nicht mehr.

Nach diesem Repositionsmanöver wird nun zunächst über eine Spaltrille ein Unterschenkelgipsverband angelegt, wobei das Kniegelenk eine Beugestellung von 90° nicht unterschreiten darf, eher soll es noch stärkerer Beugung verbleiben. Nach Erhärten des Gipsverbandes wird dieser dann auf einen gespaltenen Oberschenkelgipsverband in Rechtwinkelstellung des Kniegelenkes verlängert.

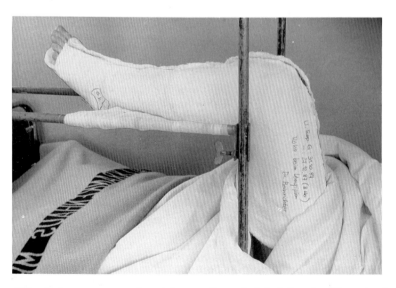

Abb. 5. Lagerung von eingerichteten Fersenbeinbrüchen im Oberschenkelspaltgipsverband mit rechtwinkelig gebeugtem Knie

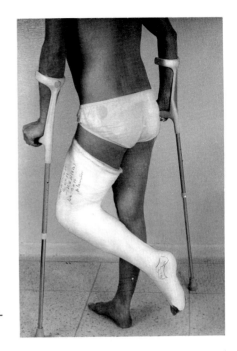

Abb. 6. Geschlossener Oberschenkel-Fersenbeingips nach Wendt

Das Bein muß im Bett auf eine "Fersenbeinschiene" gelagert werden, welche man sich auch unter Verwendung des Schraubenzugapparates anfertigen kann (Abb. 5). Nach Abschwellen, das ist nach 5 bis 6 Tagen und nach einer Röntgenkontrolle wird der Gipsverband durch einen geschlossenen, in gleicher Weise angelegten Oberschenkelgipsverband ersetzt, mit dem der Patient aufstehen kann. Wie bereits im Bett, müssen auch in weiterer Folge die Zehen aktiv häufig durchbewegt werden, sowie isometrische Anspannungsübungen der Oberschenkelmuskulatur gemacht werden.

Der Gipsverband wird für 8 Wochen ab Reposition befristet, das Gehen mit einem derartigen Fersenbeingips nach Wendt ist recht beschwerlich (Abb. 6) und die Beschwerden im Kniegelenk nach Gipsabnahme sind ganz erheblich, sodaß eine konservative Behandlung solcher Fersenbeinbrüche bestenfalls jungen Patienten vorbehalten bleiben wird. Greiner et al. [2] haben in einer Studie unter Beteiligung mehrerer Unfallkrankenhäuser gezeigt, daß das Repositionsergebnis nach konservativer Behandlung solcher Fersenbeinbrüche im *Unterschenkelgipsverband* nicht zu halten ist, weshalb wir heute bei diesen Bruchformen der operativen Behandlung den Vorzug geben.

Literatur

1. Böhler L (1957) Technik der Knochenbruchbehandlung. 12.–13. Aufl, 2 Bad, Teil II. Maudrich, Wien
2. Greiner W, Hartenstein H, Jonas HP, Naglik H, Schreinlechner P (1978) Ergebnisse der konservativen Behandlung nicht reponierter Fersenbeinbrüche. Hefte Unfallheilkd, Heft 134. Springer, Berlin Heidelberg New York, S 177–181

3. Kuderna H (1978) Die Medialisierung der lateralen Fersenbeinwand. Hefte Unfallheilkd, Heft 134. Springer, Berlin Heidelberg New York, S 243–248
4. Stefan L (1978) Kompressionseffekte in der Fersenbeinspongiosa. Hefte Unfallheilkd, Heft 134. Springer, Berlin Heidelberg New York, S 163–164
5. Wendt H (1978) Fersenbeinbruchbehandlung nach dem Prinzip der extremen Muskelentspannung. Hefte Unfallheilkd, Heft 134. Springer, Berlin Heidelberg New York, S 188–194

Technik der Bohrdrahtosteosynthese

W.D. Schellmann

Unfallchir. Klinik (Chefarzt: Dr. med. W.D. Schellmann), Virchowstraße 8, D-3150 Peine

Die Methode, die ich hier vorzustellen habe, ist als Bohrdrahtosteosynthese eigentlich unzureichend beschrieben.

Gestatten Sie mir deshalb, zunächst eine einleitende Präzisierung:

1. Zielgruppen sind die schweren Fersenbeintrümmerbrüche, die nach zahlreichen mißglückten Versuchen operativer Behandlung zu einem therapeutischen Nihilismus geführt haben.
2. Der sogenannten Bohrdrahtosteosynthese geht als ungleich bedeutsamer Schritt die Aufrichtung des Fersenbeines, speziell die Anhebung der hinteren Tragplatte und eine Knochenkeilunterfütterung voraus.
3. Trotz guter Ergebnisse ist die Methode als Kompromiß anzusehen, da die Arthrose des unteren Sprunggelenkes auch bei subtiler Rekonstruktion nicht aufgehalten werden kann.
4. Die Technik basiert auf dem abgewandelten operativen Verfahren der französischen Schule um Wilmoth und Lenormant und der sogenannten Palmerschen-Aufrichtungsoperation.

Diese einleitenden Worte erschienen mir erforderlich, um eine Abgrenzung gegen insuffiziente Methoden reiner Drahtspickung vorzunehmen. Die Zahl der Versuche operativer Fersenbeinbruchbehandlung ist Legion, nahezu allen gemeinsam war die Unterbewertung der hinteren Tragplatte, instabile Retention und leider viele Infektkomplikationen.

Die sicher unvollständige Aufzählung der Methoden operativer Fersenbeinbruchbehandlung läßt erahnen, wieviele Probleme die Chirurgen mit diesem kleinen Fersenbeinknochen gehabt haben müssen.

Die etwas häufig angewandten operativen Verfahren seien hier im Schema kurz vorgestellt:

Bis auf Ausnahmen wurde auch bei diesen Verfahren der hinteren Tragplatte wenig Bedeutung beigemessen.

Bereits 1928 hatten aber Lenormant und Wilmoth, später Stulz und Simon die Anhebung des Hypothalamus calcanei beschrieben und gefordert. Die progressiven Ideen der französischen Schule hatten im deutschsprachigen Raum aber kaum Resonanz.

1948 hat Ivar Palmer seine Aufrichtungsoperation vorgestellt, die in Aufrichtung des Fersenbeines, Anhebung der hinteren Tragplatte, Spongiosaunterfütterung und percutaner Drahtspickung der Fußwurzel bestand.

In Erlangen und Frankfurt wurde dieses Verfahren seit 1968 modifiziert und in mehr als 400 Fällen erfolgreich angewandt.

In Abweichung von Palmer wurde die Bohrdrahtverstrebung nur auf das Fersenbein beschränkt, die funktionelle Nachbehandlung damit begünstigt.

Die einzelnen Phasen der Operation seien noch einmal im Schema gezeigt:

Aufrichtung und Anhebung der Tragplatte,
Unterfütterung,
Verstrebung mit K-Drähten.

Der Eingriff sollte entweder am Unfalltag oder aber nach 4–5tägiger Abschwellung erfolgen.

In Bauchlage und auf dem Extensionstisch wird zunächst eine Drahtextension nahe dem Achillessehnenansatz gelegt. Nach Desinfektion und Abdeckung wird durch Zug über den Kirschner-Bügel und durch Hebelbewegungen am Vorfuß eine oft erstaunlich gute Reposition erreicht. Der sogenannte Tubergelenkwinkel ist wieder hergestellt, die Rückfußverbreiterung beseitigt, kann aber auch noch durch Böhler-Zwinge verbessert werden.

Als wesentlicher, trotzdem einfacher und gewebeschonender operativer Schritt folgt nun die Anhebung der hinteren Tragplatte.

Über einen 5–6 cm langen, bogigen Hautschnitt unter dem Außenknöchel in Höhe der entstandenen Impressionszone wird mit einer Präparierschere das Bruchzentrum eröffnet und das Hämatom entleert.

Der Zugangskanal wird sodann gespreizt und ein mittelbreites Raspatorium eingeführt, um die hintere Tragplatte unter Bildverstärkerkontrolle anzuheben. Sollte in dieser Phase der Fersenbeinsporn manipuliert werden müssen, gelingt dies gut mit einem eingebohrten Steinmann-Nagel. Verbreiterung des Fersenbeines kann mit der Böhler-Zwinge leicht beseitigt werden.

Das erzielte Repositionsergebnis wird durch einen ersten Kirschner-Draht fixiert. Nunmehr wird die Defektzone unter der Tragplatte mit mehreren Knochenkeilen ausgefüllt. Dazu kann lyophilisierter Bankspan, aber auch autologer Bankspan bzw. homologer Beckenkammspan benutzt werden.

Abschließend werden 4–6 weitere Kirschner-Drähte in unterschiedlicher Richtung eingebohrt, welche dann unter Hautniveau abgekniffen und noch etwas nachgeschlagen werden müssen.

Es erfolgt Wundschluß, Kompressionsverband und Entfernung der Extension. Bei sofort einsetzender funktioneller Behandlung kann nahezu beschwerdefrei sehr früh gute Beweglichkeit erzielt werden.

Etwa 10 Wochen nach Operation beginnt der Patient mit Belastung des Vorfußes, nach 12 Wochen werden die Drähte über der Stichincision entfernt.

Nur in Ausnahmefällen ist ein orthopädischer Schuh erforderlich, der Einlagenversorgung bedürfen nur etwa 50% aller Patienten.

Das operativ erreichte Operationsergebnis ist praktisch immer zu halten gewesen, arthrotische Deformation des unteren Sprunggelenkes war allerdings auch bei guter Aufrichtung oft nicht aufzuhalten.

Diese letzteren Feststellungen schienen uns aber wesentliche Kriterien für die Beurteilung jedweder operativen Maßnahme zu sein.

Die zermalmende Gewalt, die zu den schweren Fersenbeintrümmerbrüchen der Gruppe V–VIII nach Böhler führt, hinterläßt am Knorpel der hinteren Tragplatte bleibende Spuren.

Tabelle 1. Überblick über bisherige und gebräuchlichste Operationsmethoden

Böhler, L.	1917	Dauerzug mit Schmerzscher Klammer
Böhler, L.	1926	Schraubenzug
Leriche, R.	1927	Aufrichtung, Unterfütterung, Verschraubung
Wilmoth, P.; Lenorment, Ch.	1928	Aufrichtung, Unterfütterung, Gips
Simon, R.; Stulz, E.	1929	Aufrichtung, Gips
Valls, J.	1929	Achillessehnenverlängerung, Verschraubung
Böhler, L.	1930	Fixateur externe mit Steinmann-Nagel
Westhues, H.	1932	Westhues-Nagel
Cuendet, S.	1933	Drahtbügel-Extension
Mutricy, H.	1933	Achillessehnenverlängerung und Spanplastik
Kuslik, Th.	1934	Muskel- und Sehnentransposition
Conn, H.R.	1935	Arthrodese (Triple)
Bürkle de la Camp, H.	1936	Schraubenzug und Gips
Arnesen, A.	1939	Drahtextension des Fußgewölbes
Whittaker, A.H.	1947	Rekonstruktion und Verschraubung
Palmer, J.	1948	Aufrichtung, Unterfütterung, Drahtosteosynthese
Schumpelick, W.	1953	frühzeitige Spanarthrose
Mandraszuto, F.A.	1954	T-Nagel
Judet, J.; Judet, R.	1954	Schraubenosteosynthese
Maatz, R.	1956	Längsspanfixation
Wondrak, E.	1959	Reposition und Bohrdrahtosteosynthese
Ondrouch, A.	1963	Allo- und Homoiplastik
Hackstock, H.	1975	gedeckte Spongiosaplastik

Tabelle 2. Vergleich konservativer (n = 45) und operativer (n = 46) Trümmerbrüche identischer Schweregrade

	Operativ	Konservativ
Stationäre Dauer	~ 31 Tage	~ 40 Tage
A.U.-Zeit	~ 26 Wochen	~ 27,5 Wochen
Orthopädische Schuhe	6,5%	54,8%
Einlage	54%	15,4%
Arthrodese	2,2%	8,7%
Arthrose III	26%	52,8%
MdE	17,4%	25,5%

Auch bei subtiler Rekonstruktion dieser Gelenkfläche ist die arthrotische Deformität nicht aufzuhalten, eine Beobachtung, die identisch ist mit denen nach Hüftpfannentrümmerbrüchen. Daraus resultierende Beeinträchtigungen sind aber beim Fersenbein gering. Ungleich wichtiger ist die Wiederherstellung der räumlichen Konfiguration des Fersenbeines, da sonst Fußgewölbedeformitäten und Weichteilirritationen zu erheblichen Beschwerden führen.

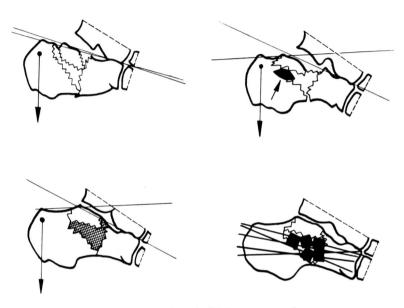

Abb. 1. Schema der Palmerschen Aufrichtungsoperation

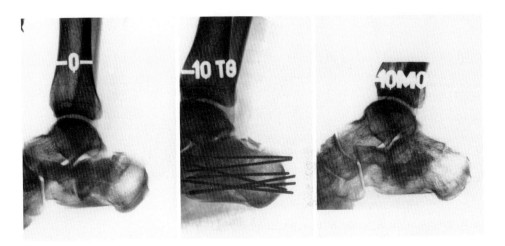

Abb. 2. Trümmerbruch Böhler VI bei 34jährigem Patienten

Das Wissen um die unaufhaltsame Arthrose und die Bedeutung regulärer Fersenbeinkonfigurationen muß alle operativ therapeutischen Erwägungen beeinflussen. Mit einem Minimum an Operationsrisiko muß ein Optimum (kein Maximum) von Rekonstruktion erreicht werden.

Gestatten Sie mir nun die Vorstellung einer Reihe von Fällen (Tabelle 1, 2; Abb. 1–5).

Im Problemkreis zwischen technischer Praktikabilität, Operationsrisiko, aber auch Effektivität der Rekonstruktion und Stabilität einer Osteosynthese muß eine zumutbare Mitte gefunden werden, wir glauben, mit der Palmerschen Aufrichtungsoperation ein ausgewogenes Verfahren anzuwenden.

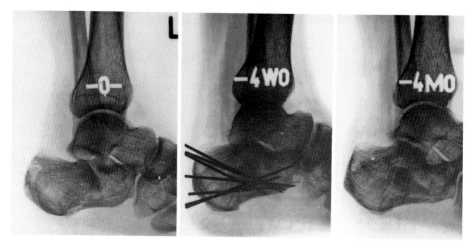

Abb. 3. Bruchform V bei 27jährigem Patienten

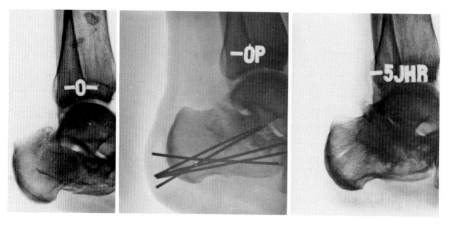

Abb. 4. Trümmerbruch Böhler VII bei 45jährigem Patienten

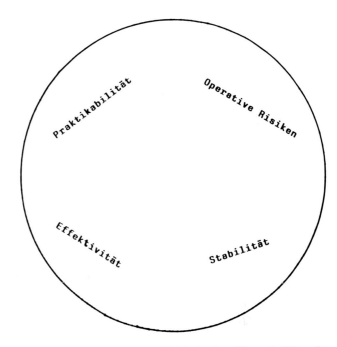

Abb. 5. Kriterien für Operationsfähigkeit eines Fersenbeinbruches

Literatur

Bürkle de la Camp H (1936) Zur Fersenbeinbruchbehandlung. Zbl Chir 47:985–987
Erhalt W, Zerlauth SA (1956) Behandlungsergebnisse frischer operierter Fersenbeinbrüche. Z Orthop Grenzgeb 88:109–121
Elmendorff H (1969) Über die Osteosynthese von Fersenbein- und Sprungbeinfrakturen. Monatsschr Unfallheilkd 72:522–532
Ender J (1950) Knochenspanunterfütterung bei frischen Fersenbeinbrüchen. Wien Med Wochenschr 16:267–270
Lenormant CH, Wilmoth P (1932) Les fractures sous-thalamiques du calcaneum. J de Chir 40:1–25
Lenormant CH (1933) Sur le traitement des fractures du calcaneum. Bull Soc Nat Chir Paris 59:1470–1472
Palmer I (1948) The mechanism and treatment of fractures of the calcaneus. J Bone Joint Surg (Am) 30:1–7
Schellmann WD (1977) Calcaneusfrakturen. Ber Unfallmed Tag, März 1977, Duisburg
Schellmann WD, Börner M (1978) Konservative und operative Fersenbeinbruchbehandlung. Therapiewoche 28:1569–1572
Simon R, Stulz E (1929) Le traitement saglant des fractures par ecrasement du calcaneum. Rev de Chir 67:354–374
Stulz E (1959) The surgical treatment of compression fractures of the calcaneum. Acta Chir Hellen (mit engl Zusammenfassung), pp 824–832
Stulz E, Folschveiler J, Kempf I (1960) Traitement des fractures du calcaneum. Rev Chir Orthop 46:342–347
Westhues H (1935) Eine neue Behandlungsmethode der Calcaneusfrakturen. Zugleich ein Vorschlag zur Behandlung der Talusfrakturen. Zbl Chir 52:995–1002

Widen A (1954) Fractures of the calcaneus. A clinical study with special reference of the technique as results of open reduction. Acta Chir Scand (Stockh) (Suppl) 188:119

Wilmoth P, Lecoeur P (1929) Le traitement operatoire des fractures sous-thalamiques du calcaneum. Reduction sanglante et gulles osseuses. J des Chir 33:781–789

Wondrak ED (1959) Die Behandlung von Fersenbeinbrüchen durch innere Fixation. Zbl Chir 84:260–266

Technik der stabilen Osteosynthese bei Calcaneusfrakturen

P. Regazzoni

Department Chirurgie der Universität, Abt. für Unfallchirurgie (Ltd. Arzt: PD Dr. med. P. Regazzoni), Kantonsspital, CH-4031 Basel

Die überwiegende Mehrheit der Calcaneusfrakturen liegt intraarticulär und führt unter konservativer Behandlung zu unbefriedigenden Resultaten. Zur Teil- bis Vollinvalidität bei meist jüngeren Patienten führt dabei nicht nur die posttraumatische Arthrose im unteren Sprunggelenk; durch die gestörte Rückfuß-Statik (Verkürzung, Verbreiterung, Abflachung und Varusdeformität) wird längerfristig oft auch das obere Sprunggelenk in Mitleidenschaft gezogen.

Es kann daher nicht verwundern, daß auch für Calcaneusbrüche immer häufiger die gleichen Behandlungsprinzipien wie für andere Gelenkbrüche gefordert werden. Die stabile Osteosynthese mit Schrauben und Platten nach möglichst anatomischer Reposition setzt sich dabei gegenüber den percutanen und teilstabilen Osteosyntheseformen zunehmend durch [2, 3, 4, 6, 7, 12, 14].

Als Einteilung der Calcaneusbrüche scheint nach wie vor diejenige nach Essex-Lopresti oder Modifikationen davon am zweckmäßigsten [5, 7, 13].

Zur Röntgenabklärung bzw. für die Indikationsstellung sind neben konventionellen Röntgenbildern in seitlicher und axialer Strahlenrichtung Computertomogramme in 2 Ebenen zu fordern. Durch die Erfassung der Details der Frakturverläufe (Gelenkbeteiligung, Trümmerzonen) werden sowohl Indikationsstellung als auch präoperative Planung deutlich erleichtert.

Als Operationsindikationen gelten neben der zerstörten Kongruenz im unteren Sprunggelenk eine signifikante Abflachung, Verkürzung, Verbreiterung oder Varusdeformität des Rückfußes.

Die Osteosynthese wird in der Regel *postprimär* bei einwandfreien Weichteilen zwischen dem 7. und 10. Tag nach dem Unfall vorgenommen.

Operationstechnik

Die Patienten werden in Seitenlage mit einer pneumatischen Blutsperremanschette am Oberschenkel operiert. Als Referenzpunkte werden der Malleolus lateralis bzw. die Tuberositas ossis metatarsalis V mit einem Stift markiert. Unabhängig vom Frakturtyp läßt sich die Osteosynthese in einige Standardschritte unterteilen:

1. Lange, bogenförmige laterale Incision mit subperiostaler Darstellung der Calcaneusaußenseite bis zum Gelenk.
2. Herausklappen der meist mehrfach frakturierten lateralen Calcaneuswand.
3. Reposition der hinteren Gelenkfläche und des crucial angle, präliminäre Fixation mit Kirschner-Drähten.
4. Reposition des Tuber und Wiederherstellung des Böhlerschen Winkels (evtl. Spongiosaplastik).
5. Reposition des lateralen Wandfragmentes, Abstützung mit Oroscoplatte mit gleichzeitiger Querkompression und Wiederherstellung der Calcaneustaille.

Im Detail gehen wir wie folgt vor: Der geschwungene laterale Schnitt beginnt etwa 5 cm cranial der Spitze des Malleolus lateralis zwischen Achillessehne und dem dorsalen Fibularand. Er verläuft in der Paraachillärgrube nach distal und biegt etwa 3 cm unterhalb der Malleolenspitze in Richtung Tuberositas metatarsalis V ab. Im Gegensatz zum klassischen Bogenschnitt nach Kocher verläuft der distale Anteil des Schnittes etwas weiter plantar, um einen guten Zugang zur gesamten Calcaneusaußenfläche zu erhalten. Der Weichteilbehandlung ist große Aufmerksamkeit zu schenken. Die feinen Subcutanvenen werden sorgfältig (am besten mit der bipolaren Diathermie) coaguliert. Unter Schonung des N. cutaneus dorsalis lateralis erfolgt die subperiostale Darstellung der Calcaneusaußenseite. Der entstehende Lappen soll in voller Dicke subperiostal präpariert werden und jegliche Traumatisierung mit Wundhaken vermieden werden. Wir beginnen mit der Präparation des Lappens im gekrümmten Bereich der Incision durch direktes Eingehen auf den Calcaneus und progressives, subperiostales Präparieren nach beiden Seiten. Das Lig. calcaneo-fibulare bzw. talo-calcaneum laterale sowie insbesondere die Sehnenscheiden der Peronaealsehnen bzw. das Retinaculum inf. werden en bloc subperiostal mitabgelöst. Gegen distal kann die Calcaneus-Außenfläche bzw. der Proc. anterior durch Incision der Eigenfascie des M. abductor digiti minimi und Abschieben des Muskelbauches nach plantar übersichtlich dargestellt werden. Es folgt die Eröffnung des Gelenkes (Abb. 1).

Durch Herausklappen eines oder mehrerer, typischerweise nach lateral dislocierter Schalenfragmente der Calcaneus-Außenfläche wird das nach plantar abgekippte und in die Spongiosa impaktierte laterale Fragment der Facies articularis talaris posterior sichtbar (Abb. 2).

Als nächster Schritt erfolgt die anatomische Reposition und präliminäre Kirschner-Draht-Fixation des Gelenkes unter Sicht (Abb. 3).

Durch Zug am Tuberfragment mit einem Einzinkerhaken oder durch Manipulation mit einem percutan in axialer Richtung von dorsal eingeführten Steinmann-Nagel können Böhlerscher Winkel und Länge bzw. Anatomie im crucial angle wiederhergestellt werden. Ein durch die Impaktion des hinteren Gelenkfragmentes oder durch die Manipulation bei der Reposition enstandener Spongiosadefekt wird mit einer Spongiosaplastik ausgefüllt

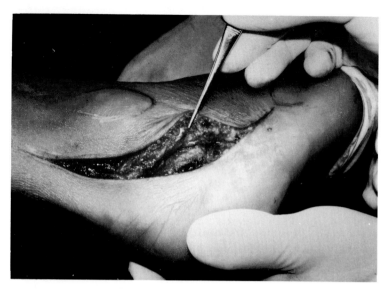

Abb. 1. Patient in Seitenlage, bogenförmige laterale Incision mit subperiostaler Darstellung der Calcaneusaußenseite bis zum Gelenk

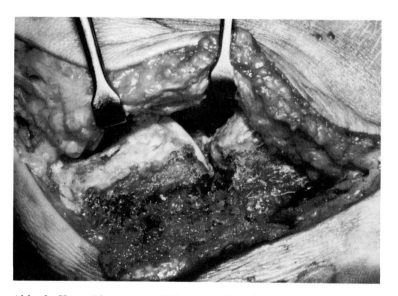

Abb. 2. Herausklappen der Calcaneusaußenseite. Das plantar abgekippte Gelenkfragment wird sichtbar

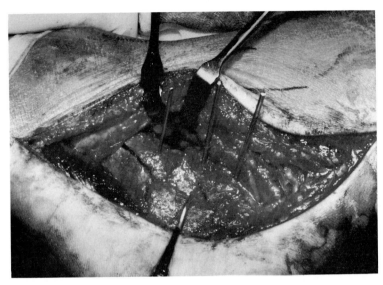

Abb. 3. Reposition des Gelenkes und präliminäre Kirscher-Draht-Fixation

und damit das Gelenk unterfüttert. Ist die Indikation zur Spongiosaplastik schon präoperativ eindeutig, wird präliminär Spongiosa aus dem Beckenkamm entnommen. Anderenfalls ist auch allogene Spongiosa aus einem Femurkopf für diese rein mechanische Abstützfunktion ausreichend (Abb. 4).

Das laterale Schalenfragment kann jetzt reponiert und lateral eine Halswirbelsäulenplatte zur Abstützung in Längsachse angebracht werden (Abb. 5).

Zwei Plattenschrauben sollten im Tuber, 2 im Proc. anterior fassen. Bei ausgedehnter Zerstörung des Proc. anterior kann, ausnahmsweise, eine überbrückende Platte im Cuboid fixiert werden. Wir verwenden dazu 4,0-Kleinfragmentspongiosaschrauben mit durchgehendem Gewinde (ein Schneiden des Gewindes ist nicht notwendig). Zusätzliche Zugschrauben durch die Platte können in der häufig über weite Flächen intakten medialen Calcaneusfläche verankert und eine Querkompression realisiert werden. Die Kirschner-Drähte zur präliminären Fixation der hinteren Gelenkfläche bzw. größerer Fragmente im Bereiche des crucial angle können jetzt durch plattenunabhängige Spongiosazugschrauben mit Unterlagscheiben ersetzt werden. Eine Verankerung derselben im meist kräftigen Sustentaculum tali ist anzustreben. Eine zusätzliche Bruchebene im Sinne einer Entenschnabelfraktur kann abschließend mit einer plattenunabhängigen Zugschraube vom Tuber nach plantar stabilisiert werden.

Nach einer Durchleuchtungskontrolle im lateralen und axialen Strahlengang wird der Weichteillappen zurückgeklappt und die Implantate damit gedeckt. Über einer tiefen Redon-Drainage erfolgt die Naht der Oberflächenfascie und der Hautverschluß mit halbintracutanen Rückstichnähten (Abb. 6).

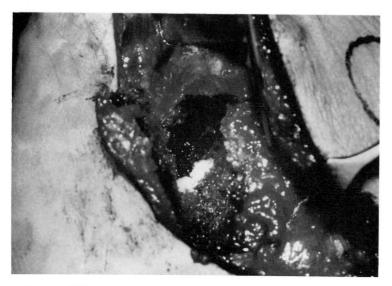

Abb. 4. Auffüllen des Defektes mit Spongiosa

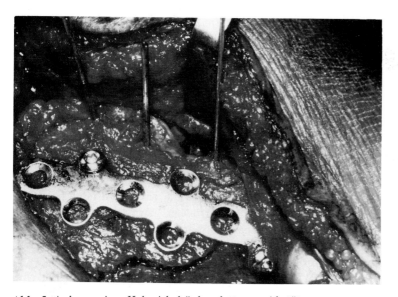

Abb. 5. Anlegen einer Halswirbelsäulenplatte zur Abstützung

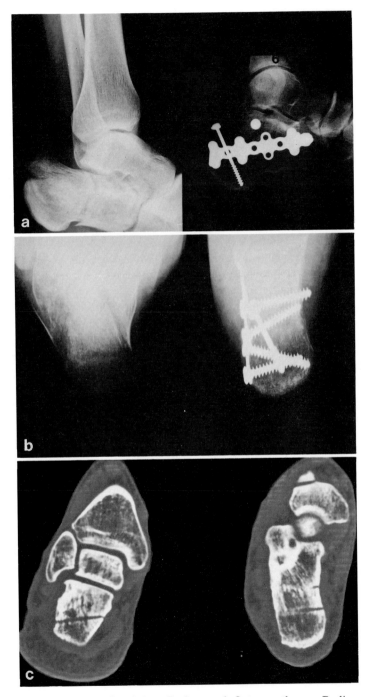

Abb. 6. a Intraarticuläre Fraktur bei einem 35jährigen Patienten; **b** Osteosynthese. **c** Radiologisches Resultat nach 1 Jahr

Postoperative Behandlung

Wir verzichten auf eine postoperative Gipsfixation. Das Bein wird bis zur gesicherten Wundheilung, aber mindestens eine Woche, auf einer Braunschen Schiene hochgelagert. Unmittelbar postoperativ beginnen wir mit aktiven Bewegungsübungen unter Vermeidung von Inversion und Eversion während 2–3 Wochen. Die Mobilisation mit Sohlenkontakt erfolgt nach völliger Abschwellung und trockener Wunde nach 8–10 Tagen. Röntgenkontrollen werden nach 4, 8 und 12 Wochen vorgenommen. Je nach Röntgenbefund kann nach 8–10 Wochen zunehmend bis voll belastet werden. Die Metallentfernung erfolgt nach 6–12 Monaten.

Mit der Computertomographie nach der Metallentfernung kann die Qualität der erzielten Rekonstruktion (insbesondere die Gelenkkongruenz) im Detail analysiert werden.

Fußabdrücke vervollständigen die detaillierte klinisch-funktionelle Nachuntersuchung 1–2 Jahre nach der Osteosynthese.

Basierend auf den Erfahrungen und Konzepten von Bèzes [2] hat sich die hier geschilderte Operationstechnik, mit geringfügigen Detailabweichungen, an 3 Schweizer Kliniken[1], bei mehr als 130 Calcaneusosteosynthesen bewährt. Über die Resultate wird an anderer Stelle (vgl. unten) im Detail berichtet.

Entscheidend wichtig sind neben einer korrekten präoperativen Abklärung (Computertomogramm) die Wahl des optimalen Operationszeitpunktes und eine weichteilschonende operative Technik.

Intraartikuläre Calcaneusbrüche werden – ähnlich wie Pilon-Frakturen – Problembrüche bleiben, insbesondere bei signifikanter Gelenkzertrümmerung. Die Anwendung bewährter Behandlungsprinzipien bei Gelenkfrakturen [9] am Calcaneus führte zur dargestellten Behandlungstechnik und Taktik; sie scheint eine Verbesserung der Behandlungsresultate – gegenüber den konservativen Verfahren – zu ermöglichen [1, 2, 4, 8, 15].

Bei ausgedehnter Gelenkzertrümmerung ist die subtalare Arthrose wohl häufig nicht zu vermeiden, die Wiederherstellung der groben Rückfußanatomie (Achse, Breite, Böhler-Winkel) aber meist erreichbar. Damit werden im Minimum bessere Voraussetzungen für eine spätere subtalare Arthrodese erreicht, Auswirkungen auf das obere Sprunggelenk verhindert oder verzögert und das Tragen von normalem Schuhwerk ermöglicht.

Literatur

1. Bärenfaller M, Baur E (1985) Calcaneusfrakturen. Inauguraldissertation. Universität Basel
2. Bèzes H, Massart P, Fourquet JP (1984) Die Osteosynthese der Calcaneus-Impressionsfraktur. Indikation, Technik und Resultate bei 120 Fällen. Hefte Unfallheilkd, Heft 87. Springer, Berlin Heidelberg New York Tokyo, S 363–368
3. Buch J, Böhler J (1980) Bohrdrahtosteosynthese des Fersenbeinbruches. Akt Chir 15: 285–296
4. Eberle Chr, Landolt M (1986) Ergebnisse nach Osteosynthese von intraartikulären Kalkaneusfrakturen. Z Unfallchir Vers Med Berufskr 79:2

---

[1] Stadtspital Triemlie; Kantonsspital Chur; Kantonsspital Basel

5. Essex-Lopresti P (1952) Mechanism, reduction technique and results in fractures of os calcis. Brit J Surg 39:395
6. Harding D, Waddell JP (1985) Open reduction in depressed fractures of the os calcis. Clin Orthop 199:124–131
7. Kempf I, Touzard RC (1978) Les fractures du calcaneum. Chir (Paris) 115:377–386
8. Mattle R, Lutz G (1983) Behandlung und Nachbehandlung von Calcaneusfrakturen. Inaugural-Dissertation Universität Zürich
9. Müller ME, Allgöwer M, Schneider R, Willenegger H (1977) Manual der Osteosynthese. AO-Technik, 2. Aufl. Springer, Berlin Heidelberg New York
10. Palmer J (1948) The mechanism and treatment of fractures of the calcaneus, open reduction with the use of calcaneus grafts. J Bone Joint Surg (Am) 30 (Jan.)
11. Pozo JL, Kirwan EOG, Jackson AM (1984) The long-term results of conservative management of severely displaced fractures of the calcaneus. J Bone Joint Surg (Br) 66:386–390
12. Ross SDK, Sowerby MRR (1985) The operative treatment of fractures of the os calcis. Clin Orthop 199:132–143
13. Schwarzenbach U, Huggler AH (1985) Zur Einteilung von Calcaneusfrakturen nach Essex-Lopresti. Z Unfallchir Vers Med Berufskr 78:87–93
14. Stephenson JR, Columbus MD (1987) Treatment of displaced intraarticular fractures of the calcaneus using medial and lateral approaches, internal fixation, and early motion. J Bone Joint Surg (Am) 69:1
15. Tanke GMH (1982) Fractures of the calcaneus. Acta Chir Scand (Suppl) 505:1–81

Pro-Anwalt konservative Therapie

G. Hörster

Städt. Krankenanstalten Bielefeld-Mitte, Unfallchirurgische Klinik (Chefarzt: Priv.-Doz. Dr. med. G. Hörster), Postfach 7908, D-4800 Bielefeld 1

Eine sinnvolle Diskussion über das Für und Wider bestimmter Behandlungsmaßnahmen bei der Fersenbeinfraktur setzt eine argumantative Basis voraus: es muß zunächst festgestellt werden, daß nur Frakturen mit Dislokation des Subtalargelenkes einbezogen werden, welche im wesentlichen der Gruppeneinteilung 5–8 nach Böhler entsprechen. Für die übrigen Frakturen des Fersenbeines gelten eigene therapeutische Richtlinien, welche in diesem Zusammenhang nicht bedeutungsvoll sind.

Überlegungen zur Frage, warum zum heutigen Zeitpunkt erneut eine Grundlagendiskussion darüber erforderlich ist, ob diese Fersenbeinfrakturen operativ oder konservativ behandelt werden sollen, berühren unmittelbar das Problem des unaufhaltsam steigenden Anspruchs von Patient und Arzt an das Behandlungsergebnis. Während noch vor Jahren die komplizierte Anatomie und die in der Regel schwere Zerstörung des Subtalargelenkes Gedanken an eine anatomische Rekonstruktion gar nicht erst aufkommen ließen, wird heute – besonders an den Unfallchirurgischen Zentren – in gleicher Weise wie bei traumatischen Zerstörungen der übrigen großen Beingelenke der operativen Rekonstruktion zunehmend Platz eingeräumt. Verbesserte diagnostische Maßnahmen, insbesondere in Bezug auf die Computertomographie, sowie verbesserte Operationstechniken bilden die Basis dieses Vorgehens; das Ziel ist eine anatomische und funktionelle Wiederherstellung des Verletzungsbereiches unter Inkaufnahme der mit dem Eingriff verbundenen Risiken.

Wie alle klinischen Behandlungsmethoden muß sich auch die operative Therapie des Fersenbeinbruchs zwangsläufig an subjektiven und objektiven Langzeitergebnissen einerseits, sowie Aufwand und Risiko des Verfahrens andererseits orientieren. Derartige Studien mit größeren Fallzahlen, welche die Vorteile der operativen Behandlung gegenüber der konservativen objektivieren könnten, liegen bisher jedoch nicht vor. Demgegenüber ist bekannt, daß eine Vielzahl von Autoren Bemühungen um operative Rekonstruktionsmaßnahmen wieder fallen lassen mußte, da die Behandlungsergebnisse nicht zufriedenstellend waren und in keinem Verhältnis zum operativen Risiko standen. Auch heute noch wird sich jeder Operateur eingestehen müssen, daß ungenügende Behandlungsergebnisse nicht mit ausreichender Sicherheit ausgeschlossen werden können. Die anatomische Rekonstruktion des Subtalargelenkes stellt angesichts der Frakturformen sowie der Anatomie des Rückfußes höchste technische Anforderungen, wobei selbst nach einer befriedigenden Rekonstruktion der Gelenkoberfläche erfahrungsgemäß die Funktion des unteren Sprunggelenkes auf Dauer eingeschränkt bleibt. In dieser ungewissen Relation zwischen in der Regel erreichbarem klinischem und röntgenologischem Behandlungsergebnis und dem dazu erforderlichen Risiko muß der entscheidende Nachteil aller operativen Maßnahmen gesehen werden. Jeder Operateur wird sich persönlich und seinem Patienten die Frage beantworten müssen, ob seine operationstechnischen Erfahrungen angesichts der Verletzungsform ausreichen, um operative Maßnahmen in Anbetracht der zwar insgesamt begrenzten, aber immerhin doch weitgehend gesicherten Ergebnisse der konservativen Behandlung guten Gewissens empfehlen zu können.

Ein entscheidendes Argument gegen die routinemäßige operative Behandlung der Fersenbeinfraktur ist darin zu sehen, daß ein derartiger medizinischer Standard angesichts der Häufigkeit der Frakturen nicht aufrecht erhalten werden könnte. Es kann keine Behandlungsmethode generell empfohlen werden, welche nur von wenigen, hochspezialisierten Chirurgen und auch dann nur unter entsprechendem Risiko und mit mehr oder weniger ungewissem Ergebnis praktiziert wird. Insbesondere unter Berücksichtigung dieses Gesichtspunktes ergeben sich klare Hinweise darauf, daß die konservative Therapie, welche nach den Prinzipien der funktionellen Fersenbeinbruchbehandlung durchgeführt wird, empfohlen werden muß. Bei dieser Form der Therapie wird freiwillig auf jede Reposition verzichtet; im Gegensatz dazu macht sich der Therapeut die Einstauchung der Einzelfragmente zunutze, um ein schnelles Einschleifen neuer Bewegungsabläufe im Bereich des Subtalargelenkes und der angrenzenden Gelenke sowie der direkt beteiligten Sehnengleitlager zu erreichen. Die zwischen Talus und Calcaneus bestehende Impressionsfläche wird bedingungslos als Ausgangspunkt einer neuen Gelenkanatomie akzeptiert. Dabei wird auf die Potenz der komplizierten Rückfußstrukturen vertraut, sich den neuen anatomischen Gegebenheiten anzupassen. Eine weitgehende Funktionseinbuße des Subtalargelenkes und damit ein Mangel an ausgleichender Funktion des Rückfußes auf unebenem Boden wird einkalkuliert. Der wesentliche Vorteil dieser Behandlungsmethode liegt in der Risikoarmut, dem geringen Aufwand, sowie der guten funktionellen Wiederherstellung der dem geschädigten Bereich angrenzenden Gelenke. Bei schwerer Schädigung sind allerdings Veränderungen der Fußform mit der Notwendigkeit des orthopädisch-schuhtechnischen

Ausgleichs nicht zu vermeiden. Auffallend ist, daß die subjektiven Ergebnisse dieser Behandlungsmethode durchweg befriedigend sind, wobei sich nach den ersten 2 bis 3 Jahren häufig eine deutliche subjektive Verbesserung einstellt. Diese ist dadurch zu begründen, daß sich die Bewegungsabläufe der gesamten mechanischen Gelenkkette der unteren Extremität auf den Schaden einstellen und diesen zum Teil kompensieren. Bei unbefriedigenden Langzeitverläufen verbleibt schließlich noch die Möglichkeit zur subtalaren Arthrodese.

Unter Berücksichtigung der genannten Gesichtspunkte wird die konservativ-funktionelle Therapie bei der Calcaneusfraktur mit Beteiligung des Subtalargelenkes auch weiterhin die Methode der Wahl bleiben. Operative Maßnahmen zur Wiederherstellung der Anatomie bleiben Operateuren mit spezieller Ausbildung vorbehalten und sollten nur dann durchgeführt werden, wenn mit einer ausreichenden Sicherheit klinisch faßbare Vorteile für den Patienten resultieren. Dieses dürfte insbesondere der Fall sein bei Frakturen mit großflächigen Impressionen der subtalaren Tragplatte, sowie der Frakturen mit deutlicher Varus- oder Valguskomponente des Rückfußes.

Pro-Osteosynthese von Calcaneusfrakturen

Th. Rüedi und G.A. Melcher

Chirurgische Klinik des Kantonsspital Chur (Chefarzt: Prof. Dr. Th. Rüedi), CH-7000 Chur

Die Tatsache, daß die Calcaneusosteosynthese heute Mode ist und an allen Kongressen zur Sprache kommt, erstaunt eigentlich nicht. Ja, es mußte eines Tages so weit kommen, denn betrachten wir unser menschliches Skelet, so ist das Fersenbein einer der letzten Knochen – wenn nicht der letzte überhaupt – der bis vor kurzem den Angriffen der Osteosynthese noch nicht ausgesetzt war.

Nun, ganz so neu ist die Osteosynthese des Fersenbeins auch wiederum nicht, so hat Lambotte bereits um die Jahrhundertwende eine Abrißfraktur des Achillessehnenansatzes verschraubt und Lorenz Böhler empfahl bereits vor Jahren die percutane Bohrdrahtfixation.

Der Hauptgrund, warum das Fersenbein wohl so lange vor Schrauben und Platten verschont geblieben ist, liegt meines Erachtens einerseits in seiner äußerst komplexen anatomischen Struktur und den problematischen Weichteilen, sowie andererseits in der vielfachen Mißachtung der funktionellen Bedeutung des unteren Sprunggelenks und der Calcaneusform für die Statik und Dynamik des Fußes.

Schließlich haben sich auch die Ansprüche unserer Patienten gewandelt, da heutzutage die volle Wiederherstellung geradezu als selbstverständlich und z.B. das Tragen von Spezialschuhwerk als unzumutbar erachtet wird. Statt konservativ zu behandeln, wird deshalb vielfach operiert. Wenn die operative Behandlung aber Bestand haben will, so muß sie die Nachteile der konservativen Therapie voll aufwiegen, ohne allzu hohen Preis in Form von Komplikationen.

Wenn im folgenden die Vorteile der operativen Therapie kurz aufgeführt werden, so bezieht sich das Gesagte vor allem auf die schweren Impressions- bzw. Depressionsfrakturen nach Essex-Lopresti, die auf konservativem Wege nur bedingt reponierbar sind und fast immer mit einer beträchtlichen Invalidität enden, laut schweizerischer SUVA in bis zu 60% der Fälle.

Dank besserer Diagnostik durch konventionelle und Computertomographie, gelingt es heute einerseits, die Läsion besser zu erfassen und andererseits vielfach — wenn auch keineswegs immer — die Kongruenz des unteren Sprunggelenks weitgehend wiederherzustellen, was sich gleichzeitig auch auf die ganze Fußform und damit Fuß-Statik günstig auswirkt. Dank stabiler Fixation, meist mittels Platte und Schraube und Unterfütterung mit autologem Knochen, kann zudem sofort funktionell nachbehandelt werden, was die gefürchtete Dystrophie zu vermeiden hilft. Die Patienten sind nach 3–4 Monaten wieder voll geh- und meist auch arbeitsfähig, was vergleichsweise rascher erfolgen kann, als nach konservativer Behandlung.

Sicherlich beinhaltet die Operation aber auch Nachteile und Gefahren. Der sehr zarte Weichteilmantel ist besonders anfällig für Wundheilungsstörungen und damit auch für Infekte, während z.B. Pseudarthrosen kaum vorkommen.

Der Wahl des richtigen Operationszeitpunktes, des richtigen Zugangs, sowie einer äußerst sorgfältigen Operationstechnik, kommt deshalb größte Bedeutung zu. Um besonders schonend zu reponieren und retinieren zu können, benützen wir neuerdings regelmäßig den Fixateur externe oder den kurzen Distraktor, der zwischen Tuber calcanei und Tibia bzw. Vorfuß verankert wird. Dadurch gelingt es nicht nur ohne Hakenzug einen guten Einblick ins untere Sprunggelenk zu erhalten, sondern sozusagen unter Sicht auch eine anatomiegerechte Reposition zu erzielen. Obschon z.B. von Bèzes als meist unnötig erachtet, unterfüttere ich das angehobene Gelenkfragment praktisch immer mit autologer Spongiosa oder sogar mit einem corticospongiösen Span. Schließlich darf nicht unerwähnt bleiben, daß die Osteosynthese von Calcaneusbrüchen schwierig und anspruchsvoll ist und insbesondere, was die korrekte Plazierung der Schrauben z.B. ins Sustentaculum tali anbelangt, einige Erfahrung sowie Kenntnis der Anatomie voraussetzt.

Zur Untermauerung des Gesagten nun noch ein paar Zahlen:

Bèzes aus Grenoble — durch ihn wurde die Osteosynthese der Calcaneusbrüche eigentlich erst richtig propagiert und bekannt gemacht — verfügt wohl über das größte einheitlich versorgte Patientengut. Seine Statistik von 1983 wurde in der Zeitschrift für Unfallheilkunde publiziert und zeigt beachtliche Resultate mit nahezu 80% guter bis sehr guter Ergebnisse bei insgesamt 120 Osteosynthesen. Seine Komplikationsrate mit 2 tiefen und 4 oberflächlichen Infekten, sowie 10 Wundrandnekrosen, hält sich dabei im Rahmen, während die Tatsache, daß nur bei 3 von 120 Brüchen eine Arthrodese im unteren Sprunggelenk notwendig wurde, beachtenswert ist. Leider wissen wir nicht, ob in dieser Serie alle Fersenbeinbrüche operativ versorgt wurden, oder nur die deutlich dislocierten bzw. impaktieren Fälle.

Im eigenen, weit bescheideneren Krankengut der Jahre 1980 bis Mitte 1986, haben wir von insgesamt 50 Calcaneusfrakturen bei 43 Patienten weniger als die Hälfte operiert, wobei sich unsere Operationsindikation fast ausschließlich auf intraarticuläre Frakturen vom Depressionstyp nach Essex-Lopresti konzentrierten. Bis auf 4 zeigten alle Patienten entweder ipsilaterale Zusatzverletzungen oder Extremitätenfrakturen der Gegenseite, 3 Fälle waren polyblessiert. Unsere funktionellen Resultate sind mit knapp 70% guter Erfolge durchaus befriedigend, wenn auch nicht ganz so brillant wie die aus Grenoble. Dafür hatten wir bisher keinen Infekt und nur einmal eine Wundrandnekrose, die folgenlos ausheilte. Ich glaube, daß dabei der richtigen Wahl des Operationszeitpunktes — bei uns nach durchschnittlich 8 Tagen — sowie der peroperativen Weichteilbehandlung größte Bedeutung zukommt. Die ursprüngliche Arbeit konnte von unseren Patienten nach durchschnittlich 4,9 Monaten wieder aufgenommen werden, wobei zwei Patienten heute berentet sind und bei zwei Polytraumatisierten eine Umschulung notwendig wurde. Alle Patienten tragen normales Schuhwerk und 8 von 15 Sporttreibenden sind wieder sportfähig.

Zusammenfassend möchte ich feststellen, daß die Großzahl der dislocierten Calcaneusdepressionsbrüche tatsächlich von der operativen Aufrichtung und Stabilisierung profitieren und damit weit bessere und wahrscheinlich konstantere funktionelle Resultate erreichbar sind, als mit der konservativen Therapie. Kommt es trotz Osteosynthese zur schmerzhaften posttraumatischen Arthrose im unteren Sprunggelenk, so dürfte die sekundäre Arthrodese technisch wesentlich einfacher sein, während die Fußform kaum beeinträchtigt wird.

Voraussetzung für ein gutes Resultat nach Osteosynthese ist allerdings eine genaue Kenntnis der Anatomie des Knochens und seiner Nachbarschaft, eine schonende Operationstechnik, sowie eine kritische Indikationsstellung.

Diese sehe ich vor allem beim jungen Patienten mit qualitativ gutem Knochen, bei deutlich dislocierten großen gelenkbildenden Fragmenten oder starker Varus. bzw. Valguskippung, sowie bei guten Weichteilen.

Ich glaube sagen zu dürfen, daß heute die Osteosynthese der Calcaneusfrakturen für ausgewählte Fälle eine durchaus vertretbare Behandlungsalternative darstellt und deshalb doch nicht nur einem passageren Modetrend entspricht. Sie bedarf aber großer Erfahrung und kann bei kritischer Anwendung und sorgfältiger Weichteilbehandlung sehr gute funktionelle Resultate hervorbringen.

Freie Themen zum Hauptthema V

Operative Behandlung

Aktuelle Behandlungskonzepte zur Wiederherstellung des Weichteilmantels bei Calcaneusfrakturen

H.U. Steinau, E. Biemer, L. Plaumann und B. Claudi

Abt. für Plastische Chirurgie und Chirurgische Klinik im Klinikum rechts der Isar der TU München (Leiter: Prof. Dr. med. E. Biemer), Ismaningerstraße 22, D-8000 München

Bei Frakturen des Calcaneus entstehen Weichteilschäden primär durch das direkte Trauma, früh sekundär durch die Perfusionsstörung/Infektion. Als Spätschäden sind instabile Narbenareale nach unzureichender Weichteilrekonstruktion zu registrieren. Zur Rekonstruktion eines druckbelastbaren Fersen-Sohlenpolsters und zur Prophylaxe einer Calcaneusosteitis mit instabilen Narbenarealen wurden seit 1978 insgesamt 27 Patienten mit folgenden Lappentransplantaten versorgt: Ipsi- und kontralateraler neurovaskulärer Fußrückenlappen, Hohlfußlappen, Unterarmlappen, parascapularer Fett-Fascienlappen, Latissimus dorsi-Lappen, Deltoideuslappen. Kein Transplantat ging verloren, jedoch entwickelten 8 Patienten bei Fehlbelastungen Ulcerationen. Bei einem Patienten mußte wegen einer fixierten Fehlstellung mit rezidivierenden Ulcerationen eine transmetatarsale Amputation durchgeführt werden. Unsere Ergebnisse zeigen, daß eine frühzeitige definitive Weichteilrekonstruktion nach mehrmaligem Debridement und exakter Reposition die Amputation verhindert, die Rehabilitationsphase verkürzt und eine chronische Osteitis mit instabilen Narbenarealen verhütet. Außerdem muß auf eine Korrektur fixierter Fehlstellungen und regelmäßige Kontrolle der orthopädischen Schuhversorgung geachtet werden.

Trotz moderner Transplantationstechniken, die eine Rekonstruktion mit dünnen, sensiblen und konturangepaßten Lappen erlauben, müssen folgende Fakten berücksichtigt werden:

1. Kein Lappentransplantat erreicht die spezielle Drucktoleranz der Sohlen und Fersenarchitektur.
2. Neurovasculäre Lappenplastiken stellen eine eindeutige Verbesserung, jedoch keine Lösung der Problematik dar.
3. Die frühzeitige interdisziplinäre Versorgung von Fraktur und Weichteilschaden muß angestrebt werden.
4. Ohne konsequente Mitarbeit des Patienten (Compliance) resultieren rezidivierende Ulcerationen bei allen Weichteilersatzplastiken.

Klinische und radiologische Nachuntersuchung von 149 Fersenbeinbrüchen nach percutaner Aufrichtung und Fixation

O.J. Russe und F. Russe

Arbeitsunfallkrankenhaus Wien-Meidling (Vorstand: Prim. Doz. Dr. H. Kuderna), Kundratstraße 37, A-1120 Wien 12

In der Behandlung der intraarticulären Fersenbeinbrüche konkurrieren funktionelle, percutane und offene Verfahren, wobei neben der Bohrdrahtfixation, die Plattenosteosynthese und neuerdings auch die Stabilisierung mit dem Fixateur externe durchgeführt wird.

In dieser Arbeit werden die Ergebnisse, die im Unfallkrankenhaus Wien Meidling bei der Behandlung der intraarticulären Fersenbeinbrüche durch percutane Reposition und Fixation mit Bohrdrähten erzielt wurden, vorgestellt.

Aus einem Zeitraum von 10 aufeinanderfolgenden Jahren wurden 182 Patienten, die mit 197 Fersenbeinbrüche operativ behandelt wurden, erfaßt.

Die Patienten waren bei dem Unfall zwischen 11 und 57 Jahre, im Durchschnitt 35,3 Jahre, 137 davon erlitten ihn im Rahmen der Berufstätigkeit.

39 Patienten hatten beidseitige Fersenbeinbrüche, 15 wurden beidseits operativ behandelt, 24 wurden auf der Gegenseite bei nicht intraarticulären Brüchen konservativ behandelt. Sechsmal lag ein offener Fersenbeinbruch vor.

Entsprechend der Einteilung der Brüche nach Böhler wurden 5 Brüche der Gruppe 4, 156 der Gruppe 5, 25 der Gruppe 6, 2 der Gruppe 7 und 9 der Gruppe 8 operativ behandelt.

Auf den Unfallbildern konnte bei über der Hälfte der Patienten ein Tubergelenkwinkel von Null oder ein negativer Winkel gefunden werden.

Bei der Aufschlüsselung der Repositionsmethoden fällt auf, daß in den früheren Jahren noch viele Patienten im kleinen Schraubenzugapparat nach Böhler reponiert wurden, eine Methode die zwar eine gute Retention des eingerichteten Bruches bis zum Einbringen der Bohrdrähte ermöglicht, aber durch das Repositionsgestell doch umständlich ist.

Dabei wurden die Fersenbeinbrüche entweder allein durch einen im Tuber des Fersenbeines eingebrachten Steinmann-Nagel durch Zug reponiert, oder zusätzlich durch einen von der Fersenhinterseite percutan eingestochenen Steinmann-Nagel in der Methode nach Westhues eingerichtet. Diese Methode wurde später durch die Reposition nach Westhues ersetzt.

Dabei werden in Bauchlage des Patienten die impaktierten Gelenkflächen mit einem Steinmann-Nagel aufgehebelt, wobei zusätzlich Zug durch einen Nagel quer durch den Fersenbeintuber auf diesen ausgeübt werden kann. Andere Methoden zur Reposition wurden selten verwendet.

Nach der percutanen Reposition erfolgte die Osteosynthese durch Transfixation des unteren Sprunggelenkes mit 2,0 mm starken Kirschner-Drähten unter Bildwandlerkontrolle, wobei diese in Talus, Naviculare oder Cuboid eingebohrt wurden.

Die operative Versorgung erfolgte bei vier Fünftel der Patienten am Unfalltag, bei den anderen innerhalb der ersten Woche. Später als nach einer Woche wurde eine percutane Reposition nicht mehr durchgeführt.

Postoperativ wurde ein Kompressionsverband mit Stahlwolle angelegt. Nach Abklingen der anfänglichen Schwellung wurde ein Unterschenkelgips angelegt, die Belastung erfolgte nach 6 bis 8 Wochen, die Spickdrahtentfernung in der 10. bis 12. Woche.

Postoperative Komplikationen wurden bei 8 Patienten gefunden, wobei es sich ausschließlich um Stichkanalinfekte handelte, die durch vorzeitige Entfernung der betroffenen Kirschner-Drähte ohne zusätzliche operative Eingriffe zur Ausheilung gebracht werden konnten.

Für die klinischen und röntgenologischen Nachuntersuchungen konnten unter Mithilfe des Wiener Einwohnermeldeamtes von den 182 Patienten jedoch nur 137 mit 149 Fersenbeinbrüchen wieder gefunden und einbestellt werden, die 2 bis 11 Jahre nach dem Unfall nachuntersucht wurden. Die durchschnittliche Nachuntersuchungszeit betrug dabei 6,5 Jahre.

Bei der klinischen Nachuntersuchung konnten ein Fünftel der Patienten über volle Beschwerdefreiheit berichten, weitere 28% hatten leichte Beschwerden, wie Wetterfühligkeit oder leichtes Ziehen. 46% beklagten belastungsabhängige Beschwerden nach längerem Gehen, die sie jedoch nicht behinderten. Eine Einschränkung der Gehweite stellten 9 Patienten, das sind 6%, fest, einer hatte dauernde starke Beschwerden.

6 der 137 Patienten konnten den Fersengang nicht durchführen, 3 mit Ankylose oder Arthrodese des unteren Sprunggelenkes, zwei mit schmerzhaften Fersen und einer bei manifestem Delir.

Die Beweglichkeit im unteren Sprunggelenk war bei 13 der 149 nachuntersuchten Fersenbeinbrüche frei, 40mal war sie zu 1/3, 41mal zu 2/3 eingeschränkt. Eine Wackelsteife des unteren Sprunggelenkes wurde 35mal gefunden, 20mal war das untere Sprunggelenk steif.

Röntgenologisch wurde bei 60% der Nachuntersuchten ein seitengleicher Tubergelenkwinkel und bei weiteren 25% ein um 10° verminderter Tubergelenkwinkel gefunden. 17mal lag ein Repositionsergebnis mit einer Winkelverminderung von über 10° vor.

Vergleicht man dieses Ergebnis mit den röntgenologischen Zeichen einer Arthrose des unteren Sprunggelenkes, so sind bei den Patienten mit einer Tubergelenkwinkelminderung von $0-10^{\circ}$ bei 125 Brüchen 8 schwere Arthrosen zu finden. Dagegen sind bei einer Tubergelenkwinkelminderung von mehr als 10° 4 schwere Arthrosen bei 11 dieser Patienten vorhanden.

117 der aufgerichteten Brüche, das sind 79%, wiesen auf dem Röntgenbild keine oder eine geringe Arthrose auf. Dies entspricht den 84% der Patienten, die keine, geringe oder mäßige subjektive Beschwerden angaben.

Von den nachuntersuchten Patienten betrieben 55 vor dem Unfall einen Sport, meist Fußball oder Skifahren, 37 konnten diesen nach der Bruchbehandlung wieder aufnehmen.

Von 137 Patienten mit Fersenbeinbrüchen, davon 11 mit beidseitigen Brüchen, mußten 30 einen Berufswechsel durchführen.

Ein Sprengler erlitt durch einen Sturz einen beidseitigen Fersenbeinbruch der Gruppe 8. Bei der Kontrolle 3 Jahre nach dem Unfall war der Patient rechts beschwerdefrei, links bestanden geringe Beschwerden mit Wetterfühligkeit, er kann jedoch wieder voll auf der Leiter arbeiten.

Ein 18jähriger Schauspieler erlitt durch einen Sturz auf der Bühne einen Fersenbeinbruch der Gruppe 6 nach Böhler. Die Reposition erfolgte in Bauchlage, nach Fixation mit

Tabelle 1

197 Fersenbeinbrüche mit Bohrdrahtosteosynthesen
182 Patienten
    15 Patienten mit beidseitig operativ behandelten Fersenbeinbrüchen
    24 Patienten mit konservativ behandeltem Fersenbeinbruch der Gegenseite
     6 offene Frakturen

Alter beim Unfall: 14–55 Jahre (Durchschnitt: 35,3 Jahre)
178 Männer, 19 Frauen

137 Arbeitsunfälle

Tabelle 2

Gruppe nach Böhler		Nachuntersucht
Gruppe IV:	5	3
Gruppe V:	156	118
Gruppe VI:	25	20
Gruppe VII:	2	1
Gruppe VIII:	9	7
	197	149

Tabelle 3

Tubergelenkwinkel nach Unfall eingesunken auf

20°:	31
10°:	64
0°:	87
-10°:	15

Tabelle 4. Repositionsmethoden

1.	Schraubenzugapparat	95
2.	Schraubenzugapparat und percutaner Steinmann-Nagel	36
3.	Percutaner Steinmann-Nagel, Bauchlage des Patienten	49
4.	Sonstige Rep.-Methoden: Wendt, man. Kompression, u.a.	17

Kirschner-Drähten war der Tubergelenkwinkel seitengleich. 6 Jahre nach dem Unfall ist er beschwerdefrei und voll in seinem Beruf auf der Bühne aktiv.

    Zusammenfassend kann gesagt werden, daß mit Hilfe der percutanen Reposition und Bohrdrahtfixation nach Böhler und Wendt bei einer durchschnittlich über 5jährigen Nachuntersuchungszeit 4/5 der Patienten von schweren Veränderungen im unteren Sprunggelenk bewahrt wurden.

Tabelle 5. Repositionsergebnis bei der Nachuntersuchung

Tubergelenkwinkeldifferenz zur Gegenseite:

0°	119	60%	
10°	49	25%	85%
20°	14	7%	
>20°	3	1,5%	
Überkorr.	4		

Tabelle 6

Röntgenergebnis:

Gute Reposition:	ohne Arthrose	19	
Tgw bis 125°	leichte Arthrose	98	79%
	schwere Arthrose	8	
Schlechte Reposition:	mäßige Arthrose	7	
Tgw unter 125°	schwere Arthrose	4	
Arthrodese		10	
Ankylose		3	
		149	

Wenn aber die Schwere des Bruches, insbesondere aber die Schwere des Knorpelschadens die Arthrodese erforderlich machen, wie es 10mal bei 149 Fersenbeinbrüchen notwendig war, so ist die Ausgangssituation durch die wiederhergestellte Fußform deutlich besser als nach rein funktioneller Behandlung.

Kann die operative Therapie von Fersenbeinbrüchen Spätfolgen verhindern?

W. Knopp, K. Neumann, P. Vogelheim und M. Kayser

Chirurgische Universitätsklinik der BG-Krankenanstalten "Bergmannsheil" (Direktor: Prof. Dr. med. G. Muhr), Hunscheidtstraße 1, D-4630 Bochum

Trümmerbrüche des Fersenbeines verursachen eine erhebliche Inkongruenz des unteren Sprunggelenkes, Verbreiterungen des Fersenbeinkörpers und Rückfuß-Varusfehlstellungen. Hauptfolgen sind schmerzhafte posttraumatische Arthrosen, Fußdeformierungen und Beeinträchtigungen der Weichteile.

Patientenkollektiv

Von 1978–1987 wurden im "Bergmannsheil" 167 Patienten mit 191 Fersenbeinbrüchen behandelt. 106 Patienten mit 130 Fersenbeinbrüchen konnten durchschnittlich 4 Jahre nach dem Unfall nachuntersucht werden. Von 83 Fersenbeinbrüchen der Gruppe 5–8 wurden 50 Fersenbeinbrüche entsprechend einem Anteil von nahezu 60% operativ behandelt. Bei der weiteren Beurteilung wurden 4 Patienten der konservativ behandelten Patientengruppe und 2 Patienten der operativ behandelten Patientengruppe aufgrund einer sekundären Arthrodese des unteren Sprunggelenkes nicht mehr berücksichtigt. Als bevorzugtes Osteosyntheseverfahren war in 28 Fällen die Kirschner-Drahtosteosynthese, die in 13 Fällen nach offener Reposition erfolgte, und die Platten- bzw. Schraubenosteosynthese in 20 Fällen angewandt worden. Eine ergänzende Spongiosaplastik war nahezu in 60% der operativ behandelten Fersenbeinbrüche indiziert.

Beurteilung

Zur Beurteilung der Behandlungsergebnisse wurde ein spezielles Nachuntersuchungsschema ausgearbeitet, in dem der Röntgenbefund als auch der objektive und subjektive Befund zugrundegelegt wurde. Das Ergebnis wurde entsprechend der erreichten Punktzahl als gut – befriedigend – oder schlecht – beurteilt.

Komplikationen

Frühinfekte nach K-Draht-Osteosynthese mußten in 4 Fällen festgestellt werden, die in 3 Fällen nach frühzeitiger Metallentfernung ausheilten. In einem Fall erforderte die chronische Osteitis mehrfache Sequestrektomien einschließlich einer Weichteilplastik zur Ausheilung. Nach Plattenosteosynthese kam es zu keiner posttraumatischen Osteitis. Gründe hierfür sind, daß die Plattenosteosynthese lediglich von 3 Operateuren durchgeführt wurde und bei Wundheilungsstörungen aggressiv vorgegangen wurde: Bei 2 Patienten mit Wundrandnekrosen erfolgte nach Excision nekrotischer Wundränder eine gestielte Muskelschwenklappenplastik mit dem M. abductor digiti minimi.

Ergebnisse

Der Vergleich der Behandlungsergebnisse wurde nur bei intraarticulären Fersenbrüchen (Gruppe 5–8 nach Böhler) durchgeführt. Die subjektive Beurteilung des Patienten als auch der Röntgenbefund zeigte nach operativer Fersenbeinbruchbehandlung ein signifikant besseres Ergebnis. Die platten- bzw. schraubenosteosynthetisch stabilisierten Fersenbeinbrüche zeigten im Vergleich mit den Fersenbeinbrüchen, die einem anderen operativen Verfahren unterzogen worden waren, hinsichtlich des Röntgenbefundes (gut: 30%; befriedigend: 45%; schlecht: 25%) als auch der objektiven (gut: 30%; befriedigend: 45%; schlecht: 25%) und subjektiven (gut: 40%; befriedigend: 45%; schlecht: 15%) Beurteilung ein signifikant besseres Ergebnis. Der Vorteil der frühzeitigen Übungsstabilität mit besseren Behandlungsergebnissen war allerdings mit dem Nachteil des erweiterten Zuganges erkauft und bleibt dem erfahrenen Operateur vorbehalten.

(Die vorliegende Arbeit enthält wesentliche Anteile der Dissertation von Frau P. Vogelheim.)

Ergebnisse der operativen Therapie bei intraarticulären Calcaneusfrakturen

W. Mutschler[1], G. Bauer[1], C. Burri[1], Th. Heuchemer[2], G. Lob[3] und Th. Mittelmaier[3]

[1] Klinik für Unfallchirurgie, Plastische und Wiederherstellungschirurgie der Universität Ulm (Direktor: Prof. Dr. med. C. Burri), Steinhövelstraße 9, D-7900 Ulm
[2] Abt. für Radiologie der Universität Ulm (Direktor: Prof. Dr. med. G. Bargon), Steinhövelstraße 9, D-7900 Ulm
[3] Chirurgische Klinik der Universität, Klinikum Großhadern, Abt. für Unfallchirurgie (Leiter: Prof. Dr. G. Lob), Marchioninistraße 15, D-8000 München 70

Zwischen 7/84 und 10/87 wurde bei 39 Patienten mit intraarticulären Calcaneusfrakturen von einem lateralen Zugang aus die Rekonstruktion der Gelenkflächen, die Unterfütterung mit Spongiosa und die Osteosynthese modifiziert nach Bèzes vorgenommen. Ein temporärer medialer Fixateur externe diente zur Wiederherstellung der Länge und zur Reposition der Hauptfragmente und ersetzte eine zusätzliche mediale Incision.

Im Rahmen einer prospektiven Studie untersuchten wir 28 von 30 Patienten nach Metallentfernung, durchschnittlich 16 Monate nach der Primäroperation nach. Die Nachkontrolle umfaßte die klinische Untersuchung, die Fotodokumentation der Fußstellung und des Fußabdruckes (Podometer), das axiale CT beider Calcanei und die Ermittlung der Abrolldynamik beim Gehen (Pedographie, emed-F-System; Novel, München).

Ergebnisse

Nach dem Punkteschema von Merle d'Aubigne wiesen 7 Patienten ein sehr gutes, 18 ein gutes und 3 ein mäßiges funktionelles Ergebnis auf, während in einer konservativ behandelten Vergleichsgruppe (n = 7) nur mäßige oder schlechte Ergebnisse zu verzeichnen waren. Bei der klinischen Untersuchung war eine erheblich eingeschränkte Beweglichkeit des OSG in 4, des USG in 12 Fällen festzustellen. Bei 2 operierten Patienten war eine zeitweise Ganghilfe, in 2 Fällen orthopädisches Schuhwerk während der Arbeit notwendig. Als Komplikationen traten 2 Frühinfekte und 2 Wundrandnekrosen auf, die alle ausgeheilt werden konnten.

Das axiale CT zeigte eine Wiederherstellung des Calcaneus in Länge und Breite in 18 von 24 ausgewerten Fällen; der Böhler-Winkel betrug weniger als 0° in 2, $0-20^\circ$ in 8 und mehr als 20° in 14 Fällen.

In der Pedographie wiesen operierte Patienten ähnlich der gesunden Vergleichsseite eine ausgewogene Verteilung der Druckmaxima in Rück- und Vorfußbereich auf. Auch der Verlauf des Kraftangriffspunktes entsprach dem gesunden Fuß. Nach konservativer Behandlung war dagegen ein langes Verharren auf dem Rückfuß, eine unphysiologische Medialverlagerung und eine Minderbelastung im Vorfußbereich nachzuweisen.

Insgesamt ermutigen diese Nachuntersuchungsergebnisse zum aktiven operativen Vorgehen bei intraarticulären Calcaneusfrakturen in der angegebenen Weise.

Fersenbeinbrüche im Trend der operativen Aufrichtung und funktionellen Nachbehandlung

J.P. Ackermann und B. Jeanneret

Klinik für Orthopädische Chirurgie (Chefarzt: PD Dr. med. F. Magerl), Kantonsspital, CH-9007 St. Gallen

(Manuskript nicht eingegangen)

Aufrichtung von Fersenbeintrümmerbrüchen mit dem Fixateur externe. Methode, Erfahrungen und Ergebnisse 1982 bis 1986

H.P. Lutz, M. Ohmer und P. Kirschner

Abteilung für Unfall- und Wiederherstellungschirurgie, St. Vincenz- und Elisabeth-Hospital, (Chefarzt: Prof. Dr. med. P. Kirschner), D-6500 Mainz

Auf der Suche nach einer optimaleren Behandlungsmöglichkeit der in ihrem Spätbehandlungsergebnis besonders ungünstigen Fersenbeintrümmerbrüchen sind die o.a. Autoren dazu übergegangen, seit 1982 diese Frakturen mit dem Fixateur externe aufzurichten, zu stabilisieren und zusätzlich früh funktionell zu behandeln. In dieser Methode wurden Ideen von Böhler, Bürkle de la Camp und Schweikert verarbeitet.

Bei der Operation wird der Verletzte in Rückenlage auf dem Op.-Tisch gelagert, wobei das betroffene Bein erhöht liegt. Im seitlichen Strahlengang des Bildwandlers wird nun das Fersenbeinfragment, welches den Achillessehnenansatz trägt, aufgesucht und danach exakt quer mit einem Steinmann-Nagel durchbohrt. Um eine stabile Dreipunktverspannung zu erzielen, wird im Bereich des Talushalses ein weiterer Steinmann-Nagel exakt flächen- und richtungsparallel zum ersten eingebracht. Die dritte Bohrung wird ca. 15 cm proximal des oberen Sprunggelenkes im ventralen Tibiabereich ebenfalls flächen- und richtungsparallel zu den beiden ersten Steinmann-Nägeln gelegt und hier der dritte Steinmann-Nagel plaziert. Mit dem Rohrfixateur externe kann dann mittels dieser Dreipunktrahmenverspannung das Fersenbein aufgerichtet werden. Die Gegenspannung am Talus ermöglicht es, auch komplette Trümmerzonen einer Form gleich gegen die Talusunterfläche zu pressen und so späterhin eine weitgehende Kongruenz der Kontaktflächen zu gewährleisten. Durch die Dreipunktverspannung ist es insbesondere auch möglich, den Zug der Wadenmuskulatur zu neutralisieren und hierdurch einem weiteren Auseinanderweichen der Fragmente vorzubeugen. Weiterhin wird eine Spannung des Kapselbandapparates im oberen Sprunggelenk erreicht, wodurch nach Entfernen des Fixateur externe eine sofortige freie Beweglichkeit im oberen Sprunggelenk gewährleistet ist, da es hier während der Immobilisationsphase nicht zu einer Kapselbandschrumpfung kommen kann. Der Fixateur externe wird in der beschriebenen Weise für ca. 6–8 Wochen belassen, der Unfallverletzte darf für insgesamt 12 Wochen den Fuß nicht belasten.

Von 22 so operierten Patienten wurden 17 nachuntersucht und dokumentiert, die Ergebnisse waren insgesamt als gut zu bewerten. Die durchschnittliche MdE der 17 nachuntersuchten Unfallverletzten lag unter 20%.

Zur operativen Behandlung des intraarticulären Fersenbeintrümmerbruches

H. Zwipp, H. Tscherne und N. Wuelker

Unfallchirurgische Klinik der Medizinischen Hochschule Hannover (Direktor: Prof. Dr. med. H. Tscherne), Konstanty-Gutschow-Straße 8, D-3000 Hannover 61

Die negativen Erfahrungen in der konservativen Bruchbehandlung intraarticulärer Fersenbeinbrüche (Böhler 5–8) haben im eigenen Krankengut zu folgenden prinzipiellen Forderungen geführt:

1. Aufbau des Fersenbeines in Höhe, Länge und Breite
2. Wiederherstellung der subtalaren und calcaneo-cuboidalen Gelenkkongruenz
3. Stabile, nicht gelenkübergreifende Osteosynthese zur frühfunktionellen Nachbehandlung.

Zur subtilen Operationsplanung hat sich im eigenen Vorgehen eine exakte *Röntgendiagnostik* bewährt: Standard-Rö. (3 E.), 4 Spezialaufnahmen nach Broden, axiales/coronares CT (n = 58).

Die *Osteosynthese-Technik* beinhaltet 3 Schritte:

1. den *medialen Zugang* nach McReynolds zum Aufbau des Fersenbeines in voller Höhe, Länge und Breite
2. den *lateralen Zugang* modifiziert nach Palmer zur Wiederherstellung der posterioren Facette (2 Schrauben), Spongiosadefektfüllung, Peronaealsehnen-Deentrapment, ggf. Verschraubung der Proc. ant.-Gelenkfacette
3. die *mediale H-Plättchen-Osteosynthese* im Anti-Gleit-Prinzip und die laterale Neutralisationsschraube (vom Tuber calcanei bis Proc. ant.-Fragment).

Die Erfahrungen an 58 Fersenbeinosteosynthesen (1983–1987) mit dem medialen Zugang (n = 41) und zusätzlichem lateralen Zugang (n = 20) zeigen, daß die oben beschriebene primär übungsstabile, nicht gelenkübergreifende Osteosynthese die besten rekonstruktiven und funktionellen Resultate aufweist. An Komplikationen konnten Hämatome (n = 2), oberflächliche Hautnekrosen (n = 7) und nur 1 tiefer Knochen-, Weichteilinfekt gesehen werden, der nach Debridement und Lappenplastik verheilte.

Die percutane Bohrdrahtfixation in der Behandlung der Fersenbeinfraktur. Indikation, Technik, Ergebnisse

J. Obrist, F. Genelin und A. Kröpfl

Unfallkrankenhaus (Vorstand: Prof. Dr. med. H. Möseneder), Dr.-Franz-Rehrl-Platz 5, A-5010 Salzburg

Wir berichten hier über die Behandlungsmethode der percutanen Bohrdrahtfixation wobei wir die Indikation vor allem auf die intraarticulären Fersenbeinbrüche der Gruppe V–VIII beschränken.

In den Jahren 1975–1985 haben wir am Unfallkrankenhaus Salzburg insgesamt 198 Patienten mit dieser Verletzung versorgt. Als Ursache sahen wir in über 50% der Fälle einen Arbeitsunfall, Männer waren 4mal häufiger betroffen als Frauen. Die OP wird als Akuteingriff gewertet und nach Möglichkeit innerhalb der 6–12-Stunden-Grenze durchgeführt. Der Eingriff wird in Rückenlage des Patienten durchgeführt, nach manueller Reposition – wir verzichten auf die Anwendung der Fersenbeinzwinge – jeweils 2 Stifte transarticulär in den Talus und das Cuboid vorgebohrt. Die Gipsbefristung wird bei uns mit 12 Wochen festgelegt, davon 6 Wochen ohne Belastung.

Bei einem durchschnittlichen Beobachtungszeitraum von 6,9 Jahren konnten wir noch 103 Patienten aus dem vorher angeführten Patientenkollektiv nachuntersuchen. Die objektive Bewertung umfaßte folgende 6 Kriterien: Schmerz, Beweglichkeit, Gang, Tubergelenkwinkel, Invalidität, Dauer der Arbeitsunfähigkeit. Zusätzlich wurde der subjektive Eindruck des Patienten über den OP-Erfolg eruiert. Das Ergebnis zeigt in 77% sehr gute und gute Ergebnisse in der objektiven Gruppe, aber nur 60% sehr gute und gute Ergebnisse in der subjektiven Auswertung.

Während die objektive Auswertung nur 2,9% schlechte Ergebnisse brachte, waren es subjektiv immerhin 11,7%.

Wir führen diese 10% graduelle Diskrepanz zwischen objektiven und subjektiven Ergebnissen auf die schlechtere Bewertung der Patienten mit Arbeitsunfall zurück.

Anhand unserer Erfahrungen und unserer Nachuntersuchung zufolge kann man folgende Schlüsse ziehen:

1. Die notfallmäßige Versorgung ergibt nach unserer Untersuchung die weitaus besten Ergebnisse.
2. Die untere Sprunggelenksarthrodese soll unserer Erfahrung nach nie vor dem 2–3 postoperativen Jahr erfolgen.
3. Der Tuber-Gelenkwinkel ist nicht das alleinige Kriterium für die Beschwerdesymptomatik – Arthrose, Varus und Valgusfehlstellung sind gleichwertig zu beurteilen.
4. Die Infektrate läßt sich durch die alleinige Bohrdrahtfixation ohne Spongiosaplastik auf ein erträgliches Maß reduzieren.
5. Durch dieses Behandlungsverfahren konnte die Anzahl der sekundären Arthrodesen erheblich reduziert werden. Innerhalb des genannten Zeitraumes haben wir bei 198 Patienten lediglich 11 untere Sprunggelenksarthrodesen durchgeführt.

Offene Reposition und interne Stabilisierung von Calcaneusimpressionsfrakturen – Technik und Ergebnisse

H. Gehling, L. Gotzen und R. Schikore

Zentrum für Operative Medizin I der Philipps-Universität Marburg (Direktor: Prof. Dr. med. L. Gotzen), Baldingerstraße, D-3550 Marburg

Seit Dezember 1984 wurden an der Unfallchirurgischen Universitätsklinik in Marburg alle subtalaren Calcaneusfrakturen durch eine Plattenosteosynthese versorgt. In der von Bezes angegebenen Operationstechnik erfolgte die Plattenosteosynthese über die laterale Incision. Die einzelnen operativen Schritte beinhalten die Frakturaufrichtung mittels lateral angebrachtem Fixateur externe, die Defektauffüllung wurde mit homologer Spongiosa und je nach Fraktursituation die Plattenmontage teils Y-förmig, teils unter Einbeziehung des Cuboidgelenkes durchgeführt.

20 durch Plattenosteosynthese versorgte Calcaneusfrakturen (Dezember 1984–August 1986) konnten nachuntersucht werden. An Frühkomplikationen traten 2 Infekte, 1 Decubitalulcus über der Ferse und 2 Beinvenenthrombosen auf. Die Spätergebnisse wurden nach anatomischen, funktionellen und subjektiven Kriterien unterteilt:

Die durchschnittlichen Werte von Umfangsdifferenz, Varusstellung, Sinterung des Tubergelenkwinkels und der Chippeau-Smirak-Index waren postoperativ praktisch seitengleich.

Die Beweglichkeit des oberen Sprunggelenkes war um durchschnittlich 15%, die des unteren Sprunggelenkes um nur 33% eingeschränkt. Als Gangqualitäten wurden die Gehstrecke, die Gehdauer, Gehfunktion im Gelände und beim Treppen- bzw. Leiterlaufen sowie die Benutzung von orthopädischen Hilfsmitteln eruiert und gemittelt. Dabei erhält man in 10% ein schlechtes, in 45% ein ausreichendes und in 45% ein gutes Ergebnis.

Die Beurteilung des Therapieergebnisses durch den Patienten selbst wurde mit 5% als schlecht, 40% als mäßig und 55% als gut besser eingestuft.

Unser Verfahren zur Behandlung der Calcaneusfraktur und die Ergebnisse von 265 Fällen

M. Forgon und Gy. Zadravecz

Unfallchirurgische Abteilung der Chirurgischen Univ.-Klinik (Direktor: Prof. Dr. med. M. Forgon), Ifjusaj utja 13, H-7643 Pecs

Für die Reposition dislocierter Calcaneusfrakturen (Einteilung nach Watson-Jones: dritter Typ der zweiten Gruppe oder nach Böhlers Einteilung: Typ V–VIII) haben die Verfasser ein einfaches Repositionsgerät entwickelt, dessen Wesen das folgende ist: In drei Punkten: Trochlea tali, Tuber calcanei, Os cuboideum werden 3 dicke Kirschner-Drähte durchgeführt und auf diese Drähte an der Innenseite und an der Außenseite werden die Stiele des Distraktionsgerätes aufgelegt. Durch langsame Distraktion zwischen diesen Punkten wird der Tuber-Gelenk-Winkel meist leicht wiederhergestellt. Die Verbreiterung der Ferse durch die Calcaneusfraktur läßt sich durch Zusammenpressen mit einer Böhlerschen Fersenpresse verschmälern. Der Apparat ermöglicht auch dieses. Die Distraktion zwischen Talus und Calcaneus, die Verbreiterung des Talocalcanealspaltes ermöglicht ziemlich leicht die imprimierten Talamusstückchen durch einen percutan eingestochenen dicken Kirschner-Draht aufzurichten. Die Fixation dieses geschieht mit einer, von der lateralen Seite eingebohrten, percutan eingeschraubten Malleolarschraube. Das Erhalten des Tuber-Gelenk-Winkels und Fixation des Bruches selbst geschieht mit zwei langen AO-Spongiosaschrauben, die von Richtung Tuber calcanei auch percutan nach kleinen Stichincisionen gekreuzt eingeschraubt werden. Das Verfahren ermöglicht sofortige Bewegung des ganzen Fußes. Das Gehen ist schon nach dem zweiten Tag möglich, erst mit Krücken, später mit allmählicher Belastung. Die Ergebnisse wurden mit Vermessen eines Punktsystems bewertet und das Punktsystem in 4 Kategorien eingeordnet. Die Verfasser haben Erfahrung in 265 Fällen mit dieser Methode, und sie führten in 50,2% zu "ausgezeichneten", in 40,3% zu "guten" und nur in 9,5% der Fälle zu "befriedigenden" oder "schlechten" Ergebnissen. Das Verfahren kann als eine percutane Osteosynthese aufgefaßt werden und man könnte es sowohl als "semioperatives", oder sogar als "semikonservatives" Verfahren bezeichnen.

Gedeckte Reposition und Minimalosteosynthese als Mittelweg zwischen konservativer und operativer Therapie der Calcaneusfraktur

H. Etschmaier, E. Fabsits, R. Gasper und G. Korisek

Unfallkrankenhaus (Ärztl. Leiter: Prim. Dr. K. Paul), A-8775 Kalwang 1

Die Technik nach Krotscheck stellt eine Kombination mehrerer Methoden dar, und zwar die Einrichtung nach Böhler, Wendt und Westhues mit anschließender Fixation mit Spickdrähten. Bei über 90 verschobenen Fersenbeinbrüchen konnten wir damit im UKH Kalwang gute Ergebnisse erzielen.

Nach Lagerung im Schraubenzugapparat wird vorerst durch Zug am Fersenbein und Plantarflexion des Vorfußes manuell reponiert. Nach anschließender Kompression des Fersenbeines wird ein querer Steinmann-Nagel durch das obere Fersenbeineck gebohrt und extendiert. Blieb die Gelenkfläche imprimiert, wird sie percutan mit dem Westhues-Nagel gehoben. Das Fersenbein wird dann mit 3 Spickdrähten an Talus und Cuboid transfixiert. Die Drähte werden unter die Haut versenkt. Postoperativ Anlegen eines Kompressionsverbandes mit Stahlwolle, Entlastung im Unterschenkelgips für 5 Wochen, Gehgips für weitere 6 Wochen.

Durch die gedeckte Reposition und percutane Fixation bleibt das Bruchhämatom erhalten, sodaß der durch die Hebung der Gelenkfläche entstandene Defekt im spongiösen Knochen leicht wieder aufgebaut werden kann. Bei richtiger Lage der Bohrdrähte kommt es auch ohne Spongiosaplastik zu keinem Absinken der Gelenkfläche. Auch bei den oft großen Fersenbeincysten sind in der Literatur keine Spontanfrakturen beschrieben.

Man schafft aber durch Einrichtung der Gelenkfläche und Wiederherstellung der Fersenbeinform die Grundvoraussetzungen für eine Restitutio ad integrum.

Allgemeines, Diagnostik, konservative Behandlung

Die computertomographische Untersuchung der Calcaneusfraktur als Hilfe bei der Indikationsstellung

S. v. Gumppenberg, S. Feuerbach, B. Claudi und R.P. Jakob

Chirurgische Klinik und Poliklinik der TU München, Klinikum rechts der Isar (Direktor: Prof. Dr. med. J.R. Siewert), Ismaninger Straße 22, D-8000 München 80

(Manuskript nicht eingegangen)

Die operative Behandlung von Fersenbeinfrakturen. Präoperative Diagnostik und postoperative Kontrolle mit CT

B. Gay, M. Hörl und G. Schindler

Chirurgische Klinik, Abt. für Unfallchirurgie (Chefarzt: Prof. Dr. med. B. Gay), Juliusspital, Juliuspromenade 19, D-8700 Würzburg

Die CT-Untersuchung erlaubt bei Fersenbeinfrakturen eine präzise Analyse der Verletzungsfolgen. Es gelingt eine dreidimensionale Darstellung dieser schwierigen Fraktur. Die Gelenkflächen sowie Größe, Anzahl, Dislokation und Lage der Einzelfragmente können beurteilt werden. Verkürzung, Verbreiterung sowie Achsenabweichungen kommen zur Darstellung. Postoperativ können sowohl das operativ erzielte Resultat als auch der weitere Verlauf beurteilt werden. Wir haben seit 1982 systematisch Untersuchungen prä- und postoperativ bei 48 operativ versorgten Fersenbeinfrakturen durchgeführt. Die postoperativen Kontrollen erfolgten in 43 Fällen (2 Wochen bis 12 Monate nach der Versorgung). Zur Beurteilung der wichtigen subtalaren Gelenkfacette eignen sich nach unseren Erfahrungen am besten frontale (coronare) Schnitte. Das Ziel der operativen Behandlung besteht darin, die posterolaterale Gelenkfläche wieder herzustellen. Weiterhin wird angestrebt, Achsenfehlstellungen zu beheben, die laterale Calcaneuswand aufzubauen sowie den Tubergelenkwinkel und die Tuberlänge zu normalisieren. Die Operation erfolgte vom lateralen Zugang in einer Modifikation der Technik nach Bezes. Die hintere subtalare Gelenkfläche wurde rekonstruiert, der spongiöse Defekt mit autologer Spongiosa aufgefüllt und durch Schraubenosteosynthese stabilisiert. In den meisten Fällen konnte in der CT-Kontrolle ein weitgehender anatomischer Wiederaufbau der Gelenkflächen erreicht werden.

Technik und Ergebnisse von 53 operierten Calcaneusfrakturen

D. Wolter, A. Friedrich und Th. Bergeest

Abt. für Unfall-, Wiederherstellungs- und Handchirurgie, Allgem. Krankenhaus St. Georg, (Chefarzt: Prof. Dr. med. D. Wolter), Lohmühlenstraße 5, D-2000 Hamburg 1

Bei den in der Zeit von 1979–1986 versorgten Frakturen handelt es sich in erster Linie um Brüche der Gruppen V–VIII in der Einteilung nach Böhler sowie dislocierte Abbruch- und Abrißfrakturen.

Von besonderer Bedeutung bei der Rekonstruktion ist die Tatsache, daß die Osteosynthese nach dem Prinzip der Zuggurtung durchgeführt werden muß, um die über die Achillessehne einwirkenden Kräfte auf den Knochen zu neutralisieren. Der Zugangsweg erfolgt dabei fast ausschließlich von lateral. Der Eingriff muß so früh wie möglich durchgeführt werden, um einen sekundären Weichteilschaden durch das rasch zunehmende Hämatom zu umgehen (4-Stunden-Grenze). Nachdem die Form des Calcaneus und die Gelenkfläche des unteren Sprunggelenkes durch Distraktion, Reposition und Unterfütterung mit autologem Knochen wiederhergestellt wurde, erfolgt die Stabilisierung entweder durch Zuggurtungsschrauben vom Tuber oder durch laterale Drittellochplatten.

Bei den 53 versorgten Frakturen fanden sich zwei Wundrandnekrosen, ein Tarsaltunnelsyndrom, ein Druckulcus an der Ferse, ein oberflächlicher Infekt und ein tiefer Infekt. Alle Komplikationen heilten, außer dem tiefen Infekt bei offener Fraktur, folgenlos ab. 37 Patienten der Gruppen Böhler V–VIII konnten 1–8 Jahre (Durchschnitt 3 Jahre) nach der Operation nachuntersucht werden. Bei diesen Patienten fand sich in 2/3 der Fälle eine verbesserte anatomisch-knöcherne Situation als zum Zeitpunkt des Unfalles. In 3 Fällen kam es sekundär jedoch zu einer erheblichen anatomischen Veränderung durch eine schwere Arthrose, Die Beweglichkeit im oberen Sprunggelenk war in 1/3 der Fälle frei. In über 20% war es in der Zwischenzeit zu einer spontanen Arthrodese oder zu einer derartigen Verfestigung gekommen, daß nur noch Wackelbewegungen möglich waren. Nur jeder 10. war subjektiv mit dem Operationsergebnis nicht zufrieden (Klassifikation n. Seifarth).

Über die Hälfte der Patienten beurteilten das Ergebnis als sehr gut bzw. gut, 1/3 der Patienten war auf orthopädische Schuhe zeitweise oder dauernd angewiesen. Etwa 1/3 kam mit Einlagen aus, das übrige Drittel benötigte keine zusätzlichen Gehhilfen.

Diese Ergebnisse unterstreichen die Indikation zur operativen Versorgung bei der schweren Impressions-Luxationsfraktur des Calcaneus beim jüngeren Patienten.

Stabilisierung der Calcaneusfraktur durch percutane Bohrdrähte. Ein Vergleich zur konservativen Behandlung

J. Buch, W. Blauensteiner und H.M. Vischer

UKH Lorenz Böhler, (Leiter: Prof. Dr. J. Poigenfürst), Donaueschingenstraße 13, A-1210 Wien

Abhängig von der Schwere und der Dislokation erfolgt die Behandlung operativ mit Reposition und percutaner Bohrdrahtung oder konservativ mit Ruhigstellung im Unterschenkelgips.

Aus den Jahren 1976 bis 1985 haben wir 129 Patienten mit einer einseitigen Fersenbeinfraktur ohne Nebenverletzung der Beine nachuntersucht. Von 17 extraarticulären Frakturen (A) wurden 4 (24%) von 41 intraarticulär ohne Gelenksstufe (B) 9 (22%) und von 71 intraarticulären mit Gelenksstufe 50 (70%) operativ versorgt. Der Tubergelenkwinkel (TGW) operativ : konservativ betrug bei A $14°:22°$, bei B $9°:23°$, bei C $2°:12°$, insgesamt $4°:19°$.

Bewertet wurden die Schmerzen (6), der Gang (6), der Zehenballengang, der Fersengang, die benötigten Schuhe (je 2). Sehr gut 17–18, gut 13–16, mäßig 9–12 Punkte und schlecht.

In der Gesamtbewertung erreichte die operative Gruppe 14,4, die konservative Gruppe 15,4 Punkte.

Mehr sehr gute operative Resultate bezogen auf den primären TGW sahen wir in der Gruppe von $20°–30°$ (57% [4/7 P] : 39% [9/23 P]). Ansonsten erbrachte die konservative Behandlung bessere Resultate. Faßt man die sehr guten und guten Ergebnisse zusammen, so war die operative Behandlung um etwa 10% besser, außer in der Gruppe $10°–20°$ (9/15 P) : 86% (19/22 P).

Bezieht man sich auf die Einteilung nach Watson-Jones so hatten wir folgende sehr gute Resultate bei operativer bzw. konservativer Behandlung: A 0% (0/4 P) : 100% (13/13 P), B 44% (4/9 P) : 47% (15/32 P), C 28% (14/50 P) : 57% (12/21 P). Sehr gutes und gutes Ergebnis zusammen: A 75% (3/4 P) : 100% (13/13 P), B 78% (7/9 P) : 84% (27/32 P), C 76% (38/50 P) : 71% (15/21 P).

Der einzige auffallende Befund ergab sich bei den Röntgenkontrollen. Hier betrug die durchschnittliche TGW-Differenz zur gesunden Seite operativ zu konservativ $7,5°$ zu $13°$, bei der Gruppe mit einem primären TGW von unter $0°$ $10°:35°$.

Weitere Untersuchungen sollen klären, warum die percutane Bohrdrahtung des Fersenbeinbruches keine auffallend besseren Ergebnisse bringt. Mögliche Ursachen könnten eine zu breite Indikationsstellung (Mehrfragmentbrüche eher nicht geeignet) oder eine mangelnde Technik ("Anfängeroperation") sein.

Konservativ behandelte Fersenbeinbrüche und ihre Ergebnisse

W. Seggl, K. Stockenhuber, J. Passler und M. Fellinger

Univ.-Klinik für Chirurgie, Dept. für Unfallchirurgie (Leiter: Prof. Dr. R. Szyszkowitz), Auenbruggerplatz, A-8010 Graz

An der Univ.-Klinik für Chirurgie Graz, Department für Unfallchirurgie wurden in der Zeit von 1978–1985 133 Calcaneusfrakturen konservativ behandelt. Das Krankengut gliederte sich in 80 Männer und 53 Frauen, mit einem Durchschnittsalter von 42 Jahren. Im Vordergrund des Unfallgeschehens stand der Sturz aus mehr als einem Meter Höhe und der Suicidversuch. Wir teilten die Frakturen nach der AO-Klassifikation in 27 periphere B1, 22 intraarticuläre Frakturen ohne Kompression B2 und in 84 intraarticuläre B3 Frakturen mit Kompression. Bei 42 Patienten wurde nach allgemeinen, systemischen und lokalen abschwellenden Maßnahmen mit der frühfunktionellen Behandlung begonnen. Die restlichen Patienten erhielten einen Gipsverband für maximal 6 Wochen und wurden anschließend der funktionellen Therapie zugeführt. Die Entlastungszeit lag zwischen 1–14 Wochen.

Zur Nachuntersuchung konnten 107 Patienten erfaßt werden (11 waren verstorben, 15 unbekannten Aufenthaltes). Die Nachuntersuchungszeit betrug im Mittel 53 Monate. Wir beurteilten die Fußform, Fersenbeinachse, Fußabdruck, Arthroserate und Funktion im USG. Zur klinischen, funktionellen Beurteilung verwendeten wir in Anlehnung an Merle d'Aubigne ein Punkteschema welches Schmerz 0–6, Gang 0–6, Zehenballen und Fersengang je 0–2 und Schuhwerk 0–2 beinhaltete. Entsprechend der Schwere des Frakturtyps fand sich bei 28 Patienten eine schwere Arthrose, die übrigen wiesen bis auf 6 Patienten eine Arthrose leichten bis mittleren Grades auf. Die Funktion des USG war bei 66 Patienten mittel bis hochgradig eingeschränkt. 11 Patienten konnten nur noch Wackelbewegungen ausführen. Der Tubergelenkwinkel lag bei den B3-Frakturen zwischen neg. und 20°. Im Gegensatz zu diesen häufigen, massiven Spätschäden der Fersenbeinfrakturen stehen die klinisch-funktionellen Ergebnisse. 19 Patienten klagten über erträgliche, aber ständige Schmerzen, 43 über einen Belastungsschmerz, der sich in Ruhe besserte. 17 waren ständig schmerzfrei. Der Großteil der Patienten bot auf ebenem Grund ein normales Gangbild. Acht Patienten benötigten einen Stock zur Fortbewegung, den meisten war der Zehenballen- und Fersengang möglich. 64 Patienten trugen Konfektionsschuhe, der restliche Anteil orthopädische Behelfe.

Bei der Klassifikation der Ergebnisse ergab sich bei 33 Patienten ein sehr gutes (17–18 Punkte) und bei 48 ein gutes (13–16 Punkte) Ergebnis. Bei 24 Patienten zeigte die Bewertung ein mäßiges (9–12 Punkte) und bei nur 2 Patienten war das Ergebnis schlecht (0–8 Punkte).

Aufgrund der guten funktionellen Ergebnisse, die bei allen drei Frakturtypen erreicht wurden, vertreten wir die Auffassung, daß die konservative Therapie der Calcaneusfrakturen nach wie vor ihre Berechtigung hat.

Zur frühfunktionellen Therapie der Calcaneusfraktur

G. Ittner, R. Jaskulka, Ch. Rizzi und R. Schedl

II. Universitätsklinik für Unfallchirurgie (Vorstand: Prof. Dr. med. P. Fasol), Spitalgasse 23, A-1090 Wien

Einleitung

Die Bewertung von Fersenbeinfrakturen ist auch heute noch Gegenstand umfangreicher Diskussionen. Dies wird durch die Tatsache belegt, daß sowohl hinsichtlich der Einteilung dieser Frakturen, als auch im optimalen therapeutischen Vorgehen unterschiedliche Ansichten herrschen. Verbreitet sind vor allem die Einteilungen nach Böhler, Watson-Jones, Köhnlein-Weller und Vidal und bezüglich der Therapie die geschlossenen, halb offenen und offenen Repositionsverfahren (Böhler, Wendt, Essex-Lopresti und Palmer) sowie die Früharthrodese und die frühfunktionelle Behandlung.

Keines der Verfahren ist unumstritten. Die operativen wie auch die – nach erfolgter Einrichtung – immobilisierenden Maßnahmen führen wohl zu einem besseren Repositionsergebnis, jedoch stellt die Wiederherstellung des Tubergelenkwinkels (TGW) keine Garantie für gute Funktion, Vermeidung der subtalaren Arthrose oder Beschwerdefreiheit dar.

Patientengut und Therapie

An der II. Universitätsklinik für Unfallchirurgie, Wien, wurden in den Jahren 1981 bis 1986 26 Patienten mit 30 Fersenbeinfrakturen vom Typ C nach Vidal [5] einer frühfunktionellen Therapie zugeführt. Es waren 10 Frauen und 16 Männer im Alter von 21–74 Jahren, wobei des Durchschnittsalter der Frauen 46 und das der Männer 40 Jahre betrug. Unfallursächlich waren in 23 Fällen Stürze (12 aus einer Höhe von < 1 Meter, 6 von < 3 Meter und 5 von > 3 Meter Höhe). In 3 weiteren Fällen war die Ursache ein Verkehrsunfall. An Begleitverletzungen wurden 3 Wirbelfrakturen, 3 Fußwurzelverletzungen der Gegenseite und eine Beckenfraktur gesehen. Der TGW bewegte sich zwischen $-30°$ und $+15°$ – im Durchschnitt betrug er $0°$.

Die Therapie bestand in stationärer Aufnahme, abschwellenden Maßnahmen und möglichst frühzeitigem Beginn der physikalischen Therapie mit aktiven Bewegungsübungen im oberen wie unteren Sprunggelenk. Die stationäre Aufenthaltsdauer betrug 7–10 Tage. Im Anschluß daran erfolgte die Entlastung für 12 Wochen. Eine orthopädische Nachsorge fand bei 9 Patienten durch Einlagen oder durch entsprechendes Schuhwerk statt.

Nachuntersuchungsergebnisse

Frühergebnisse wurden nach 12 Monaten bei 25 Patienten mit 29 Frakturen erhoben. Acht Patienten mit 10 Frakturen aus dieser Gruppe konnten zusätzlich nach 48–60 Monaten neuerlich kontrolliert werden. Dabei ist bemerkenswert, daß die Spätergebnisse keine Änderung gegenüber den Befunden, welche nach 1 Jahr erhoben wurden, zeigten.

Beurteilung:		sehr gut
Funktion	seitengleich/frei	8
Arthrose	keine	7
subjektiv	beschwerdefrei	10

Beurteilung:	gut
Bis 10° im OSG/USG red.	17
mäßig	14
sportlich eingeschränkt	14

Beurteilung:	schlecht
> 10° im OSG/USG red.	4
stark	8
Berufswechsel	5

Diskussion und Zusammenfassung

Anhand der sehr guten und guten funktionellen (83,3%) und vor allem auch subjektiv sehr guten und guten (80%) Ergebnisse kann gesagt werden, daß die frühzeitige und aktive Mobilisierung eine effiziente und risikoarme Behandlungsform für komplizierte Fersenbeinbrüche darstellt. Ebenso konnte in unserem Krankengut — wie auch bei anderen Autoren [1—4] — kein wesentlicher Einfluß des reduzierten Tubergelenkwinkel auf das funktionelle Endergebnis nachgewiesen werden.

Literatur

1. Jaervholm U et al. (1984) Acta Orthop Scand 55(6):652–656
2. Milachowski K et al. (1981) Münch Med Wochenschr 123/21:887–891
3. Muzzulini B (1975) Z Orthop 113:676–677
4. Pozo JL et al. (1984) J Bone Joint Surg (Br) 66:386–390
5. Vidal J (1972) Rev Chir Orthop (Suppl) 58:132

Die frühfunktionelle konservative Behandlung von Fersenbeinfrakturen

H. Winkler, P. Hochstein und W. Arens

Berufsgenossenschaftliche Unfallklinik (Direktor: Dr. med. W. Arens), Ludwig-Guttmann-Straße 13, D-6700 Ludwigshafen-Oggersheim

Kompressionsbrüche der trabeculären Strukturen des Fersenbeins mit gleichzeitiger Sprengung des Corticalisrahmens führen immer zu Verschiebungen und Verlagerungen der anatomischen Achsen im unteren Sprunggelenk.

Im Hinblick auf Infektions- und Hautnekrosen von 10–14% wird in der Berufsgenossenschaftlichen Unfallklinik Ludwigshafen mit wenigen Ausnahmen die frühfunktionelle Behandlung von Fersenbeinfrakturen durchgeführt. Sie gliedert sich in eine Ent- und eine Belastungsphase, in der unter engmaschiger Kontrolle und Anleitung eine intensive krankengymnastische Übungsbehandlung durchgeführt wird.

In den Jahren 1969 bis 1983 wurden 383 Patienten mit 441 frischen Fersenbeinfrakturen behandelt. Isolierte Frakturen fanden sich in 55%, Begleitverletzungen lagen bei 45% vor. Es handelte sich in 80% um versicherte Arbeits- und Wegeunfälle, wobei das männliche Geschlecht zu 95% betroffen war. Das Durchschnittsalter der Männer lag bei 40 Jahren, das der Frauen bei 48 Jahren. In 90% der Fälle wurde ein Sturzmechanismus aus durchschnittlich 2 Metern Höhe angegeben.

Die Frakturtypisierung erfolgte nach dem von Vidal angegebenen Schema. Hierbei fanden sich in der Gruppe I 15,9%, in der Gruppe II 22% und in der Gruppe III 62,1%.

In etwa der Hälfte der Fälle war der Tubergelenkwinkel bei den Frakturen vom Typ Vidal III aufgehoben. Offene Frakturen waren mit 5, die geschlossenen mit 95% vertreten.

170 Verletzte mit isolierten Fersenbeinbrüchen durch einen versicherten Arbeitsunfall konnten im Abstand von 3 bis 7 Jahren nach dem Unfall im Rahmen von Rentenbegutachtungen nachuntersucht werden.

Kriterien für die Bewertung der frühfunktionellen Behandlung war die Beweglichkeit im oberen und unteren Sprunggelenk, das Ausmaß der Arthrose im unteren Sprunggelenk, das getragene Schuhwerk, die berufliche Situation nach dem Unfall und die Minderung der Erwerbsfähigkeit. In knapp 90% der Fälle fand sich eine freie Beweglichkeit im oberen und in 70% der Fälle eine mäßiggradige Bewegungseinschränkung im unteren Sprunggelenk. Frei beweglich war das untere Sprunggelenk bei 8,5%. Das Ausmaß der Arthrose im unteren Sprunggelenk war in über der Hälfte als zweitgradig einzustufen, bei knapp 40% war nur eine leichte Arthrosis deformans I. Grades feststellbar. Ein Drittel der Patienten trug normales Schuhwerk, knapp die Hälfte war mit orthopädischen Maßschuhen ausgestattet, die übrigen waren durch Einlagen versorgt.

Die Minderung der Erwerbsfähigkeit lag bei einseitigen Fersenbeinfrakturen bei Eintritt der Arbeitsfähigkeit durchschnittlich bei 25%, nach Ablauf des 2. Unfalljahres lag eine durchschnittliche MdE von 13,5% vor. 92% der Unfallverletzten arbeiteten im alten Beruf weiter.

Aufgrund dieser Ergebnisse ist u.E. die Behandlung der Fersenbeinfrakturen weniger unter dem Gesichtspunkt der anatomischen Rekonstruktion oder der röntgenologischen Wiederherstellung, sondern in erster Linie unter funktionellen Gesichtspunkten zu sehen.

Sie stellt keinen therapeutischen Nihilismus oder eine Resignation dar. Wir betrachten sie als eine Optimierung des Erreichbaren ohne zusätzliche Traumatisierung.

Spätergebnisse nach konservativer Behandlung von Calcaneusfrakturen

R. Jaskulka, G. Ittner und Ch. Rizzi

II. Univ.-Klinik für Unfallchirurgie (Vorstand: Prof. Dr. med. P. Fasol), Spitalgasse 23, A-1090 Wien

Aus dem Zeitraum 1976 bis 1985 konnten von 88 Patienten mit 94 Frakturen des Calcaneus nach rein konservativer Behandlung Ergebnisse gewonnen werden. Die Einteilung erfolgte in 3 Gruppen (A: keine Beteiligung des USG, B: unverschobene Brüche und C: verschobene Brüche mit Beteiligung des USG).

Eine erste Beurteilung konnte im Mittel ein Jahr nach dem Unfall durchgeführt werden. Getrennt nach den Frakturtypen fanden wir: Bei 31 Frakturen der Gruppe A 28mal (90,3%) seitengleiche und 3mal (9,6%) eingeschränkte Beweglichkeit im USG. Bei 23 Frakturen der Gruppe B 17mal (73,9%) ungestörte und 6mal (26,1%) eingeschränkte Funktion im USG. Bei 39 Frakturen der Gruppe C 10mal (25,6%) unbehinderte Funktion, 25mal (64,1%) eine eingeschränkte, 4mal (10,3%) eine aufgehobene Beweglichkeit im unteren Sprunggelenk.

Der Tuber-Gelenk-Winkel als röntgenmorphologisches Beurteilungskriterium blieb in 93 Fällen gegenüber dem Unfallröntgenbild unverändert. In einem Fall kam es zu einer weiteren Abflachung im Vergleich zur gesunden Seite.

Spätergebnisse wurden an 45 Patienten 2 bis 11 Jahre nach dem Unfall erhoben (je 12mal Gruppe A und B, 21mal Gruppe C). Bei den Bruchtypen A und B war nur einmal (Gruppe B) eine Arthrose erhebbar. Die Tuber-Gelenk-Winkel entsprachen den vorhergehenden Röntgenbildern und waren alle im Normbereich. Die Funktion des OSG wie auch des USG war bei allen Patienten dieser Gruppen unauffällig.

Alle Patienten zeigten normalen Gang in allen Qualitäten. Bei den Brüchen der Gruppe C fanden wir 3mal keine, 9mal mäßige und 9mal ausgeprägte Arthrose im USG.

Der Tuber-Gelenk-Winkel war bei allen Patienten vermindert. Die Beweglichkeit im OSG war in 9 Fällen (42,8%) vermindert. Die Funktion des USG war 9mal (42,8%) unauffällig, 6mal (28,6%) vermindert und 6mal (28,6%) waren nur Wackelbewegungen möglich. Das Gangbild war 5mal ungestört, 7mal geringfügig behindert und 9 Patienten zeigten deutliches Hinken bei normalem Gang.

In 10 Fällen wurden orthopädische Einlagen und in 3 Fällen orthopädisches Schuhwerk getragen.

Alle Patienten der Gruppen A und B waren subjektiv völlig beschwerdefrei und beurteilten das Gesamtresultat mit sehr gut. Drei Patienten der Gruppe C klagten über Schmerzen bei starker, 6 bei normaler Belastung. Neunmal wurde Spontanschmerz bereits in Ruhe angegeben.

Alle Patienten dieser Gruppe fühlten sich in unterschiedlichem Ausmaß in ihrer beruflichen und außerberuflichen Aktvität eingeschränkt.

Auf die Frage nach dem Gesamturteil antworteten 6 Patienten mit befriedigend und 15 mit ungenügend.

Erreicht die operative Behandlung mehr als die konservative Behandlung bei Fersenbeinfrakturen

F. Jostkleigrewe, E. Ludolph und G. Sochatzy

Berufsgenossenschaftliche Unfallklinik (Ärztl. Direktor: Prof. Dr. G. Hierholzer), Großenbaumer Allee 250, D-4100 Duisburg 28

Die Behandlungsweise der Problemfrakturen mit Einbruch der subtaleren Tragplatte entsprechend der Systematisierung Böhler 5–8 bzw. Vidal 3 wird anhaltend kontrovers diskutiert. Die frühfunktionelle Behandlung auch der verschobenen Fersenbeinfraktur ist in unserem Hause die Behandlungsmethode der Wahl, nur in Ausnahmefällen haben wir aufgrund teilweise unbefriedigender Langzeitergebnisse eine operativ aufrichtende Behandlung mit Spongiosaunterfütterung durchgeführt. Im Zeitraum von 1977 bis 1986 haben wir 28 Fersenbeinfrakturen operativ versorgt. Zehnmal handelte es sich um extraarticuläre Fragmentabsprengungen (Entenschnabelfrakturen) die der operativen Behandlung zugeführt wurden. 18mal wurden Frakturen der subtalaren Tragplatte operativ versorgt. 13 Fälle der letztgenannten Gruppe konnten nachuntersucht werden. Sie wurden einem ausgewählten, gleichgroßen konservativ behandelten Kollektiv gegenübergestellt, wobei das Auswahlkriterium ein annähernd gleicher röntgenologischer Frakturbefund war. Die Nachuntersuchung erfaßte differenzierte Schmerzparameter, die Gehstrecke, Weichteilbefund, die Notwendigkeit der orthopädischen Versorgung, die Bewegungseinschränkung in angrenzenden Gelenken, die Muskelminderung des Beines, die röntgenologische Formwiederherstellung und den Arthrosegrad. Die Ergebnisse der vergleichenden Betrachtung der operierten und nicht operierten Fälle zeigt an, daß bei insgesamt nicht sehr günstiger Ergebnisbeurteilung ein Vorteil der operativ versorgten Fälle nicht festgestellt werden konnte, in einzelnen Bereichen war eher ein schlechteres Ergebnis im Vergleich zu den nicht operierten Fällen festzustellen. Die Auswertung der Operationsberichte ergab, daß die kleine Zahl der erfahrenen Operateure in fast allen Fällen das angestrebte Operationsziel der Aufrichtung und stabilen Unterfütterung als erreicht ansahen. Die röntgenologische Ergebnisbeurteilung läßt eine bessere Formwiederherstellung bei den operierten Fällen erkennen. Dies korreliert jedoch augenscheinlich nicht mit dem funktionellen Ergebnis. Auf die nicht unerheblichen perioperativen Komplikationen ist ebenfalls hinzuweisen. Zusammenfassend bleibt die funktionelle Behandlung auch für Problemfrakturen sicher die Behandlung der Wahl. Die Indikation zur aufrichtenden Operation wird in unserem Haus weiterhin nur sehr kritisch gestellt werden.

Frührthrodese des hinteren unteren Sprunggelenkes nach Fersenbeinbrüchen

K.D. Moser[1], G.E. Wozasek[2], H. Haller[1], H. Wurdinger[1] und H. Helm[1]

[1] Unfallkrankenhaus Linz (Vorstand: Prim. Dr. med. G. Kukla), Blumauerplatz 1, A-4020 Linz
[2] 2. Universitätsklinik für Unfallchirurgie (Vorstand: Prof. Dr. med. P. Fasol), Spitalgasse 23, A-1090 Wien

Einleitung

Calcaneusfrakturen mit Verwerfungen des Talocalcaneargelenkes haben eine hohe Incidenz von chronischen Schmerzen und funktioneller Einschränkung des Gelenkes. Vor allem die Fersenbeinfrakturen der Gruppe V–VIII zeigen in 2/3 der Fälle arthrotische Veränderungen des subtalaren Gelenkes (Grueter 1964; Noble 1979). Mehrere Autoren wiesen daher auf die Vorteile der frühzeitigen subtalaren Arthrodese hin (Böhler, Ehalt, van Slockum, Gallie, Harris).

Ihre Vorteile sind: Abkürzung der Arbeitsunfähigkeit, Minderung der Schmerzen, Kostenersparnis, meist Wegfall orthopädischer Schuhe, Verminderung der MdE.

Technik

Wir richten am Aufnahmetag in AN den Fersenbeinbruch ein und halten die Einrichtung entweder im Gipsverband nach Wendt oder durch Bohrdrahtosteosynthese. Bei starker Verwerfung des subtalaren Gelenkes wird nach durchschnittlich 6 Wochen eine sagittale Drehverriegelungsarthrodese nach Scherbichler durchgeführt. Zusätzlich wird eine transarticuläre Fixation mit einem Dreilamellennagel oder Bohrdrahtschraube nach Streli durchgeführt. Ruhigstellung im Unterschenkelgips für weitere 6 Wochen, sodaß sich eine Gesamtbefristung von 12 Wochen ergibt.

Patientengut und Ergebnisse

Von 1966 bis 1977 wurden im UKH-Linz 31 Früharthrodesen des unteren, hinteren Sprunggelenkes nach durchschnittlich 6 Wochen durchgeführt. 12 Patienten konnten nachuntersucht werden, 5 waren zwischenzeitlich verstorben.

Bei den 12 nachuntersuchten Patienten handelte es sich um 11 Männer und 1 Frau; das rechte Bein überwog deutlich in den Beobachtungen. In 7 Fällen wurde die Arthrodese mit einem Dreilamellennagel und in 5 Fällen mit einer Bohrdrahtschraube fixiert. Der überwiegende Teil wurde nach mehr als 19 Jahren nachuntersucht. Alle Arthrodesen waren durchgebaut. Orthopädische Schuhe benötigten 2 Patienten. Subjektiv waren 10 Patienten mit dem Ergebnis zufrieden. Objektiv konnten 8 als gut eingestuft werden. Die Rente lag bei 20% MdE. Nur 2 Fälle zeigten eine Arthrose des Calcaneo-cuboid.-Gelenkes und des Talonavicular-Gelenkes. Bei Verwerfung der subtalaren Gelenkfläche sollte man sich öfter der Vorteile der Früharthrodese erinnern, wobei jedoch der Erfolg entscheidend von der primären Reposition abhängig ist.

VI. Verletzungen des kindlichen Kniegelenkes

Funktionelle Anatomie des Kniegelenkes und der benachbarten Wachstumsfugen

A. Menschik

Lorenz Böhler Krankenhaus (Vorstand: Prof. Dr. med. J. Poigenfürst), Donaueschingenstraße 13, A-1200 Wien

Unfallchirurgen, Orthopäden und Chirurgen operieren an den Gelenken, z.B. Kniegelenken, ohne zu wissen, was sie eigentlich wirklich operieren. Da sie nicht wissen, was sie operieren, erfolgen ihre Eingriffe gefühlsmäßig, auch wenn sie Operationsmethoden anderer Autoren verwenden, die diese Methoden auch gefühlsmäßig erarbeitet haben und auf Scheinbeweise stützen. Scheinbeweise deshalb, da niemand weiß, was das Kniegelenk wirklich als Bewegungssystem darstellt. Dies gilt auch für andere Gelenke. Zum Beweis der Unwissenheit werden berechtigte Fragen aufgeworfen: Was soll man unter einem Drehscharniergelenk verstehen? Wie entsteht die Roll-Gleitbewegung und die orthogonale Kraftübertragung? Wie ist der Begriff der Gelenkflächen, der essentielle tragende Teil des Gelenkes zu definieren? Die Ursache dieses Dilemmas liegt in der dualistischen mittelalterlichen Denkweise, der sich die Unfallchirurgen und Orthopäden bedienen. Es wird laufend das "Wie" der Bewegung untersucht, aber das "Was", das Gelenk selbst wird der Weisheit der Natur, der göttlichen Intuition oder ähnlichen Begriffen zugeordnet. Im Sinne der zeitgemäßen relativistischen Denkweise der Physik wird der bisher nicht erklärbare Begriff Gelenkfläche am Kniegelenk definiert. Die Gelenkflächen sind Hüllflächen, also rein geometrische Gebilde, die durch die biologische Substanz selbst verwirklicht werden. Der immer wieder reproduzierbare Bewegungsablauf von Hüllflächen benötigt ein Steuersystem. Das Steuersystem sind die Kreuzbänder. Die Collateralbänder sind an den Kubiken dieses Steuersystems bei einer Beugestellung des Kniegelenkes von ca. $43°$ angewachsen. Zur Selbstverwirklichung dieser geometrischen Gesetzlichkeiten ist ein Transformationssystem erforderlich mit der Elementarrelation $r.r = \pm c^2$, das in der Beziehung vom ruhenden zum bewegten System z.B. OS/US selbst gegeben ist. Ohne dieses Transformationssystem (Inversion) gäbe es keine reproduzierbare Bewegung, die über ein Momentanzentrum verfügt, weder in der Technik noch in der Biologie. Daß die Operationsergebnisse an den Gelenksystemen trotz aller Unwissenheit doch relativ gut sind, liegt nicht so sehr an dem Feeling des Operateurs, sondern an der faszinierenden Reparationsfähigkeit des biologischen Systems selbst, deren physikalische Bedingungen wir derzeit nicht kennen.

Frakturen des distalen Femur

G. Siebler

Abt. Unfallchirurgie (Ärztl. Direktor: Prof. Dr. E.H. Kuner), Chirurgische Universitätsklinik Freiburg, Hugstetter Straße 55, D-7800 Freiburg i. Br.

Es gibt Verletzungen, die jedem Chirurgen aus praktischer Erfahrung in ihrer Symptomatik, Diagnostik, Therapie und Prognose bekannt sind. Die Frakturen des distalen Femur am wachsenden Skelet gehören dazu eher nicht.

Übereinstimmend wird in der Literatur auf ihre Seltenheit hingewiesen, deutlich weniger als 10% aller kindlichen Femurfrakturen betreffen die distale Metaphyse und Epiphyse. Lösungen und Frakturen der distalen Femurepiphyse machen 1–6% aller Epiphysenverletzungen aus.

Die häufigeren metaphysären Frakturen sind meist Grünholz-Brüche oder wenig dislocierte Frakturen bei jüngeren Kindern. Sie finden sich auch als pathologische Fraktur bei vorbestehender Osteoporose, zu nennen sind hier Zustände bei neurologischer, rheumatischer oder musculärer Grunderkrankung.

Dislocierte metaphysäre Frakturen sind meist auf eine größere Gewalteinwirkung zurückzuführen. Kommt man in der Behandlung der erstgenannten Gruppe mit einfachen konservativen Maßnahmen zum Ziel, so ist die Behandlung der dislocierten Querfraktur nicht ganz problemlos, wie an einem Beispiel gezeigt werden soll. Die geforderte anatomische Reposition läßt sich oft nur bei 90° Knieflexion erreichen und halten, um den Zug des Gastrocnemius zu neutralisieren [2]. Bei älteren Kindern und Jugendlichen ist in diesen Fällen die offene Reposition und Osteosynthese mit Bohrdrähten oder einer kleinen Platte proximal der Wachstumsfuge eine gute Indikation.

Die Verletzungen der Epiphyse und Epiphysenfuge sind die eigentlichen Problemfrakturen des distalen Femur und es ist erstaunlich, daß der weiche Knorpel dieser größten und wachstumsintensivsten Fuge des menschlichen Körpers anscheinend widerstandsfähiger ist gegen Verletzungen als die harte Corticalis des Femurschaftes. Für die Beschreibung der Verletzungsformen hat sich die Klassifikation vorwiegend nach anatomischen Gesichtspunkten von Aitken (1952) bzw. Salter und Harris (1963) als praktikabel erwiesen. Darüber hinaus gilt es, den Unfallmechanismus, die Richtung und die Größe der Dislokation sowie das Lebensalter zum Zeitpunkt der Verletzung, d.h. die Wachstumserwartung, als prognostisch nicht unwesentliche Faktoren zu erfassen [4, 6, 10]. Die Lösung der distalen Femurepiphyse – also der Typ I nach Salter – wird in der Literatur als Folge eines schweren Hyperextensionstraumas mit Dislokation der Epiphyse nach vorn beschrieben. In der angloamerikanischen Literatur des ausgehenden 19. Jahrhunderts war diese Verletzung als "Wagon-wheel-injury" bekannt, die Kinder kamen dabei mit dem Bein zwischen die Speichen eines sich drehenden Wagenrades. Die Verletzung war häufig offen, mit Gefäß-Nervenläsionen kombiniert und führte nicht selten zur Amputation. Wir haben die reine Lyse in den letzten Jahren 2mal gesehen, beide Male als Folge von schweren Mopedunfällen mit Dislokation der Epiphyse jeweils nach dorsal, einmal lag zusätzlich eine Verletzung der A. poplitea vor. In der Behandlung gilt die Forderung nach anatomischer Reposition, für die Lyse mit Hyperextension wird ein Repositionsmanöver in Bauchlage unter Längszug mit anschließender Beugung im Kniegelenk angegeben. Wir haben beide Fälle offen reponiert. Bei dem 16-Jährigen mit Gefäßverletzung galt es, eine bewegungsstabile Fixation zu erreichen. Möglicherweise hat neben der Schwere des initialen Traumas diese Art der Fixation mit 2 gekreuzten Spongiosaschrauben einen gewissen Anteil daran, daß bei guter Funktion im Kniegelenk eine Beinverkürzung von 2 cm vorliegt.

Methode der Wahl ist nach offener Reposition die adaptierende Osteosynthese mit gekreuzten Bohrdähten, zusätzlich ist ein Gipsverband obligat. Dieser zum Zeitpunkt des Unfalls ebenfalls 16-Jährige hat 4 Jahre später eine freie Funktion und regelrechte Beinlänge.

Sind die reinen Lysen in sagittaler Richtung dislociert, spielt sich die Verschiebung bei der Läsion Typ Salter II in der Frontalebene ab. Die Lage des metaphysären keilförmigen Fragmentes — medial oder lateral — entspricht der Dislokationsrichtung der Epiphyse. Seine Größe soll in einem direkten Verhältnis stehen zur Größe der primären Gewalt.

Entgegen der üblichen Vorstellung von der Harmlosigkeit einer Aitken I (oder Salter II)-Läsion z.B. an der distalen Tibia sind nach Angaben der neueren Literatur sekundäre Achsenfehlstellungen durch einen vorzeitigen Fugenschluß auf der Seite der partiellen Lyse nicht selten. Bei medialer Lage des metaphysären Fragmentes ist folglich eine Valgus- bei lateraler Lage eine Varusfehlstellung zu erwarten [3, 7, 8, 11, 13].

Beispiel: Ein 12jähriges Mädchen zog sich bei einem Sprung über einen Zaun eine Adduktionsverletzung Typ Salter II zu, die geschlossen reponiert und im Beckengips ruhiggestellt wurde. Unauffälliges Ausheilungsbild nach 8 Wochen. 4 Jahre später ist es zu einer schweren Valgusdeformierung mit einer Beinverkürzung von 4,5 cm gekommen, die eine Korrektur und Längenausgleich erforderlich machte.

Während für die Verletzungen vom Typ Salter I und II aus der Literatur eine deutliche Tendenz zur geschlossenen Reposition und konservativen Behandlung herauszulesen ist, läßt sich das Behandlungsziel bei den epiphysären und epimetaphysären Frakturen ohne Zweifel nur auf operativem Weg realisieren. Ziel der Behandlung ist die stufenfreie Wiederherstellung der Gelenkflächen und damit auch eine Ausrichtung der dislocierten histomorphologischen Schichten auf Höhe der Wachstumsfuge [5]. Verbunden ist damit die Vorstellung, die Ausbildung einer wachstumshemmenden und epimetaphysären Ausheilungsbrücke zu beeinflussen. Als primär nicht beeinflußbar gilt die epiphysäre Durchblutungsstörung, die dann schicksalhaft den weiteren Verlauf bestimmt [6]. In dieser prognostischen Unsicherheit liegt eine gewisse Schwäche der Klassifikation nach Aitken und Salter, weil eben der Schaden an der Wachstumsfuge — von Salter als Typ V, als "crush-injury" bezeichnet — primär praktisch nicht erkennbar ist, sondern erst nach eingetretener Schädigung postuliert werden muß [8, 9]. Zum anderen sind — wie am Beispiel gezeigt — auch bei Läsionen vom Typ II, also bei Verletzungen, die das eigentliche Stratum germinativum nicht tangieren sollten, schwere Wachstumsstörungen möglich [10]. Es muß festgestellt werden, daß an diesem Punkt wesentliche Fragen der Ätiologie und der formalen Pathogenese offen sind. Trotz der berechtigten Skepsis hinsichtlich der primären Beeinflußbarkeit von Wachstumsstörungen sind wir der Meinung, daß der anatomischen Reposition und Osteosynthese eine wesentliche Bedeutung zukommt [10]. Wir halten sie für obligat bei den Läsionen Typ III und IV. Bei den Lysen und Lysefrakturen ist eine konservative Behandlung angezeigt dann, wenn die Reposition schonend, vollständig und dauerhaft gelingt und aufrecht erhalten werden kann. Was eine Osteosynthese leisten kann, soll abschließend am Beispiel dieses 13jährigen Patienten gezeigt werden.

Er wurde von einem Pkw angefahren und hat sich dabei eine breit offene Kniegelenksverletzung zugezogen mit Abriß des unteren Patellarpoles und epiphysären Frakturen beider Condylen. Rechts das Ausheilungsbild nach Osteosynthese. 4 Jahre später findet sich ein radiologisch weitgehend unauffälliges Kniegelenk und ein in seiner sportlichen Aktivität in keiner Weise eingeschränkter junger Mann.

Zusammenfassend läßt sich über die Frakturen des distalen Femur bei Kindern und Jugendlichen folgendes sagen:

1. Sie sind seltene, aber ernstzunehmende Verletzungen.
2. Die supracondylären metaphysären Frakturen ähneln in ihrer Problematik den Femurschaftfrakturen.
3. Verletzungen von Typ I und II führen am distalen Femur häufiger zu Wachstumsstörungen als an der distalen Tibia.
4. Verletzungen vom Typ III und IV bedürfen einer operativen Behandlung durch anatomische Wiederherstellung der Gelenkfläche. Inwieweit diese Maßnahme zu einer Schadensbegrenzung an der Wachstumsfuge führt, ist im Einzelfall nicht vorhersehbar.

Literatur

1. Aitken AP, Magill HK (1952) Fractures involving the distal femoral epiphyseal cartilage. J Bone Joint Surg (Am) 34:96–108
2. Brunner CH (1978) Frakturen im Kniegelenksbereich. In: Weber BG, Brunner CH, Freuler F (Hrsg) Die Frakturenbehandlung bei Kindern und Jugendlichen. Springer, Berlin Heidelberg New York, S 288
3. Cassebaum WH, Patterson AH (1965) Fractures of the distal femoral epiphysis. Clin Orthop 41:79–91
4. Czitrom AA, Salter RB, Willis RB (1981) Fractures involving the distal epiphyseal plate of the femur. Internat Orthop (SICOT) 4:269–277
5. Kuner EH (1986) Kindliche Frakturen. In: Probst J (Hrsg) Unfallheilkunde 1986. Zur 50. Jahrestagung der Deutschen Gesellschaft für Unfallheilkunde. Demeter-Verlag, Gräfelfing, S 147–157
6. Laer L von (1987) Klinik der posttraumatischen Wachstumsstörungen. In: Pförringer W, Rosemeyer B (Hrsg) Die Epiphysenfugen. Perimed, Erlangen, S 110–123
7. Linhart WE, Höllwarth M (1985) Lösungen der distalen Femurepiphyse. Unfallchirurg 88:274–279
8. Lombardo SJ, Harvey JP (1977) Fractures of the distal femoral epiphyses. J Bone Joint Surg (Am) 59:742
9. Morscher E (1977) Klassifikation von Epiphysenfugenverletzungen. Z Orthop 115: 557–562
10. Riseborough EJ, Barrett IR, Shapiro F (1983) Growth disturbances following distal epiphyseal fracture-separations. J Bone Joint Surg (Am) 65:885–893
11. Roberts JM (1973) Fracture separation of the distal femoral epiphysis. J Bone Joint Surg (Am) 55:1324
12. Salter RB, Harris WR (1963) Injuries involving the epiphyseal plate. J Bone Joint Surg (Am) 45:587
13. Stephens DC, Louis DS (1974) Traumatic separations of the distal femoral epiphyseal cartilage plate. J Bone Joint Surg (Am) 56:1383

Frakturen des Tibiakopfes

E. Beck

Univ.-Klinik für Unfallchirurgie (Vorstand: Prof. Dr. med. E. Beck), Anichstraße 35, A-6020 Innsbruck

Bei den Tibiakopffrakturen der Kinder handelt es sich um seltene Verletzungen. Diese Feststellung treffen alle Autoren am Beginn ihrer Ausführungen. Aitken schreibt 1956: "Fractures of the proximal tibial epiphyseal cartilage is one of the most uncommon fracture in the children." Sie betreffen etwa 0,5–3,8% aller Epiphysenverletzungen beim Kind. In einer Sammelstatistik konnte Stubenrauch 1931 nur 12 Fälle sammeln.

Die Ursache für die seltene Verletzung der proximalen Tibiaepiphyse dürfte darin zu suchen sein, daß die sonst bei Knieverletzungen häufigen indirekten Verletzungen durch Varus- und Valgusstreß hier nicht wirksam werden, weil das mediale Seitenband größtenteils unter der Epiphysenfuge und das laterale Seitenband am Wadenbeinköpfchen ansetzt.

Durch indirekte Kraft kann es an der proximalen Tibiaepiphyse zu einem knöchernen Ausriß des vorderen Kreuzbandes mit der Eminentia intercondylica kommen.

Der knöcherne Kapselabriß an der lateralen Tibiaepiphyse, das sogenannte Kapselzeichen, ist ein Hinweis auf Riß des vorderen Kreuzbandes.

Durch Zug an der Patellarsehne und gleichzeitige Beugung des Kniegelenkes kann es zu einem Ausriß der Tuberositas tibiae kommen. Meist handelt es sich um einen extraartikulären Abriß der Tuberositas tibiae.

Zur Wiederherstellung der Streckfähigkeit wird diese mit einer Schraubenosteosynthese versorgt. Eine zusätzliche Zuggurtung kann die Osteosynthese sichern.

Die Fraktur der Tuberositas tibiae kann aber auch bis in die Schienbeingelenksfläche reichen.

Bei der Osteosynthese muß darauf geachtet werden, daß die Gelenkkongruenz wiederhergestellt wird. Außerdem kreuzt die Fraktur die Epiphysenfuge, sodaß auch deswegen eine exakte Reposition erforderlich ist. Bei der Osteosynthese sollte die proximale Schraube die Epiphysenfuge daher nicht kreuzen.

Die Epiphysenlösungen am proximalen Schienbeinende entstehen meist durch direkte Gewalteinwirkung von vorne, hinten oder seitlich. Am häufigsten kommt es durch die Gewalteinwirkung von vorne und Überstreckung zu einer Epiphysenlösung mit Verschiebung der Metaphyse nach dorsal. Die Tuberositas tibiae bleibt an der proximalen Schienbeinepiphyse. Es handelt sich daher meist um reine Epiphysenlösungen ohne metaphysären Keil. Durch die Verschiebung der Metaphyse nach dorsal kann es zu Verletzungen der Arteria poplitea kommen. Die Durchblutung muß daher besonders exakt kontrolliert werden. Amputation sogar beidseitig sind beschrieben.

Die Verschiebung der Metaphyse durch Gewalteinwirkung von dorsal und vermehrte Beugung ist viel seltener beschrieben. Durch seitliche Gewalteinwirkung kann die Metaphyse nach lateral und noch seltener nach medial verschoben werden; meist kommt es zu einem Ausbruch eines metaphysären Keiles. Im allgemeinen trifft die Epiphysenlösung jüngere Kinder.

Die Reposition der Epiphysenlösung gelingt meist gedeckt durch Überbeugung- oder streckung, Valgus- und Varusstreß. Die Ruhigstellung erfolgt im Oberschenkelgipsverband

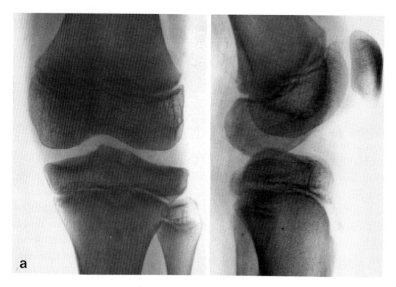

Abb. 1. a Bruch des lateralen Schienbeinkopfes bei einem 10jährigen Knaben durch Skisturz entstanden. Auf der primären Aufnahme ist eine Fraktur nicht sicher erkennbar. Die Punktion des Kniegelenkes ergibt blutigen Erguß mit Fettröpfchen

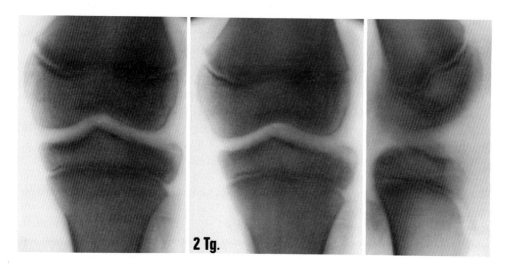

Abb. 1. b Die Schichtaufnahme zeigt einen Impressionsbruch des lateralen Schienbeinkopfes

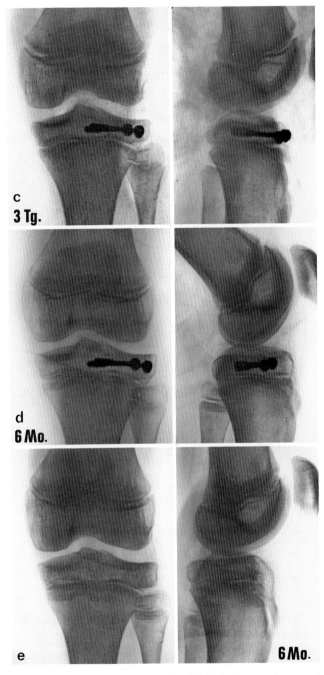

Abb. 1. c Unterfütterung der Impression mit Spongiosa aus der Schienbeinmetaphyse und Verschraubung; **d** Nach 6 Monaten ist die Fraktur stufenlos geheilt; **e** Nach Metallentfernung

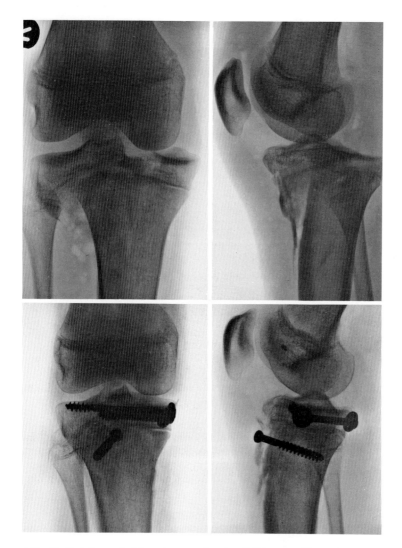

Abb. 2. Epiphysenfraktur der proximalen Tibia vom Typ Aitken III bei einem 17jährigen Knaben durch Verkehrsunfall entstanden. Verschraubung der epiphysären und metaphysären Fraktur hat nach 6 Monaten zur Ausheilung geführt

für 6 Wochen. Durch diese Behandlung können gute Ergebnisse ohne Funktioneinbuße erreicht werden.

Nach der Reposition ist die Epiphysenlösung aber häufig instabil, sodaß es zweckmäßig erscheint, diese mit Bohrdrähten zu transfixieren. Damit kann eine sekundäre Verschiebung vermieden werden.

Die eigentlichen Tibiakopffrakturen sind Epiphysenfrakturen vom Typ Aitken II, III oder IV. Bei der Aitken II-Verletzung bricht ein Teil der Epiphyse ab. Hierher gehören auch die eigentlichen Impressionsfrakturen des Schienbeinkopfes.

Die Verletzungen entstehen meist durch direkte Gewalt und betreffen vorwiegend Adolescente. Zur Sicherung der Diagnose sind Schrägaufnahmen oder Tomographien erforderlich. Die Osteosynthese wird in diesen Fällen in gleicher Art und Weise wie bei den Erwachsenen ausgeführt.

Leichte Schienbeinimpressionsfrakturen sind außerordentlich selten. Meist können sie nur durch die Tomographie abgeklärt werden.

Es muß hier eine offene Reposition und Hebung der Impression vorgenommen werden. Die Unterfütterung mit Spongiosa erfolgt aus der benachbarten Metaphyse des Schienbeinkopfes. Die Fixation mit Schrauben, die die Epiphysenfuge nicht tangieren dürfen. Die Aitken-III-Frakturen des kindlichen Schienbeinkopfes entsprechen den Spaltbrüchen des Erwachsenen, das heißt die Fraktur setzt sich in der Metaphyse fort. Auch hier sind vorwiegend Adolescente betroffen.

Es hat eine genaue Reposition und Stabilisierung mit Schrauben zu erfolgen, wobei diese wiederum die Epiphysenfuge nicht tangieren sollen.

Die Crushverletzungen im Sinne von Aitken IV-Frakturen an der proximalen Schienbeinepiphyse sind außerordentlich selten. Die Therapie kann den weiteren Verlauf nicht beeinflussen; es sind aber genaue Kontrollen erforderlich, um frühzeitig eine Epiphysiodese zu erkennen.

Die umschriebene Epiphysiodese ist meist nur durch eine Tomographie exakt festzustellen. Ist die Diagnose gestellt, so kann die Desepiphysiodese nach Langenskijöld durch Resektion der Knochenbrücke und Fettinterposition diese beheben.

Damit kann man ein normales Wachstum mit Korrektur der Längendifferenz und der Fehlstellung erwarten.

Die Desepiphysiodese nach Ilizarow behebt Fehlstellung und Längendifferenz, führt aber häufig zu einem vorzeitigen Epiphysenfugenschluß. Die Eingriffe nach Langenskijöld und Ilizarow haben die wiederholte Osteotomie abgelöst.

Tibiakopffrakturen sind sehr seltene Verletzungen bei Kindern, die aber wegen der Gefahr der Wachstumsstörung entsprechende Beachtung verdienen.

Literatur

Aitken AP, Ingersoll RE (1956) Fractures of the proximal tibial epiphyseal cartilage. J Bone Joint Surg (Am) 38:787–796

Böhler J (1951) Zur Behandlung der traumatischen Epiphysenlösung am oberen Schienbeinende. Chirurg 22:81–83

Brinkmann WH, Niedenru H (1966) Epiphysenlösungen und -ausrisse der Schienbeinrauhigkeit und des Schienbeinkopfes. Monatsschr Unfallheilkd 69:116–124

Brunner CH, Weber BG, Brunner CH, Fauler F (1978) Die Frakturbehandlung bei Kindern und Jugendlichen. Springer, Berlin Heidelberg New York

Deliyannis SA (1973) Avulsion of the tibial tuberosity. Injury 4:341–344

Burkhart SS, Peterson HA (1979) Fractures of the proximal tibial epiphysis. J Bone Joint Surg (Am) 61:996–1002

Post K (1961) Über die traumatische Lösung der proximalen Tibiaepiphyse. Arch Orthop Unfallchir 53:379–385

Höllwarth M, Sauer H (1984) Das verletzte Kind. Thieme, Stuttgart New York

Jonasch E (1982) Knochenbruchbehandlung bei Kindern. de Gruyter, Berlin New York

Laer L von (1986) Frakturen und Luxationen im Wachstumsalter. Thieme, Stuttgart New York
Moser KD (1981) Epiphysenfugenverletzungen am proximalen Schienbeinende. Tagungsbericht der 22. Tagung der Österr Gesellsch f Chir, S 339–340
Müller ME, Ganz R (1974) In: Rehn J (Hrsg) Unfallverletzungen bei Kindern. Springer, Berlin Heidelberg New York
Peters W, Steinart V (1972) Verletzungen der proximalen Tibiaepiphyse. Zbl Chir 97: 1741–1795
Rettig H, Oest O (1971) Das Genu recurvatum als Folge der proximalen Tibiaepiphysenverletzung und die resultierende Valgusfehlstellung nach Fraktur im proximalen Tibiabereich. Arch Orthop Unfallchir 71:339–344
Rüter A, Burri C (1975) Fehlwachstum nach Epiphysenverletzungen an der unteren Extremität. Akt Traumatol 5:157–161
Seybold HA, Knappmann J (1973) Genu recurvatum nach Apophysenverletzung der Tuberositas tibiae. Z Orthop 111:314–320
Silbermann WJ (1966) J Trauma 6:592–594
Stubenrauch L v (1931) Über die traumatische (subcutane) Epiphysenlösung am oberen Tibiaende. Langenbecks Arch Klin Chir 164:621–641

Die hohe metaphysäre Tibiafraktur

H. Rettig

Orthopädische Klinik der Justus-Liebig-Universität Gießen (Direktor: Prof. Dr. H. Rettig), Paul-Meimberg-Straße 3, D-6300 Gießen

Frakturen des Tibiaschaftes gelten bei Kleinkindern in der Regel als problemlose Behandlungsfälle. Fehlstellungen des Schienbeins im Kindesalter zeigen bei genügender Wachstumskraft, sofern die Rotation der Gliedmaße stimmt, die Neigung zu spontaner Achsenkorrektur. Diese Lehrbuchfeststellung darf nicht ohne Kritik hingenommen werden. Ehalt konnte 1961 in seinem Krankengut bei Schaftfrakturen der Tibia am wachsenden Skelet bei erhaltener Fibula häufig Varusdeformierungen beobachten. Mehrfach war er gezwungen, derartige Achsabweichungen durch Fibulaosteotomie zu korrigieren.

Wachstumsstörungen nach Verletzungen des kindlichen Skelets, gleich welcher Lokalisation, werden im internationalen Schrifttum mit 2–5% der Verletzungfälle angegeben.

Eine eigene Rolle posttraumatischer Wachstumsdeformierungen spielt das sekundäre Crus valgum nach metaphysären Frakturen der Tibia vorwiegend beim Kleinkind.

Bei direkter traumatischer Schädigung der proximalen Tibiaepiphyse bietet der pathophysiologische Zusammenhang zu einer Deformität des Unterschenkels keine Schwierigkeiten. Dies zeigt eine genagelte Unterschenkelfraktur rechts, X-Bein und Beinverlängerung rechts. Rezidiv nach infracondylärer Korrekturosteotomie. Erst mit Epiphysenklammerung war eine gute Achsenstellung erreichbar.

Die proximale metaphysäre Tibiafraktur zeigt, falls sie durch "Valgusknickmechanismus" entstanden ist, beim Kind und Jugendlichen mit spontaner Korrektur eine Ausnahme. L. von Laer stellt die Problematik der metaphysären Tibiafraktur mit nachfolgender typischer Wachstumsstörung, wie B.G. Weber, als Besonderheit kindlicher Verletzungen heraus. Von Laer sieht, wie bei der Grünholzfraktur der Diaphyse, die Ursache der Valgusdeformität der Tibia im Fehlen einer Kompression der Fragmente auf der medialen Seite.

So selten solche Verletzungsfolgen des Kindesalters sind, die Konsequenzen für den unfallchirurgisch tätigen Arzt sind aus forensischen Gründen bedeutungsvoll. Auf derartige Komplikationen muß er vorbereitet sein. Der Amerikaner L. Cozen hat 1953 erstmals über vier derartige Fälle berichtet. Anlaß seiner Veröffentlichung war der Vorwurf des "Malpractice" in drei dieser Behandlungsfälle.

Der Verlauf der Verletzungsfolgen ist nicht einheitlich. Bei konservativer Behandlung, die der Therapieregel entspricht, beginnt mit Entfernung des Gipsverbandes das Fehlwachstum der Tibia. Bei unseren 17 Fällen im Alter zwischen 2 1/2 und 7 Jahren wurden Fehlstellungen zwischen $10-20^{\circ}$ beobachtet.

Zu spontanen Korrekturen vor Ort kommt es während des weiteren Knochenwachstums in der Regel nicht. Das X-Bein wächst in den Schaftbereich und verbleibt am Schaft unverändert bestehen. Ein korrigierendes Wachstum erfolgt an der distalen Tibiaepiphyse bis diese Epiphyse wieder senkrecht zur Belastungslinie steht. Die Beinachse erhält so einen kosmetischen bemerkenswerten S-Schwung.

Bei einem 5jährigen Jungen hatte sich 6 Monate nach einer Fraktur der proximalen Tibiametaphyse ein X-Bein von 17° entwickelt. Die geschädigte Tibia ist 35 mm länger als die Gegenseite. Im Durchschnitt aller Patienten fand sich eine einseitige Beinverlängerung der verletzten Seite von 13 mm (Abb. 1).

Eine V-förmige infracondyläre Osteotomie der Tibia mit gleichzeitiger Durchtrennung der Fibula und Überkorrektur im Gipsverband zeigte kurze Zeit nach Gipsentfernung ein Valgusrezidiv. Der Fehlwinkel betrug 4 Monate nach Beendigung der Gipsperiode erneut mehr als 10° (Abb. 2).

Ähnlich ist der Verlauf bei einem weiteren Kinde, dessen Beinfehlstellung erst nach einer 2. Osteotomie zur Korrektur gebracht werden konnte (Abb. 3).

Unterschiedliche Erklärungen werden diesem eigentümlichen Fehlwachstum frühkindlicher Frakturen angelastet. Sichere Beweiskraft kann ihnen allen aber nicht zugestanden werden.

1. Asymmetrische Stimulation der Wachstumsfuge (Cozen 1954; Blount 1954).
2. Zug des Tractus iliotibialis (Cozen 1954).
3. Sprengwirkung des Callus im Frakturspalt mit nachfolgender Konsolidierung in Fehlstellung (Lehner 1954).
4. Asymmetrischer Schaden an der Wachstumsfuge mit Wachstumsbremsung fibulaseits (Goff 1960).
5. Wachstumsdifferenz zwischen Tibia und Fibula und Zügelbremswirkung der Fibula (Taylor 1963).
6. Primär unkorrekte Reposition der Fraktur – verbliebene X-Fehlstellung (von Laer 1986).
7. Interponiertes Periost – Pes anserinus (B.G. Weber 1978).

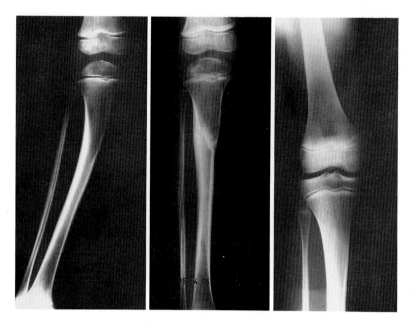

Abb. 1. M.H.: 5 Jahre. Infracondyläre Fraktur nachfolgend X-Bein, Korrekturosteotomie. Im Alter von 13 Jahren nach erneutem Rezidiv nochmals Korrekturosteotomie

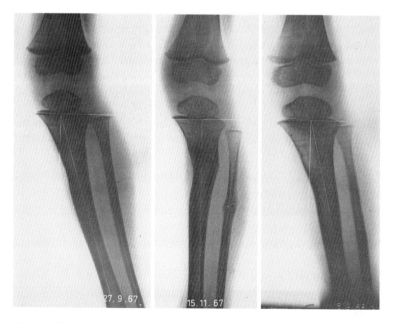

Abb. 2. Sch.: 6 Jahre. Infracondyläre kindliche Unterschenkelfraktur, Korrekturosteotomie. Rezidiv 1 Jahr später

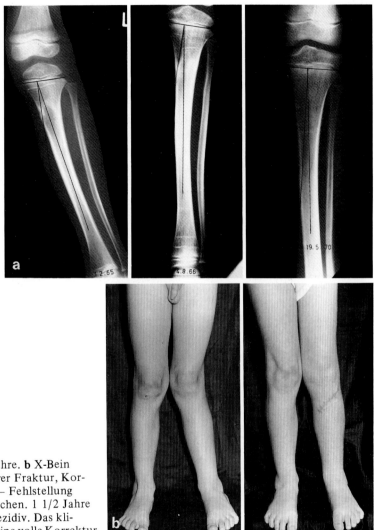

Abb. 3. a M.J. 6 Jahre. **b** X-Bein nach infracondylärer Fraktur, Korrekturosteotomie — Fehlstellung nicht ganz ausgeglichen. 1 1/2 Jahre später extremes Rezidiv. Das klinische Bild zeigt keine volle Korrektur

In einer multizentrischen Studie von S. Taylor 1963 wird über 103 Patienten mit isolierter Verletzung oder Osteomyelitis der proximalen Tibiametaphyse berichtet. In 71% der Fälle hatte der Autor ein nachfolgendes Valgusfehlwachstum beobachtet: Demgegenüber entstand bei 29 Kindern mit gleichzeitiger Schädigung von Schien- und Wadenbein in keinem Fall ein Fehlwachstum.

Diese Mitteilung und eigene Beobachtungen von Rezidiven operativ behandelter idiopathischer Genua valga im gleichen Lebensalter lassen die Theorie von B.G. Weber als nicht wahrscheinlich erscheinen. Das Periost wird bei der Osteotomie medial- und lateralseitig eröffnet und exakt vernäht.

Eine Aitken II-Fraktur der proximalen Tibia und eine tiefer liegende meta-diaphysäre Grünholzfraktur des Schienbeins mit erhaltenem Periostschlauch haben ebenso das Crus valgum herbeigeführt. Alter der kleinen Patienten: 7 und 1 1/4 Jahre. Mit Abschluß der Gipsbehandlungszeit 3 Monate später beim 1 1/4Jährigen ein Valguswinkel von 18°. Das Ausbleiben einer Spontankorrektur während des weiteren Knochenwachstums hat im Alter von 3 1/2 Jahren nach dem Unfall eine Unterschenkelkorrektur durch Osteotomie erfordert.

Pathophysiologisch sachlich fundierte Vorstellungen dieser Verletzungen und ihrer Folgen existieren nicht.

Damit läßt sich ein primär sicheres Behandlungsverfahren der kindlichen metaphysären Fraktur, das in jedem Falle das Auftreten eines Valgusfehlwachstums verhindert, nicht abgeben. Selbst die Korrektur des Sekundärschadens durch Osteotomie muß in ihren Erfolgsaussichten als nicht sicher angesprochen werden.

Literatur

Blount WP (1955) Fractures in children. Williams & Wilkins, Baltimore
Cozen L (1953) Fracture of the proximal portion of the tibia in children followed by valgus deformity. Surg Gynec Obstet 72:183
Cozen L (1955) Knock knee deformity after fracture of the proximal tibia in children. Orthopaedics 1:230
Ehalt W (1961) Verletzungen bei Kindern und Jugendlichen. Enke, Stuttgart
Härle A, Lilleby H, Herrmann F (1980) Axial deviations caused by growth after fracture of the proximal tibia metaphysis and surgical treatment. In: Chapchal G (ed) Fractures in children. Thieme, Stuttgart New York
Jackson DW, Cozen L (1971) Genu valgum as a complication of proximal tibial metaphyseal fractures in children. J Bone Joint Surg (Am) 53:1571
Morscher E (1967) Prophylaxe und Therapie drohender oder bestehender Achsenfehlstellungen beim Kind. In: Müller ME (Hrsg) Posttraumatische Achsenfehlstellungen. Huber, Bern
Taylor SL (1963) Tibial overgrowth: A cause of Genu valgum. J Bone Joint Surg (Am) 45:659
Weber BG (1977) Fibrous interposition causing valgus deformity after fracture of the upper tibia metaphysis in children. J Bone Joint (Br) 59:290

Verletzung des kindlichen Kniegelenkes — Patellafrakturen- und Luxationen

W. Hager

Unfallabteilung des Allgemeinen Krankenhauses Wels (Leiter: Prim. Dr. F. Povacz),
Grieskirchnerstraße 42, A-4600 Wels

Patellafrakturen sind seltene Verletzungen. Direkte und indirekte Gewalt verursachen besonders bei Kindern unterschiedliche Verletzungsmuster und Frakturformen.

Bei röntgenologisch gesicherter Diagnose bestimmt der Zustand der Gelenkfläche und des Streckapparates die weitere Therapie. Über letzteren gibt ein seitliches Knieröntgen in 90° Beugestellung Aufschluß.

Unverschobene Brüche behandeln wir konservativ nach Punktion des Hämarthros mit einer Oberschenkelgipshülse für 6 Wochen unter voller Belastung.

Nachgewiesene Inkongruenzen und Diastasen erfordern eine operative Rekonstruktion mit dem Ziel einer übungsstabilen Osteosynthese, die im Regelfall mit einer Zuggurtung oder mit Schrauben erreicht wird. Längsfrakturen und schalenförmige Abbrüche vom Patellarand sollen in gleicher Weise versorgt werden.

Wir haben von 1975 bis 1986 unter 46 operierten Patellafrakturen 11 Kinder behandelt. Das Durchschnittsalter betrug 15 Jahre (zwischen 11 und 17). Der späte Operationszeitpunkt — nach 11,5 Tagen — war bedingt durch Begleitverletzungen und lokale Hautveränderungen (vorbestehende Infektion an den Zehen, Schürfungen).

Postoperativ hatten wir keine Komplikationen, keine Infektion. Bis auf eine gipsfreie Nachbehandlung haben wir alle Patienten im Durchschnitt 4–6 Wochen fixiert.

Wir konnten die Kinder, jetzt jugendliche Erwachsene nach 1–10 Jahren nachuntersuchen. Die Ergebnisse sehen Sie in Tabelle 1.

Unter 67 wegen einer isolierten Kniescheibenverrenkung operierten Patienten haben wir 32 Kinder behandelt (27 mit erstmaliger, 5 mit rezidivierender Verrenkung).

Äußere Faktoren:
— Direkter Anprall
— Maximale Muskelanspannung bei drohendem Sturz und Innenrotation des Körpers und Valgusstellung im Knie und

anlagebedingte Faktoren:
— Q Winkel unter 170°
— Form- und Lageabweichung der Kniescheibe
— Fehlbildungen des Oberschenkelcondyls
— musculäre und ligamentäre Störungen (Vascus med. u. lat.)

sind als auslösende Ursachen anzusehen.

Die Diagnose in luxiertem Zustand ist klar, nach Spontanreposition ergeben Anamnese und klinische Untersuchung, evtl. ein zusätzliches tangentiales Knieröntgen (nach Ficat) das richtige Bild.

Begleitverletzungen sind neben der Läsion des Reservestreckapparates Knorpelverletzungen der Patella und des Oberschenkelcondyls.

Tabelle 1. Patellafrakturen — Ergebnisse

Name	Therapie	Fix.	Bewegl.	Musc-OS	Arthr.	NU
M.P.	Patellekt.	6	stgl.	stgl.	0	2 J
G.I.	Patellekt.	6	−20°	stgl.	0	1 J
T.A.	Patellekt.	8	−15°	?	0	1/2 J
L.W.	Rekonstr.	0	stgl.	stgl.	0	9 J
T.A.	Rekonstr.	6	stgl.	?	0	1 J
M.P.	WV	3	stgl.	stgl.	0	9 J
F.A.	Rekonstr.	4	stgl.	stgl.	0	5 J
H.H.	Refix. prox.	6	stgl.	−2 cm	0	1 J
S.G.	Refix. dist.	6	stgl.	stgl.	(+)	6 J
P.G.	Refix. dist.	6	stgl.	stgl.	0	10 J
S.F.	Refix. pat.	6	−10°	−2 cm	++	6 J

Intraoperativ haben wir lediglich 5mal keinen sichtbaren Knorpelschaden gefunden (4mal bei einer Patella alta > 1,3). Dagegen muß bei einem ausgeprägten Hämarthros mit einem Patellaindex < 1,3 (nach Insall-Salvati) nach freien chondralen und osteochondralen Fragmenten gefahndet werden (Abb. 1). Sie sollen innerhalb von 6–8 h notfallmäßig versorgt werden (13mal bei 27 Patienten).

Von 27 Patienten mit ungefähr gleicher Geschlechtsverteilung und einem Durchschnittsalter von 15,8 Jahren (11 bis 17) kamen nur 10 innerhalb 6 h zur Untersuchung (Durchschnitt 27,4 h). Bis zur Operation vergingen weitere 2 Tage (Unfall – Operation – 74 h).

Von 13 freien Fragmenten haben wir 3 chondrale und 6 osteochondrale mit Bohrdrähten und Schrauben refixiert. Mit der Fibrinklebung haben wir keine Erfahrung.

Die Arthrotomie, bzw. die Läsion des Streckapparates wurde 5mal direkt genäht, 17mal wurde das laterale Retinaculum gespalten (12mal mit einer medialen Doppelung kombiniert). Bei 5 Patienten wurde als Ersteingriff eine Operation nach Krogius durchgeführt.

Bis auf 2 Ausnahmen haben wir fast regelmäßig im Gipsverband fixiert und je nach Knorpelbefund bis zu 3 Monaten entlasten lassen.

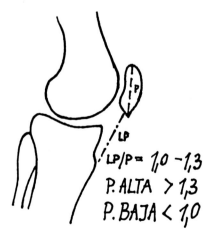

Abb. 1. Index nach Insall und Salvati

Tabelle 2. Operierte Patellaluxation – Ergebnisse

32 Patienten	27 NU	⌀ 4 J.
Subjektive Beschwerden		
– Gefühlsstörung, leichte Schmerzen		4
– Unsicherheit		4
– Belastungsschmerzen		2
Objektive Veränderungen		
– Beugeausfall	10°	2
– Muskelschwund	–2 cm	3
	1–1,5 cm	10
– Verkalkungen		4
– Arthrosezeichen		10
– Reluxationen		6
– Reoperationen		4
	2 n. Reluxation	
	1 n. Rectusriß	
	1 Medialvers. d. Tub. tib.	

Mit rezidivierenden Kniescheibenverrenkungen haben wir 4 Mädchen und 1 Knaben behandelt. Meist 1–3 Jahre nach dem ersten Eingriff waren anlagebedingte Störungen die auslösende Ursache.

Bei einem Durchschnittsalter von 13 Jahren und noch offenen Wachstumsfugen haben wir nur ligamentäre Korrekturen (Operation nach Krogius) durchgeführt. Bei einer Patientin beidseits.

Von allen 32 Patienten sind 27 zur Nachuntersuchung nach durchschnittlich 5 Jahren (1 bis 9) erschienen. (Eine Patientin hat angerufen, es geht ihr gut.) Die Ergebnisse entnehmen Sie bitte aus der Tabelle 2.

Zusammenfassend soll auf folgende Punkte aufmerksam gemacht werden.

1. Randabbrüche der Kniescheibe sollen wir normale Frakturen behandelt werden.
2. Ein ausgeprägter Hämarthros bei einem Patellaindex < 1,3 (Länge des Ligamentum patellae zur Länge der Patella) soll Anlaß sein, freie chondrale und osteochondrale Fragmente zu suchen, damit diese notfallmäßig innerhalb von 6 bis 8 h versorgt werden können.

Komplexe Kapselband-Verletzungen des kindlichen Kniegelenkes

N. Haas, M. Blauth und P. Lobenhoffer

Medizinische Hochschule Hannover, Unfallchirurgische Klinik (Direktor: Prof. Dr. H. Tscherne), Konstanty-Gutschow-Straße 8, D-3000 Hannover 61

Kniebandverletzungen im Kindesalter sind selten. Ihr Anteil beträgt etwa 1% von allen kindlichen Verletzungen im Bereich der unteren Extremität.

Aufgrund der Lage der Epiphysenfugen und der Bandansätze kommt es bei einem Trauma eher zu einer Lyse am distalen Femur als zu einer Bandruptur.

Als Unfallursache bei kindlichen Kniebandverletzungen überwiegen Sport- und Verkehrsunfälle, besonders dominierend ist der Sturz vom Fahrrad.

Rein ligamentäre Bandverletzungen sind gegenüber Abrissen oder knöchernen Ausrissen aufgrund der größeren Bandelastizität bei Kindern seltener zu finden. Die weitaus häufigste Verletzung ist der knöcherne Ausriß des vorderen Kreuzbandes aus dem Tibiaplateau.

Meyers und McKeever teilten diese Ausrißfrakturen mit Beteiligung der Eminentia intercondylica in vier Typen ein (Abb. 1).

Bei Typ I besteht eine spaltförmige Anhebung mit minimaler Versetzung. Typ II entspricht einer schnabelförmigen Anhebung des vorderen Fragmentanteiles von einem Drittel bis zur Hälfte, und bei Typ III ist das Fragment vollständig angehoben. Bei zusätzlicher Verdrehung handelt es sich um den Typ III A.

Zifko und Gaudernak unterscheiden zusätzlich noch den alleinigen knöchernen vorderen Kreuzbandausriß ohne Eminentiabeteiligung.

Die Diagnose ist nach Anfertigung der a.p.- und seitlichen Standard-Röntgenaufnahmen meist aus dem Seitenbild zu stellen. Eine exakte klinische Stabilitätsprüfung ist bei den oft ängstlich verspannten Kindern nur schwer durchführbar, jedoch kann eine vorsichtige orientierende Untersuchung Hinweise auf eine komplexe Verletzung geben.

Therapeutisch empfiehlt sich bei den Eminentiaausrissen Typ I die konservative Behandlung. Ein Hämarthros muß punktiert werden. Die Gipsbefristung beträgt 4 Wochen.

Isolierte Eminentiaausrisse vom Typ II und Typ III lassen sich nach Gelenkspülung ebenfalls konservativ behandeln, soweit die geschlossene Reposition durch Überstreckung

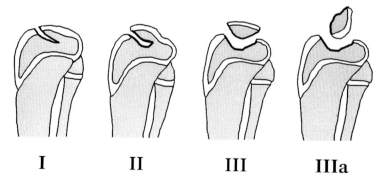

Abb. 1. Einteilung nach Meyers und McKeever

und anschließende Fixation des Kniegelenkes in Streckstellung möglich ist. Bei der Überstreckung wird durch den Druck der Oberschenkelcondylen, die mit den äußeren Flächen der Eminentia artikulieren, das Fragment reponiert und festgehalten.

Bei ungenügender Reposition sowie bei Ausrissen vom Typ III A ist ein operatives Vorgehen angezeigt. Dies gilt auch für die alleinigen knöchernen Kreuzbandausrisse ohne Eminentiabeteiligung, da hierbei verständlicherweise keine geschlossene Reposition möglich ist.

Die operative Fixation kann epiphysär oder transepiphysär erfolgen. Als Fixationsmethoden kommen die transossäre Nahttechnik, die Verspickung und die Verschraubung in Frage.

Die Verschraubung bietet sich bei größeren und einheitlichen Fragmenten an; die transepiphysär eingebrachte Schraube sollte wegen der Gefahr einer Wachstumsstörung nach 6 Wochen wieder entfernt werden.

Relativ unproblematisch, auch besonders hinsichtlich der Implantatentfernung, ist die Verspickung mit Kirschner-Drähten. Am günstigsten erscheint die Versorgung mit resorbierbarem Nahtmaterial, da hierbei keine Implantatentfernung erforderlich wird.

Bei den operativen Verfahren wird das arthroskopische Vorgehen mit Reposition unter Sicht und anschließender percutaner Verspickung in Zukunft sicher an Bedeutung gewinnen.

Das arthroskopische Operieren bedeutet außerdem eine geringere Traumatisierung des Kniegelenkes mit reduzierter postoperativer Morbidität.

Diese Vorteile mit der gleichzeitigen Möglichkeit der gründlichen Spülung des Gelenkes mit Entfernung von Coageln und Fibringerinnseln sowie mit der zusätzlichen größeren Sicherheit des Erkennens von Begleitverletzungen werden bei entsprechender Erfahrung des Arthroskopeurs das Indikationsspektrum auch auf Fälle erweitern, die bisher geschlossen reponiert und konservativ behandelt wurden. Dies sollte jedoch wirklich nur von einem sehr Erfahrenen durchgeführt werden.

Rein ligamentäre Verletzungen wurden in einem Zeitraum von 6 Jahren im eigenen Krankengut immerhin bei 23 von 34 operativ versorgten kindlichen Kreuzbandverletzungen gefunden. Am häufigsten war der Abriß femoral, viermal tibial und in neun Fällen lag eine intraligamentäre Verletzung vor. Fünfzehnmal waren operationspflichtige mediale Strukturen und viermal laterale mitverletzt. In drei Fällen fand sich eine Beteiligung des Innenmeniscus (Tabelle 1a u. b).

Über eine gerade mediane Hautincision und eine anschließende mediale parapatellare Arthrotomie wurden alle Kreuzbandrupturen operativ versorgt. Die Refixation der femoralen oder tibialen Abrisse erfolgte über transossäre Kanäle mit resorbierbarem Nahtmaterial Aufgrund der engen Verhältnisse und der Vermeidung einer Fugenschädigung sollten die Bohrkanäle nicht mehr als 2,7 mm im Durchmesser betragen. Bei den intraligamentären Rupturen kann nur durch eine gegenläufige Verspannung der Bandstümpfe in der Technik nach Marshall eine Readaptation unter korrekter Spannung erreicht werden. Während wir diese gegenläufige Verspannung beim Erwachsenen am vorderen Kreuzband nicht mehr durchführen, ist sie bei offenen Wachstumsfugen die einzige Möglichkeit, das Kreuzband zu erhalten. Unsere eigenen Nachuntersuchungsergebnisse von neun intraligamentären Kreuzbandrupturen zeigen, daß dieses Vorgehen beim Kind durchaus erfolgreich sein kann. Eine Augmentation oder eine Ersatzplastik ist unseres Erachtens nach problematisch, solange kein Fugenschluß eingetreten ist.

Die häufigste Verletzung der Kapselbandschale betrifft den Innenbandkomplex.

Tabelle 1a. Operativ versorgte Kreuzbandverletzungen bei Kindern (1.1.1980–30.6.1986)

11	Knöcherne Ausrisse
23	Ligamentäre Verletzungen
10	Femoral Abriß
4	Tibial Abriß
9	Intraligamentär

Tabelle 1b. Operativ versorgte Zusatzverletzungen

15	Mediale Kapselbandstrukturen
4	Laterale Kapselbandstrukturen
3	Innenmeniscus

Isolierte Verletzungen werden konservativ-funktionell behandelt durch Gehen an Unterarmgehstützen und krankengymnastischer Übungsbehandlung. Bei jüngeren Kindern kann ggf. auch eine Ruhigstellung im Gipstutor erfolgen.

Bei Kombinationsverletzungen wird im Rahmen der Gesamtrekonstruktion je nach Instabilitätsgrad auch die Kapselbandschale revidiert. Dabei muß der dreischichtige Aufbau in Retinaculum, Innenband und Kapselband bei der Rekonstruktion Berücksichtigung finden. Am kindlichen Skelet wird man bevorzugt transossäre Nähte und Rahmenspannnähte verwenden. Neben der typischen Naht der Seitenbänder ist die Versorgung des dorsomedialen Schrägbandes sowie der Semimembranosus-Sehne von Bedeutung. Ablösungen des Innenmeniscus vom medialen Kapselband müssen unbedingt refixiert werden.

Läsionen der Kapselbandschale der Lateralseite kommen nur bei ausgedehnten komplexen Traumen vor. Auch hier muß schichtweise anatomisch rekonstruiert werden.

Zusammenfassend läßt sich folgendes Vorgehen bei kindlichem Hämarthros mit Verdacht auf eine Kniebandverletzung empfehlen:

Bei der röntgennegativen Knieverletzung muß eine operative Abklärung erfolgen. Nach der exakten Narkoseuntersuchung wird bei stabilem Kniegelenk, wobei hier die leichte

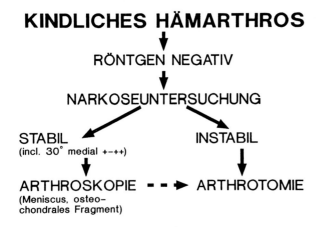

Abb. 2

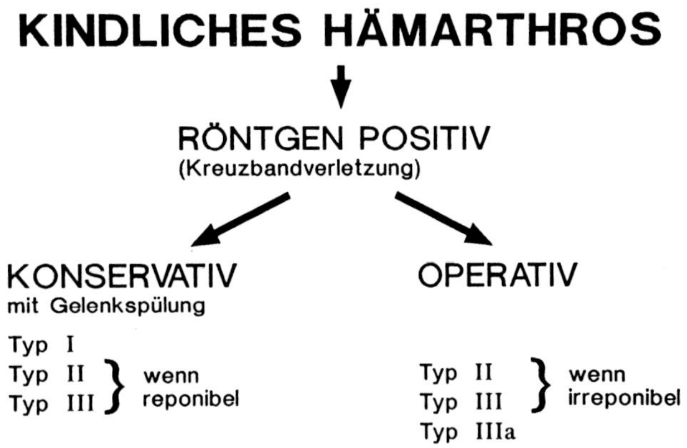

KINDLICHES HÄMARTHROS
↓
RÖNTGEN POSITIV
(Kreuzbandverletzung)

KONSERVATIV　　　　　　　**OPERATIV**
mit Gelenkspülung

Typ I
Typ II } wenn　　　　　　　Typ II } wenn
Typ III } reponibel　　　　　Typ III } irreponibel
　　　　　　　　　　　　　　Typ IIIa

Abb. 3

mediale Instabilität bei 30° Beugung hinzugezählt wird, eine Arthroskopie durchgeführt zum Ausschluß einer Meniscusverletzung oder eines osteochondralen Fragmentes. Liegt dagegen eine Instabilität vor, erfolgt die Kapsel-Bandrekonstruktion über eine Arthrotomie (Abb. 2).

Beim röntgenpositiven Kreuzbandschaden wird nach den bereits dargelegten Richtlinien vorgegangen (Abb. 3). Das arthroskopische Operieren wird hier zunehmend an Bedeutung gewinnen, wobei in jedem Fall die Möglichkeit der arthroskopischen Gelenkspülung ausgenutzt werden sollte.

Literatur

1. Häring M, Schenk R (1981) Zur transepiphysären Verschraubung des intercondylären Eminentiaausrisses am wachsenden Skelet. Unfallheilkd 84:204–208
2. Lais E, Hertel P, Gondarzi AM (1987) Die arthroskopische Versorgung der dislozierten Ausrisse der Eminentia intercondylica bei Kindern und Jugendlichen. Unfallchirurg 90: 471–477
3. Meyers MH, McKeever FM (1970) Fracture of the intercondylar eminence of the tibia. J Bone Joint Surg (Am) 52:1677–1684
4. Seitz W, Hofmann S (1974) Die Brüche der Eminentia intercondylica im Kindesalter. Z Kinderchir 14:104–120
5. Zifko B, Gaudernak T (1984) Zur Problematik in der Therapie von "Eminentiaausrissen" bei Kindern und Jugendlichen. Unfallheilkunde 87:267–272

Meniscusläsionen im Kindesalter

A. Schreiber, M. Rodriguez und G.U. Exner

Orthopädische Universitätsklinik Balgrist (Direktor: Prof. Dr. A. Schreiber),
Forchstraße 340, CH-8008 Zürich

Meniscusverletzungen kommen bei Kindern praktisch nie vor dem 10. Lebensjahr vor. Nur ein Scheibenmeniscus mit oder ohne Verletzung kann schon ab dem 4. Lebensjahr Symptome machen. Die klassischen klinischen Symptome der Meniscusläsion sind aber im Kindes- und Adolescentenalter nicht so evident wie beim Erwachsenen. Häufig werden nur kurzdauernde Blockierungen angegeben, die dann zu Reizergüssen und Quadricepsatrophie führen können. Eine durch adäquates Trauma ausgelöste Läsion ist meistens ein Korbhenkelriß des medialen Meniscus und imponiert klinisch entweder durch eine fast vollständige Blockierung oder durch eine mehr oder weniger indolente endphasige Beuge- und Streckhemmung. Die Schmerzen sind selten genau lokalisiert und werden oft auch retropatellär oder in der Poplitea angegeben. Die echt traumatischen Läsionen treten bei Kindern ausschließlich bei großen Krafteinwirkungen auf, zum Beispiel bei Skiunfällen oder Stürzen beim Schulturnen, insbesondere beim Geräteturnen. Das klassische Außenrotations-Flexions-Valgustrauma, das beim Erwachsenen zur Meniscusläsion führen kann, ist für Meniscusverletzungen bei Kindern nicht ausschlaggebend. Möglicherweise spielt dabei die noch relative Laxität der Gelenke und die enorme Knorpeldicke, die plötzliche Krafteinwirkungen besser auffangen kann, aber auch die im Kindes- und Jugendalter noch geringe Muskelentwicklung, welche noch keine genügenden Kräfte bewirken kann, die zur Zerreißung der in diesem Alter noch sehr elastischen Menisci führen würde, eine Rolle.

Für die Symptomatik eines Scheibenmeniscus ist das sogenannte "Schnapp-Phänomen" typisch, es wird ebenso oft als Instabilität wie als Einklemmungs-Erscheinung beschrieben und kann über längere Zeit hinweg, d.h. mehrere Jahre als einziges Symptom auftreten.

Die Unfallanamnese ist denn auch beim Scheibenmeniscus in 4/5 der Fälle negativ, genau umgekehrt als bei den sonstigen Meniscusläsionen, sowohl medial wie lateral, bei denen in 4/5 der Fälle ein adäquates, meist sehr massives Trauma angegeben wird.

So sind bei der Untersuchung die klassischen Meniscuszeichen oft negativ und das häufigste positive Zeichen ist ein provozierbares Schnappen oder eine Pseudo-Instabilität beim McMurray- oder Apley-Test. Eine Quadricepsatrophie ist praktisch immer vorhanden und es kann leichter Erguß nachgewiesen werden. Für die bildgebenden Verfahren ist nach wie vor die Arthrographie die weitaus beste und am wenigsten aggressive Technik. Nur bei unklaren Befunden oder Diskrepanz zwischen klinischem und Arthrographiebefund oder bei sehr kleinen Kindern soll eine Arthroskopie durchgeführt werden. Zur Zeit sind MRI, CT und Sonographie den anderen Techniken noch weiter unterlegen, wenn auch insbesondere beim MRI in der letzten Zeit große Fortschritte gemacht worden sind.

Folgendes therapeutische Vorgehen wird in Übereinstimmung mit den meisten Literaturangaben vorgeschlagen: Bei reinen Schnapp-Phänomenen ohne Schmerzangaben und nur geringer Instabilität soll zugewartet und keine aktive Therapie durchgeführt werden. Frische periphere Läsionen können insbesondere bei Kindern und Jugendlichen durchaus nach reiner Ruhigstellung spontan ausheilen. Bei eindeutigen Lappen- oder Korbhenkelrissen, die in der nicht vascularisierten Zone nachgewiesen sind, kann am besten eine transarthroskopische partielle Meniscektomie durchgeführt werden. Bei veralteten peripheren Läsionen führen wir heute regelmäßig die offene Meniscusnaht durch. Bei vollständigen Scheibenmeniscen oder discoiden Meniscen, die auch ohne Läsion starke Schmerzen verursachen, wie Instabilität oder immer wieder auftretende kurzdauernde Einklemmungen, soll eine partielle Resektion zur Bildung einer anatomischen Meniscusform durchgeführt werden.

Ganz allgemein muß aber die Indikation zur operativen Behandlung von Meniscusverletzungen im Kindes- und Jugendalter sehr zurückhaltend gestellt werden.

Eigene Fälle

In der Klinik Balgrist wird eine vorwiegend klassische Orthopädie betrieben, ohne Notfallstation, so daß die Anzahl der frischen Meniscusläsionen, die zu uns kommen, relativ gering ist. Wir haben aus unserem Krankengeschichtenarchiv alle Kinder und Jugendliche mit Meniscusverletzungen bis zum vollendeten 16. Lebensjahr aus den Jahren 1963–1985 zusammengestellt. Die Auswertung der Krankengeschichten erfolgte aber nicht aufgrund der Diagnosen, sondern nur anhand der durchgeführten Operationen. Insgesamt sind 110 Operationen durchgeführt worden (Tabelle 1).

Die Symptomatik bei Klinikaufnahme entsprach den eingangs gemachten Angaben und die Unfallanamnese war entsprechend den Angaben der Literatur bei 4/5 der medialen und lateralen Meniscusläsionen positiv, beim Scheibenmeniscus aber in 4/5 negativ (Tabelle 2).

Vor dem 10. Lebensjahr sind keine Verletzungen beobachtet worden, danach steigt aber die Häufigkeit rasch bis zu einem Maximum im 15. und 16. Lebensjahr, wobei das Verhältnis Mädchen zu Knaben auffälligerweise 2:1 ist.

Früher sind bei allen Patienten eine vollständige Meniscektomie durchgeführt worden und medial handelte es sich praktisch immer um eine Korbhenkelläsion (Abb. 1, 2).

Als Zusatzverletzungen wurden 10mal eine vordere Kreuzbandläsion und 3mal eine mediale beidseitige, d.h. mediale und laterale Meniscusläsion gefunden.

Tabelle 1. Operationen von 1968–1985

Meniscektomie medial	56
Meniscektomie lateral	10
Entfernung lat. Scheibenmeniscus	36
Meniscusnaht	8
Total	110

Tabelle 2. Unfallanamnese

Medialer Meniscus	89,1%
Lateraler Meniscus	80%
Scheibenmeniscus	16,6%

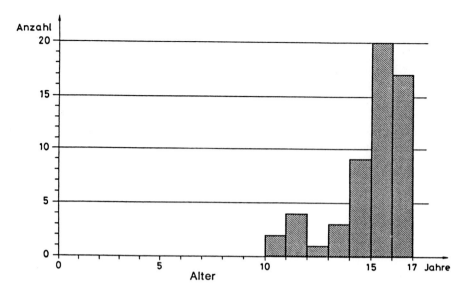

Abb. 1. Meniscektomie medial (n = 56; ♀:♂ 2:1)

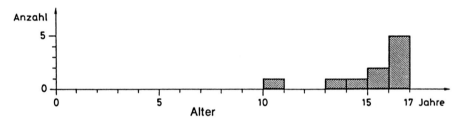

Abb. 2. Meniscektomie lateral (traumatisch) (n = 10; ♀:♂ 2:1)

In den letzten Jahren haben wir bei 8 Patienten aus dieser Altersgruppe eine Meniscusnaht durchgeführt. Einmal in Kombination mit Operation nach Maquet-Roux und zweimal mit Kreuzbandplastik nach Insall.

Bei einer Patientin mußte nach 2maliger Naht schließlich doch eine Teilmeniscektomie durchgeführt werden und bei 2 Patienten zeigte die Kontrollarthrographie eine eingeheilte Nahtstelle, bei einer Patientin war noch ein Riß arthrographisch nachweisbar. Die übrigen konnten arthrographisch nicht nachkontrolliert werden.

Findet man bei der Meniscusverletzung auch lateral nie solche Fälle vor dem 10. Lebensjahr, so können die eine operative Behandlung notwendig machenden Beschwerden eines lateralen Scheibenmeniscus schon vor dem 5. Lebensjahr auftreten (Abb. 3).

Das Verhältnis weiblich zu männlich ist wie bei den traumatischen Läsionen auch hier 2:1. Nur in einzelnen Fällen fand sich ein adäquates Trauma und bei allen anderen wurden häufig über mehrere Jahre dauernde Beschwerden ohne eindeutiges Trauma angegeben.

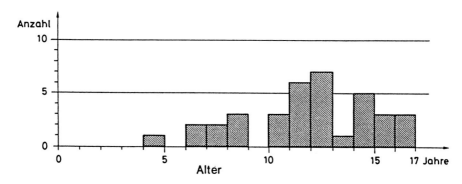

Abb. 3. Meniscektomie lateraler Scheibenmeniscus (n = 36; ♀:♂ 2:1)

Beispiele: Scheibenmeniscus

Zusätzliche Diagnosen beim Scheibenmeniscus waren zweimal Osteochondrosis dissecans und zwar atypischerweise am lateralen Femurcondylus und dort ganz massiv (Osteochondrosis OP).

Einmal bestand eine Arthrogryphosis multiplex und congenitale Kniegelenksluxation, einmal Patelladysplasie und Klumphand und einmal ein beidseitiger lateraler Scheibenmeniscus (links und rechts).

Eine Nachkontrolle nach dem 20. Lebensjahr war nur bei einzelnen Patienten möglich und bei 3 davon fanden sich im Alter von 18, 30 und 37 Jahren radiologisch leichte Zeichen einer Gonarthrose im operierten Kompartment und ein 25jähriger Patient hatte eine deutliche Instabilität.

Bei einer in anderem Zusammenhang gemachten Nachkontrolle von 53 Patienten durchschnittlich 20 Jahre nach Meniscektomie zeigte es sich aber, daß, wenn die Meniscektomie vor dem Alter von 15 Jahren durchgeführt worden war, keine oder nur ganz minime Arthrosezeichen auftraten, im Gegensatz zu den Meniscektomien nach dem 36. Lebensjahr, bei denen praktisch immer eine mehr oder weniger radiologisch ausgeprägte Gonarthrose, durchschnittlich 20 Jahre nach Meniscektomie, nachweislich war. Man kann daraus schliessen, daß Jugendliche und Kinder die Meniscektomie wahrscheinlich besser kompensieren können als Erwachsene und daß aber auch deutlich weniger kombinierte Verletzungen vorkommen (Tabelle 3).

Zusammenfassung

Die Meniscusverletzungen beim Kind und Adolescenten kommen mit traumatischer Anamnese nicht vor dem 10. Lebensjahr vor, meist ist der mediale Meniscus im Sinne einer Korbhenkelläsion betroffen.

In der Unfallanamnese werden massive Krafteinwirkungen meist bei Sportunfällen angegeben und die Symptomatik ist nicht so typisch wie bei der Meniscusverletzung des Erwachsenen. Die Beschwerden werden häufig retropatellär und in der Poplitea angegeben.

Tabelle 3. Einfluß des Operationsalters auf das radiologische Spätresultat

Radiologisches Stadium	0	I	II	III	IV
Operationsalter					
0–15	7	4	–	–	–
16–35	6	2	6	1	7
36–50	–	2	2	1	8
> 50	–	1	–	2	4
Total	13	9	8	4	19

Der Scheibenmeniscus macht in 4/5 der Fälle auch ohne adäquates Trauma Beschwerden und die Symptome können bereits vor dem 5. Altersjahr auftreten. Das Verhältnis weiblich zu männlich ist bei beiden 2 : 1. Die Arthrographie ist die sicherste und am wenigsten aggressive Technik bildgebender Verfahren. Nur bei ganz kleinen Kindern oder bei Diskrepanz zwischen klinischem und Arthrographiebefund machen wir eine Arthroskopie. Die modernen Techniken, wie MRI, CT sind heute noch zuwenig weit entwickelt für eine sichere Meniscusdiagnostik. Therapeutisch wird empfohlen, die Operationsindikation besonders reserviert zu stellen. Bei reinem "Schnappen" soll zugewartet werden und frische periphere Läsionen können durch entsprechende Ruhigstellung ohne weiteres spontan ausgeheilen. Lappen- und Korbhenkelläsionen in der nicht vascularisierten Zone werden mit der transarthroskopischen Technik teilmeniscektomiert und bei veralteten peripheren Verletzungen machen wir heute eine Arthrotomie zur Durchführung einer Meniscusnaht. Discoide oder vollständige Scheibenmeniscen ohne Läsion aber mit subjektiven Beschwerden, wie Instabilität und Einklemmungen, sollen einer partiellen Resektion mit der Bildung einer anatomischen Meniscusform zugeführt werden.

Literatur

Barucha E (1967) Meniskusrisse bei Kindern. Z Orthop 102: 430–436
Baryluk M, Oblonczek G, Zomowski J (1977) Kniegelenksmeniskusverletzungen im Kindesalter mit Berücksichtigung der Nachuntersuchungen. Arch Orthop Unfall-Chir 87: 65–71
Brunner Ch (1970) Meniskusverletzungen beim Kind und beim Jugendlichen. Z Unfallmed Berufskrankh, S 96–100
Cotta H, Krahl H, Steinbrück K (1981) Die Belastungstoleranz des Bewegungsapparates. Thieme, S 250–253
Cotta H (1976) Kindlicher Meniskusschaden. Hefte Unfallheilkd, Heft 128. Springer, Berlin Heidelberg New York, S 59–65
Dashefsky JH (1971) Discoid lateral meniscus in three members of a family. J Bone Joint Surg (Am) 53, 6:1208–1210
Dexel M (1981) Die Anpassungsfähigkeit des jugendlichen Kniegelenkknorpels bei der Osteochondrosis dissecans und beim Scheibenmeniskus. Z Orthop 119:829–831
Dickason JM, Del Pizzo W, Blazina ME, Fox JM, Friedman MJ, Snyder SJ (1982) A series of ten discoid medical menisci. Clinical Orthopaedics and Related Research 168: 75–79

Haupt PR, Reek A (1987) Akutarthroskopie bei Kindern. Akt Traumatol 17:43–47

Heisel J, Schwarz B (1984) Meniskusschäden im Kindes- und Jugendalter. Akt Traumatol 14:108–114

King AG (1982) Meniscal lesions in children and adolescents: a review of the pathology and clinical presentation. Injury 15:105–108

Langlotz M, Dexel M, Schreiber A (1981) Das Röntgenbild des kindlichen Kniegelenkes. In: Rausch E (Hrsg) Das Knie. 20. Fortbildungstagung des Berufsverbandes der Fachärzte für Orthopädie e.V., Erlangen, 17.–21.11.1979. Wissenschaftl Leitung D. Hohmann. Praktische Orthop, Bd 11. Storck, Bruchsal, S 289–312

Mallet J (1986) Pathologie Meniscale du Genou de l'Enfant. Revue de Chirurgie Orthopedique 72:323–354

Manzione M, Pizzutillo PD, Peoples AB, Schweizer PA (1983) Meniscectomy in children: A long term follow-up study. Am J Sports Med 11;3:111–115

Medlar RC, Mandiberg JJ, Lyne ED (1980) Meniscectomies in children. Am J Sports Med 8;2:87–92

Pellacci F, Marchiodi G, Lucidi G, de Gennaro A, Manfrini M: Meniscectomy in children. Division of Paedriatrics, pp 349:354

Rigault P, Tomeno B, Guyonvarch G (1969) Lesions du genou chez l'enfant. Annales de Chirurgie Infantile 6:459–473

Robert M, Gouault E, Moulies D, Allain JL (1986) Lesions meniscales chez l'enfant sportif. Acta Orthop Belg 52:72–80

Rodriguez M, Schreiber A (1986) Meniscus sutures for old tears: Report on over 100 cases. In: Trickey EL, Hertel P (eds) Surgery and arthroscopy of the knee: First European Congress of Knee Surgery and Arthroscopy, Berlin, 9.–14. April 1984. Springer, Berlin Heidelberg New York, pp 102–108

Saddawi ND, Hoffman BK (1970) Tear of the attachment of a normal medial meniscus of the knee in a four-year-old child. J Bone Joint Surg (Am) 52, 4:809–811

Schettler G, Ziai A (1972) Beitrag zum Meniskusschaden im Kindesalter. Z Orthop 10: 443–449

Schlonsky J, Eyring E: Lateral meniscus tears in young children. Clin Orthop Rel Res: 117–118

Schreiber A, Dexel M, Dietschi C (1977) Spätresultate nach Meniskektomie. Z Unfallmed Berufskrankh 2:63–70

Schreiber A, Dexel M, Zollinger H (1979) Der Knieschmerz beim Jugendlichen und jungen Erwachsenen. Orthop Praxis 3:231–233

Schreiber A, Dexel M (1979) Spätresultate nach Meniskektomie. Orthop Praxis 10:804–807

Schreiber A, Dexel M (1979) Gonarthrose nach Meniscektomie und Menisectomie bei Gonarthrose. Chirurg 50:618–626

Schreiber A, Dexel M, Zollinger H (1980) Der Knieschmerz bei Jugendlichen und jungen Erwachsenen. In: Thom H (Hrsg) Diagnose und Therapie des Schmerzes. Medizinisch Literarische Verlagsgesellschaft, Uelzen, S 188–190

Schreiber A, Rodriguez M (1986) Chirurgie conservatrice des lesions du menisque. Chirurgie 112:155–162

Sulmoni M (1984) Der laterale Scheibenmeniskus. Dissertation Universität Zürich, S 1–18

Sulmoni M, Langlotz M (1984) Zur klinischen und arthrographischen Diagnostik des lateralen Scheibenmeniskus. Helv Chir Acta 51:819–826

Schwarz B, Heisel J, Mittelmeier H (1984) Scheibenmeniskus. MMW 6:151–155

Vahvanen V, Aalto K (1979) Meniscectomy in children. Acta Orthop Scand 50:791–795

Zaman M, Leonhard MA (1981) Meniscectomy in children: Results in 59 knees. Injury 12;5:425–428

Gefäßverletzungen beim kindlichen Knietrauma

V. Schlosser

Abt. für Herz- und Gefäßchirurgie (Ärztl. Direktor: Prof. Dr. V. Schlosser) am Universitätsklinikum Freiburg, Hugstetter Straße 55, D-7800 Freiburg

Verletzungen der großen Stammarterien bei Gelenktraumen oder deren operativer Korrektur gefährden Funktion und Erhalt der Extremität, besonders wenn es sich, wie bei der Arteria poplitea, um eine Endarterie handelt. Auch wenn das kindliche Arteriensystem noch wesentlich elastischer ist, führen ebenso wie beim Erwachsenen auch im Kindesalter entsprechende Unfallmechanismen zu schweren Versorgungsstörungen, so daß Grundsätzliches über die Verletzung der Arteria politea bei Knietraumen für alle Altersklassen verbindlich gesagt werden kann.

Die Entstehung der Gefäßverletzungen am Knie beruht auf

1. typischen Skeletveränderungen und
2. intraoperativen Gefäßtraumen bei operativer Korrektur der Skeletverletzung.

Die überdurchschnittlich häufige Mitverletzung der Arteria poplitea bei Kniegelenktraumen beruht auf *der häufig extremen Dislokation der Gelenkteile, der engen Nachbarschaft* zwischen Gefäßloge und hinterer Kniegelenkkapsel und schließlich *der Fixation* der Kniekehlenarterie am Austritt aus dem Adductorenkanal und im Bereich der distalen Popliteaaufteilung.

Die typischen Skeletverletzungen, die besonders häufig eine Mitverletzung der Arteria poplitea verursachen sind

— die hintere Knieluxation,
— die Tibiakopffraktur mit dorsaler Dislokation,
— die Femurcondylenfraktur (Abb. 1).

Die Bedeutung der Mitverletzung der Arteria poplitea in Höhe des Kniegelenkspaltes liegt darin, daß die Arteria poplitea als Endarterie kaum über ein Collateralversorgungsnetz verfügt; die frühe Trifurcation unmittelbar unterhalb des Kniegelenkspaltes beeinträchtigt die Rekonstruktionsergebnisse und durch die meist verzögerte Erkennung simultan entstandener Verletzungen der Arteria poplitea wird die Prognose deutlich verschlechtert.

Die *Symptome* der beim Knietrauma oder dessen operativer Behebung entstandenen Arteria-poplitea-Verletzung ist wesentlich seltener eine große Blutung oder Hämatombildung; vielmehr steht die periphere Mangeldurchblutung, also die Unterschenkel- und Vorfußischämie, im Vordergrund. Die ebenso häufige wie falsche Vermutung eines Gefäßspasmus programmiert den Extremitätenverlust durch verspätete Erkennung und Behebung des Gefäßschadens.

Die *Diagnose* muß erzwungen werden. Der Nachweis peripherer Fußpulse durch Palpation ist subjektiven Täuschungen unterworfen. Die mechanische Oscillographie und die Doppler-Druckmessung ist durch den notwendigen Manchettendruck patientenbelastend. Die einzig zuverlässig, dokumentationsfähige Diagnosemethode ist die sofortige Angio-

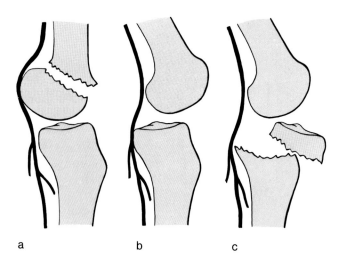

Abb. 1a–c. Typische Skeletverletzungen als Ursache von Verletzungen der Arteria poplitea.
a Femurcondylenfraktur, **b** hintere Knieluxation, **c** Tibiakopffraktur

graphie. Unter den Angiographieverfahren stehen die intravenöse und die intraarterielle digitale Subtraktionsangiographie (iv DSA und ia DSA) zur Verfügung. Die konventionelle Nadelangiographie ergibt zweifelsfrei die besten Ergebnisse bei geringstem Zeitaufwand.

Neben den Arterienverletzungen, die beim Knietrauma direkt entstehen, müssen die intraoperativ entstandenen Gefäßverletzungen bei rekonstruktiven Eingriffen am Kniegelenk Berücksichtigung finden. Diese Gefäßverletzung entsteht bevorzugt durch Überdehnung, durch direkte Schädigung durch Metallimplantate und schließlich scharf durch Instrumente. Nur exakte anatomische Kenntnisse und sorgsame Operationstechniken und unabdingbar die postoperative Durchblutungskontrolle vermögen diese schwerwiegende Komplikation zu vermeiden oder wenigsten frühzeitig einer Korrektur zuzuführen (Abb. 2).

Zur chirurgischen Korrektur werden alle gefäßchirurgischen Techniken – Gefäßnaht, End-zu-End-Anastomose, Venenflickenplastik und Umgehung – eingesetzt. Die Implantation von Fremdmaterial wird, wenn immer möglich, vermieden.

Die *Prognose* der Arteria-poplitea-Verletzung ist nur in den ersten 6 h günstig. Wird die Verletzung später als 12 h der operativen Revascularisation zugeführt, ist die Wahrscheinlichkeit, die Extremität zu erhalten unter 50%. Die Rekonstruktion von traumatischen Verlegungen der Kniekehlenarterie wird vorteilhafterweise immer mit einer Vierfascieneröffnung am Unterschenkel kombiniert, um schwerwiegende Muskelschäden zu vermeiden (Tabelle 1).

Im eigenen Krankengut von 10 Kniekehlenverletzungen, im Zusammenhang mit Knietraumen oder operativer Behandlung solcher Traumen, manifestierten sich 9 durch akute ischämische Zeichen. Dennoch wurde nur bei 2 Patienten die Durchblutungsstörung erkannt und einer raschen gefäßchirurgischen Intervention zugeführt. Nur bei 4 von 10 Kranken mit traumatischer Verlegung der Arteria poplitea bei Knietraumen oder operativer Behandlung derselben war der Erhalt des Unterschenkels ohne Funktionsverlust möglich.

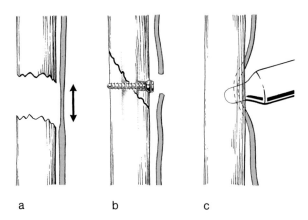

Abb. 2a–c. Intraoperative Skeletverletzungen als Ursache der Mitverletzung der Arteria poplitea. **a** Überdehnungstrauma, **b** Gefäßtrauma durch Metallimplantat (Schrauben), **c** Gefäßtraumen durch Instrumente (Haken, Bohrer u.a.m.)

Tabelle 1. Prognose der operativen Korrektur von Verletzungen der Arteria poplitea

Zeitaufwand zwischen Verletzungseintritt und Korrektur	Erfolgsrate
0– 6 h	über 80%
7–12 h	unter 60%
12–24 h	40%
über 24 h	unter 25%!

Die Arteria poplitea ist bei Kniegelenkstraumen in erhöhtem Maße einer Mitverletzung ausgesetzt. Nur die rechtzeitige Erkennung und Korrektur dieser Komplikation vermag bleibende Funktionsschäden und nicht selten den Verlust der Extremität zu vermeiden. Die hohe Zahl von juristischen Auseinandersetzungen und gefäßchirurgischen Gutachten zu dieser Frage mahnt in vermehrtem Maße zur Berücksichtigung dieser Komplikation, zur aggressiven Diagnostik und zur raschesten, möglichst simultanen Korrektur.

Zu Problematik der Drahtextension am distalen Femur, bzw. an der proximalen Tibia

Ch. Brunner

Kinderchirurgische Klinik, Abt. für Kinderorthopädie (Leitender Arzt: Dr. med. Ch. Brunner), Ostschweizer Kinderspital, Claudiusstraße 6, CH-9006 St. Gallen

Wenn in diesem Rahmen von der Drahtextension oberhalb oder unterhalb des Kniegelenkes gesprochen werden soll, so aus der Überlegung heraus, daß daraus Verletzungen des Kniegelenkes im weiteren Sinne entstehen können. Schädigungen in dieser Gegend können durch falsche Lage des Drahtes und durch Infektionen entlang des Bohrdrahtes oder des Steinmann-Nagels entstehen. Die Kenntnis dieser möglichen Schädigung wird uns bei unverständlichen Zuständen oft zur Diagnosestellung behilflich sein. Ich möchte dies an einem Beispiel erörtern. Ein 17jähriger Lehrling wird wegen unklarer Beschwerden am Oberschenkel zur Abklärung eingewiesen. Die Röntgenaufnahme ließ den Verdacht auf ein Knochensarkom aufkommen. Die sofort durchgeführte Biopsie ergab aber eine eitrige Osteomyelitis mit Staphylococcus aureus als Erreger. Die Spülsaugdrainage and anschließende Spongiosaplastik ließen den Knocheninfekt ausheilen. Anläßlich der Hospitalisation in der medizinischen Klinik war das Röntgendossier dieses Patienten von früheren Jahren her nicht auffindbar, da ein Assistent eine Arbeit über die Behandlung von Femurfrakturen schrieb, was erst später bekannt wurde. Der Jüngling selbst hatte seine 6 Jahre früher erlittene Fraktur zu erwähnen vergessen und die feine Narbe von der Drahtextension war niemandem aufgefallen. Im Nachhinein war dann die Diagnose leicht zu stellen. Als Folge einer Grippe hatte der Patient offenbar vorübergehend eine leichte Abwehrschwäche erlitten, was zum Ausbruch des Infektes im kontaminierten ehemaligen Bohrkanal führte.

Solange sich die Knocheninfektion außerhalb der Wachstumszone abspielt, kann diese durch Sequesterentfernung, Spüldrainage, allenfalls mit zusätzlicher Spongiosaplastik geheilt werden. Ein Beispiel eines 2 1/2jährigen Mädchens soll dies illustrieren. Drei Wochen nach Extension trat im Bereiche des Nagels eine eitrige Sekretion auf. Nach erfolgter Frakturheilung wurde der Bohrkanal auscurettiert, der Sequester entfernt und eine Spül-Saugdrainage angelegt. Damit konnte der Infekt ausgeheilt werden. Als Zufallsbefund wurde beim Unfall eine Hüftdysplasie gefunden, die ebenfalls erfolgreich behandelt werden konnte.

Bei großen Höhlen kann eine Gentamycin-PMMA-Kette eine Alternative darstellen, um den Infekt zu beherrschen. Ein 12jähriger Knabe erlitt 7 Jahre früher eine Femurfraktur und zeigte erst jetzt Zeichen des chronischen Knocheninfektes. Ein Jahr später war die Infektion sowohl klinisch wie radiologisch geheilt.

Manchmal ist die Kausalität zwischen aktueller Krankheit und ursprünglicher Extensionsbehandlung schwer auszumachen. Eine 17jährige Patientin wurde wegen chronischer Knieschmerzen 6 Monate lang antirheumatisch behandelt, in der Annahme es handle sich um ein nicht ossifizierendes Knochenfibrom ohne Zusammenhang mit den geklagten Beschwerden. Erst später zeigte die Tomographie das Vorliegen eines mehrkammerigen Prozesses. Nach Eröffnen der Herde, Auscurettieren, Anfrischen der Cystenwände und Spül-Saugdrainage, heilte die chronische Osteomyelitis aus.

Viel schwerwiegender ist jedoch eine Infektion in unmittelbarer Nähe der Wachstumszone. Ein 11jähriger Knabe wurde mit einer Drahtextension behandelt, wobei die nachfolgende Infektion die Wachstumszone zerstörte, was eine Beinverkürzung von 4 cm zur Folge hatte. Zusammen mit der Frakturverkürzung von 1,5 cm ergab das eine definitive Beinverkürzung von 5,5 cm.

Die Drahtextension am Schienbeinkopf ist aber ebenfalls gefahrvoll. Neben den Infekten droht hier speziell die Verletzung der zungenförmig nach ventral distal reichenden Wachstumszone. Eine Bohrdrahextension kann diesen Fugenbereich auch ohne Infektion derart schädigen, daß eine folgenschwere Wachstumsstörung auftreten kann. Ein 10jähriges Mädchen wird bei einem Verkehrsunfall verletzt und erleidet unter anderem eine Femurfraktur links. Diese wird mit einer Schienbeinkopfbohrdrahtextension behandelt. Nach kurzer Zeit wird das Mädchen aus geographischen Gründen in unser Spital verlegt. Da die Stellung der Fraktur mit der vorhandenen Extension schlecht zu kontrollieren ist, wird darauf eine supracondyläre Steinmann-Nagelextension mit Lagerung auf dem Webertisch ausgeführt. Auf der Röntgenaufnahme bei Frakturheilung ist die Knochenreaktion in der Tuberositasfuge bereits sichtbar. 3 1/2 Jahre später wird die Patientin wegen schwerem Genu recurvatum und Beinverkürzung erneut zugewiesen. Mit einer langsam aufklappenden und verlängernden Osteotomie durch Anwendung des Spindelfixateur gelingt es, eine korrekte Stellung der Gelenkfläche und ausgeglichene Beinlänge zu erreichen. Bei liegendem Fixateur werden 3 corticospongiöse Späne von entsprechender Form eingeklemmt und unter Druck gesetzt. Die Kontrolle ein Jahr später zeigt funktionell sehr gute Verhältnisse.

Zusammenfassend möchten wir daher vor der Tibiakopfbohrdrahtextension warnen, da relativ viele Komplikationsmöglichkeiten bestehen. Muß eine Extension unterhalb des Kniegelenkes angelegt werden, empfiehlt es sich, diese supramalleolär einzusetzen. Wir bevorzugen auf jeden Fall die supracondyläre distale Femurextension und verwenden den Steinmann-Nagel, der auf jeden Fall von Hand eingedreht werden muß, damit keine Hitzeschäden entstehen. Der Steinmann-Nagel sitzt fest im jugendlichen Knochen. Es besteht eine relative Ruhe gegenüber den Weichteilen, was zur Verringerung des Infektrisikos beiträgt. Ist einmal eine Infektion aufgetreten, sollte sie so rasch wie möglich operativ behandelt werden. damit nicht eine infektiös bedingte Schädigung der Wachstumszone eintritt.

Freie Themen zum Hauptthema VI

Hämarthros des kindlichen Kniegelenkes — Indikation zur Arthroskopie?

K.P. Benedetto, G. Sperner und W. Glötzer

Univ.-Klinik für Unfallchirurgie Innsbruck (Direktor: Prof. Dr. med. E. Beck), Anichstraße 35, A-6020 Innsbruck

Zusammenfassung

In den Jahren 1981 bis 1986 wurden an der Universitätsklinik für Unfallchirurgie Innsbruck 3 987 diagnostische und operative Arthroskopien durchgeführt. Bei 280 erwachsenen Patienten wurde die Indikation zur Akutarthroskopie, d.h. innerhalb der ersten 7 posttraumatischen Tage, wegen Hämarthros ohne Seitenbandinstabilität gestellt.

Im selben Zeitraum wurden 36 Kinder (Patienten vor Erreichen des 14. Lebensjahres) arthroskopiert, wovon bei 22 Kindern ein Hämarthros vorlag.

Als Ursache für den hämorrhagischen Erguß fand sich bei der arthroskopischen Abklärung in 13 Fällen eine Meniscusläsion, in 6 Fällen eine vordere Kreuzbandruptur. Fünf Kinder hatten eine Patellaluxation erlitten, 3 davon mit Absprengung einer radiologisch nicht sichtbaren osteochondralen Fraktur.

In einem Fall lag eine subchondrale Impressionsfraktur am lateralen Femurcondyl vor, in einem weiteren Fall ein Eminentiaausriß, in 2 Fällen ein Abriß der Plica infrapatellaris und in einem Fall eine Läsion des medialen Knieseitenbandes mit Einriß der Synovia.

Bei der weiteren Aufschlüsselung der Meniscusläsionen zeigte sich am medialen Meniscus in 5 Fällen ein abgerissener basisnaher Korbhenkel und in 2 Fällen ein eingerissener Scheibenmeniscus.

Am lateralen Meniscus lagen in 2 Fällen ein Hinterhornlängsriß, und in je einem Fall ein Korbhenkelriß, ein Längsriß am Vorderhorn sowie ein eingerissener Scheibenmeniscus vor.

Bei 2 Fällen von Meniscusläsion fand sich begleitend eine Ruptur des vorderen Kreuzbandes, in 3 weiteren Fällen chondromalacische Veränderungen an der Patella im Stadium II.

Im Anschluß an die diagnostische Arthroskopie wurde bei 16 Patienten ein arthroskopischer Eingriff durchgeführt. Im wesentlichen handelte es sich um Resektionen der eingerissenen Meniscusanteile. Aufgrund der guten Erfahrungen der Meniscusrefixation wurde in den letzten Jahren auch bei Kindern eine Meniscuserhaltung angestrebt. In 6 Fällen wurde anschließend an die Arthroskopie eine Arthrotomie durchgeführt, wobei in 3 Fällen eine Bandoperation erfolgte, in 3 weiteren Fällen wurde das abgesprengte osteochondrale Fragment mittels Fibrin-Kleber refixiert.

Der Zeitraum zwischen Unfall und Erstuntersuchung sowie zwischen Erstuntersuchung und Arthroskopie lag bei den Kindern wesentlich höher als bei unseren erwachsenen Patienten.

Der Hämarthros des kindlichen Kniegelenkes ist ebenso wie beim Erwachsenen eine schwere Verletzung einer Kniebinnenstruktur, welche in unserem Patientengut in allen Fällen eine operative Konsequenz nach sich zog. Aus diesem Grund ist auch beim kindlichen Hämarthros, der verglichen mit einem erwachsenen Patientenkollektiv seltener ist, eine Akutarthroskopie zu fordern, um die entsprechende therapeutische Konsequenz ableiten zu können.

Die Arthroskopie nach kindlichen Kniegelenkverletzungen – ein hilfreiches oder überflüssiges diagnostisches Verfahren?

J. Müller-Färber und B. Wittner

Abteilung für Unfall- und Wiederherstellungschirurgie (Chefarzt: Prof. Dr. med. J. Müller-Färber), Kreiskrankenhaus, D-7920 Heidenheim

Während beim Erwachsenen der Wert der Arthroskopie bei unklaren Kniegelenksbefunden und bei Hämarthros unbestritten ist, vertreten nur wenige Autoren die Akutarthroskopie auch bei Kindern mit Verletzungen des Kniegelenkes. Um den Nutzen der Arthroskopie des kindlichen Kniegelenkes nach Verletzungen zu überprüfen, haben wir unser Krankengut analysiert.

Von April 1983–Juli 1987 wurden an unserer Abteilung 1 082 Arthroskopien des Kniegelenkes durchgeführt. Darunter befanden sich 48 Kinder (4,4%) zwischen 7 und 15 Jahren nach Kniegelenksverletzungen. Die Arthroskopie erfolgte 1–10 Tage nach dem Unfall. Vor jeder Arthroskopie wurde vom Operateur anhand einer standardisierten Untersuchung des verletzten Knies eine klinische Diagnose festgelegt.

In 35 Fällen war die Indikation zur Arthroskopie ein Hämarthros, 13mal erfolgte sie als Voruntersuchung bei klinischem Verdacht auf eine operationsbedürftige Verletzung.

Bei den 48 Arthroskopien fanden sich 50 Verletzungen, von denen 32 operiert werden mußten. Beim Vergleich der präoperativen klinischen Diagnose mit dem arthroskopischen Befund fand sich in 21 Fällen eine Bestätigung der klinisch vermuteten operationsbedürftigen Verletzungen, 5mal konnte die klinisch gestellte Operationsindikation nicht bestätigt werden, in 9 Fällen fand sich arthroskopisch eine klinisch nicht erkannte operationsbedürftige Verletzung, 15mal wurde arthroskopisch die Operationsbedürftigkeit ausgeschlossen und eine gezielte konservative Therapie eingeleitet.

Die 35 Fälle mit Hämarthros wurden gesondert herausgegriffen. Hier fand sich 27mal eine therapiebedürftige Verletzung, von denen 12 klinisch nicht erkannt wurden. Die Behandlung erfolgte 23mal operativ, 4mal wurde konservativ im Gipsverband ruhiggestellt.

Die Notwendigkeit der Arthroskopie bei Kindern sehen wir wegen der oftmals erschwerten Anamneseerstellung und klinischen Untersuchung. Die Arthroskopie bei Hämarthros ist bis auf wenige Ausnahmen (knöcherner Kreuzbandausriß, anamnestisch sichere Patellaluxation) indiziert. Die Arthroskopie als ungefährliche Untersuchungsmethode ermöglicht uns, zu einer sicheren Diagnose zu gelangen und klare therapeutische Regime aufzustellen:

1. Die prognostisch günstige Primärversorgung bei operationsbedürftigen Verletzungen,
2. die gezielt durchgeführte Ruhigstellung im Gipsverband,
3. die gipsfreie funktionelle Behandlung, wenn Binnenschäden ausgeschlossen wurden.

Die Versorgung der dislocierten Eminentiafrakturen bei Kindern und Jugendlichen unter arthroskopischer Sicht

E. Lais, P. Hertel und Y. Moazami Goudarzi

Freie Universität Berlin – Universitätsklinikum Rudolf Virchow – Abt. Unfallchirurgie (Leiter: Prof. Dr. P. Hertel), Augustenburger Platz 1, D-1000 Berlin 65

Acht Kinder und Jugendliche im Alter von 8 bis 15 Jahren wurden wegen eines Eminentiaausrisses des Types III nach Meyers und McKeever unter arthroskopischer Sicht operiert (4mal ein Sturz vom Fahrrad, 1mal ein Skisturz, 2 Verkehrsunfälle und ein Verwindungstrauma des Kniegelenkes beim Trampolinspringen). Operation 3 bis 15 Tage nach Unfall. Immer findet sich ein ausgedehntes Hämarthros. Häufig läßt sich bereits bei der Erstuntersuchung ein positiver Lachman-Test finden. Die Diagnose des knöchernen Ausrisses erfolgt röntgenologisch (Schrägaufnahmen!). In Narkose wurde bei allen Patienten eine vermehrte vordere Schubladenverschieblichkeit festgestellt, Lachman- und Jerk-Test fielen positiv aus.

Begleitverletzungen: medialer Collateralbandriß. 1mal oberflächliche Knorpelabschürfung. Nach dem Freispülen des Gelenkes von Blut und Coageln wurden die Frakturflächen mit dem Meniscushaken bzw. der Bandscheibenzange von eingeschlagenem Material oder Coageln gesäubert. Die Reposition erfolgte in hinterer Schubladenposition mit dem durch eine gesonderte Incision eingeführten Meniscushaken, welcher das knöcherne Fragment in sein Bett drückt. Die Fixation des Repositionsergebnisses erfolgt mit transcutanen, von proximal medial oder lateral eingebrachten Kirschner-Drähten (intraoperative seitliche Röntgenaufnahmen). Nach der Versorgung fiel intraoperativ der Lachman-Test negativ aus. Die Kirschner-Drähte wurden subcutan abgekniffen. Bis zur 6. Woche Gipstutor. Die Entfernung der Kirschner-Drähte erfolgte bei Gipsentfernung in Lokalanästhesie.

Die Nachuntersuchungen der Patienten erfolgte zwischen einem 3/4 und 7 Jahre nach der Operation. Sie wurden allesamt beschwerdefrei und voll sportfähig. Keiner klagte über Instabilitätsgefühl. Bei den Untersuchungen der Kniegelenke fanden sich stabile Bandverhältnisse. Röntgenologisch waren die Eminentiaausrisse verheilt, die Eminenz war bei allen etwas unregelmäßig konturiert, zum Teil zeigten sich Anhebungen des vorderen Anteiles um einige mm, einmal fanden sich Verkalkungen im Bandverlauf oberhalb des vorderen Kreuzbandansatzes an der Tibia, ohne daß Beschwerden aufgetreten waren.

Die arthroskopische Kirschner-Drahtfixation ist die ideale Versorgungsform für Eminentia-Ausrisse Typ III und II, während Typ I konservativ behandelt werden sollte.

Immer sollte die Operation in Blutsperre erfolgen. Der Eingriff ist technisch nicht einfach und erfordert einen geübten Arthroskopeur. Das Operationsgebiet liegt direkt vor der transligamentär oder von einem seitlichen Zugang eingebrachten Optik. Teile der Fraktur werden vom Hoffaschen Fettkörper oder vom Vorderhorn der Meniscen, vom Ligamentum transversum genus, aber auch unter Umständen vom Ansatz des Kreuzbandes verdeckt. Die Kirschner-Drähte dürfen den Tibiakopf dorsal nicht überragen.

Traumatischer Kniegelenkerguß beim Kinde – Bagatelle oder gravierender Befund?

I. Scheuer[1], A. Lies[2] und A. Ekkernkamp[2]

[1] Kreiskrankenhaus, Unfallchirurgische Klinik (Chefarzt: Priv.-Doz. Dr. Scheuer), D-4900 Herford
[2] Chirurgische Universitätsklinik, BG-Krankenhaus "Bergmannsheil Bochum", (Direktor: Prof. Dr. med. G. Muhr), Hunscheidtstraße 1, D-4630 Bochum

Die konservative Grundeinstellung in der Behandlung von Extremitätenverletzungen bei Kindern hat häufig auch beim Knietrauma den Vorrang, die Indikation zur Arthroskopie und Operation wird bei traumatischem Kniegelenkerguß immer noch mit Zurückhaltung gestellt. Die Unfallanamnese bei Kindern ist meist wenig ergiebig, die klinische Diagnostik am verletzten Kniegelenk außerordentlich schmerzhaft, verbunden mit einer großen Diagnoseunsicherheit. Die radiologische Untersuchunge am kindlichen Knie versagt meist völlig. Da der Therapieerfolg von Knieverletzungen entscheidend von der Früherkennung des gesamten Verletzungsausmaßes und der Frühversorgung abhängt, sind wir dazu übergegangen, auch bei Kindern mit traumatischem Erguß den Knieinnenbefund durch die Arthroskopie abzuklären und die erforderliche definitive operative Versorgung daran anzuschließen. Wir haben in den vergangenen 3 Jahren 47 Kinder in der Unfallchirurgischen Klinik des KKH und 41 Kinder im "Bergmannsheil"-Bochum arthroskopiert. Bei diesen 88 Arthroskopien lag 47mal ein Knietrauma vor, akutarthroskopiert wurden 29 Kinder, in 48 Fällen wurden Arthroskopien später als 2 Wochen nach Unfall durchgeführt; Folgeoperationen waren in 26 Fällen erforderlich. Das Alter der Kinder lag zwischen 3 und 15 Jahren bei einem Durchschnittsalter von 12 Jahren. 40 Mädchen und 48 Jungen wurden arthroskopiert, 17 Kinder waren jünger als 11 Jahre. Ein Hämarthros lag 27mal vor, ein seröser Erguß wurde bei 7 Kindern gefunden. Daneben lag bei 30 weiteren Kindern in der Vorgeschichte nach dem Unfall ein Kniegelenkerguß vor, der durch Punktion oder Fremdanamnese gesichert war, so daß insgesamt 64 Kinder mit traumatischem Kniegelenkerguß zur arthroskopischen Untersuchung kamen. Im Rahmen einer Synovialis-PE konnte zusätzlich 4mal eine rheumatoide Arthritis erkannt werden, in 2 Fällen war arthroskopisch eine sichere Kniegelenkgußursache nicht aufzudecken.

Bei den 77 nach Unfall arthroskopierten kindlichen Kniegelenken wurden 59mal Knorpelverletzungen, 35 Synovialiseinrisse, 52mal Kapselbandverletzungen und 8 Meniscusrisse entdeckt, die in 7 Fällen genäht werden konnten; 1mal mußte ein discoider zerrissener Außenmeniscus entfernt werden. Nach Skiunfall hatte sich als jüngstes Kind in dieser Gruppe ein 4jähriger Junge einen Innenmeniscusriß zugezogen. Im Rahmen der Kapselbandverletzungen konnten 19 Kniescheibenluxationen mit Zerreißungen des Retinaculum patellae – 5mal kombiniert mit Teilabriß des Lig. pateallae – aufgedeckt werden. 12 vordere und 2 hintere Kreuzbandzerreißungen wurden diagnostiziert, die der präarthroskopischen Diagnostik entgangen waren.

Bei jedem 2. Kind mit Hämarthros und jedem 3. Kind mit Kniegelenkerguß nach zurückliegendem Unfall mußte im Anschluß an die Arthroskopie eine Folgeoperation durchgeführt werden. Kombinationsverletzungen am Knorpel, Bandapparat und an den Menisken waren ihrem Verletzungsausmaß nach nur arthroskopisch vollständig zu diagnostizieren.

Die dargelegten Befunde rechtfertigen auch bei Kindern mit traumatischem Kniegelenkerguß die frühest mögliche Narkoseuntersuchung und Akutarthroskopie, der die Gelenkspülung oder der Folgeeingriff angeschlossen wird. Die konservative Grundeinstellung bei kindlichen Extremitätenverletzungen ist aufgrund unserer arthroskopischen Befunde beim traumatischen Kniegelenkerguß nicht mehr gerechtfertigt.

Zur Diagnose und Therapie chondraler und osteochondraler Frakturen des kindlichen Kniegelenkes

A. Güßbacher, J. Graf und F.U. Niethard

Stiftung Orthopädische Universitätsklinik Heidelberg (Direktor: Prof. Dr. H. Cotta), Schlierbacher Landstraße 200 a, D-6900 Heidelberg 1

Die herausragende Bedeutung einer Knorpelverletzung des Kniegelenkes liegt in der Gefahr einer vorzeitigen Entstehung einer Gonarthrose. Diagnose und Therapie der sogenannten "Flake fractures" des Kniegelenkes erfordern daher gerade im Kindesalter eine besondere Sorgfalt.

Von 1978–1986 wurden 32 Flake fractures des Kniegelenkes bei Kindern beobachtet. In 5 Fällen handelte es sich um primär übersehene Verletzungen bei Patienten, deren Unfallereignis bis zu 7 Jahre zurücklag. 69% waren männlichen, 31% weiblichen Geschlechts. In der Mehrzahl (62%) ereignete sich die Knorpel-Knochen-Verletzung der Kniegelenksflächen beim Sport. In der Mehrzahl fand sich eine Patella des Typs IV nach Wiberg, nie ein normalgeformtes Femuropatellargelenk, sodaß die Dysplasie des femuropatellaren Gleitlagers als begünstigender Faktor für die Entstehung von Flake-Fractures angenommen werden muß.

Entsprechend dem vorwiegend indirekten Verletzungsmechanismus fanden sich die osteochondralen Läsionen meist an typischer Stelle. Sie betrafen in 50% den lateralen

Femurcondylus und 43% die Patellarückfläche und dort wiederum vorwiegend die mediale Facette.

Diagnostisches Mittel der Wahl ist die Arthroskopie. Die Computertomographie kann zur Verlaufsbeurteilung nach Operation eingesetzt werden.

44% der Flakes wurden entfernt, 56% refixiert (Verschraubung, Kirschner-Draht-Spickung, Fibrinklebung, Ethipin).

Wenn der spongiöse Raum eröffnet ist, ist die Heilungstendenz von Knorpelwunden offenbar gut, wenn eine sichere Refixation durchgeführt wurde. Bis auf 2 Kniegelenke mit rezidivierenden Ergußbildungen, Verklebungen und Bewegungseinschränkungen traten keine Komplikationen im postoperativen Verlauf auf.

Refixation von osteochondrotischen Dissecaten und osteochondralen Fragmenten mit resorbierbarem Material unter Verlaufsbeobachtung mit der Kernspintomographie

C. Lütten, W. Thomas und H. Lorenz

I. Orthopädische Abteilung, Allgemeines Krankenhaus Barmbek (Chefarzt: Prof. Dr. W. Thomas), Rübenkamp 148, D-2000 Hamburg 60

Es wird eine Methode der operativen Refixation von osteochondrotischen Dissecaten und osteochondralen Fragmenten beschrieben, die unter Verwendung autologer Spongiosa in Verbindung mit resorbierbaren Pins in Kombination mit Fibrinkleber eine ausreichende Primärstabilität des refixierten Materials gewährleistet und durch die Verwendung des genannten Materials einen zweiten Eingriff zur Metallentfernung erübrigt.

Es wurden 18 Patienten, die seit Anfang 1986 operiert wurden, nachuntersucht, wobei bei der präoperativen Statuserhebung sowie der postoperativen Kontrolluntersuchung die Kernspintomographie neben der Nativtomographie und den Nativ-Röntgenaufnahmen eingesetzt wurde. Die Nachuntersuchungen zeigten ein ausgezeichnetes Ergebnis, wobei alle Dissecate zur Einheilung kamen und die Knorpelbeschaffenheit durch Kernspintomographie beurteilbar war.

Die Kniescheibenluxation — eine häufig übersehene Knieverletzung im Kindesalter

E. Egkher, U. Koitzsch und A. Schultz

II. Univ.-Klinik für Unfallchirurgie (Leiter: Prof. Dr. med. P. Fasol), Spitalgasse 23, A-1090 Wien

Kniescheibenluxationen sind vor allem Verletzungen des Kindes- und Jugendalters. Selten sind schwere Traumata oder direkte Krafteinwirkung die Ursache. Folgende Ursachen erschweren die Diagnosestellung: Meist kommt es durch minimale Krafteinwirkung zur Kniescheibenluxation und anschließenden Spontanreposition. Genauere Angaben über den Unfallmechanismus sind vom Kind meist nicht zu erhalten.

Bei Durchsicht unseres eigenen Krankengutes, das wir im Rahmen einer Spezialambulanz für Gelenkverletzungen erheben konnten, zeigte sich, daß die Kinder und Jugendlichen in weit mehr als 1/3 der Fälle mit einer Fehldiagnose an uns überwiesen wurden. Das unterstreicht, wie differenziert an die Problematik der Knieverletzungen im gesamten und der Kniescheibenluxation vor allem beim Jugendlichen im besonderen herangegangen werden muß.

In der Regel besteht ein Gelenkerguß mit beträchtlichen Schmerzen im inneren Kniegelenkkompartiment. Was oft differentialdiagnostisch Schwierigkeiten zu Verletzungen des Meniscus und des inneren Seitenbandes darstellt. Das Kniegelenk ist jedoch in der Regel völlig bandstabil. Abscherfragmente sind im Nativröntgen nicht immer zu sehen. Trotz modernster Untersuchungstechniken wie Computer- und Kernspintomographie, muß nach wie vor auf die Arthroskopie zur raschen Abklärung von Kniebinnenverletzungen zurückgegriffen werden.

Grundsätzlich streben wir bei Kniescheibenluxationen der Kinder ein konservatives Vorgehen an. Lediglich Abscherverletzungen des Knorpels und Knochens werden, wenn organisatorisch möglich, sofort versorgt. Bestens hat sich dabei die transossäre Refixierung mit resorbierbarem Nahtmaterial bewährt. Bei Rezidiven haben wir das Vorgehen nach Slocum-Larson bevorzugt. Die präzise heilgymnastische Nachsorge ist unerläßlich (Muskelkräftigung, proprioceptive neuromusculäre Facilitation). Durch Einhaltung dieses Therapieschemas konnten wir bei unseren 30 Patienten optimale Ergebnisse erzielen, Reluxationen waren nie zu beobachten.

Operative Behandlung von Kniescheibenluxationen bei Kindern und Jugendlichen

M. Wagner, O. Kwasny, W. Scharf und R. Schabus

I. Univ.-Klinik für Unfallchirurgie (Vorstand: Prof. Dr. E. Trojan), Alser Straße 4, A-1097 Wien

Einleitung

Das Problem der Therapie der Kniescheibeninstabilitäten ist noch nicht gelöst. Die Zahl der in der Literatur angegebenen Operationsmethoden ist groß. Bei Kindern muß darauf geachtet werden, daß während des Wachstums keine Störung der Blutversorgung der Tuberositas tibiae mit vorzeitiger Epiphysiodese auftritt. Das Operationsziel ist die Rezentrierung der Kniescheibe und damit die Verbesserung der Kniescheibenstabilität.

Operationsindikation

Patienten mit rezidivierender Kniescheibenverrenkung oder habitueller Subluxation werden einem physikalisch-therapeutischen Spezialprogramm unterzogen. Die Indikation zur Operation wird erst nach Fehlschlag dieser Behandlung gestellt. Bei erstmaliger traumatischer Kniescheibenverrenkung nehmen wir eine Korrekturoperation in jenen Fällen vor, bei denen mit hoher Wahrscheinlichkeit eine wiederkehrende Verrenkung zu erwarten ist. Dies ist bei Dyplasie (Patella Typ Wiberg III, Patella alta) gegeben. Außerdem bei Subluxationsstellung der Patella nach lateral in der Computertomographie bei angespanntem M. quadriceps in Streckstellung des Kniegelenks.

Patientenmaterial

An der I. Univ.-Klinik für Unfallchirurgie wurden von 1980 bis 1986 bei 31 Patienten im Alter zwischen 12 und 16 Jahren (ϕ 14,4 a) 33 Kniegelenke nach der Methode von Slocum und Larson operiert, die ein laterales Release, eine Raffung des medialen Retinaculums, eine VMO-Plastik sowie die Abspaltung des medialen Drittels des Ligamentum patellae, Medialversetzung und Fixierung am Periost beinhaltet. 23 dieser Patienten mit insgesamt 25 operierten Kniegelenken konnten nach 1–7 Jahren (ϕ 4 1/2 a) nachuntersucht werden. Hierbei zeigten sich 19 Patienten beschwerdefrei ohne Reluxation und ohne Schmerzen, darunter die Patienten mit beiseitiger Operation. Die Patienten zeigten einen freien Bewegungsumfang und waren voll sportfähig. Vier Patienten hatten Probleme, wobei zweimal gelegentlich Schmerzen und eingeschränkte Sportfähigkeit vorlagen; einmal lag zusätzlich eine Instabilität des Kniegelenks vor, sodaß das Ergebnis nicht beurteilbar war. Einmal war es bei einem 12Jährigen 12 Monate postoperativ bei einem Salto rückwärts zu einer Reluxation gekommen.

Diskussion

Die angegebene Operationsmethode weist bei unserer Nachuntersuchung eine geringe Häufigkeit von Reluxationen auf. Sie ist als reiner Weichteileingriff, auch für Kinder geeignet. Zur Rezentrierung in Streckstellung ist die VMO-Plastik nötig.

Literatur

1. Larson RL (1979) Subluxations-dislocations of the patella. In: Kennedy ED (ed) Injured adolescent knee. Williams & Wilkins, Baltimore
2. Scharf et al. (1983) Zur Entstehung, Diagnostik und Behandlung der Kniescheibenverrenkung. Unfallheilkunde 86:16
3. Slocum DB, Larson RL (1964) Indirect injuries of the extensor mechanism of the knee. In: Athlets knee joint. Symposium, Hughston, Texas

Verletzungsmuster von Knieglenken im Kindesalter

A. Wentzensen

Berufsgenossenschaftliche Unfallklinik (Direktor: Prof. Dr. S. Weller), Rosenauer Weg 95, D-7400 Tübingen

In den Jahren 1979–1986 wurden 90 Kinder bis zu einem Alter von 14 Jahren wegen einer Verletzung der Kniegelenk-bildenden knöchernen, knorpeligen und ligamentären Strukturen behandelt. Das größte Kollektiv stellen 30 Kinder mit osteochondralen Verletzungen im Bereich der Condylen und der Patella dar, als Unfallmechanismus fanden sich sowohl exogene wie endogene Ursachen, letztere vor allem in Form von Patellaluxationen bei rascher Drehung bei gebeugtem Knie. Vor allem die Arthroskopie war bei der Sicherung der Diagnose und Lokalisation der Verletzung außerordentlich hilfreich. Ligamentäre Verletzungen fanden sich bei 20 Kindern mit einem Durchschnittsalter von 13 Jahren. Eine bei Kindern Sonderform der vorderen Kreuzbandverletzung stellen die 12 Eminentiafrakturen dar, Durchschnittsalter 12,4 Jahre. Zusätzlich beobachteten wir zwei femorale knöcherne Kreuzbandausrisse, letztere waren Zufallsbefunde bei der diagnostischen Arthroskopie zur Abklärung eines Hämarthros. Von zwölf Meniscusläsionen waren zwei mit einer alten vorderen Kreuzbandverletzung kombiniert, alle resezierten Meniscusanteile wiesen bei der histologischen Untersuchung mittelschwere bis schwere degenerative Veränderungen auf, das Durchschnittsalter der Kinder lag hier bei 13,8 Jahren. Bei allen Kindern mit Meniscusläsionen war vor der arthroskopischen Diagnostik ein konservativer Therapieversuch erfolgt. Als alterstypische Verletzungen sind die kniegelenknahen Epiphysenverletzungen zu sehen, auch wenn die Epiphysen extraarticulär liegen findet sich bei Salter III- und IV-Typen eine direkte Gelenkbeteiligung, in jedem Fall müssen diese Verletzungen mit in die diagnostischen Überlegungen einbezogen werden. Das Durchschnittsalter in dieser Gruppe lag bei 12,5 Jahren. Unsere Untersuchungen zeigten, daß auch bei Kindern an die Möglichkeit ligamentärer Verletzungen gedacht werden muß. Für die Diagnostik der osteochondralen Frakturen ist die Arthroskopie außerordentlich hilfreich. Durch sorgfältige Diagnostik mit klinischer Untersuchung, Röntgendiagnostik, Narkoseuntersuchung und Arthroskopie lassen sich auch beim Kind operationspflichtige Läsionen erkennen und die notwendige Therapie festlegen.

Ausrisse der Eminentia intercondylica am wachsenden Skelet

M. Häring

St. Raphaelsklinik, Abt. für Unfall- und Wiederherstellungschirurgie (Leitender Arzt: Prof. Dr. M. Häring), Klosterstraße 75, D-4400 Münster

Der Ausriß der Eminentia intercondylica am wachsenden Skelet stellt eine besondere Form einer Epiphysenfraktur dar. Eine Wachstumsstörung ist nicht zu erwarten, da die Wachstumsfuge nicht verletzt wird. Für die Behandlung gilt die Einteilung in dislocierte und nicht dislocierte Ausrisse, wie dieses in der Klassifizierung nach Meyers und McKeever (1959) zum Ausdruck kommt. Nekrosen des ausgerissenen Fragmentes werden nicht beobachtet, da die Vascularisation von proximal durch die Arteria media genu erfolgt.

Als Verletzungsmechanismus wird eine gewaltsame Überstreckung im Kniegelenk bzw. eine Schubbelastung bei flektiertem Knie angenommen. Es handelt sich um ein komplexes Geschehen, das eindeutig auf eine Kniebinnenverletzung mit Innenrotation hinweist. Die Symptome sind Hämarthros, Spontan- und Bewegungsschmerz und Funktionsverlust. Die konservative Behandlung erfolgt durch Ruhigstellung im Oberschenkelliegegips in 20° Beugestellung des Kniegelenkes nach erfolgter Punktion. Bei Dislokation vom Typ Meyers McKeever II und III besteht die Indikation zur Reposition und operativen Fixierung. Mit Vorteil wird arthroskopiert wobei nach weiteren Begleitverletzungen (Seitenbandrupturen, Meniscusläsionen, Flake-fracture) gefahndet wird. Arthroskopisch läßt sich ein interponiertes Meniscusvorderhorn, das eine exakte Reposition verhindert, wieder auslösen. Die Fixierung kann durch Kirschner-Drähte oder durch eine transossäre Naht oder wie an der Abteilung für Unfall- und Wiederherstellungschirurgie der Raphaelsklinik Münster, durch eine Zugschraubenosteosynthese erfolgen. Trotz der transepiphysären Lage der Schraube kommt es zu keiner Wachstumsstörung bzw. zu keiner Fugenirrigation, wenn die Schraube innerhalb von 6 Wochen wieder entfernt wird, wie dies im Tierexperiment nachgewiesen werden konnte.

Zusammenfassend soll betont werden, daß sich Ausrisse der Eminentia intercondylica am wachsenden Skelet mit Vorteil arthroskopisch reponieren und durch eine transepiphysäre Verschraubung sicher fixieren lassen.

Ursache und Behandlung von Fehlwachstum nach traumatischer distaler Femurepiphysenläsion

P.P. Besselaar und R. Marti

Orthopädische Klinik AMC (Direktor: Prof. Dr. R. Marti), Meibergdreef 9, NL-1105 AZ Amsterdam

Epiphysenfrakturen im Bereich des distalen Femurs sind relativ selten, meistens die Folge direkter Krafteinwirkung. Die theoretisch gute Prognose der verschiedenen Formen von Epiphysiolysen kann weder in der Literatur, noch in unserem eigenen Krankengut bestätigt werden. Wachstumsstörungen nach Trümmerfrakturen oder inadäquat versorgten Epiphysenfrakturen sind zu erwarten.

Der größte Teil der Wachstumsstörungen (bis 50%) findet sich jedoch völlig unerwartet in der Gruppe der Epiphysiolysen mit oder ohne metaphysärem Fragment. Nicht anatomische Reposition, sekundäre Dislokation am Ende des Wachstums, primärer oder iatrogener "crush" durch mehrfache grobe Reposition sind eine mögliche Erklärung. Eine weitere, vermutlich oft übersehene Ursache ist die transepiphysäre Avulsion des lateralen Bandapparates. Wir fordern deshalb schräge Röntgenaufnahmen, Bildverstärkerkontrolle nach Reposition von Epiphysiolysen des distalen Femurs. Die Therapie der Bandavulsion besteht in der wasserdichten Reposition und Fixation zur Vermeidung des Brückencallus und damit der späteren Valgusdeformität.

Epiphysenfrakturen führen zur Gelenkinkongruenz, zum teilweisen oder totalen Fugenschluß mit den entsprechenden Wachstumsstörungen.

Verschiedene Behandlungsmöglichkeiten stehen uns zur Verfügung. Resektion des Callus, Achsenkorrekturen während oder am Ende des Wachstums sowie Femurverlängerungen. Die eingeschlagene Therapie ist abhängig vom Alter des Patienten sowie von der entstandenen Deformität, die verschiedenen Möglichkeiten werden präsentiert.

Verletzungen im Bereich der proximalen Tibiaepiphyse

S. Kuner, G. Siebler und E.H. Kuner

Chirurgische Universitätsklinik, Abt. für Unfallchirurgie (Direktor: Prof. Dr. E.H. Kuner), Hugstetterstraße 55, D-7800 Freiburg

In einem Zeitraum von 7 Jahren wurden 8 Ausrisse der Eminentia intercondylica, 2 Ausrisse der Tuberositas tibiae und 6 Epiphysiolysen bzw. Epiphysenfrakturen bei 3 Mädchen und 13 Jungen mit einem Durchschnittsalter von 13,3 Jahren behandelt.

Begleitverletzungen bestanden vor allem in Form von Kapselbandläsionen. Die Behandlungen und Ergebnisse lassen sich wie folgt zusammenfassen: Ausrisse der Eminentia intercondylica wurden in einem Fall, bei fehlender Dislokation, konservativ, in 6 weiteren Fällen durch Schraubenosteosynthese und in einem Fall mittels transossärer Naht behandelt. Bis auf 3 Patienten, die über subjektive Beschwerden wie Wetterfühligkeit und Schmerzen bei stärkerer Belastung klagen, sind alle Patienten klinisch beschwerdefrei und radiologisch ohne pathologischen Befund.

Die beiden Tuberositasausrisse wurden offen reponiert und durch Schrauben fixiert, in beiden Fällen kam es zu einer restitutio ad integrum.

Die Verletzung vom Typ Salter I wurde bei gleichzeitigem Vorliegen einer Innenbandverletzung operativ behandelt. Die Nachuntersuchung zeigte bis auf eine Beinverlängerung von 1 cm einen seitengleichen Befund. Bei einer konservativ behandelten Salter II Fraktur fand sich bei der Nachkontrolle eine Valgusfehlstellung von 10^0 bei einer Beinverkürzung von 1,5 cm.

Bei einer weiteren Lysefraktur Typ II stand die Behandlung der verletzten A. poplitea, des N. peronaeus u. tibialis und einer gleichseitigen Femurschaftfraktur im Vordergrund. Danach wurde ein gelenküberbrückender Fixateur angelegt und alle 4 Unterschenkellogen durch Fasciotomie entlastet. Die Nachkontrolle zeigte eine normale Beweglichkeit, eine regelrechte arterielle Durchblutung, aber eine erhebliche Spitzfußstellung mit entsprechender Gangbehinderung.

Drei Patienten mit Verletzungen des Typs III bzw. IV wurden operativ behandelt. Die Ergebnisse zeigten keinen pathologischen Befund.

Posttraumatische Spätschäden nach Epiphysenverletzungen des distalen Oberschenkelendes

H.-J. Schepp und J. Brudet

Orthopädische Universitätsklinik (Direktor: Prof. Dr. H. Rettig), Paul-Meimberg-Straße 3, D-6300 Gießen

Die seltenen Epiphysenfugenverletzungen des distalen Femur lösen häufig diagnostische Probleme aus. In Verdachtsfällen sollten daher spezielle Röntgenuntersuchungen nicht versäumt werden. Dies gilt insbesondere für ligamentäre Frakturen, die schwer in die geläufigen Klassifikationen nach Aitken oder Salter-Harris einzuordnen sind.

Auch bei frühzeitiger Diagnose und kunstgerechter Behandlung inklusive korrigierender Sekundäreingriffe sind bleibende Deformitäten nicht sicher zu verhindern. Das dargestellte Krankengut umfaßt 12 auswärts vorbehandelte Verletzungen, die zu einem Wachstumsstop des lateralen Fugenanteils geführt haben. Die Sekundärbehandlung bestand 4mal in einer temporären medialen Epiphysiodese, in 10 Fällen in korrigierenden Osteotomien. Bei der im Mittel 11 Jahre nach dem Unfall erfolgten Nachuntersuchung fand sich 8mal ein X-Bein, 2mal ein leichtes O-Bein, einmal eine kompensatorische Varusstellung des

des proximalen Tibiaendes, 11mal eine Beinverkürzung im Mittel um 2,6 cm sowie 3mal laterale Patellasubluxation.

Durch partielle knöcherne Überbrückung oder vorzeitige Fugenverödung entstehende Achsenfehler in Frontal- und Sagittalebene, Gelenkflächenverformungen sowie Beinlängendifferenzen sind geläufig. Formveränderungen des Femoropatellargelenkes und Patelladystopien sind in der bearbeiteten Literatur nicht erwähnt.

Literatur beim Verfasser.

Abrisse der Tibiaapophyse – seltene, aber typische Kniegelenksverletzungen im Jugendalter

Th. Sennerich und W. Kurock

Universitätsklinikum Mainz, Klinik und Poliklinik für Unfallchirurgie (Direktor: Prof. Dr. med. G. Ritter), Langenbeckstraße 1, D-6500 Mainz

Apophysäre Abrisse der Tuberositas tibiae treten selten auf; sie betreffen den Ansatz des M. quadriceps femoris und gehen häufig mit einer Verletzung der proximalen Tibiaepiphyse einher. Ursächlich liegen entweder eine kraftvolle aktive Streckung des Kniegelenkes oder eine gewaltsame passive Beugung gegen den kontrahierten Muskel zugrunde. Dementsprechend häufig ereignen sich diese Verletzungen bei sportlicher Betätigung.

Nach Watson-Jones lassen sich die Tibiaapophysenverletzungen nach therapeutischen und prognostischen Gesichtspunkten in drei Typen unterteilen. Beim Typ I liegt ein vollständiger Ausriß der Apophyse, jedoch ohne Beteiligung der proximalen Tibiaepiphyse vor. Der Typ II ist durch eine zungenförmige Abhebung der Tuberositas tibiae mit geringer Dislokation und intakter Tibiagelenkfläche charakterisiert. Beim Typ III besteht ein kompletter, deutlich dislocierter Abriß der Apophyse mit Fraktur der proximalen Tibiaepiphyse und Gelenkbeteiligung.

Im eigenen Krankengut der Jahre 1970 bis 1987 wurden neun Abrisse der Tibiaapophyse im Jugendalter versorgt. Betroffen waren sechs Jungen und drei Mädchen im Alter von 14 bis 17 Jahren. In allen Fällen ereigneten sich die Verletzungen bei sportlicher Betätigung, wobei siebenmal der typische Verletzungsmechanismus durch Muskelzug zugrunde lag. Es handelte sich um zwei Verletzungen des Typs I, vier des Typs II und drei des Typs III nach der Klassifikation von Watson-Jones. Bei sieben Patienten wurden eine offene Reposition und eine metallische Fixation vorgenommen. Als Osteosynthesematerialien kamen je nach Größe und Anzahl der Fragmente Kirschner-Drähte und Spongiosazugschrauben, im Einzelfall in Verbindung mit einer Zuggurtung, zur Anwendung. In sieben Fällen heilten die Verletzungen folgenlos aus.

Verletzungen des Tibiaplateaus im Kindesalter

G.E. Wozasek[1], K.D. Moser[2] und H. Haller[2]

[1] 2. Universitätsklinik für Unfallchirurgie (Direktor: Prof. Dr. P. Fasol), Spitalgasse 23, A-1090 Wien
[2] Unfallkrankenhaus Linz (Direktor: Prim. Dr. G. Kukla), Blumauerplatz 1, A-4020 Linz

Einleitung

Die relativ niedrige Incidenz der traumatischen Lösung der proximalen Tibiaepiphyse steht im Widerspruch zur Problematik der sich laut Literatur in ca. 50% der Patienten posttraumatisch entwickelnden Komplikationen. Anatomische Verhältnisse bieten einen relativen Schutz der proximalen Tibiaepiphyse gegen Unfälle. Die relativ schwach ausgebildeten Kreuzbänder führen meist zu isolierten Abrissen der Eminentia intercondylaris. Lateral setzt das Seitenband am Fibulaköpfchen an und medial nur ein kleiner Teil an der Epiphyse. Einzig das Ligamentum patellae kann die Apophyse mit der Epiphyse lösen.

Therapie

Wir stellen bei Schmerzen im Epiphysenbereich, adäquatem Trauma und negativem Röntgenbefund das Kniegelenk für vier Wochen in einer Oberschenkelgipshülse ruhig. Die Einrichtung der verschobenen Lösung Salter I–IV bietet in der Regel keine Schwierigkeiten. Über ein Hypomochlion wird die nach hinten verschobene Tibiametaphyse reponiert und bei starken Verschiebungen mit Bohrdrähten fixiert. Anschließende Ruhigstellung im Oberschenkelgips für 6 Wochen in einer Stellung des Kniegelenkes von S 0/30. Durch die Verschiebung der Unterschenkelmetaphyse nach hinten besteht die Gefahr der Gefäßverletzung.

Ergebnisse

Von 1959 bis 1985 wurden im Unfallkrankenhaus Linz 28 Verletzungen der proximalen Tibiaepiphyse behandelt. Das sind 3,8% aller Epiphysenverletzungen. Nachuntersucht werden konnten 21 Patienten nach durchschnittlich 10,5 Jahre. In 8 Fällen wurde die Reposition durch Bohrdrähte stabilisiert. Als Unfallursache stand die Sportverletzung im Vordergrund, gefolgt von direktem Anprall bei Verkehrsunfall. In 4 Fällen bestand eine primäre Ischämie des Beines, welche sich in 2 Fällen nach der Reposition normalisierte. Bei einer Patientin mußte eine Thrombektomie durchgeführt werden und in einem Falle erfolgte eine Veneninterposition mit anschließender Amputation.

Zwei Patienten (Salter 0, Salter 1) wiesen Wachstumsstörungen im Sinne eines Genu recurvatum auf, welche durch Umstellungsosteotomien saniert wurden. Nach dem Beurteilungsschema von Schelten konnten 19 als gut und 2 als schlecht eingestuft werden.

Die proximale Tibiafraktur – bisherige klinische und experimentelle Beobachtungen zur Entstehung des posttraumatischen Genu valgum

L. von Laer und P. Frey

Kinderspital Basel, Abt. für Traumatologie (Leitender Arzt: Priv.-Doz. Dr. L. von Laer), Römergasse 8, CH-4005 Basel

Anhand klinischer Beobachtungen an 34 Patienten und einer klinisch-experimentellen Studie am Minipig, wurde der Ursache der Komplikation des zunehmenden einseitigen Genu valgum nach proximalen Tibia- und Unterschenkelfrakturen nachgegangen. Es wird bestätigt, daß es sich bei dieser Komplikation um die Folge einer stimulativen Wachstumsstörung (WTS) handelt, die zu einer passageren partiellen Stimulation des medialen Tibiafugenbereiches und damit zum valgisierenden Mehrwachstum der medialen proximalen Tibiafuge führt. Diese WTS ist ausschließlich nach in einer Valgusfehlstellung verheilten proximalen Tibia- und Unterschenkelfraktur zu erwarten, unabhängig davon, ob es sich primär um einen Biegungsbruch oder um eine vollständig dislocierte Fraktur gehandelt hat. Es wird nachgewiesen, daß es im Rahmen einer derartigen Valgusfehlstellung stets zu einer medialen Konsolidationsverzögerung kommt. Im Rahmen dieser Konsolidationsverzögerung wird die WTS ausgelöst. Dies führt zu einem signifikant vermehrten Valguswachstum, das sich der schon vorhandenen Fehlstellung aufpropft. Zusätzlich werden die schon in der Literatur gemachten Beobachtungen bestätigt, daß der horizontale Unterbruch des fugennahen Periostes ebenfalls zum – aber wesentlich geringer ausgeprägten – Valgusfehlwachstum führt. Der Unterbruch des Pes anserinus-Zuges führte im Experiment zu keinem Fehlwachstum. Somit spielen zwei Komponenten für die Valgusentstehung eine Rolle: Die mediale Konsolidationsstörung und der Periostunterbruch. Um das Valgusfehlwachstum zu verhindern, muß die Therapie dieser Frakturen darin bestehen, jede primäre Valgusfehlstellung zu beseitigen und dabei den medialen Frakturspalt zu komprimieren, um die Konsolidationsverzögerung zu vermeiden. Dies gelingt grundsätzlich auf konservativem Wege.

Genu recurvatum nach Epiphysenfugenverletzung: Korrektur durch Callusdistraktion

D. Pennig, E. Brug und D. Baranowski

Chirurgische Universitätsklinik Münster, Abteilung für Unfall- und Handchirurgie (Leiter: Prof. Dr. E. Brug), Jungeblodtplatz 1, D-4400 Münster

Das Genu recurvatum im Wachstumsalter, verursacht durch partielle Wachstumshemmung der proximalen Tibiaepiphysenfuge, ist selten. Pappas et al. und Olerud et al. bearbeiteten aus der Literatur und aus eigenem Krankengut etwas mehr als 20 Fälle. Ätiologisch sind prolongierte Tibiakopfextensionsbehandlung, Einbringen von epiphysennahen Extensionsdrähten, direkter Druck auf die Tuberositas tibiae sowie direktes Trauma genannt. Die Therapie besteht in einer Osteotomie, Aufrichtung des Plateaus und Spaneinbolzung. Wir stellen den Fall eines 13jährigen polytraumatisierten Jungen mit diaphysärer Femurfraktur beidseits und Unterschenkelschaftfraktur links vor. Plattenosteosynthesen wurden durchgeführt. Im Verlauf von drei Jahren entwickelte sich ein partieller Wachstumsstop der proximalen Tibiaepiphyse mit einem Genu recurvatum (Plateau-Schaft-Winkel von -18°). Durchgeführt wurde eine Corticotomie unter Belassen des dorsalen Anteils. Die Aufrichtung erfolgte mit einem Kippgelenkfixateur nach De Bastiani. Der Fixateur wurde beginnend am 15. postoperativen Tag mit 1 mm/d distrahiert. Erreicht wurde eine anatomische Stellung des Plateau-Schaft-Winkels sowie eine vollständige Auffüllung des Spaltes durch Callus nach dem Prinzip der Callusdistraktion. Die Gesamtdauer der Behandlung betrug drei Monate, die Kniegelenksbeweglichkeit war 5-0-130. Diese Rekonstruktion des normalen Plateau-Schaft-Winkels bietet den Vorteil der graduellen Anpassung der Weichteile sowie den Verzicht auf eine Spongiosaplastik und Plattenabstützung.

Rotationstraumen des Kniegelenkes im Kindesalter

H.R. Bloch, A. Ekkernkamp und K. Neumann

Chirurgische Universitätsklinik und Poliklinik der Berufsgenossenschaftlichen Krankenanstalten "Bergmannsheil Bochum" (Direktor: Prof. Dr. G. Muhr), Hunscheidtstraße 1, D-4630 Bochum

Bandverletzungen des Kniegelenkes im Kindesalter umfassen weniger als 10% aller ligamentären Schäden. Unter der Zielvorstellung, eine aktive und passive Stabilität, Beweglichkeit und Schmerzfreiheit zu erreichen, wurden 53 Kinder mit insgesamt 93 ligamentären Verletzungen des Kniegelenkes behandelt und im Zeitraum von 1979 bis 1987 nachuntersucht.

Frisch versorgt wurden 0–2 Tage nach Trauma 55%, 3–10 Tage später 25%. In 20% erfolgte die Versorgung nach über 10 Tagen.

In 80% fanden wir vordere Kreuzbandrupturen, die in 15% isoliert waren. Bei den isolierten, wie auch bei den Kombinationsverletzungen überwiegen mit Zweidrittel die Eminentiaausrisse.

Die Behandlung erfolgte in 35% durch Schraubenfixation, in 10% durch eine Drahtcerclageosteosynthese und in 60% wurde eine primäre Naht durchgeführt (Mehrfachnennungen). Die Nachbehandlung erfolgte durch einen Gipstutor für kurze Zeit, anschliessend eine Bewegungsschiene mit limitierter Bewegung von 0/20/60 für 6 Tage. Zum eigenen Schutz der Kinder wurden sie mit einem Gipstutor für 4–6 Wochen nach Hause entlassen. Mit der beweglichen Schiene mit limitierendem Scharnier wurden nur sportlich aktive Adolescenten behandelt.

Subjektiv zeigten sich alle frisch versorgten Patienten völlig beschwerdefrei mit voller Sportfähigkeit. Die Untersuchung zeigte keinerlei Bewegungseinschränkung bei voller Rotationsstabilität.

Das Ziel, aktive und passive Stabilität, Beweglichkeit und Schmerzfreiheit herzustellen um eine unbehinderte Sportfähigkeit zu ermöglichen, kann dem jungen Patienten nur durch eine rechtzeitige operative Therapie der gerissenen Bandstrukturen wiedergegeben werden.

Operative Behandlungsmöglichkeiten und -ergebnisse bei Kreuzbandverletzungen im Kindesalter

M. Blauth, P. Lobenhoffer und N. Haas

Unfallchirurgische Klinik der Medizinischen Hochschule Hannover (Direktor: Prof. Dr. med. H. Tscherne), Konstanty-Gutschow-Straße 8, D-3000 Hannover 61

Einleitung

Kreuzbandverletzungen bei Kindern und Jugendlichen sind mit etwa 2% aller Verletzungen seltene Ereignisse. Wir möchten in diesem Beitrag über Behandlungsmethoden und -ergebnisse bei Kreuzbandrupturen und Eminentiafrakturen berichten.

Krankengut

Insgesamt wurden vom 1.1.1980–30.6.1986 34 jugendliche Patienten wegen einer frischen Kreuzbandläsion operiert. Das Durchschnittsalter lag bei den Kreuzbandausrissen bei 12 und in der Gruppe der -rupturen bei 15 Jahren. Zwei Eminentiaausrisse waren dem Typ II nach Meyers und McKeever zuzuordnen, 7 dem Typ III und 2 dem Typ IIIa. Bei zwei Patienten lag ein Ausriß des vorderen Kreuzbandes ohne Eminentiabeteiligung vor. Zur operativen Fixation benutzten wir 7mal die Technik der Umschlingungsnaht, je 2mal wurde das Fragment verspickt und verschraubt. Bei den 23 Kreuzbandrissen lag die Rupturstelle in 10 Fällen femoral, 9mal intraligamentär und 4mal tibial. 15mal waren mediale Strukturen mitverletzt, davon in 4 Fällen der Innenmeniscus. Alle Kreuzbandrupturen wurden mit transossären Nähten, femoral, tibial oder gegenläufig, versorgt.

Ergebnisse

Der Nachuntersuchungszeitraum betrug durchschnittlich 48 Monate. Beschwerden der Patienten wie Schmerzen, Instabilitätsgefühl und Schwellneigung des betroffenen Kniegelenkes werteten wir nach dem Lysholm-score aus. In beiden Gruppen wurde mit 92 und 93 von maximal 100 Punkten ein guter Wert erzielt. Bei 10 Patienten bestand ein Streckdefizit von 5°, bei einem von 10°. Eine Beugehemmung von 5° stellten wir 11mal fest, 4mal wurde ein Defizit von 10° gemessen und einmal von mehr als 10°. Die Stabilität der Kniegelenke wurde jeweils klinisch und mit dem Arthrometer KT 1000 im Seitenvergleich bestimmt. Bei den 11 Patienten mit Kreuzbandausriß war nur in einem Fall der Lachman-Test und die vordere Schublade einfach positiv. Ein pivot shift ließ sich in keinem Fall auslösen. Bei den übrigen Patienten fanden wir den Lachman-Test 11mal einfach und 2mal zweifach positiv. Mit dem KT 1000 Gerät war die maximale manuelle Schublade mit 1,5 mm in der Eminentiagruppe deutlich niedriger als bei den übrigen Patienten mit 4,4 mm. Bei einer Meßgenauigkeit von ca. 1 mm darf ein Seitenunterschied von 0,6 mm als normal gelten. Radiologisch waren die Eminentiafrakturen alle in korrekter Stellung eingeheilt. Es fanden sich lediglich einige zipflige Ausziehungen.

Zusammenfassung

Knöcherne Kreuzbandausrisse hatten bei korrekter Behandlung eine sehr gute Prognose. Obwohl fast alle Patienten ein seitengleich stabiles Kniegelenk aufwiesen, klagten etwa ein Drittel über Restbeschwerden. Kreuzbandrupturen wiesen in unserem Krankengut im Jugendlichenalter etwa dieselbe Prognose wie bei Erwachsenen auf obwohl alle intraligamentären Risse mit einer Kreuzbandnaht versorgt worden waren.

Mittelfristige Ergebnisse nach kniebandrekonstruktiven Maßnahmen im Kindesalter

K. Kulich und V. Vecsei

I. Chirurgische Abteilung des Wilhelminenhospitals der Stadt Wien (Vorstand: Univ. Prof. Dr. V. Vecsei), Montleartstraße 37, A-1171 Wien

Acht Kinder im Durchschnittsalter von 12,2 Jahren wurden im Zeitraum Januar 1983–Februar 1984 wegen Kniebandinstabilität operativ versorgt.

In 7 Fällen war die Bandläsion frisch, in einem Fall chronisch. Bei vielfältigem Verletzungsmuster wurden verschiedene Methoden der chirurgischen Versorgung gewählt.

Neben Rekonstruktion der verletzten Strukturen durch Naht, Raffung und Reinsertion wurde dreimal eine plastische Augmentation mit der distal gestielten Gracilissehne und einmal ein plastischer Ersatz mit dem Ligamentum patellae proprium durchgeführt.

Postoperativ wurden alle Patienten insgesamt 8 Wochen mit einem Gipsverband versorgt und anschließend eine physikalische Therapie durchgeführt.

Nach durchschnittlich 4 Jahren sind alle operierten Kniegelenke bandstabil, in wenigen Fällen gering bewegungseingeschränkt, und die Patienten subjektiv weitgehend beschwerdefrei. Je zweimal beobachteten wir eine Beinlängendifferenz und eine noch immer bestehende Quadricepsatrophie.

Zusammenfassend sind die mittelfristigen Ergebnisse hervorragend. Auf Gefahren die durch kniebandrekonstruktive Maßnahmen im Kindesalter auftreten können, wird hingewiesen.

Vorlesung

Morbus Sudeck, gegenwärtiger Wissensstand – Diagnostik, Therapie und Prognose

G. Friedebold

Orthopädische Klinik und Poliklinik der Freien Universität Berlin im Oskar-Helene-Heim (Direktor: Prof. Dr. G. Friedebold), Clayallee 229, D-1000 Berlin 33

Der Begriff "Atrophie" ist so alt wie die Geschichte der Medizin. Er bedeutet Rückbildung anatomischer Gewebsstrukturen und – damit verbunden – Rückgang entsprechender Funktion. Man unterschied *zwei* Arten von Atrophie:

1. die allgemeine Atrophie des Alters und
2. die Inaktivitätsatrophie.

Beide Formen waren wohldefiniert, ihre Ursachen bekannt: Die *Altersatrophie* entwickelt sich im höheren Lebensalter und beruht auf hormoneller Umstellung, besonders ausgeprägt beim weiblichen Geschlecht nach der Menopause.
  Zur *Inaktivitätsatrophie* kommt es durch mangelnde Beanspruchung.
  Als auf dem 29. Kongreß der Deutschen Gesellschaft für Chirurgie im Jahr 1900 in Berlin ein 33jähriger in Holstein geborener Chirurg auftrat, überraschte er mit der Beschreibung einer neuen dritten Art von Atrophie, die sich wesentlich von den beiden bekannten unterschied und damit offensichtlich ein eigenes Krankheitsbild darstellte. Er bezeichnete sie der Schnelligkeit Ihres Auftretens wegen als *akute* Atrophie; und da sich seine Beobachtungen zu diesem Zeitpunkt ausschließlich auf den Knochen erstreckten, nannte er sie zunächst *akute Knochenatrophie*.
  Dieser Mann war Paul Sudeck. Das von ihm erstmals zusammenhängend beschriebene Krankheitsbild ist seitdem bis heute mit seinem Namen verbunden, wenngleich die ursprüngliche Beschränkung auf den Knochen längst nicht mehr zutrifft.
  Was Sudeck veranlaßte, das eigentlich *klinisch* beeindruckende Bild im wesentlichen auf den Knochen zurückzuführen, dürfte eine einfache Erklärung zulassen: Die erst wenige Jahre zuvor erfundenen Röntgenstrahlen hatten den Knochen sichtbar und die Ärzte neugierig gemacht; so etwa wie heute viele Patienten einer nicht immer indizierten Kernspintomographie unterzogen werden. Ein so sorgfältiger Beobachter wie Paul Sudeck hatte bald die unterschiedliche Strukturzeichnung des betroffenen Knochens gegenüber den herkömmlichen Atrophien, die ja auch gerade erst mit dem neuen Verfahren der Röntgenstrahlen analysiert werden konnten, erkannt und seine Schlußfolgerungen auf die sich abspielenden Gewebsvorgänge gezogen.

Was Sudeck beschrieb, hatte zunächst gar nichts mit dem später gebrauchten Additiv "posttraumatisch" zu tun, denn das von ihm untersuchte und beschriebene Krankengut erstreckte sich zu diesem Zeitpunkt nicht auf Verletzungsfolgen, sondern ausschließlich auf entzündliche Zustände. Die Röntgenaufnahmen, die er bei Gelenkentzündungen spezifischer und unspezifischer Art angefertigt hatte, zeigten eine eigentümlich verwaschene Strukturzeichnung der Knochen nicht nur im Bereich des Herdes, sondern — was ihm besonders charakteristisch zu sein schien — weit darüber hinaus in benachbarten Knochen. Während die im Bereich des betroffenen Gelenkes bestehenden Symptome — vor allem am klinisch leicht zu erfassenden Hand- oder Sprunggelenk — Schwellung, Hitze und Rötung zum entzündlichen Bild der Gelenkaffektion gehörten, waren die von ihm beobachteten Veränderungen an Hand und Fingern bzw. am Fuß nicht erklärbar. Die Röntgenaufnahmen zeigten hier das Bild einer Rarefizierung der Knochenstruktur in den spongiösen Abschnitten der kleinen Röhrenknochen von Mittelhand und -fuß sowie den Phalangen, die eine eigenartige fleckige Zeichnung aufwiesen. Aber auch die Corticalis erschien verdünnt, weniger schattendicht und leicht aufgefasert. Ihre Veränderung war jedoch weniger stark ausgeprägt. Im Vergleich mit der bekannten Alters- sowie der Inaktivitätatrophie gelangte hier etwas völlig anderes zur Darstellung.

Entsprechend der gegebenen Definition bedeutet Atrophie stets Verlust an organischer Substanz. Da den anorganischen Bestandteilen, den Kalksalzen, damit die Trägersubstanz entzogen ist, stellt sich ein Verlust an Schattendichte ein, der bei der allgemeinen Osteoporose ein gleichmäßig sich auf das gesamte Skelet erstreckendes Bild ergibt: Die lockere Spongiosa erscheint stark reduziert; sie verschwindet schließlich ganz, die verdünnte Corticalis bietet daher einen gewissen Kontrastreichtum. Bei der Atrophie durch Inaktivität sind diese Rückbildungsveränderungen weniger stark ausgeprägt, vor allem aber auf den betroffenen Knochen begrenzt.

Sudeck ließ seine Knochenatrophie für die gesamte Umgebung des entzündlichen Herdes gelten, d.h. auch für die proximalen Knochenabschnitte, eine Feststellung, die für die später in den Vordergrund tretenden posttraumatischen Formen nicht zutrifft. Die Veränderungen treten mit großer Regelmäßigkeit nahezu ausschließlich *peripher* der Verletzung auf.

Die wesentlichste Unterscheidung jedoch, die Sudeck im Vergleich zu den konventionellen Atrophien herausstellte, war der *Zeitfaktor*. Während die Entwicklung der Altersatrophie viele Jahre, der Inaktivitätsatrophie einige Monate benötigt, stellte sich die neue, von ihm beschriebene Atrophie binnen weniger Wochen ein, was ihn veranlaßte, sie als "akute" Atrophie zu bezeichnen und für ihre Entstehung einen *reflektorischen* Weg anzunehmen. Darüber hinaus aber gab es ein zweites klinisches Merkmal für ihn: Die im Gegensatz zur Atrophie durch Inaktivität erheblich *verlangsamte Rückbildungsfähigkeit*. Gemeint ist hier nicht nur das Röntgenbild des Knochens, das nicht selten einen Restbefund als Denkmal hinterläßt, sondern vielmehr die *Funktion*. Während sich die Funktionsminderung durch Nichtgebrauch mit wiedereinsetzender Inanspruchnahme relativ rasch beheben läßt, erstreckt sich die Wiederherstellung der Funktion bei der *akuten* Atrophie oft auf viele Monate oder sogar Jahre, wenn es überhaupt dazu kommt.

Sudeck hatte bei den damals veröffentlichten Fällen entzündlichen Ursprungs wohl die Beteiligung der Weichteile, insbesondere der Muskulatur, vermutet, jedoch diese Annahme nur in einem Nebensatz zum Ausdruck gebracht und zunächst nicht weiter verfolgt. Gerade diese aber bestimmt entscheidend das klinische Bild und macht letztlich auf die Diagnose aufmerksam. Da er selbst über eine solide Grundausbildung in der Pathologie verfügte, ist sein

Interesse über die klinische Problematik hinaus allzu verständlich; die Annahme reflektorischer Vorgänge weist aber den Weg in Richtung Nervensystem.

Dreißig Jahre sollten jedoch noch vergehen, bis Sudeck das komplexe Bild des sich so rasch entwickelnden Krankheitszustands richtig zu deuten vermag: Erst im Jahre 1931 erscheint sein Beitrag, mit dem er als in der Pathologie vorgebildeter Chirurg den Nachweis führt, daß es sich um eine allgemeine Reaktionsform lebenden Gewebes handelt, wie sie bei vielen Anlässen ganz anderer Art aufzutreten pflegt, nämlich eine *Entzündung,* die der Abwehr einer Schädigung dient, also als Heilungsvorgang anzusehen ist. Die verhältnismäßig plötzlich auftretende aktive Hyperämie, die zu Schwellung und Überwärmung führt, verdeutlicht diese Auffassung überzeugend. Die Einengung des Krankheitsbildes auf den Knochen, die Beschränkung der Beobachtungen auf ohnehin entzündliche Affektionen hatten lange Zeit den Blick für diese Deutung der Ursache getrübt.

Aber auch die Veränderungen des Knochengewebes erfuhren jetzt eine Neuinterpretation nachdem Rieder histologische Untersuchungen anstellen konnte. Hatte noch Sudeck die von ihm beobachtete fleckige Höhlenbildung als Ausdruck einer Aktivität des Knochenmarks gedeutet, die zum Abbau von Knochensubstanz und zum Ersatz durch Fettmark führte, so fand Rieder, daß in Wirklichkeit ein lebhafter *Umbau* stattfand, der sich in Form gleichzeitigen Ab- und Anbaus abspielte. Das scheinbare Überwiegen der Abbauvorgänge im Röntgenbild, das zu der Auffassung von der "Atrophie" geführt hatte, findet eine einfache Erklärung in der Tatsache, daß das sich ständig neubildende osteoide Gewebe lange Zeit nicht schattengebend ist.

Wenn es sich aber um einen gewöhnlichen Entzündungsvorgang, eine normale Abwehrreaktion lebenden Gewebes handelt, — worin ist dann das Besondere des von Sudeck beschriebenen Krankheitsbildes zu sehen? Die *Besonderheit* liegt, wie bereits Sudeck erkannte – in der Möglichkeit der Entgleisung dieser Abwehrreaktion bei fortbestehender Noxe. Für die ursprünglich von ihm untersuchten Fälle bakterieller Gelenkinfektionen traf diese Bedingung regelmäßig zu, was zu seinen ersten Beobachtungen Anlaß gab. Da die, wie er es ausdrückte, "Heilbestrebung" als natürlicher Vorgang in Form einer Entzündung anzusehen war, nannte er deren Scheitern, die Entgleisung des Vorgangs "Dystrophie", eine Bezeichnung, die den neueren Erkenntnissen eher gerecht wurde als die ursprüngliche "Atrophie". Letztere legt vielmehr den Endzustand fest, der sich nach Ablauf der Dystrophie schließlich ergibt und gleichsam zurückbleibt. Der Titel seiner 1938 erschienenen Monographie "Kollaterale Entzündungszustände (sog. akute Knochenatrophie und Dystrophie der Gliedmaßen) in der Unfallheilkunde" macht deutlich, wie Sudeck um eine Synthese seiner ursprünglichen Auffassung mit der aufgrund der neuen Erkenntnisse gewonnenen Formel bemüht ist. Er zeigt aber auch, daß es nicht mehr die Begleitumstände von Gelenkentzündungen bzw. eitriger Infekte sind, um die es hier im wesentlichen geht. Die Formulierung "in der Unfallheilkunde" rückt vielmehr die *posttraumatische* Situation in den Vordergrund.

Mit dieser Analyse des Krankheitsbildes ergibt sich zwangsläufig eine Aufgliederung in drei Phasen des Ablaufs, die das Krankheitsbild künftig kennzeichnen, eine Auffassung, die bis heute Gültigkeit hat.

Inzwischen ist das Krankheitsbild in das Bewußtsein von Chirurgen und Orthopäden gerückt. Eine Reihe von Arbeiten nicht nur im deutschsprachigen Raum erscheinen, teils in Form von Einzelbeobachtungen, teils bereits in Form vergleichender Zusammenstellungen, die zum Anlaß für eine Reihe zum Teil abweichender Definitionen werden. Ascherl und Blümel haben 1981 eine Übersicht über die Terminologie dessen zusammengestellt, was zumindest im deutschsprachigen Raum vereinfacht als "Sudeck-Syndrom" bezeichnet wird.

Drei Phasen also, die ineinander übergehen und von sehr unterschiedlicher Dauer sein können, bestimmen das klinische Bild des Sudeck Syndroms.

1. Die collaterale Entzündung

Sie setzt mehr oder weniger rasch innerhalb weniger Tage unmittelbar in der Umgebung des geschädigten Gliedmaßenabschnitts ein, in der Regel peripher. Die Stärke dieser durchaus physiologischen Reaktion hängt von Art und Ausmaß des gesetzten Reizes, aber zweifellos auch von einer bestehenden Reaktionsbereitschaft des Betroffenen ab. Bleibt der ursprüngliche Reiz nicht bestehen oder wird er in anderer Form — thermisch, elektrisch, mechanisch o.a. — nicht erneuert, klingt die Entzündung ab; sie hat gleichsam ihre Aufgabe erfüllt. Der endgültigen Ausheilung der ursprünglichen Schädigung — Verletzung, Infektion o.a. — steht nicht mehr im Wege.

Die Erkenntnis, daß es sich bei dieser Phase letztlich um einen normalen Heilungsvorgang, eine physiologische Gewebsreaktion, handelt, hat dazu geführt, daß viele Autoren sie nicht in das Krankheitsbild des Sudeck-Syndroms einzuordnen bereit sind. Diese Diskrepanz der Auffassungen hat nicht nur einige Verwirrung im Bereich klinischer Praxis ausgelöst, sondern vor allem zu ganz unterschiedlichen, nicht mehr vergleichbaren Statistiken geführt.

In diesem Zusammenhang besitzt vor allem die statistische Aussage L. Böhlers aus dem Jahre 1956 besondere Aussagekraft. Nur bei 0,03% seiner Verletzten hält er die Festellung eines Sudeck-Syndroms für gerechtfertigt. Nur bei relativ wenigen Patienten also hat die Entzündung der 1. Phase nicht zur Heilung geführt. Betrachtet man die beiden Hauptgrundsätze der Richtlinien L. Böhlers für die Knochenbruchbehandlung in diesem Zusammenhang, dann wird diese geringe Zahl verständlich: Ausschaltung jeglicher Schmerzen und Ruhigstellung des verletzten Gliedmaßenabschnitts zur Vermeidung mechanischer Störkräfte. Beide Faktoren spielen für die Entwicklung eines Sudeck-Syndroms eine wesentliche Rolle, da sie die Entgleisung der Entzündungsphase in Richtung auf das zweite Stadium begünstigen. Die strikte Einhaltung der Böhlerschen Forderungen, die in seiner Klinik selbstverständlich war, bedeutet naturgemäß auch eine drastische Verringerung der Dystrophie.

2. Das Stadium der Dystrophie

Es repräsentiert das eigentliche Krankheitsbild des Sudeck-Syndroms. Die heilende Entzündung hat es nicht geschafft; die von Rieder beschriebene Gleichzeitigkeit von An- und Abbau beherrscht die feingewebliche Situation. Für den *Knochen* bedeutet diese Entgleisung, daß das sich erneuernde osteoide Gewebe sehr rasch wieder degenerativ dem Rückgang anheimfällt, eine sich Wochen hinziehende Veränderung, die sich röntgenologisch in Form der genannten Entschattungen der spongiösen Knochenabschnitte wiederspiegelt. Aber auch die Weichteile, vor allem Haut und Muskulatur, erfahren entsprechende Umbauvorgänge.

Die Veränderungen der *Muskulatur* sind durch akuten Muskelschwund gekennzeichnet, der mit erheblicher Reduzierung der motorischen Leistungsfähigkeit einhergeht, einschließlich einer Herabsetzung der elektrischen Erregbarkeit. Vergleicht man diese Art reflektorischer und daher äußerst rasch einsetzender Atrophie, wie sie gerade bei stumpfen Gelenkverletzungen charakteristisch ist und stets die Antigravitationsmuskeln — am Knie also den M. quadriceps vor allem den M. vastus tibialis — betrifft, mit der Atrophie des Skeletmuskels durch Nichtgebrauch, dann stehen außer diesem Zeitraffereffekt wenig Grundkenntnisse zur Verfügung. Noch immer bestehen Zweifel darüber, was denn am atrophischen Muskel letztlich an Masse verschwunden ist. Zwar ist die Reduzierung der Myofibrillen, ihre Verdünnung und verringerte Verästelung bekannt; eine rein numerische Verminderung kann jedoch angesichts der Determinierung der motorischen Einheiten in den Vorderhörnern nicht angenommen werden. Auch die Masse des Sarkoplasmas muß am Schwund beteiligt sein. Degeneration sich regenerierender Strukturen kann hier nur vermutet werden, will man die Einheitlichkeit des pathologischen Vorgangs als Grundlage des Sudeck-Syndroms betrachten.

Die im ersten Stadium die *Haut* betreffenden, akuten Entzündungszeichen — Röte, Ödem und Hitze — weichen in der zweiten Phase einem Bild, das durch Blässe, teigige Induration bei verstrichenen Hautfalten geprägt ist. Einzelbeobachtungen von Dermatologen haben vergleichbare Befunde mit Hautveränderungen bei *Borrelieninfektionen* ergeben; z.B. Neumann aus Wien. Das Sudeck-Bild dürfte hier jedoch sekundäre Folge, nicht aber primäre Infektionskrankheit sein. Im Bereich der Gelenke erscheint der Hautmantel zu straff, so daß die Beugebewegungen mehr oder weniger stark eingeschränkt sind. Daß darüber hinaus auch die Ligamente Quellungs- bzw. Umbauvorgängen unterliegen, wurde von Sudeck selbst nicht erörtert, muß jedoch gerade im Hinblick auf die oft erheblichen Einsteifungen angenommen werden. Auch für die Weichteile gilt schließlich die das Gesamtbild kennzeichnende Entgleisung des Gewebsverhaltens, die schließlich mit starker Funktionseinschränkung verbunden ist. Zunehmend verdeutlicht die Situation das Stadium 3.

3. Das Stadium der Atrophie

An- und Abbauvorgänge der Gewebe sind zur Ruhe gekommen, aber es ist eine Ruhe der Hilflosigkeit. Regeneratorisch spielt sich nichts mehr ab. Ohne therapeutische Maßnahmen bleibt die erreichte Situation als Endzustand bestehen. Das Ausmaß des übriggebliebenen Defektes hängt zu einem wesentlichen Teil davon ab, *wie lange* das Stadium der Dystrophie gedauert hat, offensichtlich weniger von Art und Intensität der ursprünglichen Schädigung. Die Haut erscheint jetzt kühl, die Fältelung ist aufgehoben, Unterhaut und Muskulatur weisen starken Schwund auf, so daß die gestraffte Decke der Haut fast dem Knochen anzuliegen scheint. Die starke Funktionseinbuße bringt zwangsläufig Inaktivität mit sich, die die Atrophie verstärkt und einzuzementieren scheint. Schon Sudeck betont jedoch, daß die Regenerationskraft auch im hochgradig atrophischen Gewebe erhalten bleibt, die funktionelle Wiederherstellung somit von ihrer Aktivierung durch therapeutische Maßnahmen abhängt.

Viele Autoren sind inzwischen der Frage nachgegangen, welcher Mechanismus letztlich den Ablauf des Sudeck-Syndroms in Gang setzt. Bereits Sudeck selbst hatte mit seiner

Auffassung vom reflektorischen Vorgang den Weg in Richtung *Nervensystem* gewiesen. Er hatte darüber hinaus die Beobachtung gemacht, daß das Syndrom schneller und intensiver ausgelöst wird, wenn eine unmittelbare Verletzung eines Nerven erfolgt ist, wobei er sich besonders auf den N. medianus bezieht. Legt man als initiales Phänomen die aktive Durchblutungssteigerung in Form einer starken Hyperämie zugrunde, so rückt der Sympathicus unmittelbar in den Mittelpunkt des beginnenden Sudeck-Syndroms. Für diese Auffassung spricht bereits die Art des initialen *Schmerzes,* die, worauf Mittelmeier hinweist, weder streng lokalen noch radiculären Chrakter aufweist. Der mit starkem Brennen einhergehende eher nach peripher orientierte Schmerz, der Ähnlichkeiten mit der Kausalgie erkennen läßt, ist als Ausdruck einer vegetativen Dysregulation anzusehen, die ihre Kausalität zunächst in der Peripherie findet, jedoch über einen Reflexbogen, wie er von Ascherl und Blümel beschrieben wird, zentrale Bedeutung erlangt. Die Aufrechterhaltung der Fehlregulation infolge wiederholter Störung der Balance durch unterschiedliche Faktoren kennzeichnet schließlich den klinischen Fortgang der Erkrankung, vor allem seine Dauer.

Mit dieser Annahme einer breiten Fächerung ganz unterschiedlicher Faktoren exogener und endogener Art gewinnt der gebrauchte Begriff der "individuellen Reaktionsbereitschaft" wissenschaftliche und vor allem praktische Bedeutung, da der vegetative Gleichgewichtszustand individuelle Schwankungen aufweist. Die Bedeutung dieser endogenen Ausgangslage rückt jene äußeren Anlässe unmittelbar in den Mittelpunkt der Betrachtung, denen als sog. Begatellverletzungen kaum ein primärer Krankheitswert beigemessen werden kann. Die klinische Beobachtung, die sich im Alltag der Unfallchirurgie immer wieder ergibt, läßt tatsächlich das Sudeck-Syndrom gerade bei diesen Anlässen im Gegensatz zu manifesten Knochenbrüchen gehäuft registrieren. Die Diskrepanz zwischen äußerem Anlaß und der Schnelligkeit und Intensität des Auftretens eines Sudeck-Syndroms haben erfahrende Autoren zu der Überzeugung veranlaßt, daß der exogene Faktor unwesentlich und fortdenkbar ist, vielmehr die endogene vegetative Situation als ausschlaggebend angesehen werden muß, wie u.a. von Blumensaat betont wird. Die Auffassung, daß es eine individuelle konstitutionelle Bereitschaft zum Sudeck-Syndrom gebe, wird durch die Erfahrung gestützt, daß das auslösende exogene Moment Nullwert besitzen kann, – ein "Sudeck sui generis" gleichsam. In diesem Zusammenhang ist die Untersuchung einer Freiburger Arbeitsgruppe aus dem Jahre 1980 von Interesse, die sich an Hand des sog. Freiburger Persönlichkeitsinventars und der sog. Ängstlichkeitspsychologie um die Typisierung einer "Sudeck-Persönlichkeit" bemüht hat.

Die Angaben über die Häufigkeitsverteilung an den Extremitäten weichen vielfach nicht unerheblich voneinander ab. Nach einer Statistik der Orthopädischen Universitätsklinik Köln aus dem Jahre 1971 überwiegt die untere Extremität, besonders der Fuß, erheblich, während die meisten statistischen Angaben ein umgekehrtes Verhalten erkennen lassen, so bereits Reisch und Bierling 1955. Da zu den exogenen, ein Sudeck-Syndrom auslösenden Faktoren auch eine *Operation* gehören kann, wurden auch hier kausale Überlegungen angestellt. So entspricht es handchirurgischer Erfahrung, daß der radikale Eingriff bei der Dupuytrenschen Kontraktur, die Fasciectomie, häufiger ein Sudeck-Syndrom auslöst, als es vergleichsweise für andere Eingriffe an der Hand zutrifft, bei denen das Syndrom – wie zum Beispiel bei Fingeramputationen oder Eingriffen im Bereich der Handwurzel – ebenfalls beobachtet wird. Vogl, der in diesem Zusammenhang über einige interessante Einzelbeobachtungen berichten konnte, sieht hierin den Beweis für die zentrale Bedeutung der segmentalen Innervation, da der vegetative Reflexbogen für beide Erkrankungen über den vegetativen Knotenpunkt im Seitenhorn des achten, des cervico-dorsalen Übergangssegmentes also abläuft. An der zentralen Bedeutung des Sympathicus kann es heute keinen Zweifel mehr geben; dafür sind als Indiz auch die Erfolge einer entsprechenden Therapie anzusehen.

Da die therapeutischen Maßnahmen der ursprünglichen Erkrankung oder Verletzung, die zum Sudeck-Syndrom geführt hat, als exogener kausaler Faktor bedeutungsvoll sein könnten, gibt es auch eine *Prophylaxe*. Sie erstreckt sich auf die Vermeidung aller Maßnahmen, die geeignet sind, die heilende Entzündung zur Entgleisung zu bringen, dadurch, daß die verantwortliche Noxe aufrechterhalten, verstärkt oder immer wieder neu provoziert wird. Ein wichtiger, nicht zu unterschätzender Faktor ist der *Schmerz*. Er ist am ehesten geeignet, immer neue Reaktionen auszulösen, die die Entwicklung der dystrophischen Phase begünstigen. Schmerzen aber werden individuell unterschiedlich ertragen. Die einen stecken sie weg, die anderen werden von ihnen beherrscht. Diese subjektive Reaktionsweise stützt die Auffassung vom Primat der endogenen Komponente. Sie geht in die Zeichnung des Sudeck-Bildes ein. Ausschaltung des durch Verletzung oder Erkrankung ausgelösten Schmerzes und vor allem Vermeidung neuer Schmerzen bei therapeutischen Maßnahmen stellt eine wichtige Forderung dar. Für Erkrankungen ist diese Forderung nicht immer erfüllbar; für Verletzungen aber sollte sie es — folgt man den Grundsätzen L. Böhlers — sein: Einmalige exakte Reposition von Knochenbrüchen, Immobilisation des betroffenen Gliedmaßenabschnitts unter strikter Vermeidung eines einschnürenden Verbandes und Sorge für ungestörte Durchblutung, nicht zuletzt durch aktive Betätigung der nicht ruhiggestellten Gelenke. Gerade in der wiederholten Reposition, der damit verbundenen immer neuen Unterbrechung der Immobilisation ist ein wesentlicher, wenn nicht überhaupt der häufigste Faktor für die Auslösung eines Sudeck-Syndroms zu sehen. Da dieser Faktor bei Anwendung einer stabilen Osteosynthese fortfällt, dürfte die drastische Minderung des Sudeck-Syndroms bei der Beachtung der Richtlinien der AO auf diesen Umstand zurückzuführen sein. Zu achten bleibt dagegen auf das die Durchblutung beeinträchtigende Kompartment-Syndrom.

Die *Therapie* des Sudeck-Syndroms ist seit Sudecks erster Beschreibung viele Wege, nicht zuletzt auch Irrwege gegangen. Wie stets bei zunächst unklaren und komplexen Krankheitsbildern rückte die Behandlung dieser in jeder Hinsicht besonders schwierigen Krankheit bedenklich in die Nähe der Polypragmasie. Heute, nachdem klarere Vorstellungen vom Wesen der Erkrankung bestehen, gibt es solidere Grundlagen für das therapeutische Vorgehen, die sich bereits auf längere Erfahrungen stützen können. Zu unterscheiden sind *allgemeine* und *örtliche* Maßnahmen. Besonders letztere müssen sich nach den beschriebenen Stadien richten.

A) Die *allgemeinen* Maßnahmen erstrecken sich auf *drei* Gesichtspunkte:

1. Die psychische Führung des Patienten. Sie ist nicht einfach, da sie entsprechend der unterschiedlichen aber sicher vorhandenen Reaktionsbereitschaft individuell erfolgen muß, wenn sie Aussicht auf Erfolg haben soll. Sie ist dennoch in vielen Fällen von vornherein zum Scheitern verurteilt, da die Patienten ihre Bedeutung nicht begreifen, eher eine negative Haltung einnehmen, die von der Angst vor einem schlimmen Schicksal geprägt ist. Falsch ist, wenn der Arzt selbst den Eindruck allzu großer Besorgnis — etwa durch tägliche Kontrollen — erweckt. Falsch ist aber auch eine vordergründige Bagatellisierung, die dem

Patienten die Vorstellung vermittelt, der Arzt messe der Situation keine ernsthafte Bedeutung bei. Es sollte erreicht werden können, daß der Patient trotz der langwierigen Behandlung, die nur langsame Fortschritte erkennen läßt, vertrauensvoll bleibt. Wichtig ist dabei, auf diese Fortschritte immer wieder hinzuweisen.

2. Die unmittelbare Behandlung über das *vegetative* Nervensystem. Ziel ist hier durch Dämpfung des Sympathicus wieder einen vegetativen Gleichgewichtszustand herbeizuführen. Verschiedene Wege bieten sich an; sie sind immer wieder empfohlen worden und werden, je nach persönlicher Einstellung des Arztes bevorzugt.

Die ursprünglich beliebte *periarterielle Sympathektomie* dürfte kaum noch zur Anwendung gelangen. Dagegen ist die allgemeine Verabfolgung von Sympathicolytica — etwa in Form des Hydergins — eine bewährte und weitgehend unbedenkliche Medikation. Eine unmittelbare gezielte Einwirkung auf den Sympathicus wird durch eine *Blockade der vorgelagerten Ganglien* mit einem anästhetisch wirksamen Mittel wie Novokain möglich. Für die untere Extremität ist hierfür der Grenzstrang bei L2–L4 zuständig, für die obere Extremität das Ganglion stellatum. Um eine dauerhafte Ausbalancierung zu erreichen, sind mehrfache Wiederholungen notwendig. Mögliche Komplikationen besonders bei der Stellatumblockade erfordern die Beachtung von Vorsichtsmaßnahmen. Das Interesse an der Stellatumblockade scheint in den letzten Jahren nachgelassen zu haben. 1971 haben Rauenfuß, Böhland und Sauer von der Leipziger Universität eine umfangreiche Arbeit erstellt, in der alle damit zusammenhängenden Fragen an Hand von 1 600 Blockaden ausführlich erörtert wurden.

Eine interessante Variante bietet sich heute in Form einer *axillären Plexusanästhesie*. Sie wird unter anderem von Krebs empfohlen, der sie als Leitungsanästhesie für Eingriffe an der oberen Extremität besonders bei längerer Operationsdauer bevorzugt, da sie die Möglichkeit einer kontinuierlichen Aufrechterhaltung der Anästhesie gestattet, ein Umstand, der sie für die Behandlung des Sudeck-Syndroms unter stationärer Kontrolle besonders geeignet erscheinen läßt.

3. Die *hormonelle* Therapie. Sie hat den Sinn, den im Knochen ablaufenden für das 2. Stadium der Dystrophie charakteristischen parallelen An- und Abbau von Knochengewebe zugunsten des rascheren Anbaus zu steuern. Mit Hilfe von Calcitonin, einem aus 32 Aminosäureestern bestehenden Hormon der parafolliculären C-Zellen der Schilddrüse, wird ein antagonistischer Effekt gegenüber dem Parathormon erzielt und damit die beim Sudeck-Syndrom so kritische Osteoclastenfunktion gehemmt; diese sehr stark verbreitete, weitgehend ungefährliche medikamentöse Therapie hat sich in letzter Zeit bei allen Osteoporoseformen stark durchgesetzt. Beim Sudeck-Syndrom wird über positive Erfahrungen berichtet, so von Benz (1983), der den frühzeitigen Einsatz, d.h. im Stadium 1, empfiehlt. Er faßt die Wirkung des Präparates in Form von *fünf* Gesichtspunkten zusammen:

1. Rasche Schmerzfreiheit bei anabolem Effekt,
2. subjektive Besserung auch im Stadium 2 und 3,
3. Normalisierung des Entzündungsprozesses des Stadiums 1,
4. keine Rückfälle unter der Behandlung und
5. Hemmung des weiteren Knochenabbaus.

Unter dem Schutz dieser vegetativen Stabilisierungstherapie laufen

B) die *örtlichen* Maßnahmen ab: Sie richten sich nach dem Stadium der Erkrankung. Da diese Stadien kontinuierlich ineinander übergehen, kann hier für eine genauere Abgrenzung die *Thermographie* nützlich sein. Sie ergibt charakteristische stadienabhängige Bilder, wie meine Mitarbeiter Lambiris u.a. 1985 nachweisen konnten.

ad 1): Bei *bestehender Entzündung* gilt der alte Grundsatz der *Ruhigstellung,* damit dieser natürliche und positiv einzuschätzende Abwehrvorgang keine Störung erfährt. Diese Forderung gilt daher auch für das Stadium 1 des Sudeck-Syndroms. Bei gravierenden Verletzungen — Knochenbrüchen, Gelenkaffektionen u.a. — gilt dieser Grundsatz in der Regel ohnehin. Entwickelt sich unter oder trotz der vorgenommenen Ruhigstellung in einem Gipsverband oder auf einer Schiene ein sich mit Schmerzen ankündigendes Sudeck-Syndrom, so ist nicht die Ruhigstellung aufzugeben, sondern für eine ungehinderte Durchblutung durch Kontrolle und Korrektur des Verbandes Sorge zu tragen. Kommt es trotzdem nicht zum Abklingen des Schmerzes, sondern eher zu dessen Zunahme, wird besonders bei ausgeprägter Hyperthermie, die sich sehr rasch entwickelt, die Entscheidung zum Einsetzen der Sympathicolyse zu treffen sein. Dabei kann man sich zunächst auf die medikamentöse Therapie beschränken. Erst der nächste Schritt, der eine Entscheidung zugunsten einer stationären Behandlung erfordert, sollte zur Stellatumblockade oder zur Blockade des lumbalen Grenzstrangs führen, bei erfolgreichem Ansprechen ggf. zur kontinuierlichen Plexusanästhesie, wenn man mit diesem Verfahren vertraut ist, — wertvoll ist frühe Calcitonintherapie.

In dieser Phase stehen aktive Maßnahmen — etwa krankengymnastische Übungen — nicht zur Debatte. Sie sind geeignet als mechanische Noxe die Entzündung zu stören und die Entgleisung zu begünstigen, selbst wenn sie äußerst subtil unter Vermeidung von Schmerzen durchgeführt werden. Aber auch über die Ruhigstellung hinausgehende passive Maßnahmen sind nur mit größer Zurückhaltung vertretbar und im Zweifel eher zu unterlassen. Gerechtfertigt ist hier am ehesten ein Versuch mit Kryotherapie, wodurch der Ablauf der Entzündungsphase in Grenzen gehalten werden kann. Ein Indiz für die positive Wirkung der Kälte ist allein die Bewertung des Schmerzes. Gibt der Patient eine Verstärkung an, muß diese Art der Behandlung sofort abgebrochen werden. Wärmeanwendung ist in jeder Form — als Packung oder als hochfrequente Elektrotherapie — nutzlos und riskant. Sie stellt eine starke Provokation dar, die die Entgleisung beschleunigt.

Klingen Schmerz und Schwellung ab, verspürt der Patient selbst das Bedürfnis, Finger oder Zehen wieder selbsttätig zu bewegen; zeigt die Haut normale Fältelung und — falls man sich dieser Kontrolle bedienen will — das Thermogramm wieder ein normales Temperaturverhalten, ist die Situation als beherrscht anzusehen. Die Entzündung ist abgelaufen, sie hat nicht zur Entgleisung geführt; das bedrohliche Stadium der Dystrophie ist ausgeblieben. Es ist ein erwünschter und erfreulicherweise häufiger Ausgang des initialen Sudeck-Syndroms. Je nach Einstellung kann man diesen Verlauf nachträglich ignorieren und ihn — wie dargestellt wurde — als normalen Heilungsablauf der Ausgangserkrankung oder -verletzung ansehen. Dann wird die statistische Angabe über diese gefürchtete Komplikation geringer.

ad 2): Der Übergang in die kritische zweite Phase, das Stadium der *Dystrophie,* erfolgt nicht abrupt. Er vollzieht sich in der Regel fließend. Entscheidend ist zunächst, gerade in dieser kritischen Situation jegliches schädigende Moment zu unterlassen und sich nicht durch den Rückgang der Schwellung zu voreiligen Maßnahmen verleiten zu lassen, d.h., man muß die Zeichen der einsetzenden Dystrophie richtig deuten. Rechtzeitige Einleitung der sympathicolytischen Therapie — falls diese nicht bereits läuft — stellt hier die wichtigste Maßnahme dar. Darüber hinaus aber muß jetzt bereits die Wiederherstellung späterer Funktion in den Vordergrund treten. Eine lange Phase der Zurückhaltung — wie sie früher üblich war — ist nicht am Platze. Neben den sich langsam steigernden aktiven Übungen — vor allem natürlich bei Verlaufen an der oberen Extremität, also der Finger — ist das *passive* Durchbewegen der betroffenen Gelenke, hier vor allem wieder der Fingergrundgelenke, von entscheidender Bedeutung. Ein Gelenk kann aktiv nur soweit betätigt werden, wie sein passives Bewegungsausmaß zuläßt. Dieser Gesichtspunkt steht jetzt im Mittelpunkt der Behandlung, da ein Zuviel an Einsatz das sicherste Mittel darstellt, die Dystrophie aufrechtzuerhalten. Die *Dauer* dieser eigentlichen Phase des Sudeck-Syndroms ist jedoch für den funktionellen Endausgang entscheidend, da die eintretenden Schädigungen, vor allem der Weichteile immer weniger reversibel werden. Erfahrung und Einfühlungsvermögen der Krankengymnasten sind unerläßlich für den Erfolg.

Die Anwendung physikalisch-therapeutischer Maßnahmen muß mit Sorgfalt abgewogen werden. Wärme- und Kälteanwendung gehören in diesem Stadium nicht zur Therapie. Sie sind vielmehr riskant. Die Umgebungstemperatur sollte indifferent bleiben. Die *Elektrotherapie* kann in zwei Bereichen versucht werden:

1. In Form der Applikation niederfrequenten Stroms als sog. "Reizstromtherapie", mit der Jungbluth gute Erfahrungen gemacht hat. Ihre Wirkungsweise erstreckt sich nahezu ausschließlich auf die Muskulatur, da sie nur für die hier gültigen Schwellenwerte einen tatsächlichen und kontrollierbaren "Reiz" ausübt. Die vom Sudeck-Syndrom betroffenen Muskeln werden auf diese Weise besonders bei fehlender Eigenaktivität des Patienten zu einer dosierbaren Kontraktion veranlaßt. Hierdurch wird nicht nur eine aktive Kontraktion der Muskeln erzwungen, sondern auch dem Patienten demonstriert, daß die Funktion nicht bereits erloschen ist.

2. In Form der *Magnetfeldtherapie*. Kraus empfiehlt hier das athermisch niederfrequente Magnetfeld, wie es für chronisch-avasculäre Situationen zur Anwendung gelangt. 2–6 Hz sollten im ersten Stadium nicht überschritten werden; bei Annäherung an das zweite Stadium ist ein Versuch bis aus 12 Hz gerechtfertigt. Persönlich habe ich bei einigen Versuchen keinen objektiven Effekt beobachten können; jedoch ist die Dosierung offenbar nicht unproblematisch.

Grundsätzlich gilt die dringende Empfehlung, bei Auftreten von Schmerzen als dem wesentlichen Kriterium einer negativen Wirkung jegliche physikalische Therapie sofort abzubrechen.

Bei weiter bestehenden Schmerzen ist zumindest nachts eine Ruhigstellung erforderlich. Die psychische Führung des Patienten muß in diesem Stadium auf das Ziel gerichtet sein, daß ohne seine aktive Mitarbeit und ohne eine optimistische Grundeinstellung die Wiederherstellung der verlorenen Funktion nicht erwartet werden kann.

Eine äußerst aktuell gewordene Frage ist die nach einem möglichen *operativen Vorgehen,* wenn dadurch die eigentliche Ursache, die zur Auslösung des Sudeck-Syndroms geführt hat, beseitigt werden kann. Nur in einem solchen Fall ist diese äußerst differente Maßnahme gerechtfertigt, da andernfalls eine neuerliche Akzentuierung erwartet werden muß.

A.N. Witt hat bereits vor etwa 25 Jahren nicht gezögert, einen geschädigten Meniscus auch im Dystrophiestadium zu entfernen, wenn dieser als Ursache des Sudeck-Syndroms gesehen werden mußte. Jungbluth hat wiederholt den raschen Rückgang der Dystrophie beobachtet, wenn bei bestehender Instabilität eine korrekte Osteosynthese durchgeführt wurde. Die schlagartige Beseitigung der eigentlichen schädigenden Noxe durch eine operative Maßnahme, falls ein anderer Weg nicht zur Verfügung steht, ist logisch und wegen der schnellen Schmerzbeseitigung durchaus erfolgversprechend. Ob die von Sudmann und Sundsfjord (1984) empfohlene Fascienspaltung viele Anhänger finden dürfte, bleibt offen. Diese Maßnahme ist in erster Linie bei Zusammenhang mit einem Kompartment-Syndrom zu treffen.

ad 3): Die letzte Phase des Sudeck-Syndroms heißt zu Recht *"Atrophie".* Sie stellt einen Endzustand dar, von dem allein durch Gewöhnung wenig erwartet werden kann. Selbst der Zwang zum Einsetzen der Hand im Alltag reicht in der Regel nicht aus, die Hand mehr als nur als Beihand zu gebrauchen. Natürlich muß die funktionelle Therapie fortgesetzt werden, will man überhaupt noch mehr erreichen. Die Aussichten sind jedoch gering. Ein Versuch mit *Paraffinbädern* — im Dystrophiestadium gefährlich — ist jetzt gerechtfertigt. Der Paraffinfilm ist geeignet, die eingetretene Rigidität des Weichteilmantels herabzusetzen und dadurch einen größeren Bewegungsspielraum zu schaffen. Stellt sich heraus, daß auf diese Weise nicht mehr erreichbar ist, an der Hand ein Greifvermögen nicht erzielt werden kann, bieten sich noch einige operative Möglichkeiten: So kann in Ausnahmefällen einmal eine *Arthrodese* oder Tenodese eines Zeigefingerendgelenkes in Frage kommen, um einen brauchbaren Spitzgriff zu erzielen. Häufiger dagegen erfordert die bestehende Einsteifung der PIP- vor allem aber der MP-Gelenke einen Eingriff zur Verbesserung der Beugefähigkeit, da diese für die Wiederherstellung des Greifvermögens unerläßlich ist. Hier bietet sich die ovaläre seitliche Kapselexcision nach Bunnell an, die keinen großen Aufwand darstellt und die sofortige Aufnahme aktiver und passiver Übungen ermöglicht. Der Patient ist nach einigen Tagen in der Regel beeindruckt, daß sich seine Fingergelenke jetzt wieder bewegen lassen und er mehr und mehr zugreifen kann. Wesentlich ist natürlich, daß der Daumen oppositionsfähig ist, oder sich — sollte er komplett eingesteift sein — in Oppositionsstellung befindet. Darauf ist bereits von Anbeginn des Sudeck-Syndroms zu achten. Eine Opponensersatzplastik dürfte aufgrund der schweren Gewebsschädigung im allgemeinen nicht in Frage kommen, allenfalls in geeigneten Fällen eine Bolzungsarthrodese nach einer Technik, die eine frühe Aufnahme von Übungen gestattet.

Am *Fuß* wirkt sich das Atrophiestadium naturgemäß durch Schmerzauslösung bei Belastung aus, da der starre Bandapparat einen Spielraum vor allem für die Gelenke der Fußwurzel nicht zuläßt. Eine Rückfußarthrodese wird jedoch kaum je in Frage kommen, zumal der stark porotische Knochen eine zuverlässige Konsolidierung nicht erwarten läßt. Die Versorgung mit einem orthopädischen Schuh stellt hier eine verhältnismäßig einfache und durchaus befriedigende Maßnahme dar.

Da jede Art von Eingriff die Bereitschaft des Patienten herausfordert, ist die Indikation beim Endstadium des Sudeck-Syndroms, das eine gestörte Reaktionsbereitschaft voraussetzt, mit großer Zurückhaltung und nach reiflicher Überlegung zu stellen Mehrere Gespräche mit dem Betroffenen müssen mit Einfühlungsvermögen geführt werden, um zwischen Erwartungshaltung des Patienten einerseits und einer pessimistischen und ängstlichen Grundeinstellung andererseits die Chancen des vorgesehenen Eingriffs richtig abschätzen zu können. Dieser Gesichtspunkt aber rückt die Frage nach der "Sudeck-Persönlichkeit" wieder in den Vordergrund.

Sie spielt für das Gesamtproblem eine entscheidende Rolle und kann nicht ausgeklammert werden, wenngleich sie dem Patienten nicht zu stark bewußt gemacht werden darf. Die größte sich hieraus ableitende Schwierigkeit ergibt sich für die *Begutachtung*, nicht für die Bewertung des verbliebenen Funktionszustandes, sondern für die *Beurteilung des Zusammenhanges*.

Ein Sudeck-Syndrom, das durch einen Bagatellanlaß ausgelöst wird, rückt eindeutig die endogene Komponente des Krankheitsbildes in den Vordergrund. Hierfür ein Beispiel aus eigener Sachverständigentätigkeit:

In diesem Fall war für die Entscheidung der Umstand wichtig, daß das äußere Ereignis für die Entstehung des Sudeck-Syndroms fortdenkbar ist. Das Ereignis selbst erfüllt nicht die Bedingung eines echten Traumas. Dieser Gesichtspunkt ist als Entscheidungshilfe unerläßlich. Schwierigkeiten bereiten jedoch die Grenzsituationen: Eine Bänderzerrung mag eine Bagatelle sein; sie fällt dennoch unter den Begriff eines traumatischen Schadens, einer durch äußere Einwirkung entstandene Verletzung, die zwar in der Regel leicht zu behandeln ist und folgenlos ausheilt, bei einem reaktionsbereiten Patienten jedoch ein Sudeck-Syndrom auslösen kann. Zweifellos überwiegt auch hier die endogene Komponente; aber ist das äußere Ereignis auch hier ohne weiteres fortdenkbar? — Die fortschreitende Psychologisierung der modernen Gesellschaft hat die Vorstellung vom Nichtwollen durch die des Nichtwollen-Könnens verdrängt. Damit wird auch dem erfahrenen Gutachter, der die Diskrepanz zwischen objektivem Tatbestand und Anspruchshaltung richtig einzuschätzen imstande ist, die Vorstellung vermittelt, unter keinen Umständen — und seien diese noch so oberflächlich — den psychosomatischen Aspekt außer Acht zu lassen.

Gerade die Zusammenhangsbegutachtung macht so recht deutlich, welche schwierige und komplexe Problematik das Sudeck-Syndrom auch heute noch bietet. Sie stellt an den Sachverständigen hohe Anforderungen und läßt für den Einzelfall nicht selten einen Spielraum, der für ihn ein wenig zu weit sein kann.

Meine Damen und Herren, lassen Sie mich abschließend einige Einzelfragen speziell herausstellen, da sie kontrovers beantwortet werden.

1. Gibt es bei Kindern ein Sudeck-Syndrom?

Daß auch bei Kindern die lokale Durchblutung an einem Ort der Schädigung gestört sein kann, unterliegt keinem Zweifel. Das Auftreten von Hitze, Rötung und Schwellung nach stumpfem Trauma einer Extremität weist auf den ablaufenden Entzündungsvorgang hin, den man dem ersten Sudeck-Stadium zuordnen kann. *Zwei* Umstände lassen jedoch die Sudeck-Gefahr beim Kind zurücktreten: *Erstens* bedarf die Auslösung einer derartigen Entzündungsreaktion bereits eines stärkeren Traumas. Bei Bagetellverletzungen werden solche Zustandsbilder *nicht* beobachtet. Die Veränderung der Durchblutung ist jedoch gelegentlich im Röntgenbild sichtbar. Hier erscheint im Bereich der Epiphysenfuge ein ausgeprägter Aufhellungssaum, der mit der an dieser Stelle stärkeren Vascularisation zu erklären ist, die beim Erwachsenen verschwindet. Das Phänomen ist voll reversibel; auch nachfolgende Wachstumsstörungen im Sinne einer Verlängerung oder Verkürzung sind nicht beschrieben.

Zweitens heilt die Störung offenbar mit dem ersten Stadium aus; eine Entgleisung mit Entwicklung eines ausgeprägten Dystrophiestadiums ist bei Kindern nicht eindeutig nachgewiesen, da die bessere Gefäßversorgung beim wachsenden Organismus diese Entwicklung abfängt. — Es sei dahingestellt, ob die geforderte Reaktionsbereitschaft beim Kind nicht besteht oder für die Auslösung des Syndroms nicht ausreicht. Vielleicht bedarf es zu ihrer Entwicklung einer gewissen Reifung durch psychische Erfahrungen. —

2. Gibt es ein Sudeck-Syndrom des Stammskelets?

Weder am knöchernen Thorax, noch am Becken oder an der Wirbelsäule sind röntgenologische Veränderungen beschrieben worden, die eindeutig einer fleckigen Entkalkung im Sinne Sudecks entsprechen, obwohl es sich um Skeletabschnitte handelt, die aus spongiösen Knochen bestehen, also den Veränderungen am stärksten ausgesetzt sein müßten. Der Hinweis von Pitlen (1956) und Ott (1947) an der Wirbelsäule ein Sudeck-Bild beobachtet zu haben, ist sicher nicht stichhaltig und bereits von Münzenberg (1971) zurückgewiesen worden. Das Sudeck-Syndrom spielt sich nun einmal peripher ab, und an der Wirbelsäule gibt es keine Peripherie. Wie soll man sich auch die dazugehörigen Weichteilveränderungen vorstellen oder sie gar klinisch erfassen. Die Frage ist weitgehend akademisch zu sehen und ohne praktische Bedeutung.

3. Die Aufklärung des Sudeck-Patienten

Dieser Punkt sei an den Schluß gestellt, weil er von großer aktueller Bedeutung ist: Die *Aufklärung* des Sudeck-Patienten. Aufklärung heißt heute, jeden Patienten auf nicht nur wahrscheinliche Folgen seiner Erkrankung oder Verletzung und der vorgesehenen ärztlichen Maßnahmen hinzuweisen, sondern ihn ausgiebig von bereits nur möglichen Folgen, also auch Ausnahmekomplikationen, in Kenntnis zu setzen. Wie aber soll man eine derartige Forderung beim Sudeck-Syndrom realisieren, wo bereits die Nennung dieses Begriffs ausreichen kann, die Reaktionskette zu schließen und die gefürchteten Komplikationen auszulösen? Welche Konsequenz kann hier der Arzt ziehen, um sich ggf. juristisch abzusichern? — Hinweis bereits nach Eintritt jeglicher Verletzung erscheint unsinnig. Aufklärung über die mögliche Entwicklung im Stadium 1 erscheint gefährlich, da sie genau den noch fehlenden Faktor beisteuert, der für die Entgleisung benötigt wird. Aufklärung im Stadium 2 kommt im juristischen Sinne bereits zu spät, da die Komplikation gleichsam unaufgeklärt eingetreten ist. Es kann hier nur eine — wenngleich für den Arzt nicht immer ungefährliche — Konsequenz geben: Verzicht auf Aufklärung, da gerade diese hier zu einem für den Patienten gefährlichen Faktor wird. Die Vermeidung einer Gefährdung aber ist noch immer für den gewissenhaften Arzt oberstes Gesetz seines Handelns. So wird das Sudeck-Syndrom zum Modellfall für die Grenzen moderner Aufklärungsstrategie. Es muß den Arzt veranlassen, jenseits jeglicher vordergründiger juristischer Forderungen seine eigene ausschließlich dem Patienten dienende Entscheidung in freier Verantwortung zu treffen. Hoffen wir, daß die Psychologisierung der modernen Gesellschaft nicht dazu beiträgt, daß diese seit ihrer ersten Beschreibung durch P. Sudeck so gefürchtete Krankheit an der Grenze zwischen Körper und Seele eine bedrohliche Zunahme erfährt.

Freie Themen – Morbus Sudeck

Der Wert der Thermographie in der Diagnostik des Morbus Sudeck

G.C. Kaiser, P. Stankovic und H. Burchhardt

Chirurgische Universität (Direktor: Prof. Dr. med. H.J. Peiper), Robert-Koch-Straße 40, D-3400 Göttingen

Eines der klinischen Symptome des Sudeck-Syndroms im Frühstadium ist die Mehrdurchblutung der kranken Hand bzw. des kranken Fußes mit Weitstellung der AV-Shunts in den Strahlkuppen. Das Blut fließt aus den Strahlkuppen im wesentlichen über das Venengeflecht der Haut am Strahlschaft zurück und erwärmt dabei die Hautoberfläche in typischer Weise. Mit Hilfe der Infrarottthermographie wie auch der Kontaktthermographie kann das Temperaturprofil der Hautoberfläche als sichtbares Bild zur Darstellung gebracht werden. Zur Untersuchung der Extremitäten wird unsererseits die Infrarottthermographie eingesetzt. Das mit dieser Technik dargestellte Temperaturprofil ist ein Abbild des flächenhaften Verteilungsmusters der Durchblutungsdichte von Haut- und Unterhautgewebe. Bei dieser sympathisch initiierten Hyperämie der Hand oder des Fußes geht die Hyperthermie der Haut aus von den Strahlenkuppen in Richtung Hand- bzw. Fußgelenk. Liegt ein traumatisches Ereignis vor, in dessen Behandlungsverlauf es zur Ausprägung eines Sudeck-Syndroms (Frühstadium) kommt, so überlagert sich häufig der Sudeck-Hyperthermie eine Läsions-Hyperthermie, sich nicht von den Strahlkuppen sondern vom Orte der Läsion ausbreitend, als Folge der dort bestehenden Heilhyperämie. Die sorgfältige Unterscheidung beider Überwärmungsstrukturen ist bei der Interpretation der Temperaturbilder der Hände und Füße zum Zwecke der Früherkennung eines Sudeck-Syndroms erforderlich. Zugleich wird das thermographische Ergebnis eingebunden in das klinische Gesamtbild, es dient seiner Bestätigung und Objektivierung. Auf diese Weise bietet die Thermographie zur Früherkennung des Sudeck-Syndroms eine wertvolle, zusätzliche, zuverlässige Hilfe. Zudem gestattet die thermographische Kontrolle im Verlaufe therapeutischen Vorgehens eine Dokumentation der Renormalisierung im Temperaturbild.

Die Zuverlässigkeit der thermographischen Aussage beim Sudeck-Syndrom im Stadium II und III wird zur Zeit in einer größeren Untersuchungsserie erprobt.

Das Vorbeugen von Dystrophie bei Handgelenkfrakturen

K.W. Zimmerman

Chirurgische Universitätsklinik, Abt. Traumatologie (Leiter: Prof. Dr. R. v. Schilfgaarde), Postfach 30.001, NL-9700 RB Groningen

Bei zehn nacheinander folgenden Patienten mit einer distalen Radiusfraktur mit klinischen Zeichen von einem "Kompartment"-Syndrom des Unterarms und der Hand, wurde eine Dekompression des Unterarms durchgeführt.
  Bei jedem dieser Patienten war die Fraktur durch eine "High Energy" Verletzung entstanden. Gewebsdruckmessungen im Carpalkanal wurden mitels eines "Docht-Katheter" durchgeführt. Die Messungen zeigten Werte von 65–120 mm Quecksilber (Normwert 0–10 mm).
  Während der Dekompression wurde der Gewebsdruck ununterbrochen gemessen. Dieser wurde beim schrittweisen Durchschneiden von Haut, Muskelfascie und Retinaculum flexorum stufenweise niedriger. Nach dem Spalten vom Retinaculum kamen die Gewebsdruckwerte in den Normbereich.
  Diese Patientengruppe wurde bis ein Jahr nach der Verletzung kontrolliert. Alle heilten funktionell restlos aus. Dystrophiezeichen wurden nicht gesehen.

Zur Behandlung der Sudeckschen Dystrophie der oberen Extremität

P. Reill

Handchirurgische Abteilung der BG-Unfallklinik (Direktor: Prof. Dr. med. S. Weller), Nordringstraße 95, D-7500 Tübingen

(Manuskript nicht eingegangen)

Transcutane und epidurale Stimulation zur Behandlung des Morbus Sudeck

A. Koulousakis

Neurochirurgische Universitätsklinik (Direktor: Prof. Dr. med. R. Frowein), Abt. für Stereotaxie, Josef-Stelzmann-Straße 9, D-5000 Köln 41

Die bisherigen Behandlungsmöglichkeiten, die zur Therapie des Sudeck-Syndroms zur Verfügung stehen, sind in vielen Fällen unbefriedigend. Die Krankheitsdauer ist oft zu lang, die quälenden Schmerzen lassen sich nicht ausreichend beeinflussen und der Übergang in das funktionell unbefriedigende III. Stadium, das oft mit einer Hyperpathie einhergeht, läßt sich nicht immer vermeiden.

Die Ära der Elektrostimulation in den 70er Jahren brachte neue Impulse bei verschiedenen Krankheitsbildern. So auch beim Morbus Sudeck berichtete Stuart 1977 über eine gute Wirksamkeit der transcutanen Nervenstimulation. Krainick et al. 1980 verwendeten zur Behandlung des Sudeck-Syndroms in den Stadien I und II sowohl die transcutane als auch die epidurale Stimulation und waren überrascht über gute Erfolge bei 17 Patienten.

Zur Behandlung chronischer Schmerzen hat das Stimulationsverfahren, also eine Beeinflussung von Schmerzleitungs- und -steuerungsvorgängen ohne irreversible Schädigung des Nervensystems, die früher angewendeten destruierenden Operationen fast völlig ersetzt.

Die Anwendung elektrischer Ströme zur therapeutischen Beeinflussung von schmerzhaften Erkrankungen ist keine Errungenschaft der Schulmedizin. Bereits 2500 v. Chr. war den Ägyptern die schmerzhemmende Elektrizität elektrisierender Fische bekannt. Das Auflegen des Zitterrochens auf den Kopf sollte Kopfschmerzen lindern, das Anlegen an die Fußsohle Arthritis heilen.

Die Elektrotherapie geriet Anfang des 20. Jahrhunderts zunächst in Vergessenheit, gelang jedoch 1965 durch Entwicklung von handlichen Kleinstgeräten mit Einsatz der Mikrotechnik und Entwicklung von Melzack und Wall der Gate Control Theorie der Durchbruch zur weltweiten Anerkennung der TENS-Methode.

Für die Behandlung von Folgezuständen eines Sudeck-Syndroms haben sich in unserer Klinik in den letzten 10 Jahren zwei Elektrostimulationsmethoden durchgesetzt:

a) Die transcutane Elektro-Nervenstimulation (TENS) und
b) die spinale, epidurale Stimulation, die auch als S.C.S. (Spinal Cord Stimulation) bekannt geworden ist.

Bei der transcutanen elektrischen Nervenstimulation nimmt der Kranke die Stimulation über ein Reizgerät selbst vor. Die Elektroden werden im schmerzenden Hautareal aufgelegt. In Abhängigkeit von reizsynchron auftretenden Paraesthesien werden Frequenz und Intensität variiert, reguliert und für die optimale Auswirkung auf das Schmerzgeschehen bestimmt und festgelegt. Wir benutzen ein zweikanaliges Gerät, wobei wir sowohl mit einem Nadelimpuls als auch mit einem Rechteckimpulsstrom stimulieren können. Die bevorzugten Reizfrequenzen liegen zwischen 10 und 100 Hz oder zwischen 1 und 10 Hz bei der Burst-Stimulation, die Reizamplitude bei 1 bis 100 mA, die Pulsweite zwischen 5 und 200 msec. Durch Anwendung symmetrischer, biphasischer Impulse, lassen sich einseitige Ionenverschiebungen und damit unerwünschte Nebeneffekt verhindern.

Bei der epiduralen Rückenmarkstimulation (S.C.S.) handelt es sich um eine Elektrostimulation der Rückenmarksbahnen über eine oder mehrere epidural dorsal implantierte mono- oder multipolare Elektroden. In Lokalanästhesie wird unter Bildwandler-Kontrolle durch percutane Punktion mit einer Thuy-Nadel der Epiduralraum im Wirbelkanal punktiert bzw. erreicht und eine Elektrode durch die Punktionskanüle in den Epiduralraum dorsal vorgeschoben. Die angestrebte Höhe für die Lage der Elektrodenspitze richtet sich nach dem anatomisch korrespondierenden Segmentbezug. Beim M. Sudeck-Syndrom werden die Elektroden im Conus-Epiconusbereich, also zwischen Th 10 und Th 12 implantiert. Bei der darauffolgenden intraoperativen Stimulation kommt es zu Paraesthesien, die das schmerzende Gebiet einbeziehen müssen. In der Position mit optimaler Reizauswirkung wird die Elektrode fixiert und untertunnelt aus der Haut geleitet. Nach einer Teststimulation bis zu einer Woche wird bei guter Beeinflussung des Schmerzsyndroms die Elektrode an einen subcutan implantierten Impulsgeber angeschlossen. Hierbei kann es sich um einen radiofrequenten Empfänger handeln, der über eine auf die Haut aufgelegte Antenne Impulse von einem extern getragenen batteriegespeisten transistorischen Sender erhält oder um einen multiprogrammierbaren implantablen Generator, analog eines Herzschrittmachers.

Eigenes Krankengut

In den letzten 5 Jahren behandelten wir 15 Patienten mit einem algodystrophischen Syndrom der oberen und unteren Extremitäten mit Elektrostimulation. Es handelte sich um 9 Frauen und 6 Männer in einem Alter von 23 bis 64 Jahren. Die Diagnose des algodystrophischen Syndroms Stadium I oder II wurde von orthopädischer Seite bestätigt. Dreizehnmal waren betroffen die unteren Extremitäten, zweimal die oberen Extremitäten. Bei 9 Patienten ist das Sudeck-Syndrom nach einer einfachen oder komplizierten Knochenfraktur aufgetreten, bei 3 Patienten bei AVL mit Durchblutungsstörungen und/oder Thrombophlebitiden, bei 2 Patienten nach stumpfem Trauma mit Distorsion und bei einer Patientin nach einer Verletzung des li. Fußes mit einem Messer.

Fünf Patienten wurden mit einer transcutanen Stimulation behandelt. Bei weiteren 10 Patienten wurde eine spinale Stimulation mittels in den Wirbelkanal implantierter Elektroden durchgeführt. Die Implantation erfolgte dann, wenn die Anbringung der Elektroden auf der Haut zur externen Stimulation Schwierigkeiten bereitete, z.B. bei allergischen Hautreaktionen, unangenehmen Dysästhesien und bei hyperästhetischen Hautarealen und/oder wenn das Ergebnis der externen Stimulation unbefriedigend war. Bei allen Patienten kam es zu einer Besserung der Schmerzsymptomatik, zu einem Nachlassen der lividen Verfärbung der Haut sowie zu einer Rückbildung der Schwellung und Besserung eines Lymphödems. Als erstes Symptom ließ die Hyperpathie oder auch die Hyperästhesie nach, was bezüglich der Beeinflussung vegetativer Symptome bedeutungsvoll ist (Koulousakis 1985). Die Patienten waren dann vielfach in der Lage, ihre Schuhe zu tragen und wieder Socken anzuziehen.

Die Abbildung 1 zeigt die Langzeitkatamnesen bezüglich des Schmerzsyndroms bei den Patienten mit einer transcutanen Stimulation und die folgende Abbildung 2 bei den 10 Patienten mit einer spinale Stimulation mittels Elektroden im Conus-Epiconusbereich. Bei 80% der Patienten wurden neben einer Verbesserung der Hautverfärbung ein signifikanter

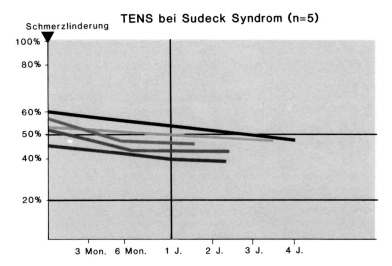

Abb. 1. Langzeitkatamnese durch Anwendung durch TENS bei Sudeck-Syndrom

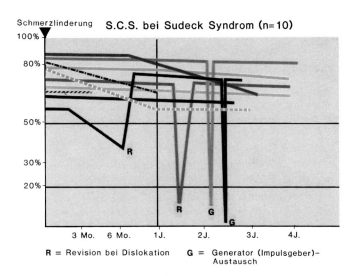

Abb. 2. Langzeitkatamnese durch oder bei Anwendung von S.C.S. (epidurale Stimulation bei Sudeck-Syndrom N-10)

Anstieg der Hauttemperaturen von bis zu 8 bis 10°C beobachtet. Diese Beobachtung wurde sowohl bei einer epiduralen Stimulation, als auch bei einer transcutanen Stimulation (Abb. 3) gemacht. Durch Gabe von Naloxon konnte bei den Patienten mit einer transcutanen Stimulation weder eine Hemmung der Schmerzbeeinflussung noch des Temperaturanstiegs nachgewiesen werden.

Eine weitere Besserung wurde bezüglich der Durchblutung der Haut im Fuß und der Muskeln in Ruhe festgestellt. Die Durchblutung wurde gemessen mittels Fotopletysmo-

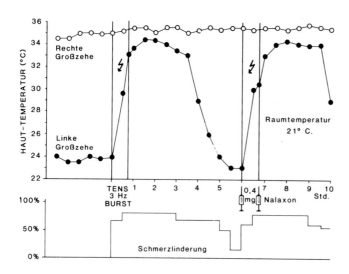

Abb. 3. Temperaturmessung und Schmerzlinderung durch Anwendung von TENS

graphie (MEGLIO et al. 1981), Xenon 13 (Tallis et al. 1983) und Ultraschall-Doppler (Broseta 1984). Bei 2 Patienten mit Hautulceration konnte eine vollständige Heilung innerhalb des ersten Jahres unter kontinuierlicher S.C.S. nachgewiesen werden.

Diskutierte Mechanismen

Der genaue Mechanismus des Effektes von spinaler und transcutaner Stimulation ist noch ungeklärt. Weitere Beobachtungen sind erforderlich. Bezüglich der Schmerzbeeinflussung konnten wir nachweisen, daß nach Stimulation eine Erhöhung der beta-Endorphine sowohl im Liquor als auch im Plasma nachzuweisen war, was unter Gabe von Naloxon blockiert werden konnte (Abb. 4).

In den letzten Jahren wird die Rolle von Prostaglandinen, Plasmakinin und eines weiteren Mediators, wahrscheinlich des vasoaktiven intestinalen Polypeptides VIP besonders unterstrichen. Durch Benutzung von Prostaglandin-Hemmern wurde die Freisetzung von Prostaglandinen in den Muskeln vermieden mit Folge einer Verschlechterung der durch S.C.S. hervorgerufenen Vasodilation.

Zusammenfassung

Elektrotherapie in Form einer transcutanen oder epiduralen Stimulation kann bei einigen Formen des Sudeck-Syndroms mit Erfolg angewendet werden. Bei 15 Patienten wurden sowohl eine Besserung der Schmerzsymptomatik als auch eine Verbesserung der Hautdurchblutung, eine Abnahme der vorhandenen Schwellung, ein Anstieg der Hauttemperatur und eine Besserung der Hautfärbung beobachtet. Die Methode ist einfach, ohne besondere

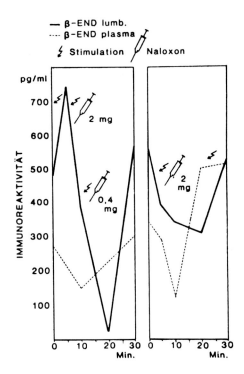

Abb. 4. Messung der Beta-Endorphine in Liquor und Plasma

Risiken und die Ergebnisse sind ermutigend. Die vegetativen Komponenten lassen sich besser und konstanter beeinflussen, wie Langzeitkatamnesen zeigen. Aufgrund der günstigen Beeinflussung ist die Anwendung der Stimulationsverfahren vor jede destruierende Maßnahme angezeigt und gerechtfertigt.

Literatur

Broseta J (1984) Spinal cord stimulation in peripheral ischemic pain. (Suppl 2), S 76
Koulousakis A (1985) Experience with S.C.S. of the conus-epiconus for chronic pain in the area of the lower half of the body. 8th Internat Congress of Neurological Surgery. Toronto, Canada
Krainick J-U, Biel G, Fischer D, Loew F (1980) Neurostimulation bei Sudeck-Syndrom. Dtsch Med Wochenschr 105:1637–1638
Meglio M et al. (1981) Pain-control and improvement of peripheral blood flow following epidural spinal cord stimulation – case report. J Neurosurg 54:821–823
Melzack R, Wall PD (1965) Pain mechanisms: A new theory. Science 150:971–979
Stuart D (1977) Management of Sudeck's atrophy. J Bone Joint Surg (Br) 59:513
Tallis RC et al. (1983) Spinal cord stimulation in peripheral vascular disease. J Neurol Neurosurg Psychiatry 46:478–484

Die transaxilläre Dekompression des Nervengefäßstranges und Sympathektomie, ein neues Behandlungsprinzip der therapieresistenten Sudeckschen Dystrophie. – Zur Pathogenese des M. Sudeck

A. Wilhelm

Chirurgische Klinik; Städt. Krankenhaus Aschaffenburg (Direktor: Prof. Dr. med. A. Wilhelm), D-8750 Aschaffenburg

Durch transaxilläre Dekompression des Nervengefäßstranges mit und ohne Entfernung der oberen Thorakalganglien konnten bisher bei 5 therapieresistenten Sudeckschen Dystrophien und bei 3 schweren therapieresistenten Reflexdystrophien eine schlagartige Besserung des lokalen Befundes und des gesamten postoperativen Behandlungsverlaufes sowie wesentlich bessere funktionelle Endergebnisse erreicht werden. Klinisch-röntgenologische Untersuchungen sowie intraoperative Beobachtungen sprechen dafür, daß durch Dekompression der V. subclavia eine wesentliche Verbesserung des venösen Rückflusses und damit des läsionsbedingten Mißverhältnisses zwischen vermehrtem arteriellen Run-in und venösen Run-off erzielt werden kann, mit allen sich daraus ergebenden Folgen für das periphere Ödem, den subfascialen Druck, die Mikrozirkulation, die Gewebeperfusion und für den Zellstoffwechsel. Durch Dekompression der A. subclavia und der unteren Plexuswurzeln sowie durch eine gleichzeitig durchgeführte transaxilläre Sympathektomie werden die sympathischen Efferenzen drastisch reduziert bzw. unterbrochen, wodurch sich die sofortige Besserung des akuten Schmerzbildes erklärt. Die sog. "individuelle Bereitschaft" zur Sudeckschen Dystrophie dürfte damit in 1. Linie auf eine venöse Abflußbehinderung (Stenose!) im Bereich der V. subclavia und auf einen erhöhten Sympathico-Tonus durch Irritation der unteren Plexusanteile sowie der mit der A. subclavia verlaufenden postganglionären Fasern zurückzuführen sein. Prä- und postoperative Befunde sowie Behandlungsergebnisse werden detailliert dargestellt.

Vorlesung

Verbrennungen und Erfrierungen an Hand und Fuß

Erstbehandlung bei Verbrennungen und Erfrierungen an Hand und Fuß

F. Povacz

Unfallabteilung A.ö. Krankenhaus (Leiter: Prim. Dr. F. Povacz), Grieskirchner Straße 42, A-4600 Wels

Auslösend für die Wahl dieses Themas waren die Probleme, die sich in der Behandlung von thermischen Verletzungen an den Extremitäten besonders in Kombination mit Knochenverletzungen ergeben. Isolierte Extremitätenverbrennungen und Kombinationsverletzungen sind immer wieder auch im Regelkrankenhaus zu behandeln, und können nicht in ein Verbrennungszentrum transferiert werden. Sei es wegen anderer zusätzlicher Verletzungen, sei es, weil es solche Verbrennungszentren nicht gibt, so wie das z.B. in Österreich der Fall ist. Nachdem die Verbrennung an einer Extremität primär kaum Probleme für den Allgemeinzustand des Patienten bietet, beschränkt sich die Darstellung auf die lokalen Maßnahmen etwa in den ersten 4–5 Wochen.

Die Materie dürfte trotzdem auch für die anwesenden Spezialisten aus den Verbrennungszentren von Interesse sein, ist doch die darzustellende Behandlung in ihren Grundlagen in jahrelanger Forschung in diesen Zentren erarbeitet worden und quasi eine Rückmeldung, wie weit diese ihre Arbeit eine breitere Wirkung für eine Verbesserung des Ausganges von Brandverletzungen erbracht hat.

Wie die Statistik der AUVA Österreichs zeigt, gab es in Österreich 1980 unter 239 608 Arbeitsunfällen 4 847 Verbrennungen, 4 188 (86%) davon betrafen die Extremitäten (Tabelle 1).

Auch die Statistiken der Verbrennungszentren weisen eine hohe Extremitätenbeteiligung aus.

An unserer Abteilung fallen jährlich etwa 80 Verbrennungen und zwar vorwiegend an den Extremitäten an.

Der Unfallchirurg muß sich daher mit Verbrennungsbehandlung befassen und dies unter Bedingungen, die sich in mehrfacher Hinsicht von einem Verbrennungszentrum unterscheiden. Es fehlen die nötigen Steriräume, das Personal ist weder an Zahl noch an Schu-

Tabelle 1. Anteil der Extremitäten an Verbrennungen

AUVA Österreich	4188 von 4847 = 86%
Zellner u. Bugyi	2959 von 3500 = 85%
Bauer u. Mitarbeiter	424 – OE 45%
	UE 48%

lung einem Zentrum vergleichbar. Neben der Verbrennung bestehen oft andere Verletzungen, unter Umständen an derselben Extremität.

Wir arbeiten quasi unter äußeren Umständen, wie sie vor der Einrichtung von Verbrennungszentren geherrscht haben, die Behandlungsmöglichkeiten sind allerdings durch die dort gewonnenen Erkenntnisse wesentlich effektiver. Dies ist etwa der derzeitige Stand nach einem 200jährigen Bemühen um eine lokale Verbrennungsbehandlung (Tabelle 2).

Trotz der verbesserten Möglichkeiten der Infektionsbekämpfung durch die Chemotherapie ist die Infektion immer noch die gefährlichste Komplikation einer Verbrennung.

Beim Schwerverbrannten ist sie die Haupttodesursache. Bei einer lokalen Verbrennung ist sie Hauptursache für einen verlängerten und schmerzhaften Verlauf und für ein unbefriedigendes kosmetisches und funktionelles Resultat. Daß auch mit gezielter Chemotherapie eine vollständige Abtötung der Bakterien nicht gelingt, liegt einmal an der Art der Keimbesiedlung der Haut, zum anderen an der Eigenart der Brandwunde.

Die Haut ist nicht nur an der Oberfläche sondern auch in der Tiefe der Schweiß- und Talgdrüsen und in den Follikeltrichtern der Haare von Bakterien besiedelt, die sich zum Teil dem Zugriff äußerlich angewandter Desinfektionsmittel entziehen.

Die Spezialität der Brandwunde äußert sich darin, daß man von außen nach innen 3 Zonen unterscheiden kann:

Zone I: Nekrosezone —sofortiger irreversibler Gewebsverlust durch die Hitzecoagulation.

Zone II: Zone der Stase — potentiell reversible Schädigung einzelner Gewebsanteile. Geschädigt sind vor allem die empfindlichen Gefäßendothelien und hier wiederum vorwiegend an den Venen. In dieser Zone kommt es zunächst zum Ödem infolge enorm gesteigerter Gefäßpermeabilität, später zur Verstopfung der Gefäße durch agglutinierte Erythrocyten.

Die 3 Faktoren: direkte thermische Schädigung, progressive Gefäßocclusion und Dehydration können schließlich gegen Ende der 1. Woche in dieser potentiell reversiblen Zone zum Gewebstod führen. In dieser Zone liegt auch der Angriffspunkt für therapeutische Bemühungen, den Gesamtschaden zu begrenzen.

Tabelle 2. Lokalbehandlung der Verbrennung

1759	Carron Oil
1875	Carbol (Lister)
1877	Offene Behandlung (Copeland)
1925	Tannin (E. Cl. Davidson)
1930	Tulle Gras
1933	Gentianaviolett (Aldrich)
1935	Tannin + $AgNO_3$ (Bettmann)
1941	Erste Sulfonamide (Niere!)
1942	Geschlossene Behandlung (H. Allen)
1940er Jahre	Antibiotica
1959	Betaisodona (Garnes)
1962	Zweite Sulfonamide (Moncrief)
1965	0,5% $AgNO_3$ (Moyer u. Monafo)

Zone III: Zone der reaktiven Hyperämie. Von hier aus beginnt die Regeneration. Die Hyperämie klingt mit der Heilung spontan ab.

Diese Gegebenheiten wurden 1985 von Smahel (Zürich) ausführlich dargestellt. Die Arbeitsgruppe Bäumer aus Würzburg spricht von einem "Nachbrennen" der Brandwunde.

Unter dem Zwang, immer wieder Verbrennungen behandeln zu müssen, haben wir in den letzten zwölf Jahren an unserer Abteilung eine Taktik eingeführt, die zum Teil auf diesen Erkenntnissen aufbaut, zum Teil auf praktisch klinischen Überlegungen beruht. Die drei wichtigsten Maßnahmen dieser Behandlung sind:

1. Die Abtötung der auf der Brandwunde vorhandenen Bakterien, wozu wir Betaisodona benützen. Dieses Mittel ist imstande, die Oberflächenkeime abzutöten und die weitere Besiedlung für 2–3 Wochen unter $10^5/cm^2$ zu halten. Es erfüllt weitgehend die Forderungen an ein lokales Chemotherapeuticum (Tabelle 3).
2. Verringerung des Ödems durch einen leichten Kompressionsverband.
3. Die Prophylaxe einer Reinfektion von außen durch Anlegen eines Occlusivverbandes, der mit Gips abgeschlossen wird. Wir gehen hier konform mit Zellner, der im Regelkrankenhaus zur Vermeidung einer Kontamination durch die Umgebung ebenfalls die geschlossene Behandlung empfiehlt. Der Gips verhindert die unbefugte Abnahme des Verbandes und erlaubt, die Hand in Funktionsstellung zu fixieren, was für die rasche Wiedererlangung der Beweglichkeit von entscheidender Bedeutung ist. Außerdem ist es auf diese Weise möglich, eventuell vorhandene Frakturen korrekt konservativ zu behandeln. In diesem Falle sowie bei anderweitigen subfascialen Verletzungen muß der Gipsverband gespalten werden.

Im einzelnen gehen wir folgendermaßen vor:

1. Grobe Reinigung der Brandwunden mit steriler Ringerlösung, Pinzette und Schere.
2. Waschen der verbrannten Hautpartien und der angrenzenden Haut mit Betaisodonaseife durch 10 min – sowie wie sich der Chirurg präoperativ die Hände wäscht.
3. Verband, bestehend aus:
   a) 1 Lage Sofratüll
   b) 2 Lagen in 1% Baneocinlösung getränkte Tupfer
   c) 3 Lagen in 1:5 verdünnter Betaisodonalösung getränkte Watte
   d) leichte Kompression mit Idealbinde
   e) als Abschluß ein Gipsverband in Funktions- bzw. in Neutralstellung der Gelenke. Die Finger- und Zehenkuppen bleiben zur Überprüfung der Durchblutung frei.

Tabelle 3. Forderungen an ein lokales Chemotherapeuticum

1. Unterdrückung des Bakterienwachstums im devitalisierten Gewebe
2. Leichte Löslichkeit, um in die Umgebung zu diffundieren
3. Breites Wirkungsspektrum
4. Geringe Toxizität
5. Stabilität in Gegenwart von Gewebsserum und Exsudat
6. Gute Verträglichkeit von Seiten der Wunde
7. Gute Haftfähigkeit, um eine wirksame Konzentration zu sichern

4. Verbandwechsel nach 5–7 Tagen.
   Eventuell vorhandene Nekrosen werden zu diesem Zeitpunkt excidiert und die Defekte sofort mit autologer Spalthaut gedeckt.
5. Anschließend wird wieder der unter 3 geschilderte Verband angelegt.
6. Neuerlicher Verbandwechsel nach einer Woche.
7. Ist die verpflanzte Haut eingeheilt, so wird nochmals ein Verband für weitere 2 Wochen angelegt.

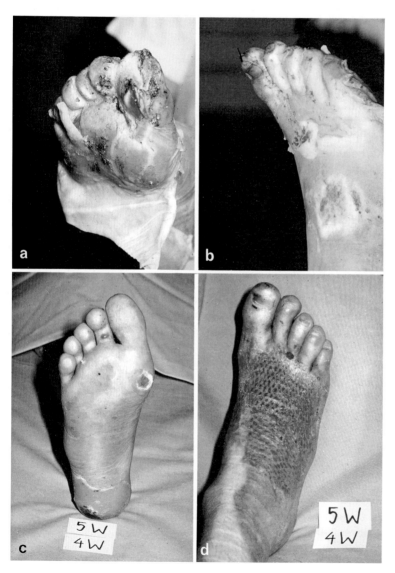

Abb. 1a–d. Pat. N.R., m., 21 J., AZ. 14270/77. U.: Verbrennung III° mit flüssigem Metall. **a, b** Zustand bei Einlieferung. **c, d** Ergebnis 5 Wochen nach U. bzw. 4 Wochen nach Dermatomdeckung

Alle Verbandwechsel werden unter Op-Saal Bedingungen durchgeführt. Nach 3 bzw. 4 Wochen kann mit der Übungsbehandlung begonnen werden (Abb. 1–3).

Nach unseren bisherigen Erfahrungen ist das Verfahren effektiv in Bezug auf Infektionsbekämpfung und ergibt gute kosmetische und funktionelle Resultate.

Es ist für den Patienten angenehm. Die erste Waschung wird in Narkose durchgeführt, nach 2 Tagen besteht meist Schmerzfreiheit. Eine Durchblutungsstörung haben wir nie gesehen. Das Pflegepersonal auf der Abteilung ist vollständig von der aufwendigen Lokalbehandlung entlastet. Die Methode ist außerdem billig. Bei komplikationslosem Verlauf kann eine zweitgradige und eine oberflächlich drittgradige Verbrennung mit 2–3 Verbänden zur Abheilung gebracht werden.

Erfrierungen behandeln wir auf die gleiche Weise.

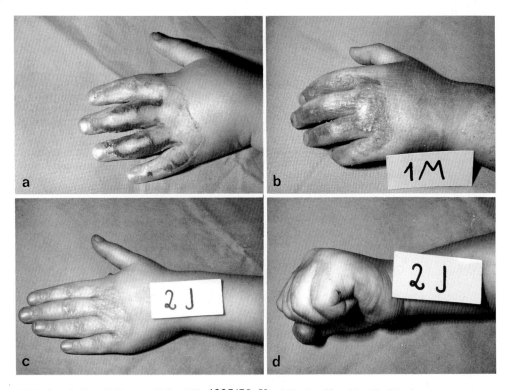

Abb. 2a–d. Pat. S.T., w., 5 J., AZ. 4327/78. U.: Mit der Hand in die Bügelpresse geraten, Verbrennung II°–III°. **a** Th.: insgesamt 2 Verbände, **b** Ergebnis nach 1 Monat, **c, d** Funktion und Narbe nach 2 Jahren

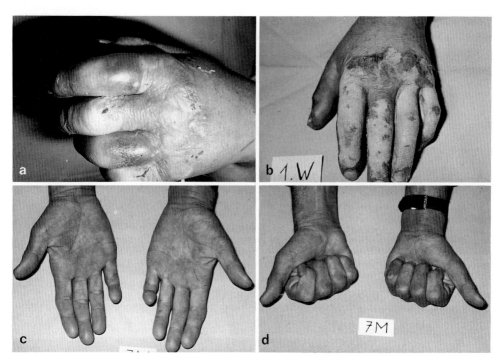

Abb. 3a–d. Pat. Z.J., m., 47 J., AZ. 2716/82. U.: **a** In betrunkenem Zustand am Morgen von Passanten im Schnee liegend aufgefunden worden. Dg.: Erfrierung II°. **b** Ergebnis nach 1 Woche, **c, d** Ergebnis nach 7 Monaten, Gesamtaufwand 1 Verband

Literatur

1. Brandt KA, Ostendorp U (1975/76) Konservative und operative Versorgung frischer Verbrennungen der Hände. Chir Praxis 20:273–280
2. Moncrief JA (1971) The development of topical therapy. J Trauma 11:906–910
3. Müller FE (1975) Die Infektion der Brandwunde. Hefte Unfallheilkd, Heft 136. Springer, Berlin Heidelberg New York
4. Povacz F (1985) Lokale Verbrennungsbehandlung an den Extremitäten. Unfallchirurg 88:327–239
5. Smahel J (1985) Pathophysiologie der Verbrennungswunde. Handchirurgie 17:340–342
6. Zellner PR, Bugyi S (1984) Die verbrannte Hand. Handchirurgie 16:170–182

Sekundäre Maßnahmen bei Verbrennungen und Erfrierungen an Hand und Fuß

G. Zellweger

Universitätsspital, Department Chirurgie, Klinik für Wiederherstellungschirurgie (Direktor: Prof. Dr. med. V.E. Meyer), Rämistraße 100, CH-8091 Zürich

Nach den Erstmaßnahmen wie Kühlen oder Erwärmen, je nach Ursache der Läsion, nach Escharo- und Fasciotomie, nach Stabilisierung der prekären Systemfunktionen, nach Etablierung antimikrobieller Schutzmaßnahmen gelangt man zur Lokaltherapie.

Zunächst zu den *Verbrennungen:*

Um die Wunden zu schließen, wenden wir 4 Methoden an, die oft zeitlich gestaffelt sind. Es sind dies:

1. die Spontanheilung, Dauer 14 Tage,
2. die tangentiale Excision, am 3. bis 5. Tag,
3. die tiefe Excision, vom 1. bis 21. Tag,
4. die Granulationsmethode mit sekundärem Hautverschluß,
   an der Hand nach 3–4 Wochen.

Der Spontanheilung überläßt man die oberflächlichen zweitgradigen Verbrennungen, deren Blasengrund rot, feucht und schmerzhaft ist. Sie heilen in 14 bis 17 Tagen, ohne Narben zu hinterlassen. Geringfügig tiefere Verbrennungen, die einen weißen, asensiblen Wundgrund aufweisen, können zwar unter bester Pflege ebenfalls spontan innerhalb 4 bis 6 Wochen abheilen, hinterlassen aber die berüchtigten hypertrophen Narben. Als sekundäre Maßnahmen empfiehlt es sich, diese Narben erst nach Eintreten einer gewissen Maturierung mit einem dicken Hauttransplantat zu ersetzen. Ein frühes Ersetzen wird mit Aufflackern von Hypertrophierung quittiert. Bei der Excision werden die Narben soweit entfernt, daß eine freie Beweglichkeit der meist adduzierten Finger (Daumen) sowie des Handgelenkes erreicht wird. Am Fuß sind es häufig die Zehen, die am Übergang zum Mittelfuß infolge der Narbenkontraktur nach oben gezogen werden. Die Präparation erfolgt sehr vorsichtig, um das Paratenon nicht zu verletzen, da auf dieses transplantiert werden muß. Die Nachbehandlung erfolgt mit Kompressionshandschuhen oder -strümpfen.

Für tief zweitgradige und knapp drittgradige Verbrennungen eignet sich die tangentiale Excision. 1970 von Frau Janzecovic eingeführt, bringt sie gerade an Hand und Fuß enorme Vorteile. Zwischen dem 3. und 5. Tag werden nur die verbrannten Anteile mit dem Dermatom in Schichten entfernt und Haut auf das gut durchblutete Bett frei transplantiert. Die Ruhigstellung bis zum Anheilen der Transplantate erfolgt unter leichter Kompression während 5 Tagen. Anschließend wird die Hand zur progressiven Mobilisation freigegeben. Die Nachbehandlung erfolgt mit Kompressionshandschuhen (bzw. -socken) sowie intensiver Physio- und Ergotherapie.

So gelingt es in den meisten Fällen, eine einwandfreie Mobilität, eine nur geringgradig herabgesetzte Sensibilität, sowie eine nur leicht erhöhte Verletzlichkeit zu erlangen. Sekundäre Korrekturen sind selten nötig. Sie betreffen eine dorsale Schwimmhautbildung, die durch Z-Plastiken korrigiert, sowie bisweilen markantere Mesh-Zeichnungen, die durch eine Dermabrasion etwas gemildert werden können. Gelegentlich erfordert der Patient wegen der Mesh-Zeichnung, wegen Fältelung der Haut oder Pigmentverschiebungen ein Dermal-Overgraft. In Ausnahmefällen heilt die transplantierte Haut nicht an. Ursachen dafür sind ungenügende Nekroseexcision, ungenügende Ruhigstellung, Hämatombildung und Infektion. Die Excision ist genügend, wenn das freigelegte Gewebe lebendig, nicht mehr denaturiert aussieht und blutet. Die Ruhigstellung der Hand erfolgt am einfachsten auf einem gepolsterten Brett mit nur wenig flektierten Fingergelenken. Die Transplantate werden von einem Salbentüll bedeckt, auf den Gazetüll, Schaumgummi und elastische Binde ein gleichmäßige Andrücken der Transplantate ermöglichen. Geringe Fingerbewegungen können so elastisch aufgefangen werden. Die Hämatombildung reduziert man durch Auflegen warmer Kompressen auf das Excisionsbett, durch Warten bis jegliche Blutung sistiert, durch gezielte punktförmige Coagulation und durch das Maschentransplantat, welches möglichst nicht expandiert dennoch das Blut durchsickern läßt. Infektionen können das Zustandekommen der Gefäßanschlüsse des Wundbettes zum Transplantat oder das Einwachsen der Capillarsprossung in das Transplantat unterbinden. In all diesen Fällen, wo die Primärheilung nicht erreicht wird, hat man dem Patienten geschadet, da etwas mehr Corium als bei der reinen Granulationsmethode verlustig geht und man dennoch auf die Granulationsmethode greifen muß. Es ist also die tangentiale Excision ein anspruchsvoller Eingriff, der ein beträchtliches Maß an Erfahrung fordert.

Tiefe Hand- und Fußverbrennungen gibt es durch Einklemmen in heiße Pressen, durch elektrische Einwirkungen, durch direkten Kontakt mit flüssigem Metall. Die Läsion ist in diesen Fällen von beschränktem Ausmaß. Da vor allem dorsal die Schichten der Hand dünn sind, reicht die Verbrennungszerstörung bis auf die Sehnen; insbesondere über den Fingergelenken sind die Sehnen oft mitverbrannt. Die Excision erfolgt mit dem Skalpell, die Deckung mittels gestielten Lappen, z.B. nach Colson oder McGregor, da eine selbständige Lappendurchblutung mitgebracht werden muß. Die erforderliche dicke Haut kann beim Fehlen eines durchbluteten Wundbettes nicht frei transplantiert werden. Anders in den Fällen, wo das Paratenon noch durchblutet ist. Hier können freie Hauttransplantate anwachsen und ebenfalls zu einem guten Resultat führen.

Eine besondere Läsion ist die Elektroverbrennung, die neben der Muskulatur auch die Gefäßversorgung, zeitlich gestaffelt, zerstört. Frühzeitiges Debridement und Wundverschluß mit Lappen, evtl. freien musculo-cutanen Lappen mit entsprechend langen Gefäßinterponaten, vermögen Gewebe zu retten, das früher verloren ging. Dennoch gehören Amputationen nach Elektroverbrennungen von Hand und Fuß nicht der Vergangenheit an.

Als sekundäre Maßnahmen zeichnen sich Entfettung der Lappen und Korrektur der Randnarbe ab. Unter den gut vascularisierten Lappen können, falls nötig, Sehnentransplantate erfolgen. Beugesehnenverluste kommen nur bei Elektroverbrennungen vor. Hier sind zudem die Fingerspitzen, in direktem Kontakt mit 380 Volt, betroffen. Die Sehnenzerstörung beschränkt sich auf Endteile der tiefen Beugesehne, die entweder etwas verkürzt neu distal fixiert wird, oder besser, bei der das Endgelenk eine Tenodese erhält. Schwieriger ist das Problem der fehlenden Strecksehnen zu lösen. Deren Funktion ist auch nach schöner Vorbereitung einer neuen Sehnenscheide nie normal.

Wichtig aber ist die Erkenntnis, daß der rasche primäre Verschluß die guten Resultate erst ermöglicht: Die chirurgische Entfernung der Nekrose anstelle von körpereigenem

Abbau, die primäre Heilung anstelle der Bildung von Granulationen, die initiale Ruhigstellung bis zur Lappenheilung anstelle von täglichen Verbandwechseln und krampfhafte Bemühungen um die Gelenkfunktion, der konzentrierte Bewegungsbeginn bei geheilter, schmerzfreier Hand nach 3 Wochen verhindern eine Vernarbung. Zudem kann unter einem guten Lappen Gewebe gerettet werden (Sehne), welches sonst austrocknet, der Infektion anheimfällt und zerstört wird, auch wenn es zumindest teilweise verbrannt war. Bei günstiger Lappenbildung hinterläßt der Hebedefekt nur geringe Narben.

In der Regel gibt es aber tiefe Verbrennungen der Hand bei schweren Allgemeinverbrennungen, so daß die therapeutische Auswahl infolge gesteigerter Letalität auf die Granulationsmethode begrenzt ist. An der mit teleskopartigen Fettsäulen gepolsterten Fußsohle wird die Granulationsmethode bevorzugt. In der 4. bis 5. Woche ist unter Allotransplantaten oder Kunsthaut ein homogener Granulationsrasen entstanden, der mit eigener Haut bedeckt wird. Der beträchtliche Primärschaden, die lange Immobilisation, aber auch die Bildung von kontraktilem Narbengewebe, fordern aber ihren Zoll. Eingeschränkte Beweglichkeit, Narbenstränge im Thenar-/Hypothenarbereich, randständig an Klein- und Zeigefinger oder gar Beugekontrakturen, an den Füßen eher dorsale Kontrakturen, verlangen nicht nur intensive physikalische Therapie, sondern Korrekturen meist durch Hauttransplantationen. Es sei hier dahingestellt, ob allein die Spaltung der Narbenstränge genügt, oder ob die ganze Narbe excidiert und durch eine dicke Haut ersetzt werden muß. Dies ist individuell zu entscheiden. Für dicke Narbenplatten empfiehlt sich der vollständige Ersatz, entweder homogen für die Damenhand, oder wenn möglich behaart bzw. leicht gemesht für die etwas gröber gezeichnete und markanter strukturierte Männerhand. Wie im Gesicht versucht man auch an der Hand gewisse Naturlinien als Begrenzung der Transplantate, die immer mit einer Narbenzone einhergeht, zu verwenden. Es sind dies die queren Linien der dorsalen Gelenkhaut, am Grundgelenk an der Fingerbasis, und am Handgelenk. Eine Sonderstellung nehmen die Narben im Bereich der Achillessehne ein, da sie durch ständige Bewegung und Reizung durch den Schuhrand durchscheuern. Mehrmaliges Dermal-Overgrafting und sorgfältige Auswahl der Schuhe kann die Situation erträglich machen.

Beim Kind muß auf normales Wachstum geachtet werden. Sobald des Kind die verbrannte, vernarbte Hand nicht normal einsetzt, muß die entsprechende Ursache gefunden und korrigiert werden.

Zu den Erfrierungen:

Die Erfrierungen profitieren von chirurgischer Passivität wesentlich mehr als von zu aktivem Vorgehen — also ganz im Gegensatz zu den Verbrennungen. Die Tiefenwirkung einer Erfrierung ist am Anfang nicht klar ersichtlich, grenzt sich aber recht schnell ab. Die langsam austrocknenden Blasen lösen sich im besten Fall nach ca. 3 bis 4 Wochen ab und lassen rosa Fingerkuppen und Zehen erscheinen. Im Falle einer tiefen Erfrierung wird die Dissekation weitergehen und es bildet sich im Laufe von Monaten eine klare Demarkationslinie. Diese geht sogar bis in den Knochen über, der röntgenologisch leichte Usuren aufweisen kann. Tägliches kurzes Waschen in einer antiseptischen Lösung, gutes Abtrocknen, evtl. Bepudern und Einlage von trockenen Gazestreifen zwischen die Zehen, Herumgehen in luftigen Socken und Schuhen verhindern die alles zerstörende Infektion. Nach ca. 5 Monaten kann durch einen kleinen Eingriff der abgestorbene Gliedanteil amputiert werden. Dabei lohnt es sich, so lange zu warten. Frühe Amputationen neigen zu schmerzhaften, unruhigen und sezernierenden Stümpfen. Im besonderen muß aber darauf geachtet werden, daß keine zweite Erfrierung eintritt. Die Mikroangiopathie erträgt weitere Schädigungen schlecht.

Freie Themen

Verbrennungen und Erfrierungen

Temporärer biologischer Hautersatz zur Behandlung ausgedehnter drittgradiger Verbrennungen

M. Walter und M.M. Feuchtwanger

Chirurgische Universitätsklinik Köln (Direktor: Prof. Dr. Dr. H. Pichlmaier), Josef-Stelzmann-Straße 9, D-5000 Köln 41

Der Verlust ausgedehnter Hautareale ist für die beiden Hauptkomplikationen in der Behandlung Brandverletzter verantwortlich. Es handelt sich hier neben Imbalancen im Wasser- und Elektrolythaushalt insbesondere um lokale und systemische Infektionen.

Bis zur definitiven Deckung der Defekte mit autogener Spalthaut ist daher ein temporärer Hautersatz unerläßlich, wobei keines der derzeit zur Verfügung stehenden Materialien den Anforderungen genügen kann.

Wir haben daher ein neues Kollagen-I-Präparat boviner Herkunft auf seine Wertigkeit an 24 Patienten mit drittgradigen Verbrennungen von 20–60% der KÖF untersucht. Nach der sofortigen tangentialen Excision der Nekrosen wurden zunächst Hände und Gelenke mit autogener Spalthaut gedeckt, die verbleibenden Areale mit Dermodress versorgt. Nach Abheilen der Hebedefekte wurden die temporär versorgten Defekte schrittweise mit Spalthaut in Form von "stamp-autografts" gedeckt. Dabei konnten folgende Eigenschaften des Materials nachgewiesen werden:

1. gute chirurgische Handhabung bei hervorragenden Haftungseigenschaften,
2. hämostatischer Effekt durch Kontakt mit freiliegenden Kollagen-I-Fasern,
3. keimhemmende Wirkung (Abstriche blieben jeweils ohne Keimnachweis,
4. keine erneute Vorbereitung des Empfängerlagers erforderlich, insbesondere keine Entstehung hypertrophen Granulationsgewebes,
5. Möglichkeit der Lokalbehandlung (Bäder bei Kombinationsverbrennungen),
6. keine Abstoßungsreaktionen (Verweildauer 10–62 Tage),
7. Lagerung beim Raumtemperatur möglich.

Diese Eigenschaften machen das von uns untersuchte Material nach unserer Auffassung zum idealen temporären biologischen Hautersatz, bis autogene Transplantate in Form von Spalthaut oder Zellkulturen zur Verfügung stehen.

Erstmaßnahmen und sekundäre Maßnahmen bei Erfrierungen an Hand und Fuß

P. Bernett und W. Hawe

Klinik und Poliklinik für Sportverletzungen (Direktor: Prof. Dr. med. P. Bernett), Ismaningerstraße 22, D-8000 München 80

Durch Erschließung immer größerer Höhen mit mechanischen Aufstiegshilfen und wachsender Risikobereitschaft beim Bergsteigen und bei Expeditionen treten trotz verbesserter Ausrüstung bei Wetterstürzen immer wieder Kältetraumen auf. In unserem Krankengut finden sich jährlich zwischen 25 und 45 Skiläufer und Bergsteiger mit örtlichen Erfrierungen verschiedener Schweregrade.

Nach gegenwärtigem Wissensstand entstehen die pathologischen Veränderungen während des Gefriervorganges vorwiegend auf cellulärer Ebene, während beim Auftauen Zirkulations- und Gefäßprobleme eine besondere Rolle spielen.

Im eigenen Krankengut und bei einer Analyse von 6 Himalaja-Expeditionen fanden wir in 100 Fällen hinsichtlich Entstehung Erstmaßnahmen und späterer Behandlung folgende Fakten:

1. Alle Akrenerfrierungen traten unmerklich ein; einziges Zeichen war ein anhaltendes Taubheitsgefühl.
2. Im gefrorenen Zustand läßt sich die Schwere der Erfrierungen nicht sicher abschätzen. Weißes, teigiges Gewebe spricht für eine erst- bis zweitgradige Erfrierung. Hartes und gefrorenes Gewebe für eine drittgradige.
3. Die wichtigste Erstmaßnahme besteht im raschen Auftauen der Akren im etwa 39° warmen Wasser unter aktiver Bewegung der betroffenen Zehen oder Finger für 20 bis 30 min.
4. Das Auftauen soll nur unter günstigen Umständen, z.B. in der Hütte, im Zelt oder in einer Klinik (Hubschraubertransport) erfolgen. Erneutes Einfrieren bewirkt meistens einen besonders ausgedehnten Gewebsverlust.
5. Nach dem Auftauen werden die Weichteile vorsichtig getrocknet und in Watteverbänden zum Warmhalten und zur Vermeidung von Druckstellen versorgt. Die Krankenhauseinweisung sollte immer wegen drohender sekundärer Gefäßkomplikationen erfolgen.

In der Klinik beginnt dann — entsprechend dem Erfrierungsgrad — die vielfältige Therapie, welche auf Verbesserung der Fließeigenschaft des Blutes, Auflösung von Thromben, Aggregationshemmung und Vasodilation (Sympathicusblockaden, Alphablocker) hinzielt. Drittgradige Erfrierungen stellen an die Geduld von Patient und Arzt hohe Ansprüche. Die Nekrosen sollen trocken gehalten und vor Sekundärinfektionen geschützt werden. Die schließlich chirurgische Versorgung erfolgt unter möglichst geringer Gewebspreisgabe nach 3–6 Monaten. Auch in Fällen schwerer Erfrierungen lassen sich noch überraschende Gewebserholungen und gute Ergebnisse erzielen. Mit wenigen Ausnahmen führen fast alle unsere Patienten mit drittgradigen Erfrierungen (30 in der Nachkontrolle) den Bergsport wieder aus und bewältigen beim Klettern wieder ihren früheren Schwierigkeitsgrad.

Literatur beim Verfasser.

Körperkernerwärmung — Alternative zum amputationsträchtigen Gliedmaßenauftauen

R. Labitzke

Abt. für Chirurgie der Universität Witten/Herdecke am Evangelischen Krankenhaus, (Chefarzt: Prof. Dr. med. R. Labitzke), Schützenstraße 9, D-5840 Schwerte

Die Erfrierung ist, ähnlich der Verbrennungskrankheit, ein Vorgang, der in Phasen abläuft. Dem Gewebstod gehen Hypoxie und Gewebeübersäuerung durch gestoppte Stoffwechselvorgänge voraus. Anders als bei der Verbrennung, die primär durch Hitzeinwirkung schädigt, nimmt das unterkühlte Gewebe erst bei der Wiedererwärmung Schaden, der irreversibel sein kann. Das liegt an der protektiven Wirkung der Hypothermie, die den Gewebsmetabolismus proportional dem Temperaturabfall bremst. Die Toleranz der Organe gegen die Hypoxie nimmt zu. Daraus folgt, daß der Wiedererwärmung der eigentliche pathogene Effekt innewohnt. Um eine Dissoziation der durch äußere Maßnahmen wiedererwärmten Körperoberfläche und der Regionen, die von innen noch durchblutet sind, zu vermeiden, ist eine *endogene* Wärmezufuhr erforderlich.

Wir benutzen eine künstliche Niere zur extracorporalen Bluterwärmung. Der Therapieeffekt liegt in der zeitgleichen und ortsidentischen Anregung von Durchblutung und Stoffwechsel. In dieser "geregelten Wiedereingliederung" der vom Körperganzen abgetrennten unterkühlten oder erfrorenen Bezirke durch Lösung der Vasoconstriction von innen her unter gleichzeitiger Kältekonservierung der äußeren, nicht durchbluteten Gewebsschichten, die wirksam von Nekrosen schützt, sehen wir ein therapeutisches Konzept, das den physikalischen und pathophysiologischen Gegebenheiten des Wärmedefizites entgegenkommt. Unterhalb einer Körperkerntemperatur von ca. 33° ist die exogene Wärmezufuhr kontraindiziert.

Die klinische Behandlung der örtlichen Erfrierung an Händen und Füßen

G. Flora, M. San Nicolo und S. Weimann

I. Univ.-Klinik für Chirurgie, Gefäßchirurgische Abteilung (Leiter: Univ.-Prof. Dr. G. Flora), Anichstraße 35, A-6020 Innsbruck

Von 1969 bis 1986 wurden 212 Patienten mit örtlichen Erfrierungen behandelt. Diese Kälteschäden zogen sich die Patienten in der Mehrzahl der Fälle bei der Ausübung einer sportlichen Tätigkeit im Gebirge zu. Voraussetzung für jede pharmakologische oder chirurgische Behandlung einer lokalen Erfrierung ist die Normothermie des Körpers und eine vollkommen aufgetaute Extremität. Die Behandlung ist nach 3 therapeutischen Prinzipen ausgerichtet:

1. Aktivierung der Endstrombahn,
2. Infektabwehr und Infektbekämpfung,
3. chirurgische Therapie.

Die Aktivierung der Endstrombahn ist sicher das wichtigste aber auch das schwierigste Kapitel in der Erfrierungsbehandlung. Dabei kommen gefäßaktive Substanzen wie Acetylcholin, Ronicol, Laevadosin als intraarterielle Dauerinfusion sowie eine Antisludge-Therapie nach den Prinzipien von Knize in Form von Rheomacrodex-Infusionen zur Anwendung. Durch die isovolämische Hämodilution wird die vermehrte Zahl von roten Blutkörperchen auf annähernd Normalwerte von Hämoglobin und Hämatokrit gesenkt. Seit 1976 wenden wir mit gutem Erfolg bei lokalen Erfrierungen das Schlangengiftenzym Arwin an. Bei der fibrinolytischen Arwin-Therapie ist eine langsame Absenkung des Fibrinogen-Spiegels auf Werte um 70% anzustreben, sodaß die körpereigene Fibrinolyse zeitlich in der Lage ist, die entsprechenden Fibrin-Monomerkomplexe abzubauen. Unsere Erfahrungen mit der Arwin-Therapie erstrecken sich nun auf einen Zeitraum von 9 Jahren, in der wir 103 Erfrierungsfälle dieser Therapie unterzogen haben. Unter dieser Therapie wurde beobachtet, daß sich die Demarkationsgrenze weiter nach distal verlagert und rascher ausbildet und auch weniger nekrotische Defekte am Blasengrund zurückbleiben. Nach wie vor schenken wir aber der Infektvorbeugung und Infektbehandlung größtes Augenmerk. Wir glauben, daß schon die kleinste örtliche Infektion die Prognose des Kälteschadens wesentlich verschlechtern kann. Die chirurgische Therapie einer Erfrierung erfolgt erst nach Wochen und Monaten. Prinzipiell sollte eine Grenzzonenamputation erst dann vorgenommen werden, wenn die Demarkationsfurche voll ausgeprägt ist, d.h. die Mumifikation des nekrotischen Bezirkes bis zum Knochen reicht.

Cross-leg-flap versus free-flap nach Vorfußerfrierung beiderseits

K. Exner, J. Nievergelt, G. Müller und G. Lemperle

Klinik für Plastische- und Wiederherstellungschirurgie (Chefarzt: Prof. Dr. G. Lemperle), St. Markus-Krankenhaus, Wilhelm-Epstein-Straße 2, D-6000 Frankfurt/M. 50

Die Erfrierung beider Vorfüße hatte bei einem 33jährigen Patienten zum Verlust aller Zehen, einschließlich der Mittelfußköpfchen geführt. Nach provisorischer Deckung der Stümpfe mit Spalthauttransplantaten mußten die instabilen Narben durch verbesserte Weichteildeckung korrigiert werden.

Der rechte Vorfuß wurde in konventioneller cross-leg-Technik (Hamilton) mit einem fasciocutanen Lappen von der linke Wade versorgt. Hierzu mußten der Fußstumpf für 3 Wochen an der Wade fixiert werden. Der Krankenhausaufenthalt dauerte 86 Tage. Die Dauerbelastbarkeit war nach Abschluß der Behandlung ausgezeichnet.

Der linke Vorfuß wurde 1 Jahr später durch einen freien neurovasculären Unterarmlappen versorgt, wobei die Blutstrombahn im Sinne eines reverse-forearm-flap umgekehrt wurde. Zur Sicherung des venösen Abflusses war jedoch ein Veneninterponat von der Saphena magna erforderlich.

Auch diese Form der Stumpfdeckung führte zu einer guten Dauerbelastbarkeit. Die Sensibilität ist beiderseits mit 25–30 mm 2-Punkte-Diskriminierungsvermögen zufriedenstellend. Die Pflege des freien Lappens ist aufgrund der empfindlicheren Unterarmhaut mit den Haarbälgen etwas aufwendiger.

Der kürzere Krankenhausaufenthalt mit 27 Tagen für die mikrochirurgische Technik verursacht jedoch nur 1/3 der Kosten der cross-leg-Technik, die bei der schlechten Vascularisation des Fußstumpfes nach Erfrierung mit verzögerter Einheilung den Aufwand der konventionellen Lappenplastiken verdeutlicht.

Sondersitzung

Kuratorium "ZNS". Unfallverletzte mit Schäden des zentralen Nervensystems e.V.

Zusammenarbeit zwischen den Akutkliniken, den Rehabilitationseinrichtungen und den Versicherungsträgern bei schweren Schädel-Hirn-Verletzungen

W. Arens

Berufsgenossenschaftliche Unfallklinik Ludwigshafen (Direktor: Dr. med. W. Arens), Pfennigsweg 13, D-6700 Ludwigshafen

(Manuskript nicht eingegangen)

Computergestützte Therapie – Ein Fortschritt in der Behandlung schwer schädelhirnverletzter Patienten

W. Gobiet

Neurologische Klinik des Bundes Deutscher Hirnbeschädigter (Leitender Arzt: Dr. W. Gobiet), Greitstraße 28, D-3253 Hessisch-Oldendorf

Einführung

Nach schweren Schädelhirnverletzungen wird normalerweise nur durch spezielle Behandlungsmaßnahmen der ursprüngliche Zustand in bezug auf die Funktion des Gehirns wieder erreicht.

Bei der letztjährigen Tagung konnte dargelegt werden, daß deswegen nach schweren Schädelhirnverletzungen gezielte Rehabilitationsmaßnahmen in entsprechend ausgerüsteten Kliniken unumgänglich sind, um dem Patienten die Möglichkeit zu geben, ein lebenswertes Leben zu erreichen und auch wieder die schulische oder berufliche Tätigkeit auszuüben.

Ohne diese Maßnahmen bleiben über 70% der Patienten in einem pflegebedürftigen geistigen und körperlichen Zustand.

An organisatorischen Einrichtungen sollte in der Klinik eine Intensivstation mit den notwendigen Einrichtungen wie Monitor, Möglichkeiten zur Intubation und Wiederbelebung sowie kurzfristiger Beatmung vorhanden sein.

Im personellen Bereich ist es die Betreuung durch neurologisch-psychiatrisch-intensivmedizinisch erfahrene Pflegekräfte, Krankengymnastik mit der notwendigen neurophysiologischen Vorbildung, pädagogische Frühförderung durch Heil- und Sonderpädagogen, Ergotherapie, Logopädie sowie die Leitung und Koordination durch einen neurotraumatologisch erfahrenen Arzt.

Therapiemaßnahmen in der Rehabilitationsklinik

a) Herkömmliche Therapie: Bei der Aufnahme zur Frührehabilitation in der Nachsorgeklinik sollten Patienten normalerweise im beginnenden Remissionsstadium sein, d.h. mit beginnender Bewußtseinsaufhellung bietet der Patient einfache Reaktionen auf äußere Reize wie Öffnen der Augen, Drücken der Hand oder Zeigen der Zunge. Diese Reaktionen kommen auch nicht konstant sondern häufig erst nach mehrfacher Aufforderung. Es besteht ein ausgeprägtes psychopathologisches Bild, ferner massive Lähmungen und Koordinationsstörungen.

70% der Patienten sind polytraumatisiert, wobei hier in der Regel die Frakturen noch nicht übungsstabil sind.

Von der intensivmedizinischen Seite besteht noch ein schwerstes Krankheitsbild mit vegetativen Entgleisungen, Neigung zu pulmonalen — und Urininfekten, katabolen Stoffwechselstörungen sowie die Gefahr von sekundär auftretenden intracraniellen Blutungen, subduralen Ergüssen oder Hydrocephalie.

Neben der Fortführung der medizinischen Maßnahmen zur Verhütung von Sekundärkomplikationen werden lebenspraktische Übungen sowie der Erwerb der Körperpflege, des selbständigen Essens und Trinkens, der Fortbewegung, der Stuhl- und Urinfunktion durchgeführt.

Unter Kontrolle des Blutdrucks werden die Patienten mobilisiert, zunächst auf der Bettkante, dann längere Zeit im Rollstuhl.

Im Bereich der Krankengymnastik steht der Wiedererwerb der Willkürmotorik neben dem Abbau spastischer Störungen und Besserung koordinativer Ausfälle im Vordergrund.

In diesem frühen Stadium ist eine gezielte Diagnostik der bestehenden Hirnleistungsstörungen in Bezug auf die einzelnen Teilleistungen nicht möglich. Dem Therapeuten bietet sich ein komplexes Bild an Ausfällen, welches eine spezielle Therapie erfordert. Grundlage des kognitiven Trainings ist eine Therapie auf pädagogischer Basis.

Diese hat sich als reproduzierbar motivierend für den Patienten bei gleichzeitiger sicherer Leistungskontrolle sowohl bei Schulpflichtigen als auch bei älteren Patienten erwiesen.

Die Führung liegt in diesem Stadium bei speziell ausgebildeten Sonder- und Heilpädagogen. Zunächst kommt es darauf an, durch häufige und intensive Ansprache des Patienten, die bestehenden einfachen Reaktionen immer wieder hervorzurufen, aufzugreifen und zu komplexeren Leistungen weiterzuführen. Die Belastung ist anfangs nur minimal, manchmal nur einige Minuten und steigert sich dann im Laufe der Behandlung auf Stunden.

Über das Erfassen von Farben und Formen wird das Erkennen von Buchstaben und Zahlen trainiert. Diese werden zu einfachen Rechnungen, Wörtern und kleinen Aufgaben zusammengesetzt. Parallel werden funktionelle Übungen zum Wiedererlernen des Schreibvorganges durchgeführt, ferner Sprachanbahnung, Kommunikations- und Verhaltenstraining. Hieran schließen sich spezielle schulische und arbeitstherapeutische Maßnahmen an.

Mit zunehmender Kooperation kann die Therapie um ergotherapeutische und logopädische Maßnahmen erweitert werden. Der Verlauf ist insgesamt mit der Entwicklung eines Kindes etwa vom 3. Monat an zu vergleichen.

Die Therapie ist naturgemäß sehr personal- und zeitintensiv, so daß täglich mehrere Stunden Übungen über ein halbes bis ein Jahr notwendig sind, bis der Patient sich weitgehend selbst versorgen kann und auch die geistige Situation eine relative Selbständigkeit und Kritikfähigkeit erlaubt.

Im Rahmen der Therapie werden überwiegend sonderpädagogische Hilfsmittel sowie selbstentwickelte individuelle, auf die Bedürfnisse des einzelnen Patienten, noch nicht im Handel erhältliche Therapiehilfen eingesetzt. Mit diesen therapeutischen Hilfsmitteln und der großen Erfahrung der eingesetzten Therapeuten können erstaunliche Erfolge erzielt werden.

Bei ausgeprägten körperlichen Ausfällen bieten sie jedoch manchmal Nachteile, ferner auch in Bezug auf die Motivation des Patienten, die Flexibilität der gestellten Aufgaben und die kontinuierliche Überwachung des Therapieergebnisses.

So gibt es immer wieder Patienten, welche aufgrund ausgeprägter Lähmungen oder Koordinationsstörungen in der Frühphase nicht oder nur unzureichend therapiert werden konnten.

b) Computergestützte Rehabilitation: Aus diesem Grund wurde mit Unterstützung des Kuratoriums ZNS und der Firma Nixdorf in einem Modellversuch die Therapieführung unter Einsatz von Computersystemen in der Frühphase nach der Schädelhirnverletzung entwickelt.

Auf technischem Gebiet wurde zunächst neben speziell behindertengerechter Tastatur eine Schriftgröße entwickelt, die mindestens das 4fache der Norm beträgt. Abdeckplatten und Verzögerungsschaltungen verhindern, daß infolge motorischer Störungen falsche Tasten gedrückt werden (Tabelle 1).

Bei der Programmentwicklung wurden die entwickelten und bewährten sonderpädagogischen und neurophysiologischen Erfahrungen zugrunde gelegt. Das bedeutet, daß in den Bereichen Mathematik, Deutsch und Allgemeine Wahrnehmung Programme erstellt wurden (Tabelle 2).

Auch hier mußten die Programme zunächst das Erfassen von einzelnen Buchstaben und Zahlen gewährleisten, danach zusammengesetzt Aufgaben und Wörter. Dieses setzt sich

Tabelle 1

Technische Voraussetzungen zur computergestützten Therapie: Die erfolgreiche Durchführung der computergestützten Therapie schwer schädelhirnverletzter Patienten benötigt als Grundlage eine eingreifende und konsequente Änderung der vorhandenen Rechnersysteme einschließlich der notwendigen Tastatur. Nur so ist es möglich, eine erfolgreiche Therapie durchzuführen

A.	Tastatur:	Abdeckplatte
		Verzögerungsschaltung
B.	Bildschirm:	Kontrastreich
		variable Schriftgröße
C.	Rechner:	Genügende Rechen- und
		Speicherkapazität

Tabelle 2

Die Programme der computergestützten Therapie wurden aufgrund pädagogischer und neuropsychologischer Erfahrungen in den Fächern Mathematik, Deutsch, Allgemeinwissen und neurophysiologisches Training, beginnend von einfachen Stufen bis hin zu schwierigsten Vorgängen entwickelt

Kognitive Therapie der Frühphase:

Motivation
Reproduzierbar
Rückgriff auf Altwissen
Eindeutige Anzeige von Fortschritten
Behandlung komplexer Ausfälle

---

dann in kleineren und schwierigeren Rechnungen, Einfügen von Wörtern in Lückentexte, Zusammenstellen von Sätzen und Textbearbeitungen fort.

Zum jetzigen Zeitpunkt verfügt die Klinik über 6 Arbeitsplätze im Bereich der pädagogischen Frühförderung. Im Fachgebiet Mathematik sind die Programme durchgehend bis zu schwierigen Textaufgaben erstellt. Ebenfalls verfügen wir im Bereich Deutsch über Programme von einfachen Buchstaben erkennen zu Leseverständnisübungen, Ergänzungen fehlender Buchstaben, Lückentexten, Bildung von Oberbegriffen, Gegenteilen und Synonymen bis zur Satzvervollständigung und Textarbeiten.

Daneben bestehen noch Stützprogramme zur Behandlung isoliert auftretender neurophysiologischer Funktionsdefizite wie Konzentrations- und Neugedächtnisstörungen, Minderung des Antriebs, der Umstellungsfähigkeit und der visuellen Erfassung.

Bei allen Programmen wurde darauf geachtet, daß automatische Auswertungen der richtigen Lösungen und Speicherung dieser Auswertungen für den Patienten über den zeitlichen Verlauf erfolgen, ferner automatische Steigerung des Schwierigkeitsgrades bei positiven Ergebnissen, Rückschalten in Trainingsprogramme bei unzureichenden Leistungen, Benachrichtigung des Therapeuten durch akustische Zeichen bei fehlendem oder zu langsamen Fortschritt der Übungen.

c) Anlage des Modellversuches: Zunächst wurde in einem Modellversuch bei einzelnen ausgewählten Patienten die Art und der Inhalt der Programme erprobt, ferner die Durchführbarkeit der technischen Hilfen. Danach erfolgten im Bereich der pädagogischen Frühförderung Untersuchungen mit 4 Arbeitsplätzen im laufenden Betrieb. Innerhalb der letzten 4 Monate konnten 1451 einzelne Anfragen an den Rechner mit jeweils einer durchschnittlichen Laufzeit von einer halben Stunde registriert werden. Führend zeigten sich die Mathematikprogramme mit 55,2% vor den Deutschprogrammen mit 28,7%, Allgemeinwissen 7,3% und neurophysiologischem Training mit 8,7%.

Im Bereich der Mathematik dominierten die Grundrechenarten mit über 50% der Anfrage vor Grundlagen-, Sachrechnen und Rechnen mit Größen.

80% der untersuchten Patienten boten Zustände nach schweren Schädelhirnverletzungen mit ausgeprägtem organischen Psychosyndrom sowie Lähmungen und Koordinationsstörungen. Die übrigen 20% setzen sich aus neurochirurgischen Diagnosen wie operierten Hirngefäßmißbildungen, Hirntumoren oder spontanen intracerebralen Blutungen zusammen.

Ergebnis des Modellversuches

Inzwischen konnten nahezu 200 Patienten mit Hilfe des Computers therapiert werden. Bei fast allen konnte beobachtet werden, daß der Einsatz moderner Technik zu einem erheblichen Motivationsgewinn und zur Vermittlung eines positiven Selbstwertgefühles führte. Dies liegt einmal im neutralen Verhalten des Computers, zum anderen fühlen sich die Patienten durch die erfolgreiche Handhabung der Technik bestätigt.

Bei gleichzeitig bestehenden körperlichen Störungen können die Patienten schon in einem frühen Stadium relativ komplizierte Aufgaben bearbeiten, da die Spezialtastatur, die große Schrift mit Verzögerungsschaltung die vorhandenen körperlichen Störungen weitgehend kompensiert.

So konnten in zahlreichen Fällen Patienten, die aufgrund ihrer Lähmungen nicht in der Lage gewesen wären einen Bleistift zu führen oder die einzelnen vorgefertigten Teile eines sog. Rechen- und Schreibtrainers zu erfassen mit Hilfe des Computers erfolgreich therapiert werden.

Ferner erlaubt die Adaptationsfähigkeit und Variabilität des Systems mit stark leistungsgeminderten Patienten eine volle 60-minütige Therapieeinheit durchzuführen.

Unter Zugrundelegung von Mathematik und Deutschprogrammen kann laufend der augenblickliche Leistungsstand mit dem prätraumatischen Zustand verglichen werden. Dies gibt dem Therapeuten und dem Patienten selbst ein wichtiges Behandlungsziel.

Da das aufwendige Abschreiben der Aufgaben entfällt, können die Patienten ein größeres Pensum in gleicher Zeit bewältigen. Durch variables Einstellen der Grundwerte sind besonders Konzentrations-, Gedächtnis- und Wahrnehmungsübungen differenzierter und intensiver durchzuführen als dies in normalen Therapien möglich ist.

Weiterhin bietet die übergeordnete Leistungskartei eine kontinuierliche Überwachung der Therapie und bringt mit fortlaufender Dokumentation der Lernfortschritte das Erstellen von detaillierten Leistungsprofilen (Tabelle 3).

Zusammenfassung und Beurteilung

Als Ergebnis des Einsatzes der computergestützten Therapie bei 200 schwer schädelhirnverletzten Patienten in der Frühphase kann gesagt werden, daß hiermit eine wesentliche Bereicherung des therapeutischen Programms gelungen ist.

Tabelle 3

Die positiven Ergebnisse zeigen, daß mit Hilfe der computergestützten Therapie in der Frühphase nach Schädelhirnverletzungen ein wichtiger Fortschritt erzielt werden konnte

Ergebnisse:

Motivation
Kompensation körperlicher Störungen
Automatische Leistungsanpassung
Kontinuierliche Leistungskontrolle
Entlastung des Therapeuten
Schnellere Lernfortschritte

Neben der Kompensation vorhandener körperlicher und geistiger Störungen sind es vor allem die vermehrten Motivationen des Patienten, die enorme Steigerung der Programmauswahl und der Einsatz der Mathematik- und Deutschprogramme in direktem Vergleich zum prätraumatischen Zustand, welche die positive Entwicklung des Patienten fördern.

Mit Hilfe dieser modernsten Technik wird es in Zukunft möglich sein, etwa 90% aller schwerst hirnverletzten Patienten, welche innerhalb der ersten 3 Monate die ersten Reaktionen auf äußere Reize zeigen, wieder in einen lebenswerten Zustand zu führen.

Somit kann diese Entwicklung sowohl menschlich als auch volkswirtschaftlich als ein wichtiger Meilenstein in der Therapie schwer schädelhirnverletzter Patienten angesehen werden.

Frau Kohl als Präsidentin des Kuratoriums ZNS, Herrn E. Jacobs als Bundesschatzmeister des Bundes Deutscher Hirnbeschädigter sowie der Firma Nixdorf sei an dieser Stelle im Namen aller an dem Programm beteiligten, aber auch der Betroffenen, herzlich gedankt.

Heutiger Stand der Rehabilitation schwerer Schädel-Hirn-Verletzungen aus der Sicht Österreichs

E. Scherzer

Rehabilitationszentrum Wien/Meidling (Ärztlicher Leiter: Univ.-Prof. Dr. E. Scherzer) der Allgemeinen Unfallversicherungsanstalt Österreichs, Kundratstraße 37, A-1120 Wien

Was den wissenschaftlichen Stand der Behandlung und Rehabilitation von Patienten mit schweren Schädel-Hirn-Verletzungen anlangt, so gibt es kaum Unterschiede zwischen den einzelnen zentral- und westeuropäischen Staaten. Erfreulicherweise ist das diesbezügliche Niveau hoch. Dies trifft auch für Österreich zu. Die Umsetzung des theoretischen Wissens in die Praxis gelingt an spezialisierten Zentren mit großen finanziellen Möglichkeiten in der Regel recht gut, läßt jedoch an kleineren Abteilungen mit beschränkten Ressourcen zu wünschen übrig. Unter der Annahme, daß die routinemäßig betriebene Rehabilitation von Schädelhirntraumatikern mit individuell abgestimmten, alle erforderlichen Bereiche erfassenden und während eines längeren Zeitraumes konsequent durchgeführten Einzeltherapien ohnedies wohlbekannt ist, seien in diesem Referat nur die Schwachstellen des Systems, welche in unserem Lande insbesondere die organisatorische Seite betreffen, aufgezeigt.

Wiederholt ergeben sich Schwierigkeiten mit der Therapie von Patienten im *apallischen Syndrom*. Zweifellos überleben schwer Schädel-Hirn-Verletzte dank der modernen Intensivbehandlung häufiger als in früheren Zeiten, nicht selten aber mit Symptomen einer hochgradigen traumatischen Hirnschädigung. So sehen wir uns jetzt einer größeren Zahl von Apallikern gegenüber, welche einer aufwendigen und fachgerechten Betreuung im Sinne der Frührehabilitation bedürfen. Wir müssen damit rechnen, daß von 100 Patienten mit schwerem Schädel-Hirn-Trauma, gekennzeichnet durch ein Mittelhirnsyndrom der Phase III und IV im Akutstadium, etwa ein Viertel bis ein Drittel ein apallisches Syndrom entwickelt. Anfangs befinden sich diese Patienten an unfallchirurgischen bzw. anästhesiologischen Intensivbehandlungssituationen, können aber oft aus Platzmangel hier nicht längere Zeit verbleiben und müssen an andere Abteilungen verlegt werden. Dort fehlt es nicht selten an optimalen Möglichkeiten der Frührehabilitation, welche zur Verhinderung sogenannter Tertiärschäden systematisch anzuwenden ist. Erfahrungsgemäß verringert sich die Chance auf wesentliche Besserung, wenn das apallische Syndrom länger als 3 Monate anhält. Bis dahin besteht aber eine realistische Aussicht auf Überwindung dieses Zustandes. Aus diesem Grunde müssen innerhalb der ersten 3 Monate alle Anstrengungen gemacht und alle Möglichkeiten ausgeschöpft werden, um jene Patienten, bei denen das apallische Syndrom nur ein – obgleich im Augenblick noch nicht diagnostizierbares – *Durchgangssyndrom* darstellt, für die spätere Langzeitrehabilitation adäquat vorzubereiten.

In Österreich hat sich Gerstenband seit vielen Jahren dieser Problematik besonders gewidmet und für solche Patienten eine Spezialstation, anfangs in Wien und später in Innsbruck, errichtet. Sein Modell der Behandlung von Apallikern sieht eine weitreichende neurologische Betreuung nach den Prinzipien der Neurophysiologie unter Einsatz von Zusatzuntersuchungen wie Computertomographie des Schädels, evozierte Potentiale, Elektroenzephalographie und Hirnstammreflexe vor, um aussichtsreiche Fälle herauszufiltern, bei denen ein Fortsetzen der rehabilitativen Bemühungen über die Vierteljahresgrenze hinaus sinnvoll erscheint.

Die Überführung schwer Schädel-Hirn-Verletzter von der Primärbehandlung eines Akutkrankenhauses in das Trainingsprogramm einer Rehabilitationsabteilung versuchen wir "nahtlos", also ohne zeitliche Unterbrechung, durchzuführen. Bei Arbeitsunfällen gelingt dies stets, weil die zuständige Sozialversicherung, die Allgemeine Unfallversicherungsanstalt Österreichs, in ihren Rehabilitationseinrichtungen über genügend Plätze für solche Patienten verfügt. Schwieriger gestaltet sich die Lage für *Privatunfälle*. Diese Patienten müssen oft lange Zeit auf einen freien Platz in einem geeigneten Rehabilitationszentrum warten bzw. müssen an anderen Abteilungen, deren Behandlungsmöglichkeiten in dieser Hinsicht leider nicht optimal sind, aufgenommen und trainiert werden. Zu fordern ist daher die *Schaffung zusätzlicher moderner und spezialisierter Rehabilitationseinrichtungen*, sowohl für stationäre als auch für ambulante Fälle. Eine durchgehende ärztliche Betreuung ist in unserem Lande aber auch jetzt prinzipiell bei jedem schwer Schädel-Hirn-Verletzten gewährleistet. Sie ist erforderlich, um den unfallbedingten Dauerschaden so klein wie möglich zu halten und um allfällige posttraumatische Komplikationen, welche als Spätfolgen in diesen gravierenden Fällen doch häufiger als bei leichten Schädigungen auftreten, z.B. epileptische Manifestationen, progredienter hypo- oder aresorptiver kommunizierender Hydrocephalus, chronisches Subduralhämatom, Liquorfistel, Meningitis und Hirnabszeß, frühzeitig zu erkennen sowie einer zweckmäßigen Behandlung zuzuführen.

Eine weitere organisatorische Schwierigkeit ergibt sich in vielen Unfallkrankenhäusern bei Patienten, die nach einem schweren Schädel-Hirn-Trauma zwar nicht mehr an der Intensivpflegestation behandelt werden müssen, die jedoch für die Normalstation oder ein übliches Rehabilitationszentrum noch nicht geeignet sind. Für derartige Fälle sollten *Zwischenstationen* nach Art von Intermediate Care Units oder Prolonged Care Units geschaffen werden, von wo sie schließlich in solch einem Zustand in das Rehabilitationszentrum verlegt werden können, daß sie in das dortige Trainingsprogramm bereits voll eingliederbar sind. Dieses Vorgehen würde die bestmögliche Nutzung der Behandlungskapazitäten garantieren.

Die Betreuung schwer Schädel-Hirn-Verletzter in weniger spezialisierten Rehabilitationseinrichtungen konzentriert sich in Österreich oft auf physikotherapeutische Maßnahmen und vernachlässigt bedauerlicherweise die *Behandlung des posttraumatisch organischen Psychosyndroms*. Gerade letzteres bereitet aber den Patienten, wie die Praxis lehrt, die größten Schwierigkeiten und verhindert oft die berufliche Eingliederung. Man wird daher in Zukunft dem systematischen psychischen Leistungs- und Verhaltenstraining allergrößte Aufmerksamkeit zuwenden und diese psychologischen Behandlungsmethoden zielgerichtet, d.h. nach den individuellen Erfordernissen der Patienten, einsetzen müssen. Nur so kann eine umfassende Rehabilitation von Schwerstfällen gelingen.

Selbstverständlich sind auch der Langzeitrehabilitation durch Art und Ausmaß persistierender cerebraler Defekte Grenzen gesetzt. Wiederholt kann eine *berufliche Eingliederung nicht erreicht* werden. Dies darf aber nicht zur therapeutischen Resignation Anlaß geben. Für den schwer Schädel-Hirn-Geschädigten stellen Wiedererlangung der Mobilität und Kommunikationsfähigkeit sowie familiäre und soziale Wiedereingliederung bereits wesentliche Erfolge der Rehabilitation dar, die daher unbedingt anzustreben sind. In der Beurteilung der Ergebnisse von Wiederherstellungsbemühungen sollten wir nicht übersehen, daß ja selbst der Vollrehabilitierte heutzutage angesichts der ungünstigen Arbeitsmarktlage oft schwer einen Posten oder eine Anstellung findet.

So liegt uns die *Nachbetreuung der cerebral Schwerverletzten im Anschluß an die Rehabilitation* besonders am Herzen. Sie erscheint uns derzeit in Österreich noch ungenügend. Wir fordern eine systematische Kontrolle der seinerzeitigen Patienten über Jahre nach dem erlittenen Unfall, um ungünstige Entwicklungen hintanzuhalten und akute psychische Dekompensationen infolge Überforderung usw. durch zielgerichtete Maßnahmen erfolgreich bekämpfen zu können. Die Errichtung eines diesbezüglichen Organisationsdienstes ist sicherlich wichtig, wie es in Österreich auch notwendig wäre, Studenten und junge Ärzte in viel stärkerem Maße als bisher in die Probleme und Möglichkeiten der Rehabilitation von Patienten mit Verletzungen des zentralen Nervensystems einzuschulen.

Als weitere wünschenswerte Maßnahmen seien neben der zuvor erwähnten Schaffung zusätzlicher stationärer und ambulanter Rehabilitationseinrichtungen einschließlich Tageskliniken die *häusliche Rehabilitation*, welche von einem nachgehenden medizinischen Dienst bewerkstelligt werden müßte, und die *periodische oder Auffrischungsrehabilitation* zu erwähnen, welche für jene schwergeschädigten Patienten vorzusehen wäre, die nach Abbruch der Therapie das Erreichte nicht halten können und auf ein niedrigeres Funktionsniveau absinken, da sie eben eines weitgehend permanenten Trainings bedürfen.

Zusammenfassend können wir feststellen, daß der heutige Stand der Rehabilitation schwerer Schädel-Hirn-Verletzungen in Österreich zwar als wissenschaftlich hoch zu erachten ist, daß aber organisatorisch noch ein Ausbau notwendig ist und solchermaßen in Zukunft viel Arbeit von allen damit befaßten Stellen zu leisten sein wird.

Literatur

Ayres A (1979) Lernstörungen. Sensorisch-integrative Dysfunktionen (Rehabilitation und Prävention). Springer, Berlin Heidelberg New York, S 27

Gobiet W: Frührehabilitation schädelhirnverletzter Patienten. In: Hefte Unfallheilkd, Heft 181. Springer, Berlin Heidelberg New York Tokyo, S 1112–1115

Heese G (1979) Was haben Behinderungen mit der Motorik zu tun? In: Heese G (Hrsg) Rehabilitation Behinderter durch Förderung der Motorik, 2. Aufl. Marhold-Verlag, S 13

Hoppe E (1981) The clinical outcome of patients with severe head injuries, treated with highdose dexamethasone, hyperventilation und barbiturates. Neurochirurgie 24:17–21

Heutiger Stand der Rehabilitation schwerer Schädel-Hirn-Verletzungen aus der Sicht der Schweiz

C. Heinz

SUVA Rehabilitationsklinik (Chefarzt: Dr. med. C. Heinz), CH-5454 Bellikon

In der Kriegs- und Katastrophenmedizin spricht man von einer Katastrophe, wenn die eigenen Mittel zur Bewältigung des Schadensereignisses nicht ausreichen. In diesem Sinne ist die Rehabilitation von Patienten mit schwerer Hirnverletzung in der Schweiz katastrophal.

Wie kommt es zu diesem Mißverhältnis zwischen Schadengröße, das heißt Anzahl und Schweregrad von Hirnverletzungen und den ungenügend zur Verfügung stehenden Mittel für die Rehabilitation? Zum einen haben die Hirnverletzungen stark zugenommen. Es ist dies aus Tabelle 1 ersichtlich. Gleichzeitig hat sich aber auch die Leistungsfähigkeit des Rettungswesens, der Intensivmedizin, der Traumatologie und Neurotraumatologie eindrücklich verbessert. Dies wird ebenfalls durch die Zahlen in Tabelle 1 belegt, die aufzeigt, daß trotz Zunahme schwerer Schädel-Hirnverletzungen von 573 auf 1435 innert neun Jahren die Todesfälle gleich geblieben sind.

Für die Zunahme schwerer Schädel-Hirn-Verletzungen ist in erster Linie die Zunahme des motorisierten Straßenverkehrs, in letzter Zeit auch die starke Zunahme motorisierter Zweiräder, sowie schwerer Sportverletzungen verantwortlich (Abb. 1). Durch die eindrückliche Leistungsverbesserung der Akutmedizin werden zudem viele Patienten am Leben erhalten, welche in früheren Jahren ihren schweren Verletzungen schon bald nach dem Unfall erlegen wären. Dies führt nicht nur zu einer weiteren numerischen Zunahme von Hirnver-

Tabelle 1. Auf 1,8 Mio. Versicherte Arbeit und Freizeit

	Schweres SHT	Todesfall SHT
1974	573	313
1983	1435	279

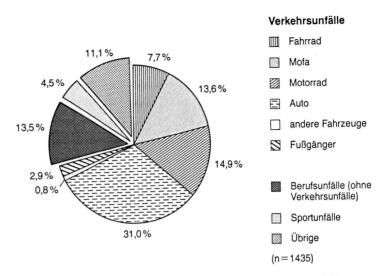

Abb. 1. Schädel-Hirnverletzte des Versicherungsbestandes der SUVA nach Unfalltypen, 1983

letzten in der Rehabilitationsphase, sondern auch zu einer qualitativen Verschiebung zu Gunsten von Patienten mit schwersten Schädigungen.

Schließlich spielt auch das Konzept der Früh-Rehabilitation für die Rehabilitationskliniken eine große Rolle. Es wird allgemein anerkannt, daß eine möglichst frühzeitige Rehabilitation die Ergebnisse verbessern könne. Andererseits stellt dieses Konzept aber eine wesentliche Mehrbelastung für die Rehabilitationsinstitutionen in personeller Hinsicht und in Bezug auf die Kapazitäten dar. Auch in der Schweiz haben wir grundsätzlich anerkannt, daß eine Früh-Rehabilitation sinnvoll ist. In der bestehenden Krisensituation läßt sich die Forderung nach Früh-Rehabilitation aber nicht konsequent erfüllen. Daß wir uns bemühen, zeigt Abb. 2, in der eine Reduktion des Zeitintervalls zwischen Unfall und Aufnahme in die Rehabilitationsklinik klar nachzuweisen ist. Einer der wesentlichsten Gründe für die ungenügenden Infrastrukturen zur Rehabilitation Hirnverletzter in der Schweiz, ist das enorme Ausmaß des Schadensbildes. Es handelt sich immer um Mehrfachbehinderte, meist um sowohl Motorisch-, Sinnes- und Geistigbehinderte. Das vielfältige Schadensbild (Tabelle 2) bedingt in der Rehabilitation auch ein außerordentlich vielseitiges Beurteilungs- und Behandlungsteam, ist somit außerordentlich personal- und damit kostenintensiv (Tabelle 3). Zudem wirkt sich die psychiatrische Komponente bei den Hirnverletzten in doppelter Weise ungünstig aus: Einerseits sind besonders private Rehabilitationsinstitutionen zurückhaltend in der Aufnahme allzuvieler Hirnverletzter, da sonst ihre Klinik einen psychiatrischen Aspekt erhält und damit andere Klienten fernhält. Zum andern ist es den Hirnverletzten auch unmöglich eine eigene Lobby, eine eigene Vereinigung zu gründen, um ihre berechtigten Interessen auch politisch kund zu tun, wie das so erfolgreich die Paraplegiker in der Schweiz tun.

Vielleicht habe ich hiermit das Bild, wie es sich in der Schweiz bietet, etwas düster dargestellt. Gerade in letzter Zeit werden aber vielerorts intensive Anstrengungen unternommen,

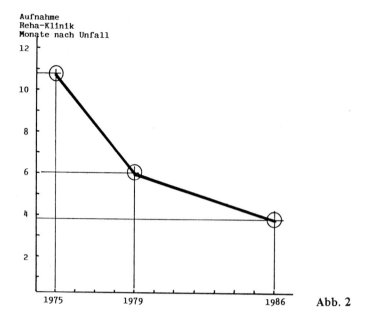

Abb. 2

Tabelle 2. Schadensbild nach schwerem Hirntrauma

Wesensveränderung	Affekt
	Antrieb
	Kritik
	Frustrationstoleranz
Hirnleistungsstörung	Orientierung
	Intelligenz
	Planung
	Konzentration
	Merkfähigkeit
	Gedächtnis
	Raumsinn
Sprachstörung	Aphasien
	Dysphasien
Sinnesorgane	Sehen
	Hören
	Gleichgewicht
Epilepsie	
Bewegungsapparat	Lähmungen
	Koordinationsstörungen
Psychoreaktive Störungen	

sich vermehrt dieser Patientengruppe anzunehmen. Dabei besteht aber gelegentlich die Gefahr, daß die Anforderungen unterschätzt werden. Das führt uns wiederum zur Frage der optimalen Therapie in der Rehabilitationsphase II.

Studien aus dem Gebiet der Logopädie haben anfangs der 80er Jahre gezeigt, daß Patientengruppen mit aphasischen Störungen, welche regelmäßig Logopädie erhielten, keine

Tabelle 3. Schadensbild und personeller Aufwand

Wesensveränderung	Pflegedienst
	Psychologie
	Musiktherapie
	Sozialdienst
	Angehörigengruppen
Hirnleistungsstörung	Neuropsychologie
	Ergotherapie
	Musiktherapie
Sprachstörung	Logopädie
	Pflegedienst
	Ergotherapie
	Angehörige
Sinnesorgan	Organspezialisten
Epilepsie	Neurologie
	Elektrophysiologie
Bewegungsapparat	Physiotherapie (Bobath)
	Ergotherapie (Bobath)
	Pflegedienst (Bobath)
	Technische Orthopädie
Psychoreaktive Störungen	Psychologie
	Angehörigengruppen

größeren Erfolge in der Remission ihrer Sprachstörungen zeigten als vergleichbare Gruppen ohne jede Sprachtherapie. Analysiert man diese Arbeiten näher, so zeigt sich, daß sie zwar sorgfältig durchgeführt wurden, aber in der Interpretation der Resultate falsch sind. Die Therapiegruppe erhielt nämlich lediglich 2mal in der Woche eine halbe Stunde Logopädie. Man kann somit nur sagen, daß diese Therapieintensität nicht genügt um einen Heilungsfortschritt zu erreichen, der besser wäre als der Spontanverlauf. Es scheint uns wichtig, daß Institutionen, die sich neu mit der Rehabilitation Hirnverletzter befassen, auch in der Lage sind, eine optimale Therapieintensität und Frequenz anzubieten und sich mit ihren therapeutischen Bemühungen nicht im therapieunwirksamen Intensitätsbereich bewegen.

Was gibt es Neues in der Schweiz? An der SUVA Rehabilitationsklinik Bellikon, in der sich die größte Abteilung für Neurorehabilitation von Hirnverletzten befindet, haben wir vor zwei Jahren die Musiktherapie systematisch eingeführt und damit außerordentlich gute Erfahrungen gemacht. Sie eignet sich in der Aufwachphase besonders zur Angstbewältigung des Patienten, in späteren Phasen zeigt sie hervorragende Wirkungen bei kommunikations- und sprachgestörten Patienten, bei motorischen Störungen und bei Verhaltensstörungen. Diese Therapieform ist allerdings offiziell noch nicht als Heilmethode anerkannt.

In den letzten Jahren werden auch vermehrt Bemühungen sichtbar, die Angehörigen frühzeitig und intensiv ins Rehabilitationsgeschehen einzubeziehen. Verschiedenorts, so auch an unserer Klinik, werden Angehörigen-Selbsthilfegruppe gegründet und geführt.

Bei den immer knapper werdenden Ressourcen im Gesundheitsweisen müssen auch wir uns fragen, ob sich die Rehabilitation von Hirnverletzten überhaupt lohnt. Schon die Altersaufteilung bei diesen Patienten gibt hier eine gewisse Antwort (Abb. 3). Es handelt sich doch vorwiegend um junge Patienten, die noch ein langes Leben vor sich haben. Aber

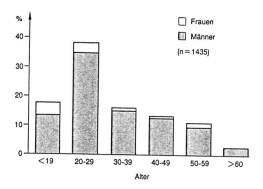

Abb. 3. Schädel-Hirnverletzte aus dem SUVA-Versicherungsbestand nach Alter und Geschlecht, 1983

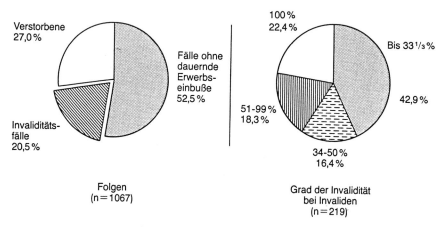

Abb. 4. Folgen der 1980 an einem Schädel-Hirntrauma-Verletzten aus dem Versicherungsbestand der SUVA

auch die Rehabilitationsresultate sprechen eine deutliche Sprache. Wie Abb. 4 zeigt, erreichen wir doch bei den 20% der Patienten, bei denen eine Invalidität zurückbleibt in 78% eine, wenn auch eingeschränkte, Erwerbsfähigkeit und nur bei 22% bleibt eine volle Invalidität.

Ungelöst bleiben die Versorgungsmöglichkeit für Vollinvalide und Hilflose, die eine ständige Betreuung benötigen. In diesem Bereich ist die Szene in der Schweiz vollständig auf die geriatrischen Patienten ausgerichtet. Hilflose, pflegebedürftige Hirnverletzte müssen oft in psychiatrischen Kliniken und in Chronischkranken-Pflegeheimen untergebracht werden und die Plazierung solcher Patienten bereitet enorme Schwierigkeiten.

In der Zukunft wird in der Schweiz die Kapazität für die Rehabilitation Hirnverletzter wesentlich erhöht werden müssen. Womöglich sollte dies in regionalen Zentren erfolgen, um den Kontakt mit den Angehörigen und mit dem früheren sozialen Umfeld des Patienten zu erleichtern. Auch müssen die Möglichkeiten für Patienten, die einer dauernden Pflege bedürfen, dringend verbessert werden.

Parallelveranstaltung

Aufklärungsproblematik beim schwerverletzten Patienten

Aufklärungsproblematik beim schwerverletzten Patienten

J. Probst

Berufsgenossenschaftliche Unfallklinik (Direktor: Prof. Dr. med. J. Probst), Prof.-Küntscher-Straße 8, D-8110 Murnau/Staffelsee

Der kürzlich verstorbene Strafrechtslehrer Bockelmann hat auf einer Unfallmedizinischen Tagung geäußert, das Thema der Aufklärungspflicht sei das Ärgerlichste, um das es in den Diskussionen zwischen Ärzten und Juristen gehe. Fast 10 Jahre sind seither vergangen. Doch das Thema ist geblieben. Überspanntheit unserer Judikatur, mangelnde Vertrauensbereitschaft gegenüber dem Arzt wurden auch schon von Juristen beklagt. Die Anforderungen an die Aufklärung eines Patienten überspannt zu haben, bescheinigte in diesem Jahr (1987) auch der Bundesgerichtshof einem Oberlandesgericht.

Die Äußerungen verdeutlichen die subjektive Unsicherheit nicht nur der Betroffenen, der Ärzte; sondern verunsichert sind auch die Aufklärungsberechtigten, die Patienten, die unzutreffenderweise die Aufklärung für ein Garantieversprechen, für einen Angebotskatalog, nicht selten die daraus resultierende Einwilligung für eine Mitwirkung einer Sachentscheidung oder sogar für diese selbst halten. Letztere würde die Tätigkeit des Arztes in eine Werkleistung ummünzen, die sie ihrer Natur nach gar nicht sein kann.

Am beklagenswertesten ist die Untugend – da Recht und Tugend einander unauflöslich bedingen, ist der Begriff der Untugend wohl angebracht – anstelle des Fehlernachweises primär oder nachgeschoben die mangelhafte und infolgedessen unwirksame Aufklärung zur Begründung des Klageanspruches heranzuziehen. Daß fehlsame "Aufklärung", wie immer sie vor sich gegangen und beschaffen gewesen sein mag, geradezu als Einladung zum unbilligen Streit verstanden zu werden pflegt, war und ist nicht selten zu beobachten.

Ärzte, denen das Lesen von Urteilsbegründungen nicht nur fremd, sondern meist auch widerwärtig erscheint, die in der Regel nicht einmal den Leitsatz, sondern nur die Titelzeile wahrnehmen, ziehen aus den negativen Erfahrungen Anderer regelmäßig keine Schlüsse. Daraus entwickelt sich viel eher ein Ohnmachtsgefühl, das wiederum mit insoweit nicht tauglichen Mitteln, etwa Aufklärungsbestätigungen, weniger bekämpft als beschwichtigt wird.

Auch hierzu hat sich der BGH jüngst in einem für die Ärzte m.E. sehr positiven Sinn geäußert, indem er Untergerichte zur Trennung der beiden Pflichtkreise – Sorgfaltspflicht und Aufklärungspflicht – aufgefordert und festgestellt hat, daß die Beurteilung eines fraglichen Behandlungsfehlers nicht anstelle, sondern *vor* derjenigen der Wirksamkeit der Aufklärung und völlig unabhängig von dieser zu treffen sei.

Diese notwendige und nun nochmals ganz deutlich ausgesprochene Trennung ermöglicht es uns, die heutige Thematik losgelöst vom Behandlungsfehler sozusagen lupenrein auf die Aufklärung zu beschränken.

Das führt die Aufklärungspflicht auf ihren einzigen Sinngehalt, die Wahrung des Selbstbestimmungsrechts des Einzelnen, zurück.

Hier stehen sich zwei Fakten gegenüber: auf der einen Seite der Generalauftrag des Arztes, der auch seinem Berufsmotiv entspricht, die Herbeiführung eines Heilerfolges; auf der anderen Seite das zwar substantiell ausgestaltete, im Kern jedoch immaterielle Recht des Kranken oder Verletzten, über sich selbst zu bestimmen, und zwar frei von jeglichem, wie auch immer geartetem Zwang. Dahinter verbirgt sich nichts anderes als das Schicksal, das man hinnehmen oder zu ändern versuchen kann.

Schicksal ist nie in seiner Gesamtheit etwas Unabänderliches gewesen; nur waren die Mittel, ihm in den Rachen zu greifen, früher weniger wirkungsvoll, als sie es heute sind. Geschah die Auflehnung gegen das Schicksal einstmals im Bewußtsein dessen Übermacht, so dünkt sich der moderne Mensch naturgesetzlichen Zwängen entrückt, für ihn liegt jetzt ein Anspruch vor, der zu erfüllen ist. Es wird übersehen, daß auch dieser seinen Preis hat, der ebenfalls mit dem Schicksal bezahlt wird; das Selbstbestimmungsrecht läßt lediglich seine Gestaltung, nicht dessen Gegebenheit zu.

Wenn die Judikatur ausdrücklich dem Patienten, wie das Grundgesetz nach Art. 2 jedem Menschen das Selbstbestimmungsrecht bestätigt, dann geschieht dies eben im Hinblick auf Gestaltungsbedürfnisse, die an sich nichts mit der Behandlung zu tun zu haben brauchen — wie die Bewahrung der Verfügungsmacht über materielle Entscheidungen, etwa vermögensrechtlicher Art.

War früher vom "verständigen Patienten" die Rede, so fordert die Rechtsprechung gegenwärtig, daß dieser in die Lage versetzt wird, den Sinn der angebotenen medizinischen Maßnahmen zu erfassen. Darin eingeschlossen ist nicht nur die Erläuterung eines Eingriffes oder dessen Alternativen schlechthin, sondern auch die Wegweisung zur Einsicht, wobei letztere gewiß nur an der individuellen Einsichtsfähigkeit, nicht aber an einem fiktiven allgemeinen Maßstab ausgerichtet ist.

Dies führt jedoch auch auf das sich ständig weitende Feld des medizinischen Fortschritts, der in der uns heute eigenen Erwartungshaltung ebenfalls überspannt beansprucht wird. Nirgends tritt das deutlicher in Erscheinung als in der Unfallchirurgie. Während die Chirurgie der Krankheiten noch immer von der klassischen Krankheitsbedrohung geprägt wird und sich auch unter Forschritten durchaus eine reproduzierbare Reaktion als Regel einsetzen läßt, wird das Bild des Unfallverletzten ständig durch die Änderungen der uns umgebenden technischen Welt verändert. Die Behandlungsmethoden sind in der Unfallchirurgie daher nach wie vor weniger weitgehend standardisierbar als in der Abdominalchiurgie; infolgedessen können wichtige Entscheidungen u.U. erst intraoperativ, manchmal sogar erst postoperativ — einen zusätzlichen Eingriff bedingend — getroffen werden.

Neben dem Wandel des Unfallmechanismus und der Notwendigkeit fallweise zu treffender Entscheidungen kommt als sehr bedeutsamer Faktor der Zeitablauf hinzu. Die technischen Fortschritte im Rettungswesen und die Ausdehnung der Überlebensfähigkeit haben einerseits zu einer Umkehr der Verlustzahlen geführt, andererseits aber auch zu einer ungeheuren Ausdehnung des Behandlungsspektrums, das das Synonym "Intensivtherapie" nur unzureichend zu kennzeichnen vermag.

Der Begriff des Schwerverletzten, der diesem Kongreßthema zugrundegelegt wurde, ist nicht definiert. Es handelt sich auch nicht darum, eine Aufklärung dessen vorzunehmen, der mangels physischer Kräfte nicht oder nur begrenzt aufklärbar ist, der aber jetzt die über sein Leben entscheidende Hilfe benötigt. Daneben steht die große Zahl derjenigen

Verletzten, die nur grenzfallmäßig vital bedroht sind, deren Verletzungszustand daher Behandlungsstufen zuließe; es könnten Verletzungen vorliegen, die bei sofortiger Therapie günstigere Heilungsaussichten als zu einem späteren Zeitpunkt versprechen; auch der umgekehrte Fall ist denkbar, wobei zusätzlich offen bliebe, wie sich der Allgemeinzustand aufgrund anderer Verletzungen oder Begleitumstände bis zum vorgesehenen, grundsätzlich für günstiger gehaltenen Operationszeitpunkt entwickeln wird, möglicherweise einen geplanten Eingriff dann doch nicht mehr zuläßt. Das Problem des Simultaneingriffs in der Abdominalchirurgie, in der es eine allgemeine und eine auf den einzelnen Operateur abgestellte Risikoschwelle als Entscheidungsmerkmal einschließt, ist in der Unfallchirurgie weitaus schwieriger zu lösen.

Ist also noch immer gültig, was Jungbluth 1979 ausführte: Im Hinblick auf das Selbstbestimmungsrecht des Patienten müsse sich der Unfallchirurg der besonderen Anfechtbarkeit seines ärztlichen Handelns im Hinblick auf dessen Erlaubtheit, Effektivität und Fehlerhaftigkeit bewußt sein?

Literatur

1. Brandmair W, Kern E et al. (1987) Zum Problem der Simultaneingriffe im Rahmen der Bauchchirurgie. Langenbecks Arch Chir 370:521–258
2. Bockelmann P (1980) Aufklärungspflicht aus juristischer Sicht. Schriftenreihe Unfallmed Tagungen 38:21–27
3. Carstensen G (1987) Die Aufklärungpflicht – Realität oder Utopie? Arzt und Krankenhaus 7/87:218–222
4. Jungbluth KH, Müller U (1980) Aufklärungspflicht: Die erweiterte Indikation bei Unfallverletzten. Schriftenreihe Unfallmed Tagungen 38:39–44
5. Laufs A (1984) Die Entwicklung des Arztrechts 1983/84. Informationen d. Berufsverb d. Dtsch Chirurgen 10/84:124–132
6. Deers (1987) Die Entwicklung des Arztrechts 1986/87. Neue Juristische Wochenschr 40:1449–1512
7. Bundesgerichtshof (1987) 10.03.1987, VIZR 88/86 (Frankfurt) NJW 40, 2291–2293, 1987 bzw. Med R 5, 234–237
8. OLG Hamm (1986) 25.01.1984, 3 U 20(83) Med R 4:152–154

Die juristischen Probleme der Aufklärung beim schwerverletzten Patienten

K. Ulsenheimer

Maximiliansplatz 12, D-8000 München 2

I.

Das Arztrecht, spezielle das Arzthaftungsrecht, hat in den letzten 10 Jahren nicht nur in der breiten Öffentlichkeit eine ungeheure Resonanz gefunden, sondern beschäftigt auch die Zivil- und Strafgerichte in einem Umfang, den frühere Ärzte — aber auch Juristengenerationen — für nicht möglich gehalten hätten. Ein Ende dieser Entwicklung ist noch nicht abzusehen, vielmehr haben Schadensersatzprozesse und arztstrafrechtliche Ermittlungsverfahren nach wie vor "Hochkonjunktur".

Die Gründe hierfür sind vielfältig: Vier erscheinen mir besonders wichtig:

1. Das für die frühere Zeit charakteristische Vertrauensverhältnis zwischen Arzt und Patient ist einer rein geschäftsmäßigen Beziehung gewichen, bei der die Krankenbehandlung als *Rechtsverhältnis, Rechtsansprüche und Rechtspflichten* also im Vordergrund stehen.
2. Der ungeheure medizinische Fortschritt und die zunehmende Perfektionierung der Technik haben bei vielen die Vorstellung erweckt, als ließen sich ärztliche Maßnahmen und der Mensch selbst geradezu routinemäßig beherrschen. Aus diesem Glauben an die menschliche Omnipotenz resultiert ein übermäßiger Erwartungsdruck, der in einer erfolglosen Therapie, einer tödlichen Komplikation oder mißlungenen Operation, nicht das Schicksal, sondern menschliches Versagen und damit den Arzt als Schuldigen sucht.
3. Die Anonymität der "Apparatemedizin" und die Unpersönlichkeit vieler Großkliniken begünstigen diese falschen Vorstellungen, indem sie Mißtrauen und Skepsis, Vorbehalte und Vorurteile wecken.
4. Hinzu kommt ein verzerrtes, negatives Arztbild, das "Patientenschutzbünde", "Vereinigungen zur Bekämpfung ärztlicher Kunstfehler" und einseitige Presseberichte nachhaltig pflegen, bedauerlicherweise unterstützt durch Unkollegialität, Intrigen und Konkurrenzdenken der Ärzte untereinander, vermutlich als Folge des enormen Anstiegs der Ärztezahl.

"Der Einfluß des Rechts und damit auch der Juristen auf den ärztlichen Beruf" [1] dürfte vor diesem Hintergrund kaum geringer werden. Die "Verrechtlichung" der Medizin, die Sie verständlicherweise zutiefst beklagen, ist daher ein Faktum, auf das es sich einzustellen gilt. Für jeden einzelnen Arzt bedeutet dies, sich neben der ständigen ärztlich-medizinischen Fortbildung zunehmend mehr mit Rechtsfragen aus den verschiedensten Gebieten beschäftigen zu müssen. Einen kleinen Beitrag hierzu möchte ich mit der Behandlung der Aufklärungsproblematik beim schwerverletzten Patienten leisten.

II.

"Ebenso wie es iatrogene Krankheiten gibt, kennt auch das Rechtsleben Übel, deren Entstehung wir allein Juristen verdanken" [2]. Dieser weise Satz eines früheren Landgerichtspräsidenten gilt zweifellos für das Problem der ärztlichen Aufklärungspflicht und ihre Übersteigerung in der Judikatur.

1. Ausgangspunkt der Rechtsprechung, "die nicht nur den Ärzten, sondern auch den Juristen, jedenfalls in ihrer Mehrheit, absurd erscheint" [3], ist die Entscheidung des Reichsgerichts in Strafsachen vom 31.5.1894 [4], die die Amputation des Fußes eines 7jährigen Kindes gegen den erklärten Willen des Vaters trotz absoluter Indikation und erfolgreicher Operation als "Beeinträchtigung der körperlichen Unversehrtheit" und damit "tatbestandsmäßige Körperverletzung" qualifizierte. Dabei wies das Reichsgericht ausdrücklich darauf hin, daß der verfolgte Heilungszweck oder gar der Erfolg des Eingriffs dem Arzt ebensowenig eine rechtliche Befugnis dazu gewähren wie das sog. "Berufsrecht", es vielmehr in erster Linie der *Wille* des Kranken ist, der den Arzt "legitimiert, Körperverletzungen straflos zu verüben".
Seit diesem Urteil und damit seit fast 100 Jahren erfüllt für die Gerichte jeder mit einer Einwirkung auf die körperliche Integrität des Patienten verbundene Heileingriff, und zwar auch die ärztlich indizierte, lege artis durchgeführte Heilbehandlung, den *Tatbestand der Körperverletzung* und bedarf daher eines Rechtfertigungsgrundes in Gestalt der Einwilligung des Patienten.

2. Dieses normative Erfordernis wurzelt in der durch Art. 1 GG geschützten Menschenwürde und dem durch Art. 2 Abs. 1 GG verbürgten *Schutz des Selbstbestimmungsrechts* des Patienten. Damit ist das "rechtspolitische Motiv jener die Ärzte empörenden Wertung des Eingriffs als Körperverletzung" genannt, nämlich "die Bewahrung des Kranken vor eigenmächtigem Handeln des Arztes" [5].

3. Da die Einwilligung in eine Körperverletzung einen Rechtsgutverzicht darstellt, muß sie zum einen dem "wahren" Willen des betroffenen Rechtsgutinhabers entsprechen. Zum andern muß der Patient als Träger dieses disponiblen Rechtsguts das nötige Wissen über die vorgesehene Heilbehandlung und ihre möglichen Gefahren haben, um sich wirklich in Ausübung seines Selbstbestimmungsrechts frei entscheiden zu können. Die Einwilligung ist folglich nur wirksam, wenn der Patient die Tragweite seiner Entscheidung, das heißt, die für seine Entschließung bedeutsamen Umstände kennt. Er muß daher über Anlaß, Dringlichkeit, Umfang, Schwere, Risiken, Art, Folgen und mögliche Nebenwirkungen des geplanten Eingriffs, dessen Heilungs- und Besserungschancen, Folgen der Nichtbehandlung, etwaige Behandlungs- und Kostenalternativen, u.U. auch über den Namen des Operateurs, seinen Ausbildungsstand und die Ausstattung der Klinik unterrichtet, d.h. "aufgeklärt" werden. In einem Satz: Der Patient muß wissen, worin er einwilligt.
Was alles zum aufklärungsbedürftigen Risiko gehört und inwieweit dies im Einzelfall aufgrund der konkreten Umstände dem Patienten nahezubringen ist, stellt die praktisch entscheidende und zugleich umstrittenste Frage dieses Problembereichs dar, zumal die Judikatur über generalklauselartige Maßstäbe und Kriterien nicht hinausgekommen ist.

Was aus ihnen folgt, "ergibt sich immer erst aus einer wertenden Entscheidung des Richters" [6], so daß "eine absolut sichere Prognose" hier ebensowenig möglich ist wie "eine sichere Voraussage über den Erfolg einer therapeutischen Maßnahme des Arztes". Damit liegt das volle Risiko, nicht genügend aufgeklärt zu haben, beim Arzt, mit allen zivil- und strafrechtlichen Folgen!

4. Da die Einwilligung keine rechtsgeschäftliche Willenserklärung im Sinne der §§ 104 ff BGB ist, kommt es auf die *Geschäftsfähigkeit* des Patienten *nicht* an. Entscheidend ist vielmehr, daß dieser die entsprechende *natürliche Einsichts- und Urteilsfähigkeit* hat, um die ärztliche Maßnahme, ihre Folgen und das insoweit bestehende Risiko zu ermessen, anders formuliert, daß der Kranke in einem Akt der Selbstbestimmung *Bedeutung und Tragweite des Eingriffs* erkennen kann. Er muß psychisch und physisch in der Lage sein, das ihm dargelegte Für und Wider des weiteren ärztlichen Vorgehens zu erfassen und darüber eigenverantwortlich zu entscheiden [7]. Dies zu beurteilen, ist die schwierigste Aufgabe des aufklärungspflichtigen Arztes, die ihm niemand abnehmen kann und die natürlich mit Risiken verbunden ist, z.B. wenn der für einsichtsunfähig erachtete Patient später — nach erfolgter Operation — geltend macht, dies sei gegen seinen Willen geschehen, er sei voll orientiert und deshalb *aufzuklären* gewesen.

5. Wie aber sollen die von der Rechtsprechung zur Aufklärungspflicht entwickelten Grundsätze, die ich hier nicht im einzelnen nachzeichnen kann, im medizinischen Alltag gegenüber dem schwerverletzten Patienten verwirklicht werden? Wer entscheidet über die Operation eines Unfallopfers, das bewußtlos ins Krankenhaus eingeliefert wurde und sich in akuter Lebensgefahr befindet? Wie soll das Aufklärungsgespräch mit einem Patienten geführt werden, der zwar noch bei Bewußtsein ist, aber unter starken Schmerzen leidet oder dessen Auffassungsvermögen unfallbedingt oder durch die Gabe von Medikamenten beeinträchtigt ist? Was muß ihm unbedingt gesagt, was darf ihm aus medizinischen Gründen verschwiegen werden? Welche Bedeutung hat die Dringlichkeit des Eingriffs für den Umfang der Aufklärung?

Alle diese Fragen machen deutlich, daß die Aufklärung beim schwerverletzten Patienten gewisse Besonderheiten je nach der konkreten Lage des Falles aufweist. Dabei lassen sich beim *volljährigen* Patienten zwei grundsätzliche Sachverhaltenskonstellationen mit jeweils zwei Fallvarianten unterscheiden:

A. Der Schwerverletzte wird *ohne* Bewußtsein ins Krankenhaus eingeliefert, wobei im einen Fall der Eingriff aus vitaler Indikation *unaufschiebbar,* im anderen zumindest für eine gewisse Zeit *aufschiebbar* ist.

B. Der Patient ist schwerverletzt, aber *bei* Bewußtsein, voll orientiert und aufklärbar. Auch hier gibt es wieder zwei Alternativen: einmal sind, abgesehen von der Erstversorgung, weitere Maßnahmen, z.B. eine Operation *nicht sofort,* zum anderen wegen akuter Lebensgefahr *ohne Aufschub* vorzunehmen.

6. So unterschiedlich die Fallgruppen, so verschieden sind auch die jeweiligen Aufklärungserfordernisse:

a) Beim *volljährigen* Patienten, der z.B. infolge Bewußtlosigkeit, Unfallschocks oder erheblicher Schmerzen nicht in der Lage ist, die Notwendigkeit und Bedeutung der

Heilbehandlung einzusehen und seinen Willen hiernach zu bestimmen, ist die Rechtslage *eindeutig:* die mangelnde Einsichtsfähigkeit, hebt das Einwilligungserfordernis *nicht* auf, doch geht die "Einwilligungskompetenz" — entgegen einer in Ärztekreisen weit verbreiteten Ansicht — *nicht* auf die nächsten Angehörigen, z.B. den Ehepartner oder die erwachsenen Kinder über. Denn diese sind nicht etwa ipso jure "gesetzliche Vertreter" des Patienten, so daß beispielsweise die Aufklärung des Ehegatten *nicht* die Aufklärung des Patienten selbst ersetzt. Gemäß § 1910 Abs. 2 BGB muß für den willensunfähigen Kranken vielmehr ein *Pfleger* bestellt werden, der *allein* zur Entscheidung über die Erteilung der Einwilligung in den Heileingriff berufen und daher aufzuklären ist.

aa) Diese Forderung steht natürlich unter der Prämisse, daß für die — vom Vormundschaftsgericht vorzunehmende — Einsetzung eines Pflegers noch Zeit bleibt, der Eingriff also *aufschiebbar* ist. Das dürfte allerdings gerade bei schwerverletzten Patienten im Regelfall nicht möglich sein, ist aber auch nicht ausgeschlossen, zum Beispiel, wenn jemand "mit einem Schädelhirntrauma, aber ohne weitere, dringend zu behandelnde Verletzung in die Klinik" [8] eingeliefert wird.

bb) Anders stellt sich die Rechtslage bei noch nicht "einwilligungsfähigen" *Kindern* dar: hier ist keine Pflegerbestellung erforderlich, da die Eltern, im Verhinderungsfalle eines Elternteiles der andere, als *gesetzliche Vertreter* dem geplanten Eingriff zustimmen müssen.

cc) In *Notfällen,* wenn die ärztliche Maßnahme *unaufschiebbar,* etwa vital indiziert und daher die Bestellung bzw. Aufklärung eines Pflegers nicht mehr rechtzeitig möglich ist, gibt es wiederum *keine* "Ersatzkompetenz" der etwa zufällig anwesenden oder benachrichtigten nächsten erwachsenen Familienmitglieder. Der Arzt darf vielmehr in solchen *Not*situationen den gebotenen Eingriff, gestützt auf den Rechtfertigungsgrund der "mutmaßlichen Einwilligung" und/oder des Notstands gem. § 34 StGB, vornehmen. Das heißt: der Arzt darf *im Interesse des Patienten,* das nach objektiven Gesichtspunkten zu ermitteln ist, den medizinisch indizierten Eingriff *ohne* Aufklärung durchführen.

Dabei handelt es sich, was vielfach verkannt wird, bei der Feststellung des mutmaßlichen Patienteninteresses um eine *ärztliche* Entscheidung. Der Wille der Angehörigen, anderer Bezugspersonen oder guter Freunde, die selbstverständlich nach Möglichkeit über die geplante Maßnahme informiert werden sollten, ist nur insofern von Bedeutung, als sie Aufschluß über den wirklichen oder mutmaßlichen Willen des Patienten geben können. Ihre Meinung ist für den Arzt jedoch keineswegs verbindlich, sondern stellt lediglich — ebenso wie die gesamten Lebensumstände des Patienten — einen Abwägungsgesichtspunkt im Rahmen der dem *Arzt* abverlangten Beurteilung dar [9].

Gleiches gilt, wenn der Patient früher einmal, z.B. in einem sog. Patiententestament geäußert hat, "lieber zu sterben, denn als amputierter Krüppel weiter zu leben" [10]. Trotz solcher Indizien kann man hier *nicht* schlechthin von einem der Operation entgegenstehenden Willen ausgehen, "weil man nie weiß, wie der Patient sich im Angesicht des Todes wirklich entscheiden würde" [11]. Diese Dokumente geben lediglich gewisse Fingerzeige auf den Patientenwillen, mehr nicht! Denn hier stehen "existentielle" Entschlüsse an, die sich auch vom Betroffenen selbst nicht vorwegnehmen lassen. Ich bekenne mich daher nachdrücklich zu der Auffassung: In Situationen, in denen es um Leben und Tod geht und ein mutmaßlicher Wille weder präjudizierbar noch aus konkreten Anhaltspunkten eindeutig ableitbar ist, "wird das Selbstbestimmungsrecht des Betroffenen durch das Offenhalten der Entscheidungslage am besten gewahrt. Die ärztlich gebotene, lebens*rettende* Operation ist also durch mutmaßliche Einwilligung gedeckt" [12].

b) Ist der Patient zwar schwerverletzt, aber *bei Bewußtsein,* so ist wiederum zwischen *aufschiebbaren* und *un*aufschiebbaren Maßnahmen zu unterscheiden.

aa) Kommt ein Patient in einem unmittelbar lebensbedrohlichen Zustand, aber bei vollem Bewußtsein, ohne unter Schockwirkung zu stehen, in das Krankenhaus und ist er nach Ansicht des Arztes in der Lage, Tragweite und Bedeutung der geplanten Maßnahme zu erfassen, muß der Patient aufgeklärt werden. Denn der erwachsene Patient bleibt auch bei lebensbedrohlicher Erkrankung grundsätzlich mündig, könnte also beispielsweise die Einwilligung trotz vitaler Indikation versagen. Denn es gibt kein "therapeutisches Privileg", keine "Vernunftshoheit des Arztes" über den Patienten. Wörtlich hat der BGH erklärt: "Selbst ein lebensgefährlich Kranker kann triftige und sowohl menschlich wie sittlich beachtenswerte Gründe haben, eine Operation abzulehnen, auch wenn er durch sie und nur durch sie von seinem Leiden befreit werden könnte" [13].

Deshalb darf der Arzt, wenn dieser Patient schließlich das Bewußtsein verliert, ihn nicht dennoch operieren. Der Rechtfertigungsgrund der mutmaßlichen Einwilligung greift hier nicht ein. Denn für die Rechtsprechung ist: voluntas, non salus aegroti suprema lex!

In derartigen Fallgestaltungen *unaufschiebbarer* Eingriffe verringert sich jedoch der Aufklärungsumfang. Denn je eilbedürftiger die gebotene ärztliche Maßnahme, desto geringer sind die Anforderungen, die die Rechtsprechung dem Arzt in punkto Aufklärung abverlangt; da unter diesen Umständen ein verständiger Patient gewisse Risiken auf sich nimmt. Handelt es sich sogar um einen dringlichen, lebensrettenden Eingriff, geht die Aufklärungspflicht mathematisch gesprochen "gegen Null" und kann, je nach den konkreten Umständen, gänzlich entfallen. In solchen Fällen sind nach Ansicht des Bundesgerichtshofs " mit der Einwilligung nicht viele Umstände zu machen". Allerdings hängt insoweit natürlich auch viel von der *Schwere* des Eingriffs ab: bei nur vorübergehender Gesundheitsbeeinträchtigung ist weniger Aufklärung notwendig als bei Gefahr eventueller Dauerschäden, z.B. einer Amputation.

Eine Verminderung der Aufklärungslast ergibt sich im übrigen auch daraus, daß sich "primär der volle Umfang der Verletzungen und der Verletzungsfolgen aus diagnostisch-methodischen" und aus zeitlichen Gründen "meistens nicht vollständig erkennen läßt" [14]. In derartigen Notsituationen, konzediert der BGH, "wird auch der gewissenhafteste Arzt mancherlei Bedenken zurückstellen. Er wird unter Umständen auf eine Anamnese verzichten, er wird es vielleicht auch darauf ankommen lassen müssen, ob irgendwelche körperlichen Zustände des Kranken, die er nicht so schnell erforschen kann, die Gefahren des notwendigen Eingriffs erhöhen. Wenn der Eingriff, soll er überhaupt noch Hilfe bringen, eilig ist, wird der Arzt eine solche Gefahr in Kauf nehmen müssen. Dann trifft ihn auch bei ungünstigem Ausgang kein Vorwurf." [15].

bb) Ist der einsichtsfähige Patient erheblich verletzt, aber die Vornahme der gebotenen ärztlichen Maßnahmen, z.B. eine Operation *nicht sofort* erforderlich, ist der Umfang der Aufklärungspflicht dennoch regelmäßig erheblich eingeschränkt. Denn der Verletzte steht oft so sehr unter Schmerzen, "daß er völlig auf diese fixiert ist, schwerstens unter ihnen leidet und gegenüber Umweltreizen in erheblichem Maße in der Aufnahmefähigkeit eingeschränkt erscheint" [16]. Hinzu kommt häufig der Einfluß schmerzstillender Spritzen, die seine geistigen Fähigkeiten zusätzlich beeinträchtigen können.

Ein Fall dieser Art lag dem Bundesgerichtshof zur Entscheidung vor [17]:

Der Kläger hatte einen Verkehrsunfall erlitten, bei dem er erheblich verletzt wurde. Im Krankenhaus stellte man einen mehrfachen subtrochanteren Oberschenkeltrümmerbruch links sowie einen Kniescheibentrümmerbruch links fest. Nach der ersten Versorgung operierte der Arzt den Kläger am nächsten Morgen, wobei er u.a. die Oberschenkelfraktur einrichtete und sie mit einem Trochanternagel nach Küntscher von unten her nagelte und sodann die Kniescheibentrümmerfraktur einrichtete und verdrahtete.

Zurückgeblieben ist bei ihm eine Außendrehstellung am linken Bein von 45°, eine Verkürzung des linken Beines um 4 cm und eine Bewegungseinschränkung des linken Kniegelenks.

Im Zivilprozeß um Schmerzensgeld und Schadensersatz ließ der Patient vortragen, seine Einwilligung in die Operation sei unwirksam gewesen, weil der Arzt ihm nicht über andere und bessere Operationsmethoden und über die besonderen Risiken der von ihm angewandten Methode aufgeklärt habe.

Nach zwei konträren Entscheidungen der Vorinstanzen wies der BGH die Klage ab und führte unter anderem aus:

"Eine Aufklärung über die Risiken dieser Operation war nach Lage der Sache entbehrlich. Der Kläger wußte, daß er einen sehr komplexen Bruch erlitten hatte und daß der Beklagte (Arzt) den Versuch machen würde, diesen Bruch einzurichten und zu fixieren, um eine komplikationslose Heilung zu erzielen.

Eine konservative Behandlung der Fraktur kam nicht in Frage, so daß eine Aufklärungspflicht über die Notwendigkeit der Operation überhaupt entfiel. Allgemeine Risiken, die jeder Operation anhaften, waren nicht zu besprechen, weil der Kläger sie offensichtlich in Kauf nehmen wollte. Erörterungen darüber, welche Erfolgschancen die Operation habe, ob es insbesondere möglich sein werde, eine glatte Heilung des Bruchs ohne nachfolgende Gehstörungen zu erzielen, erübrigte sich. Eine Erfolgsgarantie konnte und wollte der Beklagte nicht übernehmen. . . . Entgegen der Ansicht des Berufungsgerichts war der Beklagte auch nicht verpflichtet, vor der Operation dem Kläger zu erläutern, welche Operationsmethoden theoretisch in Betracht kamen und was für oder gegen die eine oder andere sprechen konnte. . . . Wenn keine Umstände entgegenstehen, darf der Arzt davon ausgehen, daß der Patient, der von sich aus nicht weiter nachfragt, seiner ärztlichen Entscheidung vertraut und nicht eine eingehende fachliche Unterrichtung über spezielle medizinische Fragen erwartet."

Dies ist "vor allem dann nicht angebracht, wenn der Patient schwerverletzt nach einem Unfall in das Krankenhaus eingeliefert worden ist und sich noch kaum vom Unfallschock erholt hat."

Der Gedanke, ein solcher Patient wolle über die verschiedenen möglichen Operationstechniken aufgeklärt werden, liegt fern. Er verkennt die Situation des Patienten, der ärztliche Hilfe erwartet und in seinem leidenden Zustand schwerlich medizinischen Fachvorträgen folgen will und kann."

Der BGH hat hier deutliche Worte gegen ein Übermaß an Aufklärung gesprochen, wobei insbesondere der Krankheitszustand des Patienten und die Schwere seiner Verletzungen, zur Begrenzung des Aufklärungsumfangs ins Gewicht fielen.

cc) Die Frage, *wie* und *in welcher Form* aufzuklären ist, kann ich hier im einzelnen nicht behandeln:

Allein entscheidend ist nach der Rechtsprechung des BGH das "vertrauensvolle Gespräch zwischen Arzt und Patient". Gerade das aber ist angesichts der besonderen physischen und psychischen Situation des Schwerverletzten kaum oder jedenfalls nur im Ansatz möglich. Auch das sonst hervorragende Konzept der Stufenaufklärung, d.h.

— Erteilung einer *schriftlichen* Grundinformation
— mit anschließendem *mündlichen* Dialog

scheitert meist an der Zeit oder dem Zustand des Patienten. Das "Wie" der Aufklärung hängt deshalb zunächst einmal von dessen Aufnahmefähigkeit und anderen *persönlichen* Umständen wie z.B. Bildungsgrad, Alter, Familienstand, Beruf u.ä. ab. Auf diese Besonderheiten muß der Arzt Rücksicht nehmen, seine Aufklärung muß also *situationsangemessen,* einfühlsam, individuell geprägt sein. Broschüren, Merkzettel, vorgedruckte Hinweise u.ä. dürften meist nicht weiterhelfen.

dd) Nicht selten stellt sich aber hier ein *weiteres* Problem: "Der frisch Verletzte, der in eine Klinik eingewiesen wurde, befindet sich aufgrund des plötzlichen, unvorhergesehenen Unfallgeschehens in einer psychischen Ausnahmesituation, verschärft durch Schmerz und Beeinträchtigung des Kreislaufs. Da für ihn das Ausmaß der Verletzungen nicht überschaubar ist, bedeutet die Situation in jedem Falle eine existentielle Bedrohung" [18]. Wenn der Arzt in dieser Situation, etwa bei einer einfach aussehenden, offenen Extremitätenfraktur", bei der das Ausmaß des definitiv festgestellten Weichteilschadens einen Erhaltungsversuch nicht rechtfertigt, den Patienten über alle vorhersehbaren Komplikationen und folgenschweren Konsequenzen, einschließlich der Beinamputation unterrichtet" [19], ist die Frage berechtigt, ob die rücksichtslose Vollaufklärung *nicht kontraindiziert* ist. Denn die sachliche Entscheidungsfähigkeit des Patienten, der für die Gesundung erforderliche Lebenswille und die Hoffnung auf Heilung werden dadurch nicht gefördert.

Handelt der Arzt hier wohlmeinend im Interesse des Patienten, geht er allerdings ein großes Risiko ein. Denn die Rechtsprechung legt gerade bei Eingriffen mit schweren Folgen den Schwerpunkt auf die Verwirklichung des *Selbstbestimmungsrechts* und läßt die Pflicht zur wahrheitsgemäßen Aufklärung nur ausnahmsweise bei *ernstlicher Gefährdung von Leben oder Gesundheit* des Patienten entfallen. Neuere Entscheidungen zeigen allerdings, daß man diesen — zu Recht kritisierten — engherzigen Standpunkt etwas aufweicht und als Kontraindikation auch "zwingende therapeutische Erwägungen" gelten läßt.

III.

Die Kürze der mir zur Verfügung stehenden Zeit machte es unumgänglich, mich auf die grundsätzlichen Fragen der intrikaten Aufklärungsproblematik beim schwerverletzten Patienten zu beschränken. Die "großen Schwierigkeiten des ärztlichen Berufs" und die "Verantwortung, die der Arzt, wie kaum ein anderer, zu tragen hat" [20]. sind dabei aber, glaube ich, recht deutlich geworden. Deshalb hoffe ich, Ihnen mit meinen Ausführungen einige Richtpunkte für Ihr Handeln aufgezeigt, einige Klarstellungen vermittelt und einige Mißverständnisse beseitigt zu haben.

Anmerkungen

1. Laufs MedR 1986, 163
2. Tröndle MDR 1983, 887
3. Bockelmann (1980) In: Unfallmedizinische Tagungen, Heft 38:21–27
4. RGSt 25, 375
5. Bockelmann (1982) Langenbecks Archiv, 806
6. Bockelmann aaO, S 809
7. Vgl. zum Ganzen, Eberbach MedR 1986, 14 ff.
8. Kern-Laufs (1983) Die ärztliche Aufklärungspflicht, S 24
9. s. auch Eberbach MedR 1986, 17 f; Kern-Laufs aaO, S 25
10. Bockelmann (1961) NJW 949
11. Roxin (1974) Festschrift f. Welzel, S 469
12. Roxin aaO, S 469
13. BGHSt 11, 111
14. Jungbluth-Müller (1980) In: Unfallmedizinische Tagungen, Heft 38:39–44
15. BGHSt 12:289
16. OLG Frankfurt a.M., VersR 1984, 290
17. BGH (1982) Arzt und Krankenhaus, 417 ff.
18. Jungbluth-Müller aaO, S 41
19. Jungbluth-Müller aaO, S 40
20. Eb. Schmidt (1939) Der Arzt im Strafrecht, S 3

Das Aufklärungsrisiko bei der Sofortversorgung aus unfallchirurgischer Sicht

E. Ludolph

Berufsgenossenschaftliche Unfallklinik Duisburg-Buchholz (Direktor: Prof. Dr. med. G. Hierholzer), Großenbaumer Allee 250, D-4100 Duisburg-Buchholz

Aufklärung ist kein Formalakt. Nicht entscheidend ist, was der Aufklärungspflichtige sagt, sondern allein was der Patient versteht. Der Umfang der Aufklärung reduziert sich proportional zur Aufnahmefähigkeit des Frischverletzten.

Ein besonderes Aufklärungsrisiko besteht bei primär operativer Versorgung in den Fällen, bei denen die Sofortversorgung nicht vital indiziert ist. Obwohl von einem dringlichen Eingriff im eigentlichen Sinn nicht gesprochen werden kann, eine Verkürzung der Aufklärung damit also nicht zu begründen ist, schrumpft die Aufklärung de facto zu einer reinen Verlaufsaufklärung. Dem Verletzten wird – bedingt durch sein reduziertes Verständnis – nur mitgeteilt, was mit ihm geschieht, obwohl gerade bei der Versorgung von Extremitätenverletzungen Behandlungsalternativen bestehen.

Die Verkürzung der Aufklärung läßt sich nur mit der Unterordnung auch dieses Elementes ärztlichen Handelns unter den Behandlungsauftrag begründen. Geschuldet wird die bestmögliche Behandlung des mündigen Patienten. Diese besteht aus Diagnose, Aufklärung, Erstversorgung und Nachbehandlung. Der Erzielung des eigentlichen Behandlungserfolges haben sich alle Elemente unterzuordnen.

Die eingeschränkte Aufnahmefähigkeit des Patienten reduziert den Inhalt des Aufklärungsgesprächs nur auf entscheidungserhebliche Informationen. Die Formularaufklärung verbietet sich. Vordringlich ist der Hinweis auf die Behandlungsalternative konservativ/operativ und die damit verbundenen unterschiedlichen Risiken und Chancen. Ist ein dringliches Interesse des Verletzten – zum Beispiel eines Berufsfußballspielers – an der Wiederherstellung der vollen Funktion ersichtlich, ist die Sofortversorgung nur bedingt indiziert. In diesen Fällen ist der Verletzte durch extensive Aufklärung so weitgehend wie möglich in den Entscheidungsprozeß mit einzubeziehen. Dies setzt gegebenenfalls auch eine Aufklärung über iatrogene Risiken voraus, ein in der Unfallchirurgie brisantes Thema. Bei den teilweise technisch anspruchsvollen Operationsverfahren besteht ein großes Gefälle in der räumlichen und apparativen Ausstattung der Kliniken sowie im Ausbildungsstand des Personals.

Die Aufklärung des Schwerverletzten im Spannungsfeld der Indikation

G. Muhr

Chirurgische Universitätsklinik, Berufsgenossenschaftliche Krankenanstalten "Bergmannsheil Bochum" (Direktor: Prof. Dr. med. G. Muhr), Hunscheidtstraße 1, D-4630 Bochum

Nach dem Gesetz ist jeder operative Eingriff eine Körperverletzung, die nur deswegen nicht strafrechtlich verfolgt wird, da sie mit dem Einverständnis des Patienten geschieht. Die Wirksamkeit dieses Einverständnisses ist jedoch von einer genauen und verständlichen Information des Patienten durch den Arzt abhängig. Ein Rechtsstreit entsteht in der Regel dann, wenn der Erfolg ausbleibt oder unerwünschte Nebeneinwirkungen des Eingriffes auftreten, auf die in dem Informationgespräch nicht oder nicht ausreichend hingewiesen wurde. Prinzipiell gilt dies auch für die Indikationsstellung.

Praktisch ist es jedoch nicht möglich, die in den meisten Fällen komplizierten Zusammenhänge ausreichend zu erklären, so daß theoretisch immer eine mangelhafte Information durch den Arzt nachzuweisen wäre. Da glücklicherweise die Rechtsprechung dieses Problem auf ein vernünftiges Maß begrenzt hat, besteht die Frage, ob der Aufklärung im Rahmen der Indikation eine wesentliche praktische Bedeutung zukommt.

Dazu sollen die Erfahrungen der Gutachterkommission für ärztliche Haftpflichtfragen bei der Ärztekammer Westfalen-Lippe vorgestellt werden. In den letzten 10 Jahren wurden in der gesamten Bundesrepublik an die 12 000 Bescheide erteilt, im Kammerbereich Westfalen-Lippe konnten von 4250 eingereichten Anträgen über 2200 (61%) entschieden werden. Die Akzeptanz dieser Institution spiegelt sich in den Jahresdurchschnittszahlen wieder. So wurden in den ersten 5 Jahren ihrer Tätigkeit jährlich knapp 300 Anträge registriert, zur Zeit ist diese Zahl auf fast 500 angestiegen.

Fast 3/4 der Bescheide, nämlich 73,6% bezogen sich auf die operative Medizin, damit ist mit 54,5% die Chirurgie betroffen.

Analysiert man die Qualität der Bescheide in positiv und negativ, so zeigt es sich, daß 22% (unter Einbeziehung der Vergleiche mit 27%) der Bescheide positiv für den Patienten sind, für die Chirurgie liegen diese Zahlen bei 27% (30%). Dies bedeutet, daß öfters als jedes vierte Mal in der Chirurgie die Einwände des Patienten zurecht bestanden.

Welche Vorwürfe waren es nun, mit denen die Schlichtungsstelle zur Entscheidung aufgefordert wurde?

In der Chirurgie sind es in 54,5% Vorwürfe zu fehlerhaften Operationstechniken und in 32% Fehler bei konservativen Behandlungsmaßnahmen. Die restlichen 13,5% verteilen sich auf unzureichende Anti- und Asepsis, ungenügende Diagnostik oder unzureichende Auswertung diagnostischer Ergebnisse und letztlich auch auf mangelhafte Aufklärung. Indikationsfehler finden sich praktisch nie, was beweist, daß die Behandlungsfreiheit keiner Einschränkung unterliegt.

Der Vorwurf mangelnder Aufklärung wird nur bei Falschbehandlung zusätzlich oder als weiterer Grund bei Ablehnung des Vorwurfes der Falschbehandlung angeführt.

Unterteilt man die Chirurgie, so steht die Unfallbehandlung bei weitem an erster Stelle. In fast 23% ist die Unfallchirurgie in den gesamten medizinischen Bescheiden enthalten, in 31% bei den operativen Fächern und in 57% in der Chirurgie. Analysiert man diese Zahlen näher, so zeigt es sich, daß in 86,5% der entschiedenen Fälle die angeschuldigte, unfallchirurgische Behandlung nicht von einem speziell dafür geschulten Chirurgen durchgeführt wurde.

Hier kann natürlich eingewandt werden, daß Probleme und Störungen an den Extremitäten besonders auffallen und daß das Röntgenbild ein unerbittliches Qualitätsmerkmal von Diagnostik und Therapie ist. Eher scheint es jedoch so zu sein, daß auf dem Gebiet der Unfallchirurgie noch organisatorische und fachliche Defizite bestehen.

Wesentlich an der Analyse ist, daß der Vorwurf mangelnder Aufklärung in den Fällen der Schlichtungsstelle nie für sich, sondern immer mit dem Vorwurf von Behandlungsfehlern erhoben wurde. Dies läßt den Schluß zu, daß das Informationsbedürfnis des Patienten in der Regel zur Genüge erfüllt wurde.

Wie ist nun die Aufklärung des Schwerverletzten im Spannungsfeld der Indikation zu sehen?

Gerade bei diesen Patienten mit ihren vielfältigen Verletzungen und Beschädigungen treten die geringsten Aufklärungsprobleme auf. Es handelt sich um, in ihrer Kontaktfähigkeit durch physische und psychische Extrembelastungen erheblich beeinträchtigte Patienten. Da solche Patienten für sich kaum vernünftig entscheiden können, muß im Sinne der notwendigen Hilfeleistung nach allgemein gültigen Regeln vorgegangen werden. Selten findet man in den Unterlagen besondere Wünsche oder Hinweise (Vermeidung von Bluttransfusionen, Ablehnung bestimmter Behandlungsverfahren, Einwilligung zur Organentnahme). Sind Angehörige anwesend, sollen sie befragt werden, in der Regel aber muß der Chirurg entschieden, was, wann wie zu tun ist.

Speziell in dieser Situation ist der Arzt in seinem Verantwortungsbewußtsein gefordert, da er für den Patienten und in dessen Sinne zu entscheiden hat. Erfolgt die Behandlung nach vernünftigen, klar erkennbaren Grundsätzen, sind rechtliche Probleme nicht zu befürchten.

Welche Schlüsse sind daraus zu ziehen?

1. Beim Schwerverletzten spielt die Aufklärung eine absolut untergeordnete Rolle.
2. Die Behandlung muß nach anerkannten Regeln erfolgen (behandle den Patienten wie dich selbst).
3. Möglichst frühzeitig sollte dem Patienten das Entscheidungs- und Selbstbestimmungsrecht eingeräumt werden, unter Vermeidung der alten chirurgischen Schwäche, über andere bestimmen zu wollen.
4. Probleme, die immer auftauchen und vor denen niemand gefeit ist, sollten sofort mit dem Patienten oder seinen Angehörigen besprochen werden, wobei auf ihre mögliche Korrektur hinzuweisen ist.

Da geschätzt wird, daß bis zu 80% Anträge an Schlichtungsstellen aus leichtfertigen, unwissenden, aber auch bösartigen Äußerungen anderer Ärzte entstehen, muß auf die Aussage von Goldhahn (1940) hingewiesen werden, der meinte, erst große Kenntnis und Wissen mache tolerant, die Unkenntnis dagegen sei mit apodiktischen Verurteilungen leicht bei der Hand.

Parallelveranstaltung

EDV in Klinik und Praxis

Bundespflegesatzverordnung versus wissenschaftliche Dokumentation (unter besonderer Berücksichtigung unfallchirurgischer Dokumentationsinhalte)

B. Graubner

Abt. für Medizinische Informatik, Georg-August-Universität (Direktor: Prof. Dr. med. C.Th. Ehlers), D-3400 Göttingen

1. Einleitung

Selbstverständlich ist die in der Überschrift enthaltene Frage nur rhetorisch zu verstehen. Denn die mit der *Bundespflegesatzverordnung (BPflV) von 21.8.85* [25, 26] für die Krankenhäuser der Bundesrepublik Deutschland festgelegte *Diagnosenstatistik* bietet die große Chance, die in zahlreichen Kliniken auf verschiedenste Weise und seit unterschiedlich vielen Jahren betriebene medizinische Dokumentation in ihren Grundprinzipien zu vereinheitlichen und generell durchzusetzen. Nur so wird es möglich sein, verläßliche Daten über die stationäre Morbidität und damit beispielsweise auch über einen wichtigen Bereich der Unfälle und ihrer Folgen zu sammeln. Die Ansprüche einer detaillierten Studiendokumentation darf man an eine derartige Dokumentation nicht stellen. Aber sie wird Struktur- und Leistungsdaten liefern und damit neben den rein medizinischen Informationen auch zu einer besseren Grundlage für die aktuellen gesundheitspolitischen Entscheidungen im Krankenhausbereich führen.

Der Kongreßleitung ist zu danken, daß sie das Thema *"EDV in Klinik und Praxis"* in das Programm aufgenommen und ihm drei Sitzungen gewidmet hat. Es würde allerdings den Rahmen dieser Arbeit sprengen, einen Überblick über die verschiedenen Dokumentationsbemühungen und -erfolge in der Unfallchirurgie geben zu wollen. Außerdem wurden dazu von Kolleginnen und Kollegen aus Österreich, der Schweiz und der Bundesrepublik Deutschland in den genannten drei Sitzungen viele Details mitgeteilt, die Lösungen oder zumindest Lösungsansätze für den Einsatz von Groß- und Kleinrechnern in Kliniken und Praxen sowie in der Arbeitsgemeinschaft für Osteosynthesefragen beschrieben. Auf dem 12. Berliner Chirurgentreffen im Oktober diesen Jahres bildeten "EDV-Verfahren in der Chirurgie" sogar eines der beiden Hauptthemen [1]. Beide Tagungen vermittelten einen guten Überblick über das Gebiet (vgl. z. B. die Systeme MEDDOK, MEDOS und CHIDOS). Andererseits zeigte es sich auch auf diesen beiden Kongressen wieder, daß es immer noch erhebliche Unklarheiten über die verbindlichen bundeseinheitlichen Dokumentationsregeln und die Dokumentationsvoraussetzungen und -hilfsmittel gibt und daß aus Unverständnis oder auch Unkenntnis leichtfertig negative oder einseitige Urteile über die von der Bundespflegesatzverordnung geforderte Diagnosenstatistik bzw. ihre Voraussetzungen gefällt werden (z.B. über das vermeintliche bisherige Fehlen von Definitionen von Hauptdiagnose, Operation und Behandlungsfall oder über Nachteile der ICD-9).

Mit der vorliegenden Arbeit soll ein *Überblick über die wichtigsten Festlegungen der Bundespflegesatzverordnung zur Diagnosendokumentation* und die sinnvollen Ergänzungen des Minimalprogramms gegeben werden. Er beruht vor allem auf dem vom Verfasser mitgestalteten Leitfaden [16] für diese Dokumentation sowie seinen damit gemachten praktischen Erfahrungen in einem großen Universitätsklinikum. Im Hinblick auf die Erfordernisse der Unfallchirurgie werden weiterhin Aussagen zu den zur Verfügung stehenden bzw. zu verwendenden *Klassifikationen für Diagnosen, Unfälle und Operationen* gemacht. Diese Informationen mögen den in den Kliniken tätigen Ärzten und Dokumentationskräften helfen, ihre Dokumentation korrekt zu führen und immer weiter zu verbessern.

2. Festlegungen und Empfehlungen für die Diagnosenstatistik

Die 1985 neu gefaßte *Bundespflegesatzverordnung (BPflV)* legt im § 16 Abs. 4 für die Mehrzahl der fast 3100 Krankenhäuser der Bundesrepublik Deutschland als Teil des Kosten- und Leistungsnachweises die Erfassung der stationären Morbidität nach Hauptdiagnosen in Form einer anonymisierten *Diagnosenstatistik* fest (1985: 3098 Krankenhäuser mit 674 742 Betten und 12,2 Millionen Behandlungsfällen). Obwohl in den meisten Krankenhäusern keine entsprechenden Voraussetzungen vorhanden waren, mußte die Diagnosenstatistik bereits ab 1.1.1986 geführt werden. Die Herausgabe des vom verantwortlichen Bundesministerium für Arbeit und Sozialordnung (BMA) in Auftrag gegebenen *"Leitfadens zur Erstellung der Diagnosenstatistik nach § 16 Bundespflegesatzverordnung (BPflV)"* [16] zog sich leider bis Juli 1986 hin, so daß die Krankenhäuser — der Leitfaden wurde durch das BMA allen Krankenhaus-Verwaltungsleitungen kostenlos zur Verfügung gestellt — erst relativ spät Hilfen und die seitens des BMA verbindlichen Verordnungsinterpretationen erhielten. Das erklärt einen Teil der bisher herrschenden Unsicherheiten.

Erstmals wurde mit der Bundespflegesatzverordnung für die Bundesrepublik Deutschland die Erfassung der *stationären Morbidität* gesetzlich vorgeschrieben. Gleichzeitig war damit auch die Entscheidung für die Anwendung der *"Internationalen Klassifikation der Krankheiten, Verletzungen und Todesursachen"* der Weltgesundheitsorganisation (WHO) gefallen, die nach ihrem englischen Titel kurz als *ICD-9* bezeichnet wird (International Classification of Disease), womit die aktuell gültige, 1979 in Kraft getretene Fassung der 9. Revision von 1975 gemeint ist [15]. Bisher war sie nur für die Todesursachenstatistik (*Mortalitätsstatistik*) verbindlich gewesen, für deren Zwecke die ICD ursprünglich auch einmal einwickelt worden war. Die ICD-9 läßt als universelle, d.h. in allen Ländern und Kulturkreisen sowie in allen medizinischen Disziplinen anzuwendende Krankheitsklassifikation natürlich beträchtliche Wünsche für spezielle Anwendungen offen, bezieht aus diesem Mangel aber auch ihre unvergleichliche Stärke, nämlich die einzige allgemeine Basis für internationale medizinische Vergleiche zu sein und kontinuierlich weiterentwickelt zu werden. Darüber hinaus bleibt es einzelnen Kliniken, medizinischen Fachgesellschaften u.ä. unbenommen, *zusätzliche Spezialklassifikationen* für ihre eigenen Bedürfnisse zu entwickeln und anzuwenden. (Es wäre z.B. eine sinnvolle Aufgabe, für die Unfallchirurgie einen Spezialauszug der ICD-9 herauszugeben und durch eine Operationsklassifikation, z.B. die der VESKA, zu ergänzen).

Die ICD-9 jedoch soll die für alle gemeinsame Basis sein, auf der umfassende Vergleiche möglich sind (siehe unten).

Bis 1985 war es in der Bundesrepublik trotz langjähriger Bemühungen nicht gelungen, eine allgemeinverbindliche Diagnosendokumentation einzuführen. In *Österreich* ist das noch heute so, während in der *Schweiz* bereits 1968 die Vereinigung Schweizerischer Krankenhäuser (VESKA) auf freiwilliger Grundlage Daten zur stationären Morbidität nach der ICD zu sammeln begonnen hatte. 1986 wurden in dieser Dokumentation, die auch die Operationen einbezieht, mit 344 000 Fällen 35% aller stationären Behandlungsfälle erfaßt [18]. Ebenfalls 1968, dem Einführungsjahr der ICD-8, begann auch in der *DDR* die stationäre Dokumentation, allerdings obligatorisch. Seit 1979 erfolgt diese Dokumentation, die auch das Operationsdatum, jedoch nicht die Art der Operation enthält, durch die Nutzung der staatlichen Personenkennzahl auch personenbezogen. 1984 wurden 2 540 000 Behandlungsfälle dokumentiert [4].

Leider stehen für die Bundesrepublik bisher, was zur Zeit insbesondere von Politikern und Gesundheitsökonomen beklagt wird, *keine nationalen Morbiditätsstatistiken* zur Verfügung, weil auch die Bundespflegesatzverordnung lediglich die Datenbasis für die Pflegesatzverhandlungen der *einzelnen* Krankenhäuser vorschreibt. Eine Zusammenfassung der Diagnosenstatistiken der Krankenhäuser ist danach höchstens auf Landesebene möglich. Es ist zu hoffen, daß durch die in Arbeit befindliche Krankenhausstatistikverordnung die in § 28 des Krankenhausfinanzierungsgesetzes (z.B. in [16]) vorgesehene Möglichkeit der Anordnung einer Bundesstatistik so interpretiert wird, daß künftig anonymisierte Daten zur stationären Morbidität aller Krankenhäuser allgemein zugänglich sind und Epidemiologen und Kliniker unter bestimmten Umständen auch die Möglichkeit erhalten, für spezielle Fragestellungen, z. B. bei seltenen Unfallfolgen, Informationen über die Fälle einzelner Krankenhäuser zu bekommen. Bis dahin bleibt nur die Lösung, daß sich Krankenhäuser auf freiwilliger Grundlage zusammenschließen und unter Beachtung der ärztlichen Schweigepflicht und der Datenschutzbestimmungen gemeinsame Datenbestände bilden und auswerten [8].

Die Bundespflegesatzverordnung stellt nur *minimale Anforderungen an die medizinische Dokumentation*. (Einzelheiten siehe beispielsweise in [3, 10 oder 16].) Für die geforderten Diagnosenstatiken werden im Prinzip die folgenden *7 Merkmale* benötigt, von denen lediglich Hauptdiagnose und Operationsmerkmal medizinische Daten darstellen und Verweildauer und Altersgruppe erst ab 1988 gefordert sind:

1. Krankenhaus und Fachabteilung (zur Tabellengliederung und Zusammenfassung von Fachabteilungsaufenthalten),
2. Identifikation des Behandlungsfalles (zur Vollständigkeitskontrolle),
3. Hauptdiagnose (nach ICD-9 dreistellig verschlüsselt),
4. Operationsmerkmal (wegen der Hauptdiagnose operiert oder nicht?),
5. Entlassungsart (zur Zusammenfassung von Fachabteilungs- zu Krankenhausaufenthalten),
6. Verweildauer (Differenz zwischen Aufnahme- und Entlassungsdatum),
7. Alter des Patienten (zwecks Zuordnung zu einer von sechs Altersgruppen: von 0–<5 Jahren, 5–<15 Jahren, 15–<40, 40–<65, 65–<75, 75 und mehr Jahre).

Der Verordnungstext schreibt *Diagnosenstatistiken für einzelne definierte Fachabteilungen* vor. Im Leitfaden [16] wird zusätzlich die Aufstellung *krankenhausbezogener Diagnosen-*

statistiken als die seitens des BMA verbindliche Interpretation der Verordnung dargestellt. Sie sind notwendig, weil in Krankenhäusern mit vielen Fachabteilungen auf Grund der häufigeren internen Verlegungen die Fallzahlen unrealistisch hoch und die Verweildauerangaben unrealistisch kurz werden. Da postoperative Behandlungen in einer selbständigen Fachabteilung *Intensivmedizin* diesen Effekt besonders häufig verursachen, wurde im Leitfaden festgelegt [16, S. 19], daß vorübergehende Behandlungen von Patienten in der Fachabteilung Intensivmedizin in der Diagnosenstatistik der abgebenden bzw., falls die Aufnahme von außerhalb erfolgt war, der aufnehmenden Fachabteilung zugeordnet werden. Die Diagnosenstatistik der eigenständigen Fachabteilung Intensivmedizin enthält nur die ausschließlich von ihr behandelten Fälle. Diese Regelung gilt analog für (interdisziplinäre) Aufnahmestationen. Die aufeinanderfolgende Behandlung eines verunfallten Patienten in der Aufnahmestation, die der Inneren Medizin zugeordnet sei, der Unfallchirurgie, der Anästhesiologie und noch einmal der Unfallchirurgie ist also als *ein Behandlungsfall* zu dokumentieren; drei zu dokumentierende Behandlungsfälle würden jedoch entstehen, wenn der Patient zwischen Anästhesiologie und Unfallchirurgie noch in der Neurochirurgie behandelt worden wäre. Wird ein Patient mittags nach Hause entlassen (vgl. *Entlassungsart*) und am gleichen Abend wieder aufgenommen, so handelt es sich um zwei Behandlungsfälle. (Die Beispiele zeigen, daß sich die Dokumentation nicht nach der medizinisch-logischen Einheit eines Behandlungsfalles richtet, denn diese ist kaum formalisierbar.)

Der Begriff der *Hauptdiagnose* ist im Leitfaden [16, S. 32] folgendermaßen definiert: "Als Hauptdiagnose ist grundsätzlich die Diagnose anzugeben, die hauptsächlich die Dauer der stationären Behandlung in der jeweiligen Fachabteilung (bzw. im Krankenhaus) beeinflußt bzw. den größten Anteil an medizinischen Leistungen verursacht hat." Es handelt sich dabei um die endgültig abgeklärte Diagnose, die in der Regel auch die Hauptdiagnose des Arztbriefes ist. Es muß sich dabei nicht unbedingt um eine für die jeweilige Fachabteilung spezifische Diagnose handeln (beispielsweise könnte ein Diabetes mellitus im Einzelfall die Hauptdiagnose anstelle der die Einweisung verursachenden Fraktur des oberen Sprunggelenkes sein). — Es ist klar, daß Behandlungsaufwand und -dauer wesentlich von den weiteren "Neben"-Diagnosen abhängen. Ihre Erfassung und Auswertung sind wünschenswert, von der Bundespflegesatzverordnung aber nicht vorgeschrieben. Ohne sie läßt sich jedoch die Multimorbidität insbesondere der älteren Patienten gar nicht darstellen. — Um den Verschlüsselungsaufwand und den Tabellenumfang möglichst gering zu halten, wurde nur die Anwendung der dreistelligen ICD-9-Schlüsselnummern vorgeschrieben. In vielen Fällen ist jedoch eine richtige dreistellige Verschlüsselung nur unter Beachtung der vierstelligen Schlüsselnummern möglich; außerdem ist der dreistellige Schlüssel für die Bedürfnisse der Kliniker oft viel zu grob, so daß gerade für klinikinterne Zwecke zur vier- bzw. fünfstelligen Verschlüsselung zu raten ist (siehe unten).

Gemäß dem Verordnungstext dokumentierten die meisten Krankenhäuser anfangs die Zahl der insgesamt durchgeführten *Operationen* (es ist nur die Zahl anzugeben, nicht die Operation selbst). Bei dieser Methode werden beispielsweise bei einem Patienten mit einer Oberschenkelhalsfraktur als Hauptdiagnose, die konservativ behandelt worden ist, Operationen vermerkt, die seine anderen Diagnosen betreffen. Andere Krankenhäuser dokumentierten die Zahl aller wegen der Hauptdiagnose durchgeführten Operationen. Wegen der möglichen Mehrfachoperationen können beide Methoden dazu führen, daß z.B. 100 Fällen von Oberschenkelhalsfraktur 150 sowohl nach Art wie Aufwand unterschiedliche Operationen zugeordnet werden, was eine nichtssagende Information darstellen würde. Denn aussagekräftig ist allein die Angabe, wieviele der 100 Oberschenkelhalsfrakturen operativ behandelt worden sind. Und dazu darf man bei jeder operierten Oberschenkelhalsfraktur als Hauptdiagnose nur *eine* Operation zählen (*"Operationsmerkmal"*), bei jeder konservativ behandelten dagegen *keine* Operation. Leider dokumentieren auch heute noch viele Kliniken trotz der Erläuterungen im Leitfaden nach den beiden erstgenannten Verfahren, so daß diese Angaben in den Diagnosenstatistiken nur schlecht vergleichbar sind. — Man muß beachten, daß die *Diagnosenstatistik keine Operationsstatistik darstellt,* daß also die Gesamtzahl der in einer Klinik durchgeführten Operationen hier nicht erkennbar wird. (Auch in der "Leistungsstatistik für medizinische Institutionen" der Bundespflegesatzverordnung werden nur einige Operationen nachgewiesen, die Anästhesieleistungen allerdings praktisch vollständig.) Operationsleistungen lassen sich also nur separat dokumentieren, was aber nur sinnvoll ist, wenn sie nach ihrer Art und nicht nur nach ihrer Anzahl erfaßt werden (siehe unten). Im Leitfaden wird dafür beispielsweise die GOÄ [5] empfohlen, weil sie häufig ohnehin für Abrechnungszwecke angewendet wird. Wissenschaftlichen Ansprüchen kann natürlich auch sie nicht genügen. — In der Praxis bereitet es in Einzelfällen Schwierigkeiten, was überhaupt als "Operation" zu zählen ist. Nach kritischer Beurteilung verschiedener Definitionen ist dazu im Leitfaden allgemein formuliert worden [16, S. 33]: "Als Operation wird ein selbständiger ärztlicher therapeutischer und/oder diagnostischer Eingriff verstanden, der bei einem Patienten im OP-Saal oder unter OP-Bedingungen vorgenommen wird."

Die *Verweildauer* wird in der Regel nach der Mitternachtsstatistik berechnet (Pflegetage), d.h. der Anwesenheit um 24 Uhr. Auf die Probleme dieser Angabe kann hier nur hingewiesen werden. Sie wird beispielsweise durch Verlegungen, Todesfälle und Bettenmangel unrealistisch verkürzt und durch Komplikationen, Begleiterkrankungen und schlechte häusliche Bedingungen verlängert. Ihr Mittelwert gibt bei den meisten schiefen oder mehrgipfeligen Verteilungen der Einzelwerte einen falschen Eindruck von der tatsächlichen Situation. Auch ist die Alterszusammensetzung der Patienten von großem Einfluß (siehe das Beispiel in Tabelle 2).

Die *6 Altersgruppen* der Bundespflegesatzverordnung sind ziemlich willkürlich festgelegt worden. Ihr gravierendster Mangel ist, daß Säuglinge keine eigene Gruppe bilden. Hier kann erst eine Novellierung der Bundespflegesatzverordnung Abhilfe schaffen, die einzelnen Krankenhäuser können jedoch intern ihr Material nach geeigneteren Gruppen auswerten, wobei die WHO-Empfehlungen für drei "Altersgliederungen für allgemeine Zwecke" beachtet werden sollten (siehe [15], Band I B, S. 273):

— *5 Altersgruppen:* weniger als 1 Jahr, 1 bis unter 15 Jahren, 15 bis unter 45 Jahren, 45 bis unter 65 Jahren, 65 Jahre und mehr,
— *10 Altersgruppen:* weniger als 1 Jahr, 1 bis unter 5 Jahren, 10-Jahresgruppen von 5 bis unter 75 Jahren, 75 Jahre und mehr,
— *22 Altersgruppen:* weniger als 1 Jahr, einzelne Altersjahre bis zum Alter von weniger als 5 Jahren, 5-Jahresgruppen von 5 bis unter 85 Jahren, 85 Jahre und mehr.

Generell ist eine Erfassung des Geburtsdatums anzuraten. Mit dem dann aus der Differenz zum Aufnahmetag bestimmten Alter läßt sich jede gewünschte Altersgruppierung realisieren.

Alle vorgenannten Merkmale stellen die Minimalforderungen der Bundespflegesatzverordnung dar. Jedoch ist jeder Klinik, die ihre Dokumentation im Sinne einer Basisdokumentation für wissenschaftliche und verwaltungsmäßige Auswertungen sowie für weitere Anwendungen (z.B. Behandlungsinformationen bei Patientenwiederaufnahme, Briefschreibung, Qualitätskontrolle) nutzen will, die Erfassung *zusätzlicher Dokumentationsmerkmale* zu empfehlen. Eine Richtschnur dafür stellen die Vorschläge der Europäischen Gemeinschaften für einen *"Minimum Basic Data Set (MBDS)"* von 1981 dar [11]. Sie umfassen außer den schon genannten Merkmalen folgende, fast in jedem Krankenhaus ohnehin erfaßte Merkmale:

— Geschlecht,
— Familienstand,
— Wohnsitz (Staat und Postleitzahl oder Gemeindenummer),
— Aufnahmeart (Normal- oder Notfall, Unterscheidung zur besseren Bewertung der verursachten Kosten und zur Ressourcenplanung).

Als zusätzliche medizinische Merkmale werden empfohlen:

— weitere Diagnosen (nach ICD-9 verschlüsselt),
— chirurgische und geburtshilfliche Prozeduren (nach Art und nicht nur Anzahl),
— andere wichtige diagnostische und therapeutische Prozeduren (leider fehlt für Prozeduren eine international anerkannte Klassifikation).

Der Nutzen einer solchen Basisdokumentation liegt auf der Hand, wenn auch nicht verschwiegen werden darf, daß jedes zusätzlich zu dokumentierende Merkmal einen erhöhten Aufwand bedeutet. Aufwand und Nutzen müssen in jeder Klinik wohl abgewogen werden, wobei ein besonderes Problem dadurch entsteht, daß dem aktuellen Aufwand ein Nutzen oft erst später folgt. Nur am Rande sei erwähnt, daß eine solche Dokumentation fachlich geleitet und überwacht werden muß, am besten von einem *"Dokumentationsarzt"*, und daß sie ohne *Computerhilfe* — oft genügt ein Personalcomputer entsprechender Leistung — kaum noch effektiv zu betreiben ist. Optimal ist die computermäßige Zusammenführung von verwaltungsmäßigen und medizinischen Daten der Patienten, wie sie in einem Krankenhausinformationssystem realisiert ist.

In den *Universitätskliniken Göttingen* besteht beispielsweise ein solches System (Großrechner IBM 3081D, IMS/VS-Datenbank) [6, 7], wobei in der medizinischen Basisdokumentation, die ab 1986 in allen Kliniken eingeführt worden ist, auf den seit 1978 in einigen Kliniken gemachten Erfahrungen aufgebaut werden konnte. Der Klinikumsvorstand beschloß deshalb eine stationäre Basisdokumentation, die über die Anforderungen der Bundespflegesatzverordnung hinausgeht, wobei jedoch der einseitige A4-Selbstdurchschreibebeleg in obligatorisch und fakultativ auszufüllende Teile gegliedert und so recht einfach auszufüllen ist (s. Abb. 1). Um eine Vorstellung von dem Dokumentationsumfang zu vermitteln,

---

Abb. 1. Erste Vorderseite des Dokumentationsbelegs der Universitätskliniken Göttingen (Version 9 [1/88]). Der Durchschlag wird in der Krankenakte abgeheftet und kann nach Datenerfassung gegen die vom Computer ausgedruckte "Dokumentationsübersicht" ausgetauscht werden, die ebenso wie die beiden Belegrückseiten, die die Beschreibung des Dokumentationsverfahren und alle notwendigen Hinweise und Schlüssel enthalten, in einer älteren Version in [10] abgedruckt sind. Vom Arzt sind nur die Texte der Diagnosen, Operationen usw. einzutragen, die Verschlüsselung geschieht mittels eines Computerverfahrens

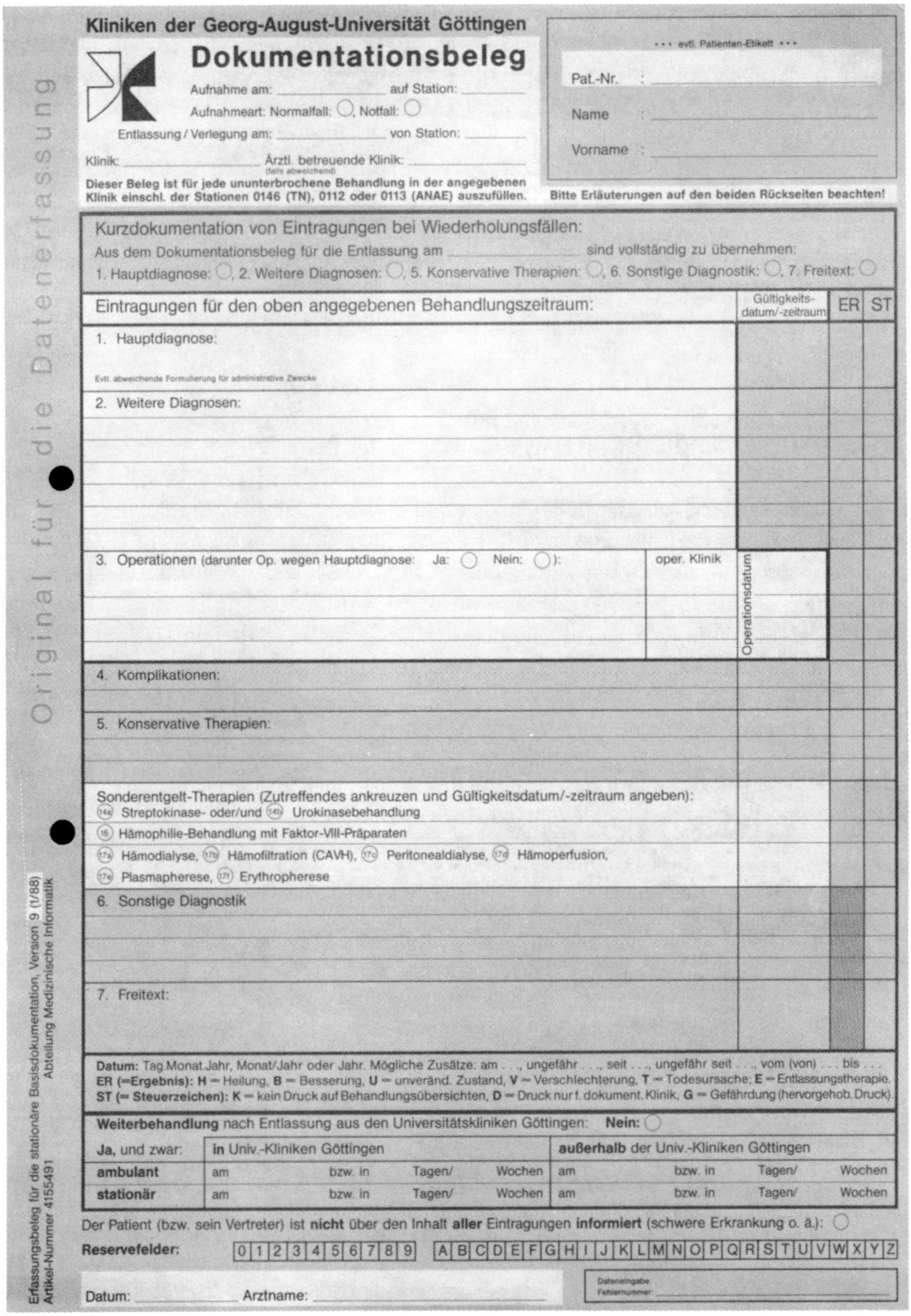

Kliniken der Georg-August-Universität Göttingen

Dokumentationsbeleg

Aufnahme am: ____________ auf Station: ________

Aufnahmeart: Normalfall: ○, Notfall: ○

Entlassung / Verlegung am: ____________ von Station: ________

Klinik: ____________ Ärztl. betreuende Klinik: ____________ (falls abweichend)

Dieser Beleg ist für jede ununterbrochene Behandlung in der angegebenen Klinik einschl. der Stationen 0146 (TN), 0112 oder 0113 (ANAE) auszufüllen.

··· evtl. Patienten-Etikett ···

Pat.-Nr. : ____________

Name : ____________

Vorname : ____________

Bitte Erläuterungen auf den beiden Rückseiten beachten!

Kurzdokumentation von Eintragungen bei Wiederholungsfällen:

Aus dem Dokumentationsbeleg für die Entlassung am ____________ sind vollständig zu übernehmen:

1. Hauptdiagnose: ○, 2. Weitere Diagnosen: ○, 5. Konservative Therapien: ○, 6. Sonstige Diagnostik: ○, 7. Freitext: ○

Eintragungen für den oben angegebenen Behandlungszeitraum:	Gültigkeits-datum/-zeitraum	ER	ST
1. Hauptdiagnose: Evtl. abweichende Formulierung für administrative Zwecke			
2. Weitere Diagnosen:			
3. Operationen (darunter Op. wegen Hauptdiagnose: Ja: ○ Nein: ○): — oper. Klinik	Operationsdatum		
4. Komplikationen:			
5. Konservative Therapien:			
Sonderentgelt-Therapien (Zutreffendes ankreuzen und Gültigkeitsdatum/-zeitraum angeben): (14a) Streptokinase- oder/und (14b) Urokinasebehandlung; (15) Hämophilie-Behandlung mit Faktor-VIII-Präparaten; (17a) Hämodialyse, (17b) Hämofiltration (CAVH), (17c) Peritonealdialyse, (17d) Hämoperfusion, (17e) Plasmapherese, (17f) Erythropherese			
6. Sonstige Diagnostik			
7. Freitext:			

Datum: Tag.Monat.Jahr, Monat/Jahr oder Jahr. Mögliche Zusätze: am . . ., ungefähr . . ., seit . . ., ungefähr seit . . ., vom (von) . . . bis . . .
ER (=Ergebnis): H = Heilung, B = Besserung, U = unveränd. Zustand, V = Verschlechterung, T = Todesursache; E = Entlassungstherapie.
ST (= Steuerzeichen): K = kein Druck auf Behandlungsübersichten, D = Druck nur f. dokument. Klinik, G = Gefährdung (hervorgehob. Druck).

Weiterbehandlung nach Entlassung aus den Universitätskliniken Göttingen: **Nein:** ○

Ja, und zwar:	**in** Univ.-Kliniken Göttingen	**außerhalb** der Univ.-Kliniken Göttingen
ambulant	am bzw. in Tagen/ Wochen	am bzw. in Tagen/ Wochen
stationär	am bzw. in Tagen/ Wochen	am bzw. in Tagen/ Wochen

Der Patient (bzw. sein Vertreter) ist **nicht** über den Inhalt **aller** Eintragungen **informiert** (schwere Erkrankung o. ä.): ○

Reservefelder: 0 1 2 3 4 5 6 7 8 9 A B C D E F G H I J K L M N O P Q R S T U V W X Y Z

Datum: ____________ Arztname: ____________

Dateneingabe: Fehlernummer: ____________

Original für die Datenerfassung

Erfassungsbeleg für die stationäre Basisdokumentation, Version 9 (1/88)
Artikel-Nummer 4155491 Abteilung Medizinische Informatik

Abb. 1

sei in Tabelle 1 das Mengengerüst für die Jahre 1986/87 mitgeteilt. Das große Datenvolumen hat überrascht, denn es war nicht erwartet worden, daß im wesentlichen nur die Hauptdiagnose und, falls notwendig, eine Operation dokumentiert werden. Tatsächlich sind auf jedem 2. Beleg (= Behandlungsfall) weitere Diagnosen, auf jedem 4. Beleg konservative Therapien und auf jedem 6. Beleg diagnostische Maßnahmen angegeben. Andererseits ist die Quote der dokumentierten Komplikationen (jeder 28. Beleg) aus verschiedenen Gründen sicherlich zu niedrig.

Zur Illustration der weiter oben gemachten Anmerkungen zu den Altersgruppen und der Verweildauer werden in Tabelle 2 für das Jahr 1986 die entsprechenden und leicht zu interpretierenden Fallzahlen der Chirurgischen Klinik mitgeteilt (= "Abteilung Allgemeinchirurgie", eine eigene Unfallchirurgie gibt es in Göttingen nicht). Zu weiteren Details und Schlußfolgerungen ist hier leider kein Raum.

3. Klassifikationen für Diagnosen, Unfälle und Operationen

In der medizinischen Literatur findet man für die verschiedensten Krankheiten oft sehr detaillierte Einteilungen, die den Bedürfnissen der Spezialisten entsprechen. Ein aktuelles Beispiel aus der Zeitschrift "Der Unfallchirurg" von N. Schwarz, Wien, für die Talusfrakturen sei hier wörtlich zitiert [23]. Diese Systematik wurde von ihm in Anlehnung an den Schweizer R. Marti und E.H. Kuner, Freiburg/Br., aufgestellt (und vereinigt damit Vertreter aller drei diesen Unfallkongreß tragenden Länder!):

Tabelle 1. Zusammenstellung einiger Kennziffern der medizinischen Basisdokumentation in den Universitätskliniken Göttingen in den Jahren 1986/87

Patientenzahl in der Patientendatenbank (seit 1978)	493 000	
darunter stationär behandelt	162 900	(33%)
Anzahl aller Behandlungsfälle	271 900	
dokumentierende Kliniken (= alle)	18	
Bettenzahl aller Kliniken	1 481	
dokumentierte Patienten	51 000	
dokumentierte Behandlungsfälle	83 400	
Anzahl medizinischer Dokumentationseintragungen	300 200	
davon: Hauptdiagnosen	83 400	(28%)
weitere Diagnosen	87 400	(29%)
Operationen	51 300	(17%)
Komplikationen	3 600	(1%)
konservative Therapien	36 400	(12%)
diagnostische Verfahren	33 200	(11%)
sonstige Freitextangaben	4 900	(2%)
Anzahl medizinischer Dokumentationseintragungen		
pro dokumentierter Patient	5,9	
pro dokumentierter Behandlungsfall	3,6	

Tabelle 2. Fallzahlen des Jahres 1986 der Chirurgischen Universitätsklinik Göttingen nach Altersgruppen der Bundespflegesatzverordnung (fett gedruckt) und zusätzlich nach den meist detaillierteren 10 Altersgruppen der WHO (wegen des Vergleichs mit der Bundespflegesatzverordnung mußte die Altersgruppe 35−< 45 Jahre geteilt werden). Fallzahlen insgesamt sowie nur die Fälle mit Hauptdiagnosen der ICD-9-Klasse XVII "Verletzungen und Vergiftungen" (diese Zuordnung geschieht unter Vorbehalt, weil insgesamt 5% aller Hauptdiagnosen zwar erfaßt, aber noch nicht verschlüsselt sind). Durchschnittliche Verweildauer nach Pflegetagen

Altergruppe (von ... bis unter ... Jahren)	alle ICD-9-Klassen		ICD-9-Klasse XVII	
	Fallzahl	Verweildauer	Fallzahl	Verweildauer
Alle Altersgruppen	5 179	11,4	1 727	10,5
0 − < 5	202	8,6	62	13,1
0 − < 1	104	9,8	34	13,6
1 − < 5	98	7,4	28	12,6
5 − < 15	300	7,6	110	9,2
15 − < 40	1 982	9,1	904	9,4
15 − < 25	916	8,7	477	9,8
25 − < 35	761	8,8	334	8,4
35 − < 40	305	11,1	93	10,8
40 − < 65	1 723	13,4	414	11,7
40 − < 45	267	11,3	80	12,0
45 − < 55	805	12,9	200	11,5
55 − < 65	651	15,0	134	12,0
65 − < 75	548	14,4	99	13,5
75 und mehr	424	14,1	138	11,6
75 − < 85	391	14,4	118	12,6
85 und mehr	33	9,9	20	6,0

1. periphere Frakturen
I   Taluskopffraktur, Fraktur im distalen Talushals, Fraktur des Processus,
II flake fractures, Kantenabscherungsbrüche der Trochlea,
III Trochleaimpressionsfraktur,

2. zentrale Frakturen
IV undislozierte zentrale Fraktur,
V   zentrale Fraktur mit subtalarer Subluxation,
VI zentrale Fraktur mit tibiotalarer und subtalarer Luxation,
VII Trümmerfraktur und komplexe Frakturformen mit/ohne Verrenkung.

Sucht man in der hierarchisch nach Klassen, Gruppen, Kategorien und Subkategorien aufgebauten *ICD-9* [15] (siehe auch oben) nach Talusfrakturen, so findet man:

Klasse XVII Verletzungen und Vergiftungen
800–829   Frakturen
825   Fraktur eines oder mehrerer Fußwurzel- und Mittelfußknochen
825.0   Geschlossene Kalkaneusfraktur
825.1   Offene Kalkaneusfraktur
825.2   Geschlossene Fraktur sonstiger Fußwurzel- und Mittelfußknochen
825.3   Offene Fraktur sonstiger Fußwurzel- und Mittelfußknochen

Die Talusfrakturen sind also dreistellig mit der Schlüsselnummer 825 zu kodieren und vierstellig mit 825,2 oder 825.3. Man erkennt, daß die nur auf den dreistelligen Schlüsselnummern beruhende Diagnosenstatistik der Bundespflegesatzverordnung für eine solche Fragestellung nur sehr grobe Informationen liefert, daß aber andererseits für die vierstellige Verschlüsselung detaillierte Angaben erforderlich sind, was den Dokumentationsaufwand erhöht. Noch ausgeprägter ist das in der US-amerikanischen Spezialausgabe, der *ICD-9-CM* [13], der Fall, die vielfach die von der WHO nur selten benutzten 5stelligen Subkategorien verwendet: 825.21 und 825.31 sind dort die ausschließlich den Talusfrakturen zugewiesenen Schlüsselnummern.

Die Häufigkeit der vierstellig verschlüsselten Hauptdiagnosen wird in der Schweiz veröffentlicht. Das Tabellenwerk für 1986 [18], das, wie oben erwähnt, 35% aller stationären Behandlungsfälle der Schweiz nachweist, verzeichnet für "825.2" 254 und für "825.3" 31 Fälle, eine Reihe hier außerdem einzuordnender Fälle dürfte sich in den 97 nur dreistellig verschlüsselten Fällen verbergen. Insgesamt wurden 611 Fälle mit der Hauptdiagnose "825" behandelt. (In der Chirurgischen Universitätsklinik Göttingen wurden 1986 12 Behandlungsfälle mit der Hauptdiagnose "825" kodiert, im ganzen Klinikum 20. Zusätzliche Fußgelenksfrakturen finden sich als "weitere Diagnosen".)

Zur Verschlüsselung der Unfallursache dient die *E-Klassifikation* der ICD-9 [15], die "Zusatzklassifikation der äußeren Ursachen bei Verletzungen und Vergiftungen" (External causes . . .). Wenn sich der Patient seine Talusfraktur beim Sturz auf einer Treppe zugezogen hat, so sucht man:

E880–E888   Unfälle durch Sturz
E880   Sturz auf oder von Treppen oder Stufen
E880.0   Rolltreppe
E880.9   Sonstige Treppen oder Stufen

In der 5. Stelle kann man dann noch weiter differenzieren, z.B. 0 = zu Hause, 4 = Campingplatz, 6 = Bahnhof und 7 = Krankenhaus. Daß die E-Klassifikation (E880–E999) nicht optimal aufgebaut ist, hat jüngst Langley belegt [17], der anhand der gut dokumentierten Unfälle von 1982 in Neuseeland eine sehr ungleichmäßige Benutzungshäufigkeit der einzelnen Kategorien feststellte.

Handelte es sich um einen Arbeitsunfall, so könnte zusätzlich nach der *"ILO-Systematik der Arbeitsunfälle nach dem Unfallgegenstand"*, die ebenfalls in der ICD-9 [15] enthalten ist, klassifiziert werden. Mit "523" sind die Treppen gekennzeichnet. — Für alle der *gesetzlichen Unfallversicherung* unterliegenden Unfälle gelten in der Bundesrepublik eigene Schlüsselsysteme für die Diagnosen, Unfallarten, Unfallorte usw. (vgl. [21]).

Will man dokumentieren, daß bei der jetzigen stationären Behandlung des Patienten die Schrauben einer früher versorgten offenen Tralusfraktur wieder entfernt worden sind, so muß strenggenommen die *V-Klassifikation* der ICD-9 [15] verwendet werden ("Zusatzklassifikation für Faktoren, die den Gesundheitszustand und die Inanspruchnahme von Einrichtungen des Gesundheitswesens beeinflussen"), und zwar:

V50– V59	Personen, die Einrichtungen des Gesundheitswesens wegen näher bezeichneter Maßnahmen und zur Nachsorge aufgesucht haben
V54	Sonstige orthopädische Nachbehandlung
V54.0	Nachbehandlung zur Entfernung von Frakturplatten oder sonstigen Vorrichtungen zur inneren Fixierung

Die Anwendung der V-Klassifikation wird im Leitfaden [16] vorgeschrieben. Sie war dort zum ersten Mal in der Bundesrepublik publiziert worden, und zwar dreistellig, und steht erst seit August 1987 vollständig zur Verfügung [15]. Es werden deshalb in den Kliniken meistens nur die vorhandenen Haupttabellen der ICD-9 verwendet (für den erwähnten Fall wird also überwiegend die weiter oben genannte Schlüsselnummer "825" [bzw. "825.3"] benutzt).

Der Vollständigkeit halber sei noch die *M-Klassifikation* der "Morphologie der Neubildungen" erwähnt [15], die in der ICD-9 die Klasse II "Neubildungen" ergänzt, für die Unfallchirurgie jedoch keine Rolle spielt.

Auf die mit der Verschlüsselung verbundenen Probleme kann hier nur hingewiesen werden (siehe z.B. [3, 9, 10, 16]. Optimal sind *computergestützte Verschlüsselungsverfahren,* die jedoch präzise formulierte Diagnosen voraussetzen und sich erst in der Erprobung befinden (z.B. DIACOS [2]). Allein diese automatisierten Verschlüsselungsverfahren können garantieren, daß gleichen Diagnosetexten auch stets dieselben Schlüsselnummern zugeordnet werden.

Aus historischen Gründen sei der *Klinische Diagnoseschlüssel (KDS)* [12] erwähnt, der in der Bundesrepublik vielfach verwendet, seit seinem Erscheinen 1966 jedoch nicht revidiert worden ist. Seine Stärke lag in der Verbindung von Topographie und Nosologie. Im "Bad Godesberger Schlüsselsystem" ist in den letzten Jahren modifiziert worden (R. Schunck [22]).

Diese konsequente Trennung in mehrere Bezugssysteme ist in der *Systematisierten Nomenklatur der Medizin (SNOMED)* [24] verwirklicht, die Diagnosen, Operationen, diagnostische Verfahren u.a. umfaßt. Ihre sechs Hauptdimensionen sind Topographie, Morphologie, Ätiologie, Funktion, Krankheit und Prozedur. Vor allem für die wissenschaftliche Dokumentation ist SNOMED als Ergänzung der ICD-9 hervorragend geeignet, die eher umständliche Handhabung steht jedoch einer breiten Anwendung entgegen. Geeignete Computerverfahren werden entwickelt [27].

Für die *Operationen* fehlt, abgesehen von SNOMED, eine international anerkannte allgemeingültige Klassifikation. In den letzten Jahren hat sich auch in der Bundesrepublik zunehmend der schweizerische, mit der WHO abgestimmte *Operationsschlüssel der VESKA* durchgesetzt, der ab 1987 in einer revidierten Fassung in Kraft ist [19]. (Sein Einsatz ist auch in den Universitätskliniken Göttingen geplant. Das automatisierte "Diagnose-Codier-System" DIACOS soll mit diesem Schlüssel erweitert werden.) Dieser Operationsschlüssel ist primär topographisch aufgebaut und dann nach Operationsarten gegliedert, z.B.:

790– 803 Sprunggelenk, Fußwurzel
      796 Osteosynthese
      796.3 Schrauben und Platte

Umständlicher zu handhaben ist der *Operative Therapieschlüssel* nach O. Scheibe [20], der in bis zu sieben Stellen nach allgemeinen und speziellen Eingriffen, der Topographie und der Operationsart klassifiziert. Trotz seiner Förderung und Aktualisierung durch den Arbeitskreis Chirurgie der Deutschen Gesellschaft für Medizinische Dokumentation, Informatik und Statistik, der für 1989 eine 3. Version geplant hat, ist er zunehmend in den Hintergrund getreten.

Die WHO hat das vor einigen Jahren begonnene Projekt einer *"International Classification of Procedures in Medicine"* [14] bedauerlicherweise wieder eingestellt. Das Kapitel 5 enthält die chirurgischen Prozeduren. Es beruht zum großen Teil auf der *US-amerikanischen Operationsklassifikation,* die gegenwärtig als *Band 3 der ICD-9-CM* vorliegt [13], leider bisher nicht in deutscher Übersetzung. Wie der VESKA-Operationsschlüssel ist diese Klassifikation primär topographisch und dann, allerdings auf etwas höherer Ebene, nach Operationsarten gegliedert. Das erwähnte Beispiel wäre so zu finden:

79   Reduction of fracture and dislocation
79.1   Closed reduction of fracture with internal fixation
79.17 tarsals and metatarsals

79.3   Open reduction of fracture with internal fixation
79,37 tarsals and metatarsals

79.7   Closed reduction of dislocation
79.78 foot and toe

79.8   Open reduction of dislocation
79.88 foot and toe

Auf die *Gebührenordnung für Ärzte (GOÄ)* [5] sei hier der Vollständigkeit wegen noch einmal hingewiesen. Sie stellt zwar keine Klassifikation dar, ist aber für die Leistungsstatistik durchaus brauchbar, zumal die Bundespflegesatzverordnung für die "Leistungsstatistik für medizinische Institutionen", die selbst nur wenig Operationen enthält, die Gliederung nach der GOÄ vorschreibt (Privatliquidationen werden ohnehin nach der GOÄ abgerechnet).

Nur am Rande seien die *DRGs (Diagnosis Related Groups)* erwähnt, deren Anwendung eine exakte Dokumentation und Klassifikation nach der ICD-9 und Hilfsmerkmalen (z.B. Alter, Operation, Begleitkrankheiten) voraussetzt. Sie haben sich in den USA für die Krankenhausfinanzierung bewährt und werden für die Bundesrepublik kontrovers diskutiert.

Abschließend muß zum Komplex der Klassifikationen noch einmal betont werden, daß die ICD-9 aus den dargelegten Gründen stets als Basisklassifikation für *Diagnosen* verwendet werden soll, und zwar nicht nur wegen der gesetzlichen Vorschriften, sondern auch wegen des Nutzens bei wissenschaftlichen und anderen Vergleichen; sie kann und soll im gegebenen Fall aber auch durch Klassifikationen ergänzt werden, die den speziellen Anforderungen einer bestimmten Dokumentation genügen. Für die *Operationen* und die anderen wichtigen Prozeduren wäre eine baldige Einigung auf eine einheitliche Klassifikation wünschenswert. Angesichts des raschen Wandels der operativen Verfahren entstehen dabei jedoch weit größere Probleme der Aktualisierung und Standardisierung als bei der Diagnosenklassifikation. Praktische Gesichtspunkte sprechen im deutschen Sprachraum seit einigen Jahren für den äußerlich der ICD-9 angeglichenen VESKA-Operationsschlüssel, dem eine rasche Verbreitung zu wünschen ist.

Literatur

1. Berliner Chirurgische Gesellschaft. 12. Berliner Chirurgentreffen: Erkrankungen der Mamma. EDV-Verfahren in der Chirurgie. Berlin, 15.–17.10.1987. Referateband. Hrsg.: Beiersdorf AG, Hamburg. Hamburg: Industrie-Contact-Gesellschaft für Öffentlichkeitsarbeit mbH (PF 520262, 2000 Hamburg 52). 1987. 557 S.
2. Diekmann F, Müller U, Ruhl U (1986) Unterstützung der Diagnosenstatistik der Krankenhäuser durch ein Diagnose-Codier-System. In: Ehlers C Th, Beland H (Hrsg) Perspektiven der Informationsverarbeitung in der Medizin. Kritische Synopse der Nutzung der Informatik in der Medizin. 31. Jahrestagung der GMDS, Göttingen, September 1986. Proceedings. Springer, Berlin Heidelberg New York Tokyo, S 182–185
3. Empfehlungen zur Dokumentation und Auswertung von Diagnosen in Krankenhäusern. Wilde E (Hrsg) (1986) Schattauer, Stuttgart New York, 17 S. (Schriftenreihe der Gesellschaft für Medizinische Dokumentation, Informatik und Statistik e.v. 8.)
4. Das Gesundheitswesen der Deutschen Demokratischen Republik. 20. Jahrgang: 1985. Hrsg.: Institut für medizinische Statistik und Datenverarbeitung, Berlin. Berlin: Selbstverlag. 1985. 376 S.
5. GOÄ. Gebührenordnung für Ärzte in der Fassung der Verordnung vom 12. November 1982. (Bundesgesetzblatt, Teil 1, Nr. 43 vom 19. November 1982, S. 1522ff.). (1983) Deutscher Ärzte-Verlag, 220 S.
6. Graubner B (1986) Medizinische Basisdokumentation in den Universitätskliniken Göttingen. In: Medizinische Informatik in der Schweiz. Vorträge und Kurzbeiträge des Ersten Schweizerischen Symposiums für Medizinische Informatik vom 13. bis 14. März 1986 im Gottlieb Duttweiler Institut in Rüschlikon bei Zürich. Hrsg: Schweizerische Stiftung TELMED, R.E. Hagebuch. Schwabe, Basel Stuttgart, S 218–223
7. Graubner B (1986) Entwurf und Realisierung des Göttinger Modells einer erweiterten Diagnosenstatistik nach der neuen Bundespflegesatzverordnung. In: Perspektiven der Informationsverarbeitung in der Medizin. (Siehe bei [2]), S 173–177
8. Graubner B (1987) Towards Nationwide Statistics on Hospital Diagnoses in Federal Republic of Germany. In: Medical Informatics Europe '87. Proceedings of the Seventh International Congress. Rome, September 21–25, 1987. Ed. by EFMI. Participants Edition. Rome. 1987. Vol I, S 121–126
9. Graubner B, Werner H (1988) Über die Einführung der Diagnosenstatistik nach der Bundespflegesatzverordnung in den Universitätskliniken Göttingen. In: Medizinische Informationsverarbeitung und Epidemiologie im Dienste der Gesundheit. Selbmann HK, Dietz K (Hrsg) (Medizinische Informatik und Statistik 68). Springer, Berlin Heidelberg New York Tokyo, S 27–30
10. Graubner B (1987) Diagnosenstatistik der Krankenhäuser nach der Bundespflegesatzverordnung. In: Medizinische Dokumentation und Information. Handbuch für die Praxis. Köhler CO (Hrsg) (Loseblattausgabe; 6. Ergänzungslieferung: 11/87). Kap III–12. ecomed, Landsberg/Lech, S 1–32
11. Hospital Statistics in Europe. Proceedings of the Workshop on Hospital Statistics for Population-Based Health Care and Epidemiology. Role of the Minimum Basic Data Set. Brussels, Belgium, 9–11 September 1981. Ed. by P.M. Lambert und F.H. Roger, North-Holland, Amsterdam New York Oxford. 1982. X, 200 S.
12. Immich H (1966) Klinischer Diagnosenschlüssel. Zugleich erweiterte deutsche Fassung der 8. Revision der Internationalen Klassifikation der Krankheiten, Verletzungen und Todesursachen. Schattauer, Stuttgart, XXI, 924 S.

13. The International Classification of Diseases. 9th Revision. Clinical Modifications. ICD-9–CM. 2nd Edition. Washington: U.S. Department of Health and Human Services. (1980) (DHHS Publication No. [PHS] 80–1260).
    Vol. 1: Diseases: Tabular List. XXVI, 1186 S.
    Vol. 2: Diseases: Alphabetic Index. XI, 910 S.
    Vol. 3: Procedures: Tabular List and Alphabetic Index. XXXI, 464 S.
14. International Classification of Procedures in Medicine. Published for trial purposes in accordance with resolution WHA29.35 of the Twenty-ninth World Health Assembly, May 1976. Geneva: World Health Organization. 1978.
    Vol. 1: 1. Procedures for medical diagnosis. 2. Laboratory procedures. 4. Preventive procedures. 5. Surgical procedures. 8. Other therapeutic procedures. 9. Ancillary procedures. IX, 310 S.
    Vol. 2: 3. Radiology and certain other applications of physics in medicine. 6 & 7. Drugs, medicaments, and biological agents. V, 147 S.
15. Internationale Klassifikation der Krankheiten, Verletzungen und Todesursachen (ICD) in der Fassung der vom Bundesminister für Jugend, Familie und Gesundheit herausgegebenen 9. Revision. Kohlhammer, Köln Stuttgart Berlin Mainz
    Band I Teil A: Systematisches Verzeichnis der Dreistelligen Allgemeinen Systematik und der Vierstelligen Ausführlichen Systematik. 1986. IX, 605 S. – 2. überarb. Aufl. 1988
    Band I Teil B: Zusätzliche Systematiken und Klassifizierungsregeln. 1987. IX, 296 S. [Enthält u.a. die E-, M- und V-Klassifikation, die Sondersystematiken und die ILO-Systematik der Arbeitsunfälle nach dem Unfallgegenstand sowie Corrigenda zu den beiden anderen Bändern.]
    Band II: Alphabetisches Verzeichnis. 1986. VIII, 718 S. – 2. überarb. Aufl. 1988. VIII, 730 S.
16. Klar R, Graubner B, Ehlers C-Th (1986) Leitfaden zur Erstellung der Diagnosenstatistik nach § 16 Bundespflegesatzverordnung (BPflV). Unter Mitarbeit von Hartwig R, Schmidt-Rettig B, Seelos H-J, Eichhorn S (Hrsg) Der Bundesminister für Arbeit und Sozialordnung (BMA). BMA, Bonn. 101 S. (Forschungsbereich Gesundheitsforschung. 135.) – 2. verb. Aufl. in: [15] Band I Teil A, S 637–748
17. Langley JD (1987) Frequency of Injury Events in New Zealand Compared with the Available E-Codes. Methods of Information in Medicine (Stuttgart) 26, S 89–92
18. Medizinische Statistik. Gesamtstatistik 1986. Diagnosen und Operationen. Hrsg: Vereinigung Schweizerischer Krankenhäuser (VESKA). VESKA, Aarau, 1987, 313 S.
19. Operationsschlüssel 1986. Hrsg.: Vereinigung Schweizerischer Krankenhäuser (VESKA). VESKA, Aarau 1986, 72 u. 34 S.
20. Operativer Therapieschlüssel. Zusammengestellt von O. Scheibe. 2. Aufl. Privatdruck (O. Scheibe, Stuttgart). 1982. 155 S.
21. Reha 85. Rehabilitation und Rehabilitations-Statistik in der gesetzlichen Unfallversicherung 1985. Hrsg.: Hauptverband der gewerblichen Berufsgenossenschaften, St. Augustin, Bundesverband der Unfallversicherungsträger der öffentlichen Hand, München, und Berufsverband der landwirtschaftlichen Berufsgenossenschaften, Selbstverlag, Kassel. 1987. 167 S.
22. Schunk R, Haunhorst R (1986) Integrierter EDV-Einsatz in der Chirurgie. In: Perspektiven der Informationsverarbeitung in der Medizin. (Siehe bei [2]), S 520
23. Schwarz N (1987) Klassifikation, Prognose und Therapie zentraler Talusfrakturen im Wachstumsalter. Unfallchirurg (Berlin) 90:281–285
24. SNOMED (1984) Systematisierte Nomenklatur der Medizin. Herausgeber der amerikanischen Ausgabe Cote RA. Deutsche Ausgabe bearbeitet und adaptiert von Wingert F. Springer, Berlin Heidelberg New York Tokyo
    Band 1: Numerischer Index. XVIII, 754 S.
    Band 2: Alphabetischer Index. XVI, 1225 S.
25. Verordnung zur Regelung der Krankenhauspflegesätze (Bundespflegesatzverordnung – BPflV) vom 21. August 1985. Bundesgesetzblatt, Jahrgang 1985. Teil I, S 1666–1694

26. Vollmer RJ, Graeve KH (1987) Verordnung zur Regelung der Krankenhauspflegesätze (Bundespflegesatzverordnung – BPflV) vom 21. August 1985 (BGBl. I S 1666). Kommentar. Bonn: AOK-Verlag. 1985 ff. (Loseblattausgabe; 10. Nachtragslieferung: 11/87)
27. Wingert F (1987) Automated Indexing of SNOMED Statements into ICD. Methods of Information in Medicine (Stuttgart) 26:93–98

Dokumentation der Arbeitsgemeinschaft für Osteosynthesefragen – Wissenschaftliche Aspekte und Qualitätssicherung

P. Matter und R. Zehnder

Chirurgische Abteilung, Spital Davos (Chefarzt: Prof. Dr. P. Matter), CH-7270 Davos-Platz

Das Ziel der ab 1960 aufgebauten Frakturendokumentation basierte darauf, daß aufgrund der Dokumentation sämtlicher Osteosynthesen in kurzer Zeit aussagekräftige Auswertungen möglich würden. Die Mitglieder wurden dabei zur Dokumentation verpflichtet.

Wie funktioniert die AO-Dokumentation heute?

Angeschlossen sind im wesentlichen die AO-Spitäler sowie weltweit einzelne weitere Kliniken. Die Erfassung der Osteosynthesen erfolgt zentral in Bern, vorerst für den ersten Spitalaufenthalt mit dem Code-Blatt A für frische Frakturen, bzw. mit dem Code-Blatt B für sekundär operierte Frakturen bzw. Operationen wegen Komplikationen. Später erfolgt die Dokumentation des Heilungsverlaufes mit dem C-Blatt.

Die AO-Klinik erhält für ihre eigene Evaluation einen Textausdruck sowie eine Röntgenkarte. Die AO-Zentrale übernimmt sämtliche Fälle auf den Computer und archiviert ein Doppel der Röntgenkarte. Damit sind jederzeit umfassende Auswertungen möglich. Derzeit sind nahezu 200 000 Frakturen archiviert. Es wurden zwei Beispiele möglicher Auswertungen demonstriert: Als erstes ein Vergleich zweier Implantate bei hüftnahen Frakturen in bezug auf Restitutio ad integrum und als zweites eine Übersicht über die Infekthäufigkeit nach Osteosynthese bei geschlossenen sowie bei offenen Frakturen – dies auch in Abhängigkeit von den anatomischen Lokalisationen.

Wie sieht das Dokumentationskonzept für die Zukunft aus?

Wichtiges Prinzip ist die Dokumentation der Osteosynthesen dezentralisiert in den einzelnen Kliniken mit dem Vorteil der Möglichkeiten eines sofortigen Ausdruckes einer Krankengeschichte, eines Orientierungsschreibens für den nachbehandelnden Arzt und dem dauernden Zugang für klinikinterne Auswertungen.

Die Frakturdokumentation basiert auf der neu überarbeiteten Klassifikation von M.E. Müller, die eine klare Differenzierung in bezug auf Schweregrad, Ansprüche an die Operationstechnik sowie in bezug auf zu erwartende Komplikationen zuläßt.

Die dezentralisierte Dokumentation ermöglicht vor allem auch im Sinne einer heute anzustrebenden Qualitätssicherung einen Vergleich der eigenen Resultate mit dem Gesamtkollektiv. Der finanzielle Aufwand ist dementsprechend im fortschrittlichen Spital auch ohne weiteres zu budgetieren!

Wir sind überzeugt, daß das neue Konzept der klinikbezogenen Dokumentation, sowohl für die Qualitätssicherung als auch für wissenschaftliche Belange, einen weiteren wesentlichen Fortschritt bedeutet.

Literatur

Müller ME et al. (1987) Classification AO des fractures 1, les os longs. Springer, Berlin Heidelberg New York Tokyo

Unfallchirurgische Basisdokumentation mit CHIDOS

K. Miller und M.A. Puchner

II. Chirurgie, Landeskrankenanstalten (Vorstand: Prof. Dr. med. M. Wagner), A-5020 Salzburg

CHIDOS wurde wegen des für medizinische Auswertungen unbefriedigenden EDV-Verwaltungssystems 1986 an unsere Abteilung installiert.

CHIDOS wurde gemeinsam mit der Österreichischen Gesellschaft für Chirurgie entwickelt und seine Ziele sind:

— Einheitliche chirurgische Basisdokumentation
— Unterstützung der chirurgischen Qualitätssicherung
— Integrierte Nachsorge.

Das Dokumentationssystem enthält alle nötigen Patientendaten, sämtlich medizinischen Daten, wie Diagnosen, Therapie, Komplikationen und Operateure in verschlüsselter Form und Klartext.

Für die Verschlüsselung der Daten wurde ein eigenes Schlüsselsystem entwickelt, das für die Allgemeinchirurgie auf dem ICD-9 und VESKA-Schlüssel basiert, jedoch für die Unfallchirurgie auf dem AUVA-System aufgebaut wurde. Bei diesem System ist die Lokalisation von der Diagnose und der Therapie getrennt, um ein einfacheres, jedoch exakteres Dokumentieren zu ermöglichen.

Die Anlieferung der medizinischen Daten erfolgt mittels eines Dokumentationsblattes, welches vom Arzt ausgefüllt wird.

Aus den abgespeicherten Patienten-, Arzt- und Krankengeschichtendaten wird der Arztbrief erstellt, wobei der Brief um fixe Textbausteine ergänzt werden kann oder vollkommen frei formuliert wird.

Da aber nicht das Abspeichern der Daten und die Arztbriefschreibung das Wesentliche eines computergestützten Dokumentationssystems sind, sondern das Auswerten der Daten, ist die Flexibilität des Auswertsystems von größter Bedeutung.

Alle abgespeicherten Daten können durch eine eigene Abfragesprache selektiert und durch das logische *und* bzw. *oder* miteinander verknüpft werden. Es sind sämtliche dokumentierten Daten auswertbar und zwar in jeder gewünschten Verbindung. Anschließend können die ausgewerteten Daten automatisch einem Grafikpaket übergeben und für Dias aufbereitet werden.

Unfallchirurgische Basisdokumentation – Schwerpunkt: Organisation, Leistungsstatistik und Verschlüsselung

R. Schunck

Chirurgische und Unfallabteilung, Krankenhaus Siloah (Chefarzt: Dr. med. R. Schunck), Wilferdingerstraße, D-7530 Pforzheim

Die Verwaltungstätigkeit nimmt für jeden Arzt zwangsläufig, für den operativ tätigen im besonderen Maße, einen immer größeren Anteil zu Lasten seiner eigentlichen ärztlichen Tätigkeit ein. Neben der gesetzlichen Verpflichtung, wie das Führen einer Krankengeschichte oder das Erstellen eines OP-Berichtes und der Dokumentation der Aufklärung, verlagern die Krankenhausträger im zunehmenden Maße auch Verwaltungsaufgaben auf den ärztlichen und pflegerischen Bereich. Fragen der Qualitätssicherung werden von den Ärztekammern an den klinisch tätigen Arzt herangetragen, der Gesetzgeber verlangt eine bis ins letzte Detail aufgeschlüsselte Rechnungserstellung, ebenso wie eine Diagnosenstatistik.

Fragen der Organisation einer Abteilung, die interne Qualitätskontrolle, der freiwillige Leistungsnachweis gegenüber der Krankenhausverwaltung sei hier ebenso erwähnt, wie auch die wissenschaftliche Tätigkeit, die heute auch zunehmend in kleineren und mittleren Abteilungen anzutreffen ist.

Jede Frage wird für sich angegangen, der Sachverhalt unter den verschiedensten Kriterien erarbeitet und völlig differente Klassifikationen zugrundegelegt. Die Kostenträger verlangen eine Diagnosenstatistik auf der Basis des ICD-Schlüssels, die Leistung einer operativen Abteilung wird überwiegend beurteilt nach den Leistungen im OP-Saal, es werden die "OP-Minuten pro Jahr" erfaßt oder die kleinen, mittleren und großen Eingriffe pro Jahr entsprechend der Klassifikation nach Bölke.

Abgerechnet wird nach EBM oder GOÄ oder DKG-NT, die Kammern verlangen eine Aufschlüsselung nach Körperregionen und immer wieder wird auf Krankenblätter und OP-Bücher zurückgegriffen, der Gang zum Archiv ist selbstverständlich, um Fakten auf Erhebungsbögen und Strichlisten zu übertragen.

In unseren Krankenhäusern sieht es überall ähnlich aus. Begleiten wir einmal einen Patienten von der Ambulanz, über die Aufnahme, die Station, den Operationssaal, über die Entlassung, die nachstationäre Behandlung bis zum Abschluß der Erkrankung, so ist es erschreckend, wie oft ein und derselbe Sachverhalt immer wieder neu dokumentiert wird.

Der Versuch den zunehmenden verwaltungsmäßigen Aufwand durch den Einsatz von EDV-Systemen zu kompensieren, bringt selten die erwartete Entlastung. Es gibt zwar gute Einzellösungen, so manch einer hat seinen PC inzwischen auf dem Schreibtisch stehen, doch sind das fast ausschließlich Insellösungen ohne einheitliches organisatorisches Konzept, es fehlt die Integration.

Zunächst bedarf es enormer organisatorischer Anstrengungen, den Ist-Zustand in einer Abteilung oder gar in einer ganzen Klinik zu erheben und ein umfassendes Lösungskonzept zu erarbeiten.

Es bedarf der Überarbeitung des Formularwesens dahingehend, daß die notwendige Dokumentation einschließlich der medizinischen Dokumentation auf den vorhandenen Formularen patientenbegleitend erfolgen kann. Eine retrospektive Erfassung und eine retrospektive Dokumentation ist zwangsläufig mit so vielen Fehlermöglichkeiten behaftet, daß eine spätere Auswertung in Frage zu stellen ist. Es muß gewährleistet sein, daß jedes Faktum, das erfaßt wird, nur einmal dokumentiert wird und dann zu jedem Zeitpunkt, jedem der es benötigt, zur uneingeschränkten Verfügung steht.

Eine sinnvolle Auswertung eines Patientenkollektives hinsichtlich Diagnose und Therapie ist auch heute noch, bis auf wenige Ausnahmen und große Einschränkungen nur sinnvoll und möglich, wenn Diagnose und Therapie mittels eines Schlüsselverzeichnisses in Zahlencode umgesetzt werden.

Um eine differenzierte Betrachtung anstellen zu können, um darüberhinaus unterschiedliche Gruppierungen bilden zu können, ist eine differenzierte Verschlüsselung notwendig. Ist der Schlüssel facettenartig aufgebaut, lassen sich durch Abfragungen einzelner Ziffern des Schlüssels sinnvolle Gruppierungen bilden. Kreuztabellen zwischen den einzelnen Schlüsselsysteme – ICD, GOÄ, Bölke, Gökler-Scheibe, der Klassifikation der Ärztekammern usw. – gewährleisten, daß Diagnose und Therapie nur einmal differenziert erfaßt werden müssen und dann für jede erdenkliche notwendige und sinnvolle Aufwertung zur Verfügung stehen.

Das ursprünglich in Bad Godesberg entwickelte, heute von etlichen Abteilungen übernommene Dokumentationssystem, benötigt um funktionstüchtig zu sein, organisatorische Voraussetzungen.

An die von der Verwaltung erhobenen personenbezogenen Daten, schließt sich für jeden stationär behandelten Patienten eine medizinische Basisdokumentation in der Form an, daß zumindestens von jedem Patienten die Hauptdiagnose – bis zu 6 Diagnosen und Komplikationen, sowie zumindestens eine therapeutische Maßnahme, bis maximal 6 therapeutische Maßnahmen angeschlossen werden. Für jeden operativen Eingriff schließt sich eine OP-Dokumentation an, so daß es hier keine Beschränkungen in der Zahl der Therapien gibt. Gerade in der Traumatologie, wo bei ein und demselben Patienten viele Eingriffe denkbar sind, darf es keine zahlenmäßige Beschränkung in der Dokumentation der Eingriffe geben.

An diese medizinische Basisdokumentation schließen sich jetzt verschiedene Sonderdokumentationen an. Zunächst wurde für den Bereich der Onkologie eine weitergehende Basisdokumentation bis hin zur EDV-mäßigen Organisation der Nachsorge entwickelt. Wir haben nun für den Bereich der Traumatologie ebenfalls eine weitergehende Dokumentation vorgesehen, wobei für jede Fraktur eine eigene Dokumentation vorgesehen wird. Das heißt in der Praxis, daß bei einem Patienten, der sich 3 Frakturen gleichzeitig zugezogen hat, 3 weitergehende Frakturbasisdokumentationen angelegt werden müssen.

Hier werden Fragen wie die Belastbarkeit der Fraktur ebenso festgehalten, wie die vorgesehene nächste Röntgenkontrolle.

Zwischen der zunächst entwickelten weitergehenden onkologischen Dokumentation und Nachsorge der dann aufgebauten weitergehenden Dokumentation und Nachsorge der Traumatologie gibt es zwar einerseits viele Parallelen, andererseits bestehen aber prinzipielle Unterschiede.

Der onkologische Patient hat im Regelfall einen Tumor zu dem viele Informationen anfallen und alle prognoserelevanten Daten für die resultierende Nachbetreuung dokumentiert werden müssen. Der onkologische Patient wird über lange Zeiträume in relativ großen Abständen nachgesorgt. Der traumatologische Patient hingegen hat nicht selten mehrere Frakturen, die alle einzeln dokumentiert werden und unterschiedlich nachgesorgt werden müssen. Der Patient wird über einen kürzeren Zeitraum nachgesorgt, aber auch in relativ kurzen Zeitabständen. Damit fallen insgesamt viele Informationen an. Darüberhinaus spielt die "Verwaltung" unseres Patienten eine überragende Rolle. Es müssen Röntgenaufträge erteilt, Krankengymnastik verordnet, Fahrtenbescheinigungen ausgestellt und Arbeitsunfähigkeit bescheinigt werden. Bei der Dokumentation der Traumatologie muß also gewährleistet sein, daß alle Informationen für den "Praxisbetrieb" zur Verfügung stehen.

Die weitergehende Dokumentation in der Traumatologie stellt zweifelsohne eine Mehrarbeit für den ärztlichen Bereich dar, man wird sie nur einführen und konsequent durchsetzen können, wenn durch die Dokumentation nicht nur zusätzliche Informationen zur Verfügung stehen, sondern darüberhinaus eine spürbare Entlastung sich abzeichnet.

Bei der Entscheidung zur EDV muß man sich zu Beginn darüber im klaren sein, welche Bereiche durch die EDV unterstützt werden sollen. Es ist nicht wichtig, mit welchem Bereich begonnen wird, das wird auch durchaus von Abteilung zu Abteilung unterschiedlich sein. Wichtig ist, daß ein System gefunden wird, wo jeder Einzelbereich für sich funktionstüchtig ist, später aber die einzelnen Bereiche zusammenfügbar sind.

Die EDV muß integriert eingesetzt werden, das heißt, daß sie nicht als Sonderabteilung an einem Krankenhaus arbeitet und über Zusatzbögen und Sondererhebungen gefüttert wird und die Informationen einem dann irgendwann einmal über EDV-Ausdrücke zur Verfügung stehen, sondern integriert heißt, daß die EDV in den Arbeits- und Organisationsablauf eingebunden ist, und daß die wesentlichen Arbeiten, die bisher über Papier gelaufen sind, direkt über den Bildschirm eingegeben werden, um abgerufen werden zu können.

Nur dann, wenn die EDV anstelle anderer Organisationsformen tritt, kann überhaupt eine Entlastung durch die EDV erwartet werden. Auch muß man sich darüber im klaren sein, daß durch den Einsatz einer EDV-Anlage die Verwaltungsarbeit insgesamt nicht weniger wird, denn erfahrungsgemäß werden durch die EDV zusätzliche Dinge gemacht, die ohne EDV überhaupt nicht durchführbar wären.

Es darf sicher als Erfolg angesehen werden, wenn durch EDV-Unterstützung eine Abteilung insgesamt eine kosten- und personalneutrale Lösung resultiert. Sicher ist aber, daß die steigenden Anforderungen von seiten des Gesetzgebers, der Standesorganisation und der Krankenhausverwaltung ohne eine EDV-Unterstützung in Zukunft durch uns nicht mehr abgedeckt werden können.

Praxisorientierte Anwendung des Dokumentationsprogrammes MEDDOK in der Unfallchirurgie

R.A. Eichler und K.P. Schmit-Neuerburg

Universitätsklinik, Abteilung für Unfallchirurgie (Direktor: Prof. Dr. med. K.P. Schmit-Neuerburg), Hufelandstraße, D-4300 Essen

Zusammenfassung

Nach grundsätzlichen Überlegungen und Aufzeigen der wichtigsten zu berücksichtigenden Grundvoraussetzungen zur Installation und Durchführung einer sinnvollen, praxisorientierten und anwendungsfreundlichen medizinischen Dokumentation und klinikinternen Kommunikation werden allgemeine und spezielle Installationskonzepte dargestellt.

Die Entscheidungskriterien für das Betriebssystem UNIX und die relationale Datenbank INFORMIX werden erläutert. Nach Darstellung der Schwierigkeiten der medizinischen Dokumentation und ihrer speziellen Problematik im Bereich der Unfallchirurgie wird auf das Dokumentationsprogrammsystem MEDDOK mit seiner speziellen Anwendung für die Unfallchirurgie eingegangen.

Es folgt weiterhin die Darstellung des Aufbaus der wesentlichen Dokumentationspapiere und ihre Anwendung, sowie der Registerfunktion mit automatischer Patientenwiedereinbestellung im Bedarfsfall zur Durchführung der Nachsorgeuntersuchungen.

Erstellung, Dokumentation und Auswertung des Durchgangsarztberichtes mit BAIK

M. Börner

Berufsgenossenschaftliche Unfallklinik Frankfurt (Direktor: Prof. Dr. med. H. Contzen), Friedberger Landstraße 430, D-6000 Frankfurt

(Manuskript nicht eingegangen)

Nutzen und Aufwand eines EDV-Systems in einer D-Arzt-Praxis

H.-J. Lutz und M. Lehmann

Tulpenstraße 26, D-8034 Germering

In unserer chirurgischen Gemeinschaftspraxis wird seit drei Jahren für sämtliche administrativen und viele organisatorischen Arbeiten der Computer HP 250 von Hewlett Packard mit dem EDV-System ALLMED von Dr. Michaelis mit gutem Erfolg eingesetzt.

Die erbrachten Leistungen werden als Ziffern oder Kürzel eingegeben, vom System auf mögliche Ausschlüsse untersucht und mit dem aktuellen Datum im elektronischen Karteiblatt des Patienten abgelegt. Am Ende eines Quartals ist die komplette Abrechnung gespeichert und mit dem definierten Regelwerk abgeglichen. Da derzeit ein Datenträgeraustausch oder eine Datenfernübertragung mit der KV noch nicht möglich sind, muß auf Endlosformulare ausgedruckt werden, die dann auf die Kranken- oder Überweisungsscheine aufgeklebt werden. Trotz dieses belastenden Ärgernisses überwiegen die Vorteile durch stets optimale Lesbarkeit und durch die "Waffengleichheit" gegenüber KV bei statistischen Betrachtungen wie Abrechnungs- und Verordnungsverhalten, festgestellte Arbeitsunfähigkeitstage oder Einweisungshäufigkeit.

Der Nutzen der EDV bei der Behandlung von Arbeitsunfällen liegt in der Möglichkeit, die ärztlichen Leistungen, ihr Erfassen und das Erstellen einer Rechnung zu synchronisieren. Auf die Vorzüge einer integrierten Textverarbeitung soll hier nicht näher eingegangen werden. Bei Privatpatienten kann der Pflicht zu umfangreichen Begründungen und zur exakten Angabe des Verbrauchsmittelbedarfs problemlos nachgekommen werden.

Der Aufwand für Einführung und Gebrauch einer EDV setzt sich aus verschiedenen Stufen unterschiedlicher ideeller, zeitlicher und finanzieller Wertigkeit zusammen. Nach der Identifikationsphase, in der grundsätzlich entschieden wird, ob ein EDV-System eingesetzt werden soll, müssen in der Planungsphase Soft- und Hardware ausgewählt und der Finanzierungsmodus festgelegt werden. In der Installationsphase muß das System auf die Praxisbesonderheiten ausgerichtet, die baulichen Veränderungen vorgenommen und die Arbeitsplätze den neuen Bedürfnissen angepaßt werden. Die Einführungsphase bewirkt den größten in einer Praxis unmittelbar spürbaren Aufwand durch Motivieren und Schulung der Mitarbeiter und durch Umstellung der meist eingeschliffenen Organisationsstrukturen. Hinzu kommen die Folgekosten aus Finanzierung, Wartungsvereinbarungen und Versicherungsbeiträgen.

Das Ergebnis der Kosten-Nutzen-Relation wird individuell determiniert durch die Entscheidung, ob nach dem Mimimalprinzip bei geringstem Aufwand ein bestimmter Erfolg oder ob nach dem Maximalprinzip mit festgelegten Mitteln der größtmögliche Erfolg erzielt werden soll. Jeder muß für sich selbst entscheiden, welchen Preis er für die Annehmlichkeiten moderner Technologie schon heute zu zahlen bereit ist. Der Einsatz der EDV in der ärztlichen Praxis wird bald nicht mehr wegzudenken sein.

15 Jahre Textverarbeitung in der Durchgangsarztpraxis

W. Sedemund

Schmaler Stieg 7, D-2400 Lübeck 14

Das Unterthema des Vortrages lautet: Tips für Anfänger. Wir brauchen für die Bewältigung des täglich immer größer werdenden Papierkrieges eine technische "Schreibhilfe", die uns das Schreiben immer gleicher Texte abnimmt, das ewige Suchen nach Adressen erspart und uns auch das Diktieren solcher Berichte und schließlich das Korrekturlesen erleichtert.

Es wird berichtet über ein neues Schreibsystem, welches sich seit einem Jahr hervorragend bewährt hat und als ideales Schreibgerät für die freie Praxis bezeichnet werden kann: die Triumpf-Adler-Bildschirm-Schreibmaschine. Es wird ein technischer Überblick über die Schreibeinheit gegeben und die Speicherkapazität des Arbeitsspeichers mit 48 000 Zeichen entsprechend 18–20 DIN A 4 Seiten und der verwendeten Disketten mit 800 000 Zeichen entsprechend 400 DIN A 4 Seiten angegeben. Eingespeichert sind etwa 250 Adressen und 2 000 verschiedene Befunde.

Als Beispiel für eine Textspeicherung wird ein beim Ballspiel verletzter Finger angeführt und Hinweise auf den weiteren Umbau dieses Befundes gegeben. Auf diese Weise kann mit relativ geringem Aufwand schnell eine umfangreiche Textsammlung entstehen.

Es werden die Funktionen von 3 in der Praxis stehenden Bildschirmgeräten geschildert und Vergleiche mit einem Personalcomputer angestellt.

Nach der Kosten-Nutzen-Rechnung ergibt sich durch den Einsatz der Bildschirm-Schreibmaschine eine nicht unerhebliche Verkürzung der Diktatzeit und der Schreibzeit und auch eine Einsparung an Personalkosten.

Möglichkeiten der dreidimensionalen Rekonstruktion zur Diagnostik komplizierter Frakturen

A. Wallin, S.J. Bresina, C. Kinast, E. Schneider und S.M. Perren

M.E.M.-Institut für Biomechanik, Universität Bern (Direktor: Prof. Dr. med. S.M. Perren), Murtenstraße 35, CH-3008 Bern

In der orthopädischen Chirurgie werden konventionelle Röntgenbilder und bei Bedarf auch transversale Querschnittbilder von Computertomographen zur Diagnose verwendet. Bei komplizierten Frakturen z.B. im Bereich des Beckens oder der Wirbelsäule ist die dreidimensionale Fraktursituation aus den ebenen Bildern oft nur unter Schwierigkeiten erfaßbar, da eine räumliche Vorstellung aus ebenen Projektionen abgeleitet werden muß. Mit Hilfe des Computers ist seit einiger Zeit die automatische, dreidimensionale Rekonstruktion und bildliche Darstellung möglich. Ein Programmpaket wird vorgestellt, das mathematische Modelle von Knochen aus CT-Schnitten von beliebigen Computertomographen berechnet und Bilder davon auf einem Farbgraphiksystem erzeugt. Das frakturierte Körperteil wird rechnerisch in kleine Würfel zerlegt. Aus denjenigen Würfeln, die z.B. Knochen beschreiben (hohe Dichtewerte), werden Objekte aufgebaut, die dann aufgeschnitten (z.B. um den Spinalkanal freizulegen) oder entfernt werden können (z.B. um verdeckte Frakturlinien darzustellen). Die resultierenden Strukturen können anschließend aus beliebigen Richtungen dargestellt werden. Eine Abbildung entsprechend der Lage des Patienten bei der Operation ist ohne weiteres möglich. Um das räumliche Verständnis zu erhöhen, sind Bewegungsabläufe ohne größeren Aufwand darstellbar. Zudem können aus den Objekten spezifische geometrische und materialabhängige Parameter, wie Volumen, Oberflächen, Positionen, Schwerpunkte etc., bestimmt werden. Da einzelne Objekte im Rechner unterscheidbar sind, können sie mit entsprechenden Programmen manipuliert werden, z.B. unabhängig voneinander bewegt oder eingefärbt werden. Dies ist im Hinblick auf die präoperative Planung von besonderer Bedeutung.

Graphische und mathematische Bestimmung des wahren Winkels bei Achsenfehlstellungen mit elektronischer Datenverarbeitung

H. Breitfuß[1], H. Schneider[2] und G. Muhr[1]

[1] Chirurgische Universitätsklinik, BG-Krankenanstalten "Bergmannsheil Bochum" (Direktor: Prof. Dr. G. Muhr), Hunscheidtstraße 1, D-4630 Bochum
[2] Lainzerstraße 167/1/1, A-1130 Wien

Achsenfehlstellungen des Skeletsystems werden unter Standardbedingungen mit 2 Röntgenaufnahmen bestimmt, deren Projektionsebenen in einem Winkel von 90° zueinanderstehen. Die Analyse des Achsenknickes eines Röhrenknochens erfolgt durch die Festlegung der Varus/Valgus- bzw. Ante/Rekurvationsdeformität im sagittalen und seitlichen Strahlengang. Das Ausmaß der Deformation wird als Supplementwinkel angegeben.

Beim kombinierten Achsenfehler (Achsenabweichungen in beiden Aufnahmeebenen) ist der mit dem Winkelmesser am a.p.- und seitlichen Röntgenbild meßbare Achsenfehler immer kleiner als jener Winkel, den beide Bruchfragmente in Wirklichkeit bilden. Wir bezeichnen ihn als wahren Winkel.

Mit elektronischer Datenverarbeitung wird eine graphische und mathematische Methode zur exakten Berechnung des wahren Winkels am Modell einer Nachuntersuchung von 53 mit Achsenfehlstellung geheilten kindlichen Oberschenkelschaftbrüchen vorgestellt.

Medizinische Expertensysteme: Aufbau und Einsatzmöglichkeiten in der Unfallchirurgie

R. Klar

Institut für Medizinische Informatik (Direktor: Prof. Dr. rer. nat. R. Klar), Hermann-Herder-Straße, D-7800 Freiburg

Einführung

Schlagworte wie Künstliche Intelligenz, Computerdiagnostik, Medical Robotics und Expertensysteme erregen immer wieder in der klinischen Medizin einerseits Irritationen und deutlich abwehrende Reaktionen, andererseits wecken sie manchmal unerfüllbare Hoffnungen und irreale Erwartungshaltungen. Solche emotionalen Reaktionen und intuitiven Einschätzungen der Leistungen dieser Forschungs- und Entwicklungszweige der Medizinischen Informatik und speziell hier der Expertensysteme für die Unfallchirurgie, sind zur Zeit durchaus verständlich, sie sollten aber durch eine rationale Beurteilung abgelöst werden. In diesem Beitrag soll daher versucht werden, auf einfacher Basis für einen EDV-Laien Aufbau und Einsatzmöglichkeiten von Expertensystemen für die Unfallchirurgie zu erläutern.

Was sind Expertensysteme?

Unter Expertensystemen werden Computeranwendungen verstanden, die mit eingebautem Expertenwissen Probleme eines bestimmten Arbeitsbereichs so lösen, wie ein Experte dieses Fachs auch arbeiten würde. Expertensysteme sind Informatikmethoden der Künstlichen Intelligenz, mit denen logische Schlußfolgerungen auf das Basis von gespeicherten Fakten, Regeln und Heuristiken (Faustregeln) gezogen werden können. Gute Expertensysteme sind heute schon mehr als ein Buch aber weniger als ein Experte und sowohl aus der Sicht der Informatik als auch der Anwendung keineswegs etwas grundsätzlich Neues. Durch die in den letzten Jahren außerordentlich großen Leistungssteigerungen der Computer und durch deren Preisverfall haben sich viele neue auch medizinische Anwendungsbereiche für bislang meist nur theoretische oder kaum praktikable Methoden eröffnet, zu denen auch Expertensysteme gehörten. Aber bevor auf das Anwendungsgebiet der Unfallchirurgie eingegangen werden soll, ist kurz zu erläutern, wie ein Expertensystem aufgebaut ist.

Woraus besteht ein Expertensystem?

In Abb. 1 ist in Anlehnung an die Darstellungen von Harmon und King [1] skizziert, aus welchen Komponenten sich ein Expertensystem zusammensetzt. Zunächst ist die sogenannte *Wissensbank* zu erwähnen, die die Regeln und Fakten des jeweiligen Anwendungsgebiets in einem Arbeitsspeicher oder auf Magnetplatten enthält. Die Regeln können sowohl deterministisch scharf definiert sein oder — was in der Medizin oft nur möglich ist — un-

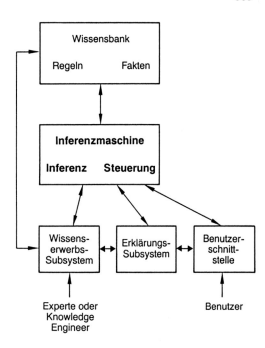

Abb. 1. Aufbau eines wissensbasierten Expertensystems nach [1]

scharf angegeben werden (z.B. mit fuzzy sets oder Wahrscheinlichkeiten). Regeln und Fakten lassen sich z.B. mit Entscheidungstabellen oder hierarchisch in Form von Entscheidungsbäumen miteinander verknüpfen, wobei altbewährte Methoden der Medizinischen Informatik und Statistik genutzt werden können.

Zum Aufbau einer Wissensdatenbank wird ein *Subsystem zum Erwerb dieses Wissens* benötigt, in dem der Experte oder der Wissensingenieur (knowledge engineer) seine speziellen Kenntnisse zur Lösung der Anwendungsprobleme einträgt. Dieses Subsystem sollte so eingebaut sein, daß sich der Experte dabei möglichst wenig reglementiert seiner natürlichen Fachsprache bedienen kann und das Subsystem daraus automatisch für den Computer verarbeitbare Regeln und Fakten aufbaut. Für den Wissenserwerb sind daher spezielle Programmiersprachen entwickelt worden, die im Gegensatz zu den sog. prozeduralen und konventionellen Programmiersprachen die flexible und leicht änderbare Erfassung von Regeln ermöglichen. Bei einem konventionellen EDV-System hatten wir eine strikte Trennung zwischen festen Regeln in Form eines schwierig änderbaren EDV-Programms und variablen Daten in Form von Dateien oder Datenbanken, die nach diesen Regeln verarbeitet werden. Expertensysteme können nun sowohl Daten und Fakten als auch Regeln nahezu beliebig flexibel erfassen, speichern und verarbeiten.

Die Hauptkomponente eines Expertensystems ist die sog. *Inferenzmaschine,* die die einzelnen Komponenten des Expertensystems ansteuert und den gesamten Ablauf der Computeranwendung koordiniert, die aber vor allem die logischen Schlußfolgerungen, d.h. die Inferenzen abwickelt. Nun ist bekanntlich die menschliche Logik einerseits sehr hoch entwickelt und gerade bei Experten außerordentlich komplex ausgeprägt, andererseits sind aber gerade für medizinische Anwendungsgebiete logische Schlußfolgerungen keineswegs immer stringent und beliebig reproduzierbar anzugeben. Die bisher bekannt gewordenen

Inferenzen von Expertensystemen stützen sich daher meist nur auf sehr schlichte logische Verfahren wie z.B. die Modus ponens-Regel, die Rückwärts- und Vorwärtsverkettung oder die monotone Inferenz. Trotzdem zeigen Expertensysteme schon erstaunliche Leistungen, in dem sie die einfachen Inferenzverfahren auf sehr große Wissensbanken anwenden.

Um abschätzen zu können, ob ein Expertensystem brauchbare Resultate liefert, gehört ein *Subsystem für die Erklärung* der Schlußfolgerungen dazu. Eine solche Erklärungskomponente ist in konventionellen EDV-Programmen in der Regel nicht enthalten, sie ist aber für Expertensysteme unabdingbar notwendig, da in allen Anwendungsbereichen für Expertensysteme und vor allem in der Medizin die Verantwortung über die Konsequenzen der vom Computer vorgeschlagenen Entscheidungen nicht auf die Maschine verlagert werden kann. Das Erklärungssubsystem liefert daher nachvollziehbare Begründungen für die Art, wie Regeln, Fakten und logische Schlußfolgerungen zu einem Endergebnis miteinander verknüpft wurden. Hiermit wird nicht nur für den Einzelfall eine Entscheidung oder Expertenaussage transparent gemacht, sondern es wird ein gesamtes Wissens- und Handlungsgebiet modellmäßig formalisiert. Dieser methodische Aspekt von Expertensystemen bringt zur Zeit vielleicht den größten Nutzen dieser Verfahren, da mit solchen systematischen Erklärungen wichtige methodische Erkenntnisse und neue Aspekte zur Lehre und Fortbildung gewonnen werden können.

Letztlich muß man natürlich mit einem Expertensystem auch umgehen können, und es bedarf einer *Benutzerschnittstelle,* die es dem Anwender erlaubt, sowohl eine Wissensbank aufzubauen, als auch im Dialog mit dem Computer das ganze Expertensystem zu nutzen. Meistens ist eine Benutzerschnittstelle hardwaremäßig eine Tastatur, über die die Fragen, Antworten und Daten eingetippt werden müssen und ein Bildschirm, an dem die Angaben ausgegeben werden. Softwaremäßig sollte es sich um ein möglichst intelligentes System zur benutzerfreundlichen Eingabe handeln. Dabei können auch moderne Verfahren wie Fenstertechnik mit mehreren Ein-Ausgabe-Masken auf einem Bildschirm, Eingabemöglichkeit mit sog. Mouse und Ikonen handeln. Es gibt auch erste Anwendungen mit einer Spracheingabe für eine solche Benutzerschnittstelle, so daß das lästige und langsame Eintippen reduziert wird.

Was könnten Expertensysteme für die Unfallchirurgie leisten?

Die meisten Expertensysteme für die Medizin sind im Bereich der diagnostischen Entscheidungsunsterstützung angesiedelt. Es gibt eine Fülle von Literatur hierzu [1–4], die einen recht hohen Stand im methodisch-theoretischen Teil aufzeigt. Es sind auch schon viele Expertensysteme für eng begrenzte medizinische Spezialanwendungen konstruiert worden, so z. B. eines der bekanntesten Systeme überhaupt, das MYCIN (zit. bei [1]), das eine bakteriologische Entscheidungs- und Erklärungshilfe liefert und welches als Grundlage vieler weiterer Expertensysteme genutzt wurde. Ganz konkret für die Unfallchirurgie ist noch kaum ein Expertensystem bekanntgeworden, aber für das diagnostische, therapeutische und prognostische Umfeld der Unfallchirurgie und für deren Lehre sind schon einige Modelle entwickelt worden [5, 6]. Aus diesen ersten praktischen Erfahrungen und aus den generellen Eigenschaften von Expertensystemen lassen sich vier Anwendungsbereiche für die Unfallchirurgie definieren:

1. Expertensysteme zur Unterstützung einer Systematisierung und für die Lehre

Die Unfallchirurgie ist zum großen Teil keine reine theoretische Wissenschaft, sondern erfahrungs- und handlungsorientiert. Eine wissenschaftliche Beurteilung der Unfallchirurgie muß daher ihre Beobachtungen, Analysen, Studien und Experimente an wissenschaftlichen Kriterien orientieren, die eine Systematik des Erkenntnisgewinns umfassen. Hierzu können Expertensysteme gute Beiträge leisten, in dem sie z.B. einen Unfallpatienten simulieren: Wie wirkt sich normal dosierte Medikation bei hohem Blutverlust aus, wie sieht zeitgerafft der lange Heilungsprozeß diverser Methoden der plastischen Chirurgie am hochauflösenden Farbbildschirm aus (s. S. 128 in [9]) oder welche unfallmedizinischen Probleme sind bei "action-packed street scenarios" (s. S. 41 in [9]) zu lösen? Mit Hilfe von Computersimulationen lassen sich sehr schnell verschiedenste Varianten therapeutischer diagnostischer Maßnahmen durchspielen. Es lassen sich Kategorien von Beobachtungseinheiten (Patienten, therapeutisch oder diagnostische Maßnahmen usw.) bilden und daraus kann die Systematik des Forschungsgebietes verbessert werden (s. S. 38–49 in [9]). Konkret könnte die Nosologie der Unfallchirurgie und die gesamte Systematisierung dieser Disziplin neuen Anforderungen oder veränderten Bedingungen besser angepaßt werden. Bei der engen Verflechtung von Forschung und Lehre können diese Ergebnisse auch direkt in die Aus- und Fortbildung eingebracht werden. Eine besonders nützliche Komponente des Expertensystems ist dabei das Erklärungssubsystem, mit dem der Lernende ganz individuelle und fachspezifische Erklärungen bekommen kann. Die Erfahrungen mit solchem neuen Expertensystem im Unterricht haben gezeigt, daß sie im Gegensatz zu den frühen Verfahren des computerunterstützen Unterrichts wesentlich besser von den Studenten akzeptiert werden und eine große Hilfe für den Dozenten sind, ihn aber noch keineswegs ersetzen (s. z.B. [8]). Wie eingangs erwähnt, ist ein Expertensystem mehr als ein Buch, denn es kann als intelligentes Lehrbuch im Dialog mit dem Lernenden Fragen beantworten, Erklärungen liefern und systematische Zusammenhänge aufzeigen. Diese Aspekte scheinen zur Zeit für die Praxis die wichtigsten Nutzungsmöglichen von Expertensystemen in der Medizin zu sein und sie werden sich auch in der Unfallchirurgie anwenden lassen.

2. Expertensysteme für die unfallchirurgische Diagnostik

Wie schon erwähnt, werden die meisten Expertensysteme in der Medizin für diagnostische Zwecke entwickelt. Die tatsächliche Nutzung dieser Systeme beschränkt sich allerdings meist auf sehr wenige, enge Anwendungsbereiche, wobei diese Expertensysteme mit wenigen Ausnahmen über die jeweilige Entwicklungsgruppe hinaus keinen Anwender finden. Konkret haben sich Expertensysteme in der Biosignalverarbeitung beim EEG und vor allem beim EKG bereits gut bewährt und könnten in dieser Form natürlich auch vom Unfallchirurgen genutzt werden. Computersysteme zur EKG-Analyse benötigen nämlich bloß wenige zusätzliche Angaben über den Patienten, neben den direkt automatisch erfaßten EKG-Signalen, womit ein zentrales Problem der Datenverarbeitung, nämlich die Erfassung von Massendaten bequem gelöst ist. Auch in der Labordatenverarbeitung, bei der Meßdaten von einem Analyseautomaten direkt in den Computer übernommen werden können, gelangen Expertensysteme vermehrt zum Einsatz, wobei allerdings zur systematischen Diagnoseunterstützung neben den Labordaten viele weitere Angaben über den Patienten benötigt werden [4]. Wenn diese Daten aus einem Patienteninformationssystem eines Klinikums stammen, in dem anamnestische Merkmale und verschiedenste Befunde gut klassifiziert zur Verfügung stehen, haben diagnoseunterstützende Expertensysteme eine gute Chance etwas breitere Anwendung zu finden. So könnte z.B. bei der Aufnahme eines Unfallpatienten zu dem aus früheren Krankenhausaufenthalten ausführliche Daten vorliegen, zumindest in Randaspekten, etwa der Nebendiagnosen per Expertensystem auch für den Unfallchirurgen nützliche Erkenntnisse gewonnen werden. Ein solches sog. datengetriebenes Expertensystem, bei dem also nicht alle für die Diagnostik benötigten Daten in ein spezielles Computersystem eingetippt werden müssen, wird an verschiedenen US-amerikanischen Krankenhäusern eingesetzt und jetzt am Universitätklinikum Gießen aufgebaut [7]. Abbildung 2 zeigt ein Schema eines primär diagnostischen Systems für Armplexusverletzungen [6], bei dem aus den Eingabevariablen wie Verletzungsarten, Symptomen und Befunden eine Ausgabe mit der wahrscheinlichsten Differentialdiagnose, möglichen anderen Diagnosen, Prognose und Therapieplan einschließlich deren genaue Begründung geliefert wird.

3. Expertensysteme zur Therapieunterstützung
Direkte therapeutische Maßnahmen wird man noch lange nicht einem Computer überlassen, und erst recht nicht in der Unfallchirurgie ist eine solche Entwicklung zu erwarten. Aber es gibt bereits im Umfeld von unfallchirurgischen Maßnahmen Expertensysteme [5],

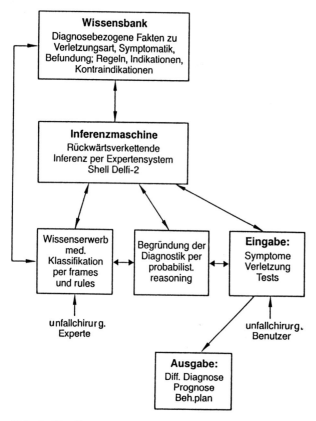

Abb. 2. Das Expertensystem PLEXUS zur Differentialdiagnostik, Prognostik und Therapieplanung von Armplexus Verletzungen [6]

die z. B. für Fragen der Indikation oder der korrekten Disposition bei Notfallaufnahmen die ärztliche Entscheidung unterstützen. Es werden auch die schon existierenden computerunterstützten Verfahren zum perioperativen oder intensiv-medizinischen Monitoring in Richtung von Expertensystemen ausgebaut [7]. Weiter sind im Rahmen der Therapieunterstützung Expertensysteme für Qualitätssicherungsmaßnahmen zu erwarten.

4. Expertensysteme für die Dokumentation und Verwaltung
Der Unfallchirurg hat sich mit einem beachtlichen Anteil seiner Arbeitszeit mit medizinischer Dokumentation und administrativen Aufgaben zu befassen, wobei ihm Computermethoden schon jetzt wichtige Hilfen bieten. Diese Verfahren werden in Richtung spezieller Expertensysteme ausgebaut, wobei zunächst eine intelligente automatisierte Textverarbeitung für die Arztbriefschreibung, die Diagnoseverschlüsselung (s. z.B. [7]), die Arztberichte und Gutachten entwickelt wurden (s. z.B. S. 129 in [9]). So erproben wir zur Zeit in Freiburg ein Computersystem allerdings für die radiologische Befundung, mit der man per Spracheingabe, also ohne Tastatur und Sekretärin, sich Textbausteine und einen Begriffsthesaurus aufbauen kann, aus dem dann automatisch ein langer Text in natürlicher, medizinischer Sprache formuliert wird. Im administrativen Bereich wäre es für die Unfallchirurgie auch denkbar, ähnlich wie bei juristischen Expertensystemen, aus einer sehr großen Fülle von klassifiziert gespeicherten Berichten, automatisch Vergleichsfälle präsentieren zu lassen und z.B. auch die MdE-Kontrollen damit zu erleichtern.

Wo liegen die Probleme für die Expertensysteme in der Unfallchirurgie?

Aus den bisherigen Erläuterungen wurde schon deutlich, daß die Expertensysteme generell und speziell für die Unfallchirurgie noch keineswegs einen hochentwickelten und weitverbreiteten Stand erreicht haben. Drei Hauptprobleme sind dabei vor allem zu nennen:

1. Das größte Problem liegt in der unzureichenden Benutzerschnittstelle eines Expertensystems. Aufwendige Datenerfassungen in zeitlich kritischer Situation sind in der Unfallchirurgie nicht akzeptabel, auch die langwierigen Dialogfolgen über Tastatur und Bildschirm sind selbst mit Hilfe moderner Erfassungstechniken nicht praktikabel. Natürlich gibt es auch eine räumliche Problematik am Unfallort, im OP-Saal oder auf der Intensivstation mit schlichten Platzproblemen. Generell ist also die Bedienung eines Expertensystems für die Unfallchirurgie in entscheidenden Punkten ungelöst und vielleicht auch grundsätzlich nur unzureichend lösbar.
2. Die Wissensbasis für ein unfallchirurgisches Expertensystem erfordert ein zu breites Basiswissen, was nur schwierig standardisierbar und erfaßbar ist. Es ist kaum vorstellbar, daß ein Expertensystem jemals das Wissen eines erfahrenen Unfallchirurgen ansammeln kann und die bisherigen Erfahrungen mit Expertensystemen haben auch gezeigt, daß sie nur bei engem Spezialwissen formal in hinreichender Qualität funktionieren, aber meistens wegen der eben erwähnten unzureichenden Benutzerschnittstelle praktisch nicht zum Einsatz kommen. Die Speicher der heutigen Computer sind für die Aufnahmen des Wissens vielleicht schon groß und schnell genug, aber das Subsystem für den Wissenserwerb ist noch völlig unzureichend. Es ist auch nicht zu erwarten, daß ein Computer jemals so wie ein Unfallchirurg aus einer Wechselwirkung von Handlung und Erkennen

lernen wird, da ihm das therapeutische Handeln allein aus praktischen aber natürlich auch aus ethischen Gründen untersagt sein muß. Ob die für den Computer nutzbaren anderen Modelle des automatischen Lernens je die Qualität des menschlichen Lernens erreichen werden, ist noch völlig ungewiß.
3. Schließlich ist der Mangel an guten Inferenzverfahren gerade für die Unfallchirurgie mit ihren stark handlungs- statt erkenntnisorientierten Maßnahmen hervorzuheben. Wir haben hier eine zu enge Kopplung zwischen Erfahrung und Handlung, so daß eine Algorithmisierung, d.h. eine in definierte Einzelschritte zerlegbare Aussagenfolge und Argumentationskette besonders schwierig zu konstruieren ist. Außerdem gibt es in der Unfallchirurgie bisher an den entscheidenden Handlungspunkten zu wenig konventionelle Automaten, die man ähnlich wie ein EKG-Gerät relativ einfach zu einem Expertensystem ausbauen könnte.

Welche Entwicklungen sind zu erwarten?

Zusammenfassend ist festzustellen, daß die möglichen Leistungen von Expertensystemen, aber auch deren Mängel, für den Kern des unfallchirurgischen Handelns auch langfristig keine großen Erfolge erwarten lassen. In Randbereichen der Unfallchirurgie ist allerdings in naher Zukunft, z. B. bei umgrenzten diagnostischen Fragen, zur Entscheidungshilfe spezieller Indikationen und bei Dokumentation und Verwaltung mit erfolgreichen Expertensystem-Anwendungen zu rechnen. Ein besonderer Nutzen wird sich auch bei der Forschung und Lehre ergeben.

Letzlich wird aber ein Expertensystem immer nur ein zusätzliches Instrument für den Unfallchirurgen bedeuten, das ihn nie ersetzen wird, mit dem er sich aber künftig vertraut machen sollte.

Literatur

1. Harmon P, King D (1987) Expertensysteme in der Praxis. 2. Aufl. Oldenbourg, München Wien
2. van Bemmel JH, Gremy F, Zvarova J (1985) Medical Decision Making: Diagnostic Strategies and Expert Systems. North Holland, Amsterdam
3. Fox J, Fieschi M, Engelbrecht R (1987) European Conference on Artificial Intelligence in Medicine. Springer, Berlin Heidelberg New York Tokyo
4. Puppe F (1987) Diagnostisches Problemlösen mit Expertensystemen. Springer, Berlin Heidelberg New York Tokyo
5. Reichertz PL, Rassmann B (1984) Entscheidungsunterstützung in der Notfallaufnahme. In: Miehlke K (Hrsg) Verh Dtsch Ges Innere Med. Bergmann, München, S 1731–1733
6. Jaspers RBM, van der Helm FCT (1987) Computer aided diagnosis and treatment of brachial plexus injuries. In: Fox J, Fieschi M, Engelbrecht R (eds) European Conference on Artificial Intelligence in Medicine. Springer, Berlin Heidelberg New York Tokyo
7. Dudeck J (Hrsg) (1987) HELP, Konzepte, Software-Werkzeuge, Erfahrungen. Institut für Med. Informatik, Universität Gießen
8. Hasman A (1985) Computer aided decision making: Educational aspects. In: Bemmel JH van, Gremy F, Zvarova J (eds) Medical Decision Making: Diagnostic Strategies and Expert Systems. North Holland, Amsterdam
9. Polacsek RA (1987) The Fourth Annual Medical Software Buyer's Guide. M.D. Computing, Vol 4, 6:23–143

Freie Themen zur Parallelveranstaltung: EDV in Klinik und Praxis

Ein universelles System zur digitalen Meßwertaufnahme und Analyse biomechanischer Labordaten

F. Gosse, C. Krettek und N. Haas

Unfallchirurgische Klinik, Medizinische Hochschule Hannover (Direktor: Prof. Dr. med. H. Tscherne), Konstanty-Gutschow-Straße, D-3000 Hannover 61

Die immense Datenflut in biomechanischen Experimenten hat uns veranlaßt, die Aufnahme und Analyse von Meßwerten mit Hilfe von Mikroelektronik zu rationalisieren.

Als Hardware dient dazu ein 16-Bit-Rechner mit einem 640 Kilobyte Hauptspeicher. Das Kernstück der Meßwertaufnahme ist ein Analog-Digital-Umsetzer mit 16 Kanälen, der direkt in den Kartenträger des Rechners gesteckt wird. Die Wandlungszeit beträgt 80 μs, der Datenzugriff erfolgt über das parallele Bussystem. Eine Auflösung von 12 Bit entspricht einer Meßschrittbreite von 4,9 Millivolt. Ferner sind eine alphanumerische Tastatur, ein hochauflösender Bildschirm sowie ein Plotter angeschlossen.

Die Softwareseite besteht aus einem Programmverbund unterschiedlicher kommerzieller Programme. Sie übernimmt die Steuerung der Digital-Umsetzerkarte, berücksichtigt Verstärkerfaktoren der Meßaufnehmer, steuert Dateneinschleusung in die Datenbank und koordiniert statistische Auswertung und Aufarbeitung. Über einen Digital-Analog-Kanal steuert sie die Lastmaschinen an. Außerdem werden während des Meßvorganges laufend Plausibilitätskontrollen durchgeführt.

Die zeitkritischen Meßroutinen wurden in der Assembler-Sprache programmiert, die Eingabedialoge in Turbopascal.

Auflaufende Meßdaten werden in ein Datenbanksystem eingelesen und automatisch mit Parametername, Einheit, Uhrzeit und Datum versehen. Von dort gehen sie in ein Graphikprogramm und liegen so schnell als ausdruckfähige Graphiken vor.

Eine weitere Arbeitserleichterung bietet das jederzeit parallel aufrufbare Laborjournal, in dem während des Versuches Notizen vermerkt werden können.

Zusammenfassend sorgt das System für schnelle und fehlerfreie Meßwertaufnahme und Speicherung, verarbeitet Meßdaten sofort zu Tabellen und Graphiken, leistet statistische Berechnungen und automatisiert biomechanische Versuchsreihen über Lastmaschinensteuerung.

EVD-gestützte Operationsdatei: Methodik und Anwendungsmöglichkeiten

R. Schedl, A. Chrysopoulos und E. Petrik

II. Univ.-Klinik für Unfallchirurgie Wien (Prof. Dr. med. P. Fasol), Spitalgasse 23, A-1090 Wien

Mit dem WAMASTAT-SAS-Programmpaket wird den Wiener Universitätskliniken vom IMC die Möglichkeit der rechnergestützten Datenspeicherung und Verarbeitung geboten [1].

Methodik

An unserer Klinik bedienten wir uns dieses Programmpakets zur Erstellung einer EDV-gestützten Operationsdatei wobei bisher 1237 operative Eingriffe aus dem Jahr 1986 dokumentiert wurden. Bei der Dateierstellung wurden pro Patient 278 primär festgelegte Parameter als für den Computer verwertbare Variable definiert und abgespeichert. Zur Verminderung von Fehlerquellen und der erleichterten Auswertung wurden sie auch numerisch codiert.

Zur Durchführung sind folgende Arbeitsschritte erforderlich:

1. Unmittelbar postoperative Dokumentation auf einem speziell entworfenen Formblatt. Erfaßt werden dabei patientenbezogene Daten, Diagnosen, Operationsteam, Operations- und Aenästhesieverfahren, Operationsdauer, im Umfeld der Operation tätige Personen (Röntgenpersonal, OP-Gehilfen, etc.), sowie allfällige Komplikationen.
2. Eingabe der primär dokumentierten Daten in den Computer.
3. Datenvervollständigung: Diese erfaßt chirurgisch und nicht chirurgische Komplikationen, Komplikationstherapie und Dokumentation des postoperativen stationären Aufenthaltes. Besonderes Augenmerk wird auf die Infektionen und Resistenzmuster der Keime gelegt.
4. Auswertung: Diese stellen einfache logische Abfragen dar.

Schlußfolgerungen und Ergebnisse

Ermöglicht wird eine Übersicht der Operationsfrequenz und der Operationsverfahren der gesamten Klinik und aller Operateure über einen gewissen Zeitraum. Die Komplikationen in Korrelation zum Operationsverfahren und Operationsteam ergeben eine gewisse Qualitätskontrolle. Vorteilhaft ist weiter eine rasch verfügbare Selektion operativ versorgter Patientenkollektive, wodurch wissenschaftliche Arbeiten wesentlich erleichtert werden. Die Verfügbarkeit einer großen Datenmenge darf bei der Auswertung nicht zu einer sorglosen Interpretation der Resultate führen. Gerade bei der Beurteilung individueller Komplikationsfrequenzen kann nicht nur die Anzahl im Bezug zur Operationsgesamtzahl gewertet werden, sondern es müssen auch die Rahmenbedingungen, wie Weichteilverhältnisse und Ausbildungsgrad des Operateurs, berücksichtigt werden. Abschließend bleibt nur zu bemerken, daß sich heute nicht mehr die Frage nach der Verwendung rechnergestützter Dokumentation stellt, sondern nur mehr die Frage nach dem Wie der Verarbeitung und rationeller Anwendung.

Literatur

Grabner G: WAMIS — Wiener Allgemeines Medizinisches Informations-System. Springer, Berlin Heidelberg New York Tokyo

Computergestütztes Op.-Protokoll — Patienten- und diagnosebezogene Datenerfassung für Praxis und Wissenschaft

S. Döring[1], H. Hohenstatt[2], C. Jantea[1], I. Glaser[2] und K.-P. Schulitz[1]

[1] Orthopädische Klinik und Poliklinik der Universität (Direktor: Prof. Dr. med. K.-P. Schulitz), D-4000 Düsseldorf
[2] Nixdorf Computer AG, D-4790 Paderborn

Die am 1. Januar 1986 in Kraft getretene Bundespflegesatzverordnung (BPflVO) schreibt die Erstellung von Diagnosestatistiken vor. Grundlage zur Erfüllung dieser gesetzlichen Auflage ist die Dokumentation von Entlassungsdiagnosen je Fachbereich und Anzahl der Operationen je Entlassungsdiagnose.

Zum 1. Januar 1988 müssen zusätzlich die Verweildauer und altersverteilte Statistiken geführt werden. Die Basis der Dokumentation ist die Internationale Klassifikation der Krankheiten (ICD) von 1979 in der dreistelligen Version. Dieser Zugang zur Dokumentation ist Chance und Möglichkeit zugleich. Objektiv betrachtet, besteht ein Widerspruch zwischen der täglichen Praxis und der Verordnung, da nur die Dokumentation auf der Basis eines dreistelligen Diagnoseschlüssels und nur die dazugehörige Anzahl der Operationen gefordert wird, während in der Praxis die exakten Daten verwendet werden müssen. Letztendlich bedeutet dies Zusatzarbeit für ungenaue Informationen auf der Basis vorhandener exakter Informationen. Dieser Sachverhalt fordert geradezu eine Lösung heraus, die ohne zusätzlichen Mehraufwand auf der Basis exakter und damit nutzbarer Informationen eine Datenbasis schafft, die auf vielfältigste Weise und auch im Sinne der Verordnung nutzbringend werden kann (Abb. 1).

Die Situation. Der verwaltungstechnische Aufwand im Op.-Bereich ist gekennzeichnet durch aufwendige Dokumentation auf Formularen und zusätzlich in Büchern. Mehrfachdokumentation der gleichen Daten und Sachverhalte ist die Regel. Statistiken lassen sich nur mit Mühe anhand von Strichlisten ermitteln. Der Informationsstand ist selten aktuell, und bestimmte Informationen über einen Patienten sind nur durch aufwendiges Suchen zu ermitteln.

Die Zielsetzung. Die Zielsetzung des Operations-Dokumentations-Systems für chirurgisch tätige Bereiche sind: Führung des Op.-Buches in einem Arbeitsgang; direkte Ermittlung sämtlicher Statistiken und Listen auf der Basis einer einmaligen Registratur für die unter-

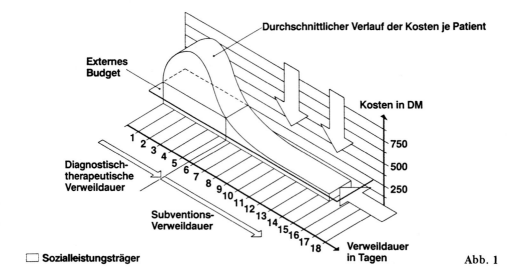

Abb. 1

schiedlichen Bereiche im Krankenhaus (Verwaltung, Medizin und Pflege); gezielte Auskunft ohne langwieriges Suchen; Beschleunigung, Reduzierung und Vereinfachung der Verwaltungsarbeit im operativen Bereich.

Die Lösungs-Komponenten

Hardware. Als Hardware dient ein autonomer PC. Dieser besitzt den Vorteil der ständigen Verfügbarkeit, d.h. er kann nachts, am Wochenende und an Feiertagen, unabhängig von den Betriebszeiten der Verwaltungsrechner, benutzt werden.

Software. Die Software für die Op.-Dokumentation besitzt neben einfachster Bedienung über Pull-Down-Menü folgende Charakteristik: modularer Aufbau für spätere Erweiterungen; Adaptionsfähigkeit an den Nutzer über Parameter; flexible Anpassung an die Organisationsform.

Orgware. Die Organisationslösung wird komplettiert durch das Formular. Es stellt die Verbindung zwischen Anwender und Programm dar. Das Formular wurde in enger Zusammenarbeit mit dem Deutschen Berufsverband für Krankenpflege entwickelt und genügt den Anforderungen, wie sie die Praxis und der Gesetzgeber stellt.

Dokumentation. Daten zur Op.-Verwaltung: Op.-Saal, Datum, Ambulanz/Notfall; Versicherungsdaten; Daten zur Behandlung, Diagnose, Therapie nach GOÄ, Komplikation; Personal; Verbrauchsgüter; Untersuchungsmaterial; Zeiten.

Programm. Der Dialog erfolgt über "Pull-Down-Menüs" und "Window-Technik". Das Programm ist dadurch von EDV-Laien auch ohne Schreibmaschinenkenntnisse schnell und einfach zu bedienen. Ausführliche allgemeine und kontextbezogene Hilfen in deutsch sind im Programm direkt abrufbar. Durch Verwendung einer relationalen Datenbank können die Daten auch von anderen Programmen weiterverarbeitet werden, d.h. Spezialisten können sich ihre eigenen Spezialauswertungen erstellen. Abgedeckt werden im wesentlichen folgende Arbeitsgebiete:

Op.-Akte. Hier werden die zu einem Patienten gehörigen Op.-Protokolle verwaltet.

Op.-Formular. Das Op.-Formular ist die Basis der Protokollierung. Sobald das Formular ausgefüllt ist, wird es automatisch der betreffenden patientenbezogenen Op.-Akte zugeordnet. Die aufwendige Doppelführung des Op.-Buches nach Op.-Nummer und zusätzlich nach Patient entfällt somit.

Listen. Adressaten der Listen sind der ärztlich-pflegerische Bereich und der Verwaltungsbereich. Die Listen ergeben sich direkt aus der Dokumentation und sind ohne zusätzlichen Aufwand in vielfältigster Weise zu erhalten. Die im Op.-Protokoll enthaltenen Daten werden vielfältig ausgegeben. So kann das Op.-Buch, der Op.-Katalog nach verschiedenen Kriterien, die Operateurstatistik, die Eingriffstatistik, die Verbrauchsliste und die Zeiten (Bereitschaftszeiten) direkt aus den einzelnen Protokollen erzeugt werden.

Das System. Das oben vorgestellte Programm heißt Opdokus und ist als autonomes Dialogsystem auf Personal-Computer-Basis der Reihe Nixdorf 8810/M55 konzipiert.

Entwicklung und Einsatz eines personal-computer-unterstützten Langzeitdokumentationssystems für Wirbelsäulenverletzungen

R. Sambale[1], M. Ennis[2] und L. Gotzen[1]

[1] Klinik für Unfallchirurgie der Philipps-Universität (Direktor: Prof. Dr. med. L. Gotzen), Baldingerstraße, D-3550 Marburg
[2] Institut für Theoretische Chirurgie der Philipps-Universität (Direktor: Prof. Dr. med. W. Lorenz), Baldingerstraße, D-3550 Marburg

Mit der Einführung des Personalcomputers im Herbst 1981 hat die Computertechnologie in den folgenden Jahren eine stürmische Entwicklung durchgemacht. Dieses Mikrocomputersystem zeichnet sich durch niedrige Beschaffungskosten, preiswerte Massenspeicher, wie Diskettenlaufwerke und Festplattenspeicher aus, und gewährleistet eine geringe Störanfälligkeit bei größtmöglicher Unabhängigkeit durch dezentrale Arbeitsweise.

In der Planungsphase einer retrospektiven Studie über wirbelsäulenverletzte Patienten aus dem Jahr 1977 bis 1984 wurde anhand der großen Fallzahl sehr schnell klar, daß eine standardisierte Dokumentation mit exakt definierter Terminologie und hohem Informationsgehalt nur über eine PC-unterstützte Datenverarbeitung möglich ist.

Zur computergerechten Befunddokumentation wurden Bögen für die konservative Behandlung, die operative Behandlung und die Röntgendokumentation erstellt. So wurden bis zu 166 Einzeldaten pro Patient anhand der Akten und der Röntgenbilder auf die Bögen übertragen und danach in einem menügesteuerten Eingabeprogramm gespeichert.

Dieses sehr zeitaufwendige Verfahren beinhaltete eine Reihe von Fehlerquellen wie unvollständige Befunde, Verschlüsselungsfehler und Übertragungsfehler.

So wurde anhand der jetzt nochmals modifizierten Dokumentationsbögen das Programm weiter entwickelt, was eine direkte sukzessive Dateneingabe einschließlich einer Schnellauswertungsroutine beinhaltet. Zur nochmaligen Überprüfung der Terminologie und der Praktikabilität wurden die Patientenunterlagen aus dem Jahre 1985 und 1986 nochmals im On-line-Verfahren dokumentiert.

Seit Januar 1987 erfolgt die prospektive Datenerfassung. Aufgrund der gewonnenen guten Erfahrung mit über 400 dokumentierten Fällen planen wir eine prospektiv kontrollierte Studie über Patienten mit stabilen Frakturen der thoracolumbalen Wirbelsäule über einen Zeitraum von 2 Jahren.

3 Jahre Erfahrung mit universellem Patientenauswerteprogramm

W. Zechner[1], D. Partecke[2], R. Neumann[3] und D. Buck-Gramcko[2]

[1] UKH Wien-Meidling (Chefarzt: Prim. Doz. Dr. H. Kuderna), Kundratstraße 37, A-1120 Wien
[2] BG-Unfallkrankenhaus, Abt. für Hand- u. Plastische Chirurgie (Leiter: Prof. Dr. med. D. Buck-Gramcko), Bergedorfer Straße 10, D-2050 Hamburg 80
[3] Handchirurgische Abteilung im Krankenhaus Elim, Hohe Weide 17, D-2000 Hamburg 50

Für die Deutsche Arbeitsgemeinschaft für Handchirurgie wurde vor 3 Jahren ein Programmpaket zur Patientenerfassung und -auswertung erstellt.

Zielgruppe ist die kleine Abteilung, deren Mittel die Anschaffung eines teuren EDV-Sytems nicht zulassen und der wissenschaftlich tätige Arzt, der die Anlage aus eigener Tasche anschaffen muß. Etwa 50 Programmkopien sind an Mitglieder abgegeben worden, in drei handchirurgischen Abteilungen steht das Programmpaket bereits bis 3 Jahre in Verwendung. Es stehen für Daten eine, drei oder sieben frei wählbare Eingabezeilen bis max. 255 Buchstaben zur Verfügung, für Patientendaten und freien Text, auch Zifferncodes können eingegeben werden.

Die eingegebenen Begriffe können per Suchwort oder Suchcode (bis zu 10 sind mit "und" oder "oder" verknüpfbar) gesucht, gezählt oder ausgedruckt werden. Ständig wiederkehrende Listen werden mit auf Diskette speicherbaren Suchbegriffen automatisiert ausgedruckt, Zählungen für die Jahresstatistik ebenfalls. Patienten mit den Suchbegriffen können selektiv auf Diskette überspielt werden. Damit wird eine Zusammenarbeit mehrerer Anwender ermöglicht.

Für Abteilungen existiert die Möglichkeit, die Patientendaten gleich als fertiges OP-Programm einzugeben und auszudrucken. Eine Sondervariante verwaltet Patienten für

Computertomographie, Ultraschall etc. und ermöglicht eine automatisierte Abrechnung mit auswärtigen Abteilungen.

Eine einfache Textverarbeitung und ein Grafikprogramm wird mitgeliefert.

Nachteil: Das Programm läuft *nicht* am IBM-PC oder ähnlichen Geräten sondern auf preiswerten 8-bit Homecomputern (System Apple II) und ist bei aufwendigen Suchprogrammen etwas langsam (1000 Patienten pro Stunde).

Vorteil: Für Kollegen ist das Grundpaket kostenlos beim Autor erhältlich, Hardware-Kosten nur ca. 2000–4000 DM.

EDV-Anwendung — Durchführung und Nutzen in einer Klinik für Unfallchirurgie

R. Brutscher und A. Rüter

Klinik für Unfall- und Wiederherstellungschirurgie, Zentralklinikum (Direktor: Prof. Dr. med. A. Rüter), Stenglinstraße 22, D-8900 Augsburg

Seit dem Bestehen der Klinik für Unfall- und Wiederherstellungschirurgie des Zentralklinikums Augsburg im Jahre 1982 wurden alle stationär behandelten Patienten mittels eines selbst entwickelten Schlüssels erfaßt. Darin werden Region, Art der erlittenen Verletzung bzw. des posttraumatischen Schadens sowie die durchgeführte Therapie bei Entlassung des Patienten erfaßt und parallel zum Schreiben des Arztbriefes in einer Datenbank gespeichert. Die Datenspeicherung erfolgt auf dem Klinikumsgroßrechner einer Tandem VLX-Anlage, an die ein Personalcomputer IBM AT 02 gekoppelt ist. Der Großrechner dient zum Abspeichern der Basisdokumentation, der PC ist das eigentliche Arbeitsgerät.

Durch ein EDV-gesteuertes Kontrollsystem mit einem monatlichen Check-up wird die Vollständigkeit des Patientengutes überprüft und die fehlenden Daten angefordert. So konnten bisher die Daten von über 20 000 Patienten erfaßt werden.

Aufgrund dieser Basisdokumentation wird in regelmäßigen Abständen ein bestimmtes Patientenkollektiv aus dieser Datei abgerufen. Es können innerhalb weniger Minuten über den Computer die Region, die Erkrankung und die durchgeführte Therapie eines bestimmten Patientengutes abgerufen werden. Daran schließt sich das Aktenstudium und die Aufarbeitung sowie die klinische Nachkontrolle an. Damit entfällt das mühevolle Nachsuchen in OP- und Stationsbüchern nach einem bestimmten Patientenkollektiv. Mit Hilfe der gewonnenen Daten wird außerdem die Jahresstatistik sowie eine Halbjahres- und Monatsstatistik erstellt. Aufgrund des Zahlenmaterials läßt sich deutlich der eine oder andere Trend bezüglich der Zu- oder Abnahme bestimmter Verletzungsmuster deutlich aufzeichnen.

Medizinische Dokumentation auf Mikrocomputer — Realität und Zukunft

M. Knopp, S. Polzer und H. Frobenius

Chirurgische Universitätsklinik Heidelberg (Direktor: Prof. Dr. med. Chr. Herfarth), Im Neuenheimer Feld 110, D-6900 Heidelberg

Diagnostische und therapeutische Daten in der Medizin müssen lückenlos erfaßt werden. Die Dokumentation kann durch den Einsatz von EDV sowohl aus inhaltlichen wie auch aus ökonomischen Gründen am effizientesten durch Mikrocomputer realisiert werden. Als Voraussetzung für den erfolgreichen Einsatz muß ein integriertes Dokumentationskonzept vorliegen, das sowohl die medizinischen, die wissenschaftlichen als auch die Verwaltungsdaten und deren Bearbeitung erfaßt und gleichzeitig die Textverarbeitung für Arztberichte und Möglichkeiten zur wissenschaftlichen Auswertung zur Verfügung stellt. Die zur Zeit verfügbaren Mikrocomputer sind bis zu 5-fach leistungsfähiger als vor sechs Jahren und erfüllen von der Hardwareseite alle für die Dokumentation in der Klinik oder Praxis notwendigen Voraussetzungen. Dabei sind die Festspeicherplatten von 300 MB, die Möglichkeit des Netzwerkes und die schon verfügbaren optischen Laserspeicherplatten von besonderer Bedeutung, die eine preisgünstige Speicherung riesiger Datenmengen ermöglichen.

Das von uns entwickelte Heidelberger Allgemeine Normierte Dokumentationssystem (H.A.N.D.) wurde unter systemanalytischen Gesichtspunkten entwickelt, um ein allgemein anwendbares Gesamtdokumentationssystem für alle medizinischen Bereiche zur Verfügung zu haben, das zudem eine unbegrenzte Flexibilität der Datenverarbeitung ermöglicht. Dabei stehen zur Erfassung der Diagnose- und Therapiemerkmale Klartext, Schlüsselwörter und Kennziffern zur Verfügung. Besonders hervorzuheben ist dabei die unbegrenzte Flexibilität beim Ergänzen, Verändern oder Umordnen des Schlüssels, welche eine Voraussetzung für einen guten und effizienten Einsatz in der klinischen Forschung darstellt. Beim Einsatz von Kennziffern können je nach Arbeitsgruppe bis zu 32 000 verschiedene Merkmale erfaßt werden, die über Indexgruppen mit anderen Schlüsselsystemen, wie z.B. dem ICD-Schlüssel verknüpft werden können.

Die zukünftigen Weiterentwicklungen werden insbesondere auf dem Bereich der Software in den nächsten Jahren in einer fortwährenden Verbesserung der Bedienbarkeit zu finden sein. Durch die Möglichkeit der direkten Spracheingabe in den Computer ergeben sich neue, für den Arzt erheblich vereinfachte Dokumentationsmöglichkeiten.

Rechnergestützte Klartextdokumentation in der Unfallchirurgie

V. Bühren[1], M. Potulski[1], H. Niemeyer[1] und W. Mroszek[2]

[1] Chirurgische Universitätsklinik, Abt. Unfallchirurgie (Direktor: Prof. Dr. O. Trentz), D-6650 Homburg/Saar
[2] Ingenieurbüro Dr. J. Rau, Altenkesseler Straße 17, D-6600 Saarbrücken

Rechnergestützte Dokumentationssysteme arbeiten bei der Erfassung und Ausgabe klinischer Daten ganz überwiegend mit Codierungssystemen. In der eigenen Klinik wurde für den Aufbau einer relationalen Datenbank ein Klartextsystem entwickelt, das eine beliebig differenzierte Dateneingabe und -abfrage erlaubt. Um die statistische Aufarbeitung einer solchen Vielzahl von individuell erfolgten Eingaben zu ermöglichen, ist die Organisation der Daten in Begriffskatalogen notwendig, die gewissermaßen das Vokabular des Systems darstellen. Auf diesen Kern permanent gespeicherter und verwalteter Begriffe greifen einheitlich alle Anwendungsprogramme zurück. Die erste Systemanwendung bestand im Ersatz des konventionellen Op-Buches. Als zweites Anwendungsprogramm wurde eine Diaverwaltung des Klinikarchivs installiert. Auf der Hardware-Seite steht ein PC mit SINIX-Betriebssystem im Mehrplatzbetrieb zur Verfügung. Der Arbeitsspeicher umfaßt 4 Mbyte, die Gesamtspeicherkapazität auf harten Platten derzeit ca. 100 Mbyte. Den besonderen Ansprüchen an die Datensicherung wird durch routinemäßiges Übertragen der gesamten Festplatteninformation auf Magnetband durch einen entsprechenden Streamer Rechnung getragen. Die bisherigen eigenen praktischen Erfahrungen beruhen auf einer über einjährigen Laufzeit der Anwendungsprogramme. Die in der Planungsphase befürchtete Knappheit bzw. Verteuerung durch den relativ hohen Speicherbedarf des Programms ist durch die nunmehr bestehenden Angebote günstiger Trägersysteme mit enormer Kapazität aus der Computerindustrie hinfällig geworden. Die Entwicklung eines derart hinsichtlich der enthaltenen Grunddaten und Anforderungen spezialisierten Systems erfordert eine enge Zusammenarbeit des EDV-Spezialisten und Anwenders mit kontinuierlichem Weiterausbau des Systems aus den Erfahrungen der praktischen Anwendung heraus. Neben dieser Fortschreibung der Systemsoftware zeigt sich, daß der erfolgreiche Einsatz eines Klartextsystems wesentlich von der Pflege und fachlichen kompetenten Verwaltung des zentralen Vokabularkatalogs abhängt.

Parallelveranstaltung

Die sogenannten "bioaktiven Werkstoffe" und nichtmetallische Implantate

Grundlegende Aspekte der Toleranz und Toleranztestung nichtmetallischer Werkstoffe

V. Geret, M. Tepic, R. Vogel und S.M. Perren

Laboratorium für experimentelle Chirurgie (Direktor: Prof. Dr. med. S.M. Perren), CH-7270 Davos

Chirurgische Implantate sind heute in vielen verschiedenen Materialien erhältlich, die je nach Anwendung, bestimmten Anforderungen, wie z.B. an Festigkeit, Steifigkeit, Duktilität und Gewebsverträglichkeit, entsprechen. Am Bewegungsapparat sind hauptsächlich Metalle als Implantat gebräuchlich, da sie hohe Festigkeit und Duktilität kombinieren. Im Bereiche der cardiovasculären, neurochirurgischen und plastischen Chirurgie etc. finden meist Kunststoffe, Kohlenstoffe, resorbierbare und nichtresorbierbare Materialien ihre Anwendung. Für sämtliche Implantatmaterialien stellt sich nebst Funktion und Anwendung die Frage der Toxizität, der allergischen Reaktionen und der Cancerogenität. Der im folgenden beschriebene Test dient der Abklärung der Gewebsverträglichkeit von Probezylindern. Er ist auf Standardisierung und geringe Streuung ausgerichtet.

Zur Prüfung der Gewebsverträglichkeit der verschiedenen Materialien erfolgt die Implantation von Testkörpern als Zylinder mit Rillen (Geret et al. 1979). Diese werden im Nacken von NMRI-Mäusen implantiert und während 1, 3 und 9 Wochen beobachtet. Die spezielle histologische Technik gewährleistet, die direkte Kontaktzone zu erhalten. Nach Fixation in Bouin ist das Gewebe ohne Entfernung des Implantates in Methylmetacrylat eingebettet, und vom Block sind mit dem Zeiss-Mikrotom 6 μm Schnitte angefertigt worden. Es folgte das Einfärben der Schnitte mit Giemsa und das Auszählen der Fremdkörperriesenzellen und Rundzellen in der Gewebsschicht und Kontaktzone des Implantates. Die Testmethode zeigt geringe Streuung und scheint als Screeningtest geeignet.

Wir wählten die subcutane Implantation, da die Osteosynthese an der Tibia, wo die Platte direkt unter der Haut liegt, die wohl kritischste Situation darstellt. In einer neuen Testserie (Vogel 1987) wo die Zylinder mit dem Gewebe quer, statt längs geschnitten wurden, konnten unterschiedliche Reaktionen, vor allem zwischen hautnaher und muskelnaher Kontaktzone, festgestellt werden. In der hautnahen Gewebszone fand sich die homogenste Reaktion. Es scheint uns daher wichtig, in neuen Testserien die genaue Umgebung des Zylinders zu kennen und die Schnittlage zu definieren, um so die statistische Auswertung zu verbessern.

Insgesamt sind Reaktionen auf einfache Implantatkörper relativ schwach. In Zukunft sollen weitere Untersuchungen der Materialien unter Korrosionsbedingungen erfolgen, um die Empfindlichkeit der Methode zu steigern.

Literatur

Vogel R et al. (1987) Biological Environment and the Cellular Reaction to Implants. Abstract: 7th ESB Meeting, Amsterdam

Klebstoffe in der Knochenchirurgie

G. Giebel

Unfallchirurgische Klinik der Medizinischen Hochschule Hannover (Direktor: Prof. Dr. med. H. Tscherne), Konstanty-Gutschow-Straße 8, D-3000 Hannover 61

Die gängigen Frakturen können mit den bekannten Implantaten ausgezeichnet versorgt werden. Allerdings gibt es nicht selten kleine oder dritte Fragmente bei Trümmer- und Gelenkfrakturen, die sich mit Metall nicht sicher stabilisieren lassen. Hier kann der Klebstoff ein geeignetes *zusätzliches* Hilfsmittels sein, um kleine Fragmente, beispielsweise bei Gelenkfrakturen fest zu verkleben.

Die wichtigsten *Anforderungen* an einen Knochenklebstoff sind gute Klebfestigkeit, Biokompatibilität und Resorption (Tabelle 1).

Die *klinische Problematik* besteht ebenso wie in der Technik darin, möglichst wenig Klebstoff für die Verklebung zu verwenden. Dazu ist es notwendig, das Fragment anatomisch zu reponieren, fest einzupressen und ruhig unter Druck zu halten, bis der Klebstoff abgebunden hat. Oft ist es möglich und günstig, nur einen Teil mit Klebstoff zu bestreichen,

Tabelle 1. Anforderungen an einen Knochenklebstoff

1. Einfache und sichere Handhabung
2. Sterilisierbarkeit
3. Gleiche Qualität aller Chargen
4. Zweckangepaßte Viscosität
5. Geringe Wärmeentwicklung beim Abbinden
6. Keine Volumenänderung beim Abbinden
7. Angemessene Abbindezeit
8. Feste Haftung auch im feuchten Milieu
9. Ausreichende Elastizität
10. Physikalische Stabilität im Organismus für eine gewisse Zeit
11. Geringe lokale Toxizität von Monomer, Polymer, Abbauprodukten und Hilfsstoffen
12. Keine Allgemeintoxizität auch der Abbauprodukte
13. Keine allergischen oder sonstige überempfindliche Reaktionen auslösen
14. Darf Wundheilungsvorgänge nicht mechanisch stören
15. Abbau im Organismus in angemessener Zeit
    (einige Wochen bis wenige Monate)
16. Keine Cancerogenität, Mutagenität und Embroyotoxizität

damit der Rest des Frakturspaltes direkten Knochenkontakt hat ohne Klebstoffschicht. Blut wirkt als Phasengrenze und kann die Verklebung schwächen oder verhindern. Eine Resorptionszeit von 4–6 Wochen erscheint am Knochen günstig.

Die *chemische Problematik* liegt zunächst einmal darin, eine geeignete Substanzklasse auszuwählen, die eine Kleb-Affinität zu Knochen zeigt. Im nächsten Schritt muß diese Substanz dann für die Knochenverklebung im Chemielabor maßgeschneidert werden. Dazu ist es notwendig, geeignete funktionelle Gruppen zu substituieren und geeignete Härtersysteme zu finden oder zu synthetisieren. Kleine Veränderungen der chemischen Struktur können große, nicht selten unvorhersehbare Veränderungen der Klebkraft, Resorption und Biokompatibilität bewirken. Der Restmonomergehalt sollte möglichst niedrig sein.

Die *Vorteile* der medizinischen Klebstoffe liegen in ihrer Rationalität und gleichmäßigen Kraftverteilung ohne Stress protection. Sie sind schwingungsdämpfend, erfordern eine geringe Knochenfreilegung bei einfacher Biomechanik. Ohne spätere Metallentfernung sind kleinste Fragmente fixierbar.

Die *Nachteile* der Klebstoffe am Knochen bestehen zum einen in der Verminderung der Adhäsion auf blutigen Knochenoberflächen, zum anderen in der möglichen Störung der Knochenregeneration durch den Klebstoff.

Nicht einfach war es, einen Überblick über die am Knochen infrage kommenden Klebstoffe zu erhalten. Die eigene, *substanzbezogene Einteilung* beinhaltet die in Tabelle 2 aufgeführten Gruppen.

Um herauszufinden, welche Klebstoffgruppen am Knochen Chancen haben, ist ein "screening" der vorhandenen relevanten Klebstoffe notwendig. Um sie vergleichen zu können, mußte zuerst ein *Prüfsystem* geschaffen werden. Es besteht aus Knochenstückchen, die man osteotomiert, verklebt und auseinanderzieht. Die Versuchsbedingungen sind für jeden Klebstoff "halbfeuchtes" und "feuchtes" Milieu.

Das *"screening"* ergibt hinsichtlich der Klebfestigkeit eine Eignung der peptid- und acrylathaltigen Klebstoffe (Tabelle 3).

Aufgrund dieser Erkenntnisse konnten gezielte Klebstoffe entwickelt werden. Zunächst fand ein *gelatinehaltiger* Klebstoff Verwendung. Er enthält zusätzlich Resorcin und aliphatische Dialdehyde wie Glyoxal. Zusätze von Trockenzellen verbessern Biokompatibilität und Resorption.

Bei 27 Kaninchen haben wir ein großes Fragment des lateralen Femurcondylus erzeugt, verklebt und die Tiere voll belasten lassen. 22mal war bei der Sektion das Fragment undisloziert am Ort. Nach 4–6 Wochen war der Klebstoff resorbiert und die Fraktur meist verheilt.

Tabelle 2. Gruppen-Systematik der verwendeten Klebstoffe

1. Glycosid-Polymerisate
2. Peptid-Polymerisate
3. Vinyl-Polymerisate
4. Acryl-Polymerisate
5. Polyester
6. Polyurethan
7. Epoxidharz

Tabelle 3. Durchschnittliche Zugfestigkeit, $\bar{x}$, sowie Minimal- und Maximalwerte, M_1 bzw. M_2 und Anzahl der Versuche n der verschiedenen Klebstoffe am Knochen (in N/cm^2)

Klebstoff	Simulierte in vivo Bedingungen		
	n	$\bar{x}$	$M_1 - M_2$
Gruppe 1			
Gelatine Resorcin-Formaldehyd	3	219	162–275
Epoxidharz	3	137	55–250
Gruppe 2			
Methyl-2-Methacrylat	3	59	57– 60
Gelatine Resorcin-Glutardialdehyd	3	51	48– 53
Butyl-2-Cyonoacrylat	3	47	20– 81
Styrolbutadien-Copolymer-Basis	6	29	15– 40
Gruppe 3			
Polyester	3	16	10– 22
Acrylharzdispersion	3	15	11– 19
Polyamid (in Chloroform)	3	13	11– 14
Vinylacetat-Copolymer-Basis	3	11	3– 17
Gruppe 4			
Polyamid (in Ethanol)	3	8	7– 10
Fibrinklebstoff	3	6	2– 15
Polyurethan	6	5	2– 8
Polyvinylalkohol-Basis	3	3	2– 5
Gruppe 5			
Stärkeleim	3	0	–
Kaseinleim	3	0	–
Gelatine	3	0	–
Dextrinleim	3	0	–
Na-Carboxyl-Methylcellulose	3	0	–
Methylcellulose	3	0	–
Polyvinylacetat-Basis	3	0	–
Tierischer Leim	3	0	–

Derzeit werden Tierexperimente mit einem *Peptid-Klebstoff* durchgeführt. Seine Biokompatibilität und Klebfestigkeit sind gut.

Eine klinische Relevanz hat derzeit nur der *Fibrinklebstoff*. Die CA werden nicht am Knochen eingesetzt. Bisweilen setzt man sie ein, um kleine Wunden bei Kindern zu verkleben, um so die schmerzhafte LA zu vermeiden. Das FKS ist ein Zwei-Komponenten-Klebstoff aus Fibrinogen und Thrombinlösung. Er hat eine gute Indikation zur Blutstillung und für die Verklebung der verletzten Milz und Leber. Auch Spalthaut und Achillessehnen lassen sich verkleben. Am Knochen ist er seltener indiziert, da seine Klebfestigkeit gering ist (6 N/cm^2). Mechanisch kaum belastete osteochondrale Fragmente oder eine Spongiosaplastik lassen sich am Ort halten.

Für die stabile Fixierung von Fragmenten beispielsweise bei Gelenk-Trümmer-Frakturen ist eine größere Klebfestigkeit notwendig.

Der von Balaniden-Muscheln für ihre eigene Verklebung erzeugte Klebstoff wurde eingehend erforscht. Er besteht aus einem Protein, das eine Verklebung über mehrere Tage bewirkt. Eine Beschleunigung erscheint wegen des hohen Oxidationspotentials ohne Nebenwirkungen nicht möglich.

Zusammenfassend und vorausblickend läßt sich feststellen, daß man Klebstoffe genau so wie Platten, Nägel und Schrauben speziell den Bedingungen im Organismus anpassen muß. Bei zu einem gewissen Grad ist dies bis jetzt gelungen. So kann man bereits heute mit dem FKS neben Rupturen parenchymatöser Organe, gering belastete Fragmente und Spongiosa stabilisieren. Für eine stabile Verklebung kleiner Fragmente, mit der Möglichkeit der funktionellen Nachbehandlung exisitieren Klebstoffe im tierexperimentellen Stadium.

Sicher wird es in Zukunft keinen medizinischen "Alleskleber geben", da Klebstoffe material- und gewebespezifisch sind. Deshalb ist die Existenz mehrerer Klebstoffe nebeneinander für verschiedene Indikationen zu erwarten, die vom Operateur überlegt und gezielt einzusetzen sind.

Bioresorbierbare Implantatwerkstoffe in der Osteosynthese

S.M. Perren

Laboratorium für experimentelle Chirurgie (Direktor: Prof. Dr. med. S.M. Perren), CH-7270 Davos
M.E. Müller Institut für Biomechanik (Direktor: Prof. Dr. med. S.M. Perren), Universität, CH-3008 Bern

Osteosynthese Implantate übernehmen temporär einen Teil der funktionellen Belastung des Knochens, stabilisieren die Fraktur und erlauben so eine frühe Wiederherstellung zumindest der Bewegungsfunktion des Knochens. Nachdem die Knochenheilung fortgeschritten ist, verliert das Implantat seine Funktion. Implantate, die allein als Schiene funktionieren, sind meist derart hoch belastet, daß bei verzögerter Heilung selbst hochfester Stahl mit der Zeit ermüden und brechen würde. Bewirkt das Implantat oder sein Partner interfragmentäre Kompression, kann eine wesentliche Reduktion der Implantatbelastung erreicht werden und im Falle der Platten und Schraubenosteosynthese tritt die Heilung unter stabiler Fixation sicherer ein.

Viele der Implantate bedingen eine zweite Operation zur Entfernung, der meist aus metallischen Werkstoffen gefertigten Implantate. Gründe für die Entfernung sind dabei Korrosion, die bei heutigen Werkstoffen in störender Auswirkung nur bei gewichtsbelasteten Knochen und Implantaten, die sich aus mehreren Einzelteilen zusammensetzen.

Wenn das Implantat aus einem Werkstoff gefertigt würde, der sich im Körper nach Erfüllung seiner mechanischen Funktion auflöst, fiele die zweite Operation weg, sofern der Implantatwerkstoff folgenden Bedingungen entspricht: die Festigkeit muß hohen Anforderungen genügen, das Implantat muß sich der gekrümmten Knochenoberfläche anpassen lassen, es muß vom Gewebe reaktionsarm ertragen werden und der Abbau der Steifigkeit und Festigkeit muß auch bei verzögerter Heilung genügend langsam aber mit der Zeit vollständig erfolgen.

Die heute als biodegradierbare Werkstoffe vorgeschlagenen Implantatmaterialien sind für die meisten klassischen Osteosyntheseindikationen aus mehreren Gründen ungeeignet.

Kohlenstoffimplantate in der Osteosynthese

L. Claes

Labor für experimentelle Traumatologie der Abteilung Chirurgie III (Leiter: Prof. Dr. med. L. Claes), Universität Ulm, Oberer Eselsberg, D-7900 Ulm

Kohlenstoffe wurden in der Implantatchirurgie vor allem wegen ihrer guten Biokompatibilität eingesetzt [2, 8, 10]. Wesentliche Bedeutung erreichte zuerst der Herzklappenersatz aus isotropem Kohlenstoff [2] und der Bandersatz aus Kohlenstoffasern [5, 8]. Da an Materialien für Osteosyntheseimplantate hohe mechanische Anforderungen gestellt werden, kommen hierfür überwiegend nur kohlenstoffaserverstärkte Verbundmaterialien in Frage.

Diese Faserverbundmaterialien haben den Vorteil, daß durch eine geeignete Anordnung der Fasern im Implantat die mechanischen Eigenschaften weitgehend unabhängig von der äußeren Gestaltung des Implantates lokal unterschiedlich gestaltet werden können. Kohlenstoffaserverstärkte Kunststoffe sind mit stark variierenden Elastizitätsmoduln und Eigenschaften herstellbar und sind damit besser an die mechanischen Eigenschaften des Knochens und spezielle biomechanische Anforderungen anpaßbar als isotrope Metalle. Erste Osteosyntheseplatten aus kohlenstoffaserverstärkten Kunststoffen wurden von Akeson und Woo 1975 [1] und Claes et al. 1978 [6] für tierexperimentelle Untersuchungen getestet.

Im Vordergrund dieser Entwicklungen stand, Osteosyntheseplatten geringerer Steifigkeit zu erhalten, die zu einer kleineren Knochenatrophie unter der Platte und zu einer stärkeren Callusinduktion im Frakturgebiet führen. Tierexperimentell konnte nachgewiesen werden, daß diese Effekte mit flexibleren Platten erreichbar sind [7].

Diese und weitere Untersuchungen führten auch zur klinischen Anwendung von kohlenstoffaserverstärkten Verbundplatten mit guten Ergebnissen [9]. Als nachteilig erwies sich jedoch, daß die Faserverbundplatte bisher nicht intraoperativ verbiegbar war. Das schränkt die klinische Anwendung stark ein. Wie eigene Entwicklungen zeigten, ist dieses Problem jedoch lösbar. Ein Vorteil der Faserverbundmaterialien liegt in ihrer Durchlässigkeit für Röntgenstrahlen. Bei Osteosynthesen mit Kohlenstoffaserverbundmaterialien können Frakturverläufe gut beurteilt werden, da sie nicht vom Implantatschatten überdeckt werden. Bei Tumorpatienten, bei denen nach der Osteosynthese eine Strahlentherapie erforderlich ist, kann die Strahlendosierung besser berechnet und kleiner gehalten werden, da es nicht zu den bei metallischen Implantaten üblichen Reflexionen kommt.

Neben der Röntgendurchlässigkeit von Kohlenstoffimplantaten kann das geringe spezifische Gewicht von Vorteil sein, was sich z.B. bei Fixateur externe-Teilen günstig auswirkt.

Struktur und Eigenschaften von Kohlenstoffaserverbundwerkstoffen

Faserverbundwerkstoffe setzen sich aus einem Gerüst von Fasern zusammen, welche von einem Bindemittel (Matrix) umgeben sind (Abb. 1). Die Eigenschaften eines solchen Verbundmaterials sind deshalb sehr wesentlich von den Eigenschaften der Fasern, der Matrix und von den zwischen beiden Materialien bestehenden Wechselwirkungen abhängig.

Kohlenstoffasern

Kohlenstoffasern werden in Form von Endlosfasern mit Durchmessern von ca. 8 µm hergestellt. Aufgrund ihrer geringen Durchmesser und daraus resultierenden hohen Flexibilität, lassen sie sich wie textile Fasern zu Geweben Filzen und Schläuchen verarbeiten.

Kohlenstoffasern bestehen als reinem Kohlenstoff in graphitischer Struktur, das heißt, sie sind als anisotopes Schichtgitter aufgebaut. In der Schichtebene sind die Kohlenstoffatome außerordentlich fest verbunden, während zwischen den Schichtebenen geringe Festigkeiten vorliegen.

Durch unterschiedliche Wärmebehandlung sowie durch unterschiedliches Vorstrecken der Fasern während der Produktion lassen sich stark differierende Fasereigenschaften erzielen (Tabelle 1).

Je höher der kristalline Ordnungsgrad der Fasern ist und je besser die Schichtebenen in Richtung der Faserlängsachse ausgerichtet sind, desto größer ist die erreichbare Zugfestigkeit.

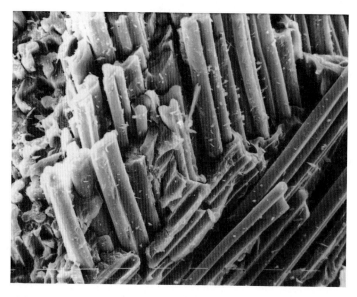

Abb. 1. Rasterelektronenmikroskopisches Bild einer Bruchfläche von kohlenstoffaserverstärktem Kunststoff (Vergrößerung 7000x). Überkreuzte Faserlagen sind durch Matrixmaterial verbunden

Tabelle 1. Mechanische Eigenschaften von Kohlenstoffasern

Eigenschaft	Hochfest (HF)	Hochmodul (HM)	Isotrop
Zugfestigkeit ($\frac{kN}{mm^2}$)	2,5–3	2,0–2,5	0,9
E-Modul ($\frac{kN}{mm^2}$)	200–250	350–450	40
Dichte (g/cm^3)	1,7–1,75	1,8–2,0	1,5–1,6
Richtung der Schichtebene zur Faserachse	vorwiegend parallel	weitgehend parallel	keine Vorzugsorientierung

Auf dem Markt befinden sich im wesentlichen drei verschiedene Fasertypen. Isotrope Kohlenstoffasern mit geringer Festigkeit, die für die Faserverbundwerkstoffe nicht von Bedeutung sind, hochfeste Fasern (HF) und Fasern mit sehr hohem Elastizitätsmodul (HM). Kohlenstoffasern zeigen kein Kriechverhalten und weisen in der Biegewechselbelastung geringe Ermüdung auf.

Matrixmaterialien

Als Matrixmaterialien wurden eine Reihe von Polymeren eingesetzt, die als gewebeverträglich gelten.
Für hochbeanspruchte Implantatteile sind vor allem Epoxidharze und Polysulfone von Bedeutung.

Faserorientierung

Die Festigkeit und der Elastizitätsmodul eines Verbundmaterials wird in Faserlängsrichtung von den Eigenschaften der verwendeten Fasern bestimmt. Quer zur Faserlängsrichtung sind die Kohäsion des Matrixmaterials und die Adhäsion an der Grenzfläche zur Fasermatrix maßgebend.
Bedingt durch die niedrigen Festigkeitseigenschaften der Matrixmaterialien ist die quer zur Faserlängsrichtung vorliegende Beanspruchbarkeit unidirektional verarbeiteter Fasern gering. Um höhere Querfestigkeiten zu erreichen, werden deshalb die Fasern zwei oder dreidimensional im Winkel zueinander verlegt. Neben der Möglichkeit einzelne Faserstränge gezielt in Formen einzulegen, haben sich dafür vor allem zwei Verfahren durchgesetzt:

1. Laminate mit unidirektional eingelegten Fasern werden so übereinander angeordnet, daß ein Bauteil entsteht, dessen Fasern in verschiedenen Ebenen in bestimmten Winkeln zueinander stehen (Prepreg-Verfahren, vergleiche Abb. 1).
2. Gewebe aus Faserstängen, bei denen Kett- und Schußstränge einen Winkel (90°) zueinander bilden, werden in mehreren Lagen übereinander zu einem Bauteil verarbeitet (Gewebeprepreg).

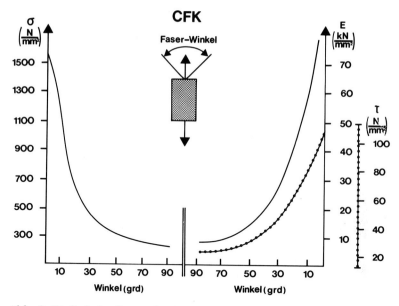

Abb. 2. Einfluß der Faserorientierung auf die mechanischen Eigenschaften eines Faserverbundmaterials. *E:* Elastizitätsmodul, σ: Biegefestigkeit, τ: Scherfestigkeit

Abbildung 2 zeigt die Abhängigkeit der Biegefestigkeit (σ), des Elastizitätsmodels (E) und der Scherfestigkeit (τ) eines Verbundmateriales vom Winkel zwischen Beanspruchungsrichtung und Faserrichtung. Der Faseranteil betrug bei diesem CFK-Material 60 Volumenprozent Kohlenstoffasern und 40 Volumenprozent Epoxidharz. Der für die Osteosyntheseimplantate gewünschte niedrige Elastizitätsmodul ist durch einen großen Winkel der Fasern gegenüber der Hauptbelastungsrichtung realisierbar.

Mit größeren Winkeln zwischen den verschiedenen Faserlagen ist jedoch auch eine Verringerung der Festigkeit des Verbundwerkstoffes verbunden, so daß bei der Gestaltung eines Implantates zwischen diesen beiden Größen eine Abstimmung erfolgen muß.

Faservolumenanteil

Sowohl bei den Kohlenstoffaserverbundwerkstoffen mit Kunststoffmatrix (CFK) als auch bei jenen mit reiner Kohlenstoffmatrix (CFC) nehmen der Elastizitätsmodul und die Festigkeit mit steigendem Faservolumenanteil zu.

Anwendungsbeispiele

Osteosyntheseplatten

Kohlenstoffaserverstärkte Platten mit Matrixmaterialien aus Epoxidharz, PMMA und reinem Kohlenstoff können nicht verformt und damit nicht an die anatomischen Erfordernisse angepaßt werden und sind deshalb klinisch nur beschränkt einsatzfähig.

Durch die Verwendung von thermoplastischen Matrixmaterialien wie z. B. dem Polysulfon ist es jedoch seit einigen Jahren möglich, eine Warmverformung durchzuführen. Abbildung 3a zeigt eine kohlenstoffaserverstärkte Polysulfonplatte (CF/PSU) für tierexperimentelle Untersuchungen, die bei einer Temperatur von 210°C gebogen werden kann. Um Materialfehler zu vermeiden, ist es jedoch sehr wichtig, die Temperatur- und Biegebedingungen sehr genau zu kontrollieren. Eine inhomogene Wärmeverteilung kann zu erheblichen Festigkeitsverlusten führen [7]. Für kohlenstoffaserverstärkte Polysulfonplatten wurde deshalb von uns eine spezielle Warmbiegeeinrichtung entwickelt (Abb. 3b). In dieser Einrichtung wird die Platte in einem Elektroofen erwärmt und dann mit einem einzigen Hebeldruck in ihre erforderliche Form gedrückt. Die Form wird dabei vorher, wie bisher schon üblich, durch eine Aluminiumplatte vom Knochen abgenommen und auf den Biege-

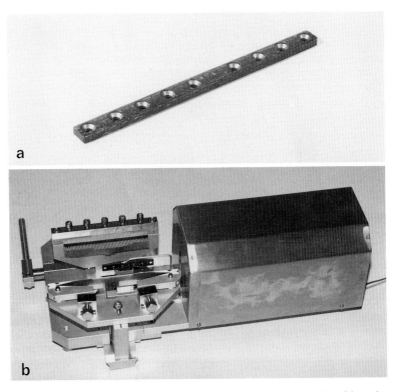

Abb. 3. a Osteosyntheseplatte aus kohlenstoffaserverstärktem Polysulfon, **b** Warmbiegeeinrichtung zur Verformung von thermoplastischen Verbundplatten

stempel der Einrichtung übertragen. Dieser Biegestempel besteht aus einer großen Anzahl von Stiften, die sich sowohl der Biege- als auch der Rotationsform der Aluminiumplatte anpassen können (Abb. 3b). Warmverformte CF/PSU-Platten wurden tierexperimentell auf ihre Eignung getestet. Abbildung 4a zeigt das Röntgenbild eines Schafsmetatarsus, der nach einer Osteotomie mit einer CF/PSU-Platte und Schrauben aus dem gleichen Material stabilisiert wurde. Die Tiere belasteten ihre Extremität voll und es traten keine Komplikationen auf. Nach 24 Wochen wurden die Knochen und Platten explantiert und getestet. Die Osteotomien waren alle sehr gut verheilt und an den Platten waren keine Anzeichen für Beschädigungen zu erkennen [7]. Die in Abb. 4a zu erkennende Röntgendurchlässigkeit der Kohlenstoffverbundmaterialien ist nicht nur von Vorteil für die Beurteilung der Frakturheilung, sondern kann besonders wichtig für die Nachbestrahlung von Tumorpatienten sein.

Kohlenstoffaserverstärkte Polysulfonplatten wurden von uns klinisch das erste Mal für Osteosynthesen an der Wirbelsäule eingesetzt [4]. Als Vorteil erwies sich dabei zusätzlich, daß die Lochabstände für die transpedikulären Verankerungsschrauben individuell intraoperativ, entsprechend den anatomischen Gegebenheiten, gesetzt werden können (Abb. 4b).

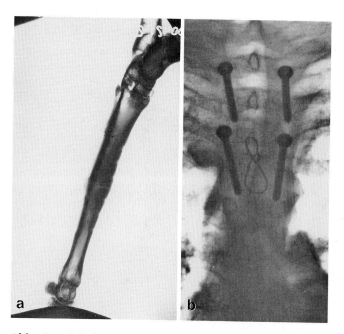

Abb. 4. a Schafsmetatarsus 24 Wochen nach Querosteotomie und Stabilisierung durch 6-Loch-Platte aus kohlenstoffaserverstärktem Polysulfon und 3,5 mm Schrauben aus dem gleichen Material. Die Implantate sind röntgenstrahlendurchlässig und deshalb nicht zu erkennen, **b** Osteosynthese an der Wirbelsäule nach Luxationsfraktur TH5/6. In die Osteosyntheseplatte aus kohlenstoffaserverstärktem Polysulfon wurden intraoperativ die Bohrungen für die Titanschrauben nach anatomisch erforderlichen Abständen gesetzt und die Platte auf die gewünschte Länge gekürzt

Stabilisierungsstangen für den Fixateur externe

Viele Hersteller von Fixateur externe-Systemen bieten heute schon Stabilisationsstangen oder Rohre aus kohlenstoffaserverstärktem Verbundmaterial an. Da diese Teile außerhalb des Körpers liegen, sind an die Gewebeverträglichkeit keine so hohen Anforderungen zu stellen und es wird überwiegend Epoxidharz als Matrixmaterial verwendet.

Abbildung 5 zeigt das Modell einer Osteosynthese mit einem Klammerfixateur unter Verwendung von zwei Rohren aus Kohlenstoffaserverbundmaterial (Synthes). Der Vorteil der Verbundmaterialien liegt hierbei in der Röntgendurchlässigkeit und im geringeren Gewicht der Rohre.

Instrumente

Überall dort, wo bei der Osteosynthese Instrumente aus Metall die intraoperative Beurteilung des Frakturverlaufes behindern, kann die Verwendung des röntgenstrahlendurchlässigen Kohlenstoffaserverbundmaterials sinnvoll sein. Abbildung 6 zeigt einen Hohmann-Hebel aus CF/PSU für Operationen am Femur und am Becken, der seit einigen Jahren mit gutem Erfolg im klinischen Einsatz ist. Wundsperrer, speziell für Osteosynthesen an der Wirbelsäule, sind in der Entwicklung.

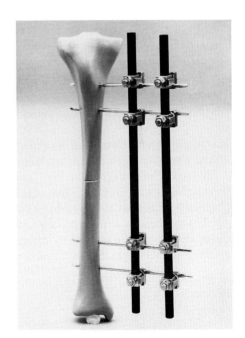

Abb. 5. Fixateur externe mit zwei Rohren aus Kohlenstoffaserverbundmaterial (Synthes). Geringeres Gewicht und Röntgentransparenz sind die Vorteile gegenüber herkömmlichen Rohren aus Implantatstahl

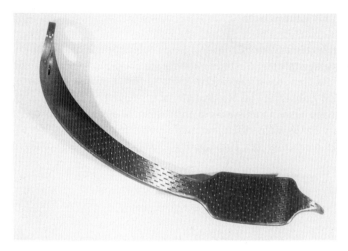

Abb. 6. Röntgenstrahldurchlässiger Hohmann-Hebel aus kohlenstoffaserverstärktem Polysulfon (Synthes)

Zusammenfassung und Diskussion

Kohlenstoffaserverstärkte Polymere können in der Osteosynthese als Implantate oder Instrumente Anwendung finden. Je nach Anwendungsfall weisen diese Verbundmaterialien dabei folgende Vorteile auf:

- Röntentransparenz,
- geringes Gewicht,
- weitgehend variierbare mechanische Eigenschaften und
- intraoperative Anpaßbarkeit an anatomische Gegebenheiten durch Bohren und Sägen.

Nachteilig bei der Verwendung als Plattenmaterial für lange Röhrenknochen ist die erforderliche Warmbiegung mit speziellen Warmbiegepressen.

Ein signifikanter Vorteil ist die Verwendung von Kohlenstoffverbundmaterialien bei Osteosynthesen an Tumorpatienten. Im Unterschied zu metallischen Implantaten kommt es bei den Verbundmaterialien nicht zu den störenden Strahlenreflexionen.

Neben der bereits weit verbreiteten Anwendung von Verbundmaterialien bei Fixateur externe Osteosynthesen ist deshalb damit zu rechnen, daß Kohlenstoffe für spezielle Indikationen auch für Implantate und Instrumente zunehmend an Bedeutung gewinnen werden.

Literatur

1. Akeson WH, Woo SL-Y, Coutts RD, Matthew JV, Gonsalves M, Amiel D (1975) Quantitative histological evaluation of early fracture healing of cortical bones immobilized by stainless steel and composite plates. Calcif Tiss Res 19:27–37
2. Bokros JC, La Grange LD, Schoen FJ (1973) Control of structure of carbon for use in bioengineering. Chem Phys Carb 103–171

3. Böder H, Gölden D, Rose Ph, Würmseher H (1980) Kohlenstoffasern – Herstellung, Eigenschaften, Verwendung. Z Werkstofftechn 11:275–281
4. Burri C, Claes L, Wörsdörfer O (1986) Osteosynthese an der Wirbelsäule mit individuell gearbeiteter Platte aus kohlenstoffaserverstärktem Polysulfon. Unfallchir 89:528–532
5. Claes L, Burri C, Neugebauer R, Wolter D, Rose P (1979) The elasticity of various carbon fibre ligament prostheses. 2nd Meeting of the European Society of Biomechanics
6. Claes L, Kinzl L, Neugebauer R (1981) Experimentelle Untersuchungen zum Einfluß des Plattenmaterials auf die Entlastung und Atrophie des Knochens unter Osteosyntheseplatten. Biomed Techn Bd 26, Heft 4:66–71
7. Claes L, Etter Ch (1984) Neue Verbundmaterialien für Osteosyntheseplatten. Dtsch Verb für Materialprüfung e.V., 83–96
8. Jenkins DHR (1978) The repair of cruciate ligaments with flexible carbon fibre. J Bone Joint Surg (Br) 60 (4):520
9. Tayton K, Johnson-Nurse C, McKibbin B, Bradley J, Hastings G (1982) The use of semi-rigid carbon-fibre-reinforced plastic plates for fixation of human fractures. J Bone Joint Surg (Br) 64:105–111
10. Wolter D, Burri C, Helbing G, Mohr W, Rüter A (1978) Die Reaktion des Körpers auf implantierte Kohlenstoffmikropartikel. Arch Orthop Trauma Surg 91:19–29

Plastikkompositstoffe in der Osteosynthese

E. Gautier[1] und B.A. Rahn[2]

[1] Labor für Experimentelle Chirurgie (Direktor: Prof. Dr. med. S.M. Perren), CH-7270 Davos-Platz
[2] Universitätsklinik für Orthopädische Chirurgie (Direktor: Prof. Dr. med. R. Ganz), Inselspital, CH-3010 Bern

Die Osteosynthese strebt unabhängig vom Implantattypus zur Vermeidung der Frakturkrankheit eine zumindest übungsstabile Frakturfixation an. Dabei hat das verwendete Implantat unmittelbar nach Osteosynthese einen relativ hohen, im Verlauf der Frakturheilung einen stetig abnehmenden Anteil der ursprünglichen Knochenbelastung zu tragen.

In der Anfangsphase der Plattenosteosynthese zu Beginn dieses Jahrhunderts war eine relativ hohe Rate von Implantatbrüchen zu verzeichnen, welche durch die Entwicklung korrosionsfesterer Implantatstähle, durch eine belastungsgerechtere Dimensionierung der Implantate und nicht zuletzt auch durch eine verbesserte Osteosynthesetechnik auf unter 1% reduziert werden konnte.

Jedes Implantat führt zu einer Verminderung der belastungsbedingten physiologischen Knochendeformation, was bei rigiden Platten gemäß dem Wolffschen Gesetz zu einer implantatnahen Osteopenie mit intracorticaler Porose und Reduktion der Corticalisdicke führen soll. Als klinisches Korrelat dieses Sachverhalts wird denn auch die Refrakturrate nach Implantatentfernung angeführt, sodaß die Entwicklung flexibler Implantate aus Titan, Kohlenstoff und Kunststoff, in jüngster Zeit auch aus resorbierbaren Materialien, vorgeschlagen wurde.

In unserer Versuchsserie an der intakten Schafstibia verglichen wir herkömmliche Stahlplatten mit stahlarmierten Polyacetalplatten bezüglich des Knochenverlustes im Bereich der implantatnahen Knochencorticalis. Die intracorticale Porose zeigte unabhängig vom Plattentypus nach 10 Wochen ein Maximum und erreichte nach 20 Wochen wiederum annähernd normale Werte, war aber zu jedem Zeitpunkt unter den flexibleren Implantaten signifikant höher. Die Markierung des Knochenumbaus zeigte in der plattennahen Corticalis ein zentrifugales Knochenremodelling, welches diese temporäre Porose bewirkte. Die Ausdehnung dieser Umbauzonen stimmte in auffälliger Weise mit einem Knochenareal überein, in welchem 4 Wochen nach der Verplattung ein totaler Perfusionsausfall nachzuweisen war. Eine Abnahme der Corticalisdicke konnten wir nicht beobachten, hingegen fanden wir nach 20 Wochen eine deutliche Zunahme der Querschnittsfläche, welche nach Verplattung mit Stahlplatten 14.6%, mit Polyacetalplatten im Schnitt 9.0% betrug.

Die These des mechanisch induzierten implantatnahen Knochenverlustes läßt sich durch unsere Untersuchung nicht stützen. Die von uns beobachteten Veränderungen innerhalb der Corticalis sind biologischer Ursache, indem der intracorticale Perfusionsstop zu einer Nekrose und einem nachfolgenden Knochenumbau mit einer temporären Porose führt. Die periostale und endostale Knochenapposition wird als unspezifische Aktivierung der Osteogenese durch das Operationstrauma gewertet.

Knochenregeneration mit aufbereitetem synthetischen und nativem Ersatzmaterial

H. Mittelmeier

Orthopädische Univ.-Klinik (Direktor: Prof. Dr. med. H. Mittelmeier), DD-6650 Homburg

In der orthopädischen Chirurgie gibt es zahlreiche angeborene und erworbene Zustände mit Knochendefekten, welche eines Knochenersatzes bedürfen. In der Traumatologie handelt es sich hauptsächlich um verzögerte Callusbildung, Pseudarthrosen und insbesondere Defektpseudarthrosen. Zum Knochenersatz stehen heute zwar auch leistungsfähige *Endoprothesen* zur Verfügung, die aber hauptsächlich *im Gelenkbereich* verwendet werden, weil ein nativer *Knorpelersatz* bislang nicht mit ausreichend dauerhafter Erfolgsaussicht möglich ist.

Im Bereich der *knöchernen Skeletabschnitte* besteht zwar auch die Möglichkeit einer prothetischen Defektüberbrückung. Im Hinblick auf die Verankerungsprobleme derselben wird hier aber heute noch bevorzugt auf die *Wiederherstellung des natürlichen Knochengewebes* abgezielt. Zu diesem Zwecke dienen seit alters her die verschiedenen Arten der autologen, homologen (allogenen) und heterologen (xenogenen) *Transplantationen,* welche jedoch immer noch mit speziellen Problemen behaftet sind, so daß Bemühungen um die Schaffung geeigneter Knochenersatzmaterialien heute so aktuell sind wie früher.

Die überlegene *autologe Transplantation* ist aber mit dem Nachteil der Zweitoperation, mit nicht unbeträchtlichen Komplikationsmöglichkeiten (Grob, Lob) und auch mit (oft unterschätzten) Betriebskosten verbunden. Die *homologe Transplantation,* vor allem von Lexer zunächst umfangreich verwendet, hat letztlich doch vielfach enttäuscht. Bezeichnend dafür ist, daß Lexer selbst und vor allem Witt zur Behandlung der Defektpseudarthrosen schließlich den autologen cortico-spongiösen Span vorgezogen haben, und neuerdings in Verbindung mit stabilisierender Osteosynthese vor allem die auf Matti zurückgehende *autologe Spongiosaplastik* hoch favorisiert wird. Die Neubelebung der homologen Plastik aufgrund des Tiefkühlverfahrens und der relativ leichten Materialgewinnung aus den bei den Hüftarthroplastiken gewonnenen Hüftköpfen erfreut sich derzeit zwar zunehmender Beliebtheit; hier bestehen aber heute doch noch erhebliche Bedenken bezüglich der immunogenen Abwehrreaktionen und der großen *Gefahr viraler Übertragungen,* vor allem von AIDS.

Da die *native heterologe Knochenplastik* schon bei den im vorigen Jahrhundert durchgeführten Versuchen wegen starker immunogener Abwehrreaktionen versagt hatte, wurde seither verschiedentlich versucht, durch *"Denaturierung"* der Tierknochen eine bessere Verträglichkeit und Erschließbarkeit zu erreichen. Dabei wurden eigentümlicherweise vor allem zwei diametrale Wege verfolgt, nämlich einerseits die *Entfernung der immunogenen Eiweißsubstanzen* mit Verbleib der Mineralstrukturen sowie umgekehrt die *Entkalkung* mit Gewinnung der rein organischen Knochenmatrix.

Der erstere Weg führte vor allem zur Herstellung des ersten handelsüblichen Knochenersatzmaterials, nämlich des sogenannten *Kieler-Knochenspans* (Maatz und Bauermeister), der tierexperimentell eine deutliche "calluslockende" Wirkung zeigte, letztlich aber tierexperimentell und klinisch nicht überzeugt hat (Schweiberer 1970). Vor allem konnten wir in unserer Arbeitsgruppe zeigen, daß das im Kieler-Span mit ca. 35 Gewichtsprozent verbleibende *Skleroprotein* (Collagen) doch noch eine starke immunogene Abwehrreaktion erzeugt, welche schließlich zur Resorption des Implantates und der durch dasselbe im orthotopen Lager ausgelösten Knochenneubildung führt (Katthagen u. H. Mittelmeier).

Seit etwa einem Jahrzehnt laufen vor allem Bemühungen zur Herstellung *mineralischer Knochenersatzmaterialien* aus synthetisch hergestellten und porosierten Calciumphosphaten, vor allem Tricalciumphosphat und Hydroxil-Apatit (Köster; Osborn u.a.).

In unseren tierexperimentellen Untersuchungen wurde jedoch gezeigt, daß die im Aufschäumungsverfahren porosierten Materialien zwar biologisch ausgezeichnet verträglich sind und eine osteokonduktive Wirkung besitzen, aber andererseits schlecht erschließbar sind und vom regenerativen Knochengewebe nicht ausreichend durchwachsen werden können (Katthagen u. H. Mittelmeier). Eine bessere Erschließbarkeit besteht für *granuläres Hydroxil-Apatit,* wie es in USA vor allem in der Kieferchirurgie zuerst verwendet wurde (Jarcho); hier zeigten aber eigene Untersuchungen, daß die Formstabilität und die nur kleinen Zwischenräume gleichfalls ungünstig sind.

Aus diesem Grunde haben wir seit Ende der 70er Jahre das neue Knochenersatzmaterial *Collapat* entwickelt, welches aus der Dispersion keramisierter synthetischer Hydroxil-Apatit-Granula in einem ursprünglich xenogenen, aber gereinigten und damit immunogenfreien Kollagenschwamm besteht, welcher bereits seit einem Jahrzehnt (ohne Apatit) zur lokalen chirurgischen Wundtamponade problemlos im Einsatz war. In umfangreichen Tierversuchen konnten wir nachweisen, daß dieses Material eine *intensive hochsignifikante Förderung der Knochenregeneration* im orthotopen ersatzstarken Knochenlager (Bohrlochtest an der distalen Femurcondyle des Kaninchens) bewirkt (H. Mittelmeier u. Nizard 1983; Katthagen 1985). Es erfolgte dabei eine rasche und vollständige Erschließung sowie osteoblastische Differenzierung des aus dem knöchernen Wundlager einwachsenden osteogenetischen Granulationsgewebes mit *Ausbildung eines dichten callösen Netzwerks* (Abb. 1).

Eine an unserer Klinik von 1980 bis 1983 durchgeführte *klinische Prüfung* der Collapat-Anwendung bei 356 Patienten (Durchschnittsalter 39 Jahre) zeigte bei verschiedenen Indikationen in der Regel eine *gute Wirksamkeit bei Anwendung im ersatzstarken Lager*. Es handelte sich dabei insbesondere auch um Auffüllungen von Knochendefekten nach Entnahme autologen Knochenmaterials, Defekte nach Tumorresektion, Wechseloperationen von Hüftprothesen, Spondylodesen nach Harrington, osteomyelitische Defekte, aber auch Frakturen und Pseudarthroseoperationen (Th. Sellier et al.).

Insbesondere konnten wir sehen, daß es damit auch möglich ist, bei *stabilen Plattenosteosynthesen von Frakturen,* welche in der Regel nur einer langsamen primären acallösen corticalen Knochenheilung unterliegen, bei subperiostaler Auflagerung rasch eine *Callusmanschette* zu bewirken und die Knochenheilung damit in kürzerer Zeit stabiler zu gestalten. Collapat hat aber vor allem auch den Vorteil, daß es sowohl in Knochenhöhlen als auch auf der Knochenoberfläche in Verbindung mit dem Gewebesekret oder Blut *gut anformbar* ist und zugleich auf der Knochenwunde eine gute *blutstillende Wirkung* entfaltet (Abb. 2).

Die gute plastische Anformbarkeit des Collapat beinhaltet aber umgekehrt natürlich mangelnde Formstabilität, so daß es sich nicht zum Formaufbau von Knochen, insbesondere bei segmentären Knochendefekten eignet.

Aus diesem Grunde wurde von uns ein *weiteres formstabiles Knochenersatzmaterial,* nämlich das sogenannte *Pyrost* entwickelt. Es handelt sich dabei um ein ursprünglich natives xenogenes spongiöses Knochenmaterial, welches jedoch durch entsprechende Präparation eine *völlige "Entorganisierung"* erfahren hat (im Unterschied zu dem nur von Weichteilproteinen und Fetten befreiten, jedoch noch das native xenogene Gerüsteiweiß enthaltenden Kieler-Knochenspan). Obwohl Bauermeier meinte, daß die Verbrennungsmaceration nur zu einem untauglichen ascheähnlichen Produkt führe, war es durch ein besonderes *schonendes Pyrolyse-Verfahren* doch möglich, die native Spongiosastruktur des tierischen Knochens ohne Formzusammenbruch über die Verbrennung hinwegzubringen und durch eine nachträgliche *keramische Sinterung* wieder beträchtlich zu verfestigen, so daß durchaus Formstabilität besteht. Das Pyrost wird vor allem in Form von spongiösen Stäben mit einem Querschnittsmaß von 5 x 5 mm und mehreren Zentimeter Länge hergestellt, die bei größeren Knochendefekten bausteinartig zusammengefügt werden. Im Unterschied zu den aufgeschäumten porösen synthetischen Calciumphosphat-Keramiken besitzt das Pyrost das native *durchgehende spongiöse Markraumsystem,* welches rasch vom Blut durchtränkt und leicht vom Heilgewebe erschlossen werden kann. Dabei beträgt die *Druckfestigkeit durchschnittlich 50 kp/cm^2*. Pyrost besteht überwiegend aus dem natürlichen Hydroxil-Apatit, enthält darüberhinaus noch leicht lösliche aktive Calcium-Ionen, welche offenbar nach dem Einbringen in das Gewebe das maßgebliche biologische Signal zur Stimulierung der primären determinierten Osteoprogenitor-Zellen zur Bildung von Osteoblasten und Osteocyten darstellen, wobei insbesondere auch die alkalische Milieuänderung maßgebliche Bedeutung hat. Außerdem sind aber im Pyrost — im Unterschied zu den rein synthetischen Calciumphosphat-Keramiken — auch noch die natürlichen Spurenelemente des Knochens enthalten.

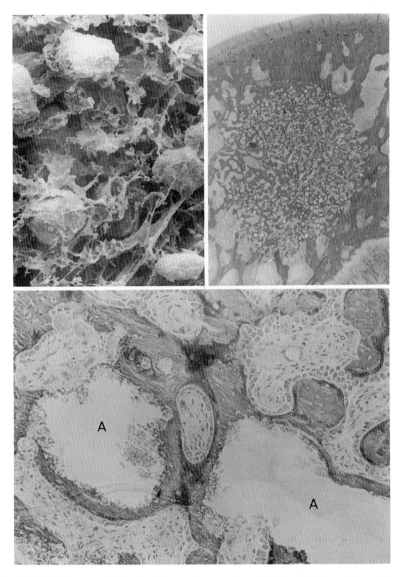

Abb. 1. *Links oben:* REM-Foto von Collapat: Dispersion von keramisierten Hydroxil-Apatit-Granula (Durchmesser ca. 100 µm) in dem lyophilisierten gereinigten leicht erschließ- und resorbierbaren Kollagenschwamm. *Rechts oben:* Ausschnitt aus distaler Femurcondyle des Kaninchens mit Auffüllung des 6 mm Bohrlochdefektes durch ein dichtes feinmaschiges callöses Netzwerk einige Wochen nach Collapat-Implantation. Im Vergleich mit den kontralateralen Leerhöhlen, welche nur eine spärliche marginale spontane Knochenregeneration zeigen, hier sehr starke Stimulation des Knochenregeneration. *Unten:* Intensive osteoblastische Knochenneubildung 2 Wochen nach Implantation von Collapat in das orthotope Lager (distale Femurcondyle des Kaninchens): Dichte Anlagerung von neu gebildetem Knochen um die Apatit-Granula (*HA*), zahlreiche dichte Osteoblastensäume. Das Apatit-Granulat ist präparativ teilweise ausgefallen (Aus: B.-D. Katthagen 1985)

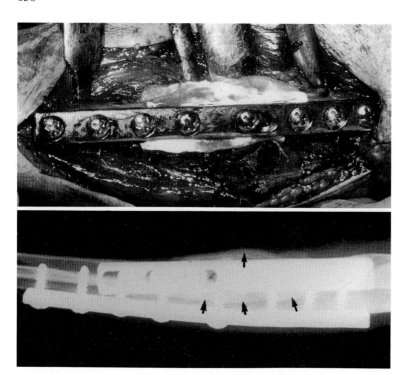

Abb. 2. *Oben:* OP-Situs einer Osteosynthese mit Autokompressionsplatte bei Unterarmfraktur, muffenartige Auflagerung und Anformung von Collapat. *Unten:* Rö-Bild nach 3 Monate mit deutlicher Collapat-bewirkter Callusspindel. Frühzeitig volle Belastungsfähigkeit

In tierexperimentellen Untersuchungen wurde von meinen Mitarbeitern B.-D. Katthagen und W. Mittelmeier gezeigt, daß auch das Pyrost *im orthotopen ersatzstarken Lager* eine starke knochenstimulierende Wirkung auf das einwachsende Granulationsgewebe ausübt. Dabei ist bereits nach 2 Wochen eine hochaktive Knochenneubildung auf der Oberfläche der Pyrost-Bälkchen und in den Maschenräumen zu beobachten. Nach entsprechenden biologischen Umbauvorgängen bleibt auch im Langzeitversuch eine Implantat-orientierte "epitaktische" Knochenbildung erhalten (Abb. 3).

Im ektopen ersatzschwachen Lager bewirken die genannten Ersatzmaterialien Collapat und Pyrost jedoch *keine Osteoinduktion* im Sinn der angloamerikanischen Terminologie (Sevitt; Glowacki u.a.), nämlich, daß das unspezifische Granulationsgewebe der Weichteile eine osteogenetische Differenzierung erfährt. In entsprechenden tierexperimentellen Untersuchungen von W. Mittelmeier wurde gezeigt, daß die Implantation von Pyrost alleine in die Quadricepsmuskulatur von Kaninchen nur zur fibrösen Durchwachsung des Präparates, jedoch zu keiner Knochen- oder Markbildung führt.

Während die *Verpflanzung von autologem Knochenmark* ins ektope Muskellager zu keiner wesentlichen Knochenbildung führt, konnte Burwell zeigen, daß dagegen die *"Composition"* von homologen Knochentransplantaten und autologem Mark im ektopen Lager

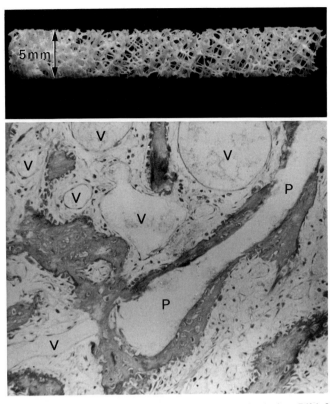

Abb. 3. Filigranes Pyrost-Stäbchen mit spongiöser Struktur. *Unten:* Histologisches Bild 2 Wochen nach Pyrost-Implantation in das orthotope Knochenlager (Bohrlochtest an der distalen Femurcondyle des Kaninchens). Das Pyrost-Bälkchen (*P*), präparativ teilweise ausgefallen ist von neugebildetem Knochen eingescheidet. In der Umgebung weitere Callusbälkchen mit teilweise dichten Osteoblastensäumen. Dazwischen Regeneration des Markes mit zahlreichen Blutgefäßen (*V*), Ausdruck rascher und ausgezeichneter Erschließbarkeit. Keinerlei Fremdkörperreaktionen, keine immunologische Abwehrreaktion

eine bessere Knochenregeneration ergibt. Sie war allerdings durch die immunogenen Prozesse der homologen Transplantation beeinträchtigt.

In Anlehnung an Burwell wurde von uns auch die *"autologe Markinoculation" von Pyrost* zur Erzeugung von Knochen im ektopen Lager versucht. Hier konnte W. Mittelmeier in seiner Dissertation zeigen, daß damit — im Unterschied zur reinen Pyrost-Implantation — auch im Muskel *regelmäßig eine Knochen- und Knochenmarksneubildung* erzielt werden kann. Das Pyrost stellte offenbar ein hervorragendes "Biotop" für die Regeneration der Markzellen dar, was auch klinische Bedeutung hat (Abb. 4).

Pyrost wurde an unserer Klinik von 1984 bis 1986 einer *klinischen Prüfung* bei 373 Patienten (mit 385 Implantationen) unterzogen (Durchschnittsalter der Patienten 41 Jahre). Dabei erfolgte die Anwendung wiederum zu einem großen Teil zur Auffüllung autologer Entnahmedefekte, aber auch zur Füllung von Resektionshöhlen und Streckendefekten bei

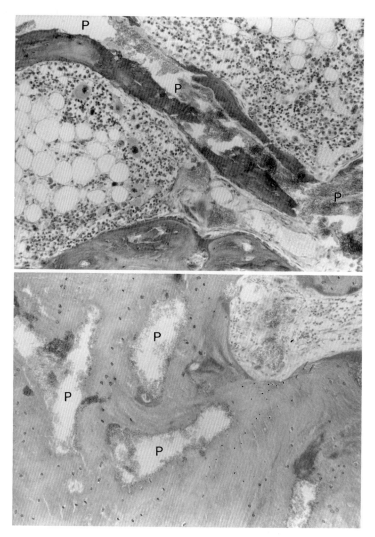

Abb. 4. *Oben:* Histologischer Schnitt aus autolog markinoculierten Pyrost-Stücken nach Einpflanzung in die Quadriceps-Muskulatur des Kaninchens. Die Pyrost-Bälkchen sind dicht mit neugebildetem Knochen eingescheidet; auch in den Zwischenräumen gute Knochenneubildung (*unterer Bildrand*). In den Zwischenräumen neu gebildetes blutbildendes Knochenmark. Mit Ausnahme der eingeschlossenen Pyrost-Bälkchen kein prinzipieller Unterschied zu natürlichem Spongiosa- und Markgewebe (Aus: W. Mittelmeier 1988). *Unten:* Histologisches Präparat von callöser Knochenbrücke nach Auflagerung von markbeimpftem Pyrost auf Pseudarthrose, wiedergewonnen anläßlich Plattenentfernung: Pyrost-Bälkchen von dichtem Knochengewebe eingescheidet, rechts oben Umbauprozeß

Tumoren, Verlängerungsosteotomien, beim Hüftprothesenwechsel (Pfannengrund und Markhöhle), bei Spondylodesen, Pfannendachplastiken, aber auch Frakturen, Pseudarthrosen und Osteotomien (in der Regel in Verbindung mit Osteosynthese). Auch hier zeigte die Auswertung von Sellier et al. *in der Regel eine gute Knochenregeneration ohne lokale oder allgemeine Nativwirkungen.* Eine vollständige Integration des Pyrost mit Homogenisierung der Knochendefekte wurde bei 94% erreicht, eine Teilintegration bei 4,5%, keine Integration bei 1,5% (im Falle von lokalen Infektionen). Die quantitative Defektfüllung durch Knochenneubildung wurde dabei als vollständig bei 87,3%, als teilweise Regeneration bei 8%, ohne Knochenregeneration bei 2% und mit überschießender Knochenbildung bei 2,7% beurteilt (Abb. 5).

Insbesondere konnten wir auch *bei segmentären Knochendefekten,* vor allem nach Verlängerungsosteotomien und bei Tumorresektion unter dem Schutz einer Platten-Überbrückungsosteosynthese und mit Hilfe der autologen Markinoculation eine zufriedenstellende Knochenregeneration ohne autologe Knochentransplantation erzielen.

Klinisch erfolgte die *autologe Markgewinnung durch Markaspiration* vor allem aus dem Beckenkamm mit Hilfe eines speziellen, von uns entwickelten Markaspirators, der durch eine kleine Stichincision unter Vorbohrung der Corticalis selbstschneidend in die Spongiosa eingedreht wird. Nach Aspiration von Markblut wird dasselbe auf das in einer Schale vorgelegte Pyrost versprüht, so daß dasselbe möglichst vollständig mit Markblut getränkt ist. Erst danach darf die Implantation in den Defekt erfolgen. Bei Segmentdefekten ist aber unbedingt darauf zu achten, daß die Pyrost-Stäbchen nicht nur die Defektstrecke selbst füllen, sondern die angrenzenden vitalen Knochenstümpfe parossal noch muffenartig überlagern (Abb. 6).

Insgesamt kann nach unseren Erfahrungen mit Knochenersatzmaterialien auf dem Gesamtgebiet der orthopädischen Chirurgie bei der überwiegenden Zahl von Knochendefekten heute mit diesen immunologisch unproblematischen und gewiß auch atoxischen Knochenersatzmaterialien *in der Regel eine befriedigende Knochenregeneration im ersatzstarken Lager und mit Hilfe der autologen Markinoculationstechnik teilweise auch im ersatzschwachen Lager erreicht werden.* Damit kann in einem großen Teil der Fälle die früher übliche autologe Knochenplastik eingespart oder zumindest qualitativ reduziert werden. Die große autologe Knochenentnahme wird durch das Verfahren der Markinoculation unter Vermeidung größerer Komplikationsmöglichkeiten auf eine kleine Stichincision reduziert. Dabei ist es auch möglich, durch den Aspirationskanal auch noch nach der Markaspiration mit einem kleinen scharfen Löffel einzugehen und noch etwas autologes spongiöses Material herauszukürettieren und dem Ersatzmaterial beizugeben.

Dennoch werden wir die autologe Transplantation nicht völlig ersetzen können. Das autologe Transplantat stellt zwar heute nicht mehr, wie Schweiberer 1970 noch feststellen mußte, "das einzige" Knochenmaterial dar, mit dem man zuverlässig eine Knochenregeneration bewirken könne, wohl aber zweifellos das beste. Die Überlegenheit des autologen Knochenspans aufgrund der Überlebensfähigkeit der Zellen, der raschen Anschlußmöglichkeit an die Markgefäße, des Fehlens jeder Immunreaktion und schließlich der hervorragenden normalen Knochenstruktur sowie elastischen Festigkeit kann durch die Knochenersatzmaterialien nicht erreicht werden. *Im ersatzstarken Lager stellen sie aber eine befriedigende Lösung zur Wiederauffüllung der Knochenendefekte dar und im ersatzschwachen Lager mit Markinoculation eine Alternative unter sonst günstigen Voraussetzungen.* Bei schwierigen Wiederherstellungen, von allem nach traumatischen Schäden wird jedoch

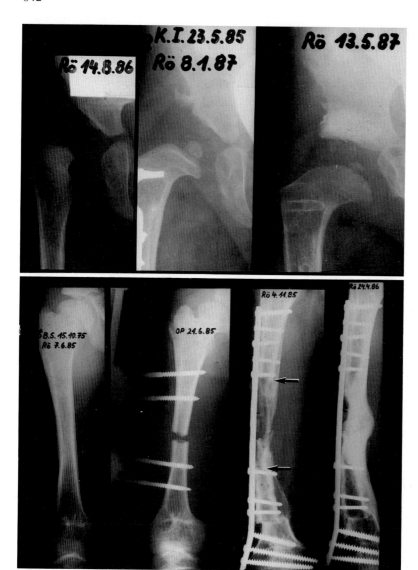

Abb. 5. *Oben:* Anwendung von Pyrost-Keil zur Pfannendachbildung bei Kind mit Hüftluxation und Zustand nach Rotationsosteotomie: Nach 4 Monaten homogene dichte transversale Pfannendachbildung. *Unten:* Anwendung von markbeimpftem Pyrost bei Verlängerungsosteotomie des Femur mit 10 cm segmentalem Knochendefekt (*Pfeilmarkierung*): Nach 10 Monaten massive dichte Knochenregeneration

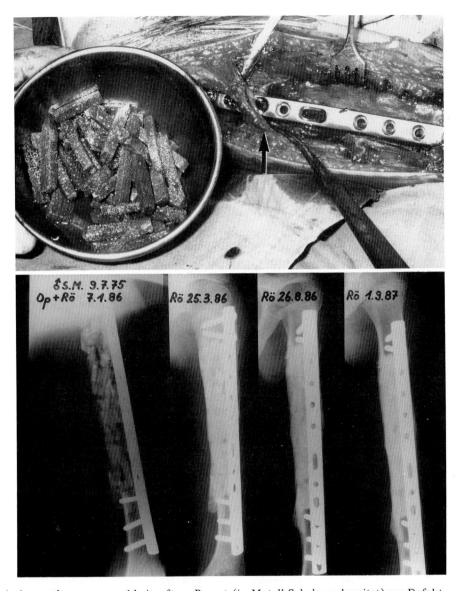

Abb. 6. Anwendung von markbeimpftem Pyrost (in Metall-Schale vorbereitet) zur Defektüberbrückung nach einer 15 cm langen Resektion einer ausgedehnten frakturierten juvenilen Knochencyste (*distales Stumpfende mit Pfeil markiert*). Defekt mit Osteosyntheseplatte überbrückt und stabilisiert. Implantation in das ersatzschwache Weichteillager. *Unten links:* Rö-Bild unmittelbar nach OP. Man erkennt noch deutlich die einzelnen Pyrost-Stücke, dazwischen dunkle Gewebelücken. Im folgenden Bild schon nach 11 Wochen massive dichte Knochenregeneration, die sich in der Folgezeit zunehmend homogenisiert. Früher waren hierzu ausgedehnte autologe Spantransplantationen erforderlich. Volle Funktionstüchtigkeit für das tägliche Leben. Vorerst noch vorsorglich Sportverbot

auch zukünftig die autologe Plastik noch eine große Bedeutung behalten. Dies geht insbesondere auch aus dem dargelegten eigenen Krankengut hervor, bei dem die Ersatzmaterialien vielfach zur Auffüllung autologer Knochenentnahmedefekte verwendet wurden. Aber auch hier spielen sie eine wichtige Rolle, nachdem die Erfahrung gezeigt hat, daß die autologen Defekte nicht so leicht spontan regenerieren, wohl aber, wenn ihnen die Anregung durch die genannten Ersatzmaterialien zuteil wird.

Große Bedeutung könnte aber in der *Knochenbruchbehandlung* mit offener Osteosynthese die parossale Knochenstimulation durch Collapat-Auflagerungen erlangen, um auf biochemischem Wege die schützenden Callusspindeln um die Frakturen zu erreichen, welche bei der stabilen Osteosynthese aus biomechanischen Gründen entfallen, um damit diesen osteosynthetisch versorgten Frakturen frühzeitig eine parossale knocheneigene Stabilisierung zu verleihen, welche die nur langsam zunehmende corticale Knochenheilung unterstützt.

Literatur

Katthagen B-D (1986) Knochenregeneration mit Knochenersatzmaterialien. Eine tierexperimentelle Studie. Hefte Unfallheilkd, Heft 178. Springer, Berlin Heidelberg New York Tokyo

Mittelmeier H, Katthagen B-D (1984) Neue Wege des Knochenersatzes. Orthop Praxis 20: 389

Mittelmeier W (1988) Knochenneubildung im ersatzschwachen Lager mit total enteiweißtem Mineralknochen und autologer Markinokulation. In: Osteoplastiken und artefizielle Knochenregeneration bei der Osteosynthese, Mittelmeier H (Hrsg). Vortrag DGOT-Kongreß, Erlangen 1986. Demeter-Verlag, Gräfelfing, S 40

Sellier Th, Katthagen B-D, Meiser M (1988) Klinische Erfahrungen mit den Knochenersatzmaterialien Collapat und Pyrost. In: Osteoplastiken und artefizielle Knochenregeneration bei der Osteosynthese, Mittelmeier H (Hrsg). Vortrag DGOT-Kongreß, Erlangen 1986. Demeter-Verlag, Gräfelfing, S 46

Hydroxylapatit und Tri-Calciumphosphatwerkstoffe

R. Mathys sen., R. Mathys jun., W. Müller und H. Weigum

Rob. Mathys Co., Abt. F/E + K, CH-2544 Bettlach

In Anlehnung an die mineralischen Bestandteile des natürlichen Knochens werden schon lange synthetisch hergestellte Calciumphosphat-Keramiken als Füllmaterial von Knochendefekten vorgeschlagen, in Fällen in denen das autologe Material unzureichend ist oder dessen Entnahme dem Patienten nicht zugemutet werden kann oder nicht möglich ist, aber auch zur Umgehung immunologischer Probleme, die bei der Wendung von homologem oder heterologem Material auftreten können (Tabelle 1). Zur Zeit gelangen zwei

Tabelle 1. Die Herstellung von Calciumphosphat-Keramiken besteht im wesentlichen aus den Arbeitsschritten: — Pulveraufbereitung — Verdichtung des Pulvers und — Sinterung des amorphen Rohlings zum kistallinen keramischen Formteil

Pulver	→	Verdichtung	→	Sinterung
Zusammensetzung Korngröße Mischungen		unidirektional isostatisch		Temperatur 800°C–1300°C Atmosphäre Schwund

Typen zur klinischen Anwendung, nämlich Calcium-hydroxyl-Apatit, $Ca_5(OH).(PO_4)_3$ und beta-tri-Calciumphosphat, $Ca_3(PO_4)_2$. Beide Kristallphasen entstehen beim Brennen von vorwiegend amorphem Calcium-ortho-phosphat, und zwar HA, wenn das Ca/P Verhältnis 1,5 : 1 beträgt oder ein Gemisch der beiden Phasen bei einem Zwischenwert des Ca/P Verhältnisses zwischen 1,5 und 1,67. Calciumphosphatkeramiken werden nach dem Sinterverfahren hergestellt, das die Zubereitung des Pulvers, die Verdichtung desselben und als wichtigste Operation das Sintern umfaßt, wobei das amorphe Ausgangsmaterial, bei Temperaturen zwischen 800° und 1300°C in den kristallinen Zustand übergeht (Tabelle 2). Als Keramiken haben sowohl HA als auch TCP den Nachteil der Sprödigkeit. Die Druckfestigkeit von HA und TCP ist sehr stark von der Porosität abhängig und dadurch in weiten Grenzen variierbar (Abb. 1). HA gilt grundsätzlich als nicht resorbierbar. TCP dagegen wird resorbiert und durch neuen Knochen ersetzt. Der Einsatz des nicht resorbierbaren Hydroxylapatits dient, z. B. als Leitgerüst im Falle von mechanisch beanspruchten Defektüberbrückungen. Dagegen wird das resorbierbare TCP vorwiegend bei mechanisch nicht beanspruchten Knochendefektfüllungen in Form von Pulvern und Granulaten angewendet (Abb. 2). Hydroxylapatit und tri-Calciumphosphat sind geeignet, als Knochenersatzmaterialien eingesetzt zu werden. Die bindegewebefreie Ein- resp. Anlagerung von Knochen an beide Keramiken kann als ideal bezeichnet werden; vorausgesetzt ist allerdings absolute Stabilität. Die Sprödigkeit dieser Materialien schränkt deren Einsatz insbesondere als Kraftträger stark ein. Durch Bildung von Verbundmaterialien aus Keramiken und Polymeren wird es möglich sein mechanisch tragfähige Formkörper herzustellen (Abb. 3, 4).

Tabelle 2. Aus den Strukturformeln geht hervor, daß die Ca:P-Verhältnisse für den nichtresorbierbaren Hydroxylapatit HA und das resorbierbare tri-Calciumphosphat TCP sehr nahe beieinander liegen

Hydroxylapatit	HA	$Ca_5(PO_4)_3(OH)$
tri-Calciumphosphat	TCP	$Ca_3(PO_4)_2$
	Ca:P-Verhältnis	
Hydroxylapatit	HA	Ca:P = 1,67:1,0
tri-Calciumphosphtat	TCP	Ca:P = 1,5:1,0

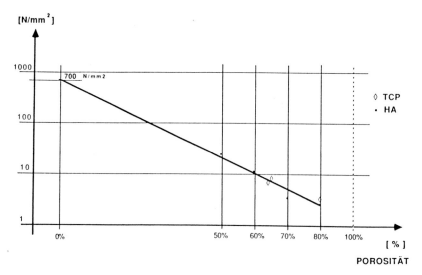

Abb. 1. Bedingt durch die Sprödigkeit der Keramiken HA und TCP lassen sich nur für die Druckfestigkeit verläßliche Werte ermitteln. Die Druckfestigkeit der beiden Materialien hängt sehr stark von deren Porosität ab, ist aber für beide gleich

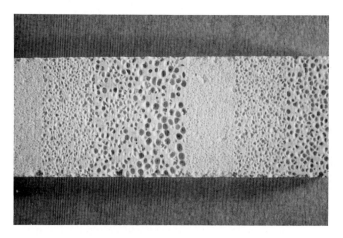

Abb. 2. Durch die Beimengung von geeigneten Hilfsstoffen zu den Rohmaterialien, lassen sich Porengröße und Porenvolumen in weiten Grenzen verändern und steuern

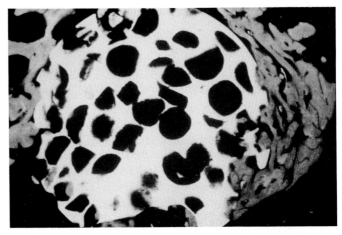

Abb. 3. Hydroxylapatit-Prüfkörper, Durchmesser 3 mm mit 60% Porosität und einer Porengröße von 250 µm–500 µm. Mikroradiographie nach 6 Monaten Implantation ohne Anzeichen von Resorption

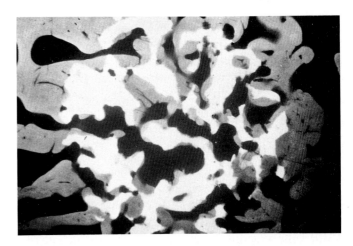

Abb. 4. tri-Calciumphosphat-Prüfkörper Durchmesser 3 mm mit 60/ Porosität und einer Porengröße von 250 µm–500 µm. Mikroradiographie nach 6 Monaten, 60% des Materials ist resorbiert und durch Knochen ersetzt

Biodegradierbare Plattenmaterialien im Tierversuch*

J. Eitenmüller

Chirurgische Univ.-Klinik der Berufsgenossenschaftlichen Krankenanstalten "Bergmannsheil Bochum" (Direktor: Prof. Dr. med. G. Muhr), Hundscheidtstraße 1, D-4630 Bochum

Klinische Anwendungsmöglichkeiten für vollständig abbaubare Osteosynthesematerialien werden in der Literatur an zahlreichen Stellen gefordert [4, 8, 9] In der Bundesrepubik Deutschland entstehen Kosten in Höhe von 5 Mio. DM jährlich infolge Metallentfernungsoperationen. Die Verwendung metallischer Osteosynthesematerialien führt bei starren Implantaten regelmäßig zu einem Folgeeingriff zum Zwecke der Metallentfernung. Weiterhin werden durch Metalle in zunehmendem Maße Korrosionsprobleme und Probleme durch die Streßprotektion hervorgerufen [1, 3, 5]. Das Monomer des Polylactids ist seit Jahrzehnten gut untersucht und ein Bestandteil des menschlichen und tierischen Stoffwechsels, die Polymere jedoch sind lediglich in der Form als Fadenmaterial seit 2 Jahrzehnten bekannt, als Blockpolymerisat bestehen erst Erfahrungen über wenige Jahre.

Weiterhin bestehen zum gegenwärtigen Zeitpunkt noch sehr wenige Erfahrungen auf dem Gebiete der Kunststoffverarbeitung mit diesem Material, wie z.B. auf dem Gebiet der Spritzgußtechnik oder der Herstellung von Kompositmaterial. Es muß bei all diesen Überlegungen immer der Grundsatz der vollständigen Resorbierbarkeit aller Bestandteile dieser Materialien eingehalten werden. Bei dieser Sachlage waren wir gezwungen, zu Beginn unserer experimentellen Untersuchungen eine Materialscreeningstudie durchzuführen. Im Anschluß hieran erprobten wir dieses Material in seiner Eignung als Osteosynthesematerial bei Querosteotomien am Beagle-Radius.

Material und Methoden

Aus Blockpolymerisaten von L-Lactid (Molekulargewicht 800000), L-Lactid (Molekulargewicht 500000), L-Lactid unter Zumischung von Silberphosphat, L-Lactid mit Beimengung von 2% Polyglucolsäure L-Lactid unter Beimengung von 10% Polyglucolsäure und DL-Lactid 90/10 wurden Teststäbchen mit den Maßen 25 x 3 x 2 mm durch spanabhebende Verfahren hergestellt.

Zur Untersuchung des Abbauverhaltens und des Festigkeitsverlustes im biologischen Milieu wurden diese Teststäbchen in die Rückenmuskulatur von 80 weißen Wistar-Ratten implantiert. Der Abfall der Biegefestigkeit wurde durch den Dreipunkt-Biegetest, der Abfall des Molekulargewichtes durch die Bestimmung der Viscosimetrie und die Bestimmung der inhärenten Viscosität bestimmt. Weiterhin erfolgte eine feingewebliche Untersuchung der Implantatlager.

Zur Überprüfung der Eignung dieses Materials als Osteosynthesematerial wurden 6-Loch-Platten aus Polylactid mit einem Molekulargewicht von 600000 bis 800000 hergestellt. Die

---

* Diese Untersuchung wurde durch die DFG finanziert.

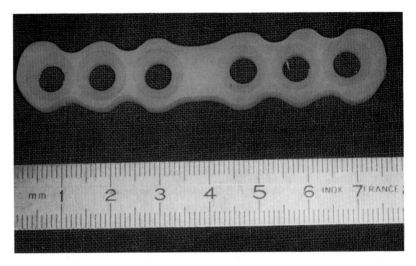

Abb. 1. Polylactid-Platte (MG 800000) zur Stabilisierung des Beagle-Readius

Platten hatten eine Länge von 75 mm, die Breite in Höhe des Bohrloches betrug 17 mm und in Höhe des Zentrums 12 mm, die Platten waren im Zentrum 6 mm dick und 5 mm an den Enden (s. Abb. 1). Die Zugfestigkeit ist Tabelle 1 zu entnehmen.

Die Schrauben hatten einen Kreuzschlitzkopf, der Kerndurchmesser betrug 4 mm, der Außendurchmesser 5,5 mm. Die Schrauben besaßen ein 3°/30° Sägezahngewinde, welches ein geringes Rückstellmoment besitzt und eine horizontale Auflagefläche der Gewindezüge auf der Zugseite im Verlauf zur Kraftrichtung gewährleistet (Abb. 2).

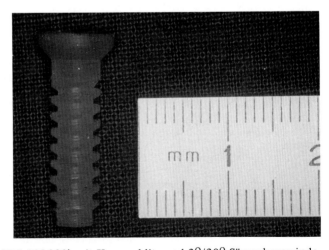

Abb. 2. Polylactid-Schraube (MG 800000) mit Kreuzschlitz und 3°/30° Sägezahngewinde, Kerndurchmesser 4 mm, Außendurchmesser 5,5 mm

Tierversuche

Bei 12 Beagle-Hunden wurde eine Querosteotomie des Radius durchgeführt und ein Defekt von etwa 1,5 mm Breite geschaffen, mit nachfolgender Stabilisierung unter Verwendung der Polylactid-Materialien. Drei Tage postoperativ belasteten die Tiere die Extremität voll, es wurde keine äußere Stabilisierung verwendet. Der Heilverlauf wurde durch klinische und röntgenologische Kontrolluntersuchungen verfolgt.

Ergebnisse

Der Verlust an mechanischer Festigkeit ist am Beispiel des Polylactid-L mit einem Molekulargewicht von 800 000 in Abb. 3 dargestellt. Bei einem Ausgangswert von 121,5 N/mm^2 fanden wir einen Abfall innerhalb 4 Wochen auf 56 N/mm^2 und auf 45 N/mm^2 nach 6 Wochen. Die Teststäbchen zeigten nach 5 Wochen (Abb. 4) wenig Veränderungen bei Polylactid-L, deutliche Veränderungen jedoch bei den Copolymeren mit größerem Anteil des Copolymerisats. Nach 52 Wochen (Abb. 5) ließen sich vereinzelte Copolymere nicht mehr auffinden, alle Polymere zeigten erhebliche Abbauerscheinungen.

Die rasterelektronenmikroskopischen Untersuchungen ließen bereits nach 2 Wochen eine Vergrößerung der in diesem Material vorhandenen Mikrospalten erkennen, nach 28

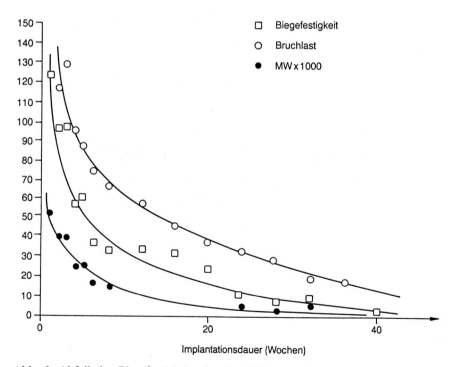

Abb. 3. Abfall der Biegefestigkeit, der Bruchlast und des Molekulargewichts im Verlauf der Zeit von Polylactid 800 000. Die Biegefestigkeit (Dreipunkt-Biegetest) wurde in N/mm^2 gemessen, ebenso die Bruchlast

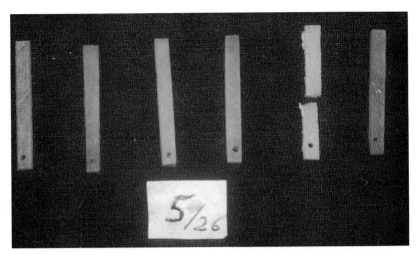

Abb. 4. Aussehen der Teststäbchen (s. Text) nach 5 Wochen

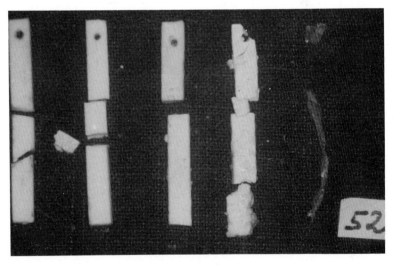

Abb. 5. Aussehen der Teststäbchen (s. Text) nach Ablauf von 52 Wochen. Das Copolymer-L-Lactid 10% Glycolid war nicht mehr auffindbar

Wochen z. B. fanden wir große Lacunen in allen Abschnitten der soliden Teststäbchen. Dies spricht für einen gleichzeitig ablaufenden Abbau an der Oberfläche und in der Tiefe der Materialien.

Die feingeweblichen Untersuchungen nach Paraffineinbettung des Implantatlagers und Herstellung von Mikrotomschnitten zeigten eine dünne bindegewebige Kapsel in der Umgebung der Implantate. Wir fanden keine toxischen Reaktionen in der Umgebung.

HUND NR.	WOCHEN 2	4	6	8	10	12	MONATE 4	5	6	7	8	9
6	0	0+										
7	0	0+										
2		+	x									
12		0	x									
8	0		+	x								
9	0		0	0+								
3	0	+	+		x							
5		+	+		x							
4		0	0	+	+	x						
1		+	+		x							
10		+	+			+			x			
11		0	0		0			0				

0 = KEIN DURCHBAU
+ = FRAGL. DURCHBAU
x = KNÖCHERNER DURCHBAU

Abb. 6. Ergebnistabelle des knöchernen Durchbaus und Tötungsdaten der Versuchstiere

Eignung von Polylactid-L als Osteosynthesematerial

Die 12 Beagle-Hunde wurden im Abstand von 2 Wochen klinisch untersucht und geröntgt, nach 4 Wochen wurden 2 Tiere getötet. Die klinische und röntgenologische Untersuchung ergab keinen knöchernen Durchbau des Radius, jedoch eine kräftige Callusbildung. Vier der 6 Schrauben waren gebrochen, aber beide Platten waren intakt. Sechs Wochen nach der Operation zeigten nur 2 Hunde einen festen knöchernen Durchbau, alle anderen Tiere zeigten entweder eine verzögerte knöcherne Heilung der Osteotomie oder kräftige Callusbildung. 12 Wochen nach Operation bestand bei einem Tier eine Pseudarthrose, die auch bei weiterer Beobachtung nicht ausheilte. Die Knochenheilung geschah bei allen Hunden, außer Hund Nr. 2, über eine Callusfixation. Hund Nr. 2 hingegen zeigte zum Zeitpunkt der 3. Woche einen festen knöchernen Durchbau, da das Tier infolge der zu nah am Gelenk liegenden Platte Schmerzen hatte und die operierte Extremität nicht belastete.

Die feingewebliche Untersuchung an nichtentkalkten Sägeschnitten zeigte eine gute Gewebeverträglichkeit des Materials. Der Knochen lag in engem Kontakt mit den Gewindezügen der Polylactid-Schrauben, es zeigte sich kein Hinweis für eine Knochenresorption. Fluorescenzmikroskopisch konnte eine Knochenneubildung in der direkten Umgebung des Polylactidmaterials nachgewiesen werden.

Diskussion

Geringe Veränderungen in der Zusammensetzung des Materials rufen große Unterschiede in der Resorbierbarkeit und in der mechanischen Eigenschaft des Materials hervor [2, 7, 8, 9]. Jede Änderung im Herstellungsverfahren oder in der Zusammensetzung erfordert daher eine erneute Materialprüfung hinsichtlich Gewebeverträglichkeit, mechanischer Stabilität und Abbauverhalten.

Das von uns verwendete Material zeigte einen verhältnismäßig schnellen Verlust an mechanischer Festigkeit im Vergleich zu Angaben aus der Weltliteratur hinsichtlich chemisch sehr ähnlich zusammengesetzter Materialien [2, 9].

Das von uns verwendete Tierversuchsmodell wurde gewählt, da es nach Angaben der Beschreiber sicher eine Pseudarthrose entstehen läßt, wenn keine ausreichende Stabilisierung erfolgt [6]. Weiterhin erfordert dieses Versuchsmodell eine ausreichende Stabilität über einen längeren Zeitraum, da es sich um eine Querosteotomie eines corticalen Knochens handelt. In diesem Zusammenhang ist weiter darauf hinzuweisen, daß die Tiere nach 3 Tagen, mit einer Ausnahme, die operierte Extremität voll belasteten!

Unter Berücksichtigung dieser näheren Umstände und bei Betrachtung der Ausgangsfestigkeit der Materialien kann die Entstehung der verzögerten Bruchheilung, die wir beobachtet haben, erklärt werden. Unter günstigeren Versuchsbedingungen hätten wir eine weitgehend ungestörte Bruchheilung beobachten können, wie dies z. B. an Hund Nr. 2 aus den oben genannten Gründen möglich war.

Aufgrund dieser Versuchsergebnisse glauben wir, daß an schnell durchbauenden Frakturen in wenig belasteten Skeletabschnitten bei kontrollierter, vorsichtiger Nachbehandlung eine erfolgreiche Anwendung dieses Materials am Menschen möglich ist. Weiterhin ist eine Erhöhung der Stabilität dieser Materialien durch Veränderung der chemischen Zusammensetzung und durch Anwendung anderer Kunststoffverarbeitungsmethoden zu erwarten.

Zusammenfassung

Die Biegefestigkeit von Teststäbchen aus hochmolekularem Polylactid-L (Molekulargewicht 800 000–500 000) fielen von einem Initialwert von 120 Newton pro mm^2 innerhalb von 4 Wochen auf 54 N/mm^2 zu 45 N/mm^2 nach 6 Wochen ab. Querosteotomien am Radius von 12 Beagle-Hunden wurden durch 6-Loch-Platten aus diesem Material stabilisiert. Die Schrauben waren aus dem gleichen Material hergestellt und hatten einen Kerndurchmesser von 4 mm und ein Spezialgewinde. Vier Wochen nach der Operation zeigte eins der noch lebenden Tiere eine Pseudarthrose, die Knochenheilung erfolgte bei allen Tieren über eine Callusbildung. Diese Untersuchung ergibt, daß Polylactid-Platten und -Schrauben eine klinische Anwendungsmöglichkeit bei schnell durchbauenden, wenig belasteten Frakturen beim Menschen besitzen.

Literatur

1. Akeson WH, Woo AL-Y, Coults RD, Mathews JV, Gorsalves M, Amiel D (1975) Calcif Tiss Res 19:27–37

2. Christel P, Chabot F, Leray JL, Morin H (1982) Biodegradable composites for internal fixation. Biomaterials: Winter GD, Gibbons DF, Plenk H (eds). John Wiley, Chichester New York, p 271
3. Janino AJ, Davidson CL, Klopper PJ, Linclau LA (1978) J Bone Joint Surg 588:107–113
4. Kulkarni RK, Moore EG, Hegyeli AF, Leonard F (1971) F Biomed Mater Res 5:169–181
5. Meyrusis JP, Bonnet G, de Baelaire E, Zimmermann Z: Rev Chir Orthop (Suppl II) 64.108–112
6. Müller J, Schenk R, Willenegger H (1968) Experimentelle Untersuchungen über die Entstehung reaktiver Pseudarthrosen am Hunderadius. Helv Chir Acta 1/2 Vol 35
7. Rees M (1978) In vivo and in vitro studies of biodegradable polymers for use in medicine. Thesis, Liverpool
8. Rokkanen P, Vainionää S, Tormäla P, Kilpikari J, Böstmann O, Vihtonen K, Laiho J, Tamminmäki M (1985) Biodegradable Implants in Fracture Fixation: Early Results of Treatment of Fractures of the Ankle. Lancet, June 22, p 1422
9. Vert M, Chabot F (1981) Stereoregular Bioresorbable Polyesters for Orthopaedic Surgery. Makromol Chem (Suppl 5) 30–41

Freie Themen zur Parallelveranstaltung

Die sogenannten "bioaktiven Werkstoffe" und nichtmetallische Implantate

Tierexperimentelle Untersuchungen zur Knochenbildung im ersatzschwachen Lager mittels Injektionen von Hydroxylapatit-Granulat mit autologer Markbeimpfung

J. Heisel, W. Mittelmeier und H. Mittelmeier

Orthopädische Univ.-Klinik (Direktor: Prof. Dr. med. H. Mittelmeier), D-6650 Homburg

Seit Anfang der 80er Jahre verfügen wir an unserer Klinik über umfangreiche tierexperimentelle und klinische Erfahrungen mit der Implantation von synthetischen (Apagran), semisynthetischen (Collapat) und heterogenen, total enteiweißten mineralischen (Pyrost, Pyrogran) Knochenersatzmaterialien.

Im *ersatzstarken Lager* ergab sich dabei tierexperimentell-histomorphometrisch und klinisch eine *intensive Stimulation der Knochenregeneration* (H. Mittelmeier u. Nizard 1981; B.-D. Katthagen u. H. Mittelmeier 1983; Katthagen 1985; W. Mittelmeier 1986). Auch mit den (zur Vermeidung einer Wunderöffnung) durchgeführten Injektionen von HA-Granulat (Suspension in Eigenblut, Haemaccel -25 und Polygeline 10%) an tierexperimentelle Osteotomien bzw. Frakturen konnte eine deutliche *Stimulation der Callusbildung* erzielt werden (J. Heisel 1985).

Im *ersatzschwachen Muskellager* dagegen ergab sich sowohl bei Implantation von spongiösem Pyrost (W. Mittelmeier 1985), als auch bei Injektion von Apagran (J. Heisel 1985) keinerlei Knochenbildung.

Im Unterschied dazu konnte aber bei Implantation von spongiösem Pyrost nach Beimpfung mit autologem, verdünntem Knochenmark regelmäßig eine deutliche progressive Knochenneubildung auch im Muskellager erzielt werden (W. Mittelmeier 1986).

In der hier darzustellenden Arbeit wurde nun tierexperimentell versucht, auch durch Injektionen von granulärem Hydroxylapatit mit Beimengung von autologem Knochenmark in ähnlicher Weise eine Knochenregeneration im ersatzschwachen Muskellager zu erzeugen. Bei insgesamt 20 Links-Rechts-Vergleichsversuchen wurden jeweils 0,5 g synthetisches HA-Granulat (Apagran) bzw. natürliches HA-Granulat (Pyrogran) nach Beimengung von autologem Knochenmark und Suspension in 1 ml Polygeline -10% in die Quadricepsmuskulatur von Kaninchen injiziert (Markpunktion vom Beckenkamm). Die Aufarbeitung der Weichteilpräparate erfolgte nach 1, 2, 3, 6 und 12 Wochen nach Fertigung unentkalkter, 5 μm dicker Knochenschnitte (Färbung: Masson-Goldner). Als *Ergebnis* wurden lediglich nach 1–2 Wochen Versuchsdauer spärliche Ansätze inselförmiger Knochenneubildung im Bereich des injizierten HA-Granulates beobachtet. Ab der 3. Woche trat eine Makrophagenreaktion und bindegewebige Abkapselung auf. Nach 6 und 12 Wochen war eine intensive Riesenzellbildung mit Resorptionstendenz des Granulates zu verzeichnen. Dabei erschien diese Abbaureaktion bei Verwendung von Pyrogran weniger stark ausgebildet als beim synthetischen Apagran.

Schlußfolgerung

Die Injektion von synthetischem oder natürlichem HA-Granulat mit zusätzlicher autologer Markbeimpfung und Suspension führt im ersatzschwachen Muskellager nur zu einer geringen anfänglichen, aber keiner anhaltenden Knochenneubildung, sondern vorwiegend bindegewebigen Einscheidung und makrophagocytär-riesenzelligen Resorptionserscheinungen — im wesentlichen Unterschied zu den Ergebnissen mit dem formstabilen, spongiösen, völlig enteiweißten xenogenen Mineralknochen Pyrost. Die Ursache für das Versagen des Granulates als Substrat der Markinoculation ist einerseits in der Anwendungsform mit dichter Lagerung der Granula und nur kleinen Zwischenräumen sowie der mechanischen Unruhe des Granulates im ektopen Muskellager zu sehen, sodaß dann offenbar gewebsspezifische Abbaureaktionen die Überhand bekommen. Der bessere Effekt des HA-Granulates im Bohrlochtest an der Femurcondyle läßt sich einerseits durch die dortigen besseren osteogenetischen Bedingungen, aber auch die mechanische Schutzwirkung der Bohrhöhle erklären. Die mechanische "Gehäusewirkung" ist auch wohl die Ursache, daß es beim spongiösen Pyrost nach Markbeimpfung auch im ersatzschwachen und mechanisch unruhigen Muskellager regelmäßig zur Knochenregeneration kommen kann.

Ein neues anorganisches bovines Knochenersatzmaterial: Erste Untersuchungsergebnisse beim Tier und beim Menschen

H. Bereiter[1], A.H. Huggler[1], K. Kita[2], E.H. Kuner[3], M. Spector[2] und W. Schlickewei[3]

[1] Rätisches Kantons- und Regionalspital, Orthopädische Abteilung (Leiter: Prof. Dr. A.H. Huggler), Loestraße 170, CH-7000 Chur
[2] Emory University School of Medicine, Atlanta, GA, USA
[3] Chirurgische Universitätsklinik, Abt. für Unfallchirurgie (Direktor: Prof. Dr. med. E.H. Kuner), Hugstetter Straße 55, D-7800 Freiburg·

Mit BIO-OSS steht ein natürliches Hydroxi-Apatit in unveränderter und reiner Form zur Verfügung. Es ist frei von organischem Material und weist eine sehr große strukturelle Ähnlichkeit mit biogenem Knochenmineral auf.

Tierversuche, bei denen dieses natürliche Knochenmineral mit synthetischem Hydroxi-Apatit verglichen wurde, weisen auf eine mögliche Resorption von BIO-OSS hin.

In der klinischen Anwendung sind die Resultate bis anhin vergleichbar mit dem, was man bei synthetischem Hydroxi-Apatit erwartet. Es ist bis anhin bei 14 Patienten, bei denen Knochendefekte aufgefüllt werden mußten, verwendet worden. Irgendwelche Komplikationen im Sinne von entzündlichen allergischen Reaktionen sind nicht aufgetreten. Röntgenologisch und histologisch ist zum großen Teil eine gute Incorporation in den Knochen feststellbar.

Freisetzung von Prostaglandinen nach Implantation von Hydroxylapatit in das Rattenfemur

H.R. Wittenberg, J.M. Wittenberg, K.M. Müller und J.F. Osborn

Orthopädische Universitätsklinik am St. Josef-Hospital (Direktor: Prof. Dr. med. J. Krämer), Gudrunstraße 56, D-4630 Bochum

Prostaglandine (PG) werden aus mehrfach ungesättigten Fettsäuren über den Cyclooxygenase-Stoffwechselweg gebildet. Zellkulturen von Osteoblasten produzieren sowohl PGE 2 wie PGI 2. Die Bedeutung der Prostaglandine für die Knochenbruchheilung, bei welcher sie in Frakturbereichen vermehrt freigesetzt werden, ist noch ungeklärt. Eine Hemmung der Prostaglandinsynthese in vivo durch verschiedene nichtsteroidale Antiphlogistica führte jedoch in Tierversuchen zu einer verzögerten Knochenbruchheilung. Der Effekt von Hydroxylapatit, einem schwer löslichen, bioaktiven Calcium-Phosphat-Salz auf die Prostaglandinsynthese am Rattenfemur wurde untersucht.

In den Femurknochen ausgewachsener Ratten wurde hierzu auf der einen Seite kompakte oder poröse Hydroxylapatitkeramik sowie Aluminiumoxidkeramik implantiert, während der Leerdefekt der Gegenseite als Kontrolle diente. Nach 6 bzw. 10 Tagen wurden die Ratten getötet und das Femur mit dem Implantat bzw. dem Leerdefekt inkubiert.

Poröse Hydroxylapatitkeramik zeigte eine gegenüber dem Leerwert signifikant vermehrte Ausschüttung von PGI 2, gemessen in Form des Degradationsproduktes, 6-Keto PGF 1 α, und PGE 2 nach 6 Tagen. Für die kompakte Hydroxylapatitkeramik konnte die gleiche Tendenz gesehen werden, allerdings war der Effekt geringer und nicht signifikant. Die Aluminiumoxidkeramik zeigte für 6-Keto PGF 1 α eine bei Implantat und Leerwert gleiche Ausschüttung, nach 6 Tagen war die PGE 2 Ausschüttung signifikant erhöht. Vom 6. zum 10. Tag steigt bei der Hydroxylapatitkeramik die 6-Keto PGF 1 α Freisetzung und fällt die PGE 2 Freisetzung.

Im Verlauf der PGE 2 Freisetzung mit einheitlicher Abnahme in allen drei Versuchsgruppen von 6. zum 10. Tag ist wahrscheinlich als eine unspezifische, implantatunabhängige Reaktion auf die Läsion zu sehen.

Die erhöhte PGI 2 Freisetzung vom 6. zum 10. Tag ist zum einen durch die in dieser Phase vorhandene, vermehrte Capillarisierung zu erklären. Dies erklärt aber nicht die erhöhte Freisetzung bei der Hydroxylapatitkeramik gegenüber dem Leerwert, die zudem bei der porösen mit fünffach größerer Oberfläche stärker als bei der kompakten ausfällt. Aluminiumoxidkeramik zeigte keine gesteigerte Freisetzung.

Da PGI 2 von Osteoblasten freigesetzt werden kann und von den untersuchten Implantaten poröser Hydroxylapatitkeramik die größte osteotrope Wirkung zugeschrieben wird, läßt sich vermuten, daß hier ein Parameter vorliegen könnte, der Hinweise auf die osteogenetische Potenz eines Implantates im Tierversuch geben könnte. Dies müßte allerdings durch weitere Versuche mit anderen Implantaten, die bioinert bzw. bioaktiv sind, noch bestätigt werden.

Experimentelle und erste klinische Erfahrungen mit synthetischen Calciumphosphaten als Knochenersatz

S. Decker[1] und B. Decker[2]

[1] Unfallchirurgische Klinik des Friederikenstiftes (Chefarzt: Prof. Dr. S. Decker), Humboldtstraße 5, D-3000 Hannover
[2] Abt. für Zellbiologie und Elektronenenmikroskopie der Medizinischen Hochschule Hannover (Leiter: Prof. Dr. E. Reale), D-3000 Hannover 61

Die bisher als Knochenersatz am häufigsten erprobten Calciumphosphatverbindungen bestehen entweder aus Tricalciumphosphat oder Hydroxylapatit. Unsere eigenen tierexperimentellen Untersuchungen hatten in Übereinstimmung mit den Ergebnissen anderer Autoren ergeben, daß Tricalciumphosphat nach Implantation in einen Knochendefekt abgebaut und durch neugebildetes Knochegewebe ersetzt wird.

Vor 2 Jahren haben wir damit begonnen, synthetische Calciumphosphate als Knochenersatz auch klinisch einzusetzen, wobei Tricalciumphosphatkeramik (Ceros 82) in Kombination mit autologer Spongiosa zur Auffüllung großer Hüftpfannen- und Femurdefekte bei Hüftprothesenaustauschoperationen und Hydroxylapatitkeramik (Ceros 82) zur Unterfütterung und Defektauffüllung bei Tibiakopfimpressionsfrakturen verwendet wurde. Die klinischen Resultate bei bisher 23 Patienten sind nach einer Beobachtungsdauer von maximal 26 Monaten positiv. Die histologische Untersuchung von Probeexcisionen aus dem Implantatbereich des Patienten, dem Tricalciumphosphatkeramik implantiert worden war, bestätigte die tierexperimentell erhobenen Befunde, nach denen Tricalciumphosphat resorbiert und durch neugebildetes lamelläres Knochengewebe ersetzt wird. Aufgrund unserer guten ersten Erfahrungen sind wir der Auffassung, daß der klinische Einsatz synthetischer Calciumphosphate, insbesondere in Kombination mit autologer Spongiosa, erfolgversprechend ist.

Machen Glaskeramiken einen biologisch-technischen Verbund am belasteten Gelenkimplantat möglich?

G. Zeiler und W. Baur

Orthopädische Klinik Wichernhaus (Leiter: Prof. Dr. med. H. Wagner), Krankenhaus Rummelsberg, D-8501 Schwarzenbruck/Nürnberg

Anliegen dieses Beitrages ist es nicht, den Beweis zu liefern, daß Glaskeramiken ähnlich wie Hydroxylapatitkeramiken einen direkten Verbund zwischen belasteten Gelenkimplantaten und lebendem Knochen herstellen können, sondern auf die biologischen Reaktionen im Grenzflächenbereich und an den tragenden Gelenkkörpern hinzuweisen. Es stellt sich die Frage, inwieweit bioaktive Substanzen in der Lage sind, biomechanische Konzeptionsfehler der tragenden Prothesenteile zu kompensieren.

Da die Relativbewegung an einer Implantatknochengrenze und der gestörte Kraftfluß vom Implantat auf den Knochen die beiden wichtigsten Ursachen einer Implantatlockerung darstellen und diese mechanischen Grundprobleme an einer Schaftprothese nur schwer zu umgehen waren, haben wir als Implantatort die Oberfläche des Hüftkopfes gewählt, die sich bei Krafteinleitung nur sehr wenig verformt. Gleiches gilt für ein kugelschalenartiges, dünnes Implantat.

Die für die zementfreie Endoprothetik entscheidende Primärstabilität wurde durch eine konische Innenfläche, einen Gewindeteil und die Aufrauhung der Kontaktfläche des Implantates zum Knochen durch die Beschichtung mit Ceravitalgranulat erreicht. Die Schäferhunde haben die implantierten Hüftgelenke bis zu 24 Monaten bei klinisch unauffälliger Funktion voll belastet. Die röntgenologischen, histologischen und rasterelektronenmikroskopischen Untersuchungen der Grenzfläche zeigen, daß direkter Knochenkontakt ohne bindegewebige Interposition über eine Zeit von zwei Jahren fortbesteht. Die Untersuchungen verdeutlichen aber auch die Probleme des Experimentes. Die Degradation der Glaskeramik zeigt sich histologisch in feinfiligranen Ansammlungen von Keramikstäuben im Granulom. Die histologische Untersuchung beweist toxische Einflüsse der verwendeten Email. Das schwerwiegendste Problem besteht in einer hochgradigen Atrophie der spongiösen Struktur der zentralen Hüftkopfabschnitte. Gleichzeitig wird der Knochen entlang des Implantatrandes pfeilerartig verstärkt. Ursache für diese Erscheinung ist der gestörte Kraftfluß vom Implantat zum Knochen, der für sich alleine, ohne die Existenz von Relativbewegungen und trotz fortbestehender fester knöcherner Verbindung zwischen den zwar rarefizierten Spongiosabälkchen und dem Implantat, langfristig zu einer Zerstörung des knöchernen Gelenkkörpers führt. Die Konstruktion künftiger Hüftgelenke muß deswegen sowohl Relativbewegungen an der Grenzfläche vermeiden helfen als auch für eine den biologischen Bedingungen angenäherte Verteilung lokaler Kraftflüsse sorgen.

Augmentation von Spongiosaplastiken mit Knochenkeramiken. Klinische und histologische Befunde nach therapeutischer Anwendung

M. Roesgen, R. Theermann und G. Hierholzer

Berufsgenossenschaftliche Unfallklinik Duisburg-Buchholz (Direktor: Prof. Dr. med. G. Hierholzer), Großenbaumer Allee 250, D-4100 Duisburg 28

Das körpereigene Biomaterial der autogenen Spongiosa steht nur in begrenztem Umfang zur Verfügung. Um die Überbrückung auch großer Defekte zu gewährleisten, ohne auf die Osteoinduktion durch autogene Spongiosa verzichten zu müssen, vermischen wir diese mit den Knochenkeramiken Hydroxylapatit = Ceros 80 und Tricalciumphosphat = Ceros 82 quantitativ im Verhältnis 2 : 1. Die Degradation der röntgendichten resorbierbaren Knochenkeramiken wie des Tricalciumphosphates kann im weiteren Verlauf beobachtet werden.

Im Rahmen einer kontrollierten Studie sind im Verlauf der vergangenen 12 Monate bei 80 Patienten Augmentationen der autogenen Spongiosaplastik in volumenrelevanter Menge durchgeführt worden. Bisher konnten bei 10 Patienten anläßlich von Nachoperationen Probebiopsien entnommen werden. Anhand der ersten dokumentierten Fälle lassen sich folgende Aussagen treffen:

1. Mit der angegebenen Keramikkonzentration läßt sich eine wirksame Volumenvermehrung erreichen.
2. Geschwindigkeit und Ausmaß der bioaktiven Leistung der Spongiosa werden durch die Knochenkeramik nicht gestört.
3. Mikroradiographisch und histologisch ist die Integration der Knochenersatzstoffe in Geflechtknochen erkennbar. Bindegewebssäume und Fremdkörperriesenzellen wurden beobachtet.
4. Bei radiologischer Verlaufskontrolle sind in der knöchernen Durchbauung keine Unterschiede gegenüber der alleinigen Verwendung von autogener Spongiosa erkennbar.
5. Das Degradationsverhalten der Keramiken ist im Gegensatz zu den tierexperimentellen Untersuchungen im röntgenologischen Verlauf nicht meßbar.
6. Spezifische Komplikationen, die sich auf die Verwendung von Knochenkeramiken zurückführen ließen, konnten nicht beobachtet werden.

Erfahrungen bei der Verwendung von Hydroxylapatit und Tricalciumphosphat

H.G.K. Schmidt, M. Neikes und F. Wittek

Abt. für Unfall- und Wiederherstellungschirurgie im Berufsgen. Unfallkrankenhaus (Ärztl. Direktor: Dr. W. Zimmer), Bergedorfer Straße 10, D-2000 Hamburg 80

Von Mai 1984 bis September 1985 haben wir 98mal Hydroxylapatitgranulat (Porenvolumen 60–80%) angewandt: 92mal in der Spongiosaentnahmeregion, 1mal im aseptischen Defekt, 5mal nach Infektsanierung neben autogener Spongiosa im Knochendefekt.

Von Juli 1985 bis April 1987 wurden 194mal Tricalciumphosphat implantiert: 193mal in der Spongiosaentnahmeregion, 1mal in einem infiziert gewesenen Knochendefekt: 150mal verwandten wir Granulat (Porenvolumen 60–80%, Porendurchmesser 200–400 µm, Korngröße zwischen 0,5 bis 5,6 mm), 44mal Blocks (Porenvolumen 60%, Porendurchmesser s.o.).

Es ergeben sich derzeit folgende Schlußfolgerungen:

— beide Substanzen werden gut toleriert, wir beobachteten in keinem Fall allergische oder toxische Reaktionen;
— histologisch findet sich enger Anbau von Osteoid an die Ersatzmaterialien;
— beide Substanzen wirken moderat blutstillend, Hämatome sind geringer;
— der röntgenologisch nachweisbare Ab- oder Umbau ist bei beiden Substanzen recht verzögert — dabei scheint der Abbau von HA deutlich langsamer als der von TCP zu sein;
— im aseptischen Milieu resultiert keine Infektbahnung (1 Infekt bei 285 Spongiosaentnahmen und 1 aseptischer Defektfüllung);
— nach Infektsanierung resultierten bei 6 Implantationen regelmäßig Reinfektion bzw. blande Fistelung, weshalb unbehandeltes HA oder TCP im Defektbereich auch nach Infektsanierung bei uns nicht mehr angewandt wird.

Biologische Aktivität von Knochenersatzmitteln. Wunsch und Wahrheit

J.M. Rueger[1], H.R. Siebert[2] und A. Pannike[1]

[1] Universitätsklinik, Zentrum der Chirurgie, Unfallchirurgische Klinik (Leiter: Prof. Dr. A. Pannike), Theodor-Stern-Kai 7, D-6000 Frankfurt/M.
[2] Diakonie Krankenhaus, Abt. für Hand-, Plastische und Wiederherstellungschirurgie (Leiter: Prof. Dr. med. H.R. Siebert), D-7170 Schwäbisch Hall

Knochenersatzmittel (KEM) sollen in der Klinik für die gleichen Indikationen eingesetzt werden, für die heute auto- und allogener Knochen verwandt wird. Die wichtigsten Indikationen sind die Defektauffüllung, Abstützung, Konturierung und Förderung der knöchernen Reparation.

Ein KEM kann seine biologische Wirkung durch 1. celluläre Effekte, d.h. durch Induktion, Differenzierung und Stimulation von prädeterminierten knochenbildungsfähigen oder pluripotenten Zellen entfalten; 2. durch das Angebot einer für regenerierenden Knochen verwertbaren Struktur (Leitschieneneffekt); 3. durch eine Erleichterung der Mineralisation neugebildeten Knochengewebes durch die Bereitstellung von Mineralisationskeimen oder integrierbarem Mineral und 4. durch eine angiogenetische Wirkung, die durch frühzeitiges Einsprossen von Gefäßen die knöcherne Reparation günstig beeinflußt.

Nach der Überprüfung von verschiedenen Knochenmatrixextrakten, unterschiedlichen Präparationen von Calciumphosphatkeramiken, bovinem Kollagen und diversen Kombinationen dieser Substanzen in standardisierten Tiermodellen gilt:

1. Die erwünschten cellulären Effekte sind nur durch Knochenmatrixextrakt auszulösen.
2. Ein Leitschieneneffekt ist für keines der erprobten Materialien nachweisbar.
3. Particuläres bovines Kollagen, allogenes Osteogenin und "demineralized bone powder" können in appositionelles Knochenwachstum einbezogen werden. Tricalciumphosphatkeramik in Pulverform kann nur in Anwesenheit einer biologisch wirksamen Substanz in autochtonen, regenerierenden Knochen integriert werden. Hydroxylapatitkeramiken führen bestenfalls zu einem osseo-implantären Verbund.
4. Eine gewisse angiogenetische Wirkung ist nur für die Matrixextrakte und bovines Kollagen in Anwesenheit einer Calciumphosphatkeramik, vorzugsweise Tricalciumphosphat, nachweisbar. Diese Wirkung besteht für die Keramiken alleine nicht. Vorhandene und regenerierende Gefäße tolerieren die Keramiken gut.

Aufgrund unserer Beobachtungen ist nicht abzusehen, ob und in welcher Form ein Knochenersatzmittel oder eine Knochenersatzmittelkombination in der nächsten Zukunft die gängigen Knochenersatzplastiken, zumindest in der Orthopädie und Traumatologie, ersetzen kann. Der vielversprechendste Ansatz liegt weiterhin in der Kombination von Wuchsstoffen, z. B. bone morphogenetic protein, human scetal growth factor u. a. mit einem Trägermaterial wie Tricalciumphosphat- oder Hydroxylapatitkeramik.

Entwicklungsstand und klinische Bedeutung von resorbierbaren Osteosynthesematerialien

K.E. Rehm

Unfallchirurgische Abteilung, Chirurgische Universitätsklinik (Leiter: Prof. Dr. med. K.E. Rehm), Joseph-Stelzmann-Straße 9, D-5000 Köln 41

Grundgedanke der resorbierbaren Osteosynthese ist, daß der biologische Abbau des Implantates eine zunehmende Dynamisierung der in Heilung begriffenen Fraktur ermöglicht. Ein durch die Materialeigenschaften im zeitlichen Ablauf vorgegebener vollständiger biologischer Abbau erübrigt den Zweiteingriff einer Materialentfernung. Festigkeit und Elastizitätsmerkmale aller bisher bekannten biodegradablen Polymere entsprechen zwar nicht den Vorstellungen der stabilen Metallosteosynthese, deren Rigidität in der Spätphase der Knochenheilung störend wirkt. In der Zwischenzeit verfügen wir über etliche Materialien, welche den Eigenschaften corticalen Knochens nicht mehr unerreichbar entfernt sind. Der Versuch, Platten und Schrauben mit diesen Werkstoffen zu ersetzen, scheint am spongiösen und auch am unbelasteten corticalen Knochen möglich zu sein. Sowohl für Platten als auch für Schrauben ist ein spezielles, kunststoffgerechtes Design erforderlich. Intramedulläre Kraftträger bedürfen einer Faserverstärkung, die ebenfalls resorbierbar sein sollte. Eigene tierexperimentelle Versuche mit intramedullären, verriegelten Bolzen aus einer Lactid-Glycolid-Mischung zeigten Mißerfolge. Fortschritte sind dagegen beim Ersatz von Kirschner-Drähten durch Verbundwerkstoffe aus Polylactid erreicht worden, deren Biegesteifigkeit und Scherfestigkeit wesentlich über dem der bereits breiter, klinisch angewandten Polydioxanon-Stifte liegt.

Eine gewisse Bedeutung hat die geflochtene Kordel aus Polydioxanon anstelle von flexiblem Draht in der Versorgung der frischen Schultereckgelenks- und Sternoclaviculargelenkssprengung erreicht. Ligamentäre Instabilitäten des Beckens sind für diese Anwendung ebenso geeignet. Erste klinische Erfahrungen liegen mit Innenknöchelzuggurtungen mit Verbundstoffen aus Polylactid in Verbindung mit einer Polydioxanonkordel vor, womit sich eine komplette Innenknöchelzuggurtung ohne metallisches Implantat durchführen läßt. Vorstellbar sind Verbesserungen der Kordeleigenschaften durch versponnenes Poly-l-Lactid.

Nach dem augenblicklichen Entwicklungsstand sind derzeit Osteosynthesen am spongiösen Knochen und osteochondrale Fragmente bereits mit biodegradablen Materialien erfolgreich behandelbar. Stabile Osteosynthesen an den großen Röhrenknochen bleiben derzeit noch der Zukunft vorbehalten.

Faserverstärkte Copolymere: Der BOP — ein resorbierbares Material für die intramedulläre Osteosynthese?

F. Hennig[1], R. Carbon[1] und G. Delling[2]

[1] Abt. für Unfallchirurgie, Chirurgische Universitätsklinik Erlangen (Leiter: Prof. Dr. H. Beck), Maximiliansplatz, D-8520 Erlangen
[2] Pathologisches Institut der Universität Hamburg (Direktor: Prof. Dr. med. G. Seifert), D-2000 Hamburg-Eppendorf

Von der Arbeitsgruppe um Professor Scondia von der Universität de Liege wird auf dem freien Markt seit gut 2 Jahren ein aus faserverstärktem Copolymer gefertigter Kunststoffstab angeboten, der als intramedulläres Osteosynthesematerial bei Frakturen langer Röhrenknochen dienen soll. Die Produktbezeichnung BOP steht für die Begriffe Biocompatible Othopädic Polymer.

Vom Erfinder werden nachfolgende 4 Eigenschaften des intramedullären Osteosynthesematerials besonders hervorgehoben:

1. Gute Biopraktikabilität, d.h. Applizierbarkeit des Osteosynthesematerials mit bewährten Methoden und Werkzeugen.
2. Ausreichende physikalische Stabilität für die intramedulläre Osteosynthese frakturierter großer Röhrenknochen.
3. Resorption des intramedullär eingebrachten Kunststoffnagels nach abgeschlossener Frakturheilung.
4. Keine negative Beeinflussung des Implantatlagers.

Die o.g. Charakteristika müssen alle 4 in vollem Umfang auf Grund eigener umfangreicher in vitro und in vivo Experimente verneint werden.

Die Biopraktikabilität ist absolut ungeeignet, der BOP kann nicht mit den herkömmlichen Werkzeugen ver- und bearbeitet werden. Spezielle Werkzeuge werden nicht geliefert. Die physikalische Stabilität ist unzureichend. Neben einem schlechten Faserkunststoffverbund fallen vor allen Dingen die hohe Biegeelastizität auf. Eine Resorption des Kunststoffmaterials ist nicht gegeben. Die intramedulläre Verträglichkeit erscheint hochproblematisch. Der BOP kann als intramedulläres Osteosynthesematerial für den Humaneinsatz nicht empfohlen werden.

Die Verwendung von BIOFIX C zur Stabilisierung von Innenknöchelfrakturen. Technik und Ergebnisse

M. Leixnering, K.L. Moser und J. Poigenfürst

Unfallkrankenhaus Lorenz Böhler (Direktor. Prim. Prof. Dr. med. J. Poigenfürst), Donaueschingenstraße 13, A-1200 Wien

Berichtet wird über die Operationstechnik und die Ergebnisse bei der Stabilisierung von 10 Innenknöchelfrakturen mit dem resorbierbaren Material BIOFIX X. Es handelt sich dabei um ein Polylactid-Glykolidcopolymer (Polyglaktin 910), mit einer primär 20–30fach höheren Festigkeit als der, der menschlichen Spongiosa. Verwendet werden Stäbe (BIOROD) der Stärke 3,2 mm und 4,5 mm in den Längen von 50 und 70 mm. Die mechanische Festigkeit verliert das Material in der 5. Woche. Es löst sich in den folgenden Monaten vollkommen auf.

Implantiert wurden die resorbierbaren Stäbe mittels eines von uns speziell dafür entwickelten Bohr- und Einschlaginstrumentariums. Nach Bohren eines Knochenkanals der entsprechenden Stärke unter Verwendung der Führungshülse, wird der BIOROD mit dem Einschlagbolzen plan und bündig zur Knochenoberfläche eingeschlagen. Mit dem Instrumentarium konnten die früher beobachteten Implantationsschwierigkeiten, wie Aufquellen, Aufspleißen und Abknicken, vermieden werden.

Die Stabilisierung der Innenknöchelfraktur erfolgte sechsmal lediglich mit einem BIOROD 3,2/50 mm und viermal mit zwei BIORODS 3,2/50 mm. Achtmal wurde eine Zuggurtung zur Sicherung der Fraktur mit Dexon gesetzt. Die durchschnittliche Operationsdauer lag bei 65 min. Ab dem 10. Tag wurde volle Belastung erlaubt. Es wurde ein Unterschenkelgehgipsverband für 6 Wochen angelegt. Die Frakturen waren alle nach der 6. Woche geheilt. Die ambulante Behandlungsdauer betrug durchschnittlich 9 Wochen. Bei der Früh-Nachuntersuchung nach 3 Monaten waren 8 Patienten völlig beschwerdefrei, klinisch frei beweglich und die Frakturen anatomisch geheilt. Bei zwei Patienten lag noch eine endgradige Bewegungseinschränkung vor.

Polyhydroxybuttersäure – ein biodegenerables Osteosynthesematerial?

A. Herold[1], H.-P. Bruch[1], A. Weckbach[1], W. Romen[2] und G. Schönefeld[3]

[1] Chirurgische Universitätsklinik (Direktor: Prof. Dr. med. E. Kern), D-8700 Würzburg
[2] Abt. Pathologie, Caritas-Krankenhaus (Chefarzt: Prof. Dr. med. W. Romen), D-6990 Bad Mergentheim
[3] Fachhochschule Würzburg, Fachbereich Kunststofftechnik, D-8700 Würzburg

Polyhydroxybuttersäure (PHB) ist ein biodegenerables, thermoplastisches Polyester-Polymer, das im menschlichen Organismus zu 3-Hydroxybuttersäure depolimerisiert und renal ausgeschieden werden kann. Mit einem Schmelzpunkt von 180°C kann PHB durch Formen, Gießen, Spritzen u.ä. variabel verarbeitet werden. Seine mechanische Festigkeit ist vergleichbar mit Palacos-Knochenzement sowie natürlichem Knochen. In einer 1. Testserie wurden 10 Merino-Landschafen speziell angefertigte PHB-4,5 cm AO-Schrauben sowie weitere Materialstücke implantiert. Die subfascial, intramusculär sowie intramedullär eingebrachten 120 Implantate wurden 1–24 Monate postoperativ explantiert. Das umgebende Gewebe sowie die Explantate wurde makroskopisch, histologisch sowie versuchsweise elektronenoptisch beurteilt. Die PHB-Schrauben wurden zusätzlich der Härteprüfung nach Shore (DIN 53505) unterzogen.

Ergebnisse

PHB zeigt optimale Gewebeverträglichkeit, Entzündungsreaktionen wurden nicht gesehen. Nach 24 Monaten fand sich nur ein geringer Härteverlust (2–10%) ohne direkte Proportionalität zur Zeit. Uniforme Resorptionsreaktionen, Makrophagen, myxoide Degenerationen und abgelöste Implantatpartikel waren als äußerst geringe Biodegeneration einzustufen, so daß in dieser Verarbeitungsform wesentlich längere Resorptionszeiten postuliert werden müssen. Änderungen des Molekulargewichtes sowie der Oberflächenstruktur könnten diesen langsamen Abbau wesentlich beschleunigen.

In einer 2. Serie wurde durch Mischung von PHB bzw. PHB + PHV mit Hydroxylapatit (HA) eine Abbaubeschleunigung versucht. Kleine Materialplättchen wurden hierzu Ratten für 2–4 Monate in die Rückenmuskulatur implantiert. Um weitere Aussagen über die mechanischen Materialeigenschaften zu gewinnen, wurden die Implantate mit einem mechanischen Spektrometer (Typ Eplexor, Fa. Gaddum, Ahlden/Hannover) von Gabriel und Bauer[1] auf ihren dynamischen Elastizitätsmodel E^* hin untersucht. Dieser komplexe frequenzabhängige E^*-Modul erfaßt nicht nur die rein eleastischen Verformungen, sondern auch die Energieverluste bei der Verformung. Damit ist eine über die Härtebestimmung hinausgehende Möglichkeit gegeben, die Festigkeitseigenschaften des Materials zu definieren. Die bisherigen Ergebnisse zeigen den Trend, daß durch den HA-Zusatz, dieser E^*-Modul in Abhängigkeit von der Implantationsdauer sinkt, d.h. ein größerer HA-Zusatz hat einen schnelleren Abbau zur Folge.

Ergebnis

Mit Hydroxylapatit vermischtes PHB weist einen größeren mechanischen Wiederstand gegen Durchbiegung auf und wird auch stärker biologisch abgebaut als das reine PHB. Diese Pilotstudien müssen jedoch durch weitere Forschung noch statistisch untermauert und gefestigt werden.

---

[1] Dr. Dr. habil. E. Gabriel, Dipl. Physiker und Dipl. Ing. (FH) V. Bauer; Abt. für Exp. Chirurgie, Chirurgische Universitätklinik Würzburg

Erste Erfahrungen in der Verwendung von Platten und Schrauben aus Polylactid-L zur Behandlung von Sprunggelenkfrakturen

J. Eitenmüller[1], Th. Schmickal[2], K.L. Gerlach[3] und G. Muhr[1]

[1] Universitätsklinik der Berufsgenossenschaftlichen Krankenanstalten "Bergmannsheil Bochum" (Direktor: Prof. Dr. G. Muhr), Gilsingstraße 14, D-4630 Bochum
[2] Paracelsusklinik (Ltd. Ärzte: Dr. med. K. Heydenreich, Dr. med. J. Schneider),
[3] D-5427 Bad Ems
Abt. für Mund-, Kiefer- und Gesichtschirurgie der Universität (Direktor: Prof. Dr. Dr. H.D. Pape), Josef-Stelzmann-Straße, D-5000 Köln 41

In Tierversuchen konnte die Eignung von Platten und Schrauben aus Polylactid-L zur Stabilisierung schnell heilender Frakturen an wenig belasteten Skeletabschnitten nachgewiesen werden. In einer ersten Pilotserie wurden daher Sprunggelenkfrakturen (Weber B und Weber C) mit diesem Material stabilisiert. Als Platte wurde eine Drittelrohrplatte von 2,5 mm Dicke entwickelt, die die gleiche Materialstärke in Höhe der Bohrlöcher als auch in den Zwischenzonen aufwies. Bei einer Stützweite von 6 cm kommt es mit steigender Belastung zu einer elastischen Verformung dieser Platte, der Bruch erfolgt bei einer Last von 110 N. Eine unter exakt gleichen Bedingungen eingespannte 7-Loch-Drittelrohrplatte der AO zeigt bei einer Belastung von 60 N erste Deformierungserscheinungen, bei einer Belastung von 80 N zeigt diese Platte eine starke und bleibende Deformierung.

Das Anbiegen der Polylactid-Platten geschieht in einem eigens hierzu entwickelten Gerät, welches die Erhitzung einer kurzen Zone der Platte auf 140°C garantiert. Ein wesentlicher Festigkeitsverlust ist hierdurch nicht zu befürchten.

Klinische Untersuchungen

Bei insgesamt bisher 8 Patienten wurden 1mal eine Innenknöchelfraktur, 2mal eine trimalleoläre Sprunggelenkverrenkungsfraktur und 5mal eine Weber B Fraktur unter Verwendung dieser Materialien operativ stabilisiert.

Postoperativ wurde ein gespaltener Unterschenkelliegegips angelegt, aus dem heraus für die Dauer von 14 Tagen geführte krankengymnastische Bewegungsübungen durchgeführt wurden. Nach Ablauf dieser Zeit erhielten die Patienten einen geschlossenen Unterschenkel-Bay-Cast, für die Dauer von weiteren 3 Wochen durfte mit der Extremität nur abgerollt werden, ab der 5. Woche durfte voll belastet werden.

Bei 3 Patienten liegt der Eingriff erst kurze Zeit zurück, so daß kein abschließendes Behandlungsergebnis vorliegt. Bei den weiteren 5 Patienten kam es zu einer ungestörten Heilung der Weichteilwunde und zu einem ungestörten knöchernen Durchbau ohne Dislokation der Fragmente. Alle Patienten weisen eine freie Beweglichkeit des Sprunggelenkes auf.

Modelluntersuchungen zur Biokompatibilität von Kunststoffen in der experimentellen Knochenchirurgie

W. Kramer, W. Heller, L. Kistner und A. Elmouaaouy

Chirurgische Universitätsklinik, Abt. Allgemeinchirurgie mit Poliklinik (Direktor: Prof. Dr. H.D. Becker), Calwer Straße 7, D-7400 Tübingen

Die Prüfung der Verträglichkeit von Kunststoffen im lebenden Organismus erfolgt zumeist über die Kontrolle histiocytärer Reaktionen. Geringste Monomermengen genügen, um Gewebsentzündungen auszulösen. Gesichert scheint zu sein, daß ein vollkommen auspolymerisierter Kunststoff, der keinerlei Monomere mehr freisetzt, problemlos einheilt und von kollagenem Fasermaterial umschlossen wird.

Untersucht ist teilweise auch das Verhalten hämostasiologischer Parameter nach Einbringen von Knochenzement bei Hüftendoprothesen.

Im Rahmen einer Studie Kunststoffdübel-Verankerungen im Knochen untersuchten wir die Reaktion von Präkallikrein, Kallikrein, Antithrombin III und Alpha-1-Antitrypsin. Die Kunststoffe Polymethylmethacrylat (PMMA) polymerisierend ($70^{\circ}C$), auspolymerisiert ($37^{\circ}C$), Polyamid 12 (Grilamid) und Polyethylenterephtalat-Polyester (Grilpet) wurden zum Vergleich herangezogen. Die beiden letzteren gelten als frei von Monomeren.

Zuerst wurde ein in-vitro-Versuch durchgeführt. Von jedem der o.g. Kunststoffen wurden jeweils 5 g in je 100 ml fresh-frozen-Plasma gelegt und die Reaktion nach 30 min, 24 h und 48 h geprüft. Als Referenz diente eine Leerprobe. Beim PMMA-70° sank das Präkallikrein nach 48 h auf etwa 40% des Leerwertes ab, beim PMMA-37° auf etwa 70°. Der erste Wert dürfte als Folge einer kombinierten Reaktion auf die Wärme sowie auf die Monomerfreisetzung anzusehen sein, der zweite reine Folge der Monomerfreisetzung alleine. Die beiden monomerfreien Kunststoffe blieben insgesamt im Bereich der Leerwert-Norm. Beim AT III kam es ebenfalls zu einer Reduktion um nahezu 50% nach Zugabe von PMMA-70°, eine ähnliche Reaktion zeigte sich auch beim Alpha-1-Antitrypsin.

Im Tierversuch wurden 24 Göttinger Miniaturschweine unter Beachtung der Vorschriften des Tierschutzgesetzes operiert. Eine subtrochantere Osteotomie am linken Hinterlauf wurde verplattet. Bei jenen Tieren, die mit Kunststoffdübeln aus Grilamid oder Grilpet versorgt worden waren, kam es – außer kurz nach dem Operationstrauma – zu keinen nennenswerten Reduktionen der o.g. Parameter. Auffällig war, daß in der Leergruppe (herkömmliche Verschraubung) das AT III über einen Distanzraum bis zu 8 Wochen kontinuierlich abfiel. Hier korrelierte dies mit einer deutlich höheren Instabilität der Frakturen im Vergleich zu den mit Dübeln versorgten Gruppen. Insgesamt waren keine wesentlichen Reaktionen auf die eingebrachten Kunststoffe festzustellen. Demgegenüber kommt es dagegen regelmäßig zur Reduktion von Präkallikrein, Kallikrein und AT III bei Implantation von polymerisierendem PMMA-Zement. Die beiden Kunststoffe Grilamid und Grilpet sind also sehr gut verträglich. Hauptkomponenten für Veränderungen hämostasiologischer Parameter sind also die Hitzedenaturierung, Monomerfreisetzung, das Operationstrauma selbst und die Frakturinstabilität.

Freie Themen zu Osteosynthese und Operationstechniken

Die Versorgung von proximalen Tibia- und Tibiakopffrakturen sowie von subcapitalen Humerusfrakturen mit einer Spezialplatte

Ch. Eggers, D. Wolter und B. Reimann

Abteilung für Unfall-, Wiederherstellungs- und Handchirurgie (Leiter: Prof. Dr. D. Wolter), Allgemeines Krankenhaus St. Georg, Lohmühlenstraße 5, D-2000 Hamburg 1

Gelenk- und gelenknahe Frakturen erfordern für die operative Versorgung spezielle Implantate. So bereiten Frakturen des proximalen Tibia- und Humerusendes bei der operativen Versorgung gelegentlich Schwierigkeiten, da die zur Verfügung stehenden Implantate, wie z. B. T- oder L-Platten, für die Stabilisierung zu kurz und zu schwach dimensioniert sind. Bei der Verwendung der Unterschenkel-DC-Platte reicht häufig die Anzahl der oberhalb der Fraktur liegenden Schraubenlöcher für eine stabile Osteosynthese nicht aus. Aus diesem Grunde wurde ein Implantat entwickelt, das sowohl für die Versorgung von proximalen Schaftfrakturen der Tibia und des Humerus sowie für die Osteosynthese von Tibiakopffrakturen geeignet ist.

Am Leichenknochen wurde mit einer Aluminiumschablone die Dimension und Form der Platte ermittelt. Es entstanden Platten für die mediale und laterale Anlage am Tibiakopf. Die mediale Platte ist anatomisch vorgeformt und greift mit ihrem abstützenden Tibiakopfanteil weit nach hinten, dem dorsal auslaufenden Tibiakopf entsprechend. Bis zu 6 Spongiosaschrauben können auch schräg über die Platte in den Tibiakopf eingebracht werden. Auf diese Weise werden dorsal gelegene Fragmente sicher durch die Platte gefaßt. Die Plattenstärke verringert sich harmonisch im proximalen Anteil, so daß die Platte wenig aufträgt. Die laterale Platte ist ebenfalls anatomisch geformt und reicht am Tibiakopf nach dorsal, ist jedoch wegen des tibiofibularen Gelenkes nicht so breit wir ihr mediales Gegenstück. Auch diese Platte trägt durch Verringerung der Plattenstärke nach proximal nur wenig auf. Es können bis zu 4 Spongiosaschrauben durch den Kopfanteil der lateralen Platte eingebracht werden.

Diese für die laterale Anlage am Tibiakopf konzipierte Platte läßt sich auch am proximalen Humerus anlegen. Der nach dorsal verschwenkte proximale Plattenanteil liegt dann auf dem Tuberculum majus und hält den Sulcus intertubercularis und somit die lange Bicepssehne frei. Der Schaftanteil beider Platten entspricht den Abmessungen der Unterschenkel-DC-Platte und wird in Längen von 3–12 Löchern gefertigt. Er erwies sich als ausreichend stabil auch für die Versorgung proximaler Schaftfrakturen der Tibia und des Humerus.

Bei entsprechenden Indikationen konnte der dynamische Kompressionseffekt der DC-Platte voll zur Wirkung gebracht werden. Ist aufgrund des Frakturverlaufes an der Medialseite des Tibiakopfes die großflächige Abstützung der medialen Platte nicht erforderlich, so läßt sich auch die laterale Abstützplatte der Gegenseite ohne Schwierigkeiten für die mediale Plattenlage verwenden.

Von Juni 1984 bis Juni 1986 wurden bei 55 Patienten die neuen Platten am Tibiakopf eingesetzt. 32 dieser Patienten wurden nach durchschnittlich 17 Monaten nachuntersucht. Die Bewertung erfolgte nach subjektiven, funktionellen und radiologischen Kriterien. 24 Patienten empfanden das Ergebnis als sehr gut und gut. Die Beweglichkeit war bei 21 Patienten frei. 29 Patienten zeigten im Röntgenbild sehr gute und gute Ergebnisse. Die Komplikationsrate lag bei 5,5%.

In 21 Fällen wurde die laterale Tibiakopfabstützplatte der gleichen Seite bei subcapitalen Humerusfrakturen bzw. bei Derotationsosteotomien nach Weber und habitueller Schulterluxation verwendet. Hier liegen noch keine Nachuntersuchungsergebnisse vor.

Linzer Knieorthese

K.D. Moser, H. Haller und W. Heindl

Unfallkrankenhaus Linz (Chefarzt: Prim. Dr. med. G. Kukla), Blumauerplatz 1, A-4020 Linz

Einleitung

Frühzeitig aktiv und passiv geführte Bewegungen des Kniegelenkes in der postoperativen Phase verhindern die Degeneration von Knorpel und Bändern und erhalten die Beweglichkeit des Kniegelenkes (Solert 1980; Burni 1973; Moukthart 1978). Aus diesem Grund wurden zur Nachbehandlung in vermehrtem Ausmaße dynamische Kniegelenkorthesen verwendet.

Die meisten Orthesentypen weisen jedoch gravierende Nachteile auf. So war es unser Bestreben, die Orthesenfunktion auf der Basis der Gelenkführung zu verbessern. Grundlage dafür waren die Arbeiten von Grood et al., welche nachweisen konnten, daß vor allem in Streckstellung die Tendenz zur spontanen vorderen Schublade durch Muskelzug besteht. In Beugestellung von mehr als 30° übernehmen die Beugemuskeln des Kniegelenkes den Schutz des vorderen Kreuzbandes.

Technik

Die Funktion der Orthese besteht darin, daß sie nicht nur die Exkursion in die vordere Schublade außerhalb der physiologischen Bewegung hemmt, sondern daß sie das Tibiaplateau gezielt in die jeweilige "protektive" Schublade führt, z.B. bei vorderem Kreuzbandschaden in eine hintere. Dieser Effekt wird durch die Art und Plazierung des verwendeten Gelenkes erreicht. Grundlage dafür ist die Führung in der Orthese, die eine deutlich kleinere

Condylenkurve beschreibt, wie die des zu führenden Kniegelenkes. So wird eine zur Streckstellung hin zunehmende Schutzfunktion der Orthese erzielt.

Das Distalrutschen der Orthese führt nicht sofort zum Funktionsverlust; durch die Gelenkführung wird ausreichend Seitenstabilität erzielt, durch die Oberflächenhaftung eine ausreichende Rotationsstabilität. In dieser "Linzer Knieorthese" wird bei Beachtung der Gelenkplazierungskriterien unserer Meinung nach die derzeit einzige sichere kreuzbandprotektive Führung des Kniegelenkes erzielt.

Zur Schraubenosteosynthese von Schenkelhalsfrakturen unter Berücksichtigung der dynamischen Hüftschraube

Ch. Schulze und G. Siebler

Chirurgische Universitätsklinik Freiburg, Abteilung Unfallchirurgie (Direktor: Prof. Dr. med. E.H. Kuner), Hugstetter Straße 55, D-7800 Freiburg

Seit 1983 haben wir zunehmend die dynamische Hüftschraube (DHS) für die Osteosynthese der medialen Schenkelhalsfraktur eingesetzt.

39 Patienten mit 40 Schenkelhalsfrakturen konnten bei gut dokumentierten Verläufen nach durchschnittlich 23 Monaten klinisch und radiologisch nachuntersucht werden. Das Durchschnittsalter der 7 mit Spongiosaschrauben versorgten Patienten lag entsprechend der bekannten Indikation für diese Osteosynthesetechnik bei 24 Jahren. Die mit einer DHS behandelten Patienten waren im Schnitt 50 Jahre alt.

Unter den 40 Frakturen waren 12 laterale und 28 mediale. Die medialen Schenkelhalsfrakturen gehörten vorwiegend den Dislokationsgraden III und IV nach Garden an. Im Rahmen der Nachbehandlung wurde eine dreimonatige Entlastung des verletzten Beines gefordert.

Ergebnisse

26 der 39 Patienten waren bei der Nachuntersuchung beschwerdefrei. Von den übrigen 13 Patienten wurden die folgenden Beschwerden angegeben: Wetterfühligkeit (11mal); gelegentliche Rückenschmerzen (7mal); belastungsabhängige und bewegungsabhängige Schmerzen im Hüftgelenk (6mal). Eine Einschränkung der Gehfähigkeit durch Hinken wurde bei 11 Patienten festgestellt. Bei 6 dieser Patienten lag die Schenkelhalsfraktur weniger als 1 Jahr zurück. In 15 Fällen kam eine Beinverkürzung bis 2 cm, dreimal über 2 cm vor. Alle Fälle mit einer stärkeren Beinverkürzung hatten weitere gleichseitige Extremitätenverletzungen.

Bei 32 Patienten war die Beweglichkeit des betroffenen Hüftgelenkes im Vergleich zur Gegenseite frei oder nur endgradig eingeschränkt. 5 Patienten wiesen eine Bewegungseinschränkung bis max. 1/3 und 2 Patienten bis max. 2/3 nach der Neutral-Null-Methode auf.

Folgende Komplikationen konnten bei unserer Nachuntersuchung gesichert werden:

Eine Reosteosynthese wegen ungenügender Reposition und eine Pseudarthrose nach Osteosynthese mit Spongiosaschrauben. Eine Instabilität mit früher Kopfnekrose und bisher eine späte Kopfnekrose nach Implantation der DHS.

Unsere Untersuchung legt das folgende Procedere nahe:

1) Für die Schenkelhalsfraktur des Jugendlichen und jungen Erwachsenen mit einer festen Spongiosa ist die Schraubenosteosynthese mit 3 oder 4 Spongiosaschrauben die Methode der Wahl.
2) Für die Schenkelhalsfraktur des über 30jährigen stellt die dynamische Hüftschraube eine gute Alternative zur Winkelplatte dar. Sie erleichtert es, wesentliche Operationsziele zu realisieren, nämlich die exakte Plazierung des Implantates, die Vermeidung einer Fragmentdiastase und die schonende Impaktierung der Fragmente. Des weiteren erlaubt dieses Implantat eine Sinterung und kommt damit der Frakturheilung entgegen.

Erfahrungen mit der DCS bei proximalen Femurfrakturen

G. Dedekoven, B. Claudi und B. Stübinger

Klinikum rechts der Isar, Chirurgische Klinik (Direktor: Prof. Dr. med. J.R. Siewert), Ismaninger Straße 22, D-8000 München 80

Die Problematik der Behandlung und Prognose von per-, inter- und subtrochanteren Trümmerfrakturen liegt in der Anatomie, Physiologie und Biomechanik des proximalen Femurdrittels begründet. Die Frakturinstabilität spielt dabei eine Schlüsselrolle.

Von ursprünglich 32 Patienten konnten 28 mit 28 Frakturen nachuntersucht werden, von denen 21 AO-Typ c–e subtrochanter verliefen (22 geschlossene und 6 erstgradig offene). Die operative Technik ist analog der $95°$ Winkelplatteneinbringung zu sehen bei verglichen vereinfachter und korrigierbarer Hals-Kopf-Verankerung der Condylenschraube.

Mit einem Bewertungsschema ähnlich des "Harris-hip-score" wurden klinisch und röntgenologisch bei kurzem, 14 monatigem Nachuntersuchungszeitraum in 80% ein gutes bis sehr gutes Ergebnis erzielt. Ein Implantatausriß sowie ein zusätzlicher Implantatbruch mußten durch Reoperation korrigiert werden. Eine hohe Anzahl von Rotations- und Varusdeformitäten (20%) bzw. Beinlängenverkürzungen (bis zu 2 cm) wurden erwähnt.

Die Periostzügelplastik, eine einfache und sichere Methode zur Behandlung der chronischen fibularen Instabilität am oberen Sprunggelenk

H.L. Lindenmaier, E.H. Kuner und K. Goetz

Abteilung Unfallchirurgie, Chirurgische Universitätsklinik (Direktor: Prof. Dr. med. E.H. Kuner), Hugstetter Straße 55, D-7800 Freiburg

Seit 1975 wird an der Abteilung für Unfallchirurgie der Chirurgischen Universitätsklinik in Freiburg bei der chronischen fibularen Instabilität des oberen Sprunggelenkes ein einfaches operatives Verfahren durchgeführt. Es beruht auf dem Ersatz des Lig. fibulo-calcaneare und fibulotalare anterius entsprechend dem exakten anatomischen Verlauf durch einen aus der lateralen Fibulafläche entnommenen gestielten Periostzügel. Das Operationsverfahren ist technisch sehr einfach, es wird nur ortsständiges Gewebe verwendet, histologische Untersuchungen haben eine Transformation des transplantierten Periostes in Bandgewebe ergeben. Die Nachteile anderer, zum Teil technisch sehr aufwendiger indirekter Operationsverfahren können damit vermieden werden.

Nach Kocherschem Hautschnitt wird ein 8 cm langer, 2 cm breiter, distal gestielter Periostlappen an der Fibula gebildet, dieser wird geteilt, der vordere und hintere Anteil werden an anatomischer Stelle über V-förmige Bohrkanäle am Calcaneus bzw. Talus durchgezogen und in Entlastungsstellung des oberen Sprunggelenkes mit sich selbst vernäht. Postoperativ erfolgt Ruhigstellung im Unterschenkelliegegips für 3 Wochen und im Gehgips für weitere 3 Wochen.

Die Periostzügelplastik am oberen Sprunggelenk wurde von 1975 bis 1985 69mal erfolgreich durchgeführt. Bei einem Durchschnittsalter von 26 Jahren waren männliche Patienten häufiger betroffen. An postoperativen Komplikationen ist ein Weichteilinfekt und ein drainagebedürftiges Hämatom aufgetreten. 55 Patienten (80%) wurden durchschnittlich 2 1/4 Jahre nach der Operation nachuntersucht. Dabei fand sich nur zweimal eine funktionelle Instabilität, einmal nach einem erneuten Supinationstrauma. Die Beweglichkeit im oberen Sprunggelenk war 52mal frei, zweimal bis $10°$ und einmal über $20°$ eingeschränkt. Bei der Röntgenkontrolle fand sich 52mal keine pathologische Aufklappbarkeit, 3mal eine Aufklappbarkeit bis $10°$. Bei der subjektiven Beurteilung war zu 93% das Behandlungsergebnis als gut und sehr gut bezeichnet worden, bei der objektiven Beurteilung in Anlehnung an Zwipp u. Mitarb. fand sich zu 75% ein sehr gutes, zu 22% ein gutes und zu 3% ein befriedigendes Ergebnis.

45 der Patienten erlangten wieder volle Sportfähigkeit, bei 6 war sie eingeschränkt, 4 hatten vor der Operation keinen Sport betrieben.

Zusammenfassung

Die Periostzügelplastik ist eine einfache und sichere Behandlungsmethode der chronischen fibularen Instabilität, mit der in der großen Mehrzahl der Fälle ein sehr gutes bis gutes Ergebnis erzielt werden kann, welches in der Regel wieder zur vollen Sportfähigkeit führt.

Der Einfluß der Nahttechnik auf die Rekonstruktion des vorderen Kreuzbandes — experimentelle Untersuchung

D. Fischer, E. Kraus, W. Braun und A. Rüter

Klinik für Unfall- und Wiederherstellungschirurgie, Zentralklinikum Augsburg (Leiter: Prof. Dr. A. Rüter), Stenglinstraße 1, D-8900 Augsburg

An Leichenknien wurde die Routineversorgung des femoralen Abrisses des vorderen Kreuzbandes nachvollzogen. Die Operationsverfahren bei der lediglich transossären Refixation gegen die Refixation des vorderen Kreuzbandes durch "over the top" und transossären Fadenführung verglichen.

Bei der transossären Fadenführung kommt es zu *keiner* anatomischen Konstruktion des Bandes. Die Insertion ist punktförmig, es kommt zur Raffung der Bündel und die anatomische Torsion ist aufgehoben. Es besteht nur eine schmale Basis für die Gefäßeinsprossung. Im Vergleich dazu bringt die "over the top" und transossäre Nahttechnik eine anatomische Rekonstruktion mit bündelgerechter Insertion, es besteht keine Raffung der Zügel. Die anatomische Torsion kann nachvollzogen werden und es resultiert eine breitbasige Insertion für die Gefäßeinsprossung.

Für die "optimale Rekonstruktion" sollte der transossäre Kanal möglichst dorsal, die "over the top" Führung direkt am Knochen ohne Weichteilinterposition und die Fäden gegeneinander geknüpft werden, um eine gleichmäßige Spannung zu erreichen.

Freie Themen zum Schultergürtel

Stellenwert der Sonographie in der Schulterdiagnostik

R. Weinstabl[1], N. Gritzmann[2] und H. Hertz[1]

[1] I. Univ.-Klinik für Unfallchirurgie (Vorstand: Prof. Dr. med. E.B. Trojan), Alser Straße 4, A-1097 Wien
[2] Zentrales Institut für Radiodiagnostik der Universität Wien (Vorstand: Prof. Dr. med. H. Pokieser)

Der Stellenwert der Sonographie hat in den letzten Jahren in der Diagnostik von Gelenkerkrankungen wesentlich an Bedeutung zugenommen und viele Publikationen untersuchten die Aussagekraft der Sonographie im Vergleich mit der Arthrographie, der Computertomographie und der Arthroskopie. Dabei zeigte sich, daß die Sonographie an Treffsicherheit der Arthrographie überlegen ist und der Computertomographie bei der Diagnostik von Weichteilverletzungen vorzuziehen ist. Außerdem ist die Sonographie eine nicht invasive Methode, rasch verfügbar und kostengünstig. Als optimaler Schallkopf hat sich ein 7,5 MHz Transducer bewährt, die Untersuchung wird meist am sitzenden Patienten unter Bewegung des Armes von Innen- zur Außenrotation und Ante- zu Retroversion in einer Frontal- und Horizontalebene durchgeführt. Es zeigte sich, daß die Sonographie hohe Aussagekraft in der Diagnostik der frischen Ruptur einer Sehne im Bereich der Schulter sowie in der Diagnostik chronischer Verletzungen der Schulter hat. Diese sind jedoch immer differentialdiagnostisch von der Bursitis calcarea abzugrenzen. Dem geübten Untersucher ist es möglich, Narben in ihrer Ausdehnung und Dicke, ebenso wie Verkalkungen, darzustellen. Im Gegensatz zur Arthroskopie können Teilrupturen der Rotatorenmanschette sonographisch dargestellt werden. Diese suprasynovialen Risse der Rotatorenmanschette haben eine gute Prognose und stellen meist keine Operationsindikation dar. Ebenfalls eine Domäne der Sonographie ist die Diagnostik von Tumoren im Bereich der Schulter, wie am Beispiel eines Lipoms sowie am Beispiel eines rezidivierenden ossären Tumors, nämlich einer Hypernephrommetastase am Humerus, gezeigt werden konnte. Die Diagnostik der frischen traumatischen Schulterluxation mit knöchernem Limbusausriß ist nach wie vor der Doppelkontrastcomputertomographie sowie der Arthroskopie vorbehalten. Läsionen des Acromioclaviculargelenkes, besonders die Läsionen vom Typ Tossy I sowie die Verletzungen der coracoclaviculären Bandverbindungen können ebenfalls sonographisch dargestellt werden.

Möglichkeiten der Minimalosteosynthese bei Mehrsegmentfrakturen des proximalen Humerus

H. Walz und G. Siebler

Abt. Unfallchirurgie, Chirurgische Universitätsklinik (Direktor: Prof. Dr. E.H. Kuner), Hugstetter Straße 55, D-7800 Freiburg

Mehrsegmentfrakturen des proximalen Humerus sind Problemverletzungen, die häufig mit einem unbefriedigenden Resultat ausheilen.

Seit 1984 haben wir diese Frakturen zunehmend mit einer Minimalosteosynthese versorgt. Dies bedeutet sparsame Freilegung der Fraktur, Schonung der Restdurchblutung, Einstauchen des Schaftes unter den Kopf, Rekonstruktion der Rotatorenansätze und sparsame Verwendung von Implantaten. Von 1984 bis 1986 wurden 26 Patienten (7 Männer, 19 Frauen, Altersdurchschnitt 56 Jahre) nach diesen Gesichtspunkten operativ versorgt. Die Einteilung der Frakturen erfolgte nach der Neerschen Klassifikation. 2/3 der Fälle waren 3–4 Segmentfrakturen, fast ausschließlich bei älteren Patienten.

An Osteosyntheseverfahren kamen die Schraubenosteosynthese, die Versorgung mit Kirschner-Drähten und am häufigsten die Kombination von Kirschner-Drähten mit einer Zuggurtung zur Anwendung.

Nach durchschnittlich 11 Monaten wurden 22 von 26 Patienten nachuntersucht und sowohl nach dem von Breyer-Rahmanzadeh angegebenen Schema bewertet als auch in das von Neer stammende strenge Schema eingestuft. Weiterhin gaben die Patienten ihr subjektives Urteil über den Behandlungserfolg ab.

Gute Ergebnisse sind in beiden Schemata etwa gleich häufig zu verzeichnen, nach Neer jedoch sind einige Patienten wegen noch bestehender Schmerzen als "failure" einzuordnen, wogegen beim Schema nach Breyer-Rahmanzadeh schlechte Ergebnisse fehlen. Subjektiv wird das Resultat von den Patienten weit günstiger beurteilt. Die operative Versorgung von proximalen Humerusmehrsegmentfrakturen durch Minimalosteosynthese, in der Regel mit Bohrdrähten und Zuggurtung, stellt die Methode dar, mit der über die Hälfte der Fälle befriedigende und teilweise auch gute Ergebnisse erzielt werden können.

Erfahrungen mit 194 operierten Rotatorenmenschettenrupturen

A. Reichelt

Orthopädische Universitätsklinik (Direktor: Prof. Dr. med. A. Reichelt), Hugstetter Straße 55, D-7800 Freiburg

Von November 1977 bis Dezember 1986 wurden 1 611 Schultergelenke wegen periarticulärer Erkrankungen behandelt. 194 Rotatorenmanschettenrupturen wurden bis zum 13.11.1987 operiert. Von den bis Ende Oktober 1986 operierten Rissen konnten 100 persönlich nachuntersucht werden. 32 wurden durch Fragebogen erfaßt. Die Nachuntersuchung erfolgte 6 bis 108 Monate nach der Naht.

Die nach einem eigenen Punkteschema erfolgte Auswertung ergab 84% sehr gute und gute, 14% mäßige und 2% schlechte Resultate. Die Verteilung der Fragebogenergebnisse war ähnlich. 113 Patienten würden sich wieder operieren lassen, 17 nicht.

Bei den 194 bisher operierten Rissen wurden als Zugangswege gewählt: Säbelschnitt 26, transacromial 23, ventral 125.

Die Dekompression erfolgte bei 100 Schultergelenken 19mal durch Durchtrennen des Ligamentum coracoacromiale, 67mal durch Resektion beziehungsweise Acromioplastik nach Neer. 14mal wurde keine Dekompression durchgeführt.

Ein eindeutige Abhängigkeit der Ergebnisse vom operativen Zugangsweg und der Verschlußmethode ergab sich nicht. Mit zunehmender Rupturgröße nahmen die sehr guten Resultate um etwa 10% ab.

Die Vorteile des *Säbelschnittes* sind die mühelose Erweiterung nach dorsal und ventral, die gute Übersicht über große Teile der Manschette, die leicht durchzuführende Dekompression und Blutstillung. Ein Nachteil ist die Abklösung der Pars acrcomialis des Musculus deltoideus.

Der Vorteil des *transacromialen Zuganges* ist der sehr gute Überblick, die Nachteile sind die verlängerte Operationszeit wegen der Acromionosteosynthese, die erschwerte Erweiterung des Defilees und schwierige Blutstillung der acromialen Gefäße.

Die Vorteile des *vorderen Zuganges* sind die einfache Operationstechnik, die kurze Operationszeit, die Schonung des Musculus deltoideus, die sichere Dekompression und Blutstillung und die Erweiterungsmöglichkeit nach proximal. Der wesentliche Nachteil ist die Tatsache, daß bis in den Infraspinatus hineinreichende Rupturen nicht versorgt werden können.

Die *Indikation* zur Naht ist gegeben bei erfolgloser sechswöchiger konservativer Therapie, bei starken Schmerzen, insbesondere nachts, bei Behinderungen infolge Pseudoparalyse und der Unfähigkeit, den passiv erhobenen Arm zu halten (drop arm).

Voraussetzungen für gute Ergebnisse sind eine strenge Indikationsstellung, eine exakte Operationstechnik und eine langwährende krankengymnastische Nachbehandlung.

Die Behandlung der chronischen Instabilität am Schultergürtel mit der Periostzügelplastik

H.L. Lindenmaier und E.H. Kuner

Abt. Unfallchirurgie, Chirurgische Universitätsklinik (Direktor: Prof. Dr. med. E.H. Kuner), Hugstetter Straße 55, D-7800 Freiburg

Für die operative Behandlung der veralteten Instabilität am Schultergürtel wurde eine große Zahl unterschiedlicher Verfahren angegeben. Wegen der Seltenheit dieser Krankheitsbilder wurde aber nur über kleine Fallzahlen oder Einzelfälle berichtet. Ausgehend von den sehr guten Ergebnissen mit der Periostzügelplastik bei der veralteten Instabilität am oberen Sprunggelenk, wird dieses Verfahren an der Abteilung für Unfallchirurgie der Chirurgischen Universitätsklinik Freiburg auch zur Behandlung der veralteten Instabilität am Sternoclaviculargelenk und Acromioclaviculargelenk eingesetzt.

Bei der veralteten sternoclavicularen Luxation wird nach transversalem Hautschnitt ein etwa 8 cm langer, medial kräftig gestielter Periostlappen gebildet. Nach Reposition der Clavicula und Fixation durch eine ventrale 8er Tour-Drahtcerclage wird der Bandapparat durch einen kräftigen Perioststreifen ersetzt. Dieser wird nun am Sternum durch ein V-förmiges Bohrloch durchgezogen und mit sich selbst vernäht, so daß ein kräftiger Bandersatz an anatomischer Stelle entsteht. Postoperativ erfolgt eine 6wöchige Ruhigstellung im Thorax-Oberarm-Abduktionsgips.

Bei 6 derart behandelten Patienten konnte in jedem Fall eine Stabilität des Sternoclaviculargelenkes erzielt werden, bei nur minimal eingeschränkter Funktion des Schultergürtels und voller Arbeitsfähigkeit. Komplikationen sind hierbei nicht aufgetreten.

Bei der veralteten acromioclavicularen Luxation wird das Ligamentum coracoclaviculare nach Reposition, Transfixation und Zuggurtungsosteosynthese durch einen lateral gestielten, kräftigen Periostlappen ersetzt. Dieser wird durch eine horizontale Bohrung im Coracoid durchgezogen und an der Clavicula mit sich selbst vernäht, so daß ein breitflächiger Bandersatz besteht. Auch hier erfolgt postoperativ die Ruhigstellung im Thorax-Oberarm-Abduktionsgips für 6 Wochen.

Bei bis jetzt 4 Patienten mit veralteter acromioclavicularer Luxation konnte bei der Nachuntersuchung ein sehr gutes funktionelles Ergebnis erzielt werden. Das AC-Gelenk war klinisch und auch bei der Röntgenuntersuchung mit gehaltenen Aufnahmen stabil ohne Verkalkungen im Verlauf des Lig. coracoclaviculare. Bei allen Nachuntersuchten bestand volle Arbeitsfähigkeit.

Zusammenfassung

Die Periostzügelplastik ist eine einfache Methode zum Ersatz des Bandapparates am Schultergürtel. Es wird dabei nur ortsständiges, autologes Material verwendet. Die Technik eignet sich auch sehr gut zur Verstärkung zerfetzter Bandanteile bei der frischen Luxation, ohne daß man den operativen Eingriff dadurch wesentlich vergrößern müßte.

Behandlung der Claviculafrakturen; eine prospektive Studie

A.G.M. Hoofwijk und Chr. van der Werken

St. Elisabeth Krankenhaus (Leiter: Chr. van der Werken), Postfach 90151, NL-500 LC Tilburg

Über die Behandlung der geschlossenen Schlüsselbeinfraktur wird noch immer gestritten. Eine schriftliche Umfrage unter allen 162 niederländischen chirurgischen Kliniken zeigte, daß in 38% einfach eine Mitella, in 32% ein Rucksackverband und in 28% eine Kombination dieser Behandlungen angewendet wird. Drei Chirurgen preferieren primär ein operatives Vorgehen, während nicht weniger als 21 im Falle schwerer Verkürzung und Dislokation zur Osteosynthese tendieren.

Ab Dezember 1983 führen wir eine kontrollierte, prospektive, randomisierte Studie durch nach den Ergebnissen der konservativen Behandlung frischer diaphysärer Claviculafrakturen, entweder mit einem Rucksackverband oder mit einer Mitella. Bei Beachtung der Exklusionskriterien konnten bis jetzt, aus einer Totalgruppe von 488 Frakturen, von 157 erwachsenen Patienten die Daten ausgewertet werden, 78 nach Behandlung mit Rucksackverband und 79 nach Mitellabehandlung. Standardisierte Röntgenaufnahmen (AP und 40° caudocranial), zum Vergleich mit der gesunden Seite, wurden am Unfalltag und bei der Nachuntersuchung, zirka zehn Monate später, gemacht um Verkürzung, Dislokation und einen eventuellen reponierenden Effekt der Behandlung festzustellen. Alle Patienten wurden immer vom selben Untersucher kontrolliert, am ersten und dritten Tag und nach einer, zwei und drei Wochen.

Frühergebnisse, wie Frakturheilung und Arbeitsfähigkeit waren in beiden Gruppen gleich. Komplikationen, zwar selten, waren meist mild: Pseudarthrose trafen wir viermal, alle nach Rucksackverbandbehandlung. Bei der Spätkontrolle wurden Anblick und Funktion des Schultergelenkes als auch Länge und Dislokation der Clavicula beobachtet, auch hier waren Unterschiede nicht signifikant.

Die mit einer Mitella behandelten Patienten beurteilten ihre Behandlung subjektiv günstiger. Wir schließen aus dieser Studie, daß bei der Behandlung des einfachen Schlüsselbeinbruches, unabhängig von der Frakturdislokation, die einfachste konservative Behandlung, nur mit einer Mitella, den Vorzug verdient.

Filmforum I

Anatomische Grenzen der Synovektomie an Fingergelenken

W. Hintringer und M. Leixnering

Unfallkrankenhaus Lorenz Böhler (Vorstand: Prim. Prof. Dr. med. J. Poigenfürst), Donaueschingenstraße 13, A-1200 Wien

(Manuskript nicht eingegangen)

Optimierung der Spül-Saug-Drainage zur Behandlung des infizierten Kniegelenkes

R. Niessen, D. Rose und E. Striepling

Abt. Unfallchirurgie der Christian-Albrechts-Universität zu Kiel (Direktor: Prof. Dr. D. Havemann), Arnold-Heller-Straße 7, D-2300 Kiel 1

Die Indikation zur Spül-Saug-Drainage bei Gelenkempyem ist auch unter systemischer Antibiose zu stellen.

An Kniegelenken von Oberschenkelamputaten wird der Spülmitteldurchfluß in Ruhe und bei Gelenkbewegung demonstriert. Der günstige Einfluß der Bewegung auf die Ausspülung der Gelenkräume werden gezeigt.

Die technisch einfachste und risikoärmste Plazierung von Drainagen im Recessus suprapatellaris und in der Fossa intercondylaris wird bevorzugt, da eine Drainage der dorsalen Gelenkräume die erhöhte Gefahr iatrogener Verletzungen bedeutet. Der Vorteil, das Gelenk am tiefsten Punkt zu drainieren wird mit einem erhöhten operativen Aufwand mit endoskopischer Kontrolle der Drain-Plazierung erkauft.

Aufgrund der Effizienz der Gelenkspülung unter Bewegung kann auf die dorsale Drain-Plazierung verzichtet werden.

Die gedeckte Spongiosaplastik bei intraarticulären Fersenbeinbrüchen

H. Hackstock

Unfallabteilung (Chefarzt: Prim. Dr. med. H. Hackstock), Dr.-Nörler-Straße 13,
A-3100 St. Pölten

(Manuskript nicht eingegangen)

Technik und Ergebnisse nach modifizierter Palmerscher Aufrichtungsoperation von Fersenbeintrümmerbrüchen.
Film: Die Technik der Aufrichtungsoperation des Fersenbeintrümmerbruches

W.D. Schellmann, H. Beck und M. Börner

Unfallklinik des Krankenhauses des Landkreises (Chefarzt: Dr. med. W.D. Schellmann),
D-3150 Peine

(Manuskript nicht eingegangen)

Versorgung der Fersenbeinfraktur

Z. Zaborszky

Traumatologische Abteilung der Universität (Direktor: Prof. Dr. med. Z. Zaborszky),
Bartok Bela u. 4, H-4043 Debrecen

Ziel der Frakturbehandlung der dislocierten Impressionsbrüche des Fersenbeins muß die anatomische Reposition der Gelenkoberflächen sein, denn das harmonische Funktionieren der oberen und unteren Sprunggelenke stellt die fundamentale Aufgabe des Knöchels dar.
    Durch auf drei Punkte — tuber calcanei, os tuboides und das distale Drittel der diaphysis tibiae — wirkende Distraktion, mit Hilfe des Hoffmann Distraktionsapparates unter dem Bildwandler, läßt sich die Reposition gut erreichen. Die Nägel passen sich durch die von uns konstruierten Büchsen an die Distraktorstangen an. Die Fraktur wird mit AO-Spongiosaschrauben fixiert. Nach der Osteosynthese wird der Distraktionsapparat abmontiert. Der Patient kann nach der Operation das obere und untere Sprunggelenk ohne Belastung bewegen. Die Methode wird mit Hilfe von VHS Video demonstriert.

Filmforum II

Die Behandlung von Beckenringfrakturen mit dem Fixateur externe

H.-J. Egbers, D. Havemann, R. Nissen und E. Striepling

Abt. Unfallchirurgie des Klinikums der Christian-Albrechts-Universität zu Kiel (Direktor: Prof. Dr. D. Havemann), Arnold-Heller Straße 7, D-2300 Kiel 1

Die Indikation zur Anwendung des Fixateur am Becken wird vorwiegend bestimmt durch die Art und Form der Beckenringverletzung und den Schweregrad der Gesamtverletzung. Zur exakteren Diagnostik und Bestimmung von Fehlstellungen des Beckenringes werden neben der Beckenübersicht Aufnahmen des Beckenringes mit um 45° nach proximal und distal geneigtem Zentralstrahl angefertigt.

Die Schanzschen Schrauben werden beiderseits in das Corpus des Os ilium eingeschraubt und zwar 45° von caudal zur Körperlängsachse und 45° angehoben zur Querachse. Die vorbereitete Dreiecksrahmenkonstruktion mit Gelenkverbindung an der Dreiecksspitze wird über Gelenkbacken an den Schanzschen Schrauben fixiert. Durch entsprechendes Spannen an der Dreiecksbasis kann Kompression erreicht werden, die auf den dorsalen Beckenringbereich übertragen wird. Die Rahmenkonstruktion wird in der nach ventral erweiterten Beckeneingangsebene angebracht. Anhand von Beispielen werden die Vorteile der Behandlung von Beckenringverletzungen mit dem Fixateur externe verdeutlicht: Verbesserte Möglichkeiten der Intensivpflege, frühfunktionelle Übungsbehandlung, geringe Traumatisierung, Verminderung des Thrombose- und Emoblierisikos und Minderung des retroperitonealen Blutverlustes.

Der Wirbelsäulen Fixateur externe

W. Dick

Orthopädische Klinik (Direktor: Prof. Dr. med. E. Morscher), Chirurgisches Department der Universität, CH-4012 Basel

Bei Frakturen der Brust- und Lendenwirbelsäule geht in der operativen Behandlung das Bestreben dahin, möglichst kurzstreckige Fixationssysteme anzuwenden, um die Funktion der nichtverletzten Bewegungssegmente bestmöglich zu erhalten. Eines der in Frage kommenden Systeme ist der Fixateur interne. Er basiert biomechanisch nicht auf einer Dreipunktabstützung, sondern auf der winkelstabilen Verbindung eines Längsträgers mit transpediculär in den Nachbarwirbeln der Fraktur stabil verankerten Schanzschen Schrauben.

Das Implantat ermöglicht daher die Beschränkung der Fixationsstrecke auf zwei Bewegungssegmente. Mit den anfänglich langen Hebelarmen der Schanzschen Schrauben, welche erst am Schluß der Montage abgetrennt werden, stellt es eine wirksame Hilfe zur Reposition der Wirbelsäule dar. Die mit dem Festziehen der Muttern erreichbare Eigenstabilität des Implantates erlaubt die Sofortmobilisation der Patienten und begründet die vielseitige Anwendbarkeit nicht nur bei allen operationsbedürftigen Wirbelfrakturen unabhängig von ihrer Form, sondern auch bei elektiven orthopädischen Wirbelsäuleneingriffen. Der dorsale Zugangsweg macht das Implantat im Gegensatz zu ventralen Systemen leicht wiedererreichbar für die Metallentfernung oder für den Fall von Komplikationen.

Das Konzept, die Operationstechnik am Modell und in vivo sowie die funktionellen Ergebnisse werden im Video-Film optisch gezeigt, wie sie zuvor schon in der Literatur vorgestellt wurden.

Literatur

Dick W (1987) Die innere Fixation von Brust- und Lendenwirbelfrakturen. 2. vollst. überarb. und ergänzte Aufl. Huber, Stuttgart Toronto

Dick W, Zäch GA (1987) Operative Sofortbehandlung mit dem Fixateur interne bei Brust- und Lendenwirbelfrakturen mit Querschnittlähmung: Ergebnisse bei 90 Patienten. In: Hefte Unfallheilkd, Heft 189. Springer, Berlin Heidelberg New York Tokyo, S 655–657

Eine neue Technik zur arthroskopischen Reinsertion und Augmentation des frisch gerissenen vorderen Kreuzbandes

H. Boszotta, R. Wendrinsky und G. Sauer

Unfallchirurgische Abteilung des Krankenhauses der Barmherzigen Brüder Eisenstadt, (Chefarzt: Prim. Dr. med. G. Sauer), Esterhazystraße 26, A-7000 Eisenstadt

Anhand eines Videofilms wird eine neue Technik zur arthroskopischen Reinsertion und Augmentation des gerissenen vorderen Kreuzbandes erläutert. Unter Berücksichtigung der Prinzipien der herkömmlichen Kreuzbandchirurgie gelingt die arthroskopische Resinsertion mit Hilfe eines Meniscusnahtgeräts (Abb. 1).

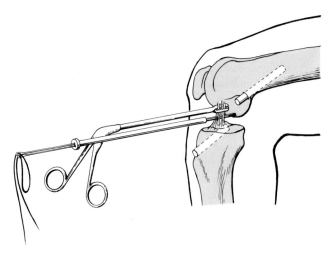

Abb. 1

Operationstechnik

Die Operation beginnt mit den üblichen Stabilitätstests in Narkose. Nach Einführen des Arthroskops über den anterolateralen Zugang, Spülen und Aufblasen des Gelenks mit CO_2. Das gerissene vordere Kreuzband kommt zur Darstellung. Bei etwa 90° Kniebeugung wird nun über eine anteromediale Stichincision eine dünne Kanüle mit ihrer Spitze unter arthroskopischer Sicht in den proximalen, femoralen Kreuzbandansatz plaziert. Durch diese Kanüle wird vom Gelenkinneren ein 2 mm Bohrdraht unter der Haut tastbaren Bohrdrahts condyl nach außen gebohrt. Über der Spitze des unter der Haut tastbaren Bohrdrahts erfolgt der laterale Hautschnitt. Nach Spalten des Tractus iliotibialis wird über den Bohrdraht mit einem 5 mm Hohlbohrer der femorale Bohrkanal angelegt. Um das Austreten von Gas aus dem Gelenk zu vermeiden, wird eine 5 mm Kanüle in den Bohrkanal eingeschoben, bis sie im Arthroskop erkennbar wird, und an ihrem Ende zugestöpselt. Zum Vorbereiten des tibialen Bohrkanals wird die Spitze eines Zielbohrgeräts unter arthroskopischer Sicht in den distalen Kreuzbandansatz plaziert. Nun erfolgt die eigentliche Naht des gerissenen vorderen Kreuzbandes. Mit einer zarten Fußzange wird das proximal gerissene vordere Kreuzband an seinem femoralen Ende gefaßt und im Intercondylärraum aufgespannt. Über die gleiche anteromediale Incision wird nun das Nahtgerät der Fa. Acufex an das femorale Kreuzbandende plaziert. Das Kreuzband wird mit beiden Nadeln durchstoßen, die Nadeln werden über die im proximalen Kanal liegende Kanüle aus dem Gelenk herausgeführt, sodaß das Kreuzband im Sinne einer U-Naht gefaßt wird. Dieser Vorgang sollte zwei- bis dreimal wiederholt werden, um eine ausreichende Reinsertion zu gewährleisten. Anschließend erfolgt das Aufbohren des tibialen Bohrkanals ebenfalls mit dem 5 mm Hohlbohrer über den zuvor gelegten Bohrdraht. Durch diesen Bohrkanal wird nun das Durchzugshäkchen der Fa. Telos ins Gelenk und unter arthroskopischer Sicht in den femoralen Bohrkanal eingefädelt, um in der Folge ein Kunststoffband (LAD-Kennedy, Trevira-Höchst) durch das Kniegelenk zu ziehen. Dieses kommt als Schiene knapp dorsal des reinserierten Kreuzbandes extrasynovial zu liegen. Das Kunststoffband wird bei etwa 20° Kniebeugung proximal und distal unter einer Knochenschuppe mittels Stapler fixiert. Die Reinsertionsnähte werden im Tractus iliotibialis vernäht. Eine ausgiebige Gelenkspülung und arthroskopische Kontrolle des Spannungsverhaltens beenden die Operation.

Die Nachbehandlung erfolgt gipsfrei bei sechswöchiger Entlastung des operierten Beines. Nach Entfernen der Redondrainagen wird mit aktiven und passiven Bewegungsübungen begonnen, wobei in den ersten 3 Wochen auf eine endgradige Streckung verzichtet wird.

Frühergebnisse

Wir haben mit dieser Technik bis Oktober 1987 75 Patienten operativ versorgt. Die Frühergebnisse der ersten 50 Patienten, welche bereits aus der Nachbehandlung entlassen werden konnten, wurden ausgewertet.

Nur bei 25 Patienten fand sich eine isolierte vordere Kreuzbandruptur. In der gleichen Anzahl der Fälle wurde vor der arthroskopischen Kreuzbandnaht eine Meniscusbegleitverletzung behandelt (Tabelle 1, 2).

12mal fand sich eine anteromediale Verletzung, 5mal fand sich die Kombinationsverletzung von vorderem Kreuzband, medialem Seitenband und Hinterhornriß des lateralen Meniscus.

Die durchschnittliche Operationsdauer betrug 97 min. Zieht man jedoch die hohe Zahl von Begleitverletzungen in Betracht, so kann der Zeitaufwand für die arthroskopische Naht des Kreuzbandes mit einer Stunde veranschlagt werden.

Die Mobilität zum Entlassungszeitpunkt betrug durchschnittlich 0/10/100°, nach 6 Wochen 0/3/115°. Die durchschnittliche Muskelatrophie, gemessen als Umfangsdifferenz zum Ausgangswert betrug nach 6 Wochen 1,4 cm.

Es fand sich eine Nachbehandlungsdauer von 10,9 Wochen, die Patienten waren im Schnitt 8,8 Wochen im Krankenstand. Bei einem vergleichbaren Kollektiv von 50 Patienten mit ähnlichem Verletzungsmuster, welche über eine Arthrotomie versorgt worden waren, fand sich eine Nachbehandlungsdauer von 16,5 Wochen. Die Nachbehandlungsdauer konnte

Tabelle 1. Verletzungsmuster bei der vorderen Kreuzbandruptur (n = 50)

25	isolierte vordere Kreuzbandrupturen
12	anteromediale Instabilitäten
20	Meniscusverletzungen
5	Knorpelläsionen
5	Kombination: med. Seitenband-LCA-lat. Meniscus

Tabelle 2. Begleitverletzungen − Meniscus

	HH	KH	TOT	Komb.	Gesamt
medial	9	4	−	6	13
lateral	9	1	2		12
					25

Tabelle 3. Arthroskopische Kreuzbandreinsertion

Nachbehandlungsdauer	⌀	10,9 Wochen
Krankenstandsdauer	⌀	8,8 Wochen

Arthrotomie und Kreuzbandreinsertion
(vergleichbares Kollektiv)

Nachbehandlungsdauer	⌀	16,5 Wochen

somit durch die arthroskopische Operationstechnik um ein Drittel reduziert werden (Tabelle 3).

An Komplikationen fanden sich zwei Nachblutungen lateral, wobei nur in einem Fall eine operativen Intervention erforderlich war. Weiter mußten wir dreimal Reizzustände mit Fieberanstieg, trüb-serösem Gelenkserguß, jedoch negativer Bakteriologie feststellen. Alle waren durch die Verabreichung von Antibiotica, sowie durch Gelenkspülungen zu beherrschen. In einem Fall mußte eine Mobilisierung in Allgemeinnarkose durchgeführt werden, wobei diese Patientin wegen einer anteromedialen Instabilität 6 Wochen ruhiggestellt worden war.

Mit der arthroskopischen Operationstechnik können die grundsätzlichen Probleme bei der Versorgung der vorderen Kreuzbandruptur nicht gelöst werden. In Anbetracht der oft fragwürdigen Spätergebnisse nach Kreuzbandreinsertion sollten jedoch unserer Ansicht nach das operative Trauma und die durch lange Immobilisierung verursachten Schäden möglichst gering gehalten werden. Die arthroskopische Reinsertion und Augmentation mit einem Kunststoffband erscheint uns als ideales Verfahren.

Die arthroskopische VK-Naht mit der Spreizankerkordel

A. Schmid[1], F. Schmid[1] und Th. Tiling[2]

[1] Chirurgische Univ.-Klinik (Direktor: Prof. Dr. med. H.J. Peiper), Robert-Koch-Straße 40, D-3400 Göttingen
[2] Chirurgische Univ.-Klinik Köln-Merheim (Direktor: Prof. Dr. med. H. Troidl), Abt. für Unfallchirurgie (Leiter: Prof. Dr. med. Th. Tiling) Ostmerheimerstraße 200, D-5000 Köln

Die Naht des frisch gerissenen vorderen Kreuzbandes in offener Technik ist wegen des Zugangsweges aufwendig und, bedingt durch die Fadendurchflechtung im Band, eine zusätzliche Minderung der Banddurchblutung. Die Ergebnisse der offenen VK-Naht waren unbefriedigend, so daß die primäre Resektion der Bandstummel vorgeschlagen wurde. Es war naheliegend, zum Zeitpunkt der operativ einsetzbaren Arthroskopie das Problem der VK-Naht methodisch neu anzugehen. Ziel unserer Überlegung war es, die VK-Naht unter arthroskopischer Kontrolle durchzuführen.

Material

In einer 60 cm langen geflochtenen Kordel aus absorbierbarem Material sind 20 cm von dem oberen Kordelende entfernt 4 mm lange Ankerdornen befestigt. Segmentweise ragen diese Kunststoffdornen in zwei Raumrichtungen. Das folgende Dornenpaar ist jeweils um 90° versetzt. Gebrauchsfertig ist die 1,2 mm starke Kordel mit dem 4 cm langen Ankerdornenteil in eine 24 cm lange Einzugskanüle mit 3 mm Außendurchmesser eingezogen.

Wirkmechanismus

Unter arthroskopischer Kontrolle werden die Dornensegmente in das gerissene VK-Bündel plaziert. Durch das Zurückziehen der Einzugskanüle spreizen sich die Dornen entsprechend ihrer Vorspannung von der Achse der Kordel ab und verankern sich in den kollagenen Fasern.

Methode

Unter arthroskopischer Kontrolle werden mit einem Zielbohrgerät je zwei Bohrkanäle in Verlaufsrichtung des VK durch den Schienbeinkopf und durch den lateralen distalen Femuranteil gebohrt. Aufgrund des Faserverlaufes und der topographischen Ansatzareale genügt der Einzug von zwei Kordeln in das anteromediale und in das posterolaterale Bündel.

Indikation

Die OP-Technik und der Wirkmechanismus indizieren die Versorgung des proximalen ligamentären VK-Abrisses und der VK-Teilruptur.

Ergebnisse

Im Experiment an Leichenkniegelenken konnten Verankerungskräfte pro Spreizankerkordel von bis zu 35-55-N gemessen werden.

Schlußfolgerung

Die klinische Relevanz der Methode liegt in der exakten, risikolosen OP-Technik und Verankerung des Nahtmaterials ohne weitergehende VK-Durchblutungsbeeinträchtigung. Zur Zeit soll im Tierexperiment die optimale Kalibrierung der Spreizankerkordel erarbeitet werden. Entscheidend für den klinischen Einsatz wird die Reißfestigkeit der degradablen Kordel zur erforderlichen Halbwertszeit sein.

Wissenschaftliche Ausstellung

Luxationen der Handwurzelknochen: Diagnostik und Therapie

U. Heitemeyer

BG-Unfallklinik (Direktor: Prof. Dr. med. G. Hierholzer), Großenbaumer Allee 250, D-4100 Duisburg 28

Die röntgenologischen Kriterien, deren Beachtung zur sicheren Erkennung von Verrenkungen der Handwurzelknochen unabdingbar sind, werden durch zeichnerische Darstellung der Achsenverhältnisse und Lagebeziehungen der einzelnen Handwurzelknochen zueinander dargestellt. Richtlinien für die konservative, notfallmäßige Reposition werden dargelegt. Besondere Beachtung muß der funktionellen Überprüfung unter besonderer Berücksichtigung der bestehenden Stabilität des Carpus nach erfolgter Reposition unter Bildwandlerkontrolle zukommen. Aus der Darstellung exemplarischer klinischer Beispiele ergibt sich die Indikation zur Operation bei Luxationen der Carpalknochen. Durch Darstellung funktioneller Bewegungsaufnahmen soll als Fazit herausgestellt werden, daß die primäre Erkennung und sofortige Reposition von Handwurzelknochenverrenkungen klinisch sehr gute Ergebnisse ergibt.

Ringfixateur externe – Demonstration eines modifizierten Fixateur externe der AO

H.B. Reith, W. Böddeker, Ch. Pelzer und W. Kozuschek

Chirurgische Universitätsklinik, Knappschafts-Krankenhaus Bochum-Langendreer (Direktor: Prof. Dr. med. W. Kozuschek), In der Schornau 23–25, D-4630 Bochum 7

Außer den bekannten Behandlungsgrundsätzen ermöglicht die Anwendung des Ringfixateurs eine Erweiterung der Indikationsstellung auf: 1. Etagenfrakturen des Unterschenkels, 2. Frakturstabilisierung bei polytraumatisierten Patienten ohne Notwendigkeit der primären anatomiegerechten Reposition und 3. wenden wir mit besonders guten Erfahrungen den Ringfixateur bei geschlossenen Unterschenkelfrakturen mit Weichteilschäden an. Wesentliche Vorteile des Ringfixateurs sind uneingeschränkte Korrektur primärer und sekundärer Fehlstellungen ohne Umsetzen bereits liegender Steinmann-Nägel, Steinmann-

Nägel im distalen Fragment müssen nicht parallel eingebracht werden; damit sind Zielgeräte überflüssig und Montagefehler sind wegen großer Variabilität des Systems jederzeit leicht korrigierbar. Die Kompatibilität mit dem AO-Fixateur externe erlaubt eine sekundäre Fehlstellung durch nachträgliche Anwendung der Elemente des Ringfixateurs ohne Umsetzen der Nägel zu korrigieren. Die bisher erzielten Ergebnisse mit dem Ringfixateur werden anhand klinischer Beispiele vorgestellt.

Die dreidimensionale Rekonstruktion in Orthopädie und Traumatologie

K.A. Milachowski[1], K.H. Englmeier[2], S.J. Pöppl[2] und C.J. Wirth[1]

[1] Orthopädische Univ.-Klinik, LMU (Direktor: Prof. Dr. med. H.J. Refior),
D-8000 München
[2] MEDIS-gsf, (Direktor: Prof. Dr. H.-W. Levi), D-8042 Neuherberg

Die dreidimensionale Rekonstruktion menschlicher Knochen und Gelenkstrukturen auf der Basis segmentierter Computertomographieschichten ist ein seit längerem experimentell durchgeführtes Verfahren, nicht nur mit didaktischem Ziel.

In der Klinik ermöglicht die dreidimensionale Rekonstruktion die Erfassung der Ausbreitung von Frakturen und Tumoren und ermöglicht so dem Operateur eine bessere präoperative Planung des Eingriffs. Darüberhinaus läßt sich mit Hilfe der dreidimensionalen Rekonstruktion in der Prothesenherstellung, insbesondere im Bereich der Hüft- und Kniegelenksendoprothetik, die individuelle anatomische Prothese errechnen und rekonstruieren.

Klinische Anwendungsbeispiele der dreidimensionalen Darstellung auf der Basis segmentierter Computertomographieschichten am Beispiel der Wirbelsäule, des Hüft- und Kniegelenkes sowie bei speziellen Indikationen werden vorgestellt.

Die Rekonstruktion geschieht folgendermaßen: Nach Übertragung der CT-Bilder zum Bildverarbeitungsrechner werden zunächst die knöchernen Substanzen automatisch segmentiert. Es findet der Rechner VAX 11/780 gekoppelt mit einem Kontron IPS-System Verwendung. Die automatische Segmentierung erfolgt mittels Schwellwertsegmentierung, Beseitigung von Hohlflächen und Glättung der Konturen. Abschließend wird durch die Triangulation die Oberfläche der gewünschten Knochen- und Gelenkstrukturen berechnet. Die pseudodreidimensionale Darstellung kann anschließend nach Positionieren von Lichtquellen auf dem Monitor abgerufen werden.

Zementfreie Hüftendoprothesen – eine vergleichende Spannungsanalyse

M. Langhans, H. Ecke, D. Hofmann und M. Nietert

Klinik für Unfallchirurgie der Justus-Liebig-Universität (Direktor: Prof. Dr. med. H. Ecke), Klinikstraße 29, D-6300 Gießen

In einer vergleichenden Spannungsanalyse wurde das Beanspruchverhalten von verschieden zementfreien Hüftendoprothesen am Modell des Kunststoffnormfemur untersucht, nachdem 9 Prothesenmodelle mit Originalinstrumentarien durch die Herstellerfirmen in jeweils einem KNF implantiert worden waren. Die Beanspruchungen unter Belastung mit 2 kN wurde in 9 Cyclen mit jeweils 200 N-Schritten gemessen und an die Meßeinheit (Vielstellenmeßgerät und PC) weitergeleitet und ausgewertet.

Die Ergebnisse zeigen eine Abhängigkeit von der Formgebung der Schäfte, wobei diese die Vorspannung, die Krafteinteilung und die Vermeidung von Nulldurchgängen beeinflußt. Die bitrochantere Prothese kommt den Spannungs- und Belastungsverhältnissen am proximalen Femur am nächsten. Die Untersuchungen wurden mit Unterstützung der DFG durchgeführt.

Das iatrogene Kompartmentsyndrom – ein chirurgisches Handicap?

V. Echtermeyer[1], R. Sambale[1], M. Ennis[2], J. Pöhlmann[1], H. Knaepler[1] und H. Zwipp[3]

[1] Klinik für Unfallchirurgie, Philipps Universität (Direktor: Prof. Dr. med. L. Gotzen), Baldingerstraße, D-3550 Marburg
[2] Institut für Theoretische Chirurgie der Philipps-Universität (Direktor: Prof. Dr. med. W. Lorenz), Baldingerstraße, D-3550 Marburg
[3] Unfallchirurgische Klinik der Medizinischen Hochschule (Direktor: Prof. Dr. med. H. Tscherne), Konstanty-Gutschow-Straße 8, D-3000 Hannover 61

Die Verkennung des Kompartmentsyndroms (KS) als eigenständiges Krankheitsbild oder Komplikation in der Traumatologie hat gravierende Folgen für den betroffenen Patienten. Nach dem klinischen Schweregrad unterscheiden wir das drohende von dem manifesten KS. Neben diesen gibt es das übungsbedingte funktionelle KS, das wiederum in eine akute und chronische Form unterteilt werden kann. Iatrogen verursachte Kompartmentsyndrome können auftreten, wenn an die Möglichkeit dieser Komplikation im Rahmen der konservativen oder operativen Behandlung nicht gedacht wird.

Im Zeitraum von 1976 und 1987 wurden 255 Kompartmentsyndrome prospektiv dokumentiert; davon waren 11 Fälle (4%) iatrogene KS. Die von uns vorgestellten 11 Fälle (z.B. erzwungener Hautverschluß, unterlassene Fasciotomie, nach Gefäßverletzung, ungenügende Dekompression, Umstellungsosteotomie) sollen jedem traumatologisch tätigen Arzt die erstaunliche Bandbreite der Therapiekomplikationen zeigen, bei denen ein iatrogenes KS möglich und zu beachten ist.

Scheinbar harmlose Verletzungen oder Selektiveingriffe, wie Umstellungsosteotomien, sind primär seltener von der Komplikation eines KS bedroht. Wird an die Möglichkeit eines durch die Behandlung entstehenden KS nicht gedacht, ist die Diagnose dieser Komplikation immer unerwartet und wird meistens zu spät gestellt. Iatrogen bedingte KS sind selten! Die im Einzelfall zum Teil fatalen Spätfolgen stellen allerdings tragische Fehlschläge der eingeschlagenen Behandlung dar.

Moderne diagnostische Methoden (subfasciale Gewebsdruckmessung), neben dem wichtigen klinischen Befund (akut einsetzender Schmerz, neurologische Ausfälle, druckschmerzhafte und steinharte Muskulatur), gestatten es, dieses Handicap der chirurgischen Therapie auf ein Minimum zu reduzieren.

Veränderungen der spezifischen Immunität nach ausgedehnter Mehrfachverletzung

E. Faist, A. Mewes, Th. Strasser, S. Alkan, A. Walz, W. Ertel, B. Salmen, G. Lob, E. Beck und P. Huber

Chirurgische Klinik, Klinikum Großhadern (Direktor: Prof. Dr. med. G. Heberer), Marchioninistraße 15, D-8000 München 70

(Manuskript nicht eingegangen)

Der Einfluß von TCDO (Oxoferin) auf die Wundheilung im Tierexperiment

A. Pachucki[1], S. Halm[2], S. Hafner[2] und K. Geissdörfer[2]

[1] Unfallkrankenhaus Meidling der AUVA (Leiter: Prim. Doz. Dr. H. Kuderna), Kundratstraße 27, A-1130 Wien
[2] Institut für Experimentelle Chirurgie der TU München (Direktor: Prof. Dr. med. G. Blümel), D-8000 München

Einleitung

In zahlreichen klinischen Studien konnte die positive Beeinflussung von chronischen, therapieresistenten Wunden sowie die granulationsfördernde Wirkung von TCDO (Tetrachlordecaoxid, Oxoferin) nachgewiesen werden, wobei der Wirkungsmechanismus jedoch weitgehend ungeklärt blieb.

Inhalt dieser Studie ist die Überprüfung der klinischen Ergebnisse im Tierexperiment an der Ratte und der Versuch, die Ursache der beschleunigten Granulationsbildung zu erklären.

Material und Methoden

An 24 ausgewachsenen Wistar-Ratten männlichen Geschlechts werden unter Allgemeinanästhesie mit Rompun-Ketanest in einem Mischungsverhältnis von 1 : 3, pro Tier 0,6— 0,8 ml i.m., Wunden standardisierter Größe und Tiefe über der thoracolumbalen Wirbelsäule gesetzt.

Drei Behandlungsarten werden durchgeführt:

Gruppe A (n = 8): 1mal täglich 1,5 ml Oxoferin lokal appliziert
Gruppe B (n = 8): 1mal täglich 1,5 ml wirkstoffreie Lösung (gereinigtes H_2O + Glycerin als Stabilisator)
Gruppe C (n = 8): trockene Wundbehandlung bei gleicher Verbandanordnung wie in Gruppe A und B.

Untersuchte Parameter

Klinische Beurteilung
Planimetrie (nach 6 und 12 Tagen)
Makroangiographie
Histologie (nach 2, 3, 6 und 12 Tagen)
Rasterelektronenmikroskopie
Histaminbestimmung im Gewebe (nach 6 Tagen)

Ergebnisse

Bei der klinischen Beurteilung wird in Gruppe A eine schnellere Granulationsbildung festgestellt. Die *planimetrische Auswertung* ergibt vor allem bis zum 6. p.o. Tag in Gruppe A eine signifikant schnellere Verkleinerung der Wundfläche (Abb. 1).

Mikroangiographie

Die Revascularisierung des Wundgebietes ist in der Gruppe A (Oxoferin) (Abb. 2) stärker als in den Vergleichsgruppen B (wirkstoffreie Lösung) (Abb. 3) und C (trockene Wundbehandlung) (Abb. 4). Auffallend ist das nahezu vollständige Fehlen von Mikrogefäßknäueln in Gruppe A, welche als Entzündungszeichen zu deuten sind und welche in den Vergleichsgruppen regelmäßig zur Darstellung gelangen.

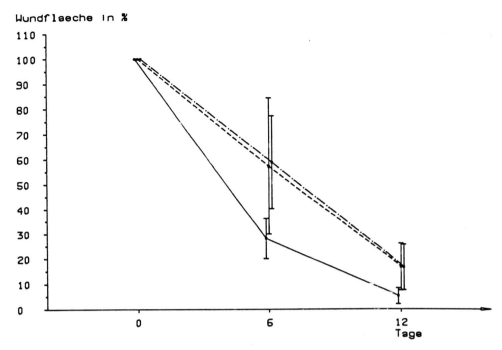

Abb. 1. Wundheilung durch TCDO. — A; - - - B; — · — C

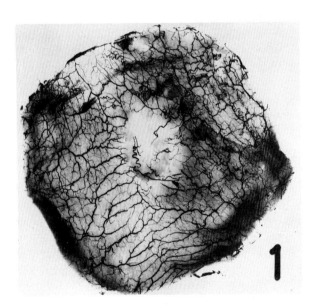

Abb. 2. Gruppe A

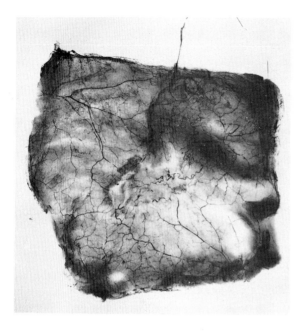

Abb. 3. Gruppe B

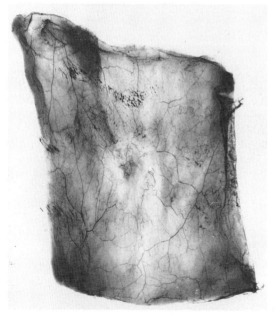

Abb. 4. Gruppe C

Mikromorphologie

An histologischen Präparaten des 2., 3. und 6. p.o. Tages kann ein vermehrtes Auftreten von Mastzellen in Gruppe A mit einem Maximum zwischen dem 2. und 3. p.o. Tag beobachtet werden. Diese Mastzellen (Abb. 5) stellen sich "kompakter" und stärker granuliert dar als jene der Vergleichsgruppen (Abb. 6), welche eine exzessive, teilweise bis zur Cytolyse führende Degranulation mitmachen.

Untermauert wird diese Beobachtung durch die Ergebnisse der *Histaminbestimmung* im Gewebe:

Gruppe A $1,4 \pm 0,2$ ng/mg Gewebe
Gruppe B $0,4 \pm 0,3$ ng/mg Gewebe.

Dieses Ergebnis spricht für eine vermehrte Einwanderung und Schonung histaminspeichernder Zellen (Mastzellen).

Interpretation der bisher vorliegenden Ergebnisse

Oxoferin schein die Einwanderung von Mastzellen (Mechanismus noch ungeklärt) zu induzieren, welche durch Interleucinfreisetzung aus ihren Granula die Fibroblastentätigkeit stimulieren.

Die daraus resultierende erhöhte Kollagensynthese führt zu einem schnelleren Wundverschluß, welcher im Tierexperiment bestätigt werden konnte.

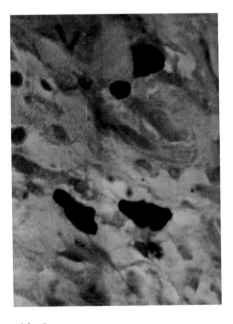
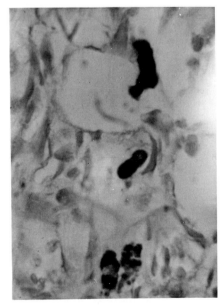

Abb. 5   Abb. 6

Dreidimensionale Darstellung von Acetabulum- und Beckenfrakturen

J.V. Wening[1], U. Tiede[2], K.H. Jungbluth[1] und G. Witte[3]

[1] Unfallchirurgische Abteilung, Chirurgische Universitätsklinik und Poliklinik (Direktor: Prof. Dr. med. K.H. Jungbluth), Martinistraße 52, D-2000 Hamburg 20
[2] Abt. für Datenverarbeitung in der Medizin UKE (Leiter: Prof. Dr. K.H. Hoehne), Martinistraße 52, D-2000 Hamburg 20
[3] Radiologische Klinik UKE (Direktor: Prof. Dr. med. E. Bücheler), Martinistraße 52, D-2000 Hamburg 20

Die operative Versorgung von Acetabulumfrakturen erfordert räumliche Vorstellungskraft und setzt langjährige chirurgische Erfahrung voraus. Bisher wurde die Indikation zur Operation an Hand von Röntgenstandardaufnahmen, Schichtaufnahmen oder dem CT gestellt. Einen wesentlichen Fortschritt in der bildgebenden Diagnostik stellt die dreidimensionale Darstellung des Acetabulum dar, bei der durch *"Elektronische Chirurgie"* störende Knochenteile — wie Schenkelhals und Hüftkopf — subtrahiert werden können. Diese räumliche Bildgebung setzt ein CT voraus, das in digitaler Form gespeichert (über Magnetband) und anschließend über ein spezielles Computerprogramm (VOXEL-MAN I), das von der Abteilung für Datenverarbeitung in der Medizin am UKE entwickelt wurde, in ein dreidimensionales Bild umgesetzt wird. Die Plastizität der gewonnenen Bilder erlaubt eine exakte OP-Planung und Vorbereitung (Osteosynthesematerial).

Der technische Weg vom Röntgenbild über die digitale Darstellung bis zum dreidimensionalen Bild wird auf dem Poster am Beispiel von Acetabulumfrakturen dargestellt.

Stereomathematisches Modell zur Analyse von Komplexbewegungen

A. Meißner und R. Rahmanzadeh

Abteilung für Unfall- und Wiederherstellungschirurgie (Leiter: Prof. Dr. R. Rahmanzadeh), Klinikum Steglitz der FU Berlin, Hindenburgdamm 30, D-1000 Berlin 45

In der Biomechanik des Menschen ergibt sich häufig die Frage, in welcher Art und Größe sich zwei benachbarte Knochen zueinander unter physiologischer Bewegung und Belastung des Körpers bewegen. Dabei wird es häufig notwendig, sehr komplexe, relative Lageveränderungen zu analysieren. Meist müssen dann Verschiebungen in alle drei Raumrichtungen und Drehbewegungen in allen drei Raumebenen berücksichtigt werden.

Die Teilkomponenten von Komplexbewegungen können nie direkt gemessen werden. Vielmehr müssen technisch einfache und möglichst fehlerarme Hilfsgrößen bestimmt und daraus mathematisch die Teilkomponenten entwickelt werden.

Am technisch einfachsten und fehlerärmsten erweist sich eine reine Abstandsmessung zwischen zwei gut definierten Punkten. Aus diesem Grunde wurde ein Doppelwürfelmodell entwickelt, das definiert auf die beiden Knochen aufgebracht wird, deren Relativbewegung bestimmt werden soll. Unter dieser Relativbewegung verschieben und verdrehen sich die beiden Würfel zueinander. Die Bestimmung von insgesamt sieben Abständen korrespondierender Würfeleckpunkte definiert die relative Position beider Würfel zueinander. Das bedeutet auch, daß sich aus diesen Messungen die Komplexbewegung der entsprechenden Knochen zueinander analysieren läßt. Aus der relativen Lage der Mittepunkte beider korrespondierenden Knochenflächen ergibt sich die Verschiebung und die Analyse der Verschiebungsteilkomponenten in die drei Raumebenen. Aus korrespondierenden Circumferenzpunkten und deren Relativbewegung an beiden Knochen lassen sich dann indirekt die Drehkomponenten konstruieren und auch errechnen. Die insgesamt recht komplexe Mathematik wird im Rahmen des Posters dargestellt.

Die mathematische Auswertung der gemessenen Ursprungsdaten zu den erfragten Enddaten ist recht komplex und sollte mit der EDV erfolgen. Wichtig ist, daß bei den meisten gegenläufigen Rechenschritten (Addition/Subtraktion, Multiplikation/Division, Quadrat/Quadratwurzel) die rechnerische Fehlerfortpflanzung gering ist und Meßfehler sich teilweise aufheben bzw. zumindest nicht nennenswert vergrößert werden. Die Meßdaten könnten selbstverständlich in einem weiteren Schritt auch elektronisch erhoben werden.

Mit der beschriebenen Methode gelingt es, durch technisch einfache und fehlerarme Abstandmessungen an definierten Punkten, komplexe Relativbewegungen von zwei benachbarten Knochen gegeneinander quantitativ in ihren Einzelkomponenten zu analysieren. Auf dieser Basis ist eine fundierte Berechnung der Biomechanik solcher komplexen Relativbewegungen möglich.

Fixateur externe-Stabilisation und frühzeitige Weichteildeckung bei Unterschenkelfrakturen mit Weichteildefekten

K. Käch und J. Largiader

Klinik für Unfallchirurgie (Direktor: Prof. Dr. H. Eberle), Klinik für Wiederherstellungschirurgie (Direktor: Prof. Dr. med. V. Meyer), Department Chirurgie (Vorsteher: Prof. Dr. med. F. Largiader), Universitätsspital Zürich, Rämistraße 100, CH-8091 Zürich

Die Wiederherstellung einer Extremität nach komplexen Unterschenkelverletzungen führt in Abhängigkeit von Verletzungsmuster und Behandlungsmethode über den Leidensweg von chronischen Knocheninfekten, Weichteilproblemen und Pseudarthrosen oft zu schmerzhaften, rigiden Extremitäten mit schlechter Funktion. Durch ein umfassendes Behandlungskonzept für die Gesamtverletzung und eine davon abgeleitete Behandlungstaktik in Etappen lassen sich die Ergebnisse verbessern. Die Rettung und Erhaltung funktionstüchtiger Muskulatur und die frühzeitige Weichteildeckung bestimmen wesentlich das Ergebnis.

Die Versorgungstaktik für die Gesamtverletzung ruht auf den Prinzipien einer zuverlässigen, weichteilschonenden Stabilisierung der Fraktur, einem radikalen Debridement von Knochen und Weichteilen, der Erhaltung vitaler Muskulatur und einer frühzeitigen, gut vascularisierten Weichteildeckung. Die primäre Stabilisierung der Fraktur erfolgt bei uns durch einen Fixateur externe im Sinne eines Klammerfixateur (unilateral oder in V-Montage). Nach einem radikalen Debridement kann, je nach Situation, die gleichzeitige oder aufgeschobene (innerhalb von 5 Tagen nach Unfall) Weichteildeckung mit einem Muskellappen erfolgen. Unter Einhaltung folgender Kriterien favorisieren wir die primäre oder aufgeschobene Deckung des Defektes: Beurteilung des Gesamtverletzungsmusters beim Polytraumatisierten, Vitalität der zurückgelassenen Gewebe nach sorgfältigem Debridement im Bereiche der Weichteile und des Knochens. Der Druck aller Logen ist zu überwachen, und insbesondere nach Ischämie sind alle Logen großzügig zu eröffnen.

Bei Unterschenkelfrakturen mit Weichteildefekten bestimmen Art und Zeitpunkt der Weichteilversorgung wesentlich die Prognose der Verletzungen. Lokale oder freie Muskellappen (auch Muskel-Haut-Lappen) sind als Weichteildeckung über Frakturen und Knochendefekten allen anderen Deckungsverfahren überlegen. Der Muskellappen ist eine anatomisch definierte vascularisierte Einheit ohne Zonen mit mäßiger und schlechter Durchblutung, ist optimal modellierbar und vermag Defekte ohne Resthöhle abzuschließen. Je nach Lage und Größe des Defektes verwenden wir als lokale Lappen den medialen und lateralen Gastrocnemius und den Soleus, als freien Lappen den Latissimus dorsi und in speziellen Indikationen den Scapulalappen (kein Muskellappen). Durch eine spezielle Technik des vasculären Anschlusses der freien Gewebetransplantate mittels U-förmiger AV-Fistel mit der V. saphena magna oder V. saphena parva verfügen wir über einen langen Gefäßstiel. Die frühzeitige Weichteildeckung mit Muskellappen ist die beste Infektprophylaxe und bei Knochendefekten unter den Weichteildefekten wird durch eine Muskellappenplastik ein vorzüglich vascularisiertes Knochentransplantationslager geschaffen. Mit der frühzeitigen Deckung haben wir in 15 Fällen (11 lokale Lappen und 4 freie) bessere Resultate erzielt, als in einer Vorperiode: Die Funktion der erhaltenen Extremität ist besser, Hospitalisationszeit und Arbeitsunfähigkeit sind deutlich kürzer.

Klinisch-experimentelle Studie zur Wertigkeit der transcutanen Elektrostimulation der Skeletmuskulatur (TMS) zur Prophylaxe der Muskelatrophie

P. Münst[1], E.H. Kuner[1], M. Müller[1], A. Kiebele[2] und Th. Roeren[3]

[1] Abt. Unfallchirurgie, Chirurgische Univ.-Klinik (Direktor: Prof. Dr. med. E.H. Kuner), Hugstetter Straße 55, D-7800 Freiburg
[2] Institut für Sportwissenschaft der Universität Freiburg
[3] Institut für Röntgendiagnostik der Universität (Direktor: Prof. Dr. med. W. Wenz), Hugstetter Straße 55, D-7800 Freiburg

Die Immobilisation nach Rekonstruktion von Kniebandverletzungen führt zwangsläufig zu ausgeprägter Muskelatrophie mit Störungen der arthromusculären Funktionseinheit. Die Rehabilitation ist langwierig.

Wir haben postoperativ bereits im Gipsverband mit einem Muskeltraining unter Zuhilfenahme der Elektrostimulation begonnen und diese insgesamt 10 Wochen fortgesetzt. Die Wertigkeit dieses Trainings haben wir an einer Kontrollgruppe ohne Elektrostimulation überprüft. Die Stimulation erfolgte mit Hilfe eines Niederfrequenzreizstromgerätes im synchronen Zweikanalbetrieb. Es wurde ein gepulster Gleichstrom als asymmetrischer biphasischer Strom ohne Gleichstromkomponente mit einer Impulsbreite von 250 µs verwendet. Schwellstromfrequenz und Stromintensität wurden individuell angepaßt. Es erfolgte eine synchrone, bipolare Stimulation des M. vastus medialis und lateralis. Nach Eingewöhnung erfolgten täglich 6 Übungseinheiten zu je 15 min. Durch Umfangmessungen, computertomographische Querschnittsmessungen in Stichproben, Beinkraftmessungen mit EMG-Kontrollen nach Gipsabnahme und nach Belastungsbeginn sowie einer Nachkontrolle nach 6 Monaten wurden Veränderungen des Muskelvolumens, der Kraft und der elektrischen Erregbarkeit registriert.

Ergebnisse

Die funktionelle transcutane Elektrostimulation der Oberschenkelmuskulatur in Verbindung mit isometrischem Training nach Verletzungen und Operation am Kapselbandapparat des Kniegelenkes erwies sich als äußerst wirkungsvoll und reiner Isometrie überlegen. Früh postoperativ kommt es durch Überdeckung der hemmenden Nociceptorenaktivität zu günstiger Schmerzbeeinflussung und frühzeitiger neuromusculärer Bahnung. Der Muskelsubstanzverlust kann während der 6wöchigen Immobilisation signifikant um 50% reduziert werden. In der anschließenden 6wöchigen Rehabilitationszeit erfolgt ein rascher Muskelsubstanzaufbau unter Elektrostimulation, zur nicht stimulierten Gruppe bestehen nach 12 Wochen hochsignifikante Unterschiede. Das nicht verletzte Bein in der stimulierten Gruppe zeigt einen signifikanten Volumenzuwachs im Vergleich zur nichtstimulierten Gruppe. Isometrische Maximalkraft und Explosivkraft liegen in der Stimulationsgruppe in einem signifikant höheren Kraftniveau. Ein signifikanter Kraftzuwachs ist im nicht verletzten Bein der TMS-Gruppe zu beobachten (crossing effect). Unter Elektrostimulation wird die Gelenkbeweglichkeit bei dynamischer Stabilisierung früher erreicht. Die Nachkontrolle nach 6 Monaten zeigt in der stimulierten Gruppe ein nach wie vor um 20% höheres Kraftniveau, und eine weitgehend aufgebaute Muskelmasse. Ohne Elektrostimulation bestehen nach 6 Monaten noch Umfangsminderungen von -2 cm entsprechend einem Substanzmangel von 10–15%.

Die Stimulationsbehandlung mit dem tragbaren Kleinstimulator erwies sich in der Handhabung problemlos, Komplikationen wurden nicht beobachtet.

Gewinnung eines pastenförmigen autologen Transplantates mit der Hüftprothesenraffel

W. Dick, P. Regazzoni und B. Gerber

Chirurgisches Department der Universität Basel, Allgemeinchirurgische Klinik (Direktor: Prof. Dr. F. Harder) und Orthopädische Klinik (Direktor: Prof. Dr. med. E. Morscher), CH-4012 Basel

Bei der chirurgischen Behandlung von Knochendefekten, Defektfrakturen und Pseudarthrosen hat sich als autologes Knochentransplantatmaterial ein Gemisch von fein zerriebener Corticalis und Spongiosa außerordentlich bewährt. In dieser Zubereitungsform weist der Transplantatknochen eine maximal große Oberfläche auf. Die Einheilung erfolgt über die ganze Ausdehnung simultan als Feldphänomen durch Einsprossen von Gefäßen in alle Spalten, sowohl vom Knochenbett als auch von umgebenden Weichteilen aus, was die rasche Vascularisation erleichtert. Ungeachtet der Konfiguration und Unregelmäßigkeit der Oberfläche im Transplantatbett läßt sich dank der pastenförmigen Konsistenz ein optimaler Kontakt herstellen. Als Beispiele erfolgreicher Anwendung dieser Transplantatform können offene Defektfrakturen im distalen Tibiadrittel mit und ohne plastische Weichteildeckung sowie eine 5 Jahre bestehende multipel operierte Defektpseudarthrose gleicher Lokalisation demonstriert werden.

Die Herstellung der autologen Knochenpaste aus corticospongiösen, mit dem Meißel gewonnenen Spänen ist mit einer sterilen Knochenmühle möglich. Als wesentlich einfacher und schneller hat sich jedoch die Entnahmetechnik mit einer normalen Hüftprothesen-Pfannenfräse erwiesen:

Von einem leicht bogenförmigen Hautschnitt knapp unterhalb der hinteren Crista iliaca und der Spina iliaca posterior superior geht man auf die Kante des Beckenschaufelrandes ein und stellt von hier aus subperiostal die Außenfläche mit Hohmann-Hebeln dar, wobei diese nicht bis zur Incisura ischiadica herabgeführt werden sollen. Um beim Fräsbeginn ein Abrutschen der Fräse leichter zu vermeiden, wird ein kleines Fenster in die äußere Corticalis gemeißelt. Hier wird dann die 44 mm-Pfannenfräse angesetzt und der Knochen gewonnen. In der Tiefe läßt man die innere Corticalis stehen und führt die Fräse am Haltegriff seitwärts in alle Richtungen, bis der dargestellte Bezirk "ausgeweidet" ist. Zur Blutstillung wird ein Collagen-Vlies in das offene Knochenbett einmassiert. Die abgelöste Glutaealmuskulatur wird am Beckenkamm refixiert und erst darüber eine Saugdrainage eingelegt. Wenn nötig, fügt man dem gewonnenen Knochenmaterial noch einige ml Blut aus dem Transplantatbett bei, um die richtige pastenartige Konsistenz zu erreichen.

Mit gleicher Technik kann auch eine allerdings weniger große Menge von der Innenseite der ventralen Beckenschaufel durch vorderen Zugang gewonnen werden, wenn die Bauch- oder Seitenlage für die dorsale Transplantatentnahme vermieden werden soll.

Die beschriebene Technik der Transplantatzubereitung wird von den Autoren regelmäßig bei allen ventralen und dorsalen Spondylodesen, Wirbeldefektauffüllungen, Extremitäten- verlängerungsoperationen und kritischen Defektfrakturen oder Pseudarthrosen angewandt.

Literatur

Dick W (1986) Use of the Acetabular Reamer to Harvest Autogenic Bone Graft Material: A Simple Method for Producing Bone Paste. Arch Orthop Trauma Surg 105:235–238

Die Gentamycinkonzentrationen in Körperflüssigkeiten und Gewebe bei der Septopal-Anwendung

A. Härle, W. Ritzerfeld und F. Liewald

Orthop. Univ.-Klinik und Poliklinik (Direktor: Prof. Dr. med. H.H. Matthiass), Albert-Schweitzer-Straße 33, D-4400 Münster

(Manuskript nicht eingegangen)

Die ambulante chirurgische Therapie des Carpaltunnelsyndromes – Management und Ergebnisse

T. Lemke, M. König und L. Gotzen

Klinik für Unfallchirurgie (Direktor: Prof. Dr. med. L. Gotzen), D-3550 Marburg

(Manuskript nicht eingegangen)

Standardisiertes Modell zur Untersuchung von Keramiken und sonstigen Stoffen im ersatzstarken Knochenlager beim Menschen

M. Roesgen

Berufsgenossenschaftliche Unfallklinik Duisburg-Buchholz (Direktor: Prof. Dr. med. G. Hierholzer), Großenbaumer Allee 250, D-4100 Duisburg 28

Ein Untersuchungsmodell zur systematischen Erforschung knochenspezifischen Umbau-, Einbau oder Reaktionsverhaltens liegt für den Menschen bisher nicht vor. Die Brücke zwischen tierexperimenteller Forschung und nicht-therapiebezogener Prüfung am Menschen fehlt für die Erforschung von Knochenersatzmaterialien.

Als Knochenmodell steht der menschliche Beckenkamm zur Verfügung. Eine autogene Spongiosaplastik wird häufig im Rahmen operativer Knochenbruchbehandlung erforderlich. Im Zuge der therapeutischen Beckenkammpräparation zur Spongiosaentnahme wird zugleich die definierte Präparation für die wissenschaftliche Untersuchung vollzogen. Es wird der von Spongiosa entleerte Beckenkamm genutzt. Die nach der Spongiosaentnahme zwischen innerer und äußerer Corticalislamelle verbliebene Defekthöhle wird mit dem Untersuchungsmaterial, z.T. Tricalciumphosphat, Hydroxylapatit, Kollagen etc. aufgefüllt. Im Rahmen des therapeutischen Managements der Hauptverletzung kann die Situation am Beckenkamm klinisch und radiologisch überprüft werden. Bei Patienten mit mehrfacher Operationserfordernis, insbesondere bei kompliziertem Heilverlauf, wie z.B. Pseudarthrose, Osteomyelitis, Defektaufbau, erlaubt eine der folgenden Operationen beiläufig die Probeentnahme aus dem zuvor präparierten Beckenkamm. Über eine Stichincision der Narbe wird ein Hohlbohrer aufgesetzt. Äußere Corticalis, Probenbett und innere Corticalis werden durchbohrt. Der entnommene Knochenzylinder wird histologisch aufgearbeitet.

Das von uns entwickelte Modell wurde seit 12 Monaten bei insgesamt 73 Patienten angewendet. Die Wiederentnahme von Präparaten gelang bisher bei 15 Patienten. Die Proben wurden mikroradiographisch und histologisch aufgearbeitet. Durch das Verfahren bedingte Komplikationen haben wir nicht beobachtet. Die Komplikationsrate der Spongiosaentnahme aus dem Beckenkamm ist nicht gestiegen. Sie lag bei 4,1%.

Mittelfristiges Ziel ist es, mit Hilfe der Knochenkeramiken im Beckenkamm Knochen anzuzüchten. Die Leistungsfähigkeit der Methode muß durch die laufenden Untersuchungen erwiesen werden. Die Einsparung eigener Spongiosareservoirs, deren Wiederauffüllung und die Induktion von Knochenregeneraten sind vorrangiges Forschungsziel wie innovative Behandlungsperspektive.

Pedographische Ganganalyse nach intraarticulärer Calcaneusfraktur

Th. Mittlmeier[1], G. Lob[1], W. Mutschler[2] und G. Bauer[2]

[1] Chirurgische Klinik und Poliklinik der Universität München, Klinikum Großhadern (Leiter: Prof. Dr. med. G. Lob), Marchioninistraße 15, D-8000 München 70
[2] Abteilung für Unfallchirurgie, Hand-, Plastische und Wiederherstellungschirurgie der Universität Ulm (Direktor: Prof. Dr. med. C. Burri), Steinhövelstraße 9, D-7900 Ulm

Im Rahmen einer prospektiven Studie an 48 Patienten mit intraarticulärer Calcaneusfraktur, die nach einem operativen Verfahren modifiziert nach Bêzes in Ulm und München versorgt worden waren, wurde der Frage nachgegangen, inwieweit die operative Frakturenbehandlung ein besseres funktionelles Resultat als die konservative Behandlung erzielen kann. Zum Vergleich diente ein Patientenkollektiv mit konservativer Behandlung nach intraarticulärer Calcaneusfraktur im Beobachtungszeitraum seit 10/84.

Als Bewertungskriterien dienten die klinische Untersuchung, die Kriterien von Merle d'Aubigne (Schmerz, Gang, benötigtes Schuhwerk), die Fotodokumentation, die Standardröntgenuntersuchung, das axiale CT, die statische Podometrie und die dynamische Pedographie. Letztere erlaubt eine Analyse der Druckverteilung unter der Fußsohle beim Gehen bei hoher zeitlicher (20 Messungen/s) und örtlicher Auflösung (2 Sensoren/cm^2) sowie guter Reproduzierbarkeit.

Es zeigt sich nach konservativer Behandlung eine verlängerte und vermehrte Fersenbelastung, eine verminderte Lastübertragung auf den Vorfuß und eine Verschiebung des Kraftangriffspunktes nach medial. Das Abrollmuster nach operativer Behandlung ist vom normalen Gangbild nicht verschieden. Die Ergebnisse nach operativer Therapie sind signifikant besser als nach konservativer Behandlung. Bei einer Übereinstimmung in 75% aller untersuchten Patienten zwischen klinischer Bewertung und Ganganalyse erweist sich die Pedographie als geeignetes Instrument zur Bewertung des Gangbildes nach intraarticulärer Calcaneusfraktur.

Aufrichtung und Stabilisierung von Fersenbeinfrakturen mit Metallspongiosa und autologem Knochentransplantat

E.J. Henßge und G. Hohlbach

Klinik für Orthopädie (Direktor: Prof. Dr. med. H.J. Henßge), Klinik für Chirurgie (Direktor: Prof. Dr. med. F.W. Schildberg) der Medizinischen Universität zu Lübeck, Ratzeburger Allee 160, D-2400 Lübeck

Metallspongiosa ist ein offenzellig poröser Guß aus Kobalt-Basislegierung. Metallspongiosablocks werden vom Knochen umwachsen und durchwachsen.

Es wurden 7 Fersenbeinfrakturen mit tiefer Impression des mittleren, gelenktragenden Teils in den Fersenbeinkörper zwischen Processus anterior und Tuber calcanei vom lateralen Zugang aus eröffnet, instrumentell angehoben und mit Metallspongiosa, sowie mit autologer Spongiosa aus dem Darmbeinkamm unterfüttert. Dabei wurde eine Wiederherstellung des normalen Tuber-Gelenkwinkels erreicht.

Von 7 so behandelten Patienten waren 6 schmerzfrei belastbar. Volle subtalare Beweglichkeit wurde einmal beobachtet, ein Bewegungsausmaß von Zweidrittel der Norm 3mal und ein Bewegungsausmaß von Eindrittel der Norm 3mal.

Die Bewegungstherapie beginnt nach der Wundheilung. Bis dahin wird im Baycastverband immobilisiert. Der Bildbeitrag zeigt die einzelnen Operationsphasen und den prä- und postoperativen Röntgenbefund mit Angabe der subtalaren Beweglichkeit.

Sachverzeichnis

Abdominaltrauma
– Entstehungsmechanismen, Verletzungsmuster, klinische Symptomatik 325
Acetabulumfrakturen
– dreidimensionale Darstellung von Acetabulum- und Beckenfrakturen 696
Achillessehne
– Darstellung der Durchblutung durch Plastination (exp.) 63
Achsenfehlstellungen
– Winkelbestimmung mit elektronischer Datenverarbeitung 603
Antibiotika
– Knochengängigkeit 104
Artefaktunterdrückung
– Computertomographie bei Hüftkopf-Prothesen 51
– Computertomographie, Röntgen, Mikroradiographie und Histologie 91
Arterienverletzungen bei Frakturen und Luxationen
– Pathomechanik (exp.) 64
Arthrodese
– Früharthrodese des hinteren unteren Sprunggelenkes nach Fersenbeinbrüchen 466
– nach Kniegelenkendoprothese 209
– primäre Arthrodese nach Sprunggelenkfraktur 312
Arthrose
– biomechanische Analyse am Hüftgelenk (exp.) 82
Arthroskopie
– beim Pyarthros 132
– Empyemtherapie an Knie und Hüfte 226
– Indikation zur Arthroskopie des Kniegelenkes im Kindes- und Wachstumsalter 499
– Kreuzbandnaht mit Spreizankerkordel 686
– nach Kniegelenkverletzungen im Kindes- und Wachstumsalter 500
Arthrosonographie
– zur objektiven Beurteilung des Lachmantestes (exp.) 45

Aufklärung
– Aufklärungsproblematik beim schwerverletzten Patienten 567
– Aufklärungsrisiko bei der unfallchirurgischen Sofortversorgung 577
– juristische Probleme der Aufklärung beim schwerverletzten Patienten 570

Bandruptur, fibulare 62
– Einfluß der Peronaeusmuskulatur 62
– PDS Zuggurtung 62
Basisdokumentation
– unfallchirurgische Basisdokumentation mit CHIDOS 596
– unfallchirurgische Basisdokumentation: Organisation, Leistungsstatistik, Verschlüsselung 597
Bauchtrauma
– Leberverletzungen nach stumpfem Trauma 384
– Verletzungen parenchymatöser Organe nach stumpfem Trauma 389
Beckenfrakturen
– Behandlung mit Fixateur externe 312
– dreidimensionale Darstellung von Acetabulum- und Beckenfrakturen 696
– Stabilisierung mit Fixateur externe (Zugang, Technik, Resultate) 313
Beckenringfrakturen
– Behandlung mit Fixateur externe 682
Beckenringverletzungen
– Osteosynthese mit Fixateur externe 260
Begrüßungsansprachen 7
Biofix C
– Verwendung von Biofix C zur Stabilisierung von Innenknöchelfrakturen 665
Biokompatibilität
– Modelluntersuchungen von Kunststoffen in der experimentellen Knochenchirurgie 668
Biomechanik
– Ringfixateur 80
Blutstillung
– an parenchymatösen Organen 350

Bohrdrahtosteosynthese
- bei Calcaneusfrakturen 426
- Stabilisierung der Calcaneusfraktur 459
- Stabilitätsuntersuchungen (Kirschner-Drähte, PDS-/PGA-Stifte) 58

Bundespflegesatzverordnung 581

Calcaneusfrakturen
- Anatomie, Pathogenese, Klassifikation 411
- Ergebnisse der operativen Therapie bei intraarticulären Frakturen 450
- Ergebnisse nach konservativer Behandlung 460
- Ergebnisse nach operativer und konservativer Behandlung 465
- Ergebnisse von 265 Fällen 455
- frühfunktionelle konservative Behandlung 463
- frühfunktionelle Therapie 461
- gedeckte Reposition und Minimalosteosynthese 456
- podographische Ganganalyse nach intraarticulärer Fraktur 703
- Pro-Anwalt konservative Therapie 439
- Pro-Anwalt operative Therapie 441
- Spätergebnisse nach konservativer Behandlung 464
- Stabilisierung durch percutane Bohrdrähte 459
- Technik der Bohrdrahtosteosynthese 426
- Technik der funktionellen Frakturenbehandlung 417
- Technik der stabilen Osteosynthese 432
- Technik und Ergebnisse von 53 operierten Frakturen 458
- Verhinderung von Spätfolgen durch operative Therapie 449
- Versorgung der Fersenbeinfraktur 681
- Wiederherstellung des Weichteilmantels 444

Calcaneusimpressionsfrakturen
- offene Reposition und interne Stabilisierung: Technik, Ergebnisse 455

Calcaneustrümmerbrüche
- Aufrichtung mit Fixateur externe 451
- operative Behandlung der intraarticulären Frakturen 452

Calciumphosphate
- experimentelle und klinische Erfahrungen beim Knochenersatz 658

Callusdistraktion
- Korrektur nach Epiphysenfugenverletzung 514

CHIDOS
- unfallchirurgische Basisdokumentation 596

Claviculafrakturen
- Behandlung der Claviculafrakturen (prospektive Studie) 679

Collagen
- Füllung von Knochendefekten 76

Collesfraktur
- Therapie mit Fixateur externe 300

Computertomographie
- Artefaktunterdrückung im Vergleich zur Röntgenuntersuchung, Mikroradiographie und Histologie 91
- Metallartefaktunterdrückung bei Hüftkopfprothesen 51

Copolymere (BOP)
- faserverstärkte Copolymere – resorbierbares Material für die intramedulläre Osteosynthese 664

Darm
- Ischämie von Leber und Darm 345

Darmverletzungen
- chirurgische Diagnostik, Taktik und Technik 376
- Dünn- und Dickdarmverletzungen nach stumpfem Trauma 383

DCS
- Erfahrungen bei proximalen Femurfrakturen 672

DHS
- Schraubenosteosynthese von Schenkelhalsfrakturen 671

Dissecate, osteochondrotische
- Refixation und Verlaufsbeobachtung (NMR) 504

Dokumentation
- rechnergestützte Klartextdokumentation in der Unfallchirurgie 619

Dokumentation, wissenschaftliche 581

Drahtextension
- distaler Femur, proximale Tibia im Kindes- und Wachstumsalter 497

Durchgangsarzt
- Nutzen und Aufwand eines EDV-Systems in der D-Arztpraxis 601
- Textverarbeitung in der Durchgangspraxis 602

EDV
- Anwendung, Durchführung, Nutzen in einer Klinik für Unfallchirurgie 617

EDV
— Nutzen und Aufwand in einer D-Arztpraxis 601
EDV in Klinik und Praxis 581
Ehrungen
— Deutsche Gesellschaft für Unfallheilkunde 27
— Österreichische Gesellschaft für Unfallchirurgie 22
— Schweizerische Gesellschaft für Unfallmedizin und Berufskrankheiten 25
Elektrostimulation
— transcutane Stimulation der Skeletmuskulatur 699
Ellenbogengelenk
— Indikation und Technik des Fixateur externe 251
Eminentia intercondylica
— Ausrisse am wachsenden Skelet 508
Eminentiafrakturen
— Versorgung dislocierter Frakturen bei Kindern und Jugendlichen unter arthroskopischer Sicht 501
Empyem
— arthroskopische Therapie an Knie und Hüfte 226
Entzündungsmediatoren
— Histaminbestimmung in traumatisierten Kniegelenken 53
Epiphysenfugendefekt
— autologer und homologer Ersatz (exp.) 67
Epiphysenverletzungen
— posttraumatische Spätschäden am distalen Oberschenkelende 510
Epoxidharz, kohlenstoffaserverstärkt
— mechanische und mikromorphologische Eigenschaften der Implantatknochenkontaktzone 93
Erfrierungen
— Cross-leg-flap, vs. free-flap nach Vorfußerfrierung beidseits 552
— Erstbehandlung bei Verbrennungen und Erfrierungen an Hand und Fuß 539
— Erstmaßnahmen und sekundäre Maßnahmen an Hand und Fuß 550
— klinische Behandlung der örtlichen Erfrierung an Händen und Füßen 551
— Körperkernerwärmung: Alternative zum amputationsträchtigen Gliedmaßenauftauen 551
— sekundäre Maßnahmen bei Verbrennungen und Erfrierungen an Hand und Fuß 545
Eröffnung der Erich-Lexer-Gedächtnisausstellung 32

Eröffnung des Kongresses durch den Präsidenten 1
Eröffnungsansprache des Präsidenten 15
Experimentelle Unfallchirurgie
— alloplastische Materialien, Biomechanik III 92
— Biomechanik I 78
— Biomechanik II 86
— Diagnostik, Pathophysiologie, Weichteile und Gelenke 45
— Knorpel-Knochenheilung 67
— Operationstechniken, Weichteile 57
— Pathophysiologie, Biomechanik IV 103
Expertensysteme
— medizinische Expertensysteme in der Unfallchirurgie 604

Fehlwachstum
— nach Läsion der distalen Femurepiphyse 509
Femur
— Frakturen des distalen Femur im Kindes- und Wachstumsalter 468
Femurfraktur
— Osteosynthese mit Fixateur externe 265
Femurfrakturen
— Erfahrungen mit der DCS bei proximalen Femurfrakturen 672
Fersenbeinbrüche
— Ergebnisse der operativen Therapie bei intraarticulären Frakturen 450
— Ergebnisse nach konservativer Behandlung 460
— Ergebnisse nach operativer und konservativer Behandlung 465
— Ergebnisse von 265 Fällen 455
— Früharthrodese des hinteren unteren Sprunggelenkes 466
— frühfunktionelle konservative Behandlung 463
— frühfunktionelle Therapie 461
— funktionelle Frakturenbehandlung 417
— gedeckte Reposition und Minimalosteosynthese 456
— konservative Behandlung 420
— percutane Bohrdrahtfixation: Indikation, Technik, Ergebnisse 453
— podographische Ganganalyse nach intraarticulärer Fraktur 703
— präoperative Diagnostik und postoperative Kontrolle mit CT 457
— Pro-Anwalt konservative Therapie 434
— Pro-Anwalt operative Therapie 441

- Spätergebnisse nach konservativer Behandlung 464
- Stabilisierung durch percutane Bohrdrähte 459
- Technik der Bohrdrahtosteosynthese 426
- Technik der stabilen Osteosynthese 432
- Technik und Ergebnisse von 53 operierten Frakturen 458
- Verhinderung von Spätfolgen durch operative Therapie 449
- Versorgung der Fersenbeinfraktur 681
- Wiederherstellung des Weichteilmantels 444

Fersenbeinfrakturen
- Aufrichtung und Stabilisierung mit Metallspongiosa und autologem Knochentransplantat 703
- präoperative Diagnostik und postoperative Kontrolle mit CT 457

Fersenbeinimpressionsbrüche
- offene Reposition und interne Stabilisierung: Technik, Ergebnisse 455

Fersenbeintrümmerbrüche
- Aufrichtung mit Fixateur externe 451
- operative Behandlung der intraarticulären Frakturen 452

Festvortrag
- Aufwand und Grenzen von Technik in der Medizin (E. Seidler) 35

Fettembolie
- bei Marknagelungen 103

Fibulatransplantat, vascularisiertes
- Rekonstruktion großer Tibiaschaftdefekte (exp.) 76

Fingerfrakturen
- Stabilisierung mit Minifixateur externe 302

Fingergelenkempyeme
- Behandlungsergebnisse 229

Fixateur externe
- AO-Platte als Fixateur externe 305
- Aufrichtung von Fersenbeintrümmerbrüchen 451
- Behandlung der offenen Oberschenkelschaftfraktur 295
- Behandlung frischer Beckenfrakturen und Beckenluxationen 312
- Behandlung von Beckenringfrakturen 682
- bei Beckenfrakturen: Zugang, Technik, Resultate 313
- bei frischen Beckenringverletzungen 260
- bei handgelenknahen Kombinationsverletzungen 298
- bei Trümmerfraktur des distalen Radius 299
- bei Unterschenkelschaftfrakturen bei schwerem Weichteilschaden 292
- biomechanische Untersuchungen an der LWS 78
- Wirbelsäulenfixateur externe 682
- Diagnostik des Heilverlaufes (exp.) 50
- ergänzende Therapie der distalen Radiusfraktur 301
- Ergebnisse bei frischen offenen Unterschenkelfrakturen 287
- gelenküberbrückender Fixateur am Kniegelenk 297
- Grundlagen, Systeme, Vor- und Nachteile 243
- Histologie und Biomechanik der Frakturheilung 233
- Indikation und Technik am distalen Radius 256
- Indikation und Technik bei der Unterschenkelfraktur 271
- Indikation und Technik für obere Extremität und Ellenbogengelenk 251
- klinische Ergebnisse mit neuem unilateralen Fixateur 306
- mit Distraktions-/Kontraktionsteil und universeller Reponierbarkeit 305
- Osteosynthese an Fußgelenk und Fuß 273
- Osteosynthese der frischen Femurfraktur 265
- Osteosynthese der Unterschenkelfraktur mit Fixateur externe und Einzelzugschraube 304
- Plattenosteosynthese nach externer Fixation 310
- Primärversorgung offener Frakturen bei Kindern und Jugendlichen 311
- Stabilisation und frühzeitige Weichteildeckung bei Unterschenkelfrakturen 697
- Stabilisierung der Unterschenkelbrüche 285
- Therapie der Collesfraktur 300
- Verfahrenstaktik: Nachuntersuchungsergebnisse aus 5 Jahren 290
- Verfahrenswechsel bei geschlossenen und offenen Unterschenkelfrakturen 296
- Versorgung frischer Unterschenkelfrakturen 286
- Wirbel-Fixateur 275

Fragmentvitalität
- Frakturheilung und Implantatosteosynthese (exp.) 105

Frakturen
- Diagnose und Therapie chondraler und osteochondraler Frakturen des Kniegelenkes im Kindes- und Wachstumsalter 503

Frakturheilung
- Histologie und Biomechanik bei Fixateur externe 233
- Untersuchungen zur Fragmentvitalität (exp.) 105

Früharthrodese
- Arthrodese des hinteren unteren Sprunggelenkes nach Fersenbeinbrüchen 466

Frühinfekt
- im Bereich eines Kunstgelenkes 170

Fuß
- Osteosynthese mit Fixateur externe 273

Fußgelenk
- Osteosynthese mit Fixateur externe 273

Ganganalyse
- podographische Ganganalyse nach intraarticulärer Calcaneusfraktur 703

Gefäßverletzungen
- beim Knietrauma im Kindes- und Wachstumsalter 494

Gelenkempyeme
- Behandlungsergebnisse nach Fingergelenkempyemen 229

Gelenkinfektion
- Behandlungsergebnisse 149
- bei Operation, Punktion und Injektion 120
- immunologische und klimatechnische Möglichkeiten zur Prävention 120
- nach Injektionen bzw. Punktionen 225
- nach intraarticulären Injektionen und Punktionen 210

Gelenkinfektion, chronische
- an anatomischen Gelenken und bei Kunstgelenken 136

Gelenkknorpel
- Langzeitstudie nach Transplantation (exp.) 68
- morphologische Untersuchungen nach Ischämie (exp.) 69

Gelenksteife
- Behandlung nach eitrigen Gelenkentzündungen 157

Genu recurvatum
- nach Epiphysenfugenverletzung: Korrektur durch Callusdistraktion 514

Gewebeexpander
- Verlängerung von Blutgefäßen (exp.) 55

Girdlestone-Hüfte
- Alternative zum Prothesenaustausch 207
- Langzeitergebnisse und Leistungsfähigkeit 205
- Rückzugsmöglichkeiten nach TP-Infektion und Prothesenentfernung 208
- Spätergebnisse nach mehrmaligem Prothesenwechsel 206

Glaskeramik
- biologisch-technischer Verbund am belasteten Gelenkimplantat 659

Glenohumeralgelenk
- dynamometrische Untersuchungen (exp.) 83

Haemarthros
- Indikation zur Arthroskopie des Kniegelenkes im Kindes- und Wachstumsalter 499

Halswirbelsäule
- Bandstabilität am cranio-cervicalen Übergang (exp.) 110
- Reißfestigkeit des Bandapparates (exp.) 109

Handfrakturen
- Behandlung mit Minifixateur externe 302

Handgelenkfrakturen
- Verhinderung der Dystrophie nach Handgelenkfrakturen 532

Handwurzelknochen
- Luxationen: Diagnostik und Therapie 688

Hirndrucksonde
- Kompartmentdruckmessung 52

Histamin
- Entzündungsmediatoren in traumatisierten Kniegelenken 53

Hüftendoprothese
- Infektsanierung durch Muskelplastik 194
- primärer Wechsel bei infizierter TEP 193
- Saug-/Spüldrainage, Direktaustausch, Resektionshüfte bei Früh- und Spätinfekt 196
- Technik und Ergebnisse des zweizeitigen TEP-Wechsels bei Infekt 195

Hüftendoprothesen
- Langzeitergebnisse und Leistungsfähigkeit der Girdlestone-Hüfte 205

Hüftendoprothesen
- Therapie der infizierten Hüftendoprothese 175
- zementfreie Endoprothesen – vergleichende Spannungsanalyse 690

Hüftschraube, dynamische
- Stabilitätsverhalten nach Montage und Entfernung der DHS 87

Humerus
- Minimalosteosynthese bei Mehrsegmentfrakturen des proximalen Humerus 676

Humerusfrakturen
- Versorgung von subcapitalen Humerusfrakturen mit Spezialplatte 669

HWS
- hintere Instabilität: Flexions- und Torsionsstabilität 113

HWS-Spondylodesen
- Torsions- und Flexionsstabilität (exp.) 79

Hydroxylapatit
- Erfahrungen bei der Verwendung von Hydroxylapatit und Tricalciumphosphat 661
- Freisetzung von Prostaglandinen nach Implantation von Hydroxylapatit 657

Hydroxylapatitgranulat (tierexperimentelle Untersuchungen zur Knochenbildung 655

Hydroxylapatit-Beschichtung
- Einwachsverhalten von Triazinharz-Hüftprothesen (exp.) 96

Implantatwerkstoffe
- bioresorbierbare Implantate in der Osteosynthese 624

Implantatwerkstoffe, nicht metallische
- biodegradierbare Plattenmaterialien 648

Infektion
- Therapiekonzept beim akuten Infekt der Hand- und Fingergelenke 141

Injektion
- Behandlungsstrategie bei Gelenkinfektion 210

Injektionen
- Empfehlung zur Durchführung intraartikulärer Injektionen und Punktionen 216
- Infektionen großer Gelenke 225

Innenknöchelfrakturen
- Verwendung von Biofix C zur Stabilisierung 665

Instabilität
- Periostzügelplastik zur Behandlung der chronischen fibularen Instabilität am oberen Sprunggelenk 673

Kältekonservierung
- Untersuchungen an allogener Haut (exp.) 55

Kapsel-/Bandapparat
- rekonstruktive Maßnahmen am Kapsel-/Bandapparat des Kniegelenkes im Kindes- und Wachstumsalter 517

Kapsel-/Bandverletzungen
- komplexe Kapsel-/Bandverletzungen des Kniegelenkes im Kindes- und Wachstumsalter 484

Keramiken
- standardisiertes Prüfmodell für das ersatzstarke Knochenlager beim Menschen 702

Kernspintomographie
- Verlaufsbeobachtungen bei osteochondrotischen Dissecaten und osteochondralen Fragmenten 504

Klammerfixateur
- Versorgung frischer Unterschenkelfrakturen mit Monofixateur 289

Klartextdokumentation
- rechnergestützte Dokumentation in der Unfallchirurgie 619

Klebstoffe
- Klebstoffe in der Knochenchirurgie 621

Knieankylose
- Remobilisierung postinfektiöser Ankylosen 228

Knieendoprothese
- Therapie der infizierten Knieendoprothesen 175

Kniegelenk
- komplexe Kapsel-/Bandverletzungen im Kindes- und Wachstumsalter 484
- Rotationstraumen im Kindes- und Wachstumsalter 514
- Verletzungsmuster im Kindes- und Wachstumsalter 507

Kniegelenk im Kindes- und Wachstumsalter
- funktionelle Anatomie des Kniegelenkes und der benachbarten Wachstumsfugen 467

Kniegelenkendoprothese
- Behandlung und mittelfristige Ergebnisse von infizierten Endoprothesen 197

Kniegelenkempyem
— Behandlungsergebnisse nach Spül-/
  Saugdrainage, Synovektomie oder
  offener Behandlung 224
Kniegelenkempyeme
— posttraumatische und postoperative
  222
Kniegelenkendoprothese
— Arthrodese nach Infekt 209
Kniegelenkerguß
— traumatischer Erguß beim Kinde 502
Kniegelenkinfekt
— chirurgischer Notfall 221
Kniegelenkinfektion
— Nachuntersuchungsergebnisse aus 12
  Jahren (1975–1986) 223
Kniescheibenluxation
— häufig übersehene Verletzungen im
  Kindes- und Wachstumsalter 505
— operative Behandlung bei Kindern und
  Jugendlichen 506
Knietrauma
— Gefäßverletzungen im Kindes- und
  Wachstumsalter 494
Knochencorticalis
— Vascularitätsanalyse (exp.) 100
Knochendefekte
— Füllung mit Collagen I (exp.) 76
Knochenersatz
— experimentelle und klinische Erfah-
  rungen mit synthetischen Calcium-
  phosphaten 658
Knochenersatzmaterial
— anorganisches bovines Ersatzmaterial:
  erste Ergebnisse bei Tier und Mensch
  656
Knochenersatzmittel
— Untersuchungen zur biologischen
  Aktivität 662
Knochengängigkeit
— Aufnahmekinetik von Antibiotica 104
Knochenheilung
— Knochenheilung unter Fixateur externe
  309
Knochenkeramiken
— Augmentation von Spongiosaplastiken
  660
Knochenmetastasen
— Verbundosteosynthese am proximalen
  Femur: biomechanische Untersuchungen
  (exp.) 101
Knochenregeneration
— durch synthetisches und natives Ersatz-
  material 634

Kompartmentdruckmessung
— Messung mit der Hirndrucksonde 52
Kompartmentsyndrom
— iatrogenes Kompartmentsyndrom 690
Komplexbewegungen
— stereomathematisches Modell zur
  Analyse von Komplexbewegungen 696
Krallenplatte
— Indikation, Stabilitätsvergleich 60
Kreuzband
— arthroskopische Naht mit der Spreiz-
  ankerkordel 686
— arthroskopische Reinsertion und
  Augmentation des vorderen Kreuz-
  bandes 683
— Nahttechnik und Rekonstruktion des
  vorderen Kreuzbandes (exp.) 674
Kreuzbandersatz
— alloplastische Bandprothese aus Kevlar
  (exp.) 92
— Einheilung eines Patellasehnentrans-
  plantates 73
Kreuzbandhöcker
— Ausrisse am wachsenden Skelet 508
Kreuzbandverletzungen
— operative Möglichkeiten und Ergebnisse
  im Kindes- und Wachstumsalter 515
Kunstgelenk
— Früh- und Spätinfekt: Besonderheiten
  und diagnostische Maßnahmen 170
Kunstgelenke
— Erfahrungsbericht und Behandlungs-
  ergebnisse nach Infektion 185
— Infektsanierung durch Muskelplastik
  194
Kunststoffe, kohlenstoffaserverstärkt
— experimentelle Untersuchungen zur
  Endoprothetik (exp.) 94
Kunststoffnetze
— Splenorrhapie bei Milzverletzungen
  382

Lachman-Test
Arthrosonographie (exp.) 45
Langzeitdokumentationssystem
— computergestütztes System zur Doku-
  mentation von Wirbelsäulenverletzungen
  615
Leber
— Ischämie von Leber und Darm 345
Leberverletzung
— nach stumpfem Bauchtrauma 384
Lendenwirbelsäule (LWS)
— Fixateur und Plattenosteosynthese 78

Leukocytenszintigraphie (IN III)
- Diagnostik von Arthritiden und infizierten Endoprothesen 220
- Diagnostik des periprothetischen Infektes nach Hüft-TEP 218

Linzer Knieorthese 670

Magen-/Darmverletzungen
- chirurgische Organerhaltung nach stumpfem Trauma 387

Marknagelung
- Aspekte zur Genesung der Fettembolie 103
- Blutversorgung, Torsionstendenz des Marknagels 58

Markraumsperre
- intramedullärer Druck während Prothesenimplantation 97

MEDDOK
- praxisorientierte Anwendung des Dokumentationsprogrammes in der Unfallchirurgie 600

Meniscusläsionen
- im Kindesalter 488

Metallartefaktunterdrückung
- Computertomographie bei Hüftkopfprothesen 51

Meßwertanalyse
- universelle digitale Meßwertaufnahme und Analyse biomechanischer Labordaten 611

Mikrocomputer
- medizinische Dokumentation: Realität und Zukunft 618

Milz
- Organerhaltung bei Abdominaltrauma 358

Milzerhaltung
- Splenorraphie bei drittgradigen Rupturen 383

Milzreimplantation
- autologe Reimplantation beim Menschen 381

Milzverletzungen
- Splenorraphie mit resorbierbaren Kunststoffnetzen 382

Minifixateur externe
- bei der Behandlung komplexer Handfrakturen 302
- Ergebnisse der Behandlung distaler Radiusfrakturen 297
- Qualitätsverbesserung durch Miniosteosynthese 303
- Stabilisierung von (gelenknahen) Fingerfrakturen 302

Minimalosteosynthese
bei Mehrsegmentfrakturen des proximalen Humerus 676

Mobilisationsbehandlung
- nach Synovektomie wegen Kniegelenkempyem 226

Morbus Sudeck
- diagnostische Thermographie 531
- gegenwärtiger Wissensstand: Diagnostik, Therapie, Prognose 518
- transaxilläre Dekompression 538
- transcutane und epidurale Stimulation 533

Muskelatrophie
- transcutane Elektrostimulation der Skeletmuskulatur 699

Nerventransplantat
- Revascularisation (exp.) 65

Nierentrauma
- diagnostische und organerhaltende Maßnahmen 390
- organerhaltende Therapie 369
- Organerhaltung mit Vicrylnetz 391

NMR-Tomographie
- Einheilungsverhalten von Knochenspänen 49

Oberschenkelfrakturen, instabile und pertrochantere
- biomechanische und rechnerische Analyse verschiedener Osteosyntheseverfahren 89

Oberschenkelschaftfraktur, offen
- Behandlung mit Fixateur externe 295

Operationsdatei
- EDV-gestützte Datei: Methodik und Anwendungsmöglichkeiten 612

Operationsprotokoll
- computergestützte patienten- und diagnosebezogene Datenerfassung für Praxis und Wissenschaft 613

Organe
- Blutstillung an parenchymatösen Organen 350

Organerhaltung
- Abdominaltrauma: Milz 358
- bei Verletzungen des Magen-/Darmtraktes 387
- beim Nierentrauma 369
- Diagnostik und Therapie bei Nierentrauma 390

Organerhaltung
- Eingriffe bei Pankreasverletzungen 359
- Indikationen und Grenzen beim Nierentrauma 392
- organerhaltende chirurgische Techniken: historischer Überblick 315

Orthese
- Linzer Knieorthese 670

Osteosynthese
- bioresorbierbare Implantatwerkstoffe 624
- kohlenstoffaserverstärktes Polysulfon 59
- Kohlenstoffimplantate 625
- Plastik-Komposit-Stoffe 633

Osteosynthesematerial
- Polylactid L (Platten und Schrauben) zur Behandlung von Sprunggelenkfrakturen 667

Osteosynthesematerialien
- Entwicklungsstand und klinische Bedeutung von resorbierbaren Materialien 663

Osteosyntheseverfahren, intramedulläre
- vergleichende Stabilitätsuntersuchungen am distalen Femurschaft 108

Osteotomie
- CO_2-Laserosteotomie (exp.) 57
- pertrochantere, implantatbezogene Stabilität (exp.) 86

Pankreastrauma
- Langzeitergebnisse nach stumpfem Trauma 385

Pankreasverletzungen
- organ- und funktionserhaltende Eingriffe 359

Patella
- Vascularisation (exp.) 54

Patellafrakturen, Patellaluxationen
- Verletzungen des Kniegelenkes im Kindes- und Wachstumsalter 481

Patellaluxation
- operative Behandlung bei Kindern und Jugendlichen 506

Patellasehnentransplantat
- bei hinterem Kreuzbandersatz 73

Patient
- der schwerverletzte Patient – Prioritäten und Management 394

Patientenauswerteprogramm
- 3 Jahre Erfahrung mit computergestützter Befundauswertung in der Handchirurgie 616

PDS
- Zuggurtung bei fibularer Bandruptur 62

Periostzügelplastik
- Behandlung der chronischen fibularen Instabilität am oberen Sprunggelenk 673
- Behandlung der chronischen Instabilität am Schultergürtel 677

Phosphoenolpyruvat (PIP)
- Beeinflussung des Muskelstoffwechsels bei Tourniquetischämie 106

Plastination
- Durchblutung der Achillessehne 63

Plattenosteosynthese der LWS
- biomechanische Untersuchungen zum Stabilisierungsverhalten 78

Polydioxanon (PDS)-Stifte
- Stabilitätsuntersuchungen 58

Polyethersulfon
- Gewebeverträglichkeit (exp.) 95

Polyglykolsäurestifte
- Stabilitätsuntersuchungen (exp.) 58

Polyhydroxybuttersäure
- PHB – ein biodegenerables Osteosynthesematerial 665

Polylactid L
- Verwendung von Platten und Schrauben zur Behandlung von Sprunggelenkfrakturen 667

Polysulfon, kohlenstoffaserverstärkt
- Osteosynthese an der Wirbelsäule 59

Polytrauma
- Aufklärungsproblematik beim schwerverletzten Patienten 567
- juristische Probleme der Aufklärung beim schwerverletzten Patienten 570
- Gefahr durch Splenektomie 380
- Prioritäten und Management 394
- Verletzung parenchymatöser Organe nach stumpfem Bauchtrauma 389

Prostaglandine
- Freisetzung nach Implantation von Hydroxilapatit 657

Punktion
- Behandlungsstrategie bei Gelenkinfektion 210

Punktionen
- Empfehlung zur Durchführung intraarticulärer Injektionen und Punktionen 216
- Infektionen großer Gelenke 225

Pyarthros
- Arthroskopie 132
- Infektionsmodus und Pathophysiologie 115

Qualitätssicherung
- Dokumentation der Arbeitsgemeinschaft für Osteosynthesefragen: wissenschaftliche Aspekte 595

Radius, distal
- Indikation und Technik des Fixateur externe 256

Radiusfraktur, distal
- Therapie mit Fixateur externe 300
- ergänzende Therapie mit Fixateur externe 301
- Ergebnisse nach Behandlung mit Minifixateur 297

Radiustrümmerfraktur
- Stabilisierung mit Fixateur externe 299

Rekonstruktion
- dreidimensionale Rekonstruktion in Orthopädie und Traumatologie 689

Ringfixateur
- Biomechanik (exp.) 80
- Demonstration eines modifizierten Fixateur externe 308

Ringfixateur externe
- Modifikation des Fixateur externe 688

Röntgendiagnostik
- bildgebende Verfahren 336

Rotationstrauma
- Rotationstraumen des Kniegelenkes im Kindes- und Wachstumsalter 514

Rotatorenmanschette
- Prinzipien der septischen Chirurgie 230

Rotatorenmanschettenrupturen
- Erfahrungen mit 194 operierten Rupturen 676

Schädel-Hirnverletzungen
- computergestützte Therapie 554
- heutiger Stand der Rehabilitation in Österreich 559
- heutiger Stand der Rehabilitation in der Schweiz 562

Schenkelhals
- Druck- und Zugverteilung 89

Schenkelhalsfrakturen
- Schraubenosteosynthese mit dynamischer Hüftschraube 677

Schienbeinkopfbrüche
- Versorgung mit einer Spezialplatte 669

Schultereckgelenk
- Ultraschall bei Schultereckgelenksprengungen 48

Schultergelenk
- dynamometrische Untersuchungen 83
- Prinzipien der septischen Chirurgie 230

Schultergürtel 675
- Behandlung der chronischen Instabilität mit Periostzügelplastik 677

Sonographie
- bei Schultereckgelenksprengungen 48
- in der Schulterdiagnostik 675
- pathologisch-anatomische Vergleichsuntersuchungen an Leichenschultern (exp.) 46

Spätinfekt
- im Bereich eines Kunstgelenkes 170

Splenektomie
- zusätzliche Gefahr bei Polytrauma 380

Spenorrhapie
- bei Milzverletzungen 382
- orthotope Milzerhaltung bei drittgradigen Rupturen 383

Spondylodese
- Flexions- und Torsionsstabilität bei hinterer Instabilität der HWS (exp.) 113

Spongiosa
- Immunogenität allogener konservierter Spongiosa (exp.) 106

Spongiosaplastik
- Augmentation mit Knochenkeramiken 660
- NMR-Verlaufskontrollen 49
- pastenförmiges, autologes, corticospongiöses Transplantat 700
- Spongiosaplastik oder Verfahrenswechsel 280
- Überbrückung langstreckiger Tibiaschaftdefekte (exp.) 75

Spreizankerkordel
- arthroskopische Kreuzbandnaht 686

Sprunggelenkempyeme
- Behandlungsergebnisse nach Spül-/Saugdrainage, Synovektomie oder offener Behandlung 224

Spül-/Saugdrainage
- Behandlung des infizierten Kniegelenkes 680

Stabilisierungsverhalten
- Fixateur externe und Platten an der LWS 78

Symphyse
- Analyse komplexer Relativbewegungen (exp.) 98

Synovektomie
- Spätergebnisse beim Knieinfekt 227
- therapeutische Maßnahmen beim Kniegelenkempyem 226

Thermographie
– Diagnostik des Morbus Sudeck 531
Tibiaepiphyse
– Verletzungen im Bereich der proximalen Epiphyse 509
Tibiafraktur
– hohe metaphysäre Tibiafraktur im Kindes- und Wachstumsalter 476
– posttraumatisches Genu valgum nach proximaler Tibiafraktur 513
Tibiakopf
– Schienbeinkopfbrüche im Kindes- und Wachstumsalter 471
Tibiakopffrakturen
– Versorgung mit einer Spezialplatte 669
Tibiaplateau
– Verletzungen im Kindes- und Wachstumsalter 512
Tibiaschaftdefekte
– Überbrückung durch Spongiosaplastik (exp.) 75
– Rekonstruktion durch vascularisiertes, cortico-spongiöses Fibulatransplantat 76
Torsionstendenz
– Abhängigkeit von der Marknageleintrittsstelle 58
Tourniquet
– Viscoelastizität des Weichgewebes 71
Tourniquetischämie
– Kohlenhydratstoffwechsel im Skeletmuskel (exp.) 106
Tractopexie
– Spannungsmessungen am Tractus iliotibialis (exp.) 81
Triazinharz (TCF)
– Einwachsverhalten von zementfreien Hüftprothesen mit Hydroxylapatitbeschichtung (exp.) 96
Tricalciumphosphat
– Erfahrungen bei der Verwendung von Hydroxylapatit und Tricalciumphosphat 661
Tricalciumphosphatwerkstoffe 644

Ultraschall
– bei Schultereckgelenksprengungen 48
– Ultraschall-"Skalpell" 354
Unterschenkelfraktur
– dynamisch axiale Fixation 294
– Ergebnisse des Fixateur externe bei offenen Frakturen 287
– Indikation und Technik des Fixateur externe 271

– kritische Analyse nach Fixateur externe-Osteosynthese 288
– Osteosynthese mit Fixateur externe und Einzelzugschraube 304
– Stabilisierung mit dem Fixateur externe 285
– Versorgung mit Fixateur externe 286
– Versorgung mit unilateralem Klammerfixator (Monifixateur) 289
Unterschenkelfraktur mit Weichteilschaden
– Versorgung mit Fixateur externe und Zugschraube 291
Unterschenkelfraktur, offen
– Verfahrenswechsel nach Fixateur externe 296
Unterschenkelfrakturen
– Fixateur externe Stabilisation und frühzeitige Weichteildeckung 697
Unterschenkelfrakturen, offen
– Vorteile der Stabilisierung mit unilateralem Rohrfixateur 293

Vascularisation
– der Patella (exp.) 54
Vascularitätsanalyse
– morphometrische Analyse der Knochencorticalis (exp.) 100
Verbrennungen
– Erstbehandlung bei Verbrennungen und Erfrierungen an Hand und Fuß 539
– sekundäre Maßnahmen bei Verbrennungen und Erfrierungen an Hand und Fuß 545
– temporärer biologischer Hautersatz 549
Verbundosteosynthese
– biomechanische Untersuchungen am proximalen Femur (exp.) 101
Verbundwerkstoffe
– neuartiger Zellfixateur 61
Verfahren, bildgebende 336
– Möglichkeiten der dreidimentionalen Rekonstruktion zur Diagnostik komplizierter Frakturen 602
Verfahrenswechsel
– Plattenosteosynthese nach externer Fixation 310
– Spongiosaplastik oder Verfahrenswechsel 280
Verlängerungsapparat
– Plattenosteosynthese nach externer Fixation 310
Verleihung des Herbert-Lauterbach-Preises 26

Verriegelungsnagel
- mit Spongiosaplastik bei Tibiaschaftdefekt 75

Verriegelungsnagel
- Biomechanik der proximalen Verriegelung (exp.) 84

Vicrylnetz
- bei schwerem Nierentrauma 391

Weichteilschaden
- Fixateur externe bei Unterschenkelschaftfrakturen 292
- Unterschenkel-Primärversorgung mit Fixateur externe und Zugschraube 291

Werkstoffe, bioaktive und Implantate, nicht metallisch
- Aspekte der Toleranz und Toleranztestung bei nicht metallischen Werkstoffen 620

Winkelplatte
- Stabilität durch neuartiges Klingenprofil (130°-Winkelplatte) 90

Wirbelsäulenverletzungen
- personalcomputergestütztes Langzeitdokumentationssystem 615

Wundheilung
- Einfluß von PCDO (Oxoferin) auf die Wundheilung im Tierexperiment 691

Zellfixateur
- Fixateur externe aus Verbundwerkstoffen 61

Hefte zur Unfallheilkunde

Beihefte zur Zeitschrift „Der Unfallchirurg". Herausgeber: J. Rehn, L. Schweiberer, H. Tscherne

---

Heft 200: **A. Pannike (Hrsg.)**

5. Deutsch-österreichisch-schweizerische Unfalltagung

18.–21. November 1987, Berlin
1988. ISBN 3-540-50085-5. In Vorbereitung

Heft 199: **V. Bühren, H. Seiler**

Aktuelle Aspekte in der arthroskopischen Chirurgie

1988. Etwa 230 Seiten. ISBN 3-540-50073-1
In Vorbereitung

Heft 198: **R. Wolff**

Knochenstabilität nach Kontakt- und Spaltheilung

Eine tierexperimentelle Studie
1988. Etwa 150 Seiten. ISBN 3-540-50107-X
In Vorbereitung

Heft 197: **H. Tscherne, M. L. Nerlich**

Repositionstechniken bei Frakturen und Luxationen

1988. Etwa 200 Seiten. ISBN 3-540-50096-0
In Vorbereitung

Heft 196: **A. Biewener, D. Wolter**

Komplikationen in der Unfallchirurgie

Computergestützte Datenanalyse über einen Fünfjahreszeitraum
1988. 23 Abbildungen. Etwa 260 Seiten.
ISBN 3-540-50004-9. In Vorbereitung

Heft 195: **P. Habermeyer, P. Krueger, L. Schweiberer**

Verletzungen der Schulterregion

VI. Münchener Innenstadt-Symposium,
16. und 17. September 1987
1988. 162 Abbildungen. Etwa 250 Seiten.
ISBN 3-540-19316-2. In Vorbereitung

Heft 194: **S. Kessler, L. Schweiberer**

Refrakturen nach operativer Frakturenbehandlung

1988. 76 Abbildungen. Etwa 80 Seiten.
ISBN 3-540-19018-X

Heft 193: **I. Scheuer, G. Muhr**

Die Meniskusnaht

Eine sinnvolle Therapie
1988. 40 Abbildungen. Etwa 116 Seiten.
ISBN 3-540-18957-2

Springer-Verlag Berlin
Heidelberg New York London
Paris Tokyo Hong Kong

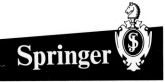

Hefte zur Unfallheilkunde

Beihefte zur Zeitschrift „Der Unfallchirurg". Herausgeber: J. Rehn, L. Schweiberer, H. Tscherne

Heft 191: **L. Faupel**

Durchblutungsdynamik autologer Rippen- und Beckenspantransplantate

1988. 38 Abbildungen, 13 Tabellen. VIII, 72 Seiten. Broschiert DM 53,-. ISBN 3-540-18456-2

Heft 190: **J. W. Hanke**

Luxationsfrakturen des oberen Sprunggelenkes

Operative Behandlung und Spätergebnisse

1988. 76 Abbildungen, 16 Tabellen. ETwa 145 Seiten. Broschiert DM 78,-. ISBN 3-540-18225-X

Heft 189: **A. Pannike (Hrsg.)**

50. Jahrestagung der Deutschen Gesellschaft für Unfallheilkunde e. V. 19.–22. November 1986, Berlin

Präsident: H. Cotta
Redigiert von A. Pannike
1987. 486 Abbildungen. LXXV, 1243 Seiten. (In zwei Bänden, die nur zusammen abgegeben werden.) Broschiert DM 348,-. ISBN 3-540-17434-6

Heft 188: **R. Op den Winkel**

Primäre Dickdarmanastomosen bei Peritonitis

Eine Kontraindikation?

1987. 102 Abbildungen. VIII, 122 Seiten. Broschiert DM 98,-. ISBN 3-540-17428-1

Heft 187: **W. Hohenberger**

Postsplenektomie-Infektionen

Klinische und tierexperimentelle Untersuchungen zu Inzidenz, Ätiologie und Prävention

1987. 11 Abbildungen. XI, 112 Seiten. Broschiert DM 46,-. ISBN 3-540-17429-X

Heft 186: **U. P. Schreinlechner (Hrsg.)**

Verletzungen des Schultergelenks

21. Jahrestagung der Österreichischen Gesellschaft für Unfallchirurgie, 3.–5. Oktober 1985, Salzburg
Kongreßbericht im Auftrage des Vorstandes zusammengestellt von U. P. Schreinlechner
1987. 244 Abbildungen. XX, 487 Seiten. Broschiert DM 198,-. ISBN 3-540-17431-1

Heft 185: **D. Wolter, K.-H. Jungbluth (Hrsg.)**

Wissenschaftliche und klinische Aspekte der Knochentransplantation

1987. 195 Abbildungen, 19 Tabellen. XII, 319 Seiten. Broschiert DM 155,-. ISBN 3-540-17312-9

Heft 184: **C. Feldmeier, M. Pöschl, H. Seesko**

Aseptische Mondbeinnekrose – Knieböck-Erkrankung

1987. 45 Abbildungen, 11 Tabellen. VIII, 78 Seiten. Broschiert DM 68,-. ISBN 3-540-17311-0

Preisänderungen vorbehalten

Springer-Verlag Berlin
Heidelberg New York London
Paris Tokyo Hong Kong

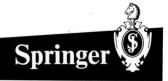